骨科疾病
临床诊疗思维

沈尚模 主编

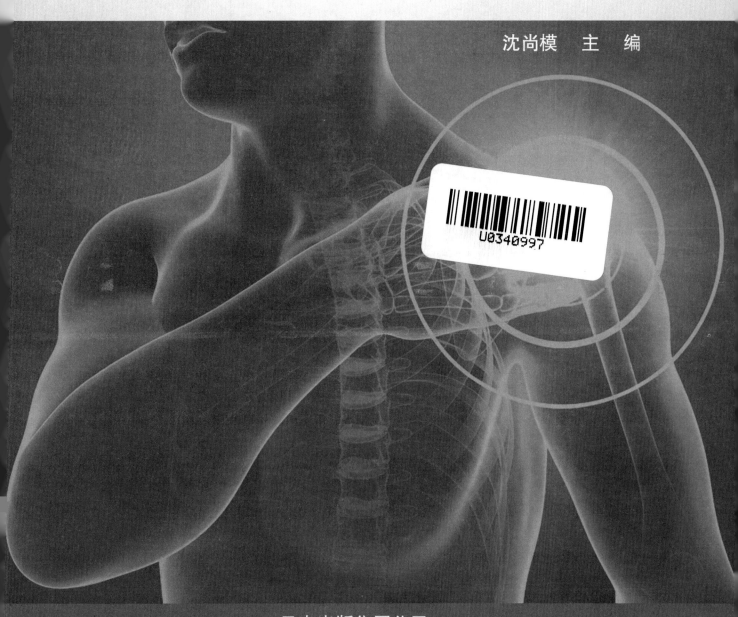

云南出版集团公司
云南科技出版社

图书在版编目（ＣＩＰ）数据

骨科疾病临床诊疗思维 / 沈尚模主编. -- 昆明 ：
云南科技出版社，2018.4
ISBN 978-7-5587-1311-8

Ⅰ. ①骨… Ⅱ. ①沈… Ⅲ. ①骨疾病－诊疗 Ⅳ.
①R68

中国版本图书馆CIP数据核字(2018)第098108号

骨科疾病临床诊疗思维
沈尚模　主编

责任编辑：王建明　蒋朋美
责任校对：张舒园
责任印制：蒋丽芬
装帧设计：庞甜甜

书　　号：978-7-5587-1311-8
印　　刷：廊坊市海涛印刷有限公司
开　　本：889mm×1194mm　　1/16
印　　张：43.5
字　　数：1400千字
版　　次：2020年7月第1版　2020年7月第1次印刷
定　　价：198.00元

出版发行：云南出版集团公司云南科技出版社
地址：昆明市环城西路609号
网址：http://www.ynkjph.com/
电话：0871-64190889

前　　言

骨科学是一门专业性很强的古老学科，又是一门与其他学科有许多交叉且领域广泛的学科。近 20 年来，骨科学取得了飞速的发展，不仅疾病的构成发生了变化，而且许多新的诊疗思维也融入这个领域。为了适应这一发展，满足广大临床医务工作者的需要，特编写了《骨科疾病临床诊疗思维》一书。

本书的目的是指导骨科医师开展临床工作，规范其医疗行为，对常见病、多发病提出详细的诊疗策略，使其很快掌握如何组织和实施骨科的临床诊断与治疗。内容包含目前临床新技术、新观点的主流意见。本书在编撰过程中，将科学的临床思维、渊博的医学知识及丰富的临床经验融汇合一，深入浅出、力求实用，尽可能的满足广大基层骨科医务人员的临床需要。

参与本书编写的是长期从事骨科专业的临床医师，对处理骨科常见疾病具有丰富的临床经验。但由于编写经验不足，加之编写时间有限，书中恐存在遗漏之处，敬请广大读者提出宝贵的修改建议，以期再版时修正完善！

目　　录

脊柱脊髓篇

关节疾患篇

创伤骨科篇

骨肿瘤篇

中医骨科篇

骨科技术篇

脊柱脊髓篇

第一章　脊柱生物力学基础

一、脊柱的运动学

(一)脊柱功能单位

人体脊柱是一个复杂的结构,其基本生物力学功能有三个方面:一是运动功能,提供在三维空间范围内的生物运动;二是承载功能,自头和躯干将载荷传递至骨盆;三是保护功能,保护椎管内的脊髓及神经。椎体、椎间盘及前、后纵韧带主要提供脊柱的支持功能以及吸收对脊柱的冲击能量,而运动主要依靠椎间关节复合体来完成。躯干肌及韧带也提供脊柱的稳定性以及维持身体姿势。正常脊柱的功能必须依靠脊柱结构、稳定性、柔韧性之间的相互作用以及肌肉的强度和耐力。这种相互之间的协调关系一旦受到破坏就会出现脊柱的疾患。从本质上讲,脊柱是由可以单独考察的相互类似的运动节段组成。这些运动节段即脊柱功能单位,是指两个相邻椎体及其连接结构包括椎间盘、韧带、关节突及关节囊等的复合,是代表脊柱运动的基本单位。脊椎节段运动的叠加构成了脊柱在空间中的三维运动。从生物力学的观点,了解脊椎功能单位的力学行为,就可以描述某段脊椎甚至是整体脊椎的力学相应。所以目前大多数的脊柱生物力学研究以脊柱的功能单位为研究对象,可以简化研究对象,便于数学计算以及数学模型的建立。此研究模型的主要缺陷是无法考察对脊柱稳定性影响很大的椎旁肌的作用,以及无法了解运动节段对另一节段的影响。脊柱功能单位从结构上大致可以分为前、后两部分。其前部结构包括两个相邻椎骨的椎体,椎间盘和前、后纵韧带;后部结构包括椎弓、关节突、棘突、横突和后部韧带。

脊柱作为一柔性负载结构,其运动形式是多样的。整个脊柱在空间中的运动范围很大,但组成脊柱的各个节段的运动幅度却相对较小。节段间的运动与椎骨间的连接结构(椎间盘、韧带和小关节)的变形相关。节段间的运动是三维的,表现为两椎骨间的角度改变和移位,如节段间的前屈后伸、左右侧弯和左右轴向旋转运动的角度改变以及节段的上下、左右和前后方向的移位。一个节段承受力偶矩便会产生节段间的角度改变。承受力则会出现节段的移位。

脊柱节段运动的复杂性还表现在脊柱各种运动之间的耦合。所为耦合,系指沿一个方向的平移或旋转同时伴有沿另一个方向的平移或旋转运动。脊柱的活动不仅仅是单方向的,而是多方向活动的耦合,不同方向移位运动之间,不同方向角度运动以及移位运动与角度运动之间均可出现耦合。在脊柱生物学中,通常将与外载荷方向相同的脊柱运动称为主运动,把其他方向的运动称为耦合运动。如当脊柱承受轴向旋转力时,脊柱的轴向旋转运动称为主运动,而伴随的前屈或后伸及侧弯运动称为耦合运动。耦合作用意义相当重要,意味着一个脊柱运动单位出现异常运动,可能其他邻近的运动单位也会出现异常运动。而必须了解的另一个重要概念是瞬时旋转轴。刚体在平面运动的每一瞬间,其体内总有一条不动线,该线叫做瞬时旋转周或旋转中心（IAR）。平面运动可以用瞬时旋转周的位置和旋转量来完整描述。举个简单的例子，当前屈时，其IAR位于椎体终板的中部，而每一种脊柱运动都有不同的IAR，每一种运动又是由平移和旋转组成，这些运动产生不同的IAR，且互相关联。在脊柱运动分析中，一般将椎骨视为不变形体，也称为刚体，将椎间盘、韧带看成是可以伸缩的变形体。脊柱节段运动就是相邻上、下两椎骨间的相对运动，属三维运动，有6个自由运动度，需要用6个独立变量来描述，其中X轴为冠状轴，沿此轴出现前屈、后伸和左、右侧向平移；Y轴为纵轴，沿此轴出现轴向压缩、轴向牵张和顺、逆时针旋转；Z轴为矢状轴，沿此轴出现左、右侧屈及前后平移。此三轴相互垂直。这种集于三位坐标系的描述非常便于在实验中对试件进行测量，以及图像重建分析。

脊柱节段运动通常可以用3个角度位移和3个线位移来表示。3个角度位移量分别是前屈后伸、左右侧弯和左右轴向旋转，3个线位移量分别是上下、左右和前后的位移。脊柱在6个自由度中的平移和转动范围称为活动幅度。

脊柱节段运动的幅度称为脊柱运动范围（ROM）。在脊柱生物力学中将运动范围ROM划分为中性区（NZ）和弹性区（EZ）两部分：中性区代表前屈和后伸，左侧弯与右侧弯或左轴向旋转与右轴向旋转运动的零载荷与中立位之间的运动范围的一半，即零载荷与中立位之间的运动范围；弹性区表示从零载荷至最大载荷的脊柱运动范围。

生物力学研究中，脊柱运动范围的测量常采用脊柱三维运动测量系统。

1.上颈椎运动　上颈椎（$C_0 \sim C_1 \sim C_2$），亦称枕-寰-枢复合体，包括$C_{0\sim1}$和$C_{1\sim2}$两个节段，其运动最为独特。与脊柱其他节段运动相比，上颈椎的运动幅度较大，尤其是$C_{1\sim2}$的轴向旋转运动。从解剖结构上看，上颈椎椎管相对较大，轴向旋转运动的轴线靠近脊髓，从而保证在较大的上部颈椎运动中不损伤脊髓。

$C_{0\sim1}$和$C_{1\sim2}$节段的屈伸运动和侧弯运动幅度基本相同，但侧屈活动均较屈伸运动小。$C_{1\sim2}$节段的轴向旋转运动幅度明显大于$C_{0\sim1}$。实际上整个颈椎50%左右的轴向旋转运动发生在$C_{1\sim2}$节段。枕骨髁关节面凸起，与C上关节突的凹面密切对合，限制了$C_{0\sim1}$间的轴向旋转。而$C_{1\sim2}$侧块的关节面在矢状面上均为凸面，允许有大幅度的运动。而$C_{1\sim2}$后部结构为疏松、活动性大的寰枕后膜，缺乏具有预张力的黄韧带，也促使其运动幅度增加。

上颈椎的平移活动很小。$C_{0\sim1}$间平移极不显著，上颈椎的平移活动主要发生在$C_{1\sim2}$。$C_{1\sim2}$前后平移受到C_1前弓、齿突及横韧带的限制，正常为2～3cm。Jackson发现在完全屈曲合后伸活动时，成人此值较恒定，最大为2.5cm，而在儿童可以见到向前半脱位现象，最大为4.5cm。临床上一般认为＞3mm者需考虑横韧带断裂。至于侧向平移尚有疑义，多数人认为正常节段在轴性旋转时齿突和寰椎侧块间会发生＜4mm的侧向位移，因此＞4mm者可视为异常。

上颈椎在各个运动方向上存在非常明显的耦合运动。寰椎的轴向旋转运动伴有明显的上下方向的移位，$C_{1\sim2}$节段产生的侧弯运动伴有14.2°的耦合轴向旋转运动。寰椎侧块关节面的双凸形状和齿突的方向是这种耦合运动的形态学基础。

在屈伸运动时，$C_{1\sim2}$节段的IAR通过齿突中心，而轴向旋转的IAR位于C_2中部。在侧弯运动时，$C_{0\sim1}$节段的IAR位于齿突尖上方2～3cm。

2.下颈椎运动　下颈椎（$C_{3\sim7}$）在解剖上与寰椎枢复合体有明显的不同，其运动学也有特殊性。

颈椎的大多数屈曲/后伸活动出现在中位颈椎，尤其是$C_{5\sim6}$节段。侧屈和轴向旋转活动则是往下逐渐变小。

屈/伸活动时，下颈椎最大的平移为2.7cm，代表值为2.0mm。Panjabi测量平均前移为1.9mm，后移为1.6mm。因此White和Panjabi建议以3.5mm作为下颈椎正常前后平移的上限。对下颈椎其他方向上的平移活动尚无文献报道。

在下颈椎,其运动类型与颈椎小关节的取向密切相关。节段的各向活动之间存在耦合,如侧弯活动与轴向旋转之间的耦合。由于下颈椎小关节面在矢状面上与水平面呈 45°,侧弯运动时伴有轴向旋转,当左侧弯时,上位颈椎的左下关节突沿下位颈椎的左下关节突下移,使上位颈椎的左侧向后移动,同时,右下关节突沿下位颈椎的右上关节突上移,使上位颈椎的右侧向前移动。其综合效果是产生左轴向旋转,棘突移向右侧。Lysell 测量在 $C_{2\sim3}$ 节段每 3°的侧弯运动伴有 2°的轴向旋转运动,而在 C_2 每 7.5°侧屈伴有 1°的轴向旋转。从 $C_{2\sim7}$ 侧弯的耦合轴向旋转运动逐渐减小,这与颈椎小关节面在矢状面上的倾角从上至下逐渐减小相符合。

下颈椎的屈伸运动和轴向旋转运动的瞬时转动轴位于下位颈椎椎体的前部,而侧弯运动的瞬时转动轴位于下位颈椎椎体的中间。

(二)胸椎运动学

胸椎参与胸廓的构成,其运动幅度比颈椎和腰椎小。上、下位胸椎分别与颈椎和腰椎的结构相近。上位胸椎相对较小,小关节面的取向与颈椎相似,但在矢状面上的角要大些。胸椎小关节面从上至下逐渐转向矢状面,因而上位胸椎的轴向旋转运动比下位胸椎的要大。

上位胸椎($T_{1\sim5}$)的平均屈伸运动范围为 4°,中位胸椎($T_{6\sim10}$)为 6°,下位胸椎($T_{11\sim12}$ 和 $T_{12}\sim L_1$)为 12°,上、中位胸椎的侧弯运动范围相似为 6°,下位胸椎则提高到 8°~9°。而上位胸椎轴向旋转运动范围为 8°~9°,愈往下愈小,在下部胸椎只有 2°,这与胸椎小关节面逐渐转向矢状面相关。

胸椎的耦合运动类型与颈椎相似。胸椎侧弯运动与轴向旋转运动相互耦合。在上位胸椎,这种耦合作用非常显著,侧屈时棘突同时转向凸侧。但在中、下位胸椎的耦合运动则不明显,而且耦合作用的方向亦不一致,如左向侧屈时,棘突可以向右侧旋转,也可以向左侧旋转。

(三)腰椎运动学

与颈椎、胸椎不同,腰椎承受的载荷很大。腰椎和骨盆的运动构成了躯干的活动。由于小关节面的取向,腰椎的轴向旋转运动是很小的,但有较大的屈伸活动。

腰椎的屈伸运动范围从上至下是逐渐增加的,其中 $L_5\sim S_1$ 节段屈伸运动最大。除 $L_5\sim S_1$ 节段的侧弯运动和轴向旋转运动较小外,腰椎节段的侧弯运动和轴向旋转运动是相近的。$L_4\sim L_5$ 和 $L_5\sim S_1$ 节段承受的载荷最大,运动的幅度也最大,其独特的生物力学机制与临床上这两个节段疾患较多的现象有密切的联系。

屈曲/后伸活动时出现前后方向上的平移是腰椎运动的一种重要组成,常用于确定腰椎不稳。Pearcy根据立体影像学的研究,认为腰椎正常的前向平移为 2mm。Posner 根据体外研究,建议 2.8mm 作为正常前向平移的上限。在所有节段,后伸时平均后向平移为 1mm。Pearcy 观察到屈伸运动时耦合 2°的轴向旋转运动和 3°的侧弯运动,尤其是侧弯运动与屈伸运动的耦合更为显著。另外,侧弯运动伴有轴向旋转运动,且棘突移向同侧,这与颈椎、上位胸椎的棘突移向是相反的。

二、脊柱的力学性能

(一)椎体

椎体是由软骨板、骨松质及骨密质组成的复合结构。这些不同的成分具有各自独特的生物力学性能。不同成分在抗轴向载荷方面的作用尚不清楚。

椎体主要是承受压缩载荷。随着椎体负重由上而下地增加,椎体也自上而下地变大,如腰椎椎体的形态比胸椎和颈椎的又厚又宽，承受较大的负荷。椎体的力学性能与解剖形态、骨量相关。Yoganandan 测量了颈椎椎体解剖学参数及力学性能，从 $C_{3\sim6}$ 椎体平均截面积和骨矿含量（BMC）逐渐增大，C_3 截面积为 334mm，BMC 为 1.5g，而 C_6 分别为 500mm，BMC 为 2.18g。最大压缩截荷也从 C_3 的 1060N 提高到 C_6 的 1787N。

椎体在承受压缩负荷方面起重要作用。不同椎体承受负荷所占体重的百分比均有所不同，总的气势是自上而下逐渐增大，由 $L_{1\sim5}$ 分别为 50％、53％、56％、58％和 60％。椎体的强度随年龄增长而减弱，尤其是 40 岁以后表现得更为明显。当椎体骨量减少 25％时，其抗压强度可减低 50％，而这一变化与椎体骨松质抗压强度的变化基本平行。在骨质疏松患者，由于骨量的减少，容易出现微骨折，是出现疼痛的原因之一。

椎体骨皮质和骨松质承受压缩负荷的比例与年龄有关：40 岁以前分别为 45％和 55％，40 岁以后则达到 65％和 35％。骨松质在被破坏前可压缩 9.5％，而骨皮质仅有 2％，这说明骨皮质在压缩负荷作用下更容易发生骨折。因此，在压缩载荷下，骨皮质首先骨折。如载荷继续增大，才出现骨松质破坏。骨髓的存在有助于增加骨松质的抗压强度和吸收能量的能力，在较高的动力性载荷下这种作用更有意义。骨松质能量吸收的机制是骨小梁间隙减小。因此，椎体内骨松质的功能似乎不仅是与骨皮质外壳一起分担载荷，而且至少在高速加载时，是抵抗动力性峰载的主要因素。我国腰椎的动态和静态强度研究表明，上腰椎的静、动态强度分别为 6.7kN 和 10.8kN，下腰椎的静、动态强度分别为 9.2kN 和 12.8kN，说明上、下腰椎椎体的强度有显著差异，椎体的动态强度高于静态强度。

在压缩载荷下，首先破坏的结构是终板。在腰椎，椎体在 40 岁以前可承受大约 8000N 的压缩负荷，40～60 岁以后则进一步降低到 45％，当椎体因压缩而破坏时，终板总是首当其冲。其骨折形式可分为三种类型：中央型骨折、边缘型骨折及全终板骨折。椎间盘正常时最易出现中心型骨折，压缩载荷使髓核产生液压力，该压力使纤维环的外层纤维拉伸并使终板中心承受压缩载荷，因应力与弯矩成正比，终板中心的弯矩最大，所以最可能首先骨折。当椎间盘退变时，髓核不能产生足够的液压，压缩载荷大部分传递到下一椎体的周围，以致椎板四周骨折，而中心变形很小。载荷极高易导致整个终板骨折。终板及其附近骨松质的骨折可影响其本身的通透性，从而破坏椎间盘髓核的营养供给，即使骨折愈合后通透性亦仍然受到妨碍，从而导致椎间盘的退变。而这一薄弱区域也可能被髓核穿过向椎体内凸入，形成所谓 Schmorl 结节。

（二）椎间盘

椎间盘构成脊柱整个高度的 20％～33％，主要由髓核、纤维环和软骨终板三部分构成。髓核是一种液态团块，由含有大量亲水性氨基葡萄糖聚糖的胶样凝胶组成，位于椎间盘的中央，在下腰椎则较偏向后方。髓核含有 70％～90％的水分，但随着人的衰老，水分含量逐渐降低。当水分含量变化时，椎间盘的黏弹性就会改变。这些变化是椎间盘退变的基础。纤维环由纤维软骨组成，纤维软骨内有多层相互交叉的胶原纤维束。纤维环纤维与椎间盘平面呈 30°角，相邻的两层纤维束的走向相互交叉，呈 120°夹角。纤维环纤维的独特排列方向使椎间盘具有一定程度的抗扭转能力。纤维环的后部与后纵韧带相编织。纤维环内层纤维附于软骨终板，而外层纤维则直接止于椎体的骨性部分，这些纤维叫做 Sharpey 纤维，在后部与后纵韧带相编织。在椎体与纤维环、髓核之间为软骨终板，由透明软骨构成。

椎间盘可承受并分散负荷，同时能制约过多的活动，这是其重要的生物力学功能。压缩载荷通过终板作用于椎间盘的髓核和纤维环，随内部产生的液压使纤维环有向外膨胀的趋势。外层纤维环承受了最大张应力，内层纤维环承受的张应力较外层小，但承受了一部分压应力。在严重退变的椎间盘中，由于髓核脱水，压缩载荷在椎间盘内的分布发生较大的变化，表现为终板中心的压力减小，周围的压力增高，相应纤维环外层的张应力减小,压应力增加,但纤维环纤维承受了更大的应力。

椎间盘承受压缩载荷时,髓核内的压力为外压力的 1.5 倍,纤维环承受的压力为 0.5 倍,而后部纤维环的张应力是外压力的 4～5 倍。胸椎纤维环内的张应力要比腰椎的小,原因是胸椎与腰椎的椎间盘直径与高度之比不同。

椎间盘在压缩载荷作用下的载荷-变形曲线呈"S"形,表明椎间盘在低载荷时主要提供脊柱的柔韧性,并随负荷的增加而加大刚度,在高负荷时则提供脊柱的稳定性。研究表明,即使过大的压缩载荷只会造成椎间盘的永久变形,也不会造成髓核突出,甚至在椎间盘后外侧有纵行切口时椎间盘突出也不会发生。当加大压缩负荷直至超过限度,最先发生破坏的始终是椎体,而与椎间盘正常与否无关。这说明椎间盘突出,临床上常见的后外侧椎间盘突出是由某些特定的载荷类型造成的,而非纯压缩载荷造成的。

节段运动可以使椎间盘的部分承受拉伸载荷。例如,当脊柱弯曲时,脊柱的一侧承受拉伸,另一侧承受压缩。因此,弯曲载荷在椎间盘产生拉伸和压缩应力,各作用于椎间盘的一半。研究表明,椎间盘的拉伸刚度小于压缩刚度,弯曲载荷和扭转载荷,而不是纯压缩载荷,可以造成椎间盘损伤。

扭转是引起椎间盘损伤诸负荷中的最主要类型,扭转载荷在椎间盘的水平面和竖直面上产生剪切应力,其应力大小与距旋转轴的距离成正比。在椎骨-椎间盘-椎骨的轴向扭转试验中,记录扭转载荷与扭转角度,绘制载荷-角度曲线,可以将曲线划分为 3 个节段:初始节段的扭转范围 0°～3°,所需载荷很小;往后的 3°～12°扭转范围内,载荷与扭角呈线性关系;大约在 20°时扭矩达到最大,椎骨-椎间盘-椎骨试件破坏。纤维环对抗扭转负荷的能力较弱,这是由其各向异性的特点所决定的:纤维环层间纤维相互交叉,当其被扭转时仅有一半纤维承负;同样,外层纤维所受扭力要大于内层纤维,因而也就更容易发生断裂。有研究表明,正常腰椎节段最大扭矩为 80.3N/m,髓核摘除后节段的最大扭矩为 49.9N/m,而单纯腰椎间盘最大扭矩为 45.1N/m,破坏形式为椎间盘破裂、椎体和关节突骨折。退变椎间盘的破坏扭矩比正常椎间盘小 25%。

当力沿水平方向作用于脊柱功能单位时,脊柱节段承受剪力,椎间盘内剪切应力也为水平方向。研究表明,腰椎间盘的剪切刚度为 242N/mm,这表示在正常节段上产生不正常的水平移位需要很大的力,进一步证实临床上纤维环的破坏不是纯剪切力造成的,而可能是弯曲、扭转和拉伸复合作用的结果。

椎间盘还具有黏弹特性,主要表现为蠕变和松弛。所谓蠕变系指在一段时间内在负荷持续作用下所导致的持续变形,就是变形程度因时间而变化。而应力松弛和负荷松弛则指材料承受负荷后变形达一定程度时应力或负荷随时间而减低。

椎间盘的黏弹性使其自身能够有效地缓冲和传递负荷。负荷量越大,所产生的变形就越大,蠕变率也就越高。已有研究发现,腰椎的前屈范围在正常情况下傍晚要比早晨大 5°左右,而向尸体腰椎活动阶段施加前屈蠕变负荷以模拟一天的活动时发现其抵抗前屈的能力明显减弱。这说明前屈负荷在早晨所产生的应力更大,腰椎也因此更容易受到损伤。椎间盘的退行性改变对其自身的黏弹性亦有明显的影响。当椎间盘发生退变后,蠕变率与初始率均增加,达到平衡所需时间也相应缩短,达到平衡时的负荷也将减低。这说明椎间盘发生退行性改变后缓冲和传递负荷的功能相应减弱。

椎间盘的黏弹性还表现为具有滞后特性。滞后系指黏弹性材料在加负与卸负过程中的能量丢失现象:卸负后负荷-变形曲线如低于加负时,则表示有滞后现象出现。通过滞后这一过程,椎间盘可有效地吸收能量,而且载荷越大,滞后作用也越大,从而具有防止损伤的功能。椎间盘的滞后程度还与年龄、负荷量及节段有关。椎间盘变性后,水分减少,以致弹性降低,逐步丧失储存能量和分布应力的能力,抗载能力也因此减弱。当椎间盘第二次承载时,其滞后作用减小,这可能是椎间盘抵抗重复载荷能力很低的原因之一。

（三）椎弓根和关节突

目前对有关椎弓生物力学特性的研究不多。一些力学实验表明，椎弓的破坏多发生于椎弓根和椎弓峡部，采用三维有限元方法分析亦证实这两个部位均为应力集中区域。但椎弓根部的损伤临床上非常少见，多数椎弓峡部裂患者亦无明显外伤，故目前多数意见认为腰椎椎弓峡部裂实质上系由局部应力异常增高所导致的疲劳骨折。

脊柱节段的活动类型取决于椎间小关节面的取向，而小关节面取向在整个脊柱上有一定的变化。下颈椎的小关节面与冠状面平行，与水平面呈 45°，允许颈椎发生前屈、后伸、侧弯和旋转运动。胸椎的小关节面与冠状面呈 20°，与水平面呈 60°，允许侧弯、旋转和一定程度的屈伸。腰椎小关节面与水平面垂直，与冠状面呈 45°，允许前屈、后伸和侧弯，但限制旋转运动。

关节突除引导节段运动外，还承受压缩、拉伸、剪切、扭转等不同类型的负荷，其承受负荷的多少因脊柱的不同运动而变化。后伸时关节突的负荷最大，占总负荷的 30%（另外 70% 由椎间盘负荷）。前屈并旋转时关节突的负载也较大。以往腰椎关节突关节承受压缩负荷的作用常被忽视，但据椎间盘内压测定结果，关节突关节所承受的压缩负荷占腰椎总负荷的 18%。

关节突关节承受拉伸负荷主要发生在腰椎前屈时，当腰椎前屈至最大限度时所产生的拉伸负荷有 39% 由关节突关节来承受。此时上、下关节突可相对滑动 5～7mm，关节囊所受拉力为 600N 左右，而正常青年人关节囊的极限拉伸负荷一般在 1000N 以上，大约相当于人体重量的 2 倍。

当腰椎承受剪切负荷时，关节突关节大约承受了总负荷的 1/3，其余 2/3 则由椎间盘承受。但由于椎间盘的黏弹性受负后发生蠕变和松弛，这样几乎所有的剪切负荷均由关节突关节承受，而附着于椎弓后方的肌肉收缩使上、下关节突相互靠拢，又在关节面上产生了较大的作用力。还有人认为关节突关节只承受向后的剪切力，而在承受向前的剪切负荷时不起主要作用。

腰椎关节突关节的轴向旋转范围很小，在 1° 左右。实验表明，当轴向旋转范围超过 1°～3° 时即可造成关节突关节的破坏。因此有人提出，限制腰椎的轴向旋转活动是腰椎关节突关节的主要功能。

（四）韧带

韧带的主要成分为胶原纤维和弹力纤维，胶原纤维使韧带具有一定的强度和刚度，弹力纤维则赋予韧带在负荷作用下延伸的能力。韧带大多数纤维排列近乎平行，故其功能多较为专一，往往只承受一个方向的负荷。脊柱韧带的功能主要是为相邻脊椎提供恰当的生理活动，同时也可产生所谓"预应力"以维持脊柱的稳定。脊柱离体标本在牵拉负荷作用下仍保持一定的椎间盘内压，这种预应力在相当程度上来源于韧带的张力，以黄韧带最为突出。所有韧带均具有抗牵张力的作用，但在压缩力作用下疲劳很快。韧带强度与韧带的截面积密切相关。实验研究发现，韧带的疲劳曲线呈典型的三相改变。在初始相，施加轴向载荷就很容易牵拉韧带，此相是韧带的中性区，阻力很小就可以出现形变；然后随着载荷增大，韧带出现变形的阻力也增大，此相为弹性区。最后，在第三相，随着载荷增大，韧带迅速出现变形，此相发生临近破坏之前。在脊柱韧带中，腰椎韧带的破坏强度最高。另一点必须考虑韧带与骨的界面。界面部的破坏由这两种结构的相对强度决定，在严重骨质疏松患者，骨质破坏比韧带破坏更容易出现。

脊柱的韧带承担脊柱的大部分牵张载荷，它们的作用方式有如橡胶筋，当载荷方向与纤维方向一致时，韧带承载能力最强。当脊柱运动节段承受不同的力和力矩时，相应的韧带被拉伸，并对运动节段起稳定作用。脊柱韧带有很多功能：首先，韧带的存在既允许两椎体间有充分的生理活动，又能保持一定姿势，并使维持姿势的能量消耗降至最低程度；其次，通过将脊柱运动限制在恰当的生理范围内以及吸收能量，对脊柱提供保护；第三，在高载荷、高速度加载伤力下，通过限制位移、吸收能量来保护脊髓免受损伤。上述功能特别是能量吸收能力，随年龄的增长而减退。

前纵韧带甚为坚强,与后纵韧带一起能够阻止脊柱过度后伸,但限制轴向旋转、侧屈的作用不明显。小关节囊韧带在抵抗扭转和侧屈时起作用。棘间韧带对控制节段运动的作用不明显,而棘上韧带具有制约屈曲活动的功能,研究发现棘上韧带具有很高的破坏强度,实际上结合它们与 IAR 的距离,此韧带在脊柱稳定性方面发挥重大的作用。横突间韧带在侧屈时承受最大应力,该韧带与侧屈活动的 IAR 相距较远,杠杆臂较长,故有良好的机械效益。在所有脊柱韧带中,黄韧带在静息时的张力最大,单纯切除黄韧带不会引起脊柱不稳定,但动态运动条件下尤其是屈曲和后伸时其确切的作用尚不清楚。有一点可以明确,脊柱不稳定会促进黄韧带的退变及骨化。

对脊柱的前纵韧带、后纵韧带、关节囊韧带、黄韧带和棘间韧带进行的破坏试验显示,前纵韧带和小关节囊最强,棘间韧带和后纵韧带最弱。破坏载荷的范围为 30～500N,腰段脊柱的韧带数值最大。刚度最大的结构是后纵韧带,棘上韧带有最大的破坏前变形量,而前纵韧带和后纵韧带的破坏变形量最小。

(五)肌肉

许多试验均忽视椎旁肌对脊柱稳定性的影响。但是,椎旁肌在维持脊柱直立姿势中的作用不能低估。在休息和活动时,没有完整的椎旁肌作用,脊柱动态的稳定性就无法保持。肌力为保持姿势的必需条件。神经和肌肉的协同作用产生脊柱的活动。主动肌引发和进行活动,而拮抗肌控制和调节活动。

与脊柱活动有关的肌肉可根据其所处位置分为前、后两组。位于腰椎后方的肌肉又可进一步分为深层、中间层和浅层三组。①深层肌肉:包括起止于相邻棘突的棘间肌、起止于相邻横突的横突间肌以及起止于横突和棘突的回旋肌等;②中间层肌肉:主要指起于横突、止于上一椎体棘突的多裂肌,也可将其划入深层肌肉;③浅层肌肉:即骶棘肌,自外向内又可分为髂肋肌、最长肌和棘肌三组。前方的肌肉包括腹外斜肌、腹内斜肌、腹横肌和腹直肌等。

放松站立时,椎体后部肌肉的活动性很小,特别是颈、腰段。据报道,这时腹肌有轻度的活动,但不与背肌活动同时进行,腰大肌也有某些活动。支持躯体重量的脊柱在中立位具有内在的不稳定性,躯体重心在水平面的移动,要求对侧有一有效的肌肉活动以维持平衡。因此,躯体重心在前、后、侧方的移位分别需要有背肌、腹肌和腰大肌的活动来保持平衡。

前屈包括脊柱和骨盆两部分运动,开始为 6°运动由腰椎运动节段完成,此后 25°为屈曲由髋关节提供。躯干由屈曲位伸展时,其顺序与上述相反,先是骨盆后倾,然后伸直脊柱。

腹肌和腰肌可使脊柱的屈曲开始启动,然后躯干上部的重量使屈曲进一步增加,随着屈曲亦即力矩的增加,骶棘肌的活动逐渐增强,以控制这种屈曲活动,而髋部肌肉可有效地控制骨盆前倾。脊柱完全屈曲时,骶棘肌不再发挥作用,被伸长而绷紧的脊柱后部韧带使向前的弯曲获得被动性平衡。

在后伸的开始和结束时,背肌显示有较强活动,而在中间阶段,背肌的活动很弱,而腹肌的活动随着后伸运动逐渐增加,以控制和调节后伸动作。但作极度或强制性后伸动作时。需要伸肌的活动。

脊柱侧屈时骶棘肌及腹肌都产生动力,并由对侧肌肉加以调节。在腰椎完成轴向旋转活动时两侧的背肌和腹肌均产生活动,同侧和对侧肌肉产生协同作用。

三、脊髓的生物力学

脊髓位于骨性椎管中,受到骨性椎管的保护,并受脊膜(软脊膜、蛛网膜和硬膜)、齿状韧带、脑脊液及脊神经根等软组织支持和保护。脊髓借齿状韧带附于硬脊膜囊。脊柱完全屈曲时,脊髓、神经根及齿状韧带均处于生理性牵张状态。后者由于向下倾斜,所受张力分解为两个分力,轴向分力与脊髓所受张力相平衡,可减少脊髓被牵拉,两侧的横向分力则相互平衡,可保持脊髓位于椎管近中线处。硬膜外脂肪和脑脊液通过吸收能量和减少摩擦亦可对脊髓提供保护。齿状韧带、神经根及脑脊液等均具有最大限度防止脊髓与骨性椎管的碰撞和减震作用。

脊髓的生物力学特性对其自身也有重要的保护作用。脊髓无软脊膜包裹时其特性有如半流体性黏聚体。包裹软脊膜的脊髓为一具有特殊力学特性的结构。如除去其周围的神经根、齿状韧带等各种周围组织,将脊髓悬吊起来,其长度可因其自身重量而延长 10%。但此时如使其进一步变形,可突然出现非弹性阻力,即脊髓的载荷-变形曲线有两个明显的不同阶段。初始阶段,<0.01N 的拉伸力即可产生很大的变形,脊髓折叠或展开;第二阶段,相对较大的力只造成较小的变形,该阶段真正代表了脊髓的组织特性,此时脊髓的展开或折叠已达极限,脊髓组织直接承受外力,阻力将以 103 为指数而迅速增加,脊髓在断裂前可承受 20~30N。横断的脊髓可部分回缩,说明脊髓本身具有内在的张力。

脊柱在不同方向上活动时,骨性椎管的长度和有效横截面积也将随之改变。颈、胸、腰段椎管屈曲时伸长,前缘增加不多,后缘增加最多。而伸直时缩短,后缘最多。脊柱轴向旋转及水平位移时,椎管有效横截面积也有改变。脊柱前屈时,椎管长度增加,尸体研究表明,颈、腰段椎管长度可增加 28mm,但胸段椎管只增加 3mm。中立位时,脊髓和脊膜有轻微张力,脊柱屈曲时延长变为扁平,其横切面有轻微减少,脊髓变为紧张并借其可塑性而前移。坐位或站位时,重力亦使脊髓前移。脊柱运动主要发生在颈、腰段,胸段较少,在 C_6、T_6、L_4 水平,脊髓及脊膜无任何运动,与椎管关系相当恒定。

椎管长度的改变总是伴有脊髓的相应改变。脊髓的折叠与展开性能可满足从脊柱完全伸直到完全屈曲所需的 70%~75% 的长度变化,其余的 25%~30%,即生理活动的极限部分,由脊髓组织本身的弹性变形来完成。脊髓在长度改变的同时,同样伴有横截面积的变化,后者于受压时增大而拉伸时减小。当脊髓由完全屈曲转为完全伸直时,其截面从接近圆形变为椭圆。屈曲头颈时可伴脊髓被牵拉延长,以 $C_{3\sim6}$ 脊髓节段最明显,平均可延长原长度的 10.6%。

引起脊柱骨折脱位的暴力除屈曲、压缩和过伸外,还有轴性旋转。施于脊柱前、后方的压力,特别在过伸位时,脊髓中央部分遭受损伤最大。临床上脊柱创伤引起的脊髓损伤是个复杂的情况,与瞬间能量传递、椎管有效储备空间、血流损害及其他继发性损害等密切相关。脊柱周围肌肉保持紧张状态或较松弛者,脊髓更易损伤。在研究脊柱复杂损伤过程时,应以功能运动节段逐个进行载荷、位移和破坏形式的分析,并须确定瞬时旋转中心(IAR),决定活动节段受力后的位移方式。

四、脊柱损伤的生物力学

决定脊柱损伤形成的五个因素:脊柱的材料特性、脊柱的结构特性、载荷形式、加速度和载荷大小。材料特性主要涉及椎体、韧带、椎间盘、关节突等结构的力学性能,结构特性是指脊柱各结构的大小、形状、位置及其对脊柱稳定性的影响。而载荷从形式、加速度和大小三个方面对损伤施加影响。

载荷的基本形式有五种:屈曲、压缩、拉伸、扭转、剪切。脊柱损伤往往是多种载荷形式联合作用的结果。由于脊柱同其他大多数生物材料一样具有黏弹性,因此,脊柱对载荷的反应因加载速度的快慢而不同。载荷量越大,其所具有的能量也越大,对脊柱造成的损害也越严重。能量在脊柱的消散有数种方式,其中一部分能量在骨的变形过程中消失。如载荷量超过局部骨质的断裂强度,将造成骨折,剩余的能量被围绕在骨周围的软组织吸收。如果暴力超过了韧带的抗拉伸强度,韧带则断裂。一般说来,骨折类型越复杂,产生这种骨折所需要的能量也越大,对脊柱稳定性破坏也越严重。

由于脊柱各节段的解剖、功能和生物力学的差异,其表现出的损伤机制也不尽相同,故本节分别从上、下颈椎和胸腰椎三个部分对其加以阐述。

　　颈椎损伤上颈椎为枕颈结合区,亦枕-寰-枢(C_0-C_1-C_2)复合体,其解剖及运动学均相当复杂。上颈椎损伤时,患者处于不同体位、姿势和环境,遭受外力的性质及方式也各不相同,暴力常使其处于过屈、过伸以及过度旋转等位置,可单独发生,也可同时出现,导致临床上多种类型的骨折和脱位。

五、脊柱不稳的生物力学

【脊柱稳定性系统】

　　稳定和不稳是反映结构状态的一个力学概念。近 10 年来在脊柱外科临床和脊柱生物力学领域中都广泛地应用脊柱不稳的概念和方法,指导临床实践,分析式式和器械对脊柱稳定的影响等。在临床上,从放射学诊断、症状来划分脊柱不稳,但脊柱不稳的定义很难统一。脊柱生物力学从视脊柱为材料研究脊柱的强度,转向视脊柱为结构研究脊柱的稳定性,把脊柱刚度作为反映脊柱稳定的程度。在生理载荷和生理运动范围内研究脊柱的力学性质,使生物力学稳定性在临床中起到越来越重要的作用。

　　Panjabi 认为脊柱的稳定系统由三部分构成:椎骨、椎间盘、脊柱韧带构成了被动子系统,或称为内源性稳定系统;由脊柱周围的肌肉、肌腱、内压组成主动子系统,亦称外源性稳定系统;另外还有神经子系统来控制上述两个子系统,使它们协调起来,实现脊柱稳定。

　　上述三个子系统中任何一部分的破坏均会产生以下结果:立即从其他系统中得到补偿,恢复脊柱的正常功能;导致一个或多个子系统的长期适应性反应,虽然恢复了脊柱的正常功能,但改变了脊柱稳定系统的状态;产生一个或多个子系统的损伤,造成脊柱功能的丧失。

　　目前多数生物力学研究均在离体状态下进行,仅仅涉及内源性稳定系统,而对外源性稳定系统以及神经协调功能的研究尚有一些技术难题。

【脊柱不稳的定义】

　　从工程学角度看,不稳是结构的一种特殊状态,当额外施加很小的载荷,就导致非预期性的显著位移。同样,脊柱不稳意味着脊柱受到很小载荷时,椎体就出现不良的显著位移。在临床上,脊柱不稳定义的统一有很大的困难。临床上常以病因、体征、损伤史来描述脊柱不稳,其定义也是多种多样的,如损伤后即刻出现的早期不稳,损伤后逐渐发展的后期不稳,脊柱负载能力降低的力学不稳。目前对脊柱不稳尚无一个广泛接受的清晰定义。

　　Pope 和 Panjabi(1983)以平衡力学定义来说明脊柱不稳。不稳的平衡类似于以尖端平衡的圆锥体,只需采用很小的力,就导致圆锥体的显著位移。换句话说,脊柱不稳就是"结构刚度的减小"。

　　Frymoyer(1985)将节段不稳叙述为,运动节段刚度的减小。提高负荷将引起不稳节段异常的位移。与先前 Pope 等提出的定义不同,他从腰椎疾患的临床观察出发引出此定义。其根据病因学及放射影像学表现将腰椎不稳分为四种类型,包括轴向、旋转、移位以及后滑脱、医源性不稳。并就每一种不稳类型提出相应的外科治疗方案。

　　Farfan(1984)认为,脊柱不稳是在无新损伤的情况下,生理性负荷就引起椎体间关节异常显著变形的状态。具体说,扭转损伤会引起后期的不稳。轴向压缩疲劳则与轴向扭转疲劳不同,不会引起不稳的状态。纤维环被认为在抗轴向扭转中具有关键作用。这种定义强调了受损的运动节段不稳与由不稳造成脊髓压迫等结果之间的区别。

　　Kirkaldy-Willis(1983)提出脊柱不稳自然过程的重要概念。他们认为脊柱不稳是功能障碍一系列过程中的一个环节,包括脊柱功能失调、脊柱不稳以及最后运动节段的重新稳定。从此理论引申一些重要的假说性结论。首先,所有脊柱不稳最后都会达到稳定。其次,脊柱功能、生物力学或神经功能,随着稳定性的丧失而退化。第三,任何脊柱不稳的治疗必须根据脊柱功能的保留来判断。第四,后期治疗的干预是不必要的,因为稳定性已经重新建立。最后,脊柱不稳可以通过在"脊柱功能失调"节段的积极干预而得到避免。

White 和 Panjabi(1992)定义脊柱不稳为,在生理载荷下脊柱维持椎骨之间关系以保证诸如无初始损伤、无额外的神经功能缺陷、无严重畸变或无失能性疼痛等能力的丧失。进一步说,脊柱不稳提示一种失平衡的状态,在此情况下,脊柱无法提供足够的代偿。在这里患者正常活动时的载荷是定义中的生理载荷。根据病理解剖学的观点,摒弃了绝对稳定的概念,取而代之的是与患者相联系的稳定性。

从以上可见,在脊柱不稳的生物力学定义方面有很大的差异。但是,有三个共同点:其一,脊柱不稳发生于脊柱失去在生理载荷下控制异常活动的能力;其二,脊柱不稳意味着这些异常的活动将会导致进一步的损伤;其三,尤为重要的是,脊柱不稳意味着脊柱无法实现保护神经结构的基本功能。

【脊柱不稳的诊断】

(一)脊柱不稳的生物力学评价

在实验研究中,绝大多数研究都是针对脊柱内源性稳定系统,不考虑肌肉、神经等对脊柱稳定的影响。脊柱不稳的生物力学定义应该不依赖于具体的损伤机制和特定的病史,Pope 提出脊柱的刚度减小或柔度的增加定义为脊柱不稳。这个定义在实验研究有较好的可操作性,一般是通过施加标准的外部载荷或运动,观测脊柱内部的运动或移位。这种研究脊柱不稳的方法在脊柱生物力学和临床上都得到了广泛的应用。

脊柱节段有 6 个自由度,在运动上表现为前屈后伸、左右侧弯和左右旋转的角度运动以及上下、左右和前后的线运动。上述 6 个方向的刚度减小均是节段不稳的表现。为此 Panjabi 提出了脊柱多向不稳的概念,即脊柱不稳要与具体的运动方向联系起来。例如脊柱前屈运动不稳,但在其他方向上是稳定的。

脊柱不稳的生物力学评价一般都是通过对脊柱施加标准载荷观测脊柱节段运动,分析脊柱抵抗变形的能力,即脊柱稳定程度。施加的载荷有力和力偶矩。施加纯轴向压缩力和前后、左右的剪切力可以观测节段的线位移,施加前屈后伸、左右侧弯和左右轴向旋转的力偶矩可以反映节段的角位移。

Panjabi 提出以中性区、弹性区和运动范围作为脊柱的运动参数,运动范围的增大表示脊柱节段的刚度变小。中性区表示脊柱节段在不受外部载荷作用时可自由运动的范围。中性区越大,脊柱节段越不稳。有研究证实中性区比运动范围更能敏感地反映脊柱不稳。

(二)脊柱运动的在体测技术

体外生物力学研究可以描述不同载荷下脊柱运动的位移形式(包括耦合运动)。但是,尚不足以建立脊柱正常的运动,因为在体内肌肉产生的载荷无法在体外研究中模拟。因此产生了一些方法来定量体内脊柱的运动。

屈曲/后伸动力位 X 线片已广泛用于判断脊柱的异常运动。X 线片上提示节段不稳的征象包括椎间盘间隙变窄,骨赘形成,脊椎滑移等。但是,这些仅能提供二维的图像。由于真实脊柱运动是三维的,且不稳包括耦合运动的显著改变,故 X 线平片提供的脊柱运动准确性就很差。其他导致误差的因素还有平片上解剖标志的定位、中央投照时图像变形、胶片质量以及测量技术等。有报道表明,腰椎矢状面上平移测量的误差为 1~4mm,或者 3%~15%椎体矢状径,但是此方法比较简便,故临床上经常应用。

也有采用双平面 X 线摄片技术建立三维测量体系,采用骨性标志作为参照点,进行测量。临床上一些重要的测量系采用此技术进行。但是,采用解剖标志定位容易出现误差,因为受不同投照角度的影响,而且中央投照也会产生图像的变形。1974 年 Selvik 为避免采用骨性标志造成的误差,在受试者骨骼内植入生物相容性的金属标志,进行 X 线立体成像检查,测量准确度可达到 0.1~0.2mm。尽管文献报道采用 X

线立体成像及不透 X 线标志物是最佳的脊柱运动测量方法,但是此方法系侵入性,无法作为临床常规检查。

1987 年 Penning 和 Willink 报道采用 CT 测量正常人体颈椎体内轴向旋转运动。此方法可以测量轴向旋转、枢椎侧屈的度数以及寰椎侧方位移。采用 CT 断层扫描可以确定旋转轴,亦可以研究运动的类型。但是,此方法因骨性标志定位问题,也有固有的误差,且无法完整描述颈椎三维运动。

为避免采用 X 线技术的局限,出现了一些直接测量脊柱运动的方法。传感器或标志物粘贴在皮肤上或置入棘突,以测量椎骨的运动。Panjabi 和 Pope 在棘突上置入细钢针,并在钢针上安置加速度计,测量腰椎对振动和撞击的效应。但是在皮肤上粘贴传感器可因皮肤移动产生假象,故准确度难以提高,而棘突上安置标志物系侵入性检查。Alund 和 Larsson 报道了一种采用电测角仪技术分析颈部运动的临床方法。此方法可以提供颈部三维运动参数的良好描述,以及提供一些常见颈部疾患的客观功能评价,为 X 线检查提供辅助依据。但是此方法获得数据只能表示脊柱的整体,无法提供各个运动节段的具体运动情况。

现有脊柱运动的在体测量技术缺乏足够的敏感性,或者缺乏特异性,或者为侵入性检查。一种理想的脊柱运动在体分析系统必须在非侵入性检查基础上可以提供每一个椎体足够准确的三维运动数据。此项研究在临床上有重要的意义,尚待进一步研究。

(三)临床脊柱不稳的诊断标准

目前临床上一般采用 White 和 Panjabi 提出的临床检查评分表。

(四)手术减压对脊柱稳定性的影响

手术减压的目的是解除脊髓和神经根的压迫。经前路手术进行颈椎或者胸、腰椎椎体部分或全部切除等减压手术对脊柱稳定性影响非常明显,一般均需要进行植骨、内固定等重建稳定性。下面主要概述腰椎及颈部减压手术对脊柱稳定性的影响。

1.腰椎　在腰椎,一般减压手术不是很广泛,绝大部分病例通过后路手术即可获得充分的减压效果。最常见的手术是通过部分椎板切除和(或)部分关节突内侧部的切除进行椎间盘切除术。另一常见的手术是双侧椎板切除和关节突切除治疗椎管狭窄。

椎间盘切除对脊柱稳定性影响已有较多的研究。Tibrewal 观察 15 例患者椎板开窗椎间盘切除术前及术后脊柱屈曲/后伸运动。高达 50% 患者屈/伸活动度减小,且在这些患者观察到切除椎间盘平面上方节段出现耦合侧屈及轴向旋转运动增加。根据上述结果,他们认为椎板开窗椎间盘切除不会造成脊柱不稳定。但是,在 $L_{4\sim5}$ 椎间盘摘除术后,屈伸动力位 X 线片检查证据表明,手术节段出现活动度增大,尤其在女性患者,可见到牵拉性骨赘形成。Goel 等在新鲜腰椎标本上研究椎间盘切除后节段运动的改变,发现椎间盘部分切除在屈曲、侧屈以及轴向旋转方向上的节段运动显著提高。

作为人体脊柱承载系统中最为关键的部位,椎间盘不仅能够承受不同形式的载荷,而且具有均匀分布应力的作用。采用三维有限元方法建立力学模型,研究椎间盘切除对腰椎应力分布的影响。结果表明,应力水平以椎体骨密质为最高,腰椎前部结构(椎体骨密质、骨松质、终板、纤维环)在椎间盘切除后应力水平与正常相比有所减低,而后部结构的应力水平却相应上升。椎间盘切除后,除前纵韧带外各韧带所受的拉力均明显大于正常状态。

关节突关节承受负荷的多少因脊柱的不同运动而变化。后伸时关节突的负荷最大,占总负荷的 30%(另外 70% 由椎间盘负荷)。前屈并旋转时关节突的负载也较大。采用有限充分析表明,椎间盘摘除后,关节突关节在屈曲、后伸及侧屈时所承受的载荷均有明显增加。对关节突关节腔内应力测定也表明,椎间盘摘除后关节突关节腔内应力在屈曲、后伸时明显增加,但在侧屈时却有所下降。椎间盘摘除后关节突关节承受载荷的变化可能是促使关节突退变和增生的因素。

采用椎板切除和关节突切除等进行后路减压对脊柱的后部结构有明显损害,改变了腰椎的载荷共享以及运动学特性。脊柱后部结构的稳定性作用已有大量的生物力学研究。关节突关节在腰椎运动节段发挥重要的稳定性作用。部分或全部切除关节突关节可以引起脊柱不稳定。Abumi 在脊柱功能单位上观察分级切除关节突后腰椎节段不稳。单侧和双侧关节突内侧部分切除并棘上韧带、棘间韧带切除只使屈曲运动增加,其他运动改变不明显。但是,即使单侧关节突完全切除,都会导致屈曲运动和轴向旋转运动的显著增加。在一个体外研究中,Goel 观察到单侧部分椎板和关节突切除后,损伤节段(L$_{4\sim5}$)屈曲、侧屈及轴向旋转运动呈增加趋势,如果再进行完全髓核摘除,无论施加载荷方式,主要角度位移及平移运动均出现显著增大。双侧椎板切除和关节突切除亦将明显提高损伤节段的屈曲和旋转运动。

在临床方面,椎板切除和关节突切除引起的脊柱不稳不像生物力学研究那么明显。Hazlett 对 38 例行椎间盘切除和关节突切除术患者 2~5 年术后随访,未发现脊柱不稳。尽管一些文献报道椎板切除术后可能出现脊椎轻度的前滑移,但是 Johnson 观察一组 45 例因椎管狭窄进行椎板及关节突切除减压的例子,认为脊椎滑移与退变有关,但是不影响手术预后。

目前尚不明确多大程度的减压范围可以引起术后不稳。有一点可以肯定的是,减压术后节段运动增加与术中切除脊柱结构的部位及切除范围直接相关。White 和 Panjabi 根据临床经验以及文献复习,认为在下列情况下应该考虑减压术后进行脊柱融合:①患者年龄<75 岁;②减压中切除单节段关节突关节>50%;③减压需要切除很大部分纤维环(30%~40%)。

2.颈椎　前路颈椎椎间盘摘除手术在临床上常见。有学者发现,切除 C$_{5\sim6}$ 椎间盘后,C$_{5\sim6}$ 节段的前屈、后伸、侧弯和轴向旋转运动分别增大 66.6%、69.5%、41.3%、37.9%,表明节段在上述方向上丧失稳定性。在 C$_{5\sim6}$ 椎间盘处进行骨融合或前路固定可有效地加强稳定性。目前临床上前路颈椎间盘摘除术后一般均行植骨融合,恢复椎间盘间隙高度。压敏片近年来被广泛用于关节生物力学研究中。它由含有显影微粒和定影微粒的薄片组成,在压敏片上肉眼可见其粗糙面和光亮面。实验开始时将压敏片的粗糙面对合,受到压力时微粒破裂,出现着色反应,压敏片承受的压力越大,破裂的微粒就越多,着色反应越明显。采用该技术可以测量颈椎钩椎关节轴向应力变化。正常情况下,椎间盘维持正常的高度,传递大部分的轴向压缩载荷,使得钩椎关节所承受的压应力很小。但在椎间盘部分切除后,载荷传递则主要通过椎体的两侧方,使钩椎关节承受的应力明显增加,会加速其增生退变。

后路减压手术主要包括椎板切除术或椎间孔扩大术。后路椎板切除术后的常见并发症有后凸畸形、颈椎不稳(脊椎滑移)及减压不充分。椎板切除术后后凸畸形在年轻患者较为多见。在儿童,韧带的牵拉以及继发性椎体楔形变是主要原因,但术前具有正常连结及稳定性的成人中,椎板切除术与进行性后凸畸形并无相关性。生物力学研究表明,颈椎椎板切除并不会显著改变损伤节段的载荷-位移曲线。

但是部分或全部关节突切除可以引起颈椎的医源性不稳。许多生物力学研究已经证实关节突关节的完整对颈椎稳定性的重要性。Panjabi 研究发现,破坏所有后部结构后,颈椎运动节段在屈曲方向上出现不稳定,而破坏所有前部韧带后,出现后伸方向的不稳定。如果切除关节突,则显著增加椎体的水平平移。Zdeblic 研究椎板切除并分级关节突切除对颈椎稳定性的影响,发现切除 75%~100% 关节突后出现屈曲和轴向旋转不稳定,而单纯椎板切除或者合并切除关节突 25%、50%,对节段运动影响不大。因此其建议如果减压手术中必须切除 50% 以上关节突则需要稳定该节段。同时 Zdeblic 也研究切除关节突关节囊,而不破坏骨性结构对颈椎稳定性的影响,发现 50% 以上关节囊切除后屈曲和轴向旋转运动显著增大。因此,如果不考虑脊柱融合,在手术显露时,应注意切除关节突关节囊不超过 50%。

六、脊柱内固定的生物力学

【脊柱内固定的生物力学评价方法】

脊柱手术的目的是矫正畸形、缓解疼痛、稳定脊柱和保护神经。坚固的内固定器械对脊柱进行可靠的固定,往往是达到上述目的、保证手术成功的重要关键之一。近些年来,随着材料科学的发展和对脊柱生物力学的进一步理解,传统的脊柱内固定方法得到不断的改进和发展,一些新型的内固定器械不断涌现并应用于临床。因此全面了解脊柱的病理力学改变以及各种内固定器械的生物力学,对于正确选择手术方法、合理实用内固定器械,以取得最佳矫形和固定效果、降低手术失败率和减少并发症的发生具有重要意义。

脊柱内固定器械可以通过强度、疲劳以及稳定性等三种不同测试方法进行生物力学评价。强度及疲劳试验是破坏性的,通常用于评价内固定装置的强度和整体结构的刚度。非破坏性的稳定性试验用于评估生理载荷下内固定系统的稳定性能。每一种测试方法及目的不同,在解释生物力学测试结果时必须予以注意,例如一种内固定装置具有较长的疲劳寿命,并不意味着其必然提高较大的稳定效果。

(一)强度和疲劳试验

强度试验通过材料试验机进行载荷的加载,直至试件出现破坏。强度试验可提供破坏载荷、能量及刚度等。如强度试验中测量螺钉的"拔出力",可以评价螺钉与骨界面的固定强度。强度试验也用于评价特定内固定装置的整体强度。在这些试验中,切除韧带等组织,模拟临床上相关的损伤,然后进行内固定。对这些固定节段施加不同的载荷,如屈曲-后伸、侧屈及扭转载荷,直至破坏,可以获得载荷以及位移等数据,并与正常结构的数据进行比较。可以判断内固定装置有效恢复强度及固定刚度的情况。强度试验可以为内固定植入物的设计和临床应用提供有价值的资料。但是,此试验无法了解固定节段及邻近节段的载荷-位移关系等。

疲劳试验就是通过以一定频率进行试件的循环性加载,直至试件破坏,循环加载次数代表内固定装置的疲劳寿命。内固定植入物必须进行疲劳强度的评价,因为在坚固脊柱融合出现之前,植入物必须保持足够的强度而不出现疲劳。同时可以通过软件系统,建立三维有限元分析模型,为螺钉钢板等设计提供参考。但是疲劳试验是破坏性的,只能选择性地进行一些载荷方式进行研究,而且疲劳试验无法提供损伤及固定节段在不同载荷方式下运动学的特点。因此需要进行稳定性试验来补充。

(二)稳定性试验

脊柱内固定的主要目的是在脊柱坚固融合之前提供足够的脊柱稳定性。其稳定性效果则通过稳定性试验加以评价。目前稳定性试验一般采用两种方法,即刚度法和柔顺度法。刚度法通常将脊柱试件的一端固定于测试平台上,而另一端则固定于材料试验机如 Intron 或 MTS 的加载头上,可以施加单一或复合的载荷,如屈曲-旋转。柔顺度法指在脊柱试件最上部椎体随意施加各方向的载荷,试件出现的位移就是多向性,每一个椎体出现的位移可以采用三维运动分析系统进行测量。此两种方法测量结果是获得载荷-位移曲线,可以确定正常或固定后结构的刚度(载荷/位移)或柔顺度(位移/载荷)。柔顺度法允许脊柱出现多向性的活动,而刚度法只允许加载方向上的运动。因此脊柱三维运动分析在脊柱植入物的稳定性评价中具有重要的作用。

一般比较正常试件与植入物固定后节段运动之间的三维运动变化,可以反映内固定的稳定效果。但是进行生物力学测试的脊柱试件之间存在较大的差异,如性别、年龄、大小等,在其三维运动的表示时,如采用位移的绝对值表示,就包含这种差异,影响统计分析结论。因此 Goel 提出采用标准化数值来表示,以降低试件间的误差,评价脊柱内固定系统的稳定效果,即:NRj=(Rj-Ro)/Ro×100。

其中 NRj 为某一方向运动的相对运动范围,Rj 为试件损伤或固定后的运动范围,Ro 为正常状态下的运动范围。NRj 等于零表示损伤或固定以后试件与完整试件一样稳定,负值表示比完整试件更稳定,而正值表示没有完整标本稳定。

【植入物的类型及生物力学特性】

目前脊柱内固定器械和技术的发展非常迅速,经过临床应用以及生物力学研究评价,一些内固定器械和技术已经基本淘汰,如棘突钢丝固定和棘突钢板固定。现就固定部位简要介绍临床上常用的内固定器械和技术。

(一)颈椎前路内固定器械

1.齿突骨折前路螺钉直接内固定　齿突骨折占颈椎骨折的 10%~15%,其中 Anderson Ⅱ型(通过齿突基底部)的齿突骨折占齿突骨折的 2/3。非手术治疗骨折非愈合率高达 20%~40%,采用寰枢关节融合或枕颈融合,需要牺牲颈部寰枢关节或寰枕关节的活动,头颈部的旋转功能因此丧失 60% 以上,对颈部活动度影响很大。齿突直接螺钉固定术于 1981 年首先报道,主要用于新鲜的Ⅱ型、浅Ⅲ型骨折以及部分陈旧性Ⅱ型、Ⅲ型骨折。直接行齿突螺钉内固定治疗,符合人体的解剖与生理,不仅获得较先前更高的骨折愈合率,还可以最大限度地保存头颈部正常的旋转功能。因此被认为是齿突骨折治疗的一大进步。Aebi 等在 AO 加压螺钉固定的基础上,采用了中空螺钉进行齿突骨折的固定。Etter(1991)报道前路螺钉直接内固定治疗齿突骨折 23 例,平均骨折愈合时间 5.5 个月,17% 出现并发症;其报道中有 11 例系采用中空螺钉固定者,平均骨折愈合时间仅为 3.5 个月,出现并发症仅 9%,说明采用中空螺钉固定可以最大限度保留齿突髓内血供,且明显简化手术,降低手术并发症。目前经典的手术方法是采用 2 枚螺钉固定。但是,生物力学研究已经表明,单枚螺钉与 2 枚螺钉固定,剪切(弯曲)刚度与扭转刚度差异无显著性意义,固定齿突骨折时,单枚螺钉与 2 枚螺钉均可提供相似的稳定性。另外,国人齿状突小,单枚螺钉已占据相应空间。国外 Jenkins(1998)报道临床应用单枚与 2 枚螺钉固定治疗齿突骨折,两者在骨折愈合率方面无显著性差异。

2.钢板螺钉固定　目前临床上广泛使用的颈椎前路钢板系统有两类:①双皮质螺钉(骨皮质螺钉)类型,如 AO 钢板和 Caspar 钢板;②单皮质螺钉(骨松质螺钉)类型,如 Morscher 钢板(CSLP)和 Orion 钢板。单皮质螺钉较双皮质螺钉安全,操作简便;同时,生物力学研究发现单皮质螺钉与双皮质螺钉相比,可获得同样的握持力和拔出力。因此临床医师趋向于使用单皮质螺钉型颈椎前路钢板。Orion 钢板目前临床上使用较多,生物力学测试表明,Orion 钢板的最大强度为 39.66kg,最大屈服强度为 34,99kg;Morscher 钢板的最大强度为 14.71kg,最大屈服强度为 10.30kg;而 Orozco 钢板最大强度仅为 4.95kg,最大屈服强度为 3.20kg,在材料性能上 Orion 钢板优于其他颈椎前路钢板。同时,有研究表明 Orion 钢板在 6 个自由度上均较 CSLP 稳定,临床应用效果良好。但是,临床上有报道 CSLP 内固定出现食管瘘等严重并发症。国内近年也有相应的产品进入市场。

(二)颈椎后路内固定器械

1.寰枢椎钢丝固定　寰枢椎后路固定的适应证是创伤性、病理性寰枢椎不稳。钢丝固定操作比较简单,常用有 Gallie,Brooks 等,临床应用尚可靠,但不融合率在 10% 以上。在后弓不完整时无法应用,且需要椎板下过钢丝,有损伤脊髓的危险。从生物力学测试显示,在目前几种寰枢椎后路内固定技术中 GaHie 固定的抗扭转能力最小,但是临床通过辅助颈托等外固定控制轴向旋转。

2.Halifax 椎板夹固定和 Apofix 器械固定　两者均采用椎板钩进行固定,操作简便,并可获得稳定固定。此 2 种器械同样可以应用在下颈椎的固定。生物力学研究表明,Halifax 椎板夹能够在前屈、后伸和侧屈运动方向上加强节段的稳定性,恢复节段轴向旋转运动的稳定性。据文献,可能出现的并发症有植入物松动、植骨困难,后伸稳定性较差以及假关节形成。Apofix器械近年方引进,使用方便,固定效果满意,但价格相对高昂。

3.经关节螺钉固定　979年由Magerl首先报道此技术。1990年以后有较多学者报道采用该术式治疗寰枢椎不稳,融合率几近100%。该固定不需要寰椎后弓完整,系三点固定,具有较佳的生物力学优势。从生物力学研究发现,经关节螺钉固定的抗扭转强度优于单一Gallie,Brooks钢丝固定或Halifax椎板夹固定。

4.枕颈钢丝、钢板螺钉固定　采用枕骨、椎板下节段钢丝及枕颈Luque环固定可以提供足够的刚度,但是操作复杂,亦有椎板下过钢丝的危险性。钢板螺钉固定最近比较流行,可以采用Y形钢板Cervifix或枕颈CD环,枕骨部以螺钉固定,颈椎部固定可以采用经关节螺钉,侧块螺钉或椎弓根、椎板钩固定等。有研究表明,在枕-寰-枢内固定技术中,采用通过寰枢椎经关节螺钉固定或枢椎椎弓根固定较椎板下钢丝固定或椎板钩固定等可以显著提高枕颈固定的效果。

5.关节突侧块钢板固定　Roy-Camille在颈椎后路钢板螺钉固定方面进行了开拓性工作。由于颈椎椎弓根较短小,进行经椎弓根固定困难,且较大比例的颈椎椎弓根不适合进行经椎弓根内固定。临床上较多采用经关节突侧块钢板固定。对切除双侧小关节突内侧50%纬造成颈椎不稳的新鲜标本进行侧块钢板固定,三维运动测量表明,侧块钢板在各运动方向上均能明显加强节段的稳定性,钢板固定组的最大扭矩为$(22.78\pm4.75)N\cdot m$,比手术对照组$[(17.83\pm2.16)N\cdot m]$差异有显著性。但有椎动脉损伤和神经根损伤等并发症。

(三)胸、腰椎前路固定器械

椎体钉棒系统有Kaneda,Dwyer,Zielke,VentroFix等,以及前路TSRH等,但某些系统植入物部件多,安置比较繁琐,且椎体外突出明显,有渐淘汰的趋势。前路侧凸矫形内固定需要长节段固定,可以采用前路TSRH等。

椎体钉棒系统国外主要有AO的ATLP、通用系统、Sofarmo-Danek公司的Z形钢板等,国内也研制了K型钛钢板系统,这些内固定器械可以提供足够的生物力学稳定性,均可以获得前路良好固定效果,临床应用效果肯定,且植入过程一般不困难。但是对长节段的固定(如4个椎体以上)则受钢板长度限制。同时有螺钉松动等并发症。这些器械均采用钛合金材料,生物相容性好,便于术后进行CT/MRI复查,是脊柱内固定植入物材料的发展趋势。

(四)胸、腰椎后路固定器械

钩棒系统:典型的Harrington器械,其在脊柱内固定技术以及内固定植入物的发展历史上具有开创性的贡献。该系统一般具有良好的撑开作用,适合一些脊柱矫形,固定刚度足够满足脊柱融合的需求。但需要长节段固定,可出现脱钩、断棒等并发症,且不具备良好的抗旋转能力。现尚有CD,TSRH等。

棒钢丝系统:如Luque,临床应用广泛,具有良好的生物力学稳定作用,尤其是抗轴向旋转能力,但是撑开及压缩作用有限,且需要椎板下过钢丝。

椎弓根钉棒系统:椎弓根是脊椎上最坚固的部位,所有从脊椎后部传递至椎体的力均经过此点。经椎弓根脊柱内固定系统的设计,采用椎弓根螺钉经椎弓根进入椎体,而提供脊柱前、中、后"三柱"的固定,并可获得多平面的稳定。在椎弓根内固定系统问世的20多年间,已经得到极为广泛的临床应用,均证明经椎弓根脊柱内固定系统具有良好的生物力学特性和临床应用效果。钉棒系统主要代表有Dick,RF,AF等,可以实现节段固定,且可提供各方向上足够的固定刚度,钉棒系统具有比钉板系统更大的轴向刚度。可能出现的并发症主要有断钉等。

椎弓根钉板系统：代表为 Steffee，VSP，Dynalok 等，国内近年也研制 STB 胸腰椎后路椎弓根钉板内固定系统等，具有椎弓根固定的生物力学优点，且植入较为简便，并具有良好的提拉作用，适合脊柱滑脱以及骨折脱位的治疗。生物力学研究表明，Steffee 钢板在轴向压缩、前屈、后伸、侧屈及扭转五种载荷方向上均具有良好的稳定性。

【脊柱内固定的载荷共享问题】

目前制造内固定植入物的材料为不锈钢和钛合金，这些材料均具有比骨更大的弹性模量，植入体内可以提供脊柱节段的坚强固定，但是存在应力遮挡问题，可以导致内固定后骨丢失或骨质疏松，动物实验已经证实这一点。脊柱内固定为固定节段的载荷传递提供了一个旁路。传递载荷的大小由于内固定装置的刚度以及固定节段椎体间的结构特性，如椎体间植骨或退变间盘等而确定。对载荷共享机制的认识有助于我们对脊柱与内植入物之间相互关系的了解。有限元分析已广泛应用于类似脊柱这样复杂系统的载荷共享问题的分析。正常情况下，运动节段承受压缩载荷时，通过双侧关节突的载荷只有 2%～13%。但是如果进行后路椎弓根钉板固定后，这些钢板通过的载荷量可达到外加载荷的 38%。

固定运动节段的载荷共享特性的改变可以通过轴向刚度的不同来研究。在研究模型中，可以通过改变替代椎间盘髓核部分的不同基质材料的弹性模量来模拟不同轴向刚度。Lim 模拟椎间盘间隙不同的弹性模量值，分别为 0、4.2MPa、8.4MPa、1000MPa、2000MPa、3500MPa，其中在椎间盘完全切除时弹性模量为 0，采用切除椎间盘后部纤维环及摘除髓核来模拟，而椎体间植骨融合并后路 VSP 钢板固定时弹性模量为 3500MPa。对试件施加 413N 的轴向压缩载荷（平静站立位时脊柱承受载荷的估计值），测量通过 VSP 钢板传递的轴向力。

由此可见，在椎间盘弹性模量＜1000MPa 时，通过 VSP 钢板的轴向压缩力很大；而弹性模量＞1000MPa 时，通过钢板传递的压缩力变化很小，仅占 10%。一般椎间盘手术时，如果没有骨赘形成，其弹性模量均比骨松质（100MPa）低，这提示除非接受椎体间植骨，否则两者之间载荷共享的特性可能存在显著的差异。而椎体间植骨并后路经椎弓根螺钉钢板固定时，仅有 10% 的载荷通过钢板，绝大部分载荷系通过椎体部分，因此必须重视植骨材料的塌陷或吸收。同样如果固定钢板的刚度不同，其载荷共享的特性也会出现变化。钢板刚度越大，钢板固定后分享的载荷越大。

载荷共享机制的有关研究表明脊柱节段和内固定装置均是承受载荷的重要结构。当脊柱失稳时，通过植入物的载荷可能超过其疲劳强度，因此需要进行合适的植骨，以防止植入物疲劳。但是如果内固定植入物的刚度过高，由于应力遮挡作用，通过植骨区的载荷很小，就导致植骨的吸收，出现融合失败。

脊柱内固定的应用为脊柱融合创造一个相对稳定的力学环境，但是没有脊柱植骨融合，任何脊柱内固定均将失败。

【脊柱融合术的生物力学】

（一）脊柱融合术的生物力学

下列情形时需要进行脊柱融合：①消除退变或失稳节段，以缓解疼痛；②减压术后稳定脊柱；③防止脊柱畸形进行性加重，如脊柱侧凸、后凸以及脊柱滑脱等；④脊柱截骨或矫形术后维持效果。目前临床上采用的植骨材料主要有下列几类：①自体骨，取骨部位有胫骨、腓骨、髂骨和枕骨等，其中髂骨最常使用；此类骨具有一定的力学强度，且有骨诱导作用。但常出现取骨部的并发症，如疼痛、缺损、骨折等。②同种异体骨，来源比较广泛，可以采用深低温冷冻、脱钙等方法处理，具有一定的骨诱导作用。③异种骨，如 Kiel 骨，可用于骨缺损的填充以及脊柱后路的植骨。④骨替代材料，主要是磷酸钙复合物，如磷酸三钙（TCP）、羟基磷灰石（HA）等，目前发展很快，此骨替代材料具有良好的生物相容性，在临床上已经得到应用。

脊柱融合的部位不同，生物力学特性也有差异。一般有五处解剖部位可供进行脊柱融合，即棘突间、横突、椎板、关节突以及椎间盘间隙。根据融合位置，融合术也可分为前/后路椎体间融合、侧方融合和后路融合。Lee 和 Langrana 在体外尸体腰椎标本上研究了这些融合式后运动学和生物力学的改变。采用骨水泥模拟脊柱融合，结果发现所有融合术式均有良好的稳定作用，表现为轴向旋转和侧屈刚度增加。后路融合提高轴向刚度10%，侧方融合40%，椎体间融合80%。在屈曲试验时，造成试件20°扩屈曲，与正常试件相比，在后融合时，压缩载荷和弯曲力矩分别提高21%和92%，侧方融合时分别提高11%和48%，而椎体间融合分别为8%和47%。在后伸试验时，此二项指标在后融合分别为31%和13%，侧方融合为20%和5%，椎体间融合为91%和36%。研究尚发现在融合节段上方平面出现节段运动增大。根据研究，他们认为侧方融合对邻近未融合节段的力学性能影响较小，且可以提高良好的融合节段的稳定。

（二）脊柱融合术后邻近节段退变的问题

1.脊柱融合术后邻近节段退变的病理及发生率　近年来，随着脊柱内固定器械的日趋成熟，脊柱融合术的成功率明显提高，而脊柱融合术后邻近节段退变的问题则变得更为突出，故引起人们的重视。1988年，Lee 首先报道了一组病例，患者均系因下腰痛和（或）腰骶部椎间盘突出而行腰椎融合术，经平均8.5年（1～38年）的无症状期后，出现邻近节段退变的症状。最常见病理改变是关节突肥大性骨关节炎及椎管狭窄。其他的病理改变包括节段性失稳、椎间盘严重退变或椎间盘突出、退行性脊椎滑脱或获得性脊椎滑脱。而颈椎融合术后邻近节段退变的病理改变主要是颈椎病样改变，如颈椎体前后方骨赘形成、椎间隙变窄、椎体滑移等，亦可发生椎间盘突出、黄韧带肥厚及钙化，甚或椎管狭窄。邻近节段退变可以发生于融合平面的上、下节段，但多见于融合部的上方节段，有报道指出上方节段发生率为25.5%，而下方节段退变者仅为2.6%。亦有报道称邻近节段上一平面的退变更为明显。Lehmann 报道下腰椎融合术后长期随访（21～58年）的结果，45%患者在融合上方平面出现节段性失稳，42%患者出现椎管狭窄，且15%为严重狭窄。Leong 在一组因椎间盘突出而行前路腰椎体间融合术后平均12.7年的随访发现，邻近节段退变达52.5%。颈椎前路椎体间融合术后邻近节段退变的发生率为6%～60%。

2.融合方式对邻近节段退变的影响

（1）融合节段：单节段融合抑或多节段融合对邻近节段退变的发生有明显的影响。在颈椎，一般认为多节段融合对邻近节段的危害更大，融合椎体数目越多，邻近节段的退变就越明显。但在腰椎，情况则有些相反，单节段融合术后邻近节段退变较双节段融合严重。Schulitz 在一组近140例腰椎融合术后随访发现，所有邻近节段关节突骨关节炎及节段性失稳均发生于单节段融合。且单节段融合术后无症状期较其他多节段融合明显缩短，尤其是采用"漂浮式融合"，如单纯腰4～5融合时更为明显。

（2）融合术式：不同的融合术式之间生物力学特性有很大的差异。目前比较不同融合术式对邻近节段退变影响的临床资料尚缺乏。由于颈椎后融合在最近后路坚强内固定出现之后方比较盛行，以往其他非坚强内固定的假关节的发生率较高，则无从谈起邻近节段退变。HelLer 报道78例后路关节突侧块钢板固定并融合术后平均2年的随访，邻近节段退变为3.8%。诚然，其随访时间尚短。腰椎融合术较常采用的方法有椎体间前融合、侧后方融合和后融合。Lee 报道18例共22例次融合术后邻近节段退变，12例次为双侧或单侧横突间融合，9例次为后融合，仅1例次为前融合。Lehmann 采用后融合33例，融合上方平面出现狭窄的发生率为30%。腰椎融合术后远期有腰痛患者，采用 SPECT 检查，邻近节段表现异常者达62.5%，其中后融合者高达87.5%，而侧后方融合仅46%。所以，一般认为后融合较易发生邻近节段退变，而椎体间前融合术后邻近节段退变的发生率较低。

（3）脊柱内固定：颈椎前路钢板固定并融合者，经5～9年随访，邻近节段 X 线检查有退行性改变者达60%。而没有内固定的颈椎前路间盘摘除及融合者，经平均8.8年随访，邻近节段退变仅6%。在腰椎，据报道 RF 系统固定后有7%出现邻近节段失稳，CD 固定后邻近节段退变为24.5%。最近，Schulitz 观察脊柱内固定与否对邻近节段退变的影响,一组 70 例采用侧后方融合无内固定,另一组 69 例为侧后方融合并内固定,平均随访时间分别为 5.7 年和 4.6 年,邻近节段关节突骨关节炎发生率分别为 10％和 28％,邻近节段失稳的发生率为 10％和 23％。而且,采用坚强内固定后,邻近节段椎间盘退变加速,平均 5.3 年,而未采用内固定者无症状期可达 9.9 年。

3.邻近节段退变的机制

(1)邻近椎间盘退变:有研究表明,年龄因素对融合术后邻近节段发生退变有明显影响,大于 55 岁者发生率可达 36.7％,而小于 55 岁者仅 12％。一般认为,年龄与椎间盘退变的关系极为密切。因此,是否融合前椎间盘状态会直接影响到术后退变的发生率呢?故 Penta 在 81 例腰骶部融合术患者于术前行邻近椎间盘造影,均为正常,术后 10 年行 MRI 检查,68％患者邻近节段椎间盘为正常,其余患者椎间盘影像类似无症状者,仅有 2 例出现邻近节段明显退变。因此,其认为融合前邻近节段椎间盘已有的病理改变,如椎间盘退变或纤维环破裂是术后发生邻近节段退变的主要原因,可能与融合技术本身关系不大。动物实验表明,人为损伤 L$_{2/3}$ 纤维环后,融合 L$_{3\sim7}$,4 个月后 MRI 检查,实验组和对照组均可见到椎间盘膨出,但 6 个月后实验组有 75％发展为疝出,而对照组无明显变化。组织化学检查表明两组椎间盘组织的水含量及蛋白聚糖含量均无差异,说明脊柱融合术后力学环境的改变,其近期效应首先是作用在邻近椎间盘的机械结构上。因此,任何原因引起椎间盘结构上的薄弱,在局部应力集中情况下,会加重或加速椎间盘的损害。

(2)邻近节段活动度增大:脊柱融合术后,在融合节段内,刚度增加,活动幅度明显下降或消失,而脊柱节段活动度将发生重分配,融合节段的活动度会转移到剩余的运动节段。在体及离体研究均证实这一点。颈椎路融合术后邻近节段的活动度明显增大,且在多节段融合时更为明显,增大幅度可达 24％。腰椎融合术后邻近节段活动度增大并持续于整个融合骨化过程,后伸时幅度增加 62％,前屈 85％,侧弯 26％～30％。动物实验研究也证实这一现象。可见,脊柱融合术后脊柱的运动学变化是非常显著的,邻近节段活动度增大的累积效应将不可避免地促使邻近节段退变的发生及加重。

(3)邻近节段关节突负荷加大:脊柱融合术后邻近节段活动度增大,可表现为椎间关节活动度增大,使关节突上应力集中,负荷增大,导致关节突肥大并骨关节炎。后融合较侧后方融合更能造成邻近节段的应力集中,尤其在关节突上,而前融合对关节突的影响则较小。动物在体实验亦表明,脊柱融合术后邻近节段关节突负荷明显增加。关节突应力集中亦可导致峡部裂,是邻近节段发生获得性脊椎滑脱的主要原因。

(4)邻近椎间盘内压增高:椎间盘内压力测定可以间接反映椎间盘应力分布情况。三维有限元分析表明,在 L$_{4/5}$ 椎间盘刚度提高情况下,邻近节段的椎间盘内压增高。Weinhoffer 在尸体标本上,以椎弓根钉棒系统分别固定 L$_5\sim$S$_1$,L$_4\sim$S$_1$,观察前屈运动时 L$_{3/4}$,L$_{4/5}$ 椎间盘内压的变化。结果表明,椎间盘内压增高与前屈度呈线形关系,前屈度越大,椎间盘内压越高。而且,融合平面越多,邻近节段的椎间盘内压增高就越明显。

综上所述,可以认为脊柱融合术后脊柱运动学及运动动力学的改变极为明显,邻近节段活动度代偿性增大,导致应力异常集中于椎间盘及关节突,促使邻近节段发生退变。如果邻近节段已存在一些退变因素,那么融合则会进一步加重这些退变。这可能是脊柱融合术后邻近节段发生退变的主要机制。

脊柱融合术后邻近节段退变的问题无疑会影响到脊柱融合的远期疗效。有资料表明,因退变而行腰椎融合术者,20％～40％远期疗效不良者系由邻近节段退变而引起。因此在决定脊柱融合术时应慎重,需权衡利弊,不能一味地追求施行脊柱融合。融合前必须了解邻近节段的椎间盘状况,以决定是否扩大融合节段。应充分考虑融合方式及内固定器械的影响。术后相应调整康复治疗计划,以减轻邻近节段的负担。

(陈　勇)

第二章　脊柱伤病诊断

第一节　病史

一、一般资料

一般资料包括患者的姓名、性别、年龄、职业、籍贯、婚姻状况、民族和常住地址、联系方式等,均应详细填写,以便分析病情和长期随访。尤其是年龄、性别、职业及联系方式,对疾病的诊断和治疗有很重要的意义。不同年龄组有不同的常见疾病,小儿及青少年胸背痛及活动受限应首先考虑到脊柱结核。老年患者晨起时腰痛,活动后减轻常见于退行性关节病。如有间歇性跛行而腰部体征不明显者多为腰椎管狭窄。性别与脊柱疾病也有一定的关系,如女性产后腰骶部痛者常见于致密性骨炎;更年期后的女性脊柱痛常见于骨质疏松症。职业与伤病也有密切的关系,如缝纫工、长期操作电脑的职员、作家、学者,长期低头工作易患颈椎病。重体力劳动者易患腰椎峡部裂、腰椎间盘突出症及腰部扭伤和腰肌劳损。患者的联系方式对未来的疗效随访十分重要。

二、主诉

主诉是患者就诊的主要症状及其持续时间、性质或程度等。确切的主诉常可作为诊断疾病的向导,不但能提示医师检查的方向,而且还是寻找病源的依据。主诉应用一两句话简要地加以概括。如有 2 个或 2 个以上主诉,应按其发病顺序加以排列。

三、现病史

现病史是脊柱病史采集的重要部分,对疾病诊断有着非常重要的作用。其采集应围绕主诉系统记录患者从发病的第一个症状起,到就诊时为止,整个疾病发生、发展、变化的全过程及其诊疗情况。如果 2 种或 2 种以上疾病同时发病,应分段记录,一般应询问如下几方面情况。

(一)症状的发作与病程

脊柱疾患的起病或发作都有各自的特点,详细询问起病的情况对疾病病因的探索具有重要的鉴别作用。有的病症起病急骤,如急性腰臀软组织扭伤、颈部扭挫伤等;有的病症则起病缓慢,如肩关节周围炎、颈椎病等;脊柱疾患的发生还常与某些因素有关,如落枕往往与睡眠时头高低或睡眠姿势不合适有关;第 3 腰椎横突综合征、梨状肌综合征的发生常与神经的受压和刺激有关。

(二)病因与诱因

问诊时应尽可能地了解与本次发病有关的病因(如外伤、慢性劳损等)和诱因(如气候变化、运动、体位、环境改变等)。问明以上因素有助于明确诊断与拟定治疗措施。患者对直接或近期的病因容易说明白,当病程长或病因比较复杂时,患者往往难以言明,并可能提出一些似是而非或自以为是的因素,应进行科学的归纳。患者无明确病因时,医师要注意询问发病当时在做什么工作或处在哪个体位。

(三)主要症状的特点

对每个症状,特别是对诊断有决定意义和对鉴别诊断有关的症状,要深入了解,应加以详细描述。脊柱疾患患者的主要症状就是疼痛,询问时应了解以下几个方面。

1.疼痛的起因　是突然起病还是缓慢发生,发病时有无外伤史或其他诱因,是否伴有其他症状等。多数颈肩腰腿痛的患者没有严重的外伤史,常因生活中某种动作或过度用力引起局部症状,这些患者多半是局部软组织如筋膜、肌肉、韧带、关节囊等处的损伤或劳损。对有严重外伤史的患者,除软组织损伤外,尚需考虑有无骨折的可能。老年人的脊柱疾患往往与骨质增生、退变有关,可以没有任何外伤史。

2.疼痛部位和范围　首先要了解痛在何处,是否向其他部位放射等,询问疼痛时应使患者尽可能准确地指出疼痛的部位和范围,用手指划出疼痛部位往往比单纯的口述要准确得多。如有放射痛,一定要说明放射部位及有关因素。一般颈椎病向肩、臂、手放射;腰椎病向臀、大腿、小腿及足放射;胸椎病多沿肋间或胸腹放射。放射部位与受累神经根(支)密切相关,对定位诊断十分重要。

3.疼痛的性质和程度　患者对疼痛性质描述可能各不相同,除了一般的疼痛以外,还应仔细询问是酸痛、胀痛、麻痛、刺痛、牵拉痛、绞痛、灼痛,还是刀割样痛等。酸痛、胀痛、麻痛一般多见于软组织的慢性劳损和陈旧性损伤,亦可见于某些风湿或类风湿性病变;刺痛、刀割样痛较多见于关节囊、韧带、滑膜等急性损伤;牵拉痛、灼痛多见于神经根受刺激所致;绞痛则需注意其他脏器的疾病,如肾脏、输尿管结石等。

(1)疼痛的程度:较难准确地描述,除与疾病相关外,还与个体耐受性、痛阈高低及性别、年龄等多种因素有关。因为还没有一个简单的方法来测定患者的疼痛程度,所以只能根据患者的主诉来描述。一般常用的描述有:难以忍受的剧烈疼痛,表达那些引起患者坐卧不安、大声呼叫甚至大汗淋漓、不思饮食的疼痛;剧痛,表达那些引起患者表情痛苦、呻吟不安、常保持一特定体位、不肯随意活动,甚至拒绝医师检查的疼痛;严重疼痛,指疼痛较重,但尚能坚持者;中度疼痛指疼痛明显,但不甚重者;轻痛及微痛指较轻微的疼痛。

(2)疼痛分级及疗效评定:疼痛分级按 VAS 评估法用 0～10 的数字代表疼痛的不同程度。0 为无痛,10 为剧痛;1～3 为轻度疼痛;4～6 为中度疼痛;7～10 为重度疼痛。疼痛缓解度 0 度:未缓解;Ⅰ度:轻度缓解(疼痛减轻约 1/4);Ⅱ度:中度缓解(疼痛减轻为 1/2);Ⅲ度:明显缓解(疼痛减轻约 3/4 以上);Ⅳ度:完全缓锯(疼痛消失)。

4.疼痛的时间　夜间或白天,持续性痛或间歇性痛,疼痛持续的时间及发作的频率等。例如,恶性骨肿瘤、小儿髋关节结核疼痛,夜间更甚;感染性疾病的疼痛多呈持续性;与负重、局部供血有关的病变可有间歇性疼痛等。

5.疼痛的加重及缓解　与季节、气候有无关系,晨起后是否疼痛,活动后是否减轻,做什么动作、多大活动量能加剧疼痛,休息后是否好转,何种体位能减轻症状等。颈肩腰腿痛患者,尤其是因脊椎病引起,绝大多数减少活动与卧床休息能使疼痛明显好转,但也有少数患者卧床休息反而使疼痛加重。典型的脊椎退变和骨质增生患者,往往在睡眠至黎明前腰痛明显,以致不得不很早就起床,起床后开始活动时腰痛仍明显,但稍活动后,疼痛即明显好转。腰痛患者常在某一体位疼痛加重而在另一体位疼痛减轻。例如,椎间盘突出患者,弯腰时神经根紧张,压迫更甚而使疼痛加重;腰椎管狭窄的患者则与此相反,腰后伸时椎管容量进一步变小而使狭窄更为严重,疼痛加重,弯腰及下蹲时椎管容量加大而疼痛减轻。腰背部筋膜及肌肉劳损者,多为弯腰时疼痛加重,而腰椎小关节囊损伤者常有腰过伸性疼痛,但同时也有弯腰疼痛,这是因为腰后伸时可使已受伤的小关节囊受到挤压，而腰前弯时又可牵拉小关节囊之故。

6.诊疗情况　患者接受过哪些治疗，治疗的时间、地点、方法、疗效如何，询问治疗的经过，尤其是病程稍长者，这对确诊和推断预后十分重要；如较重的颈及上肢根性疼痛，经治疗缓解达数月至数年后，又出现下肢无力甚至瘫痪，则脊髓型颈椎病可能性较大，应尽快行 CT 或 MRI 检查；如为进行性疼痛，各种治疗无效，则应想到占位性病变的可能，应做全面检查。

（四）伴随症状

颈肩腰腿痛患者在疼痛的基础上多伴有麻木和肌肉萎缩等。如伴有相应部位麻木，提示病史较长，很可能有韧带或骨质增生压迫神经根（后根）；如有麻木又有肌肉萎缩，提示脊神经受累。但也有少数根型颈椎病患者病史中只有手臂麻木而无明显疼痛，出现麻木系神经受压所致，局部无炎性渗出，故只麻不痛。临床上较多见的是疼痛与麻木共存，如陈旧性腰椎间盘突出多表现为腰骶痛伴小腿或足部麻木。由于颈肩腰腿痛患者具体情况不一，其伴随症状亦复杂多变，应详细询问并结合其他检查，做出诊断和治疗。此外，还应对疾病的发展与演变及诊治经过进行询问，以明确疾病的发展变化。

四、既往史

既往史即过去史。对于脊柱疾患患者，询问过去史甚为重要；除了询问患者过去曾患过的疾病（包括各种传染病）及有无外伤、手术、预防注射之外，要特别询问与现病有密切关系的疾病。此外，对居住或生活地区的主要传染病和地方病，以及对药物、食物和其他接触物的过敏史等，皆应详细询问，记录于既往史中。

五、个人史

1.患者的出生地及经历地区，特别要注意自然疫源地及地方病流行区，说明迁移年月。

2.居住环境和条件。

3.生活及饮食习惯，特殊嗜好，性格特点，如闭塞性脉管炎与吸烟程度有关、股骨头缺血性坏死与酗酒有关。

4.过去及目前的职业及工作情况，粉尘、毒物、放射性物质、传染病接触史等。

5.其他重要个人史。

六、家族史

询问近亲的健康情况和死亡原因，特别是家族内的传染病史（如结核）；对风湿、痛风、血友病、先天性畸形、骨肿瘤患者，更应仔细询问家族史。

七、婚育史

询问结婚年龄、配偶健康状况等。成年妇女遭受严重创伤可致月经周期紊乱和月经过多，询问月经情况，对治疗用药有参考意义。另外，经期盆腔充血常伴有腰痛；停经后，因卵巢分泌不平衡，可导致骨质疏松。妊娠妇女受伤后，要问怀孕的时间，伤后有无腹痛、有无流产，必要时请妇产科会诊。在妊娠后期，由于松弛素作用，韧带松弛，易见腰部及骶髂关节疼痛。哺乳期缺钙可发生软骨病。

（刘成会）

第二节　实验室检查

一、常规实验室检查

包括血液检测(血常规检查、血液流变学、血生化及血清酶学等)、骨髓检查、内分泌功能检查、肝肾功能检查及尿常规检查等。由于脊柱是恶性肿瘤骨转移、骨髓瘤等恶性肿瘤及自身免疫性疾病、代谢性骨病的好发部位,因此还应根据需要进行以下项目的检查。

1.红细胞沉降率(ESR)　创伤、感染以及自身免疫性疾病等均可使 ESR 增快。ESR 增快经常是脊柱非特异性感染(如椎间隙感染)的敏感指标。动态连续观察 ESR 的变化对脊柱结核、脊柱非特异性感染、强直性脊柱炎等的严重程度、预后判断以及治疗效果评价等有重要价值。

2.血清无机磷　恶性肿瘤骨转移、多发性骨髓瘤、甲状旁腺功能减退、维生素 D 使用过多、慢性肾炎晚期、肾功能不全或衰竭及尿毒症等可引起血清无机磷增高。甲状旁腺功能亢进、佝偻病及软骨病、肾小管疾病、乳糜泻以及胰岛素过多使糖的利用增加等均可引起血清无机磷降低。

3.血清钙　血液中的钙与骨骼中的钙保持着动态平衡,其含量变化反映骨组织的代谢状况。恶性肿瘤骨转移、甲状旁腺功能亢进、多发性骨髓瘤、维生素 D 使用过多、急性骨萎缩及艾迪生病等可引起高钙血症,而甲状旁腺功能减退、佝偻病、骨软化症、慢性肾炎、尿毒症、严重乳糜泻等可使血钙降低。

4.血清碱性磷酸酶　原发于脊柱的成骨肉瘤使血清碱性磷酸酶活性增高,当肿瘤被切除或经治疗临床症状得以改善时,酶的活性降低。如果肿瘤复发或转移时酶活性也随之升高。多发性骨髓瘤血清碱性磷酸酶正常或轻度升高。

5.血清酸性磷酸酶　酸性磷酸酶主要用于诊断前列腺癌,无骨转移的前列腺癌患者有 10%～20% 血清酸性磷酸酶活性升高,有骨转移者则有 80% 血清酸性磷酸酶活性升高。此外,乳腺癌、胃癌和结肠癌、甲状腺癌、肾癌和卵巢癌、霍奇金病、多发性骨髓瘤、Paget 病、甲状旁腺功能亢进和成骨不全症患者血清酸性磷酸酶活性均有增高。

6.尿液本-周蛋白　本-周蛋白是一种单克隆(单细胞株)游离免疫球蛋白的氢链及其二聚体或四聚体,通常是由恶性浆细胞合成。由于多发性骨髓瘤是一种浆细胞恶性肿瘤,因此多发性骨髓瘤患者尿本-周蛋白多为阳性。

7.尿液羟脯氨酸　羟脯氨酸(Hyp)是胶原纤维的代谢产物,骨基质中的胶原纤维分解释放出羟脯氨酸并经尿液排出。骨肉瘤及恶性肿瘤骨转移患者尿中羟脯氨酸排出量增多,Hyp/肌酐比值上升,治疗有效时比值下降。严重骨折、灼伤或其他软组织损伤时,尿中羟脯氨酸排出量也可增加。

二、免疫病理学检查类风湿因子(RF)

1.类风湿因子(RF)　RF 是针对人类 IgG、Fc 段抗原决定簇产生的特异性自身抗体,见于多种自身免疫性疾病及与免疫有关的慢性感染,如类风湿性关节炎、系统性红斑狼疮、慢性肝炎等。RF 包括 IgG、IgA、IgM、IgD 和 IgE 日 5 种类型,血清中主要是 IgM 型 RF,关节液中以 IgG 型为主。正常人群中 RF 阳性率占 2%～5%,而且随着年龄增长有增高的倾向,因此 RF 阳性不一定就是类风湿性关节炎,但类风湿性关节炎患者血清中 IgM-RF 的滴度往往高于正常人和其他风湿性患者。成年类风湿性关节炎患者 3/4RF 阳性,高滴度的 RF 常与关节受累和全身并发症的严重程度大致相平行,并提示预后较差。而在病情好转时 RF 滴度可下降消失。

此外,类风湿性关节炎患者血清中抗类风湿性关节炎协同核抗原抗体(抗 RANA 抗体)的阳性率为 93％～95％,而正常人或其他关节炎患者的阳性率低于 20％,可协助诊断类风湿性关节炎。

2.HLA-B27　HLA(人白细胞抗原)是人的主要组织相容性系统(MHS),有Ⅲ类基因,分别编码Ⅰ、Ⅱ和Ⅲ类抗原。其中Ⅰ、Ⅱ类抗原与移植免疫有关,Ⅲ类抗原中韵 C_2、C_4 和 B 因子在补体激活早期阶段起着重要的作用,在自身免疫性疾病的发生和炎症发生发展中有重要意义。HLA-B27,与强直性脊柱炎及 Reiter 综合征密切相关,强直性脊柱炎患者中约有 95％以上的个体呈 B27 阳性。临床中 HLA-B27 是诊断强直性脊柱炎的重要指标。

3.C 反应蛋白　C 反应蛋白(CRP)是组织损伤和炎症的非特异性标志物,广泛分布在人的体液中。CRP 能激活补体,促进粒细胞和吞噬细胞的吞噬和运动,随手术、损伤或急性感染诱发,在肝脏内合成并迅速在血清中升高,并随损伤或炎症的治愈而下降,因此 CRP 可作为术后感染一项指标,动态连续观察更有价值。一般术后 3～4 天 CRP 开始恢复正常,如术后 4～6 天 CRP 含量升高,应考虑有感染存在。一般细菌性感染,CRP 升高最为显著,病毒感染呈中度上升。因血沉易受多种因素的影响,CRP 作为活动性风湿性疾病观察指标较血沉更为可靠。

(刘成会)

第三节　脑脊液检查

一、概述

脑脊液是循环于脑室及蛛网膜下隙的无色透明液体,比重 1.005,总量约 150ml,由脑室的脉络丛和脑室膜分泌产生,通过矢状窦旁的蛛网膜颗粒回流至静脉,经颈内静脉返回右心房。脑脊液包围并支持脑、脊髓及马尾神经,对外界的冲击与振动起缓冲保护作用,参与调节颅内和椎管内的压力。在血液与脑脊液,以及脑脊液与脑或脊髓之间存在机械性与渗透性屏障,可选择性地使血液某些成分进入脑及脑脊液,维持着中枢神经组织细胞渗透压与酸碱平衡,并参与清除代谢产物及炎症渗出。脑与脊髓病变可使脑脊液的成分和压力发生改变。因此,检查脑脊液的成分和动力学变化,对脊髓疾病的诊断具有重要价值。

二、脑脊液的采集

(一)腰椎穿刺术

1.适应证　①中枢神经系统感染性疾病、变性疾病以及脑血管疾病等,取脑脊液做生化、细胞及细菌学检查;②椎管内感染或有占位性病变进行脑脊液动力学检查;③神经系统的特殊造影、椎管造影;④椎管内注射药物治疗椎管内感染或顽固性疼痛,脑脊液引流降低颅压等。

2.禁忌证　①疑有颅内压增高,颅后凹有占位性病变,或已有早期脑疝迹象,腰椎穿刺易促使或加重脑疝形成;②穿刺点局部皮肤或脊柱有感染;③病情危重处于休克或濒于休克期,或伴有高位颈髓压迫、脊髓功能障碍,腰穿可能导致病情恶化甚至死亡;④开放性颅脑损伤或有脑脊液漏者。

3.操作方法 ①穿刺部位:一般选 $L_{3～4}$、$L_{4～5}$ 或 $L_5～S_1$ 椎间隙。婴儿的脊髓终止水平较成人低,应尽量在较低的腰椎间隙进行。②体位:侧卧于硬板床上,背部与床面垂直,双髋及膝屈曲,屈颈抱膝以增加脊柱后凸,使椎板间隙增大。③穿刺:局部皮肤消毒,皮内、皮下浸润麻醉。左手固定穿刺点周围皮肤,右手持针,与棘突的斜度平行刺入。当阻力突然消失、有落空感时(成人为 4～6cm,儿童为 2～4cm),提示穿刺针已进入蛛网膜下隙,拔除针芯,可见脑脊液流出。某些患者因压力过低,需轻轻抽吸后方有脑脊液流出。④测压:穿刺成功后立即接测压管,患者腰部略伸展放松,平静呼吸,双下肢半屈曲,头略伸并使颈椎与床面平行,以免一侧颈静脉受压而造成颅内高压假象。测压管内液面慢慢上升到一定平面后即停止且随呼吸有微小波动。此时玻璃管刻度读数即为脑脊液初压。如压力不高,缓缓放出 3～5ml 脑脊液送检。如脑脊液压力过高,不应再放脑脊液,以防诱发脑疝。可仅将压力管内的脑脊液送化验。正常情况下,每次放出脑脊液 0.5～1.0ml,压力降低约 0.10kPa(10mmH_2O)。放回针芯,拔出腰穿针,局部无菌纱布包扎,平卧4～6 小时。

4.并发症 ①腰穿后头痛:最常见,多因脑脊液放出量过多所致。可头低位卧床,鼓励患者多饮水,静滴生理盐水或 5% 葡萄糖液,必要时静脉滴注垂体后叶素 10U(加入 500～1000ml 低渗生理盐水中)。②蛛网膜下腔出血及硬膜下血肿:多为蛛网膜或硬膜的静脉出血。严重时可出现脑膜刺激征象。如有背部剧烈疼痛,突发截瘫则提示有硬膜下血肿形成,有出血倾向或接受抗凝疗法的患者容易发生。③脑疝:脑脊液放出后脊髓腔内压力降低,小脑蚓部组织嵌入枕骨大孔内形成小脑扁桃体疝,延髓被压迫可引起神志昏迷、呼吸骤停甚至死亡。腰穿时应严格掌握适应证和禁忌证。颅压增高、疑有脑炎或脑膜炎时可先用脱水剂,穿刺时不宜放脑脊液,可用测压管内的脑脊液标本做检查。④感染:包括硬膜外脓肿、细菌性脑脊膜炎等。一旦发生应立即抗感染治疗,特别注意选择能透过血脑屏障的广谱抗生素。

(二)小脑延髓池穿刺术

小脑延髓池位于后颅窝底部,上壁为小脑下部,前壁为延髓和上颈髓,后下壁为硬脑膜。小脑延髓池穿刺术危险性较大。

1.适应证 ①各种原因不能进行腰椎穿刺。如局部皮肤有感染,马尾肿瘤或因强直性脊柱炎、脊柱融合术后等因素致棘间韧带骨化、椎板间隙消失者。②疑有上颈段病变需做下行脊髓造影。

2.禁忌证 与腰椎穿刺术相似,如穿刺部位有炎症,疑有颅内压增高,颅后凹有占位性病变,或已有早期脑疝迹象者。

3.操作方法 局部浸润麻醉。患者头颈保持正中位,尽量前屈,穿刺部位在枕下凹陷处,即枕外隆突与第 2 颈椎之间、枕骨结节正中下方 4cm 处,或在两乳突尖连线的中点。采用 18～20 号、有刻度的穿刺针,或在距针头 4～6cm 处作标记。针头对着眉间方向缓慢刺入,在穿刺针进入皮肤 2.5～3cm 后,每刺入 0.2cm 即取出针芯观察有无脑脊液流出。小脑延髓池距皮肤约 4.5cm,切勿超过 6cm,否则有可能刺伤延髓。

4.并发症 ①椎管内感染;②损伤椎动脉或其分支及小脑后下动脉引起出血;③损伤延髓造成肢体瘫痪甚至死亡。

(三)颈椎侧方穿刺术

操作简单安全,可代替小脑延髓池穿刺术做下行脊髓造影。

1.适应证 ①各种原因不能进行腰穿者;②疑有上颈段病变需做下行脊髓造影者。

2.禁忌证 穿刺部位有炎症,小脑脊髓畸形,上位颈部肿瘤及颅内压增高者。

3.操作方法 俯卧位,头部中立位,颈部伸直,双侧外耳孔的假想连线与床面平行。常规消毒,局部麻醉,选用腰椎穿刺针,在乳突尖下方1cm再向后1cm处(相当于第1～2颈椎)进针。穿刺方向与床面平行、与颈部垂直,进入深度为4.5cm时可有落空感。术后处理、并发症等与腰椎穿刺相似。

三、脑脊液的实验室检查

(一)脑脊液生物化学检查

1.蛋白质　脑脊液蛋白含量正常时为0.15～0.45g/L,蛋白含量增高多见于脊髓压迫症、吉兰-巴雷综合征、脊髓灰质炎、颅内感染、脊髓变性疾病以及出血性脑血管病等。蛋白含量降低主要见于良性颅压增高。潘迪试验是脑脊液中蛋白含量的定性试验,根据白色浑浊或沉淀物的多少来表示脑脊液中蛋白含量的高低,正常为阴性。脑脊液中蛋白含量越高,脑脊液中形成的沉淀物就越多。当脑脊液中蛋白含量>10g/L时,脑脊液放置不久可自然凝固。若细胞数不多而伴有黄变时则称为Fromn征,提示椎管梗阻,多见于脊髓转移性肿瘤。

2.葡萄糖　脑脊液含糖量正常时为2.5～4.5mmol/L。脑脊液中的糖与血糖比值为0.6,此比值降低比脑脊液中糖的绝对值降低更有意义。糖降低多见于化脓性脑膜炎、结核性脑膜炎、隐球菌性脑膜炎和恶性脑瘤及低血糖等。脑脊液糖增高常见于脊髓灰质炎、糖尿病、出血性脑血管病等。

3.氯化物　脑脊液内氯化物正常时为115～127mmol/L。氯化物降低常见于结核性脑脊膜炎、化脓性脑脊膜炎等。降低的程度与病情轻重,特别与呕吐轻重有关,但无特异性。氯化物增高多见于尿毒症。

4.尿素　脑脊液中的尿素浓度为2.33mmol/L,与血液相当。

(二)脑脊液细胞学检查

1.白细胞　脑脊液中白细胞的正常数量为成人(0～5)×10^6/L,儿童(0～10)×10^6/L,以淋巴细胞为主。中性粒细胞增多主要见于化脓性脑膜炎、结核性脑膜炎和隐球菌性脑膜炎早期。淋巴细胞增多主要见于病毒性脑膜炎、脑炎、结核性脑膜炎和隐球菌性脑膜炎等。

2.红细胞　颅内出血、单纯疱疹病毒性脑炎等可导致红细胞数量增多。进入脑脊液中的红细胞的消失时间至少在发病后6天以上,1周后常可查见含红细胞的吞噬细胞或含铁颗粒的多核细胞。如为血性脑脊液,应采用下述试验鉴别是腰椎穿刺损伤出血还是病理性出血:①三管试验;②离心试验;③隐血试验。

3.其他异常细胞　异型淋巴细胞见于传染性单核细胞增多症;淋巴母细胞见于脑膜白血病;靠近脑室及脉络膜丛的肿瘤常可在脑脊液中查到肿瘤细胞。

(三)脑脊液压力检查

侧卧位脑脊液正常压力成人为0.59～1.96kPa(60～200mmH_2O),小儿为0.59～1.57kPa(60～160mmH_2O)。颅内压增高多见于颅内占位病变、炎症、出血、外伤、脑积水以及脑梗死、脑蛛网膜炎等。颅内压降低多见于椎管梗阻、脑脊液外漏,休克、脱水及低颅压综合征(脉络膜丛分泌功能障碍)等。

1.奎肯试验　根据脑脊液动力学变化来判定蛛网膜下腔有无阻塞及阻塞程度的检查方法。由于脑脊液经颈内静脉回流,压迫颈静脉时,颅内静脉压升高,脑脊液回流受阻,导致颅内压迅速升高。压力去除后颅压迅速回降到原来的高度。若脊髓蛛网膜下隙梗阻,升高的脑压不能传到梗阻部位,脑脊液压力不升高,即为奎肯试验阳性。注意颅内压较高的患者禁止做该项试验,而有脊髓压迫的患者,该试验可能使病情加重。

(1)操作方法:患者侧卧,常规腰椎穿刺,不放脑脊液立即连接测压管。将血压计袖带缠于颈部。测压管中水柱上升到一定程度就保持相对稳定,液面随呼吸脉搏有轻微波动,此时读数为初压。由助手迅速将气囊充气加压至2.7kPa(20mmHg),每隔5秒记录脑脊液压力上升数值及下降数值,到30秒或不再上升为止。同法加压至 5.3kPa(40mmHg)并记录脑脊液压力数值。如仍不升,可加压至 8.0kPa(60mmHg),但不能超过患者收缩期血压。

(2)结果判定:每次加压后脑脊液压力迅速上升,减压后迅速下降至初压水平,当加压至 8.0kPa 时,脑脊液压力可在 10~15 秒内迅速上升,减压后 10~15 秒可迅速降至初压,示椎管无梗阻。颈部加压后压力上升缓慢,幅度小。减压后缓慢下降,且回不到初压,示椎管不完全梗阻。颈部加压及松压后脑脊液压力无改变,示椎管完全梗阻。

2.史氏试验   用于判定下胸段及腰骶段蛛网膜下隙有无梗阻。腰椎穿刺后立即连接测压管并测量初压。然后用力压迫上馥部,使下腔静脉血流受阻,蛛网膜下隙压力上升。正常情况下,加压后压力可达到初压的 2 倍,放松后脑脊液压力迅速恢复到初压水平。若加压后压力不上升则说明下胸段及腰骶段蛛网膜下隙有梗阻。该试验不适于判断颈段或上胸段病变。但在行奎肯试验时,若结果示完全梗阻,可用史氏试验来鉴别是否由穿刺针尖位置不对造成的假阳性结果。

(四)脑脊液特殊检查

1.细菌学检查   直接涂片或细菌培养检测病原微生物对流行性脑膜炎、结核性脑膜炎、椎管内感染和隐球菌性脑膜炎的诊断有重要意义,可查明致病菌和测定药敏状况。

2.聚合酶链反应(PCR)   检测脑脊液中的结核杆菌,阳性率 90%以上,并能协助早期诊断感染性脊髓病变。

3.抗结核抗体测定   用于结核性脊髓炎及结核性脑膜炎的早期诊断。采用酶联免疫吸附法(ELISA)检测脑脊液中的抗结核抗体。若脑脊液 1:5 倍稀释后出现凝集反应则为阳性,阳性率可达 97%。

4.单纯疱疹病毒特异性抗体测定   采用酶联免疫吸附法检测脑脊液中病毒特异性 IgM 抗体,可协助早期诊断单纯疱疹病毒脑炎。

5.脑脊液细胞培养   主要用于中枢神经系统遗传性和变性疾病的病理及诊断等研究。

6.酶活力测定   用于中枢神经系统遗传性和变性疾病的诊断与鉴别诊断以及预测预后。如正常脑脊液天门冬氨酸氨基转移酶为 0~19U,丙氨酸氨基转移酶为(12.15±8.67)U,乳酸脱氢酶 20~12U。

(刘成会)

第四节   核素检查

一、ECT

(一)概述

ECT 是将能够被某种特定组织(如骨骼等)浓聚的放射性核素及无标记化合物注入体内,利用体外显像技术来反映该组织的形态、血供及代谢状况,用于协助判断病变部位和诊断疾病。应用新的显像技术,如单光子发射型计算机断层(SPECT),将放射性核素显影与 CT 的三维成像技术结合在一起,可以显示不同层面内放射性核素的分布图像,不仅能清晰地显示形态学异常,而且能显示脏器的局部血流量、血容量、氧与葡萄糖代谢等生理生化改变,对判断各类疾病的早期代谢障碍有重要价值。目前全身主要脏器几乎皆可实现放射性核素显影。

放射性核素显影分为阳性显影和阴性显影两种。阳性显影是以放射性的浓集来显示病变;阴性显影则是以放射性的异常稀疏或缺损来表示病变的存在。显影分静态和动态两类,前者以观察形态为主,后者将形态与功能的观察结合起来。放射性核素显影广泛应用于恶性肿瘤的骨转移和代谢性骨病的诊断、急性骨髓炎和蜂窝织炎鉴别诊断以及移植骨成骨活性的观察,少数情况下也可用作蛛网膜下隙显影。

(二)骨骼显像

目前常用的显像剂是^{99m}Tc标记的亚甲基二磷酸盐(^{99m}Tc-MDP)。进入人体^{99m}Tc-MDP与骨组织中无机成分进行离子交换或化学吸附,或与骨组织中的无机成分相结合进入骨组织。局部骨骼血流增加,骨代谢活跃,如成骨性病变、恶性肿瘤骨转移、炎症或骨折及骨折后骨骼修复等均可使显像剂聚集。而脊柱结核合并脓肿、骨缺血性坏死及部分多发性骨髓瘤则表现为放射性降低。

1.正常骨显像　①全身骨骼放射性呈对称性分布;②脊柱固有生理弯曲的存在,前后位骨显像时,重力作用使显像剂聚集于颈椎下端和腰椎下端,肩胛骨下角、双侧胸锁关节及骶髂关节处放射性增加;③扁平骨(如脊椎)、长骨于骺端较长骨骨干显影清晰。

2.异常骨显像　①全身骨骼中出现非对称性放射性分布,表现为有异常浓集区或减低区。如恶性肿瘤骨转移,可出现多个孤立病灶,多表现为放射性增高。骨显像较X线检查能更早期地发现原发或转移性骨肿瘤,并能发现X线检查不能发现的病灶。动态观察病灶的放射性浓度和数目可用于评价治疗效果。②骨外软组织显影:软组织内有炎症、钙化或出现某些软组织肿瘤时可有放射性增高。

(三)蛛网膜下隙显影

腰椎穿刺后,将能够在脑脊液内运动并被蛛网膜颗粒吸收的显像剂注入蛛网膜下隙,显像剂可以显示蛛网膜下隙(包括脑池)间隙的大小和形态。放射性核素蛛网膜下隙显像有助于了解脑脊液流动情况和显示梗阻部分,但不能做病因诊断,定位不如脊髓造影准确,可供无条件做MRI、CT或对碘剂过敏者使用。

1.正常影像　小脑延髓池显像明显,颈部放射性明显变淡,颈膨大不明显。自颈部至腰膨大处,脊髓蛛网膜下隙呈从上向下的连贯影像,放射性逐渐增强,而腰膨大处显像最宽、最浓。整个影像的边缘完整。该显像特征与脊柱的生理弯曲有关。

2.异常影像　多见于脊髓肿瘤、硬膜外及硬膜下肿瘤、脊椎骨肿瘤,骨质增生、脊椎结核、椎间盘突出、蛛网膜粘连等引起脊髓蛛网膜下隙梗阻的疾病。①完全性阻塞:显像剂在阻塞平面中断,梗阻平面以上无放射性聚集。②部分性阻塞:局部放射性聚集性减少或缺损,显像剂向上弥散延缓。③多发性阻塞:多发性病变形成多处放射性聚集减少或缺损,影像被分割成不连续的几段。

二、PET

PET(派特)意为正质子发射计算机断层扫描,是利用正电子发射体标记的葡萄糖、胆碱、胸腺嘧啶、受体的配体及血流显像剂等药物为示踪剂,以解剖图像方式,从分子水平显示集体及病灶组织细胞的代谢、功能、血流、细胞增殖和受体分布情况,为临床提供更多的生理和病理方面的诊断信息,因此,也称为分子显像或生物化学显像。

(一)PET显像基本原理

PET显像的物理原理是利用回旋加速器,加速带电粒子(如质子、氘核)轰击靶核,通过核反应产生带正电子的放射性核素如11C、13N、15O、18F等,并合成相应的显像剂,引入机体后定位于靶器官,这些核素在衰变过程中发射带正电荷的电子,这种正电子在组织中运行很短距离(数毫米)后,即与周围物质中的电子相互作用,发生湮没辐射,发射出方向相反、能量相同的两光子。PET成像是采用一系列成对的互成180°排列并与符合线路相连的探头,在体外探测引入体内的示踪剂所产生的湮没辐射的光子,并显示脏器内示踪剂分布的断层图,显示病变的位置、形态、大小和代谢功能,对疾病进行诊断。

PET显像的特点:①由于C、N、O是人体组成的基本元素,而F的生理行为类似于H,故应用11C、13N、15O和18F等正电子核素标记人体的生理物质如糖、氨基酸和脂肪,可在不影响内环境平衡的生理条件下,从静态或动态影像中获得某一正常组织或病灶的放射性分布(形态显示)、放射性标记药物浓集速率、局部葡萄糖及氨基酸和脂肪代谢、血流灌注、受体的亲和常数、氧利用率以及其他许多活体生理参数等。②应用光子准直和符合探测技术,提高了空间定位,大大提高了探测灵敏度。其灵敏度比MRI高,比SPECT高10～100倍;改善了分辨率(可达4mm),可检出1cm大小的病灶,图像清晰。③能从一定体积的组织快速获取35(或更多)层面的断层图像(CT、MRI均无法做到)。④可以获得全身各方向的断层图像,对肿瘤转移和复发的诊断尤为有利。⑤可以进行三维分布的定量分析(精度±10%),远优于SPECT±(25%～50%)。⑥正电子核素为超短半衰期核素,适合于快速动态分析。PET不但可以提供解剖学为基础的图像技术所提供的信息,而且可以定量评价在疾病发生发展过程中体内生化改变的信息,因此在基础及临床研究领域均得到越来越广泛的应用。

(二)示踪剂

1.18F-FDG　18F-FDG(2-fluorine-18-fluoro-2-deoxy-D-glucose,2-氟-18-氟-2-脱氧-D-葡萄糖)是葡萄糖的类似物,是临床最常用的显像剂。18F-FDG与天然葡萄糖的代谢途径相似,但因其结构差异(2位碳原子上的羟基被18F替代)而有所不同。静脉注射18F-FDG后,在葡萄糖转运蛋白的帮助下通过细胞膜进入细胞,细胞内的18F-FDG在己糖激酶作用下磷酸化,生成6-PO$_4$-18F-FDG,由于6-PO$_4$-18F-FDG与葡萄糖的结构不同(2位碳原子上的羟基被18F取代),不能进一步代谢,而且6-PO$_4$-18F-FDG不能通过细胞膜而滞留在细胞内达几小时。在葡萄糖代谢平衡状态下,6-PO$_4$-18F-FDG滞留量大体上与组织细胞葡萄糖消耗量一致。因此,18F-FDG能反映体内葡萄糖利用状况。快速增生的细胞具有很高的代谢率,特别是葡萄糖酵解速率,故肿瘤灶的葡萄糖利用率较周围正常组织明显增高,故造成在肿瘤细胞内的浓聚增高,为PET显像诊断肿瘤奠定了基础。18F-FDG对正常人除脑、心、膀胱外,其他部位几乎不显影,肿瘤图像清晰,无干扰。

恶性肿瘤细胞一般具有高代谢特点,特别是恶性肿瘤细胞的分裂增殖比正常细胞快,能量消耗相应增加,葡萄糖为组织细胞能量的主要来源之一,恶性肿瘤细胞的异常增殖需要葡萄糖的过度利用,其途径是增加葡萄糖膜转运能力和糖代谢通路中的主要调控酶活性,恶性肿瘤细胞糖酵解的增加与糖酵解酶的活性增加有关,相关的酶有己糖磷酸激酶、6-磷酸果糖激酶、丙酮酸脱氢酶等。目前,已明确在恶性肿瘤细胞中的葡萄糖转运信息核糖核酸(mRNA)表达增高,导致葡萄糖转运蛋白增加。因此,肿瘤细胞内可积聚大量18F-FDG,经PET显像可显示肿瘤的部位、形态、大小、数量及肿瘤内的放射性分布。同时肿瘤细胞的原发灶和转移灶具有相似的代谢特性,一次注射18F-FDG就能方便地进行全身显像,18F-FDG、PET全身显像对于了解肿瘤的全身累及范围具有独特价值。临床上,18F-FDG主要用于恶性肿瘤的诊断及良性和恶性的鉴别诊断、临床分期、评价疗效及监测复发等。根据大脑葡萄糖的代谢特点,18F-FDG主要用于癫痫灶定位、老年性痴呆、脑血管疾病、抑郁症诊断及研究,也用于研究大脑局部生理功能与糖代谢关系如视觉、听觉刺激、情感活动、记忆活动等引起相应的大脑皮质区域的葡萄糖代谢改变。对于心肌主要用途是估测心肌存活。

2.氨基酸　是人体必需的营养物质,在体内主要代谢途径为合成蛋白质;转化为具有重要生物活性的酶、激素等;氨基酸转运、脱氨、脱羧,变成二氧化碳、尿素等,而被其他组织利用或排出体外。其中蛋白质合成是主要代谢途径。疾病或生理、生化改变可出现蛋白质合成的异常,标记氨基酸可显示其异常变化。

目前,用于人体PET显像的标记氨基酸有I-甲基-11C-蛋氨酸(11C-MET)、L-1-11C-亮氨酸、L-11C-酪氨酸、L-11C-苯丙氨酸、L-1-11C-蛋氨酸、L-2-18F-酪氨酸、O-(2-18F-氟代乙基)-L-酪氨酸(FET)、L-6-18F-氟代多巴(18F-FDOPA)、L-4-18F-苯丙氨酸、11C-氨基异丙氨酸及13N-谷氨酸等。11C 和 18F 标记氨基酸显像,肿瘤组织比正常组织的放射性比值高,图像清晰,有助于肿瘤组织与炎症或其他糖代谢旺盛病灶的鉴别。与 18F-FDG 联合应用可弥补 18F-FDG 的不足,提高肿瘤的鉴别能力,且可用于鉴别肿瘤的复发与放疗后改变。

3.核苷酸类　11C-胸腺嘧啶(11C-TdR)和 5-18F-氟尿嘧啶(5-8F-FU)是较常用的核酸类代谢显像剂,能参与核酸的合成,可反映细胞分裂繁殖速度。TdR 主要用于肿瘤显像,研究结果表明 11C-TdR 血中清除速度很快,给药后 20 分钟脑肿瘤即能得到清晰图像,5-8F-FU 可用于评价化疗疗效。此外,5-18F-脱氧尿核苷和 11C-胸腺嘧啶脱氧核苷也可用于肿瘤显像。

4.胆碱　甲基-11C-胆碱是较常用的胆碱类代谢显像剂,主要用于前列腺痛、膀胱癌、脑瘤、肺癌、食管癌、结肠癌等显像。目前也有使用 18F 标记胆碱,如 18F-氟代甲基胆碱、18F-氟代乙基胆碱及 18P-氟代丙基胆碱等,其中 18F-氟代甲基胆碱与甲基-11C-胆碱显像效果相类似。胆碱代谢显像剂的优点是肿瘤/非肿瘤放射性比值高,肿瘤显像清晰,静脉注射后短时间即可显像检查。

5.11C-乙酸盐　11C-乙酸盐可被心肌细胞摄取,在线粒体内转化为 11C-K,酰辅酶 A,并进入三羧酸循环氧化为二氧化碳和水。能反映心肌细胞的三羧酸循环流量,与心肌氧耗量成正比。用于估测心肌活力,也可用于肿瘤显像。

6.脂肪酸类　脂肪酸的 β-氧化是心肌的主要能量来源。11C-棕榈酸(11C-Palmiticacid,11C-PA)约占循环脂肪酸的 $25\% \sim 30\%$,是心脏主要能源之一,而且与体内天然代谢底物脂肪酸的化学结构接近,主要用于研究心肌脂肪酸代谢。引入血循环的 11C-PA 与血浆白蛋白结合,心肌摄取 11C-PA 最初是以扩散形式进入肌细胞,并与白蛋白分离。分离后的脂肪酸或扩散返回到血管内,或在细胞内硫酯化。硫酯化的脂肪酸在线粒体内进行 p-氧化,或结合到三酰甘油或者磷脂分子上。11C 从心肌逸出是双相的:早期相与 11C-棕榈酸的 β-氧化过程一致;第二相是慢合成期,表明 11C-PA 结合到脂质池的三酰甘油或者磷脂分子上。11C-PA 在正常心肌内均匀分布,PFT 显示放射性均匀的图像;心肌缺血可使局部脂肪酸氧化减低、11C-PA 摄取明显减少。研究结果证实能正常摄取 11C-PA 是心肌细胞存活的标志。11C-PA 主要用于估价心肌存活及评价溶栓疗效。

7.Na18F　Na18F 是一种亲骨性代谢显像剂。18F 通过与羟基磷灰石晶体中的羟基进行离子交换沉积于骨质中。Na18F 主要用于骨转移癌的诊断及移植骨的监测。

8.乏氧显像剂　18F-fluoromisonidazole(18F-MISO)是一种硝基咪唑化合物,与乏氧细胞具有电子亲和力,可选择性地与肿瘤乏氧细胞结合,是一种较好的乏氧显像剂。18F-MISO 可通过主动扩散通过细胞膜进入细胞,硝基(NO_2)在硝基还原酶作用下被还原,在非乏氧细胞内,硝基还原产物立即被氧化;而在乏氧细胞内,硝基还原产物则不能发生再氧化,还原产物与细胞内大分子物质发生不可逆结合,滞留于乏氧细胞中,其浓聚程度与乏氧程度成正比。研究结果证明,对于放射治疗,细胞在有氧状态下比在乏氧状态下更敏感。因此,乏氧显像可用于预测放疗效果。18F-MISO 主要用于头颈部肿瘤如鼻咽癌的放疗效果预测,也可用于估价心肌存活状态。

9.15O-H_2O　15O-H_2O 能自由扩散通过细胞膜,代谢上为惰性,在组织细胞摄取和滞留过程中基本无代谢变化,而且与血流灌注量呈线性关系,是较理想的血流灌注显像剂。主要用于研究脑、脏及肿瘤等血流灌注。

10.13N-$NH_3 \cdot H_2O$　13N-$NH_3 \cdot H_2O$ 能通过自由扩散进入组织细胞,不受 Na^+、K^+、ATP 酶的影响,首次通过摄取率接近 100%。13N-$NH_3 \cdot H_2O$ 可在谷氨酰胺合成酶催化下,转变为谷氨酸和谷氨酰胺,但并不影响首次通过摄取率。主要用于脑、心肌血流灌注显像,与18F-FDG联合应用估测存活心肌。

11.受体显像剂　多巴胺受体显像剂、5-羟色胺受体显像剂、苯并二氮杂草受体显像剂、阿片受体显像剂、甾体激素受体显像剂等。

(三)PET 的临床应用

PET 是诊断和指导治疗肿瘤、心脏病和精神神经疾病(如癫痫、痴呆症、抑郁症)等严重威胁人类生命健康疾病的良好手段。其中 PET 在肿瘤学中的应用占 70%～80%。PET 对恶性肿瘤的诊断是基于示踪原理,利用肿瘤组织的一些特有的生物学或生理学及生物化学代谢特点,如恶性肿瘤组织生长快,代谢旺盛,具有高度的糖酵解能力,以及蛋白质、DNA 合成明显增加等,而有些恶性肿瘤如乳腺癌、前列腺癌、神经内分泌肿瘤等,肿瘤细胞存在某些受体(如雌激素、雄性激素、生长抑素受体等)或抗体高表达现象。利用恶性肿瘤这些病理生理改变,采用正电子核素标记葡萄糖、氨基酸、核苷酸、配体拮抗剂或抗体等为显像剂,引入机体后在病灶内聚集经 PET 显像显示肿瘤的位置、形态、大小、数量取放射性分布,属于肿瘤阳性显像,突出病灶。利用 PET 研究肿瘤,主要有下述手段:①肿瘤血流灌注显像;②肿瘤代谢显像;③肿瘤受体显像;④肿瘤细胞增殖及其活性的研究;⑤抗癌药物动力学研究和研制亲肿瘤的靶性药物等。具体应用有以下方面:①辨别肿瘤的良、恶性;②评定恶性程度;③肿瘤的临床分期;④有淋巴结转移者寻找原发灶;⑤评价疗效;⑥确定复发病灶。对于肿瘤标志物增高或发现转移灶,而 CT、MRI 及纤维内镜等临床常规检查未发现原发灶的患者更具有优势。

PET 在骨科学领域的应用研究较少,而脊柱外科方面的应用报道则更少。其应用价值主要在于明确比较难以鉴别的脊柱破坏病灶的性质,如脊柱原发性肿瘤、脊柱转移癌、非典型性脊柱结核、多发性骨破坏等鉴别诊断,以及寻找脊柱转移性破坏的原发性病灶,检测脊柱肿瘤术后复发。PET 设备投资大,检查费用较高,目前国内仅个别大型医院拥有此设备。因此一般选择临床怀疑脊柱转移癌或原发肿瘤的病例进行 PET 检查。在脊柱转移癌原发病灶不明情况下,以及一些肿瘤早期恶性程度难以确定情况下进行 PET 检查具有较好的优越性。值得注意的是,临床上也有发现病理报告为骨巨细胞瘤Ⅰ级,但是 PETSUV 值却高达 4.0,也说明肿瘤的病理分级与生物学行为之间不一致,是否意味此类高代谢的肿瘤容易复发或恶性变,尚需观察。

总之,PET 为脊柱肿瘤的诊断和外科治疗提供了一个新的检查和监测手段,值得进一步深入研究。

(冯小兵)

第五节　电生理检查

一、肌电图

肌电图记录肌肉在静止、主动收缩和周围神经受刺激时的生物电位变化,测量周围神经的传导速度,反映肌肉、神经肌肉接头、周围神经和脊髓前角运动神经细胞的功能状态,临床用于周围神经损伤、运动神经元病变及肌肉疾患(如多种原因造成的肌肉萎缩)等疾病的诊断和治疗效果评价。某些情况下肌电图与体感诱发电位联合应用更有价值。

(一)正常肌电图

1.肌肉静止时的肌电图　肌肉静止完全松弛时没有电位变化,所得记录为一条直线。针电极插入肌肉的瞬间常引起一个较大的、由机械刺激引起的短暂电位改变,称为插入电位。

2.肌肉收缩时的肌电图　来自运动神经轴突的冲动抵达神经肌肉接头,触发终板,诱发产生肌肉动作电位,引起肌肉收缩。每个运动神经元的一次冲动引起它所支配的肌纤维(即运动单位)的收缩,肌电图上出现一个运动单位波。肌肉收缩的程度不同,在肌电图的表现也不尽相同。肌肉轻微收缩可出现单相、双相或三相的动作电位,频率 5~10Hz,电压 0.2~3mV。肌肉中度收缩时,参与收缩的运动单位数目增多,可有多个运动单位电位混在一起,称为混合相。肌肉强力收缩时运动单位增多,这些运动单位的电位相互重叠,频率可高达 100~150Hz,称为干扰相。

(二)异常肌电图

1.插入电位异常　针电极插入失神经支配的肌肉时出现多个连续的正相电位,常见于周围神经损伤后 1~2 周,与纤颤电位合称失神经电位,但也见于神经再生期、原发性或继发性的肌萎缩(如废用性肌萎缩、肌肉被纤维组织与脂肪组织所取代)及低钾造成的肌肉不能兴奋时,插入电位表现为多相的小电位,严重时电位甚至消失。

2.自发性电位　正常肌肉完全松弛时无电位变化,神经肌肉病变时可出现下列自发性电位。

(1)纤颤电位:肌肉静止时单个或小群肌纤维自发性收缩引起的短时限、低电压的电位变化,波形呈单相或双相,放电间隔不规则。多在肌肉失神经支配 2~3 周后出现,随着神经修复,纤颤电位逐渐减少,在神经支配恢复后完全消失。纤颤电位是因为失神经支配的肌肉对乙酰胆碱或其他物质的兴奋性增高所致,是失神经支配的特征性肌电变化,可根据肌肉的肌电图表现协助判断神经损伤的平面。

(2)束颤电位:肌肉放松时出现的自发运动单位电位,放电间隔常不规则,波形呈双相、三相或多相,常伴有肉眼可见的肌肉颤动。束颤电位仅表示肌肉纤维兴奋性增高,运动神经元病、神经系统疾病以及无神经系统器质性改变的肌肉均可出现,因此束颤电位并不是肌肉病变的特征性电位变化,须联系其他检查综合考虑。

3.运动单位电位的改变　脊髓前角细胞病变、周围神经损伤以及肌源性疾病等均可出现运动单位电位的时限和波幅异常。正常运动单位电位时限为 3~12 毫秒,波幅的范围较大,>6mV 时,称为波幅增高或巨大电位。长时限和高波幅的电位见于脊髓前角细胞疾病和陈旧性周围神经损伤。低波幅和短时限电位见于肌源性疾病及神经再生早期。

4.肌肉不同程度收缩时的肌电图异常　正常肌肉强力收缩时肌电图出现干扰相。周围神经损伤或脊髓前角细胞病变时,运动单位电位数量减少而出现混合相或单纯相。肌源性疾病等原因导致肌纤维数量减少,而神经支配和运动单位的数目基本正常,最大力量收缩时会出现低振幅、波形琐碎的病理干扰相。

5.神经传导速度　包括感觉神经传导速度和运动神经传导速度的测定,是了解周围神经病变的重要手段。周围神经局部变性、脱髓鞘病变时神经传导速度减慢,轴索断裂或神经离断则传导功能丧失,而神经修复后传导速度逐渐恢复。由于神经病变部分传导速度减慢,而健康部分正常,因此分段测定神经传导速度有助于神经损伤的定位。但传统的测定多局限于周围神经的远端段,对近端段如神经丛或神经根的损害则不能测出。体感诱发电位不但能测定传导速度,而且还能对神经电位的潜伏期、波幅、波形等进行分析,并可测定中枢神经系统的传导速度,临床应用广泛。

二、体感诱发电位

诱发电位是以脉冲电流刺激神经干,在中枢(如脑皮质)、神经干的另一端或其支配区记录出诱发的动作电位,包括体感诱发电位(SEP)和运动诱发电位(MEP)。其中体感诱发电位最常用,是指脉冲电流刺激混合神经干、指(趾)皮肤感觉神经末梢后,在特定神经通路的任何部位检出的电位变化,反映神经的功能状态,广泛应用于周围神经及脊髓损伤的诊断和预后判定、颈椎病脊髓功能的评价以及脊柱脊髓手术的术中监护等。

根据脉冲电流频率的不同,体感诱发电位分为稳态 SEP 和瞬态 SEP。稳态 SEP 由较快的连续脉冲刺激(如>20Hz 的连续脉冲)诱发,临床应用甚少。瞬态 SEP 是由单个电脉冲重复刺激所检出,临床常规检测的上肢和下肢 SEP 都是瞬态 SEP。瞬态 SEP 按其各成分的峰潜伏期长短又可分为短潜伏期、中潜伏期和长潜伏期 SEP。中潜伏期和长潜伏期 SEP 受患者主观意识状态影响较大,而短潜伏期 SEP(SLSEP)很少受患者主观意识的影响,电位各波相有较固定的潜伏期,反应形式恒定,因此临床应用较广。

(一)SLSEP 在脊髓疾病中的应用

1.脊髓外伤   SLSEP 有助于判断脊髓损伤的程度、范围和预后。

(1)脊髓损伤程度的判断:SLSEP 与脊髓损伤程度之间相关性较好。脊髓损伤引起深感觉障碍时,相应的 SLSEP 出现异常,而仅有浅感觉障碍时 SLSEP 多无异常。完全性脊髓损伤时,脊髓失去传导功能,下肢 SLSEP 的一级体感皮质原发反应(SIPR)不能引出。不完全性脊髓损伤的脊髓休克期,下肢 SLSEP 的 SIPR 波幅降低,潜伏期延长。脊髓半横贯伤时,感觉正常的一侧下肢 SLSEP 波幅较对侧升高。脊髓中心性损伤时上肢功能障碍重于下肢,则上肢 SLSEP 较下肢明显异常。

(2)脊髓损伤范围的判断:根据颈膨大和腰膨大的 SLSEP 可大致判断脊髓损伤的范围。胸、腰段脊髓外伤时,可同时检测上肢和下肢 SLSEP,颈段脊髓损伤时尚需同时检测脊髓诱发电位以协助定位。

(3)脊髓外伤预后的判断:在脊髓损伤急性期或早期,SLSEP 可引出者一般预后较好。在患者肢体功能开始恢复之前,SLSEP 即可表现出恢复状况。

2.多发性硬化(MS)   约 2/3 以上的 MS 患者 SLSEP 可出现异常。其中下肢 SLSEP 异常的发生率高于上肢,上、下肢 SLSEP 均异常者较少见。有 1/3~1/2 的患者仅一侧肢体的 SLSEP 异常,因此检测 SLSEP 时(包括上、下肢)均应分侧进行。但应注意 MS 患者的 SLSEP 异常是非特异性的,需结合临床作出诊断。

3.髓内肿瘤、椎管狭窄、椎间盘突出症等   由于引起脊髓或神经根损伤的部位、严重程度不同,上述疾病的 SLSEP 的表现也各不一致,多为脊髓损伤的各种表现,因此 SLSEP 不能作为上述疾病的主要诊断手段,但某些情况在临床症状出现前患者可先有 SLSEP 的异常。

4.周围神经损伤   SLSEP 可用于臂丛及周围神经损伤程度、部位的判断,动态观察 SLSEP 变化可以监测损伤神经的恢复情况。

(二)SLSEP 用于手术中脊髓监护

脊柱畸形矫正术、颈椎病脊髓减压、椎管内肿瘤切除等可能涉及脊髓的手术,SLSEP 术中连续监测可在脊髓发生结构性损伤之前出现异常,提醒医师应放松对脊髓的牵拉或终止操作,以防止造成不可逆的脊髓损伤。术前应进行 SLSEP 检查,观察患者因脊髓损伤或其他内脏疾患(如神经炎、较严重的糖尿病以及贫血等)造成的 SLSEP 异常并记录波形,供术中参考。并注意患者的体温变化、使用麻醉药物等可能影响 SLSEP 表现。

(刘成会)

第三章　脊柱损伤

第一节　脊柱损伤

一、脊柱损伤的分类

(一)颈椎损伤

有关颈椎损伤的分类法较多,但多有一定局限性。临床上。由于损伤机制的复杂性,又不能直接观察。因此损伤暴力的判断只有依赖于病史、临床和放射学检查。最有可能是多种损伤暴力同时存在,且以某一种暴力为主,而不是单一的外力作用。从人工控制的实验模型所获得的颈椎损伤结果,与临床相接近。为了治疗上的需要,将颈椎损伤分为解剖部位和损伤机制两种。

1.根据解剖部位分类

(1)寰枕脱位:寰枕前脱位、寰枕后脱位。

(2)单纯寰椎骨折:寰椎后弓骨折、寰椎前弓骨折、寰椎前后弓骨折(Jefferson骨折)、侧块压缩性骨折。

(3)寰枢椎脱位:寰枢前脱位、后脱位及旋转脱位。

(4)枢椎骨折脱位:合并齿突骨折的寰枢前脱位、枢椎椎弓骨折(Hangman骨折)。

(5)低位颈椎骨折脱位(颈3~7):①后结构损伤,即单侧小关节脱位、双侧小关节脱位、双侧小关节交锁、关节突骨折、棘突骨折、椎板骨折;②前结构损伤,即椎体压缩骨折(无脱位)、椎体压缩骨折合并脱位、撕脱骨折、椎间隙骨折(滑脱);③侧方结构损伤,如侧方结构骨折。

2.根据损伤机制分类

(1)屈曲暴力:过屈性扭伤(向前半脱位)、双侧小关节半脱位、单纯楔形骨折、屈曲状骨折(椎体前角大块三角形撕脱骨折)、棘突撕脱骨折(多在颈6~胸1)。

(2)屈曲旋转暴力,如单侧小关节脱位。

(3)伸展旋转暴力,如单侧关节突关节骨折。

(4)垂直压缩暴力:寰椎爆裂性骨折(Jefferson骨折)、其他椎体爆裂骨折。

(5)过伸性脱位:过伸性脱位、寰椎前弓撕脱骨折、枢椎椎弓骨折(Hangman骨折)、寰椎后弓骨折、椎板骨折、过伸性骨折脱位。

(6)侧屈暴力,如钩突骨折。

(7)纵向牵拉暴力,如纵向分离骨折脱位。

(8)不明损伤机制:寰枕脱位、齿突骨折。

(二)胸、腰椎损伤

1.按受力机制分类

(1)屈曲压缩:是最常见的损伤机制如在前屈腰体位,背部受砸压伤则发生脊柱的屈曲压缩损伤,轻者椎体楔形压缩骨折,重者发生骨折脱位,脊柱前部压缩,后部分离。

(2)屈曲分离损伤:例如安全带损伤,躯干被安全带固定,头颈及上半身向前屈曲,致脊柱损伤,发生骨折或脱位;由于上部并无受压砸力,故为分离损伤。

(3)垂直压缩:如重物砸于头顶或肩部,或高处落下,足着地或臀部着地,脊柱受垂直方向的压力,致椎间盘髓核突入椎体中致椎体发生骨折如爆炸状,故称爆裂骨折。

(4)旋转及侧屈:脊柱由小关节突及椎体等连接,由于小关节的方向不同,侧屈时常伴有旋转、旋转侧屈或前屈可发生单侧关节脱位,常见于颈椎损伤;侧屈可致椎体侧方压缩骨折。

(5)伸展损伤:常发生在颈椎。例如向前摔倒时,头或前额撞击于物体上致颈向后伸展则发生伸展损伤,坐在汽车前座,突然撞车,头面撞于前挡风玻璃上致颈后伸损伤。常无骨折或脱位;有时可见棘突被挤压骨折或椎体前下缘撕裂小骨折片,称泪滴骨折。

上述损伤暴力亦可为复合的如屈曲并垂直压缩、屈曲旋转等。

2.按脊椎损伤的部位

如棘突骨折、关节突骨折、横突骨折(由肌肉突然收缩牵拉所致)、椎体骨折及骨折脱位等。

3.按骨折形态分类(为临床最常采用的分类)

(1)压缩骨折:椎体前方压缩骨折,系上位椎间盘压其下方椎体上缘骨折。压缩程度以椎体前缘高度占后缘高度的比值计算,分Ⅰ度轻度压缩1/3,Ⅱ度中度压缩1/2及Ⅲ度重度压缩2/3压缩骨折。Ⅲ度及Ⅱ度压缩骨折常伴有其后方棘韧带断裂。

(2)爆裂骨折:髓核突入椎体致爆裂骨折,其骨折块可向左右前后移位,但主要是向椎管内移位,并常损伤脊髓。骨折向两侧移位,致两侧椎弓根距离加宽。

(3)chance骨折:骨折线呈水平走行,由椎体前缘向后经椎弓根至棘突发生水平骨折或致棘间韧带断裂。常见于安全带损伤,骨折移位不大,脊髓损伤少见。

(4)骨折脱位:椎体骨折可为屈曲压缩或爆裂骨折,其上位椎向前方脱位。在腰椎可发生反向损伤,如腰背部被横向暴力打击,可发生上位椎向后方脱位。前脱位程度以关节突算分为:Ⅰ度脱位;Ⅱ度关节突起跳跃,上位椎下关节突尖正在下位椎上关节突上;Ⅲ度关节突起交锁,上位椎的下关节突位于下位椎上关节突的前方,发生交锁不能自行复位。脱位程度以椎体前后径计算,上下椎体后缘相差1/4椎矢径以内为Ⅰ度,1/4~2/4为Ⅱ度,大于2/4不超过3/4为Ⅲ度,大于3/4为Ⅳ度,大于414为全脱位。Ⅱ度、Ⅲ度脱位常伴有脊髓损伤。

(5)脱位:分离屈曲损伤常致脊椎关节脱位而无压缩骨折,多见于颈椎,亦见于腰椎。有单侧脱位及双侧脱位。

4.按脊柱稳定性分类

分为稳定性骨折与不稳定性骨折。棘突骨折、横突骨折、单纯压缩骨折属于稳定骨折。Dens将脊椎分为前中后三柱,椎体及椎间盘前1/2为前柱,后1/2加后纵韧带为中柱,椎弓根后结构为后柱。McAfee等将伴有后柱损伤的爆裂骨折视为不稳定骨折,而无后方结构损伤爆裂骨折为稳定骨折。所有骨折脱位的三柱均受破坏,故为不稳定骨折;对压缩骨折伴有棘间韧带断裂的颈椎、胸腰段及腰椎骨折应视为不稳定骨折;腰4、5峡部骨折亦属于不稳定者。

二、脊柱损伤合并脊髓损伤

(一)脊柱损伤、骨折或骨折脱位

表现为伤部疼痛,活动受限,骨折椎的棘突常有压痛,在明显的压缩骨折或骨折脱位,常见伤椎和上位椎的棘突后凸和压痛,有棘突间韧带撕裂和脱位者,该棘突间隙增宽,严重者棘上韧带同平面腰背筋膜撕伤,可见皮下瘀血,确切的检查诊断,依靠 X 线等影像学检查。

(二)脊髓损伤

脊髓损伤的表现为截瘫,颈脊髓损伤致上肢和下肢均瘫称四肢瘫(不称高位截瘫),而胸腰脊髓伤则谓双下肢瘫,称截瘫。各类脊髓损伤的特点已如前述,在完全脊髓损伤和严重不全脊髓损伤病例,伤后可呈现一段脊髓休克期,即损伤节段以下的脊髓,其本身功能应当是存在的。由于损伤,致损伤节段和其以下脊髓功能暂时丧失,表现为感觉丧失,肌肉瘫痪,深浅反射消失等下神经单位损伤表现,待休克期过后,损伤平面以下脊髓功能恢复,则其支配之肌张力增加,腱反射恢复,由于失去上位神经控制,表现为反射亢进,及出现 Babinski 等病理反射。脊髓休克期的长短,依损伤平面和损伤严重程度而定,在颈脊髓严重损伤,脊髓休克期可长达 8 周至 2 个月,而胸椎脊髓损伤的脊髓休克期短得多,肛门反射及阴茎海绵体反射的出现,表示脊髓休克期将过,待下肢腱反射出现,肌肉张力增高和痉挛,则常需更长的时间。

(三)临床分级

1.完全性损害在骶段骶 4～骶 5 无任何感觉和运动功能保留。

2.不完全性损害

(1)在神经平面以下包括骶 4～骶 5 存在感觉功能,但无运动功能。

(2)在神经平面以下存在运动功能,且平面以下至少一半以上的关键肌肌力<3 级。

(3)在神经平面以下,存在运动功能,且平面以下至少一半的关键肌肌力≥3 级。

注:不完全性损害(2)、(3)两种情况,除骶 4～骶 5 有感觉或运动功能保留之外,还必须具备如下两点之一:①肛门括约肌有自主收缩;②神经平面以下有 3 个节段以上运动功能保留。

3.正常感觉和运动功能正常　关于完全脊髓损伤与不全脊髓损伤的区别,除前述以骶 3、骶 4 支配区有无感觉和运动(肛门括约肌)存在外,美国脊髓损伤学会(ASTA)还提出"部分保留带"。指出"此术语仅用于完全脊髓损伤,即在神经损伤平面以下,一些皮节和肌节保留部分神经支配,有部分感觉和运动功能的节段范围,称为部分保留带"。他们还指出"它们应按照身体两侧感觉和运动分别记录,例如感觉平面在颈 5,而右侧颈 5～颈 8 存在部分感觉,那么颈 8 被记录为右侧部分保留区",此与不完全脊髓损伤的区别,在于骶 4～骶 5 区的感觉与运动(肛门括约肌)完全丧失。

另外 Kitchel 则认为完全脊髓损伤在损伤平面以下存在感觉或运动的节段不能超过 3 个,以下仍为完全脊髓损伤。不完全脊髓损伤在损伤平面以下有超过 3 个节段的感觉和运动存在。

以上情况,据有人在千余例脊髓损伤病例观察中,颈脊髓损伤平面以下,两侧可有所不同,但尚未见有 3 个节段的感觉或运动保留者。在胸腰段损伤,胸 12 或腰 1 损伤平面以下,可见腰 2～腰 4 节段的感觉和运动功能的恢复,即大腿、膝部至小腿内侧感觉的恢复和髂腰肌、股四头肌、股内收肌功能的恢复,此种情况占胸腰段脊髓损伤的 13%。SEP 检查,股神经 SEP 可引出,而胫后和腓总神经 SEP 引不出,说明胸腰段脊髓与腰丛神经根同时损伤,脊髓损伤完全,骶 3～骶 4 区完全瘫痪,而腰丛神经根,损伤较轻而恢复。

(四)截瘫平面与骨折平面的关系

截瘫平面高于骨折脱位平面,通常脊椎骨折或骨折脱位损伤其同平面的脊髓与神经根,截瘫平面与脊椎损伤平面是一致的。虽然在病理学上,损伤节段脊髓内出血可以向上向下累及1~2个脊髓节,但因脊髓节段数比同序数脊椎的平面为高。例如对应胸12脊椎的脊髓节段为腰2~4,其脊髓内出血,一般不会高于胸12节段,故截瘫平面与脊椎损伤平面一致。但下列情况截瘫平面可以高于脊椎损伤平面2个脊髓节段。

1.胸腰段脊椎损伤　在完全性脊髓损伤中约有1/3可出现截瘫平面高于脊椎损伤平面的表现,根据45例具备此体征的手术探查中,发现脱位上方脊髓发生缺血坏死占33.3%,脊髓横断29.3%,严重挫裂伤27.3%,脊髓液化囊肿与硬膜外血肿各6%,说明脱位上方的脊髓损害严重,缺血坏死的原因可能系位于胸腰段的根大动脉损伤所致,因其常供养下胸段脊髓。因此,出现截瘫平面高于脊椎损伤平面,表示脊髓遭受严重损伤,恢复之可能甚小,现在MRI检查可证明此种情况。

2.腰段神经根损伤　腰椎侧方脱位,可牵拉损伤神经根,当上位腰椎向右脱位时,则牵拉对侧即左侧的神经根,可以是同平面神经根,亦可为上位椎神经根,则截瘫平面高于脊椎损伤平面,神经根损伤较脊髓损伤恢复之机会为多,如有恢复则此体征消失。

三、脊柱脊髓损伤的临床检查

(一)神经学检查

1.神经平面即截瘫平面　依据感觉平面和运动平面而定。在一些病人特别是颈脊髓、胸腰段及腰椎、身体左右两侧的平面常是不一样的,因此应左右两侧分别记录,即左侧感觉节段、右侧感觉节段、左侧运动节段、右侧运动节段。感觉平面指该侧正常感觉功能的最低脊髓节段,运动平面则指正常运动功能的最低节段。感觉减退及肌力减低节段均不是正常节段,而是截瘫平面以下的节段,是部分功能保留即部分神经节段的支配区。

2.感觉检查　应检查上肢躯干及下肢共28个皮区的关键点,如颈3为锁骨上窝,颈4为肩锁关节顶部,胸1为肘前窝尺侧,胸2为腋窝,胸3以下为同序数肋间。每个关键点应检查轻触觉与针刺痛觉,以缺失为0,障碍为1,正常为2来记录与评分。

3.运动检查　推荐检查10对肌节中的关键肌。自上而下按肌肉分级,颈4为三角肌,颈5为屈肘肌(肱二头、肱肌),颈6为桡腕伸肌(包括肱桡肌),颈7为肱三头肌,颈8为中指屈指肌,胸1为小指外展肌,腰2为髂腰肌,腰3为股四头肌,腰4为胫前肌,腰5为拇及趾长伸肌,骶1为小腿三头肌。肌力按0~5级记录,评定分为无、减弱及正常。运动平面的确定是根据相邻的上一个关键肌的肌力必定在4~5级,表明这块肌肉受两个完整的神经节段支配。例如颈7支配的关键肌无收缩力,颈6支配肌肉肌力3级,颈5支配肌肉肌力为4级或4级以上,则运动平面在颈6即以肌力为3级的神经节段为运动平面。

4.肛门括约肌及会阴感觉检查　此为美国脊柱学会1992年修订脊髓损伤分类和功能标准所强调的一项检查。肛门括约肌的检查系带指套插入肛门中(略等片刻),问其有无感觉及令其收缩肛门。存在肛门括约肌收缩与肛门黏膜感觉及会阴部感觉者为不全脊髓损伤,消失者为完全性损伤。

(二)影像学检查

1.X线和CT检查　X线检查为最基本的检查手段,正位应观察椎体有无变形,上下棘突间隙、椎弓根间距等有无改变;侧位应观察棘突间隙有无加大。测量:①椎体压缩程度;②脱位程度;③脊柱后弓角,正常胸椎后弓角≤10°,在颈椎及腰椎为生理前突。

根据X线片脱位程度间接来估价脊髓损伤程度。在胸椎,脊椎脱位达Ⅰ度以上,多为完全脊髓损伤,鲜有恢复;而在颈椎及腰椎,则X线片上严重程度与脊髓损伤程度可以不完全一致。

在急性期过后,为检查脊柱的稳定性。应拍照前屈和后伸脊柱侧位片,如上下相邻椎体的前缘或后缘前后移位>3mm即为不稳定的征象。

CT检查可见有无椎板骨折下陷,关节突骨折,爆裂骨折块突入椎管的程度,以该骨折块占据椎管前后径的比值,占1/3以内者为Ⅰ度狭窄,1/2者为Ⅱ度狭窄,大于1/2者为Ⅲ度狭窄。Ⅱ度、Ⅲ度狭窄多压迫脊髓。

2.磁共振成像(MRI)检查　可清晰显示脊椎、椎间盘、黄韧带、椎管内出血及脊髓的改变。脊椎骨折脱位、脊髓损伤行MRI检查的意义有以下三个方面:

(1)显示压迫脊髓的因素及部位:常见的压迫因素有:①爆裂骨折向后移位的骨折片或脱位椎下方的椎体后缘;②椎间盘突出。约有一半病例其压缩骨折椎的上位椎间盘向后突出压迫脊髓;③压缩骨折椎体的后上角突入椎管压迫脊髓。常系不全截瘫,解除压迫有助于恢复;④椎板下陷压迫脊髓,极少见到。

(2)显示椎管狭窄程度:在矢状位横扫,可见椎管狭窄程度亦即对脊髓压迫程度,特别是脊柱后弓角对脊髓的压迫,并显示出压迫的长度及范围,作为减压的指导。

(3)显示脊髓损伤改变

1)急性脊髓损伤的MRI表现有三型:①出血型脊髓成像中有较大的中心低信号区,表明灰质出血细胞内的去氧血红素,周围绕以高信号区,表示脊髓水肿。②水肿型脊髓伤区呈现一致高信号。③混合型表现为脊髓内混杂高低不匀信号。

上述三型中,水肿型损伤较轻,有较高的(60%以上)恢复率,而混合型的明显恢复在38%,出血型恢复率最低,仅20%。

2)陈旧性脊髓损伤:脊髓损伤晚期其组织学改变,在MRI的表现不同。脊髓中囊腔,MRI亦显示囊腔;脊髓内坏死软化,胶质组织疏松,MRI表现 T_1 为低信号;脊髓内白质组织胶质化与软化灶混在者,MRI为斑点不匀信号;脊髓缺血胶质化萎缩,MRI表现为近正常稍高信号,但较正常脊髓为细。

脊髓损伤MRI表现与治疗预后之关系:脊髓信号正常但受压迫者,于减压后可大部分恢复;脊髓信号不匀者,减压治疗可恢复Frankell级;低信号增粗,很低信号,脊髓萎缩变细者均无恢复;囊腔不论大小治疗后亦无明显恢复。

对脊髓损伤程度的判断及对预后的估价,以临床神经学与诱发电位及MRI检查三者结合,最有参考及指导意义。膀胱功能、男性检查阴茎SEP、女性检查阴部SEP可引出SEP者,表示膀胱功能预后较好。

四、脊柱损伤的治疗

(一)治疗原则

1.尽早治疗　根据前述脊髓损伤的病理改变,治疗应是愈早愈好,伤后8小时内是黄金时期,24小时内为急性期。

2.整复骨折脱位　使脊髓减压并稳定脊柱。骨折块或脱位椎压迫脊髓,应尽早整复骨折脱位恢复椎管矢状径,则脊髓减压。存在椎体骨折块、椎体后上角或椎间盘突出压迫脊髓者,需行前方减压。

3.治疗脊髓损伤　Ⅲ级以下不全损伤,无需特殊治疗。完全损伤与Ⅰ、Ⅱ级不全瘫,由于脊髓伤后出血、水肿及许多继发损伤改变,需要进行治疗,才能争取恢复机会。

4.预防和治疗并发症　包括呼吸系、泌尿系及压疮等并发症。

5.功能重建及康复　主要为截瘫手及上肢的功能重建和排尿功能重建。

(二)药物治疗

大剂量甲泼尼龙注射治疗(MP),于伤后8小时内应用于完全脊髓损伤和较重不完全损伤,ASIA已将

MP 列为 SCI 后的常规治疗,于病人到急诊室即开始应用,剂量是首次 30mg/kg 体重,15 分钟静脉输入,间隔 45 分钟,然后 5.4mg/(kg·h)静脉滴入持续 23 小时,如在伤后 3 小时内应用,则 24 小时治疗即可,在伤后 3~8 小时治疗者,可再继续 5.4mg/(kg·h)24 小时,共计治疗 48 小时,其作用主要是针对脊髓损伤后的继发损伤,如对抗氧自由基等。另一作用于 SCI 后继发损伤的药物是神节苷脂,商品为 GM-1,在急性期 40~100mg/天,连续 20 天。静滴。

(三)骨折的治疗

1.胸椎损伤　胸 10 以上胸椎有胸廓保护,除非剧烈暴力,不发生严重脱位,但由于胸廓的存在,复位亦很困难。对 1/2 以内压缩骨折或隐性骨折,未合并脊髓损伤者,可卧床 8 周或用石膏背心 8 周;对伴有脊髓损伤者应减压;对骨折脱位,可行过伸复位或手术复位。由于有胸廓保护,胸椎骨折脱位愈合后,一般均较稳定,可不行内固定及融合。

2.胸腰段损伤　胸 11~腰 1 骨折,此段为脊柱骨折发生率最高之部位。

(1)压缩骨折:较严重的压缩骨折,脊柱后弓增加,骨折椎及上位椎的棘突较突出。Ⅲ度压缩常有其与上位椎棘间韧带断裂,触诊此间隙加大且压痛,甚者伴有背伸肌损伤,则该处肿胀压痛。压缩椎体的后上角受压而突入椎管压迫脊髓 X 线片测量包括椎体压缩程度、脊椎后弓角及后上角突入椎管之程度。

对Ⅰ度、Ⅱ度损伤,行快速复位。病人仰卧,于胸腰段置横带向上在床牵引架上悬吊,固股部于床面,悬吊至肩部离床,吊半小时,拍侧位 X 线片,复位后,打过伸胸腰石膏背心。此种处理常可加重胸腰段骨折致肠蠕动抑制腹胀。优点是复位较好,可达 80%,石膏固定背伸肌锻炼 2 个月后带支具起床活动 1 个月。

对Ⅲ度骨折或Ⅱ度伴有棘间韧带断裂之骨折,为防止以后不稳定,可于局部麻醉下后正中入路,过伸复位固定,并植骨融合不稳定之间隙后伸的标准为椎体前缘张开达 80%,脊椎后弓角消失,固定可选用 AF、RF、USS、MF 等椎弓根钉设计椎弓根钉系列器械。

(2)爆裂骨折:X 线片正位可见椎弓根间隙加宽,椎体横径可加宽,侧位断层可见爆裂骨折,CT 片可见骨折移位情况。对未合并脊髓损伤者,卧床 8 周,或石膏背心固定 8 周;对伴有损伤者,见后述处理。

(3)chance 骨折:卧床 8 周或石膏固定 8 周。

(4)骨折脱位:不论脱位程度,凡骨折脱位者均为不稳定骨折,体征可见棘突间隙加大、压痛,甚者背伸肌损伤。X 线片应测量后弓角、椎体移位及压缩程度,骨折脱位大多合并脊髓损伤。

处理:对未合并脊髓损伤者,治疗原则为复位及固定。Ⅰ度、Ⅱ度脱位可于局部麻醉下俯卧过伸复位,然后过伸位石膏固定。后期观察如有不稳定者行植骨融合。亦可选择切开复位,内固定并植骨融合。

对合并脊髓损伤者处理见后述。

3.腰段损伤

(1)对爆裂骨折、压缩骨折、chance 骨折、骨折脱位之处理原则同胸腰段骨折。所以区分为腰 2~5 段者,系因此段为马尾损伤。故未将腰 2 骨折归类于胸腰段中。腰段不稳骨折,应手术内固定并植骨融合。

(2)横突骨折:有的可合并有神经根牵拉损伤,根据该神经根支配的感觉区及肌肉运动可以诊断,多行保守处理,卧床休息数周。横突骨折移位小者骨折可以愈合,移位大者多不愈合,腰痛症状缓解后起床活动,需 4~6 周。

(3)峡部骨折:急性骨折,斜位 X 线片可以帮助确定诊断,治疗为卧床休息或石膏固定 8~10 周,可愈合。或用螺钉固定骨折峡部。

(四)治疗要求

1.复位　在伴有脊髓损伤的骨折脱位,其复位要求较单纯骨折者更为严格,因骨折脱位时对脊髓构成压迫者是脱位脊椎或骨折椎致椎管矢径减小,只有完全复位恢复了椎管的矢径,才能完全解除对脊髓的压迫,为其功能恢复创造条件,在整复胸椎或腰椎骨折或骨折脱位,应达到以下三项标准:①脱位完全复位;②压缩骨折椎体前缘张开达正常之80%;③脊柱后弓角恢复正常,即胸椎≤10°,胸腰段为0～5°,而腰椎需恢复生理前突在颈椎亦需恢复生理前突。

在手术中应达到:①脱位的棘突间隙,恢复到与上下者相同;②上下三个椎板在同一平面;③关节突关节完全重合,则基本达到上述三项标准。整复方法主要是依靠手术台调整,以人牵拉躯干与下肢达不到过伸;依靠术中固定器械,能做一定的调整;最主要且有效的方法是手术台过伸,使脊柱过伸,过伸30°可使脱位完全复位,过伸45°,才使椎体张开80%及后弓角消失。

2.内固定术 脊柱骨折脱位复位后一般应采用内固定,恢复脊柱的稳定性,预防骨折再脱位给脊髓造成二次损伤,也有利于截瘫病人早期康复活动。

(1)内固定的选择:在20世纪80年代,对脊柱骨折脱位的后方固定多选用Harrington棒或Lugue杆固定,一般固定骨折椎的上与下各3个节段脊椎共7节段脊椎。虽然从生物力学角度,长节段固定的力学性质较好,但对一个脊髓损伤病人,此手术创伤较大。以后则设计出椎弓根螺钉及连接杆的短节段固定,其类型有Dick钉、Steffee钉。20世纪90年代后又有RF钉、AF钉以及更好的外科动力复位系统(SDRS)等,后二者有部分复位作用,固定椎弓根及锥体达到三柱固定,较为合理。固定3节,最少2节。对单纯脱位,仅固定脱位间隙的上下椎节;对骨折脱位特别是爆裂骨折,椎体已骨折,需固定上下各1椎即3个椎节。椎弓根的进入点有两种方法:①以横突中线上关节突外缘交界处为宜、向内倾斜约5°～15°,与椎体上缘平行;②以人字嵴顶点为进钉点,内聚角以上及下椎体以及有无椎体旋转而定。最好在C形臂可移动电视X线机监视下施行。

内固定要求:对爆裂骨折,应用分离固定,对分离压缩伤应加压固定。

(2)脊柱前固定:爆裂骨折行前方减压者,可行前固定,主要有钛制的Morscher带锁钢板、梯形钢板,Z形钛钢板SDRS等用于胸椎、腰椎固定。带着这种内固定仍可行MRI检查。

(3)脊柱融合胸腰骨折脱位及不稳定骨折,在行内固定后,应行植骨融合脱位间隙。虽然有人主张多节融合,但多数病人并不需要,而仅需融合脱位间隙。在未行椎板切除者,融合椎板与关节突;已行椎板切除者,融合关节突与横突。

3.脊髓减压术 脊柱骨折或骨折脱位于复位恢复椎管矢状径后,脊髓即已减压,但下述情况需要减压:①爆裂骨折,后纵韧带断裂,骨折块突入椎管;②压缩骨折,椎体后上角突入椎管;③椎间盘突出;④椎板骨折下陷压迫脊髓;⑤无骨折脱位颈脊髓损伤伴颈椎管狭窄者。具有上述压迫脊髓者,应行减压。

常用的减压方式有三种:

(1)后正中入路:经椎弓根脊髓前方减压称经椎弓根前减压术,适用于胸椎、腰椎及胸腰段的爆裂骨折、椎间盘突出及椎体后上角压迫脊髓者。此手术的优点是创伤较小,可探查脊髓及神经根,并做后方固定及融合;缺点是不能直视下减压,需要有经验,有时减压不彻底。

(2)侧前方入路前方减压术:在胸椎需剖胸经胸膜腔或剖胸胸膜外显露或肋横突切除术显露;在胸腰段需切开膈肌,胸腹膜外显露;在腰椎需侧腹切口,腹膜后显露。手术创伤较大,优点是直视下行脊髓前方减压及椎体间植骨融合;缺点是不能探查脊髓,取出内固定时手术亦较大。

此二者的选择因素:在胸椎损伤,特别是上胸椎脊髓损伤,本身亦易发生胸部并发症,再用剖胸显露,术后发生并发症机会增多。胸椎本身较稳定,用经椎弓根前减压,一般均能达到目的。在腰椎损伤,其椎管较宽大,又是马尾损伤,经关节突内侧椎弓根前减压,视野较清楚,不需要选择腹膜后显露。只有胸腰段损伤,才可选用侧前方显露前方减压术。

前减压的范围:根据术前CT或MRI检查,不同损伤其减压范围有所不同:①对椎间盘突出,减压该椎间隙;②对爆裂骨折,减压达该椎体上下缘;③对椎体后上角突入椎管,多伴有椎间盘突出,少数病例还可伴有上位椎体下骨折,亦向椎管突出,对此应将骨折椎上 4/5、上位椎间盘及上位椎体下缘切除减压。

除上下范围外,还有左右范围,从一侧前减压时,对侧有减压不足之可能,此时应从对侧将椎体后缘切断,使之塌陷减压。

(3)椎板切除减压术:适于椎板骨折下陷压迫脊髓者,扩大半椎板减压适于颈椎管狭窄者。

于脊髓减压的同时,可以考虑局部冷疗,其适应证是局部硬膜内肿胀明显,轻触硬膜张力高,且在伤后 24 小时之内,最晚 48 小时内,可先行硬膜外冷疗,方法是以 0～10℃ 生理盐水局部灌洗,最好置以进管与出管,灌洗 20～30 分钟,则肿胀消退,其目的是减轻水肿及继续出血,冷疗需维持 12～24 小时为佳,如仅维持 3 小时,则停止冷疗后,肿胀复发,有可能影响脊髓功能恢复,故于关闭切口后,留置进出管,继续冷疗至 12～24 小时。

4.特殊伤类的治疗

(1)脊髓损伤分类治疗:①中央脊髓损伤:视 MRI 脊髓有无受压迫而定,对椎管矢径不狭窄、脊髓无受压迫者,应颈部外固定,而有椎管狭窄者,行后路扩大半椎板切除减压,由前方椎间盘突出压迫脊髓者,行前路减压与固定;②无骨折脱位脊髓损伤:有椎管狭窄者行扩大半椎板切除减压;③前脊髓损伤:有椎间盘突出压迫或爆裂骨折压迫者行前路减压。

(2)马尾损伤的修复:马尾断裂:马尾神经虽无外膜,但其纤维已是周围神经。临床及实验研究证实,马尾修复后可以再生使截瘫恢复。因此,凡神经学及影像学检查疑为马尾断裂者,应手术探查予以修复。

(3)陈旧性脊髓损伤:陈旧性脊髓损伤的治疗,由于一些病例错过初期治疗之机会或初期治疗不够满意,因而在损伤后期仍需治疗。陈旧脊髓损伤病例存在的问题:①椎体压缩骨折,椎体后上角突入椎管或伴有椎间盘突出,向后压迫脊髓;②骨折脱位未能完全复位,下位椎体上缘压迫向前移位的脊髓;③爆裂骨折的骨折块突入椎管压迫脊髓;④脊椎骨折存在不稳定,压迫脊髓;⑤严重骨折脱位未复位,呈后弓角加大驼背畸形,压迫脊髓者。术前应行脊髓造影或 MRI 检查,明确压迫脊髓的部位及上下范围。

(曾佳学)

第二节　颈椎损伤

一、寰枕关节脱位

寰枕脱位根据枕骨相对于寰椎的脱位方向,主要分为三类:前方脱位、后方脱位、纵向脱位,其中以前方脱位最为常见。儿童的发生率是成人的 2 倍,因儿童的枕骨髁较小,且寰枕关节面较平。

【诊断标准】

1.临床表现　寰枕关节脱位最主要的特征是神经系统受损。因为延髓受损后呼吸衰竭,所以大多数患者立即死亡,而幸存者可表现为高位颈脊髓损伤征象。局部症状是枕部疼痛和头部屈伸活动受限。

2.影像学检查　在上颈椎 X 线片上测量齿状突尖至枕骨大孔前缘距离,正常成人为 5mm 以内,头伸屈活动时,也不能超过 10mm,大于此距离则说明枕骨向前移位。

【治疗原则】

1.呼吸功能衰竭和脊髓损伤的治疗。

2.脱位的复位和固定宜先采用 Halo 头环牵引,后期行枕骨-颈 2 融合。

二、寰椎骨折

当头颅遭受轴向暴力时可发生寰椎爆裂骨折,即两侧前弓与后弓同时在环的薄弱处发生骨折,前弓骨折靠近前结节最细处,后弓在接近椎动脉弓处。该骨折由 Jefferson 于 1920 年首先报道,故又称 Jefferson 骨折。

【诊断标准】

1.临床表现

(1)头颈部僵硬和枕下区疼痛,颈椎各方向转动均受限,患者喜欢双手扶头,避免头颈部转动。有时可出现咽后壁血肿,但一般不会引起呼吸困难和吞咽障碍。

(2)脊髓受压较少见,如并发枢椎骨折,颈髓压迫发生率较高。

(3)C_2 神经根受刺激,出现枕大神经分布区域疼痛或感觉障碍。

2.影像学检查

(1)X 线检查:疑有寰椎骨折者应照开口正位、颅底侧位和下颌颅顶位像。开口正位如显示齿突侧块之间距加大,表示侧块向外移位,如寰椎侧块的外缘超过枢椎体侧块外缘 3~4mm,则横韧带即有断裂可能,两侧块移位距离之和达到 7mm,则提示横韧带完全断裂,为不稳定骨折。侧位片可清晰地显示寰椎后弓的骨折。正位和侧位的断层片可以清楚地显示寰椎前后弓的骨折线。下颌颅顶位可显出寰椎环的骨折部位和侧块移位情况。

(2)CT:能精确显示骨折的部位和形态、移位的方向和程度。评估的关键在于必须对损伤后的稳定程度作出判断,寰椎骨折的稳定程度主要取决于横韧带和翼状韧带是否完整,正常人的寰齿间距为 3mm,如损伤后该间距增大,则提示合并齿状突骨折或横韧带断裂。

【治疗原则】

寰椎骨折的治疗目的在于恢复寰枕部的稳定性及其生理功能,解除神经压迫和防止迟发性损伤。单纯的寰椎后弓骨折仅需颈托固定便可愈合,值得注意的是这种骨折常伴有其他颈椎的损伤,最常见的是向后移位的 Ⅱ 型齿状突骨折和 Ⅰ 型创伤性枢椎前滑脱,在这种情况下,治疗主要针对这些损伤。对侧块骨折和 Jefferson 骨折,运用轴向牵引使骨折复位并维持 4~6 周,然后 Halo 支架外固定稳定。若效果不满意可考虑手术治疗,包括枕颈融合术或寰枢融合术。

三、寰枢椎脱位

颈椎屈曲损伤可发生寰枢脱位,寰椎随同枕骨向前脱位,系由寰椎横韧断裂致寰枢椎间不稳而脱位,此时齿突仍在原位,以致寰椎后弓与齿突之间压迫脊髓,故伴有脊髓损伤。寰枢旋转半脱位,系头部旋转损伤所致,分为四型。

【诊断标准】

1.临床表现 寰枢脱位的症状主要是枕颈部疼痛、活动障碍和脊髓受压症状。查体则可触及枢椎棘突特别突出和脊髓受压体征即四肢肌张力增高,腱反射亢进,病理反射阳性,浅反射消失和不同程度感觉运动障碍。寰枢旋转半脱位的表现是固定斜颈状态和枕颈区疼痛。

2.影像学检查 X 线颅底侧位片上测量寰枢前结节后缘(A)与齿突前缘(D)的距离,正常成人 AD 间距(ADI)为 2~2.5mm,儿童稍大为 3mm,超过 5mm 肯定为脱位。寰枢椎旋转半脱位开口位像可见双侧寰椎侧块与枢椎体侧块关节的不对称,一侧正常,另一侧即脱位侧关节隙消失甚至重叠。CT 平扫在寰枢脱位可见齿突与前结节间距加大,而 CT 三维成像可显示清楚脱位情况。MRI 在寰枢脱位可显示脊髓受压及寰椎脱位程度。

【治疗原则】

1.寰枢脱位   寰椎横韧带和翼状韧带一旦断裂,即很难在原张力情况下愈合,即便横韧带愈合后,仍可出现寰枢脱位,因此保守治疗的效果不能巩固,而应选择手术治疗,即寰椎复位与寰枢融合。颅骨牵引,将颈肩部垫高,使枕部悬空,颅牵引力向顶向后,以使寰椎向后复位,一般牵引 3 周,寰枢椎间韧带愈合稍稳定后,进行寰枢椎固定融合术。也可在术中给予牵引复位,复位下经后路行寰枢椎融合术。

2.寰枢椎旋转半脱位   复位方法有:①手法复位,在无麻醉患者清醒下进行,患者仰卧,医者坐位,双手牵引下颌并夹住头部,在持续牵引下,将头从斜颈侧向正常位转动,有时可感到有复位感,头可维持在正常旋转中立位者,表明已复位,拍摄 X 线片证实,然后以轻重量(3~4kg)枕颌带牵引维持 3 周或石膏固定 3~4 周。②牵引复位,行颅骨牵引复位,3kg 持续牵引,待头正为复位标志。

对于较严重半脱位,横韧带断裂者,需在保守治疗后,进行颈椎稳定性检查,即照前屈后伸侧位 X 线片,如仍不稳定者,行寰枢椎融合。

四、枢椎齿状突骨折

枢椎齿状突骨折在成人颈椎损伤中较常见,约占颈椎损伤的 10%~18%,颈椎屈曲损伤并水平剪切力可致齿状突骨折,以前屈损伤为多见;侧方应力使寰椎侧块撞击亦可使齿状突骨折,后伸损伤可致齿状突骨折向后移位。

【诊断标准】

1.临床表现   枕部和颈后疼痛是最常见的临床症状,并有枕大神经分布区的放射痛。还可有颈部僵硬,活动受限尤其是旋转运动。合并有寰椎前脱位压迫脊髓者,出现脊髓受压迫症状,应加以重视。

2.影像学检查   X 线检查是诊断齿状突骨折的主要手段和依据,包括上颈椎正侧位和开口位。断层片和 CT 扫描有助于进一步了解骨折的特性,若有神经症状可行 MRI 检查。齿状突骨折的类型,最常用的分类方法为 Anderson 分型,其根据骨折部位不同,分为以下几种类型:齿突尖部骨折为Ⅰ型,系翼状韧带附着点的撕脱骨折,故常在一侧;Ⅱ型为齿状突基底骨折称基底型,此型骨折易发生不愈合;Ⅲ型骨折经过枢椎体中,称为体型,按骨折线位置高低又分为浅型和深型骨折,深Ⅲ型较稳定,应给予保守治疗,浅Ⅲ型骨折靠近齿状突基底,其临床表现及治疗同Ⅱ型骨折。Ⅰ型约 4%,Ⅱ型最常见占 65%,Ⅲ型占 31%。

【治疗原则】

骨折类型是决定治疗的最重要因素。

1.Ⅰ型,齿状突尖的斜行撕脱骨折,通常不伴有横韧带损伤,骨折本身较稳定,除非存在寰枕及寰枢关节不稳定的证据,一般给予颈围制动 4 周即可。

2.Ⅱ型最常见,骨折线通过齿状突基底部,此型骨折尤其是最初移位>6mm,后方移位,年龄 40 岁,延迟诊断>3 周,骨折成角>10°的患者不愈合率较高,需早期手术治疗。骨折又可按骨折线的方向分为水平和斜型骨折。前者首选前路齿状突螺钉固定(ASF),而对骨折线由后上行至前下的Ⅱ型骨折则首选 Margel 术。

3.深Ⅲ型损伤较稳定,应给予保守治疗,无移位者,石膏固定 6~8 周,一般均可愈合,有移位者先行颅骨牵引复位,复位后,石膏固定 8 周或 Halo 支架复位与固定 8 周。浅Ⅲ型骨折靠近齿状突基底,临床表现及治疗同Ⅱ型骨折,应首选 ASF 手术。

4.年龄<7 岁的齿状突骨折称骺分离,对此类骨折应给予颈围等保守治疗,即使骨折未完全复位,在以后的发育中也能获得重塑。年轻齿状突骨折患者多伴多发伤,主张手术治疗,手术尽可能选择保留关节活动的 ASF 手术。年龄>65 岁的患者,保守治疗不愈合率高、并发症多,主张手术治疗,且多选择后路寰枢椎融合术,首选 Magerl 术。

五、枢椎椎弓骨折

枢椎椎弓骨折,又称绞刑者骨折、枢椎椎弓根骨折或枢椎环骨折,还有称创伤性枢椎滑脱。枢椎椎弓骨折发病率仅次于齿状突骨折,约占颈椎骨折脱位的 7%,其损伤机制主要为后伸暴力。

【诊断标准】

1.临床表现　局部症状表现为枕颈部疼痛和压痛,头部活动受限。颈神经受损伤表现为枕大神经分布区域疼痛,合并颜面部及颈部损伤是另一个具有明显特征性的临床表现。软组织损伤多为下腭或颏部,表现为皮下瘀血和皮肤撕伤。因此部位椎管较宽大,其移位又是骨折前后两部分离性的,因此损伤脊髓和神经根者甚少,合并脊髓伤多造成严重的四肢瘫痪和呼吸困难,存活者极少。由于枢椎椎弓骨折多由严重外伤所引起,同时可并有颅脑或胸部损伤,于检查时应注意到,后者可能是更主要的死亡原因。

2.影像学检查　X 线颈椎侧位可显示枢椎椎弓骨折及前部移位情况,CT 可从横断层显示枢椎椎弓骨折部位,椎管是否扩大或有无骨片进入椎管,如有脊髓或神经根受累症状,则 MRI 可显示脊髓受压和脊髓本身的改变。MRI 中应观察椎前软组织影的变化,观察 $C_2 \sim C_3$ 椎间盘信号的变化,评估椎间盘韧带复合体的损伤。

Levine 和 Edwards 将骨折分为四型:Ⅰ型包括所有的无移位骨折和无成角且移位小于 3mm 的骨折;Ⅱ型为向前移位大于 3mm 且成角,Ⅱa 型是它的亚型,为轻度移位但有严重的成角;Ⅲ型为双侧椎弓断裂伴单或双侧小关节损伤,通常有严重的成角和移位。

【治疗原则】

枢椎椎弓骨折通常采用非手术治疗。Ⅰ型骨折中韧带和椎间盘组织无严重损伤,为稳定性骨折,一般用颈托固定 12 周可获愈合。Ⅱ型骨折程度较轻的(移位 3~6mm),用 Halo 牵引矫正成角,然后用 Halo 支架固定可获愈合;程度较重的(移位大于 6mm),需持续牵引 4~6 周以矫正成角和移位并达到初步骨性愈合,再用 Halo 支架固定 6 周方可愈合。值得注意的是Ⅱa 型骨折,虽然发生率很低,但由于创伤机制的不同,牵引会加大成角,故此型骨折应用 Halo 支架固定,在透视下给予温和的轴向压力以减小成角,复位后固定 12 周可以愈合。Ⅲ型骨折常伴有神经损伤,通常需要手术固定治疗,可行后路 $C_1 \sim C_3$ 固定术和双侧 $C_1 \sim C_2$ 的斜形钢丝固定术,亦可行前路 $C_2 \sim C_3$ 融合接骨板固定术。

六、下颈椎损伤

下颈椎损伤以 $C_{5、6}$ 两节为最多,其次为 C_4、C_7、C_3 损伤甚少,骨折类型以压缩骨折和骨折脱位、爆裂骨折和骨折脱位较多。

(一)屈曲压缩型损伤

屈曲暴力伴垂直压缩外力的协同作用,可导致受力节段的椎体相互挤压引起椎体楔形骨折。这种损伤可在任何椎体发生,但多见于 C$_{4\sim6}$ 椎体。屈曲首先发生于关节突关节,当垂直外力作用时,上下颈椎的终板相互挤压,致受压缩力大的椎体前部皮质压缩骨折,随之受累椎体的前缘松质骨也同时被压缩变窄,椎体垂直高度将减小。前柱受应力后被压缩或短缩,由于脊椎后结构承受张应力,最终可导致后方棘突间韧带的断裂,甚至间盘韧带复合体的损伤,暴力进一步进展,则可造成骨折椎体向后方的水平脱位。如果压缩骨折的椎体仅限于前柱即椎体前部,则椎管形态不会发生改变,脊髓也极少受到损伤。若合并椎间盘损伤并向椎管突出,则导致脊髓受压。

屈曲压缩损伤,根据暴力的大小及损伤的严重程度,分为五期。Ⅰ期:椎体前上缘受压缩;Ⅱ期:椎体前上方压缩,椎间盘可以轻度向前方挤压;Ⅲ期:在Ⅱ期的基础上,椎体出现冠状面的骨折,棘间韧带可以有部分撕脱;Ⅳ期:在Ⅲ期的基础上,出现上位椎体向后移位,突入椎管内,伴后纵韧带损伤,但移位小于 3mm;Ⅴ期:在Ⅳ期基础上,椎体向后移位超过 3mm,脊柱前后方韧带均发生断裂。

【诊断标准】

1.临床表现　颈项部疼痛,压缩骨折严重,骨折脱位或单纯脱位者,于颈部触诊可触及后突之棘突,压痛,有时还触及棘间隙增宽,合并脊髓损伤者,按神经学检查确定其损伤平面和损伤程度,此外还应注意有无合并颅脑损伤。

2.影像学检查　X线正侧位检查可显示颈椎骨折和(或)脱位程度,前楔形骨折。X线侧位片上,显示上椎板压缩,下椎板不压缩,这是与脊椎肿瘤的区别,后者常是上下椎板都压缩,骨折椎上位椎间隙也可稍窄,MRI检查可见椎间盘有无突出,压迫脊髓的因素和脊髓本身的改变,对治疗有参考意义。

【治疗原则】

1.轻度压缩骨折是稳定的,但可致颈椎曲线变直,失去生理前凸,为此,单纯进行颅骨牵引治疗使压缩骨折张开并不容易,需使颈椎处于后仰位,在骨折平面以下垫枕,使颅后悬空后仰,借助前纵韧带牵张,使压缩骨折张开,一般牵引 3～5kg。

维持压缩骨折复位(张开)愈合,更不容易,一般脊椎骨折可在 2 个月愈合,卧床牵引 2 个月有时不易坚持,即便达到 2 个月,X线侧位片压缩椎体已张开,但实际上压缩椎体的张开,其中间是空的,即松质骨压缩骨折后,牵引使上下骨板张开,但松质骨缺如,其填充愈合并能支持负载则需数月时间,结果常是于去除牵引后,骨折完全愈合期间又发生骨痂收缩,在一定程度又变成前楔形,为防止此种畸形复发,用 Halo 支架维持 2 个月以上较牵引 2 个月为好,行 CT 检查可显示骨折张开、松质骨缺损情况。

2.如果发生脊髓压迫,则需要作进一步检查以确定致压原因,根据情况施行减压和稳定手术。通常采用切除损伤椎体减压及自体髂骨植入术,以恢复颈椎前柱高度和生理弯曲为目标,可同时应用内固定。

(二)垂直压缩型损伤

颈椎在中立位受到来自纵向的压缩性暴力作用,最为典型的是椎体的爆裂性骨折。这是一种很严重的椎体骨折,高处重物坠落打击或人体从高处跌落,头顶部撞击地面,是常见的致伤原因。

垂直压缩骨折根据其暴力损伤程度可以分为Ⅲ期:Ⅰ期为上终板骨折;Ⅱ期为上下终板压缩骨折;Ⅲ期暴力强度更大时,椎体骨折为爆裂,不但骨折块突向椎管内,造成脊髓损伤,同时还可能引起后方小关节、椎板和棘突的骨折。

【诊断标准】

1.临床表现　颈项疼痛,除该棘突压痛外,无棘突后突变形,可并有脊髓损伤。前脊髓损伤,中央脊髓损伤,完全或不全脊髓损伤均可发生,根据神经学检查确定。

2.影像学检查　颈椎侧位 X 线片,可见椎体爆裂骨折,其椎体矢径变长,有时可见椎体前部与后部裂开,正位片可见椎弓根距加宽,CT 可见椎体骨折情况及骨块突入椎管的程度,MRI 则显示椎体骨折,椎间盘压入椎体中及脊髓受压和本身改变。

【治疗原则】

治疗方法选择因爆裂骨折椎的稳定与否和是否压迫脊髓而异。稳定性爆裂骨折,无脊髓损伤者,可选择 Halo 支架固定治疗,或石膏背心固定 8 周。伴有椎体后方结构损伤的不稳定骨折,如无脊髓压迫,亦可选择 Halo 支架或石膏背心固定,特别是后方结构骨折者,一般均可获得愈合。爆裂骨折合并有脊髓损伤。爆裂骨折块向后移位突入椎管,损伤并压迫脊髓者,亦可伴有颈椎间盘突出压迫脊髓,对此种病例应行颈椎前路减压并融合。爆裂骨折系中柱前柱损伤,一般不适于后路减压手术,以免破坏颈椎的稳定性。

(三)屈曲牵张型损伤

颈椎遭受屈曲应力,同时存在头尾侧分离的牵张应力时,引发下颈椎的屈曲牵张损伤,常常不伴有明显的椎体骨折,但伴有后方韧带结构的损伤,暴力进一步增加可引发小关节突的脱位,椎间盘韧带复合体的断裂。根据暴力逐步增大,屈曲牵张型损伤分为四期:Ⅰ期,小关节半脱位,棘突间隙张开,椎体伴或不伴有骨折;Ⅱ期,Ⅰ期损伤同时合并旋转外力,导致单侧关节突脱位,后方韧带复合体通常无断裂,存在旋转畸形;Ⅲ期,双侧关节突脱位,椎体向前方滑移约下位椎体 50%;Ⅳ期:上位椎体完全脱位于下位椎体前方。

在损伤节段水平面的两侧小关节突关节脱位是主要的病理变化。由于过度屈曲性暴力,在损伤节段运动单位的全部韧带结构,包括前纵韧带、后纵韧带、棘间韧带以及黄韧带和关节囊韧带等均遭撕裂,椎间盘也不例外,受累的椎体向前下方脱位。多数伴有关节突骨折,或椎体发生轻度压缩性骨折。椎体移位即在损伤节段的椎管形态遭受到挤压或剪切等机械作用损伤,严重则可造成脊髓完全横断性损伤。即使单侧关节突关节绞锁同样可造成双侧关节突的关节囊撕裂,前、后纵韧带,椎间盘及其他韧带结构破坏。由于脱位的关节突位于上关节突的前方,使椎间孔变形或狭窄,神经根容易遭到损伤。这种脱位被认为是颈椎损伤处于相对"稳定"状态,但非脱位侧的两个关节突关节面彼此分离。这种不对称性脱位,使椎管在损伤平面发生变形,脊髓损伤时有发生。

【诊断标准】

1.临床表现　单侧关节突脱位时可只有单纯颈部症状,只表现为颈部的局限性症状:①疼痛,强迫性头颈倾斜畸形;②颈椎伸屈和旋转功能受限。部分患者可存在脊髓和神经根损伤,表现相应脊髓节段的症状:①四肢瘫、下肢瘫或部分瘫痪;②神经根损伤者,表现该神经根分布区域皮肤过敏,疼痛或感觉减退。

双侧关节突脱位时,颈部局部表现为:①颈部疼痛,包括颈项前后部明显疼痛,颈部伸展、屈曲和旋转功能丧失;②头部呈强迫性固定并略有前倾畸形,颈部周围肌肉痉挛。这种特征,在颈部肿胀的条件下不易被发现;③压痛广泛,但以脱位节段的棘突和棘间隙及两侧肌肉最明显,同时,颈前部也有压痛;④在损伤节段水平,可在颈椎前方(颈内脏鞘之后)触及脱位的椎体突起,但在 C_7 以下和 C_3 以上因部位深在不易发现。多数合并脊髓损伤,伴有不同严重程度的瘫痪或伴有相应神经根疼痛。损伤位置在 C_4 以上者常合并有呼吸功能障碍,呼吸表浅、缓慢或丧失正常节律。因此,损伤早期可因呼吸衰竭死亡。

2.影像学检查

(1)单侧关节突脱位:X 线特征性表现是诊断的关键。侧位 X 线片典型征象是脱位的椎体向前移位距离为椎体前后径的 1/3 或 1/4,至多不超过 1/2。在脱位的椎体平面上,丧失了关节突关节的相互关系,脱位节段上方的关节突显示双重影。

(2)双侧关节突脱位:损伤节段椎体前移的距离,常为椎体前后径的 2/5 或 1/2,上位颈椎的下关节突位于下位颈椎上关节突的顶部或前方,两棘突间距离增大。前后位 X 线片,因多个骨性结构重叠,小关节相互关系显示并不十分清楚,但钩椎关节关系紊乱,其相互平行和对应关系及两椎体边缘相互重叠,经仔细辨认还是能够确定的。但是下颈椎的骨折脱位,有时由于肩部影像的阻挡,有时会导致漏诊,尤其在合并头颅外伤等的情况下。

CT 三维重建可以清楚地显示关节突的形态及脱位的状态、有无骨折等,间接地反映椎间盘韧带复合体(DLC)的状态;颈椎 MRI 可以清楚地显示 DLC 的状态,观察到脊髓的压迫情况。

【治疗原则】

颈椎屈曲牵张型损伤,因伴有 DLC 的损伤,故为不稳定型损伤,SLIC 评分均>4 分,故多需要手术治疗。颈椎脱位,不论单侧或双侧,脱位的椎间盘损伤,小关节囊和韧带断裂,棘间韧带,前、后纵韧带损伤,是不稳定的,治疗应达到两个目的,即复位与恢复稳定。

1.牵引复位　颅骨牵引复位,不论单侧或双侧脱位,脱位程度是脱位跳跃或绞锁,均可应用颅骨牵引复位,开始重量 3kg,逐渐加重,每隔 30～60 分钟,拍床边颈椎侧位片一次,至脱位复位,牵引体位开始颈椎稍屈曲,以利绞锁关节的开锁,待颈椎侧位片上绞锁状态已开锁,逐渐将头改后仰位,肩后部垫高,改成后伸牵引,至小关节完全复位,椎体序列恢复,即减轻牵引重量,在颈肌发达者牵引重量可达 10～15kg,大牵引重量不可过夜,只在白天,密切监视下进行牵引复位。合并有脊髓损伤者,牵引复位不应当加重脊髓损伤,特别是不全截瘫,应在牵引复位过程,密切观察上肢和下肢的截瘫平面和截瘫程度的改变。一旦复位,即减轻重量,防止过牵。

2.手法复位　单侧脱位可应用手法复位,以右侧脱位为例,患者仰卧,医者坐于床头,双手牵住患者下颌两侧,拇指夹住头部,给予轻牵引时,使头略前屈及右偏,即稍加重脱位,在此位上加大牵引力,并逐渐将头摆正渐渐后仰而松牵引,如能维持头位,可触摸棘突,如已无偏歪和后突则可能复位,行 X 线拍片检查确定。

3.手术治疗　非手术治疗时,脊髓损伤症状逐渐加重者;骨折脱位经非手术复位失败者,陈旧性骨折脱位伴有不全瘫痪,均具有手术指征;手术的目的在于彻底减压、纠正畸形、恢复椎管的解剖形态及重建颈椎的稳定性。下颈椎骨折脱位是否采用手术治疗,可依据 SLIC 评分系统来决定。目前手术的入路主要有前路、后路及前后联合 3 种方式。

(四)过伸型损伤

过伸型损伤主要发生于颈椎,此乃因头面部受伤所致,发生率可占颈椎损伤的 1/4,颈椎过伸损伤还因受伤时伴有牵拉或压缩力而不同,其最常见于车祸事故,当行进的汽车突然撞击在对方车或路旁电线杆或建筑,或突然刹车时,坐者之前进惯性使头面撞击前面挡风玻璃上或前坐背后,而躯干继续向前移动,则发生颈椎过伸损伤,跳水者头位和面部着池底也致颈椎过伸损伤。

颈椎过度伸展常伴有脊髓损伤。过度伸展时,脊髓可能被椎管后部皱褶的黄韧带与前部椎体后缘相互挤压致伤,导致以颈脊髓中央管为中心或脊髓前部的损伤,相应的临床表现为脊髓损伤中央综合征和前脊髓综合征。颈椎过伸型损伤随着暴力的增大,主要分为两期:Ⅰ期为前纵韧带撕裂,椎体前下角的撕脱骨折,椎间盘的撕裂,出现小关节突关节的半脱位;Ⅱ期,暴力进一步加大,造成上位椎体向后方的脱位。

【诊断标准】

1.临床表现　中老年人较多见,颈项疼痛,前额面部损伤,表示可能为后伸损伤。伴棘突骨折者,压痛,伴有后脱位者,亦失去稳定而不敢活动。四肢神经学检查,可以了解脊髓损伤情况及类型。脊髓受损临床上常常表现为上肢瘫痪症状重于下肢,手部功能障碍重于肩肘部。感觉功能受累主要表现为温觉与痛觉消失,而位置觉及深感觉存在,此种现象称为感觉分离。严重者可伴有大便失禁及小便滞留等。

2.影像学检查　外伤后早期 X 线侧位片对临床诊断意义最大,典型表现:椎前阴影增宽,损伤平面较高时主要表现为咽后软组织阴影增宽(正常为 4mm 以下);而损伤平面在 C_4 椎节以下时,则喉后软组织阴影明显增宽(正常不超过 13mm),但椎前软组织阴影正常并不能排除颈椎过伸性损伤的存在,一定要结合临床查体,必要时应该进行 MRI 检查。受损节段椎间隙前缘的高度多显示较其他椎节为宽,且上一椎节椎体的前下缘可有小骨片撕脱(约占 15%～20%)。大多数病例显示椎管矢状径狭窄,约半数病例可伴有椎体后缘骨刺形成。

【治疗原则】

1.非手术治疗　一经确诊,即常规应用颈托加以保护 1～2 个月。如果伴有脊髓损伤,伤后 8 小时之内使用甲基强的松龙冲击疗法。牵引目的是使颈椎损伤节段得到制动,略屈曲位有益颈椎椎前结构愈合,后结构例如折皱的黄韧带舒展并恢复常态。神经症状越轻恢复越快且全面,通常下肢最先开始恢复,最早于伤后 3 小时即见恢复,其次是膀胱功能,上肢恢复最迟,手部功能恢复最差,常因脊髓损伤波及前角细胞,致手内在肌萎缩,而残留某种功能障碍。其他类型脊髓损伤,同样取决于损伤的严重程度。

2.手术治疗　颈椎过伸性损伤常合并颈椎退变增生、颈椎后纵韧带骨化等,由于颈椎损伤而诱发发病,非手术治疗常收效甚微。因此,选择性手术减压为功能恢复创造了良好的条件。

(1)适应证:脊髓损伤后经非手术治疗无明显效果并确定有准确损伤节段;影像学检查 X 线、CT 或MRI 有明显骨损伤并对脊髓有压迫者;临床症状持续存在,在保守治疗过程中有加重趋势;合并颈椎病变和后纵韧带骨化,因外伤而诱发者,待病情稳定后行手术治疗。

(2)手术方法:根据脊髓致压物的部位和范围,选择适宜的入路和减压方法。以前方为主的压迫,如单个或少数节段宜施行前路减压;以后方为主的压迫或广泛的后纵韧带骨化的前方压迫,应选择后路减压。

(五)颈椎附件骨折

Ⅰ.椎板骨折

颈椎椎板骨折很少单独存在,多伴随椎体、关节突关节和棘突骨折。颈椎在遭受过伸暴力作用时,致上下位椎板之间相互猛烈撞击而引起骨折。骨折部分多发生在关节突后至棘突之间,骨折线呈斜形。好发于颈椎退变的中老年人,但也会发生于青壮年。直接暴力造成的椎板骨折,多见于战时的火器性损伤,如子弹和弹片伤,这种高速投射物致伤都很严重,多合并颈椎其他结构的损伤。锐器(如刀尖或金属锐器等)直接刺入致椎板骨折,平时或战时都可见,两者同属开放性损伤。椎板骨折片陷入椎管导致脊髓损伤,但致伤物直接对脊髓损伤更多见,也更严重。

【诊断标准】

临床主要表现为局部疼痛和颈部活动受限。如合并脊髓损伤则表现出相应的临床症状和体征。合并后脊髓损伤很少见,可见于椎板骨折下陷压迫脊髓后部,感觉障碍主要表现为深感觉丧失,其较运动障碍严重。X 线常常不能清楚地显示损伤部位,只能在清晰的侧位 X 线片上可见椎板骨折,前后位片由于骨性组织重叠无法辨认。CT 扫描为这类损伤的诊断提供了极为有用的根据。

【治疗原则】

1.牵引和制动　单纯椎板骨折对颈椎的稳定性并无影响。采用牵引和制动以减轻组织损伤性疼痛,并防止骨折片移位。枕颌带牵引,取正中位,重量 2～3kg 即可。2～3 周后改用颈领或头颈胸石膏固定。对于新鲜开放性损伤,宜按其创口情况作清创处理后,再作牵引制动。

2.手术治疗　合并脊髓损伤者,必须准确确定损伤节段。在早期应用大剂量甲基强的松龙治疗的同时,行椎板压陷骨折的复位或椎板切除减压。若全椎板切除,则颈椎间盘韧带复合体破坏,可行侧块内固定,若仅切除半侧椎板则无需固定。减压取颈后路,并行椎管内脊髓探查。如合并椎体损伤则需前路手术切除致压物,视椎板骨折状况决定是否施行后路手术。

Ⅱ.棘突骨折

单纯棘突骨折比较少见,有时合并椎体或其他附件骨折。以 $C_6 \sim C_7$ 棘突骨折多见。该骨折常见于铲土工和矿工,故亦称之为"铲土工"骨折。

由于颈椎突然过屈所致。当头颈部被重物打击,而致颈椎猛烈屈曲时,在外力作用之下的棘突和肌肉发生强烈地对抗性牵拉时,即可造成棘突撕脱骨折。当人挥动铁铲时,突然、猛烈的用力,使肩胛肌剧烈收缩并与斜方肌等形成不协调的收缩,引起棘突骨折。骨折多为一个棘突,有时为两个棘突骨折。

【诊断标准】

1.临床表现　因棘突骨折损伤不累及椎管和椎间孔,故极少伴有脊髓和神经根损伤。但必须注意损伤机制中有可能引起椎体骨折和脱位。多以局部疼痛、肿胀和颈椎活动受限为主要表现。压痛局限于骨折处,有时可触及活动的棘突。肿胀较明显,范围也扩散到整个颈后部,并可见皮下瘀血。查体时应关注有无椎前疼痛,及气管推挤痛等。

2.影像学检查　侧位及正位 X 线片上显示棘突骨折。骨折线自上斜向下方,骨折的棘突向下方移位并与上位棘突分离。还应观察椎间隙有无张开,椎前软组织影有无增宽,DLC 有无损伤。

【治疗原则】

移位者,应用枕颌带牵引,取颈椎略伸展位。牵引目的在于放松颈部肌肉,并使骨折复位。牵引重量宜在 $2 \sim 3kg$ 之间。复位后用颈托固定。因颈后肌肉丰厚,棘突骨折端接触面积又小,相当多棘突尖部骨折延迟愈合或不连接,引起持久颈部不适,甚至影响工作和生活。因此,对一些症状严重者可施手术切除,同时修复棘间韧带和项韧带。

Ⅲ.钩突骨折

钩突骨折多由颈椎受到侧屈暴力所致,当颈椎遭受到侧方屈曲或垂直暴力作用时,一侧钩椎关节受到张应力而分离,而另一侧受到旋转及压应力或旋转撞击作用,可造成骨折。严重者该侧椎体也可引起压缩骨折。颈椎钩椎关节的钩突骨折并非少见,但从前对该损伤的认识不足,常被忽略。这种不对称的骨折,常伴有数种附件骨折,如椎弓、关节突等,但极少有移位或仅轻度移位。骨折片如进入椎间孔则产生神经根损伤,但较少合并脊髓损伤。

【诊断标准】

当患者遭受明显屈曲、垂直和旋转暴力损伤时,若存在椎体脱位或骨折脱位,应注意观察钩突影像学表现;凡颈椎损伤后有急性神经根性疼痛或神经根支配区功能改变,都应考虑钩突骨折的可能。

【治疗原则】

治疗方法的选择应视骨折的具体情况。轻度骨折可采用颈托固定;有移位骨折,应用枕颌带牵引复位,并以颈托固定。经非手术治疗仍表现损伤节段不稳者,应作前路减压,消除血肿,切除骨折的钩椎关节,并作椎体间融合术。

（余庆华）

第三节　胸腰椎损伤

一、概述

近来,脊柱损伤的成因、诊断和治疗有了急剧的发展和变化。而脊髓损伤后的病理学、组织化学、电生理学及分子生物学的研究,对早期非手术治疗起了极其重要的指导作用。同时脊柱生物力学、影像诊断学的发展,对脊柱损伤的发生机制与分类提供了确切的依据。然而大量新型内固定器械的出现,手术技术和生物材料学的进步,使脊柱损伤的外科治疗有了跨时代的进展。

(一)胸腰段椎体的解剖特点

通常所说的胸腰段,是指胸11～腰2段。由于胸腰段解剖结构上的特点,极易发生损伤。胸腰段的解剖特点有:

1.胸11及胸12为游离肋骨,胸椎肌肉和肋骨的稳定作用丧失。

2.胸椎是后凸弯曲,腰椎是前凸弯曲,胸腰段为两屈度的衔接点,亦是力矩的支点。

3.胸椎的小关节方向为冠状面,腰椎的小关节突方向为矢状面,胸腰段小关节方向改变遭旋转负荷的破坏。

4.胸腰段椎管与脊髓的有效间隙相对狭窄,易造成脊髓压迫。

5.胸腰段是脊髓和马尾神经的混合部,能有一定程度的恢复。

6.胸椎血供来自肋间动脉,腰椎血供来自腰动脉,腰1附近是血供的薄弱区,因此胸腰段损伤后手术治疗可造成大根动脉损伤导致脊髓缺血。

(二)胸腰椎生物力学稳定性

胸腰椎稳定性依赖于骨、椎间盘和韧带间的相互作用。作为承载支撑身体重量的胸腰椎段,在任何运动范围内不能承载生理负荷时,胸腰段就产生不稳。了解胸腰椎的力学形态,可以预测导致其易变形和潜在骨折的稳定性,每个个体间脊柱力学又不一,故不可能预测所有个体的骨折类型及对异载荷的反应。

1.椎体和椎间盘的力学稳定性　椎体的强度随着年龄增加而减弱,主要是骨量随年龄增大而减少。如椎体的骨组织减少25%,其强度将减弱50%,大多生理情况下,压缩载荷主要由椎体承担,载荷从椎体上方的软骨终板通过皮质骨和松质骨传递椎体的下终板。40岁以前椎体骨皮质承受压缩载荷为45%,而骨松质为55%;40岁以后骨皮质为65%,骨松质为35%。因此在压缩载荷下,骨皮质先骨折,骨松质在载荷继续增加时才骨折。椎体骨折时,首先破坏是终板,终板破坏的形式有中心型骨折、边缘型骨折和整个终板骨折。一旦发生椎体骨折,脊柱则产生不稳定。椎间盘对抗压缩力并对脊柱的活动具有决定性影响。椎间盘与后方的小关节突关节共同承受躯干的所有压缩载荷。椎间盘承受的力量远大于体重。坐位时腰椎间盘上载荷约为躯干重量的3倍。在日常生活中椎间盘的运载负荷很复杂,但主要是抗压作用。其总体结构也有利于对抗压缩力,对张力和扭力的对抗较差。椎间盘为非弹性物质,具有蠕变和滞后现象。蠕变现象是指物体受载后,即使载荷不变,该受力体仍将受载时间的延迟而持续变形。载荷越大,变形越大,蠕变的速度也越快。滞后现象为物体反复承载和卸载时能量丧失的一种现象。载荷越大,其滞后作用也大,从而具有防止损伤的作用。

对脊柱稳定性有较大影响滞后现象与施加载荷、年龄及脊柱的节段有关。年轻比年老作用大,胸腰段比腰段差。而椎间盘的自身修复能力差,故椎间盘损伤后对脊柱的生物力学影响很大。

2.脊柱韧带　脊柱韧带由胶原纤维组成,呈单轴结构。脊柱的韧带承担脊柱大部分张力载荷,当载荷方向和纤维走向一致时,其承载能力最强。压缩载荷可使其出现弯曲变形。当脊柱运动节段承受不同的力和力矩时,相应的韧带被拉伸,并对运动节段起稳定作用。

前纵韧带(ALL)和后纵韧带(PLL)一般在其应力-拉力曲线的弹性部分发挥作用。脊柱负载时,椎间盘高度下降,ALL缩短;移去脊柱载荷时,ALL增长。脊柱伸直时,ALL拉长;屈曲时,ALL缩短。运动节段高度减小时,PLL缩短;屈曲时,PLL增长。脊柱承受轴向载荷时,小关节上关节囊韧带拉紧,下关节囊韧带松弛。脊柱屈曲时小关节上下关节囊韧带均拉紧;伸直时,上关节囊韧带拉紧,下关节囊韧带松弛。

侧屈时,同侧上关节囊韧带松弛,双侧下关节囊韧带拉紧。脊柱向左或向右旋转时,同侧上下关节囊韧带拉紧,对侧上下关节囊韧带松弛。胸腰段 ALL 和小关节囊韧带最强,而棘间韧带强度最弱。横突间韧带抗侧屈强度最大。棘上韧带和棘间韧带可制约脊柱屈曲活动。黄韧带含弹性纤维百分比高,为脊柱提供内源性支持。后纵韧带具有最大的刚度。

3.小关节突关节的力学稳定性　小关节突关节对脊柱活动起控制作用,脊柱各节段的关节面在横截面和冠状面发生变化。尤其在胸腰段,小关节突关节面起衍行变化,下胸段的关节面与横截面呈60°,与冠状面呈20°,向下逐渐衍行变化为腰段,其角度分别为90°与45°。因此,小关节突关节具有引导椎体运动,抵抗压缩、剪切和转旋。压缩时,小关节承受总载荷的10%～15%,随着伸直矢量的增加,其所承受的载荷也增多。脊柱承载时,小关节和椎间存在动态的变化。脊柱侧方和前方剪切、轴向压缩和屈曲载荷作用时,椎间盘是承载的主要结构,若脊柱出现移位,小关节可传导部分载荷。脊柱受到后方剪切(过伸)和轴向旋转载荷作用时,小关节是承受载荷的主要结构。脊柱伸直时,前纵韧带和前部椎间盘纤维环是承载的主要结构。

4.胸腰段脊髓的特点

(1)以胸12～腰1骨折脱位为例,脊髓圆锥终止于胸12～腰1及腰1上1/3者,是下神经单位损伤,表现为弛缓性截瘫。如圆锥终止于腰1～2间者,在脱位间隙以下可有数节脊髓,系上神经单位损伤,下肢特别是膝以下表现为痉挛性截瘫。同一水平的骨折脱位,由于圆锥的水平不同,而出现不同的截瘫。

(2)由于圆锥多终止于腰1椎体中上部,如以胸10脊椎下缘相当于腰1脊髓节,则胸11～腰1下缘处,就集中了腰2～骶5脊髓及其相应神经根,即胸腰段为脊髓与神经根混在的部位。骨折脱位既损伤了脊髓,又损伤了神经根。脊髓对损伤的抵抗力低,而神经根则相对抵抗力较强,不存在脊髓损伤进行性病理过程的特点。脊髓损伤未恢复者,其神经根扭伤可能恢复,是以胸腰段骨折脱位合并截瘫者,其神经根损伤常有一定恢复。

(3)脊髓血供由脊髓前动脉、脊髓后动脉和根动脉组成,脊髓前动脉和后动脉均起于颅内,由枕骨大孔下行,脊髓前动脉为1条或2条走行于脊髓前正中裂,至脊髓圆锥为止且不断与脊髓后动脉吻合,脊髓后动脉有2条走行于脊髓后外侧沟,至圆锥与前动脉支吻合,此2条动脉均较细,走行距离又长,故需不断接受由颈升动脉肋间动脉和腰横动脉分出之根动脉补充血供,但不是每一椎节均有根动脉。颈段脊髓多由颈升动脉之分支成为根动脉,胸4～6节段的血供相对较少,是易发生缺血的部位,在下胸椎的根动脉中有一支较大者,称为根大动脉,80%起自左侧胸9～胸11水平,供应大半胸髓,亦称大髓动脉(GMA),其出肋间动脉后沿椎体上升约1个或2个椎节段进入椎间孔,根动脉又分为上升支、下行支,并与脊髓前动脉和后动脉相吻合,当GMA由于脊椎骨折脱位遭受损伤时,如无其他动脉的分支与其吻合,则致下胸段脊髓缺血。

5.肌肉的力学稳定性　没有肌肉的脊柱是一极不稳定的结构。肌肉的附着作用,才能产生脊柱的运动。肌肉的协同和拮抗作用,控制和调节脊柱的活动。人体站立时,躯体重心向前、后或侧方移动,需要有背肌、腹肌和腰大肌的活动来保持平衡。人体坐位时,腰部肌肉及胸背部肌肉活动比站立时稍强。腹肌和腰肌收缩可使脊柱屈曲,骶棘肌的收缩可以控制这种屈曲活动,脊柱完全屈曲时,骶棘肌不发挥作用。脊柱后伸开始和结束时,背肌显示有较强的活动,而在中间阶段,背肌活动很弱,而腹肌活动随着后伸运动逐渐增加,以控制和调节后伸作用。但极度或强制性后伸动作时,需要伸肌后伸开始和结束时,背肌显示有较强的活动,而在中间阶段,背肌活动很弱,而腹肌活动随着后伸运动逐渐增加,以控制和调节后伸作用。但极度或强制性后伸动作时,需要伸肌的活动。脊柱侧屈时,骶棘肌及腹肌都产生收缩,并由对侧肌肉加以调节。脊柱旋转动作由两侧背肌协同产生,腹肌仅有轻微活动,但臀中肌和阔筋膜张力有强烈活动。

(三)胸腰椎损伤的稳定性与三柱概念

1.胸腰椎损伤可分为稳定性和不稳定性两种类型,骨折合并棘间韧带断裂为不稳定,其余稳定。

2.是否稳定视后方韧带复合结构的完整性,主张胸腰椎损伤分为屈曲型、屈曲旋转型、伸直型和压缩型。

3.由椎管形成的空心柱和椎体形成的实心柱。认为伴有骨折片向后移位的爆裂型骨折是不稳定的,主张前路减压治疗。

4.脊柱三柱分类的概念。比较多数人认为胸腰椎可分成前、中、后三柱,前柱包括前纵韧带、椎体的前2/3、椎间盘的前半部;中柱包括椎体的后1/3、椎间盘的后半部和后纵韧带;后柱包括椎弓、黄韧带、椎间小关节和棘间韧带及棘上韧带。而脊柱的稳定性有赖于中柱的完整性,而 McAfee 认为关键的结构是中柱的骨-韧带复合体,当此结构遭到破坏而后部结构仍完整时,这种损伤属稳定的;伴有后部结构破坏时,损伤是不稳定的。并认为爆裂性骨折均属不稳定性骨折,它易发生晚期脊柱后凸畸形。

5.运动节段的构成由一个椎间盘、后纵韧带小关节囊及韧带、黄韧带和棘间韧带及相邻椎骨构成的运动节段。而椎骨则是被动的,其余的为运动节段是主动成分。

(四)胸腰椎损伤的分类

1.按胸腰段外伤机制分类　①单纯压缩骨折:主要是弯曲压缩应力所致,根据弯曲的方向可分为屈曲压缩和侧向压缩。前者表现为前柱受压力,椎体前部高度压缩<50%,前纵韧带大多完整,后柱承受张力,X线显示椎体后侧皮质完整,高度不变,棘上韧带和棘间韧带在张力较大时可断裂,而中柱作为支点或枢纽而未受累,大部属稳定型。②爆裂型骨折:主要是轴向应力或轴向应力伴屈曲应力作用所致。椎体呈爆炸样裂开,椎体后缘骨折块连椎间盘组织突入椎管,引起椎管狭窄,脊髓或马尾神经受压,但后纵韧带有时仍完整。其后柱亦可受累,椎板发生纵行骨折。X线片可见椎体前高、后高及侧高有不同程度的减少,椎间盘高度可能减少或不变,椎弓根间距增宽。③屈曲牵张型损伤:此型为牵张性剪力所致,是一种经后柱结构水平剪力伴有屈曲应力的损伤,后柱、中柱呈张力性损伤,棘上、棘间韧带、黄韧带甚至后纵韧带断裂,前柱呈轴向屈曲,可发生压缩骨折,也可呈铰链作用不受损伤。严重者椎体可呈切片样裂开、椎弓根断裂。伴水平移位的骨折不稳定,脊髓损伤也较严重。④骨折脱位型:此型损伤是严重暴力所致,机制较为复杂,可由屈曲、剪力、牵张或旋转等复合应力所致。该型累及三柱,造成不同程度的神经损伤。

2.根据三柱体结构损伤分类　①前柱损伤:前纵韧带、椎体及椎间盘的前2/3部分损伤。主要是压缩暴力所致;②中柱损伤:椎体和椎间盘的后1/3及后纵韧带损伤;③后柱损伤:椎弓、椎板、附件及黄韧带、棘间韧带、棘上韧带损伤。

3.根据椎管狭窄或受堵程度分类　Wolter 将椎管经 CT 扫描横断面三等分,1表示椎管狭窄占椎管的1/;3;2表示狭窄占椎管的1/2;3表示椎管狭窄已经完全。

二、病因

(一)交通意外事故

是现代脊髓外伤的首要原因,由于交通发达速度快,发生交通意外时,常致乘员发生脊柱脊髓外伤,乘员系安全带时,躯干固定,头颈随车速移动,碰在挡风玻璃或前座背时,常发生颈脊髓损伤,而未系安全带者,整个躯干随车速移动,发生胸腰椎脊髓损伤较多,或者伤者在车外,被车轮撞击躯干致脊髓损伤。或被车辆辗压过躯干致脊髓损伤,常是无骨折脱位脊髓损伤。

(二)工伤事故

1.高处摔下,例如在楼房建筑施工中,从高处掉下,在楼窗外工作不慎摔下等。是脊髓外伤的第二原因,头向下落地可发生头颅外伤和颈椎脊髓损伤,足落地摔倒,可发生跟骨骨折和脊柱脊髓损伤,臀部着地多发生胸腰椎脊髓损伤。

2.躯干或头颈受砸伤,多见于矿山作业和建筑作业,伤者在站立位或前屈位工作,被掉下的重物砸伤肩背或胸背部,发生胸腰椎脊髓损伤,夜间地震建筑物倒塌,砸压躯干发生脊柱脊髓损伤,如唐山和邢台地震,发生大量脊髓损伤。

(三)运动失误

例如骑马摔伤,从马头处掉下,常系头向下掉下来,多致颈椎脊髓损伤,从马背侧方掉下,常是掉下来或躯干横位掉下,多致胸腰椎脊髓损伤。又如跳水,由于不知水深浅或头向下潜入后,来不及抬头,至头顶撞击水底致颈脊髓损伤。

(四)其他

1.生活中损伤   多见于中老年人,如天黑走路,不小心撞在木杆上或建筑物上;酒后走路不稳,头碰到电杆上;乘车,急刹车头颈部拨动致伤等常致颈椎无骨折脱位脊髓损伤。儿童玩耍,背后被撞击或推拉,可致无骨折脱位脊髓损伤。

2.训练损伤   见于儿童和青年人体操、舞蹈倒立训练,常是脊柱过伸训练,连续做几个之后,发生无骨折脱位脊髓损伤,轻者不全截瘫,重者完全截瘫,应当引起训练时的注意。

3.火器伤   战争中脊柱受投射物损伤,直接损伤或由于投射物高速冲击波致伤脊髓,在平时亦有发生,在某些国家如美国其平时火器性脊髓损伤,已升至交通意外之后的第2位原因占23%,我国平时也有一些发生。

4.锐器伤   近些年来屡有发生,主要是匕首类锐器,从椎间隙中刺入脊髓,可为完全脊横断,亦可为脊髓半侧损伤。

三、脊髓损伤

(一)完全性脊髓损伤

临床表现为完全截瘫,除损伤平面以下感觉、运动完全丧失、排尿排便功能障碍(括约肌失控)之外,骶区骶3、骶4支配区(肛门会阴区)感觉和运动(括约肌)丧失。在圆锥损伤,则仅为括约肌失控、骶区感觉和运动丧失。

(二)不完全脊髓损伤

损伤平面以下感觉与运动功能或括约肌功能不完全丧失,但必须包括骶区感觉存在。

(三)脊髓震荡

为轻度脊髓损伤,开始即呈不完全截瘫,并且在24小时内开始恢复。至6周时,恢复完全,其与不完全脊髓损伤之区别在于前者可完全恢复,而后者恢复不全。

其与脊髓休克的不同,主要是组织病理学不同和预后不同。脊髓震荡的病理改变已于前述,脊髓休克本身无明显病理改变。Rita与Zllis提出脊髓休克本身可能的角色是接收器与突触传递的变化,其常发生在严重脊髓损伤如横断、完全性损伤,其病理改变是脊髓损伤坏死。脊髓休克只是严重脊髓损伤的早期表现,而不是一种损伤类型。

(四)中央脊髓损伤

不完全脊髓损伤,主要见于颈椎后伸损伤或爆裂骨折,其特征是上肢瘫痪重,下肢瘫痪轻,感觉不完全丧失,括约肌可无障碍或轻度障碍,此乃因中央脊髓损伤的范围,主要是中央灰质对白质的影响,近灰质者重,离开灰质近周边者轻,而皮质脊髓侧束和前束中的神经纤维排列,上肢者近中央,下肢者远离中央,故下肢神经纤维受累轻。

中央脊髓损伤的平面并不一致,在爆裂骨折所致者,截瘫平面与骨折平面一致。在后伸损伤所致者,常累及中下颈椎如三角肌麻痹,但麻痹最重者为手肌,特别是手内在肌,可完全瘫痪。

中央脊髓损伤可与脊髓半伤并存,即上下肢均为中央脊髓损伤表现,但可半侧重,而另半侧轻。

(五)脊髓半切伤

常由后关节单侧脱位或横脱位所引起。脊髓半侧遭受损伤,系不完全损伤,伤(同)侧平面以下运动障碍,对侧感觉障碍,括约肌功能多存在,因同侧皮质脊髓束下行受损,而肢体感觉传入脊髓后,交叉至对侧上行,故出现对侧感觉障碍。

(六)前脊髓损伤

脊髓前部遭受损伤,见于颈椎爆裂骨折,骨折块移位突然击入椎管,损伤或压迫前部脊髓。亦见于颈后伸损伤。可以颈椎后伸损伤和爆裂骨折,即可引起中央脊髓损伤,又可致前脊髓损伤,学者的研究是与椎管矢状径有关。当椎管较狭窄时,后伸损伤使椎管进一步变窄,前后挤压脊髓发生中央脊髓损伤;同理,爆裂骨折时,骨折块自前方损伤脊髓,后方因椎管狭窄对脊髓的反作用,使脊髓受前后应力损伤,成为中央脊髓损伤。当椎管较宽时,后伸损伤时脊髓向后弯曲,后方未受挤压而前方被牵拉损伤成为前脊髓损伤。爆裂骨折致伤脊髓前部,因椎管较宽而后方无对冲损伤。

前脊髓损伤的主要表现:伤平面以下大多数运动完全瘫痪,括约肌功能障碍而深部感觉位置保存。此乃因薄束与楔束保存之故。其损伤机制除直接损伤脊髓前部之外,还可有中央动脉损伤,其供养脊髓前2/3,与临床表现相一致。这也是前脊髓损伤运动功能恢复困难的原因之一。

(七)后脊髓损伤

很少见,可见于椎板骨折下陷压迫脊髓后部,感觉障碍包括深感觉丧失,较运动功能障碍严重。

(八)创伤性上升性脊髓缺血损伤

多见于下胸椎损伤,伤后截瘫平面持续上升。有2种表现,伤后截瘫平面与骨折脱位一致。伤后2~3天截瘫平面开始上升,可因呼吸衰竭致死。其余截瘫平面上升3~5节段,大多数在胸7~8平面停止上升,停止时间最晚在伤后23天。病人下肢截瘫一直呈迟缓性而非痉挛性。

(九)无骨折脱位脊髓损伤

其发生率有日渐增多之趋势,可分为四型。

1.儿童颈椎　见于6个月至16岁儿童,8岁以下者过半,多因车祸、高处坠落、牵拉等严重损伤。由于脊柱弹性较大,可发生脊髓损伤而无骨折脱位,脊髓中央损伤约占一半,其他为完全脊髓损伤、不完全脊髓损伤,个别为 Brown Sequard。其一个特点是约一半病例在伤后至脊髓损伤出现有一个潜伏期,时间由数小时至4天。

2.中老年人　以50岁以上多见。轻微损伤如摔伤、碰伤等后伸损伤占大多数,亦可发生于交通事故或高处坠落等,伤后即发生截瘫,中央脊髓损伤约占70%,其他为完全脊髓损伤、不全脊髓损伤、Brown Sequard 和神经根损伤。X线片、CT、MRI 等影像学检查,发现椎管狭窄占70%,前纵韧带损伤,椎间盘突出者过半,后纵韧带出血,棘上韧带断裂等,个别有椎体骨折但无移位.故在X线片上未能显示。脊髓改变有受压、软化、断裂等与临床表现一致。

3.胸椎　主要发生在儿童和青壮年,儿童组指年龄在1~11岁,青壮年为18~38岁。致伤原因系车祸、轧压伤、辗轧伤等严重砸压伤,成人伤后立即截瘫,儿童则半数有潜伏期,自伤2小时~4天才出现截瘫,截瘫平面在上部胸椎者占1/3,在下部胸椎者占2/3,绝大多数为完全截瘫,且系迟缓性软瘫,此乃因大段脊髓坏死所致。

胸椎还有一个特点即胸部或腹部伴发伤较多,可达半数以上,胸部伤主要为多发肋骨骨折和血胸,腹部伤则主要为肝脾破裂出血。胸椎的损伤机制可能有大髓动脉(GMA)损伤,由于胸、腹腔压力剧增致椎管内高压,小动静脉出血而脊髓缺血损伤,部分病例表现为脑脊液中有出血,胸、腹腔被挤高压,可致脊髓损伤。

4.一过性腰瘫   少见,多为青壮年男性,致伤原因有背部撞伤、冰上摔倒、车上摔下、倒立过伸位摔倒等。伤后双下肢不全瘫。X线检查:4例腰椎椎管狭窄,可能是发病的基础因素,经非手术治疗,截瘫完全恢复。

(十)圆锥损伤

大多数人的圆锥位于腰1椎体平面,其上方为脊髓,周围则为腰骶神经根(马尾),胸腰段损伤,腰1爆裂骨折可造成圆锥损伤,亦可造成脊髓和神经根损伤。因此,圆锥损伤可分为三类或三型。

1.脊髓、圆锥、神经根损伤,临床表现为脊髓平面损伤。

2.腰骶神经根圆锥损伤。

3.单纯圆锥损伤。支配下肢的腰骶神经根无损伤.仅表现为圆锥损伤即肛门会阴区感觉障碍,括约肌功能障碍,球海绵体反射和肛门反射消失。第2类马尾神经根损伤一般较圆锥损伤为轻,可获得恢复,即下肢瘫恢复,而遗留括约肌障碍和会阴感觉障碍。MRI可观察到圆锥部损伤改变。

(十一)马尾损伤

腰2以下骨折或骨折脱位,单纯损伤马尾,可为完全损伤或不完全损伤,双侧平面可以一致,亦可不一致。完全损伤时,感觉丧失,运动瘫痪为迟缓性,腱反射消失,包括骶2～4神经损伤者,括约肌功能障碍,球海绵体和肛门反射消失。

(十二)脊髓锐器伤

由于锐器刺伤脊髓,可为全横断或部分横断,MRI可显示脊髓损伤情况,脊椎多无明显损伤,因锐器常从椎间隙或椎间盘刺入。

(十三)脊髓火器伤

弹丸等投射物进入椎管或贯通,系弹丸直接损伤脊髓,多致脊髓横断,椎管外脊椎火器伤如击中椎体、椎弓、棘突、横突等,系弹丸的冲击压力波损伤脊髓,椎骨多系洞穿伤,极少破碎骨折片致伤脊髓。根据脊椎伤部位至椎管的距离和弹丸速度,脊髓损伤程度分为完全脊髓损伤、不完全脊髓损伤和脊髓轻微损伤等。

四、临床症状

(一)脊柱损伤、骨折或骨折脱位

表现为伤部疼痛,活动受限,骨折椎的棘突常有压痛。在明显的压缩骨折或骨折脱位,常见伤椎和上位椎的棘突后凸和压痛,有棘突间韧带撕裂和脱位者,该棘突间隙增宽,严重者棘上韧带同平面腰背筋膜撕伤,可见皮下瘀血。确切的检查诊断,依靠X线等影像学检查。

(二)脊髓损伤

脊髓损伤的表现为截瘫,颈脊髓损伤致上肢和下肢均瘫称四肢瘫,而胸腰脊髓伤则双下肢瘫,称截瘫。各类脊髓损伤的特点已如前述,在完全脊髓损伤和严重不全脊髓损伤病例,伤后可呈现一段脊髓休克期,即损伤节段以下的脊髓,其本身功能应当是存在的。由于损伤,致损伤节段和其以下脊髓功能暂时丧失,表现为感觉丧失,肌肉瘫痪,深浅反射消失等下神经单位损伤,待休克期过后,损伤平面以下脊髓功能恢复,则其支配之肌张力增加,腱反射恢复,由于失去上位神经控制,表现为反射亢进及出现 Babinski 等病理反射。脊髓休克期的长短,依损伤平面和损伤严重程度而定,在颈脊髓严重损伤,脊髓休克期可长达 8 周至 2 个月,而胸椎脊髓损伤的脊髓休克期短得多,肛门反射及阴茎海绵体反射的出现,表示脊髓休克期将过,待下肢腱反射出现,肌肉张力增高和痉挛,则常需更长的时间。

五、诊断

除了仔细询问病史,细心的体格检查以外,尚必须做必要的检查,以期明确损伤的程度,选择合理的治疗方法,并估计其预后及恢复情况,因此正确的诊断是合理治疗的前提。

1.X 线摄片 常规摄正、侧位片,可显示有否骨折脱位,及其程度、范围、部位及有脊髓受压等,必要时尚可加摄点片及斜位片,以观察椎弓根及椎间小关节。少数情况也应有 X 线断层摄影,以期进一步了解病变程度和范围。

2.CT 目前,CT 已成为主要的诊断工具,其优点是:①可以清楚显示骨折的部位及移位的方向、范围,但必须指出,普通的 X 线片是必需的,不能以 CT 替代;②CT 观察中柱损伤情况,尤其是骨折片进入椎管者有独到的优点,若同时三维螺旋 CT 时作影像重建技术,则可以观察椎管的形态,骨折的移位与周围组织的毗邻关系,判定其受压、阻塞等病理状况,尚可测量椎管狭窄的程度,给临床医师提供客观的依据。

3.MRI 与 CT 相似,但效果更好,不但能清楚显示脊椎骨折,而且能显示脊髓损伤的程度,椎管内的出血情况,后期则可显示脊髓软化、创伤后囊肿等。

应该说明,上述三点中只有 X 线片是必需的,但目前 CT 或 MRI 检查已经十分普及也应作为常规检查,好多 X 线及 CT 没有明显椎管狭窄的但 MRI 可清楚显示椎管狭窄脊髓有受压现象。

4.脊髓造影 适用于晚期合并脊髓压迫症状者,可以显示脊髓的外在性压迫。由于是有创检查,且还有过敏情况发生,而 MRI 在临床又相当普及。目前临床上应用越来越少。

5.同位素骨扫描 用以诊断原发性或继发性骨肿瘤,继发病理性骨折者,有助于明确诊断。

6.诱发电位 如有合并脊髓损伤时适用,目的是确定截瘫的程度,用于区别是完全性或不完全性脊髓损伤,现亦可应用以检查运动通道。

六、胸腰椎损伤的治疗

(一)胸腰椎脊柱损伤的急救

胸椎脊柱损伤常合并胸部损伤,病情严重,常伴有肋骨骨折,血气胸,心肺功能障碍。急救的首要问题是保持呼吸道通畅,可在现场进行气管插管,必要时可做气管切开,但上胸椎损伤者尽量避免行气管切开,因部分患者需行前路手术。快速准确地进行全身检查,确定与判断脊柱损伤同脊髓损伤的关系。同时妥善制动,以防再次损伤,应尽可能采用支具或临时固定器具固定后搬动,至少 3 人平抬平放。维持有效血容量,必要时行血压监测,运输中注意生命体征的观察。

(二)保守治疗

对于伴有神经损伤的稳定性骨折,可以采用保守治疗,辅助药物治疗或高压氧治疗。常用药物有皮质类固醇激素,可保持细胞与溶酶体膜的稳定性以及水电解质平衡,减轻脊髓水肿,对抗氧自由基,减轻神经组织损害,于伤后 8 小时内应用甲泼尼龙(甲基强的松龙),首次量 30mg/kg,于 15 分钟内静脉输入,45 分钟后以 5.4mg/kg 体重静脉滴注,连续维持 23 小时,持续用药 3 天。可用利尿剂如呋塞米 20mg 静脉滴注,

6 小时 1 次。进行 3～6 天;20％甘露醇1～2g/kg 体重。快速静脉输入,6 小时 1 次,维持 3～6 天。东莨菪碱,3mg 肌注,每 3～4 小时 1 次,持续 3 天。弥可保针,0.5mg 静脉避光滴注,每日 2 次。

高压氧治疗可以增加血氧浓度,改善组织供氧,减轻脊髓充血水肿。主张早期 4～6 小时开始,以(2.026～2.532)×10Pa(2～2.5atm)的高压氧治疗,每日 2～3 次,每次 90～120 分钟,连续 3 天。当出现全身不适、耳鸣、恶心、头晕、头痛、嗜睡等症状提示氧中毒,应及时进行中断治疗。

(三)胸腰椎损伤伴脊髓损伤的外科治疗

国外学者主张前入路,前外侧入路和后入路减压术,解除脊髓前方或后方的压迫因素。尽管治疗方式不同,其目的是最大限度地恢复脊柱的稳定性,恢复椎管内径解除脊髓受压。最适宜的脊柱内固定器械选用是治疗成功的关键。

1.胸腰椎损伤解剖复位的机制　脊柱生物力学已从两柱理论发展到三柱理论。生物力学实验证明,单纯前柱或后柱破坏,并不足以立即引起脊柱不稳,当破坏中柱时,则脊柱就产生失稳而且又会累及神经组织。现脊柱的三柱理论又将双侧的椎弓根及关节突等组织各分为一柱,从而成为三维立体。当损伤前柱及左或右一个柱时则脊柱就产生不稳。把椎弓根称为脊柱的"静"力核中心,关节突被称为"动"力核中心。

由于脊柱具有三维、六个自由度的运动功能,一旦脊柱损伤后骨组织的移位也是三维的。要使脊柱骨折脱位得到解剖复位,只有贯穿脊柱三柱,控制左右两后柱,对其功能单位施加力和力矩,从而达到三维空间解剖复位。因此,对脊柱骨折脱位,必须沿着脊柱生理弯曲段上施加均匀的轴向撑开力,使前纵韧带、椎间纤维环、后纵韧带等骨的连接装置得到充分紧张,使移位的骨块复位,椎管内复原。同时在损伤平面上下椎施加矢状面上的前后移位、冠状面上的左右移位以及水平面上的旋转等力量,这种综合力量的作用下才可使脊柱充分得到稳定。

2.胸腰椎损伤外科治疗的稳定原理

(1)支撑原理:支撑原理用于防止轴向畸形。用于支撑目的脊柱器械被安放在承受负荷的一侧以及用在需要支持的脊柱部位。支撑钢板发挥减少压缩和剪切力的功能,并且减少转矩力。最大限度的表面接触要求细心地将植入物弯曲与骨表面相一致。螺钉的置入从最接近最大潜在运动区域开始,其余螺钉按顺序依次置入钢板两端。支撑原理常适用于前路颈椎带锁钢板系统。

(2)中和原理:中和原理用于应力遮挡以及减少扭曲、剪力和轴向负荷的目的。它能提高这些构造的稳定性,提供早期重建运动功能的机会。中和原理常包括应用接骨板和固定棒配以多颗螺钉的单纯后方、侧方稳定术,以保护神经结构和融合术的成功。

(3)张力带原理:使用内植入物提供后方张力带要求脊柱有完整的压缩负荷承受牵拉力,张力带原理通过承重柱实现动态加压,从而促进融合。张力带原理应用于颈、腰椎钩板的后方单节段固定或后方钢丝固定。

(4)桥式固定原理:如果承重柱不能承受压缩力,后方固定术就要求有一种足够坚强固定跨过薄弱节段来维持长度以维持脊柱的稳定性。桥式固定原理常应用于安放内固定器械治疗胸腰段爆裂或压缩骨折。内固定在脊柱前柱的愈合并重获结构强度的过程中始终起着桥梁的作用跨越骨折节段。Kaneda 器械目前是前路短节段固定较为理想的内固定器械,国内外应用较为广泛。饶书诚设计的双叶钢板椎体钉,整体形状似骑缝钉,为"U"型钉,用以插入病椎的上下位正常椎体作固定,手术操作相对简单易掌握,但缺乏撑开和压缩力量,难以调整准确复原位置,操作时有力的锤击易产生脊髓震荡,椎体钉固定位置难以掌握,必须一次锤击成功,否则椎体钉容易松动,抗位移和抗旋转能力差。目前前路内固定器械的 WINDOFXI 及侧前路的钢板及钛板在临床上应用较为广泛,且具有应用操作方便及并发症少等优点。但必须指出前路内固定器械应用时,手术操作复杂,创伤大,并发症多,因此选择时应慎重。由于有前路减压直接,手术效果比较理想等优点,目前临床应用较广泛。

(5)固定在椎体和椎弓根部位:固定在椎体和椎弓根部位的内固定器曾经有 Steffee 钢板、Roy-Camille 钢板、Dick 器械、AF 器械、RF 器械、TSRH 器械、Isola 器械等。内固定器械与脊柱牢固连接并可在三维空间施加多种矫正力的内固定方法,唯有通过椎弓根进入椎体固定的螺钉,既可与骨组织呈锚状接触固定,又可有效控制椎体三维空间矫正能力。因此,改进贯穿椎弓根螺钉固定器械的各部件间的连接方式是当今努力的方向。Roy-Camille 及 Steffee 器械的缺点就是螺钉和钢板之间缺乏坚强的连接,固定范围大,螺钉排列平行要求高,缺乏在 Z 轴和 Y 轴上抗旋转和撑开功能,螺钉直径较细易产生断钉。现似乎被椎弓根钉一棒系统取代。Dick 器械是一种万向关节结构系统,真正具备三维空间内多重矫正力的器械,其主要缺点是过于灵活的万向关节使重建的生理弯曲度定量不准确,由于过多的关节固定,易造成早期万向关节松动而致已获得复位的角度丢失。同时钉与棒的直径均较细,长期随访结果发现断钉率较高。RF 器械设计了角度椎弓根螺钉,钉尾为开口的"U"型槽,钉与棒体的直径增粗,在 Y 轴上的矫正力相当大,角度螺钉可达到准确的恢复生理曲度。但该器械过多紧固螺母,操作工具笨拙简陋,术中操作空间小,使用时不方便。

3.对胸椎脊柱损伤的手术　　目的是减压和固定,其有两种方法:间接减压,通过后路的器械使脊柱骨折复位并恢复矢状面的轮廓,对后纵韧带施加牵张力运用韧带的力量使椎体恢复高度,让处于松散状态的前方移位的骨块基本复位;直接减压,通过前方入路,从椎管内取出骨块和椎间盘,在直视下完成对椎管的减压。固定的目的是恢复脊柱稳定,脊柱稳定有赖于对骨和韧带结构的综合考虑,它包括早期稳定和长期稳定。早期稳定决定于内固定,长期稳定决定于骨性融合。尽管内固定技术和方法很多,最终要达到保护神经组织免受异常活动,减少畸形和恢复适当的三维空间结构,恢复适当的生物力学状态,对骨折节段进行力学支持直到骨折愈合,尽量减少融合长度,以及防止矫形的后期丢失。

(1)常用的胸椎脊柱损伤手术减压途径:后路减压术;后外侧减压术;侧方减压术;前路减压术。后方、后外侧减压和侧方减压虽然单一切口可以达到手术减压,恢复脊柱序列,重建脊柱稳定性,创伤小,但仍有潜在的脊髓损伤的危险,后期矫形角度的丢失及脊柱失稳、失衡现象严重。前路减压质量好,范围彻底,神经损伤的危险性小。但前路的手术操作很复杂,创伤大,出血量也大。

(2)常用的胸椎内固定器械及技术:胸椎脊柱损伤的矫形内固定技术有前路和后路器械及技术。后路固定有棘突钢丝固定,棘突钢板螺栓固定,椎板钩棒系统固定和椎根螺钉系统固定。椎板钩棒系统主要有 Harrington 棒、Luque 棒、Moe 棒、Edwards 套棒等;椎弓根螺钉系统有 Dick 钉、RF 钉、AF 钉、CYL 钉、CD 器械、Isola 器械、Moss-Miami 器械、SF 器械、USS 器械、MSS 器械等。

1)后路固定手术适应证:①不完全性胸段脊髓损伤,经影像学检查证实后方有压迫物;②前柱骨折或爆裂骨折,而后部结构未完全破坏的不全瘫者;③无神经损伤的爆裂骨折;④后凸畸形脊柱压缩大于椎体 1/3 的不稳定骨折,前方仍有或无脊髓压迫者,但要求是 2 周内的非陈旧性骨折。

2)后路手术方式:①使用器械固定不做减压的后路复位术;②使用器械固定做减压的后路复位术;③使用后路器械固定再做前路手术;④不使用器械固定后外侧减压术。

3)后路经椎弓根内固定技术:是目前临床上经常使用的一种技术,1963 年法国学者 Roy-Camille 首先报道,近年来已取得长足的进展。胸椎椎弓根一直是植入螺钉的禁区,主要为胸椎椎弓根较腰椎相对狭小,胸段椎管内脊髓充盈饱满,无空余间隙。另外胸段脊柱直接与胸腔毗邻,前方降主动脉,植入螺钉深度掌握不当,易产生严重后果。再者植入螺钉过程中因胸廓、肋骨及肩胛骨关系,C 臂 X 线机观察定位较为困难。但是禁区是相时的,1991 年池永龙等首先报道胸椎椎弓根螺钉植入技术,打破上胸椎椎弓根不可植入的禁区。国内也利用胸椎椎弓根螺钉治疗胸椎损伤,均取得了一定疗效。胸椎椎弓根螺钉的使用使得我们在胸椎疾患治疗方式的选择上拓宽了许多,在治疗结果上也取得了满意的成绩。虽然此类技术复杂,令初学者很难掌握,但实际上大同小异,其基本技术仍然是腰椎的椎弓根钻孔术。

(3)胸椎椎弓根的应用解剖:胸椎椎弓根连接椎体和椎弓,毗邻脊髓和神经根。椎弓根横断面为椭圆形,纵径大于横径。由致密的骨皮质组成,前方与椎体后缘皮质相连,后方与关节突相连,椎弓根中心有薄层骨松质。

1)椎弓根直径:正常的椎弓根直径,左右宽度小而上下高度大,测定椎弓根左右宽度及上下高度最窄处,用以测算可容纳螺钉的粗细直径。Krag 等测量 $T_1 \sim T_{12}$ 椎弓根左右宽度平均为 $4.5 \sim 8.5mm$,T_4、T_5 最窄,而 T_1、T_2、T_{11}、T_{12} 最宽,$T_6 \sim T_{10}$ 几乎一致。而椎弓根高度(矢状面宽度)T_1 最窄,$T_2 \sim T_8$ 几乎一致,而 $T_9 \sim T_{12}$ 最宽。

2)椎弓根的轴向角与倾斜角:正常椎弓根自椎体向后、外、上斜行。椎弓根纵轴与椎体矢状轴间的角称为 E 角,表示椎弓根自后方向前内方的倾斜角,测量结果在 $0 \sim 25°$,T_1 最大逐渐减少,T_{12} 为 0 度左右。椎弓根纵轴与椎体水平面间的夹角称为 f 角,表示椎弓根自后方向前、下方的倾斜角为 $12° \sim 17°$。$T_2 \sim T_{11}$ 的 f 角相差不多,T_1 和 T_{12} 的 f 角较小。

3)椎弓根长度和孔道的长度:椎弓根长度指脊柱后方到椎弓根附着于椎体外的距离约为 $15 \sim 25mm$。椎弓根孔道长度指脊柱后方通过椎弓根延伸到椎体前缘距离,约是 $40 \sim 42mm$。

(4)胸椎椎弓根钻孔点的定位:术中其钻孔点的定位是关键,正常的椎弓根是卵圆形的圆柱体,X 线透视下呈长椭圆形,每个椎弓根有不同的角度。在透视下可见椎弓根的长椭圆形投影截面随体位或 X 线投影角的变化而变化。但 X 线投照角与椎弓根的倾斜角 e 角相一致时,其截面积最大。椎弓根的投影,纵径大于横径,上下方向 $3 \sim 5mm$ 的允许范围,但水平方面则需谨慎,不能内移或过度向内倾斜,以免进入椎管损伤脊髓。

1)Roy-Camille 胸椎弓根钻孔定位法:主张进钉点在下关节突下缘(在关节突下方 1mm),恰在横突中心线上与下关节面中心点的交点。

2)Dick 胸椎弓根钻孔定位法:主张进钉点在小关节突下缘连线与距小关节突向中线外侧 3mm 垂线的交点。Dick 等主张钻孔点稍偏外侧,向内倾斜度稍大,防止了"斜钉效应"。

3)池永龙胸椎弓钻孔定位法:主张进行点在下关节突尖部作垂线与横突上缘水平连线之交点。向内倾斜 $5° \sim 10°$,向下倾斜 $10° \sim 15°$。

(5)经椎弓螺钉技术的并发症

1)螺钉定位不准:定位不准主要原因是未能准确掌握 e 角和 f 角,借助 C 臂 X 线机监测可以大大减少失败率。有条件的应该运用导航系统,可以真正避免定位失误。

2)螺钉选择不当:椎弓根螺钉在胸椎上的应用目前尚无标准。螺钉过粗可以导致椎弓根骨折,偏外可以破坏外侧壁,偏内打破内侧壁,导致脊髓神经损伤。螺钉太细,固定强度不足,易导致断钉、弯钉,术后矫畸率明显丢失。螺根长度过短易脱钉,过长可导致气管、食管、胸导管、主动脉、腔动静脉等损伤。

3)断钉、弯钉:Stoltze 报道 208 例胸椎骨折,8.2%(17 例)出现螺钉折断。Gurr 与 McAfee 报道断钉率为 3%。Cotrel 报道断钉率为 1.7%。多为晚期螺钉的疲劳断裂。也与在固定时的撑开角度过大有关。

4)骨折融合区矫正丢失:胸椎骨折术后 2 年矫正丢失,临床上经常见到其角度不一。

5)肺部感染:Hams 等报道 201 例胸椎损伤,术后 22 例需人工呼吸,其中 82% 术前原有创伤性肺挫伤,37 例(6.8%)肺部感染。

(6)胸椎椎弓根螺钉固定失败或椎弓根损伤后的补救措施:椎弓根破坏后,椎弓根钩被认为是不安全的,横突骨折时应用横突钩也是不合适的。椎弓根螺钉以其安全性、可行性而成为一种有价值的工具。所以椎弓根螺钉的植入就十分重要,一旦发生椎弓根螺钉固定失败,选择补救措施有钉道加用骨水泥灌注,改用大号螺钉。但应防止发生骨水泥将神经组织烧伤。

另外,用于补救的措施是应用不同的手术固定路径或技术。第一个是已被报道过的"进-出-进"技术或椎弓根外技术。第二个是极外侧路径,O.Brein 等考虑到胸椎椎弓螺钉置入的安全性,研究了一种胸椎椎弓根螺钉置入技术即便更外侧的进针点和更倾斜的路径。用经椎弓-肋骨技术术可达到相当好的固定强度。尽管这种"进-出-进"技术可获得经胸椎弓根螺钉 64％的生物力学固定强度,但它仍然远远大于椎板钩的力量。

经椎弓根后外侧减压术:胸椎骨折很多学者采用单纯的后路减压术,这种方法用于骨折脱位或爆裂型骨折存在椎板骨折合并硬膜或神经根受压的患者较为适合。明显的椎管受堵,脊髓受压,有神经症状的或无神经症状的,椎体高度丢失＜50％,后凸＜30°的经椎弓根后外侧减压可能更为适合。经术中 X 线监测定位需减压的骨折节段及椎弓根后正中切口或棘突旁弧形切口,以病椎为中心,分离椎旁肌暴露横突及肋骨和肋横关节,切除横突后剥离肋骨骨膜将其切除 3～5mm,必要时结扎肋间动静脉。这时椎体侧后方就清楚地显露。

根据病情,采用两种减压方法:①保留椎弓根内侧壁完整的脊髓前方减压。咬除横突及椎弓根外侧壁,保留内侧壁及下壁,维持关节突的完整性,采用各种方向有角度地刮匙,刮除椎体后缘皮质前方松骨质(碎骨块),形成空间以利骨块复位。运用刮匙应采用双手旋转操作,刮匙口需远离椎体后缘皮质及硬膜方向运动。必须时应用"下压式刮匙"。应用椎间盘刮匙从终板起刮除上方椎间盘,用长柄髓核钳摘除椎间盘组织。减压后进行复位固定,椎间植骨。②切除椎弓根内侧皮质脊髓前方减压术。如椎弓根内侧皮质未骨折,可用咬骨钳从上缘咬除,如已骨折,除非是更广泛暴露才切除下缘皮质。用冲击复位器将骨碎块推向椎体。应用探针探查前纵韧带和纤维环,观察有无缺损。如有缺损,用刮匙去除椎间盘组织和软骨终板,进行椎间植骨。最后完成内固定装置,再次检查硬膜和椎间隙及椎体序列。除后路椎间隙融合外,采用自体髂骨行后外侧小关节间植骨对提高融合率非常重要。

前路固定指通过适当的手术进路,在椎体前方和侧方进行固定。前路固定常有 Kaneda 器械,Yuan Ⅰ型钢板,Z-plate,KOsTUIK-HaRRINGTON 螺钉棒,AO 钢板,USS 圆棒系统。目前有 WINFIX 系统等。

前路固定的适应证:①不完全性胸段脊髓损伤经影像学证明前方有致压物者;②有明显脊髓前方压迫者;③前柱损伤严重而后部结构破坏不重但有瘫痪情况者;④有进行性脊柱后突畸形及渐进性瘫痪症状出现的;⑤做过后路手术但前方仍有压迫者。

前路的手术方式:①由器械固定的前路减压植骨融合术;②使用后路器械固定后行前路减压植骨融合术;③前路减压植骨融合术后行后路器械固定术。

前路手术入路方式:①胸 1～4 经前路路劈胸骨入路;②胸 5～10 经胸腔入路;③胸 11～12 经胸膜外腹膜后入路;④胸腔镜下或扩大操作口胸腔镜下入路。

前路手术的步骤在此不再描述,内固定方式也较多。应该注意前路经胸腔手术操作复杂,创伤大,出血较多,时常发生并发症。主要并发症有:①出血,椎体节段血管出血,硬膜外静脉丛出血及椎体渗出等;②神经损伤加重,切除压迫脊髓骨块,有可能加重脊髓损伤,或因损伤脊髓前动脉,或损伤 Adamhemicz 动脉而加重脊髓损伤;③硬膜破裂或脑脊液漏;④交感神经链或神经节及胸导管损伤,可引起对侧下肢发凉感或乳糜胸;⑤感染、深部静脉栓塞、肺梗死等。

4.对胸腰段手术的减压及固定　对胸腰段的手术有后路手术和前路手术,以及前路和后路的联合手术。后路手术在临床上应用较广,目前临床上应用器械多以椎弓根器械为主,其他的棒钩等已基本不用也就不进行描述。

(1)后路手术:后路减压手术目前也不应单独进行,由于神经的压迫多来自于前方,继发于后壁的骨折块常常突入椎管内,椎体的压缩骨折致脊柱后突,其硬膜囊通常受前方骨块的牵拉。这种前方畸形只有纠正,才能使神经减压。而椎板的单纯切除仅是后路减压,而且后韧带结构的切除将使脊柱更加不稳,有加重症状的情况发生。

1)间接复位:后突骨块的间接复位技术是指不直接切除突入椎管内的骨块,通过后路手术器械减压后,自然复位。但随着脊柱损伤的术前术后 CT 的广泛应用,中柱的移位被认为是神经受压的主要原因。而间接复位的要求为:①恢复解剖序列;②通过韧带的牵拉复位骨块;③椎体最大程度地前凸,产生的牵开力使椎管内的后突骨折块向前回缩,解除对马尾神经及圆椎的压迫,如后纵韧带完整,则似拉紧的弓弦产生张力使骨块得以复位。但经大量的研究及报道表明,如能在损伤后 4 天内手术,则间接复位最有效。间接复位是神经后路减压方法的选择之一,这种方法较骨块直接复位的优点:①无需神经操作,减少了神经医源性损伤;②无需去除后方骨块或韧带,减少了脊柱不稳。

2)直接复位:直接复位的指征包括:①胸腰椎骨折延迟手术 4~5 天以上;②严重损伤伴后凸骨块大的移位和旋转;③后部纤维环与椎管内骨块分离(MRI 显示),间接复位不起作用;④经术中造影或超声检查显示仍有持续的神经压迫。

3)手术技术:后路直接减压通常切除椎板,经椎弓根入路解除椎体后壁压迫。辨清椎弓根解剖位置,用磨钻或刮匙镂空椎弓根中央,保留皮质壳完整。然后去除椎弓根内壁,小心勿损伤神经根。再在椎体后部挖一槽,仅保留后凸骨块一薄层皮质,然后用角度刮匙或冲击器将后凸骨块复位,此即"蛋壳"减压技术。

也可用后路半椎板切除椎体骨块推挤减压的方法治疗胸腰椎骨折,其手术是将以往的全椎板切除改为半椎板切除。可适当保留小关节,牵开硬膜囊,显露凸入椎管内的骨块,使用特制的适合椎管形状的弧形冲击器如脊柱花刀等。将骨块向前方冲击推挤复位,然后将咬除的椎板骨碎块,植于对侧椎板,同时应用椎弓根螺钉器械内固定。

4)椎弓根螺钉系统:随着脊柱内固定器械的演进,在 20 世纪 80 年代出现了椎弓根螺钉系统用于胸腰椎骨折的稳定。椎弓根螺钉系统,在治疗脊柱骨折上仅需固定损伤椎体上下各一个节段,因此减少非损伤脊柱的融合长度。使用 AO 脊柱内固定器早期令人鼓舞的结果使得各种经椎弓根器械系统广泛应用于治疗胸腰椎骨折,如 Dick、RF、AF、TSRH 等。然而,这阵狂热过后出现的是内固定失败,初期复位的丧失和迟发性后凸畸形,认为其原因可能是爆裂骨折后前柱内在的损伤。通过操纵损伤椎体上下方正常椎体,椎弓根螺钉系统利用二点固定提供前凸和牵张力。由于缺乏后方第三点固定,应力和屈曲力矩集中于螺钉骨界面,这里常发生螺钉折弯或断裂。为减少内固定失败和后凸,必须改进器械和加固前柱。Krag 和 Carl 等建议骨折椎体的上下两个节段固定以减少植入物失效,及通过椎弓根切除椎间盘,同时椎间植骨,或采用经椎弓根对椎体植骨方法来加强前柱。也可以另外手术前路支撑植骨重建前柱。也有人认为固定失败的原因在于骨折后的解剖改变,损伤椎体不能承载,而不是椎弓根螺钉器械。

根据载荷分享分类设立一种评分系统:①椎体损伤的程度;②骨折部骨块移位的程度;③创伤性后凸的程度。使用这一评分系统,从最小的 3 分至最大的 9 分。所有随访中出现固定失败的脊柱损伤,术前评分均在 7 分以上,相比之下,在 6 分以下的骨折,无螺钉失败。根据这一评分,短节段后路器械的最佳选择是前柱完整的屈曲分离损伤,轻度爆裂骨折或评分 6 分以下的骨折脱位。骨折脱位可用后路短节段器械,如果评分 7 分以上,宜用前路手术。

5)钉钩混合结构:为了减少短节段椎弓根螺钉固定胸腰椎骨折植入物失败率,有人推荐增用椎板钩。即在骨折椎下方椎体使用椎弓根螺钉,而在骨折椎上方使用上下椎板钩形成爪形。虽然这要增加融合节段,由于大多为胸椎,故临床上影响不显著。Chiba 等发现增加椎板钩显著地增加器械刚度并吸收部分器械的应变从而减少椎弓根螺钉的弯曲力矩,理论上能减少椎弓根螺钉或器械的变形和临床失败。

(2)前路手术：Hodgson 和 Stock 于 1957 年报道采用前路手术治疗椎体非化脓性骨髓炎，此后被用于治疗不稳定的胸腰椎损伤。不稳定胸腰椎损伤患者治疗的目的包括恢复脊柱的解剖序列和稳定，维持和恢复最大的脊柱运动范围和神经功能。通过早期减压和稳定伴神经损伤的不稳定爆裂骨折，矫正骨折畸形，重建能支撑载荷的前柱。当不完全损伤恢复停滞或进行性神经损害时，神经减压显得必要。后路减压在急性期较易，而在数周后就显得困难，前路手术直接神经减压在急性或慢性期均可施行。

目前多数学者认为前路手术椎管减压可能更充分，伴有神经损害时更应选择前路，但在不同入路的治疗组间，神经改善率相似。而对虽有显著椎管内骨块占位，但无神经症状者，许多骨科医师支持采用姿势、韧带整复、牵引复位等方法间接复位椎管内骨块。

胸腰椎骨折的前路减压手术：通常从左侧腹腔外入路，该入路可以暴露 T_{12}~L_4，而不进入胸腔。患者侧卧位，腰桥抬高，这样便于直达骨折椎。显露骨折椎，定位后，切除骨折椎上下椎间盘，刮除终板软骨。然后用磨钻或骨凿切除粉碎骨折的椎体，显露硬膜囊。左侧椎弓根或神经椎间孔可作为后方神经减压的标志。减压要直至对侧椎弓根或硬膜囊不再受骨块压迫为止。通常保留前方皮质，以防止植骨块外移。可采用多根肋骨条、自体或异体髂骨块，股骨块中充填自体肋骨条植骨。同时加用前路器械如前路钢板及 WINFIX 等，固定邻近节段的上下终板。如果不使用前路器械，则植骨块应制成门臼状，椎体开成凹槽，嵌入上下椎体间。

(3)前后路联合手术：Mumaneni 等介绍了前后路联合手术治疗胸腰椎骨折的方法，推荐的适应证有其中如下几点：

1)前柱损伤：①骨折-脱位损伤；②前中柱伴后方韧带结构损伤。

2)明显的前柱粉碎和高度丢失。

3)严重后凸畸形：胸腹联合切口显露 T_{12}~L_2，通常左侧入路，暴露骨折椎后，行椎体切除，椎管前方减压。彻底减压后撑开椎间隙，纠正后凸，植入钛网或异体骨段，然后前路器械内固定。至于后路稳定，视情况可以在前路完成后同时进行，也可以在前路术后两周进行。后路的固定有多种选择，钢丝、钩及椎弓根螺钉固定。切口选后正中入路，椎弓根螺钉固定时应避免与前路椎体钉相冲突。同时行自体髂骨椎板融合。

(4)微创手术

1)前路微创手术：主要是小切口入路和电子内镜下的手术。但在胸腰段前路显露比胸椎部位的手术还要困难。主要是因肠系膜和肾静脉限制了经腹腔入路到达上腰椎。小切口腹膜外显露发展很快，球囊辅助的腹膜外显露已应用于前路退变性椎间盘病椎间融合，但应用于创伤还有很大争议。尽管内镜技术前景广阔，但在前路复位、植骨、器械应用等方面还存在困难。有学者用扩大操作口电视内镜辅助下前路手术，对胸腰椎结核和创伤，进行病椎切除、植骨、内固定，将小切口(5mm)和内镜技术结合起来，直视下操作，克服了完全内镜下操作技术上的一些困难，同样具有微创手术的特点。

2)后路微创手术：MageT 等采用经皮椎弓根外固定技术，对胸腰椎骨折进行间接复位。但由于存在一系列的缺点，现基本不用。徐华梓、池永龙对经皮椎弓根螺钉技术进行改良，采用内固定的方式，经皮或小切口(5mm)，C 臂 X 线机下定位椎弓根，不剥离椎旁肌，穿刺进针。手术创伤非常小，骨折复位满意，可同时对复位后的骨折椎体进行骨水泥灌注使椎体强化，主要是椎体的轻、中度胸腰椎爆裂骨折或压缩骨折，但应注意由 MRI 检查椎体没有破裂进入椎管内，并以老年人为好。术后可以早期起床活动。

5.手术并发症　胸腰椎骨折手术的常见并发症：①失血过量往往发生在前路手术中，平均失血量明显比后路手术多。术者必须熟练解剖，正确止血，特别对节段血管的结扎和椎管内静脉丛的压迫止血等方法要得当，可以减少出血。②感染感染的发病率虽然很低，如果说万一发生则可能导致内固定失效，骨不愈合等。术前 2 小时内预防性抗生素使用,术中严格无菌操作等均可以降低感染率。③神经根损伤,马尾综合征手术操作不当可能导致神经根或马尾损伤,特别当神经根嵌入椎板时,更易发生枪式样咬骨钳误伤神经根。④脑脊液漏创伤可致硬膜囊撕裂,椎弓根螺钉或减压均可能发生脑脊液漏,严密缝合软组织可以减少脑脊液漏的发生。⑤不融合吸烟可能延迟骨融合,植骨不当,固定不稳定等均可能导致骨不融合。⑥内固定失效内固定器械选择不当,植骨不融合、骨质疏松、感染等均可导致内固定失效。⑦肺炎、气胸、肺挫伤等在前路手术中时有发生,术中仔细解剖剥离胸膜,术后拍背、咳痰等可预防。⑧椎管内骨块残留原因有只做椎板减压,未做脊髓前方骨块减压。减压范围过小,椎管内骨块探查遗漏。只减一侧,另一侧未减压等。⑨骨折椎后凸畸形矫正不良未能正确掌握内固定器械的功能,前柱撑开不够,遗留后凸畸形,或后路纠正后椎体"空壳"致迟发性后凸。

对胸腰椎骨折伴有脊髓损伤的患者初次术后存在明显缺陷;神经症状恢复停滞,椎管内遗留骨片压迫脊髓者;存在其他严重并发症者均应及时进行再手术。

6.对下腰椎骨折的手术治疗的问题　手术指征下腰椎骨折手术治疗的指征不太统一。手术治疗主要取决于神经功能完整性的丧失或神经功能完整性丧失倾向及损伤节段的不稳定以及潜在的不稳定。特别是下腰椎后凸畸形很大程度上是需要手术治疗的重要指征。下腰椎骨折中神经功能的损害较少见,既有神经损害又有明显的后凸畸形行手术干预应被积极考虑。文献已报道划分手术与非手术治疗的界线主要取决于以下几个方面:①受伤椎体高度的丧失;②后凸畸形的成角度数;③骨折碎块在椎管内的堵塞程度。大多数的文献表示 40%～50% 的椎体高度丢失,>50% 的椎管堵塞及 30° 的后凸畸形是手术适应证。但更严格的手术适应证是:50% 以上椎体高度丢失并有 15° 的后凸畸形;25° 以上的后凸畸形并有 50% 的椎管堵塞。

(1)下腰椎压缩性骨折:下腰椎压缩性骨折较爆裂性骨折发病率高,由于下腰椎椎体的后壁比较坚强,且与强大的椎弓根及椎板相连。骨折后椎体后缘高度变化较小。因而发后凸畸形较多,椎管内堵塞的发病率及严重程度均较爆裂型骨折少。因此下腰椎压缩性骨折手术的目的主要是纠正后凸畸形重建脊柱的稳定性。基于这一观点,对于下腰椎压缩性骨折推荐的手术方式为后路椎弓根器械复位加短节段后路融合或前路融合术。至于是否需要行减压术,要取决于患者有无神经损害的情况及椎管内堵塞的情况,通常情况如无神经损害症状、椎管内堵塞<50%,一般可不考虑手术治疗。如需手术通常应用后路手术的椎弓根器械的撑开,并利用后纵韧带的张应力及后凸畸形的纠正都能有效地减轻甚至消灭椎管内堵塞。若患者有神经损害症状或影像学显示椎管内堵塞>50%,则有减压指征。手术是否融合,如何融合,目前最常用、最方便的是后路融合,融合范围为伤椎上下各一个节段。目前临床常发现下腰段压缩性骨折经椎弓根器械撑开复位后,椎体高度可恢复,但椎体内的骨小梁支架结构尚未恢复,椎体呈空壳样变。前、中柱完整性尚未恢复。如不及时重建前、中柱的完整性,早期活动后路内固定会造成因疲劳而内固定物断裂使失败率增高,内固定器拆除后会出现塌陷和矫正度丢失,后凸畸形重现。

(2)下腰椎爆裂骨折:下腰椎的爆裂骨折椎体位呈矢状平面的劈裂。与上腰段或胸腰段脊柱爆裂骨折不同的是下腰椎的爆裂骨折大多数椎弓根均较完整。这点在手术时或在选择内固定器械及脊柱融合时应作为评估的证据。下腰椎爆裂骨折一般继发于轴向应力,至少涉及前柱及中柱。普遍认为 L_5 椎体爆裂骨折的机制为垂直暴力而没有明显的旋转暴力,这是因为 L_5 的位置低于骨盆环,因而受到骨盆环的保护。如有较大的旋转暴力存在,常会导致 L_5 小关节或椎弓根骨折。下腰椎爆裂性骨折常侵及的是前、中柱,骨块突向椎管亦常造成椎管堵塞,因而神经损害概率高于压缩性骨折。对于仅有后凸畸形而无或较少有椎管内堵塞者,主张仅行畸形矫正内固定加融合术。选用的内固定器械也以椎弓根钉、棒系列为多后路椎板钩棒系列已很少用。主要是:①下腰椎生理前凸较大,这使得椎板钩或小关节钩放置不稳,脱钩率高,手术操作也较费时;②后路的钩棒系统确有一定的撑开复位作用,但对恢复下腰椎的生理前凸作用不大;③钩棒系统固定及融合节段均较长,这将导致下腰椎的活动度下降,形成平板背,由此而致的残废率并不比非手术治疗低。故该固定器械已经不用。

下腰椎骨折如伴有神经损害,基本上都是神经根或马尾神经的损害。对于这类损伤的手术治疗方案有分歧,有人主张行前路或侧前路手术,理由是前路手术可直接解除椎管前方的压迫,并可同时行前方植骨。也有人主张后路手术为好,其理由是,后路手术更有利于神经根管的探查及马尾神经的修复,也可以通过后路行前方植骨融合术。有学者认为以后路手术为佳。主要考虑是经后路手术创伤较小,通过椎弓根器械的复位作用常可使椎管前方的骨折自行复位,或大部分复位。还可以使用特殊器械脊柱花刀、内六方螺丝刀等,将椎管前方的骨折块推挤复位。通过后路亦可较方便地行前柱植骨,亦可行后路植骨。但对于下腰椎陈旧性爆裂骨折的手术治疗,绝大多数学者都支持前路手术治疗,原因是此时骨折已愈合。后路椎弓根器械的撑开作用已不复存在或能力不足,椎管前壁的移位骨折也难以通过推挤进行复位,故此时选择前路手术是合适的。

下腰椎骨折脱位少见,往往是在遭受到极大暴力时方可发生。最多见的是 $L_3 \sim L_4$ 节段,罕见于 $L_5 \sim S_1$ 节段。下腰椎骨折脱位除垂直暴力外基本上都还有其他方向的暴力存在,如旋转暴力、剪切暴力等。因此,下腰椎骨折脱位多是由复合暴力产生的。下腰椎骨折脱位的另一特点是,经常伴有小关节突骨折或椎弓、椎板骨折,发生硬脊膜撕裂的也较多见。下腰椎骨折脱位的神经损害主要是神经根损伤及马尾神经损伤,个别神经根性损伤,因此发生完全性瘫痪的少见。

由于下腰椎骨折脱位使脊柱的生理结构遭受了严重破坏,其稳定性极差,且常伴有神经损害,因此外科干预是十分必要的。手术的目的是纠正畸形,恢复下腰椎的生理弧度,重建下腰椎稳定性及尽可能提供神经恢复的最佳环境。手术需复位、固定与减压。

1)复位与固定:下腰椎骨折脱位通常有两种情况。一种是伴有椎体爆裂或压缩骨折的骨折脱位;一种是不伴有椎体爆裂或压缩骨折的骨折脱位。前者在复位与固定时不仅需要考虑到脱位的纠正,还要考虑到椎体爆裂或压缩骨折的高度恢复。手术方式基本同下腰椎爆裂骨折,多选用后路椎弓根钉棒系列,即利用伤椎上下各一椎体作间接复位。后者由于不伴有椎体的爆裂骨折或压缩骨折,在复位与固定时只需在脱位节段的上下椎体间进行复位与固定。需要指出的是,下腰椎脱位复位较困难,常需切除或部分切除小关节方能满意复位。

2)融合:对下腰椎的骨折脱位是很重要的。脊柱器械的固定只是暂时的稳定,这种稳定是不长久的,活动过多必然失效,不稳定会很快重现。只有将其坚强的融合才能稳定。对于伴有椎体爆裂骨折或压缩骨折的骨折脱位,由于其牵涉了两个脊柱运动单元,应进行两个运动单元的融合。不伴有椎体爆裂或压缩骨折的骨折脱位,因其只损伤了一个椎体运动单元,仅行该单元的融合即可。下腰椎由于生理前凸大,运动范围也较大,且在复位时常需要切除或部分切除小关节突,脊柱的稳定性更差,坚强的融合是十分重要的。为保证融合可靠推荐尽量行前路融合或椎间融合。

3)减压:下腰椎骨折脱位神经损害并不少见,但大多是不完全损伤,下腰椎骨折脱位伴有神经损害是否需减压是有争议的。一种理论认为下腰椎骨折脱位的神经损害程度取决于损伤的瞬间,下腰椎椎管宽大在骨折脱位得到纠正后已给神经功能的恢复提供了良好的条件。

器械的选择:下腰椎爆裂骨折的神经损害,明显的后凸畸形和塌陷应该进行外科治疗。绝大多数脊柱损伤的固定原则就是选择合适的内固定装置,直接针对损伤暴力进行反方向的矫形,使脊柱获得正确的排列和稳定性,并进行间接的减压复位。主要是以椎弓根钉杆系统为主,对下腰椎爆裂骨折来说,这一系列的内固定器是较理想的。因为对下腰椎爆裂骨折的手术来讲,纠正畸形十分重要,该系列器械恰恰在这一方面且有其他内固定器械不可比拟的优势,它不但具有较强的恢复伤椎高度的能力,且可先按生理弧度的变化预弯杆或板,或选择合适角度的钉杆连接系统,这样可有效地恢复下腰椎的生理前凸。同样此系列器械也是短节段固定,融合节段短。稍不足的是这类手术在行脊柱融合时其方便和可靠性不如前路器械。对硬膜前方的骨块复位、清除也不如前路手术彻底。但在下腰椎对此要求并不高。对跳跃性腰椎骨折,短节段椎弓根螺钉固定显得更具优越性,它既可矫正畸形,又不影响腰部活动,更不导致平背征。其他系统临床很少使用不再作介绍。

微创手术观念现已得到广大多数学者肯定。下腰椎骨折的微创手术现已在不少医院开展,应用最为广泛的当属经皮椎弓根螺钉内固定术。下腰椎骨折由于神经损害较少,椎体后缘及椎弓根骨折均较少,故较宜行此类手术。

手术适应证:①腰椎压缩性骨折,无神经损害症状,椎体前缘压缩>50%;②下腰椎爆裂性骨折,椎内占位<50%,无神经损害症状。

手术禁忌证:①严重骨折伴脱位者;②有明显神经损害症状需行管内探查术者。

手术操作要点:①麻醉与体位,选择气管插管全麻,俯卧位,可透视手术床;②手术操作,首先将 C 臂 X 线机正位投照,找到伤椎上下椎弓的部位,即眼睛部位。以克氏针垂直位投照,使之投影于眼睛中央,再以克氏针于棘突连线投照,使之投影通过及生理弧度的状况,满意后可做小切口行椎板融合及椎体强化。此术式组织损伤极小,固定可靠,但需要有经验的脊柱外科医师施行。

腰骶关节损伤的治疗是复杂的,绝大部分患者需行手术治疗。手术的主要目的是纠正 L_5 或骶骨骨折所致的后凸畸形,重建腰骶神经探查术。其治疗目前主要应用经后路的复位内固定加植骨融合术,治疗方法与下腰椎治疗基本一样,不再重复介绍。如发现有 $L_5 \sim S_1$ 神经损害和(或)出现大小便功能障碍,则椎管减压、神经探查术必须进行。内固定器材呈现多样化,常用的有椎弓钉杆系列、椎弓根钉板系列、骶骨棒系列及前路钉板、钉棒系统等。

(刘 锣)

第四章　脊柱疾病

第一节　颈椎病

一、颈椎病的病因、病理及发病机制

(一)概述

颈椎病的病因研究是指颈椎等遭受损伤后,造成脊髓、周围神经、血管、肌腱与韧带等损害引起的一系列症状。颈椎病病因较复杂,但多数为外伤所致。

我们研究颈椎病是源于对脑震荡,尤其是对 PCS(脑外伤后综合征)的发病机制的研究。国内外曾提出了多种学说,但都不能较全面解释其复杂的临床症状。如国内外用 CT 及 MRI 观察脑震荡患者脑部的影像,结果发现 15.0％ 左右系脑挫伤,而多数患者脑部正常,致使有人认为 PCS 完全属于"心理因素"或"支持精神因素"。综观脑震荡的病史,一部分患者经 1～2 个月后症状完全缓解;一部分患者症状持续 3 个月至数年乃至 20 年成为 PCS。脑震荡急性期症状完全缓解后,其中有一部分患者数月、数年后由于轻重不同的外伤诱因,症状又复现。对于 PCS 按精神因素治疗,有的初用药有效,继而失效;有的改换多种药物均无效。这些患者用 X 射线颈椎多方位拍照,发现均有寰枢椎半脱位等颈椎异常改变。应用颈-枕带牵引和手法整复治疗,除极少数(1.4％)不能耐受而中断治疗外,绝大部分(98.6％)有效。症状完全消失者复查颈椎 X 射线片,移位的齿突复位居中,颈椎顺列恢复正常、螺旋移位的椎体得以纠正、缩小的椎间孔扩大。通过大耳白兔实验得知脑震荡后齿突均发生移位,且延髓下部及上颈髓水肿较明显,频度亦高。说明脑外伤均伴发颈外伤。寰枢椎半脱位等是脑震荡的主要发病机制,PCS 的发病机制主要是持续存在的寰枢椎半脱位等颈椎异常改变,刺激、牵拉或压迫交感神经的传出纤维,直接引起或因血管尤其是脑血管舒缩障碍,脑部供血异常而产生一系列临床症状。

1983 年美国 Parker 手治法研究会在广州作学术交流时,在该会所散发的《脊柱错位引起的症状》文中,说明脊柱错位后可导致神经根、交感神经、椎动脉或脊髓损害,并出现相应的内脏症状。某学者在《颈椎综合征》一书中亦有颈椎病可引起头、眼、耳、喉、胸部及心脏等器官症状的记载。苏联谢尔巴克及其学派对节段反射理疗法进行了深入的研究,指出了颈交感神经区域电疗有调节大脑及器官营养过程的作用。现代医学生理解剖学为颈椎病等脊柱病因学提供了有力的理论基础。我们通过长期临床研究,发现外伤可以直接引起颈椎异常改变(寰枢椎半脱位、颈椎间盘突出、$C_3 \sim T_1$ 椎体水平移位及螺旋式移位、颈椎间孔缩小等),出现一系列临床症状及体征。外伤当时可不出现临床症状或症状轻微,久之,导致或加重颈椎退行性变(颈椎间盘变性、骨质增生、韧带钙化、椎间孔缩小)等病变在不同诱因下而发生临床症状,其症状的

复杂性又远远超出了传统性"颈椎病"的范畴,如交感神经功能失调所致各种内脏症状。实践证明许多被诊断为神经症、偏头痛、风湿痛、肩周炎、网球肘、原因不明胸痛、背痛、心悸、失眠、多梦、面偏侧萎缩症、多动症、顽固性呃逆及运动神经元病中的一部分都与颈椎病有关。

(二)病因及发病机制

颈椎病的病因甚多,主要的是急、慢性损伤。某学者在"The Cervical Syndron"中曾统计了 8000 例颈椎病患者,其中 90.0% 的病例与外伤有关。我们在 2000 多例颈椎病的病因调查中发现:约 65.0% 的病例有头颈部急性外伤史,35.0% 有慢性损伤史。换言之,100% 的病例均有头颈部急、慢性外伤史。其中,约 25.0% 还伴有反复的或长期的咽喉部炎症或颈部的其他炎症史,另有部分伴有棘突分割不全、椎体融合、寰枕融合、椎管狭窄等先天性异常。由此可见,颈椎病的主要病因是外伤,其次是炎症与先天性异常。至于颈椎的退行性变,传统认为是颈椎病发病的主要原因,主要依据是随着年龄的增长,颈椎退行性变的概率增高。而某学者早在 1944 年报告 12 例颈椎间盘突出的病例,中央型往往是由外伤所致,而侧方突出者起病慢,有退行性改变。我们曾遇 80 岁老翁颈椎 5 位片均正常,毫无退行性变的迹象,而 10 岁前曾有头部外伤史的 26 岁男性,6 年前出现头痛、颈部僵硬,X 射线显示寰枢椎半脱位、C_4 棘突偏歪和属于退行性改变的项韧带钙化。因此会让人推测颈椎退行性改变,可能是外伤、炎症等历时长久后的结果。不然,20 岁颈椎尚未发育成熟,怎会发生退行性变呢?外伤、炎症可导致与加速颈椎的退行性变,颈椎的退行性变又可在轻微的外伤等诱因下引起或进一步加重临床症状和体征。

1.头颈部外伤

(1)急性损伤

1)由高处跌下:如由房上、树上、楼梯上、山上、建筑支架上跌下,跳水(水浅),婴幼儿由大人怀中抱着蹿跳时跨越大人肩部头朝下跌于地面,儿童在沙发、床上蹦跳头着地跌下等。

2)碰击:砖、水泥块或其他抛物碰击,头碰墙、树,车祸,滑倒头碰地,拳击,棍、锤击头部,尤其车祸随交通的发展日渐增多。

3)自然灾害:地震、龙卷风、海啸等所造成的意外。

4)鞭索式伤:如急刹车或向前跌跤时手撑地导致颈部鞭索式伤。

5)医源性损伤:不得法的推拿等手法操作。

由于伤的轻重不一,其后果亦不一致。

①严重损伤:多系强烈暴力所致。除造成颅内出血、脑挫伤、脑震荡外,依力的方向与人体状态不同,而引起颈椎屈曲型、过伸型及螺旋性损伤,由于其主要表现为骨折与脱位等严重后果,常需神经外科和骨科紧急处理。

②一般性损伤:多指常规检查未发现颅脑挫伤和颈椎骨关节有明显器质性改变的损伤,事实上某些并不强烈的损伤,却出人意料地引起死亡或四肢瘫痪的严重后果。如一非常受宠爱从未受过大人责打的男孩,非要吃马路对面所售之冰糕,因过往车辆多,其父母再三劝说让其等车过完后再买,该男孩不听,非要拉着大人的手过马路不可,其父用手向其头部拍了一掌,竟然导致颅内出血等而死亡。不得法的手法操作导致四肢瘫痪等并不罕见,而有些剧烈的外伤,并不一定都出现严重的后果,这除与患者本身的状态有关外,还与多种因素有关。

a.急性髓核突出:依其突出程度不同及椎管矢状径差异而症状不一。严重者,可直接压迫脊髓或血管导致瘫痪。但是,多数表现为椎管前方形成高压、韧带骨膜下撕裂、出血,甚至硬膜外出血而刺激窦椎神经,出现根性或颈部症状。

b.寰枢椎半脱位:作用于头颈后部的外力均可能导致寰枢后韧带撕裂而引起齿突向后脱位。重者造成高颈髓损伤,死亡率较高;轻者不压迫脊髓,由于刺激交感神经传出纤维引起头痛、头晕等症状。头部侧方受外力,易导致齿突向侧方移位,刺激、牵拉或压迫交感神经传出纤维,引起头痛、头晕、神经症群及肢体感觉、运动障碍等。齿突单纯后方半脱位少见,多与侧方半脱位并存,即齿突双相半脱位,临床表现与明显的齿突侧方半脱位相似。

c.颈椎螺旋式移位:多见于头颈部受到旋转式外力引起,如从高山或楼梯上滚下。在脊柱的运动节段轴向受扭的试验中发现,扭矩和转角变形之间的关系曲线呈"S"形,明显地分为 3 个部分:在初始部分为 0°～3°变形,只要很小的扭矩即可产生;在中间部分为 3°～12°的扭转,这部分扭矩和转角之间存在着线形关系;在最后部分,扭转 20°左右发生错位。一般地说,较大的椎间盘能够承受较大的扭矩,圆形的椎间盘比椭圆形的椎间盘承受强度大。螺旋式外力可引起关节突关节脱位,可发生在一侧,亦可两侧同时脱位。单侧脱位是由于生理性的侧弯与轴向旋转耦合,棘突向脊柱生理弯曲的凸侧移动,一侧关节突向下方移位,另一侧向上方移动并且发生脱位。双侧关节突关节脱位见于屈曲损伤,主要损伤力量为一个矢状面的屈曲弯矩,后侧的附件承受伸展载荷,上位椎骨的下关节突向上向前骑跨在下位椎骨的上关节突上。当颈椎发生螺旋式移位时用手触摸可发现棘上韧带剥离,X 射线正位片显示棘突向一侧偏移,斜位片相应的一侧或双侧椎间孔亦可发生变形与缩小。$C_{2\sim7}$均可发生,少则 1 个,多则 2 个至数个同时偏移,临床表现除根性症状外,主要是交感神经功能障碍所致的一系列症状。

d.生理曲度消失:颈椎局部肌肉、韧带或椎间盘多节损伤所造成的颈椎椎节不稳,使颈椎失去正常的曲度,轻者称为颈椎生理曲度变直,较重者称为生理曲度消失,甚至造成颈椎后凸。由于颈椎曲度的改变可刺激、牵拉交感神经传出纤维,交感神经功能障碍进而导致脑部血管,尤其是椎-基底动脉系血管舒缩障碍,或由于颈椎顺列改变直接影响了脑部供血。轻者可暂无临床症状,仅是诱发或加剧颈椎的退行性变;较重者当低头工作、学习历时稍长即感颈部不适或酸困、头昏;再重者则出现头痛、记忆力减退、注意力不集中、睡眠障碍等神经症群。需要注意的是临床表现轻重不是与颈椎曲度改变的程度呈正相关,这除个体因素之外,生理曲度消失者还常伴有齿突偏移或(和)椎间孔缩小等因素。

e.脊髓前中央动脉综合征:多系在椎管狭窄基础上,颈椎突然前屈,椎间盘后方突出的髓核或骨赘压迫脊髓前方中央动脉导致的血管内血流受阻,脊髓前中央动脉缺血引起突发性四肢瘫痪。

f.急性脊髓沟动脉综合征:发病机制与前者相同,唯受压者是脊髓前中央动脉的分支,即沟动脉,出现以上肢瘫痪为主而下肢较轻的临床特征。

g.急性中央管综合征:在颈椎过度仰伸时,由于已有退变、增厚的黄韧带突向椎管,以致脊髓中央管处遭受高压,引起中央管周围局部水肿、渗出与出血性改变。临床表现主要为上肢瘫痪重于下肢,温度觉消失及 X 射线片上显示椎体前间隙阴影增宽三大特点。

h.前纵韧带扭伤:可视为轻度过伸性损伤,由于尚未波及椎管内其他组织,因此症状轻微。颈椎动力性拍片可发现颈椎不稳及椎体前阴影增宽。

i.单纯颈椎不稳:系指不伴有其他症状,仅仅由于颈椎局部肌肉、韧带或椎间盘的一般性损伤所造成的颈椎椎节不稳,尽管目前无症状,但可诱发或加剧颈椎的退行性变。

g.椎间孔缩:小传统认为椎间孔缩小系由颈椎退行性变,尤其是骨质增生等引起。实质上,外伤导致颈椎水平性移位,特别是螺旋式移位引起者更常见。后者引起的椎间孔改变不很突出时,多被影像学工学者所忽视。椎间孔缩小不仅因机械性因素出现根性症状,而且还可因神经因素而出现头痛、头晕等症状。

k.无症状患者:外伤后无明显症状与体征。尽管如此,对此种病例仍应注意观察,嘱其适当保护,防止再次受伤。依我们调查时采用 3 部 5 处 11 点压痛试验可有阳性所见,必要时拍照颈椎正、侧、双斜与张口 5 位片有助及早诊断。

（2）慢性外伤

1）高枕：长期高枕会使悬空的颈部遭受慢性损伤，当过累或饮酒后熟睡，更易导致颈部肌肉、肌腱、韧带及椎间盘的损伤。

2）长期低头：长期低头学习、工作或强迫姿势下作重体力劳动。

3）反复轻撞击：如拳击、足球运动员的头顶球，练气功者的砖击头。

4）抱颈：青少年喜搂抱颈部行走，尤其突然的反复搂抱与夫妻过性生活时互抱颈部均易造成颈部反复的慢性损伤。

5）超负重：超负荷的抬、挑重物及预备运动不够的体育活动，如掷铁饼、铅球、手榴弹及单杠、吊环等。

2.炎症

（1）咽喉部炎症：反复的咽喉部炎症等会使上颈部关节囊及其韧带充血、松弛、骨质脱钙等，在一定诱因下，可发生关节半脱位，如寰枢椎半脱位等。

（2）其他：类风湿、强直性脊柱炎及其他感染性脊柱炎。

3.先天性畸形

（1）先天性颈椎椎管狭窄：颈椎椎管矢状径狭窄明显者即可导致脊髓及神经根受刺激或压迫，出现相应的临床症状。较轻者可暂无不适，当受到急、慢性损伤时，则易产生临床症状。

（2）先天性颈椎不稳：引起颈椎不稳的先天性畸形有：

1）先天性枕颈融合。

2）先天性齿突畸形。

3）先天性寰椎后弓缺如。

4）先天性短颈畸形。

5）先天性椎体融合。

6）先天性棘突分割不全。

7）其他畸形。如副枕骨畸形、寰椎后方椎动脉沟骨环形成、前寰椎或副枕骨畸形等均与上颈椎不稳有关，先天性椎体融合、棘突分割不全，易伴有下颈椎不稳。

先天性畸形患者抗外伤能力降低，较轻的外伤即可导致齿突偏移、棘突偏移、椎间盘突出等颈椎的其他病理改变。

4.颈椎退行性变

（1）椎间盘变性：传统认为纤维环变性、细胞脱水与体积缩小所造成的椎节不稳是引起与加速髓核退变的主要因素，前纵韧带、后纵韧带等主要韧带随之出现退变、关节松动、髓核突出。究竟是椎间盘先有变性后有髓核突出，还是先有髓核突出而后有变性，值得进一步研究。从我们观察到的外伤引起寰枢椎半脱位伴有椎间隙变窄的22例青、少年患者，MRI证实21例有颈椎间盘突出。少年人椎间盘尚未发育成熟，不可能退变，青年人椎间盘刚刚发育成熟，即使有退变，亦很轻微，其椎间隙变窄应是髓核突出的结果。这可能提示外伤重者直接导致颈椎间盘突出，轻者可引起或加速椎间盘膨出。从传统的理论上讲，退变的椎间盘容易发生髓核突出。但同时观察的28例中，老年人外伤后椎间隙变窄者MRI证实髓核突出25例，并不比青、少年人高。因病例较少，代表性不足，但至少可提示外伤是颈椎间盘突出的主要因素，由此推测颈椎退行性变可能为颈椎外伤长久后之继发性改变。早在1944年Spurling等报道了12例颈椎间盘突出的病例，他们认为中央型者，其发病往往由外伤所致，亦说明先有外伤导致髓核突出，可惜数十年还未引起同仁们注意与重视。

（2）骨刺形成：椎间盘突出的相应椎体的下、上后缘常常伴有骨刺形成。多认为是突出的髓核及其引起的骨膜下血肿,久之韧带、椎间隙血肿机化,进而钙化而成。骨刺的早发部位多见于两侧钩突,其次为关节边缘,椎体的下后缘、上后缘、侧后缘及前缘。突向椎管内的骨刺,当椎管矢状径小时易压迫脊髓或脊髓前动脉而出现长束征;突向椎间孔的骨刺致使其矢状径缩小,刺激根袖而出现根性症状,或横突孔横径亦缩小,压迫椎动脉而引起椎-基底动脉缺血症状;钩突的增生限制了颈部的侧屈,患者会感到颈部不适,更重要的是导致椎动脉供血不足的发作;突向前方的巨大骨刺或伴有食管炎症时,易造成食管痉挛或机械性压迫,出现吞咽困难。

（3）韧带钙化

1）前纵韧带钙化:由于椎体间关节的超限运动等引起前纵韧带松弛、韧带下出血及髓核前移、突出,在形成椎节前方骨刺的同时,局部的韧带亦随之钙化。影像学上较常见,有临床症状者仅占 $1.0\%\sim3.0\%$。范围广泛者,主要影响颈椎的伸屈活动。

2）颈部黄韧带钙化:以 $C_{5\sim6}$、$C_{4\sim5}$ 为多见,常与椎管狭窄或椎间隙骨刺形成并存。可有颈痛、上肢麻木感,待脊髓受压后出现轻重不同的截瘫。

3）颈椎间盘钙化:推测与颈部外伤、供血障碍及感染等有关。患者主要感觉颈部疼痛及活动不适感,偶有吞咽时出现异物感,可伴全身无力。一般为单发,半数以上位于 $C_{3\sim4}$,颈椎正、侧位片上均可清晰显示颈椎间盘有钙化阴影。

4）项韧带钙化:韧带外伤历时较长后的变化,常伴有颈椎其他异常,故难判定。

（4）神经、血管改变

1）神经根:由于钩椎关节与椎体侧面后缘之骨刺、关节不稳及突出的髓核等刺激,压迫神经根而发生病变。早期为根袖处水肿、渗出等反应性无菌性炎症,此为可逆性改变,能及时消除致病因素则症状消失,且不残留后遗症状。如压力持续存在,可继发粘连性蛛网膜炎,而且此处亦是蛛网膜炎最早发生及最好发的部位。根袖在椎管内的正常活动度为 $6.4\sim12.8mm$.如蛛网膜粘连形成,当颈椎活动时由于牵拉引起或加重对神经根的刺激。进一步发展,根袖可出现纤维化。这种继发性病理改变又可进一步加重局部的压力,并造成神经根处的缺血性改变。缺血又可加重病情,构成恶性循环,最后神经根本身出现明显的退行性改变,甚至发生变性。位于局部的交感神经节后纤维可同时受累,临床上呈现相应的症状。

2）脊髓:变化复杂,除了后突之髓核和骨刺对脊髓所造成的刺激与压迫外,椎体间关节的前后滑动所出现的“嵌挟”,尤其是在伴有黄韧带肥厚、内陷的情况下,即可引起脊髓受压的病理改变。早期仅仅由于脊髓前中央动脉或沟动脉等血管受压,尽管也可出现严重的症状,但只要除去对血管的致压物即可迅速消失。如果血管受压时间较久,则出现纤维化、管壁增厚、血栓形成等器质性改变而不易恢复。造成这种病变的致压物大多位于椎体后缘中央处,如系中央旁或侧方,则主要压迫脊髓前方的前角与前索,出现一侧或双侧的肌肉萎缩或锥体束征,而来自后方或侧后方的致压物,主要表现以感觉障碍为主。若伴有蛛网膜粘连,粘连着血管呈现脊髓血管病的临床表现,粘连纤维化呈条索状,可压迫脊髓导致脊髓横贯性损伤症状,粘连包裹脑脊液形成囊肿可压迫脊髓出现局部受压征或横贯性损伤征。

脊髓本身病理改变的程度取决于压力的强度与持续时间,超过脊髓的耐受性则逐渐出现变性、软化及纤维化,甚至形成空洞与囊性变。脊髓一旦发生变性,任何疗法均难以根治,最多只能使其停止发展或延缓发展。

3）椎动脉:在涉及椎动脉病理改变判定之前,必须对患者全身的血管情况加以详细了解,以排除由于血管粥样硬化或高血压动脉硬化所产生的局部症状。

椎动脉较为深在,钩突关节增生或变位易导致其血液循环障碍。寰枢椎半脱位所致者很常见,以前常被忽视。尤其青、少年的发作性头晕,除去后颅凹病变之外,应首先考虑到是由于寰枢椎半脱位刺激、牵拉或压迫交感神经传出纤维,交感神经功能失常,继而导致椎动脉舒缩障碍而产生前庭系统等缺血症状。另外由于椎间盘变性,颈椎长度缩短或颈椎顺列不良而致椎动脉折曲、牵拉、管腔狭窄,也可引起颅内供血减少而出现症状,如锥体交叉处突然缺血而发生猝倒症。

(三)颈椎病的疼痛特点及发病机制

颈椎病易引起疼痛。按部位分,有局部痛,亦可表现为全身性疼痛;按疼痛性质分,有肌肉性、血管性、骨质性、神经性。神经性又分自主神经性和躯体神经性,或二者均有。

1.局部痛　分头部痛、颈部痛、头颈部痛。

(1)头痛:可表现为颞部、额部、眶部、鼻部、一侧头部、后枕部、头顶部、全头不定处痛或全头痛。引起疼痛的因素有交感性、躯体神经性和血管性。其疼痛性质复杂多样,可有跳痛、胀痛、隐痛、串痛、牵拉性痛和放射性痛。

1)交感神经性头痛:多见于有颅颈外伤史的青、少年患者,常由于寰枢椎半脱位或颈椎螺旋式移位,刺激、牵拉及压迫上颈节或中颈节交感神经传出纤维直接引起头痛,或由于交感神经功能失调,进而导致颅内血管舒缩障碍,表现为血管性头痛,或由于两者之因素致使脑内 β-内啡肽等内源性镇痛物质分泌减少,痛阈降低,一些轻微诱因即可引起关痛。

2)躯体神经性头痛:寰枢椎半脱位或钩突关节增生,刺激 C_1、C_2 躯体感觉纤维,出现后枕部一侧或双侧牵拉性或闪电样痛,可放射到头顶部,如颈椎性枕大神经痛。

3)血管性头痛:主要是颈椎顺列改变,钩突增生,横突孔缩小,椎间盘突出、变性及颈椎螺旋式移位等致使椎动脉受牵拉,扭曲,管腔狭窄,供血不足等,造成一侧发作性头痛。其特点是:①多为局限在一侧颞部或额部短暂发作性跳痛或灼痛;②常伴眩晕;③发作多与旋颈、颈部侧弯有关;④常伴有交感神经功能障碍的其他症状;⑤少数病例偶尔发生猝倒。

(2)颈部痛:颈部局部疼痛的部位较深,多与病变的椎节相一致,常呈钝痛、隐痛或酸痛,少数也可为刺痛。其发病机制为:

1)肌源性:由于椎间关节的变位引起颈部肌肉平衡失调,因此晨起时多见,并与睡眠时姿势不当有密切关系,可反复出现"落枕"症状。

2)窦椎神经受刺激:窦椎神经末梢广泛分散在后纵韧带及根袖处,当髓核后突或侧后突时刺激后纵韧带上的窦椎神经末梢而出现局部疼痛。多为针刺样痛,有时可伴有放射性痛,其中与交感神经传出纤维受刺激亦有关系。若为新发之颈椎间盘突出,在肩胛骨内侧缘之外侧"膀胱经"的经络上常可发现压痛。

3)骨质增生:主要是椎体关节发生的骨刺刺激或压迫交感神经传出纤维及躯体神经后根纤维所致。以此种原因为主者,多于晨起时为重,活动后可以缓解。

2.放射痛　放射痛原称投射性疼痛,现常称之为放射性痛。

(1)躯体性放射痛:躯体性放射痛即沿上臂向前臂及手部放射性疼痛,其走行多与神经分布相一致。主要是脊神经根受刺激、牵拉或压迫所致。有以下 4 个特点:①疼痛的分布区与患节的脊神经分布区相一致;②多为刺痛,常伴有麻、木感觉;③凡进行加重该脊神经受压或牵拉的试验均可诱发及加重疼痛;④在该根节末梢区可查出痛觉过敏或减退。

(2)交感性放射痛:颈椎病患者,若病变刺激了颈交感神经传出纤维,不仅头部、颈部、背部、胸部,而且上、下肢亦会出现放射性疼痛,有的会放射到足外侧缘,出现灼性疼痛,被褥触及即可引起剧痛。按解剖常识分析,足部痛,除了排除局部因素外应首先考虑腰部疾病,此类患者腰骶部及其以下多方面检查均无异常,成为久治不愈的疑难顽症。交感性放射痛的特点:①按一般解剖生理学知识不能解释,只有了解了交感神经传出纤维在全身呈复杂的网络性分布的新见解才能解释;②其疼痛可突然发生,持续数天乃至数月,可不知不觉地消失,且可反复出现;③只有主观的疼痛、麻、木感觉,客观检查多无感觉障碍;④局部检查能除外其他病因;⑤颈椎正规牵引和手法整复治疗或配合理疗疗效可靠。

3.扩散性痛 扩散性痛与放射性痛不同,它是指某一神经分支受累所致的疼痛放散到另一分支支配区。如 C_6 脊膜返回支受刺激或压迫时,不仅出现该支分布区的颈深部痛,而且还扩散到 C_6 脊神经分布区手部桡侧出现疼痛。此扩散性痛,在颈椎病早期较为多见。

4.牵涉痛 牵涉痛指颈髓节段受累引起相应节段内脏区的疼痛,例如,下颈椎病变时,在上肢出现症状的同时,还伴发心绞痛、胃痛等。这与内脏病刺激感受器,经交感神经纤维走入交感总干,再经交通支进入后根和脊髓后角的感觉细胞,疼痛发生在相应节所投射的皮肤分布区的牵涉痛的机制恰相反。所以牵涉痛也是刺激扩散的结果,后者是由交感神经扩散到躯体感觉神经的皮肤分布区,前者是刺激了躯体感觉神经纤维扩散到交感神经传出纤维的分布区,或是交感神经传出纤维同节段直接扩散的结果。

二、颈椎病治疗学

颈椎病的治疗分手术治疗法和非手术治疗法两大类。而手术疗法虽然逐年改进,近年来有长足发展,而颈椎病需要手术治疗者仅为少数,但是,临床过度手术者颇为常见。有关内容在脊髓型颈椎病和暴力性颈椎外伤等章节内叙述。本节重点介绍颈椎病的非手术疗法。非手术治疗总有效率可达98.6%,疗效优良者可达70.0%～80.8%。特别是中西医结合治疗,为本病开辟了广阔的治疗前景。非手术治疗有其独特的优点,多数不需要住院,患者痛苦小、花费少,不破坏正常解剖结构,可选定一种方法或多种方法综合治疗。

(一)牵引治疗

牵引治疗是治疗颈椎病的常用有效措施之一,已被国内外广泛采用,牵引的效果与牵引方法、牵引力、牵引角度和时间等因素有密切关系。

1.作用机制 牵引治疗的主要目的是纠正已破坏的颈椎内外平衡,恢复颈椎的正常解剖关系和功能,其作用机制是:

(1)解除颈部肌肉痉挛。

(2)纠正寰枢椎及下段颈椎半脱位,减缓其对交感神经纤维的压迫、牵拉与刺激。

(3)使椎间隙增宽,负压增大,缓冲椎间盘组织向周缘的外突力,有利于已外突的髓核及纤维环复位,经观察牵引后椎间隙可增宽2.5～5mm,有利于突出的椎间盘复位。

(4)增大椎间孔使神经根所受的挤压得以缓解,松解神经根和关节囊的粘连。

(5)促使水肿消退,改善和恢复钩椎关节与神经根、交感神经传出纤维间位置关系,起到减压作用。

(6)拉开被嵌顿的小关节囊,纠正小关节错位。

(7)拉长颈椎管纵径,总长度可增加10mm以上,使迂曲的颈脊髓和椎动脉得以伸展,改善椎-基底动脉的血液循环。

(8)使迂曲、皱褶或钙化韧带减张,减缓对脊髓及脊髓动脉的压迫。

(9)由于纠正了颈椎的异常改变,缓解其对交感神经传出纤维刺激及压迫,使交感神经功能恢复正常,缓解了头痛、心前区痛、胸痛、背痛与肢体痛,进而使椎-基底动脉供血改善,缓解头晕、睡眠障碍及记忆力减退等。

2.适应证 分绝对适应证与相对适应证:

(1)绝对适应证

1)颈椎性头痛。

2)颈椎性头晕。

3)颈椎性神经症群。

4)颈椎性肢体麻、木、痛等感觉异常。

5)颈椎性肢体无力与肌肉萎缩等。

6)交感型颈椎痛。

7)早期脊髓型颈椎病。

8)椎-基底动脉型颈椎病。

9)混合型颈椎病。

10)颈椎性眼、耳鼻喉、皮肤、口腔、心血管、呼吸、消化、内分泌、血液、妇、儿、普外、骨外、神外、神内与精神等各种有关病症。

(2)相对适应证

1)椎管狭窄。

2)中、重度椎-基底动脉供血不足。

3)椎体大型骨赘及骨桥形成。

4)椎体先天性分割不全。

5)棘突先天性分割不全。

6)晚期脊髓型颈椎病。

3.禁忌证

(1)绝对禁忌证

1)颈椎肿瘤。

2)颈椎结核。

3)颈椎各种化脓性感染。

(2)相对禁忌证

1)重度椎管狭窄。

2)重度椎-基底动脉供血不足。

3)局部感染。

4)下颌关节炎。

5)颈椎严重畸形。

4.牵引姿势　分坐式、卧式和吊式 3 种。

(1)坐式:简便易行,多采用。其优点是:①易于调整重量与角度;②有利于配合手法复位和按摩。

(2)卧式:对颈椎合并急性损伤者较为方便。

(3)吊式:很少使用,但等重量牵引时可以采用,而且节省时间。

5.牵引器具　牵引器具种类繁多,市场出售的有颈部支架、充气囊、四头带、杠杆-滑轮-四头带、颅骨牵引、机械式及电子式牵引等。

(1)颈部支架:颈部支架比较方便,可在门诊,亦可在家牵引,但实践证明效果多不好,现门诊已不再用。

(2)充气囊:充气囊亦较方便,但由于充气后患者头部处于后仰位,对于颈椎间盘突出及齿突后方半脱位者可以应用,对于齿突侧方半脱位或双相半脱位非但效果不佳,甚至牵后症状加重。

(3)四头带家庭牵引:四头带家庭牵引一般都吊在门头上,牵引角度难以掌握。

(4)杠杆-滑轮-四头带牵引：这种索引多在门诊或住院时采用，杠杆的前臂以 50cm 长为宜，坐椅高以患者坐上后双足平放地板上，下肢能放松为宜，腿短者在足下垫木盒，个高者可在椅子上加坐垫。当患者背靠椅背时能保持头前倾 15°为好，当需要取水平位牵引(外耳道与外眦连线呈水平线)或后仰牵引时分别在患者背部垫一薄或较厚的靠垫或将椅子适当前移来调整。

(5)机械牵引：机械牵引分手摇式和电动式，均需借助四头带固定头颈部来完成，虽操作方便，但重力不易掌握，头部位置不能因需要而变更，因之难以普及。

(6)电子牵引：电子牵引由微机控制全自动化完成。

6.牵引重量和时间

(1)小重量：小重量一般从 2～3kg 开始，逐渐增加重量，增加到患者症状完全缓解而无不适为度，2次/d。

(2)中等重量：中等重量开始剂量为患者体重的 1/13～1/10，逐渐加大重量，以患者的体质和耐受力不同，其所用重量差异很大，重者可达 12～15kg。

(3)等重量：等重量即采用与患者体重相等的重量，只适于吊式，时间由 30s 至 1min。

7.牵引角度

(1)前倾 15°牵引：前倾 15°牵引，外耳道与外眦连线呈前倾 15°，适于寰枢椎侧方半脱位。

(2)前倾 8°牵引：前倾 8°牵引，适于齿突侧方半脱位明显，而同时伴有的齿突后脱位或生理曲度变直或颈椎间盘突出较轻。

(3)水平位牵引：水平位牵引，外耳道与外眦连线呈水平位，适于寰枢椎双相半脱位、齿突侧方半脱位与颈椎生理曲度消失并存、齿突侧方半脱位和颈椎间盘突出同时存在、颈椎间孔缩小、椎体滑脱及骨质增生等。

(4)后仰 15°牵引：后仰 15°牵引，外耳道与外眦连线呈后仰 15°，适于齿突后脱位、颈椎间盘突出和生理曲度消失。

(5)后仰 8°牵引：后仰 8°牵引，适于生理曲度消失及后凸或颈椎间盘突出明显或齿突后脱位明显或多发性颈椎间盘突出或上述两者、三者均有，同时伴有齿突侧方半脱位。

8.牵引时注意事项　　牵引初期，个别患者可能出现头昏、头痛、恶心、呕吐、颈部酸困、肢体疼痛等。掌握好开始重量(应小、勿大)多可避免。即使仍有少数出现，症状轻者，可通过调整角度后继续牵引，多可消失。

若反应较重，可暂停牵引，休息后减少重量、调整角度后再试牵，多数可以适应。切记重量递增的速度不宜过快。

有严重的心、肺和脑部疾患者，血压过高或过低者，久病体弱者及有明显骨质疏松者，脊髓长束征明显者均不可牵引治疗。

(二)手法治疗

手法治疗在颈椎病的治疗方法中为一重要手段。它有舒筋通络、理筋整复和活血祛瘀的作用。手法治疗要求定位准确，操作灵巧，力度适宜，免用暴力。

1.手法治疗的作用机制

(1)纠整解剖位置的失常：因有关组织解剖位置失常而致的关节错位、肌腱滑脱等疾患，均可采用手法治疗加以纠正。

(2)改变有关系统的内能：某一系统内能失调，可导致该系统出现病变，而某一系统病变也必然引起该系统内能的失常，通过对失调的系统内能进行调节，使其恢复正常。

（3）调整信息：人体的脏腑之间，肢体之间，是通过一定的信息通道来联系和沟通，传达各种生理和病理的信号，当脏器发生病变时有关的生理信息就会发生变化，这种改变进一步影响到整个系统乃至全身的内环境稳定及功能平衡，通过不同强度、频率的手法刺激，作用于体表的特定部位，产生特定的生物信息，经过信息通道输入到有关脏器，对失常的生物信息加以调节，从而起到治疗作用。

（4）纠正解剖位置与转变系统内能的结合：任何解剖位置的失常，均可造成系统内能的改变，出现一系列临床症状，通过手法复位相应的症状也就得到缓解。

（5）纠正解剖位置与调整信息相结合：某种病因造成的位置异常，可直接影响到信息通道的畅通或信息的异常，导致相应的临床症状。如颈椎位置异常导致的颈椎病，可使上肢体感诱发电位的传导速度减慢，引起临床上一系列症状，通过治疗颈椎，恢复了正常的神经传导速度，临床症状亦随之消失。

总之手法治疗是通过力作用于体表和骨质，使体内的信息和能量发生变化，来实现其治疗作用。目前对体表与内脏之间的关系，主要是研究内脏病变在体表所反映出的症状，刺激躯体的一定部位，对内脏功能活动所产生的影响。

2.手法治疗的种类

（1）按摩治疗及其分类：医疗按摩能调节身体内部功能增强抗病力，调节血液循环，依照经络学说，循经取穴是我国按摩的特点。按摩的适应证很广，可治疗内、外、妇、儿多种疾患，颈椎病和神经系统疾患所致的各种瘫痪都可选用。按摩种类繁多，归纳起来有五大类。

1）推揉类

①推法：用手指或手掌在一个部位、穴位或沿一条经络向前推。推法的特点是作用力较深。欲在小范围内起作用，可用"一指弹"的拇指推法。其中又分3种，即用指面的平推法、用拇指侧面的侧推法和用拇指尖的指尖推法。想在大范围内起作用，可选择掌推法。其中亦分3种，即手掌推法、大鱼际肌部推法和小鱼际肌部推法。

②揉法：用手指或手掌紧贴皮肤在治疗部位作揉动，其作用力可达皮下组织，深揉可作用到肌肉。

③搓法：用手掌放在肢体的相对部位用力搓动。

④滚法：用手背在治疗部位滚动，分单手和双手滚动2种。作用范围大且部位深，适于腰背部和大腿。

2）按拿类

①拿法：用手指拿住肌肉等软组织向上提。适于软组织较多的穴位。

②按法：在穴位上用力向下按压，作用可达深部。根据需要可选择指按法、掌按法或肘按法。

③掐法：用拇指尖在穴位上做深入的下掐，有酸胀感觉为之"得气"，此又叫指针法。

④捏法：用拇、示指捏挤软组织，可沿肌群，边捏边向前移动。

⑤拨法：用拇指端嵌入软组织缝隙中作横向拨动。

⑥踩跷法：用脚掌踩搓。

3）摩擦类

①摩法：用手指或手掌在皮肤上摩动，由于不紧贴皮肤，作用较表浅。依所用部位不同，分为指摩、掌摩、掌根摩3种。

②抹法：用双手拇指指面向两边分开抹动。适于头、面、手、臂和穴位。

③擦法：用手掌侧面在治疗部位作急速的擦动，擦至皮肤发红，但不能擦破，也可用三指擦。

4）摇动类

①伸屈法对：活动有障碍的关节作伸展和屈曲的被动活动。活动必须顺其势，不可用暴力。常用于肩、肘、髋、膝关节，亦可用于腕、指和踝、趾关节。

②摇法:顺势轻巧的摇动各关节。

③抖法:手拉指端像抖绳子一样抖动肢体。

④引伸法:在机体肌肉放松时,突然牵拉一下,手法要轻巧、顺势,不可用暴力。

5)拍震类

①拍法:用手指(背、掌面皆可)拍打患处,动作应轻巧,有节律。

②捶法:用空心拳或拳侧轻巧而用节律的捶击患处。此法比拍法着力重而深。

③震法:用指或掌按紧治疗处,整个手的肌肉紧张起来作震动动作。用于止痛和放松肌肉痉挛。

④弹法:用手指弹击患处。分中指拨动示指弹、拇指拨动示指弹和拇指拨动中指弹3种。

此5类21法,互相结合应用,则可形成许多种治疗方法。如把推法和拿法结合起来形成推拿治疗法。但是,近年来有些中医院校或中医师将"推拿"代替"按摩",把上述5类21法总称为推拿,而把"按摩"降低为推拿治疗中的一种方法,望读者看其他著作时需加注意。

(2)按摩的适应证:很广,可治疗内、外、妇、儿多种疾患,颈椎病和神经系统疾患所致的各种瘫痪、感觉障碍或感觉异常都可选用。

3.正骨推拿法 正骨推拿法是关节功能紊乱的主治法。它是以中国医学传统的伤科正骨、内科推拿法为基础,与现代脊柱生理解剖学、生物力学相结合,研究脊柱小关节错位的病理变化,而创立出的一套治疗脊柱关节错位、椎旁软组织劳损、关节滑膜嵌顿和椎间盘突出等病症的有效手法。这套手法既治骨又治软组织,具有准确、轻巧、无痛、安全和有效的特点。正骨推拿法的手法操作分为四步,即放松手法、正骨手法、强壮手法和痛区手法。

(1)放松手法:其目的是使患椎上下6个椎间以内的软组织充分放松。主要手法有掌揉法和拇指揉法,也可采用滚法、按法和摩擦法,在棘突、横突附着的肌腱紧张压痛点做震法,手法应柔和轻巧,避开椎小关节肿痛处,或者使用轻手法。

(2)正骨手法:正骨手法分快速复位法和缓慢复位法两种。

1)快速复位法:适于青壮年和健壮者,快速复位法首先选好"定点"和"动点",在操作中加一个有限制的"闪动力",以便椎关节因受快速有力的"闪动力"而复位。

2)缓慢复位法:适于儿童及有骨质疏松的老年人,对体质虚弱和急性期疼痛剧烈不能接受快速复位手法者,也需采用缓慢复位法。缓慢复位法的动作与快速复位法相仿,只是不用"闪动力",而用重复3～5次的连续动作,让关节在运动中受到"定点"的阻力和"动点"的动力而还纳复位。

(3)强壮手法:强壮手法对于椎旁硬结粘连的组织,可用弹拨、手捏、推擦等分筋理筋法,以散结、调理软组织的平衡功能;对于松弛、萎缩的软组织,可用手指点、捻、叩打、摩擦生热等手法,以温热补气与强壮,并选取一组穴位行调和阴阳、行气活血的补益法。强壮手法对病程长、体质虚、弱不禁风者和老年患者很有必要,对椎关节失稳有康复作用。

(4)痛区手法:颈椎病除椎旁疼痛外,由于神经尤其是交感神经和血管继发性损害,还可在四肢、头、胸、背、腹出现症状,痛区手法即针对病症所在区域采取的对应手法。传统推拿以病症局部治疗为主,治疗颈椎病的正骨推拿法则是以颈椎部治疗为重点,只要祛除或改善颈椎病的骨性压迫,临床症状常可很快地减轻或消失,远隔的局部病症也可不治而愈。但对于病程较长、症状较重的患者,在结束治疗之前,颈椎复位之后,于痛区局部常规施行简易手法,可以起到促进康复的作用。常用的手法有揉捏法、搓擦法、捻弹法、提拿法、震颤法、叩打法、点穴法和运动法,这些补虚泻实手法,可以随证选用。

4.颈椎的正骨手法 颈椎的正骨手法共有仰头摇正法、低头摇正法、侧头摇正法、侧卧摇肩法、侧向搬按法、挎角搬按法、俯卧冲击法、侧卧推正法、反向运动法与牵引下正骨法等。

5.牵引下正骨法　牵引下正骨法适于颈椎间盘突出、颈椎间盘变性并发错位、多关节多型式错位、倾位仰位式错位、侧位仰位式错位及骨质增生合并错位者。利用牵引使椎间隙相应增宽,加大 3 条纵韧带的拉力,有利于前后滑脱式错位的复位,牵引后选用推正法、摇正法、扳按法复位,对小关节有绞锁和滑脱嵌顿者较为安全而适用。

患者坐于固定有杠杆-滑轮-四头带的牵引椅上,头部套入四头带内,并给予适当重量、适当角度的牵引。术者站在患者身后,双手扶患者双肩缓慢向后拉至一定角度,再缓慢向前推回中立位,嘱患者双手随身体前后摆动,颈肌放松,此为预备,即放松手法。

(1)牵引下推正法:适于前后滑脱式,倾位仰位式和左右旋转式错位者。术者双手拇指"定点"于后突之棘突旁椎板处(滑脱、倾仰者"定点"于同一棘突旁,旋转者"定点"于棘突偏歪处左右不同棘突部),双手拉其双肩到最大角度,向前推动时双手拇指加力推正之。若颈椎为前滑脱,则改为由前向后推,拇指"定点"于前滑脱的横突前侧,左右侧分别进行,术后站于患者的侧方。

(2)牵引下摇正法:适于 $C_2 \sim T_2$ 旋转式错位者,或作为颈椎关节紊乱的常规调整法。手法与徒手低头摇正法及摇肩法相同,选好复位角度后,让患者双手抓住坐椅后部以保持颈部前屈位,术者一手拇指按压于选好的"定点"隆起横突后侧,另一手用摇头或摇肩法完成正骨。以 $C_{4\sim5}$ 椎间左右旋转式错位为例:触诊横突部 C_4 右侧后突,C_5 左侧后突,取 30°牵引角度,左手拇指"定点"于 C_4 右侧后突的横突,右手扶下颌作摇头动作,在头右转达最大活动度时,左手拇指加阻力,以迫使 $C_{3\sim4}$ 椎间复位,可重复 2～3 次(缓慢复位法)或加"闪动力"(快速复位法)。术后改用右手拇指"定点"C_5 左右隆起之横突后侧,左手托扶下颌作摇头活动,当左转头达最大角度时,右手拇指加阻力,迫使 $C_{4\sim5}$ 椎间关节复位,可加"闪动力"或重复 2～3 次。如错位在颈胸交界处,则改用摇肩法,以拇指按于横突后侧或棘突偏歪处为"定点",另一手掌由前向后推肩(单侧肩后旋使上肢活动),重复 3～5 次,再如法作另一侧。

(3)牵引下扳按法:适于侧弯侧摆式错位(钩突关节错位)。术者一手虎口挟于错位椎旁隆起之横突侧方(力点以第 2 掌指关节处为主)作"定点",另一手握患者对侧肘部或腕部,徐徐用力向下拉,使患者颈部侧屈 20°左右,此时"定点"手加力推按,然后还原,重复 3～5 次,侧摆椎关节复位即告完成。若为系列"C"形侧弯或"S"形侧弯,则应按序列逐个按压复位,先作健侧(无症状侧),后作患侧(有症状侧),效果较好。

5.棘突移位的手法复位　按摩疗法是祖国医学宝贵遗产之一,近年来,医务工学者用按摩治疗颈椎病,取得了良好效果,并有所创新,如冯天友"新正骨疗法"等,这些中西医结合新手法的共同特点是手法简化、节省时间,国内外均已注意到这种方法。在按摩手法整复时,手法必须轻柔,酌情用力,切忌暴力,要掌握稳、轻、准三原则,术者对颈椎的解剖结构、正常力学运动及颈椎病的病理,应充分了解,这是提高疗效,防止意外的关键。手法不当或患者体弱,可因椎动脉或颈髓受刺激、牵拉与压迫,引起脑缺血或脊髓休克,甚至出现虚脱和昏迷,遇此情况应立即停止操作,严密观察并做必要地对症处理。有人提出,手法整复可引起中风,因此认为对椎动脉型颈椎病手法复位应慎用,实质上这种看法忽略了重要一点,即颈椎病变是急性脑血管病即中风的常见病因之一。

棘突复位力在 1～9kg,其中复位力 2～4kg 者复位概率为 50.0%。男性复位力较女性为大,男性一般需用 3～5kg,女性只需 1～3kg。

(1)棘突复位前的准备

1)触摸棘突及棘间隙大小的变化:可用下列方法:

①双拇指触诊法,术者双手四指微屈,拇指轻度背伸外展,成"八"字形,用双拇指指腹桡侧在患处与肌纤维、韧带、颈椎纵轴方向垂直按序依次左右分拨,检查有无纤维剥离、组织肿胀以及棘突移位和棘间隙大小变化等。

②单指触诊法,术者用一手拇指指腹桡侧在患处与肌纤维、韧带、沿颈椎纵轴方向垂直按序依次左右分拨、按、摸,检查有无软组织损伤及棘突等位置变异。

棘突偏移方向的确定,一般需要用触摸法比较4条线来确定:

a.中心轴线,即通过颈椎中心的一条想象垂直线。

b.棘突侧线,即通过各棘突侧缘的连线。

c.棘突顶线,即每个棘突上、下角的连线,各棘突顶线重叠或平行于中心轴线。

d.棘突间线,即上一棘突下角与下一棘突上角间的连线。

正常人,两棘突侧线均应与中心轴线平行,棘突顶线和间线应与中心轴线重合或平行。当棘突偏歪时,其顶线偏离中心轴线,侧线在此处成角而呈一曲线,间线则呈斜行方向与中心轴线相交。若有颈椎正位片,棘突之偏歪程度则清晰可见,不需用触摸法而直接按2、3、4项的准备手法进行。

2)分筋手法:用双拇指或单拇指在患处与纤维方向垂直左右弹拨,达到分离粘连、疏通经络、促进局部血液循环的作用,同时又能使颈部肌肉松弛。

3)理筋法:用双拇指或单拇指将移位的软组织扶正,再按纤维方向按压、复平,使组织恢复正常生理功能,同时放松局部的肌肉。

4)镇定手法:在分筋、理筋手法使肌肉恢复正常生理解剖位置后,再用单拇指在患处按压10~20s,可使之解痉、镇痛。

（2）棘突复位法

1)头颈旋转复位:法用一手拇指顶住偏歪的棘突向健侧推,另一手使头颈向健则旋转,两手协同动作,将歪的棘突拨正,使相邻椎体恢复正常力的平衡,若有2个或3个棘突偏歪,须由上而下依次进行。

2)借助叩诊锤的旋转复位法:以 C_5 棘突向右偏歪为例,术者立于患者后方,以左手握住装有橡皮头之"T"形叩诊锤的交接部,锤柄向左后方,锤之一端斜置于 C_5 棘突之右侧,尖端指向右前方。术者拇指把住锤之另一端,令患者屈颈并向后靠于术者之胸腹部,放松颈部肌肉,术者右手掌置于患者左侧下颌角部用力将其头部向右侧旋转,同时利用左拇指及身体的力量推动叩诊锤将 C_5 棘突推向左侧。在旋转过程中,一般可以听到清脆的响声,此时再查看棘突偏歪的征象已消失,表明棘突偏歪已得到矫正。若棘突偏歪倘未矫正,可重复上述操作一次。若同时有2~3个棘突同时向侧面偏歪,可用叩诊锤放平顶着2个或3个棘突,取一次性复位,如发现其中某个棘突复位不满意可改用头颈旋转复位法。

3)牵引下一人整复法:术者用单拇指触摸患椎棘突一侧高隆处,于棘突间可触及一条梭形软组织条索凸起,此时可让患者取站立位,颈部自然放松,颈向运动受限侧旋转至最大角度,术者一手拇指顶住高起之棘突,其余四指扶住颈部,另一手掌心对准下颌,五指握住下颌骨(或术者前臂掌面紧贴下颌体,手掌心握住后枕部),施术时,抱头之手向直上牵提同时向受限侧旋转头颅,与此同时另手拇指向颈前方轻微顶住棘突高隆处,这时多可听到一响声,指下感觉棘突轻度移位、对缝。嘱患者颈处中立位,用单拇指触诊法复查棘突,如已属正常,手法完毕。

4)寰枢椎侧方半脱位牵引下整复法:前倾位(若伴有重生理曲度消失与椎间盘突出可取后仰8°)牵引下非用手托着患者下巴向偏移侧后上托,用手中、示指夹着枢椎棘突向上与齿突偏移的对侧转。

三、物理疗法

（一）理疗的作用

在颈椎病的治疗中,理疗可起到多种作用,亦是比较有效和常用的疗法之一,其作用机制为:

1.消除神经根及关节囊、韧带等周围软组织的水肿。

2.改善脊髓、神经根及颈部的血液循环和营养。

3.缓解颈部肌肉痉挛。

4.延缓或减轻椎间关节、关节囊或韧带的钙化过程。

5.调整肌肉张力,改善小关节功能。

6.改善全身钙、磷代谢与自主神经系统功能。

7.缓解或消除疼痛。

(二)常用的理疗法

理疗法种类很多,各有特点,如干扰电疗止痛效果非常好;透热、直流电与超声波对消除水肿较好;透热、直流电和低频脉冲改善局部血液循环及营养状态有效;温热疗法和超声波又能缓解肌肉痉挛;醋疗与超声波可延缓或减轻椎间关节、关节囊及韧带的钙化;感应电、低频脉冲能调节肌肉张力和改善小关节功能;全身紫外线照射、水疗等可改善全身钙、磷代谢及自主神经系统功能。

四、针灸疗法

针和灸本是两种不同的疗法,针法使用金属制成各种不同形状、规格的针,在人体刺激一定穴位,达到治疗目的;灸法是用艾绒或配其他物质,点燃后熏灼一定穴位以治疗疾病。亦有将两者结合,在针柄上套上艾绒,点燃艾绒熏灼针及穴位进行治疗。可能因后者的原因,医、患等都习惯将针、灸合称为针灸治疗。针灸疗法治疗颈椎病及脊柱相关病有一定的疗效,方法简单、使用方便、相对安全、费用低廉为其特点。临床上分局部取穴和循经取穴,每日1次,15d为1个疗程,依据病情决定疗程次数。两疗程间可休息1～2周。颈椎病多在膀胱经、督脉及华佗夹穴等选择穴位。

【选穴】

(一)膀胱经选穴

1.睛明　目内眦旁0.1寸,仰卧合目,于眼眶内侧缘取穴,直刺0.5～0.8寸。有清头明目、疏经活络之功效,主治近视、视神经炎等。

2.攒竹　眉头陷中,正坐或仰卧,眉毛内侧端取穴,平刺或斜刺0.3～0.5寸。有通经明目、清热散风之功效,主治头痛、眩晕、眶上神经痛、近视与眼睑痉挛等。

3.眉冲　眉头直上,入发际0.5寸,正坐,神庭穴(前发际正中上0.5寸)旁开0.5寸取穴,沿皮平刺0.3～0.5寸。有清热散风、通窍安神之功效,主治头痛、头晕和眩晕等。

4.曲差　神庭穴旁开1.5寸,入发际0.5寸,正坐或仰卧,沿皮平刺0.3～0.5寸。有清热散风、通窍明目之功效,主治头痛、近视,常配四白(目下1寸,承泣穴下0.3寸)、风池穴(枕骨下,项肌外侧缘凹陷处)。

5.五处　上星穴(前发际正中上1寸)旁开1.5寸,入发际1寸,正坐或仰卧取穴,沿皮平刺0.3～0.5寸。有清风散热、通窍安神之功效,主治头痛、眩晕等。

6.承光　五处穴上后1.5寸,正坐或仰靠取穴,沿皮平刺0.5～1寸。有清风散热、通窍明目之功效,主治头痛与眩晕,常配解溪(足背,内外踝连线中点)、丰隆(外踝上8寸,足三里下5寸之条口穴外开1寸)。主治嗅觉障碍及面神经瘫痪等。

7.通天　承光穴后1.5寸,正坐,百会穴(两耳连线中点)旁开1.5寸取穴,沿皮平刺0.5～1寸。有清风散热、通窍活络之功效,主治头痛、眩晕、颈项痛、偏瘫、嗅觉障碍及面神经瘫痪等。

8.络却　通天穴后1.5寸,正坐,后顶穴(百会穴后1.5寸)旁开1.5寸取穴,沿皮平刺0.3～0.5寸。有清风散热、通窍明目之功效,主治头痛、眩晕、近视、耳鸣及面神经瘫痪等。

9.玉枕　哑门穴上 2 寸、脑户穴旁开 1.3 寸,正坐或俯卧取穴,沿皮平刺 0.3～0.5 寸。有清头明目、疏经活络之功效,主治头痛、眩晕、近视、视神经炎、呕吐、癫痫及脑膜炎,常配风池、列缺、完骨(在耳后入发际 0.4 寸,在乳突后下方凹陷处取穴即完骨)。

10.天柱　项后入发际 0.5 寸,哑门穴(C$_{1,2}$椎之间)旁开 1.3 寸,正坐,头向前倾,大筋处取穴,直刺 0.5～1 寸。有清风散热、通经活络之功效,主治头痛、眩晕、感冒、咽炎、健忘、失眠、落枕、癫痫及精神病等。治头痛、眩晕常配通天、列缺(掌后桡侧横纹头陷中为太渊穴,太渊穴 1.5 寸,伸臂扬掌,桡动脉外侧端)。

11.大杼　T$_1$椎下旁开 1.5 寸,俯卧取穴,斜刺 0.5～1 寸。有清热散风、通调筋骨之功效,主治头痛、周身关节痛、脊柱炎、扁桃腺炎、咽炎、癫痫及偏瘫。

12.风门　T$_2$椎下旁开 1.5 寸,俯卧,脊椎旁取穴,斜刺 0.5～1 寸。有清风散热、定喘止咳之功效,主治腰背痛、头痛、感冒、胸膜炎及肺炎等。

(二)督脉取穴

1.大椎穴　正坐低头,C$_7$椎下、T$_1$椎上取穴,直刺 0.8～1 寸。有通调三阳、清风散热、疏调表邪之功效,主治感冒、癫痫、脊柱炎、脊髓炎与精神病等。

2.哑门　C$_{1,2}$椎之间,正坐低头,后发际正中上 0.5 寸取穴,直刺 1～1.2 寸。有清脑醒神、通窍安神、通经活络之功效,主治头痛、失眠(配风池、百会、列缺)脑性瘫痪、脑震荡、功能性失语、脑血栓、眩晕、聋哑病及偏瘫等。

3.风府　哑门穴上 0.5 寸,正坐稍低头,C$_1$椎上缘取穴,直刺 0.5～0.8 寸。有开窍醒神、清脑安神之功效,主治头痛、眩晕、喉炎、癫痫、精神病与功能性失语等。

4.脑户　风府穴上 1.5 寸,正坐或俯卧,枕骨粗隆上缘取穴,沿皮平刺 0.5～1 寸。有清头明目、清热利咽之功效,主治后头痛(配哑门、完骨)、眩晕、视力减退、双目痛及癫痫等。

5.强间　脑户穴上 1.5 寸,正坐或俯卧取穴,沿皮平刺 0.5～1 寸。有清脑安神、清热散风之功效,主治头痛、眩晕、呕吐、失眠、脑震荡、脑膜炎及癫痫等。治头痛、眩晕、呕吐,常配内关(掌后横纹中央上 2 寸)、曲泽(肘横纹中间凹陷处)。

6.后顶　强间穴上 1.5 寸,百会穴后 1.5 寸取穴,沿皮平刺 0.5～1 寸。有清头明目、安神定志之功效,主治头痛、眩晕、视力减退、失眠及精神病等。治头痛,常配百会、合谷(第 2 掌骨缘外侧中点)

7.百会　正坐,后顶穴前 1.5 寸,后发际上 7 寸或两耳连线中点取穴,沿皮平刺 0.5～1.2 寸。有清脑醒神、调补中气、通窍聪耳之功效,主治头痛、眩晕、失眠、健忘、耳鸣、耳聋、视力减退、脑血栓、脑膜炎、高血压及癫痫等。

8.前顶　百会穴前 1.5 寸,正坐或仰卧,百会与囟会穴之间取穴,沿皮平刺 0.5～1.2 寸。有清头安神、清热散风之功效,主治头痛、眩晕、失眠、神经衰弱及癫痫等。

9.囟会　有称囟门、鬼门者。前顶穴前 1.5 寸,正坐或仰卧取穴,沿皮平刺 0.5～1 寸。有清头安神、清热通窍之功效,主治头痛、眩晕、失眠及鼻炎等;配上星、合谷治鼻出血。

10.上星　有称神堂或鬼堂者。前发际正中上 1 寸,正坐或仰卧,囟会穴前 1 寸取穴,沿皮平刺 0.3～0.5 寸。有清热散风、通窍止呕之功效,主治感冒、眩晕、呕吐、癫痫、疟疾等。

11.神庭　又名发际。前发际正中上 0.5 寸,正坐或仰卧取穴,沿皮平刺 0.3～0.5 寸。有清头明目、通穴止呕之功效,主治头痛、眩晕、呕吐、癫痫、心悸、结膜炎及鼻出血(配上星、迎香、合谷穴)。

12.素髎　又名面王、面正、准头等。鼻尖正中央,正坐或仰卧取穴,直刺 0.2～0.3 寸。有清热开窍、疏经活络之功效,主治昏迷、鼻出血、呕吐及小儿惊厥等。

13.水沟　又称人中、鬼宫、鬼市等。人中沟中央近鼻处,正坐或仰卧取穴,向上斜刺 0.3~0.5 寸。有开窍醒神、清热息风、回阳救逆之功效,主治休克、虚脱、中暑、脑出血、脑血栓、脊柱炎、心绞痛(配内关神门)、全身关节痛、癔症及癫痫等。

14.兑端　上唇中央尖端,正坐或仰卧,红唇与皮肤相接处取穴,向上斜刺 0.2~0.3 寸。有清风散热、开窍醒脑之功效,主治癫痫、口腔炎、鼻炎、鼻出血、口臭、休克及口唇抽痛。

15.龈交　上唇内门齿缝中微上方,掀起上唇,唇系带与齿龈相接处,向上斜刺 0.2~0.3 寸。有清风散热、开窍醒脑之功效,主治癫痫、精神病、鼻衄及口腔炎等。

(三)夹脊(华佗夹脊)奇穴

1.定穴与解剖　C_1 椎至 L_5,各椎棘突下旁开 0.5 寸。内有棘间韧带和肌肉,因上下位置不同,涉及的肌肉也不同,分浅、中、深 3 层:浅层由斜方肌、背阔肌、菱形肌;中层有上、下锯肌;深层有骶棘肌、横突棘间的短肌。每穴都有相应椎骨下方发出的脊神经后支及伴行的动脉、静脉丛与交感神经纤维分布。

2.手法　直刺 0.3~0.5 寸或斜刺 0.5 寸。

3.主治　颈椎病及胸、腰椎疾病。$T_{1~3}$ 夹脊穴治疗上肢疾患;$T_{1~8}$ 治疗胸部疾患;T_6~L_5 治疗腹部疾患;$L_{1~5}$ 治疗下肢疾患及腰部疾患。

(四)带脉

带脉循行于季肋,斜向下行到(章穴下 1.8 寸)的带脉穴,绕身一周。并于带脉穴处向前下方沿髋上缘斜行到少腹。带脉是一条横向的经脉。像一条绳子将所有纵向奇经八脉(任、督、冲、阴阳二路及足三阴、三阳)系在一起,故称带脉。它是奇经八脉之一。其功能概括为"总束诸脉"。起到协调与柔顺的作用,健运腰、腹和下肢,带脉配合冲、任对男女生殖官关系尤为密切。

(五)其他经选穴

1.风池穴　属足少阳胆经,在胸锁乳突肌与斜方肌终止部的凹陷中取穴,针尖微向鼻尖斜刺 0.8~1.2 寸,或平刺透风府穴。有清头明目、清热散风、通窍活络之功效。主治颈椎性头痛、颈椎性眩晕、颈项强痛、近视、视神经炎、脑震荡、落枕及各种原因引起的头痛。

2.肩井　属足少阳胆经,大椎穴与肩峰连线的中点,正坐低头或俯卧取穴,直刺 0.5~0.8 寸。有疏经活络、通乳、堕胎、清热散结之功效,主治神经根型颈椎病、眩晕、乳汁不足、胎盘滞留、难产及各种原因引起的头颈强痛、肩背疼痛、上肢不遂等。

3.肩髃　属手阳明大肠经,肩峰与肱骨大结节之间三角肌上部中央,肩平举时肩部前方的凹陷中,正坐举肩取穴,直刺或向下斜刺 1~1.5 寸。有活血散风之功效,主治颈椎病、偏瘫及各种原因引起的肩臂挛痛不遂等。

4.曲池　属手阳明大肠经,屈肘,肘横纹外端骨边缘处,半握拳,纹头筋肉间取穴,直刺 1~1.5 寸。有清风散热、通经活络、疏筋利节之功效,主治颈型颈椎病、高血压、上肢不遂、感冒、头痛、肩臂痛、偏瘫、末梢神经及面神经瘫痪。

5.肩中俞　属手太阳小肠经,大椎穴旁开 2 寸,正坐,大椎与肩井连线中点取穴,直刺或斜刺 0.5~0.8 寸。有清风散热、止咳平喘之功效,主治颈椎病、视力减退、咳嗽、哮喘、感冒及各种原因引起的肩背疼痛等。

6.肩外俞　属手太阳小肠经,T_1 椎棘突下旁开 3 寸,正坐取穴,直刺或斜刺 0.5~0.8 寸。有疏经活络、散风止痛之功效,主治下颈椎、上胸椎引起的肩背疼痛、颈项强痛、落枕及偏瘫等。

【针刺手法】

针刺手法包括进针法、行针催气法、得气与候气、留针与出针、针刺时间与疗程、针刺时的异常现象及常用的补泻手法等。

（一）进针法

进针法分短针进针法、长针进针法及斜刺与沿皮进针法

1.短针进针法　利手拇指与示指捏住针体中部,中指扶住其下 1/3 处,对准穴位,用力刺入皮下,然后,拇示指缓慢而小幅度地捻转针柄刺入到欲达的深度。现不少专业的针灸师用甩飞针的方法,当针尖接近穴位皮肤时,迅速将中指移开,拇、示指急速将针刺入皮下,同时松开二指,显得很灵巧,适于 2 寸以下的短针。

2.长针进针法　非利手拇指和示指、中指、环指夹持针体中下部,利手拇、示指捏住针柄中部,中指和环指扶住针体,对准穴位双手同时用力快速刺入皮下,缓慢把针送到欲达深度,适于 3 寸以上的长针。

3.斜刺或沿皮刺进针法　利手拇、示指捏住针柄,中指及环指扶住针体上中部,呈 15°或 30°角对准穴位用力猛刺入皮下,小幅度捻转送到欲达深度,针尖可向前、后、左、右,灵活自如,适用于全身各部,尤其是头、面、胸、背和腹部。

（二）行针催气法

行针催气法是指针刺入腧穴之后,使经气直达病所或使其通过病所直达经脉另一端,从而达到通经活血与镇痛作用的一种手法。催气法在针刺手法中是不可缺少的,是针刺补泻前所必须选用的一种手法,对于很多慢性病和久病气虚的患者,只有采用催气法,使经气直达病所或使经气循经上下传导,才能收到预想的效果。其具体的做法是当针刺入腧穴得气后,右手拇、示指旋捻针柄,引导经气向病所传导或循经传导;若传导慢或不传导时,非利手食、中、环指叩打经络循行部位促使其传导;个别患者仍无传导,不必强行施手法。

（三）得气与候气

得气是指针刺入经穴后所产生的感觉,如麻、酸、沉及循经上下触电样感觉等;候气是指针刺入经穴一定深度后针下无感觉,需等候片刻得气至针下,再施补、泻法。对于某些体质较弱的患者,多次行针引导经气不至,针下仍虚滑感,这些患者多数疗效不佳,可改其他疗法。

（四）留针与出针

留针是指针刺入经穴后针在肢体停留一段时间而言。留针时间长短取决于病情的轻重。对于发作性疾病,尤其疼痛类疾病留针时间要长,并在留针过程中加以行针,应采取不同手法产生不同刺激量来达到缓解疾病或控制发作。一般慢性病留针 20～30min,发作性疾病与疼痛留针可长达 40～60min,对小儿不主张留针。

出针是指留针达到治疗目的后将针起出。常用起针法是非利手拇、示指夹干棉球靠针按压皮肤,利手拇、示指捏住针柄,轻轻取出(短针)或捻转退出(长针),出针后将棉球在针孔上按压片刻,以防出血。

（五）针刺时间与疗程

针刺时间是指两次针的相隔时间,临床是依据疾病的轻、重、缓、急而定,对于发作性疾病和急性疼痛,1～2 次/d,慢性病及气虚体弱者 1 次/d 或隔日 1 次。

疗程亦须依病情而定,发作性疾病与急性疼痛针刺 12 次为 1 个疗程;慢性病及气虚体弱者有认为针刺 10 次为 1 个疗程,目前门诊多随上班时间而定,治疗 5～6d,休息 1～2d,一般认为连续针刺 1 个月以上不休息是应避免的不良现象。

（六）针刺时的异常现象

针刺疗法具有简便、安全的优点,很少出现副作用,但是针刺时若疏忽大意或技术不娴熟,亦会出现异常现象,给患者带来不应有的痛苦。针刺前后要认真细致地观察.施术时应做到无菌操作,尽量避免异常现

象,一旦发生,应沉着,及时处理。

1.晕针　初诊者精神过于紧张、体质虚弱、疲劳、空腹、针刺过强等均可引起晕针。晕针者先有头晕、心慌、面色苍白与恶心等先兆症状,继而头晕、目眩、心烦及呕吐,严重时人事不醒、出虚汗、血压下降、脉搏细弱,甚至大小便失禁。有先兆时取出所有针,让患者头低仰卧,亦可饮用温开水或茶水,休息片刻即可恢复;重时针刺人中、内关,可配合其他急救措施。

预防方法:

(1)初诊者休息后再进行针刺疗法。

(2)对疲劳、体虚者取卧位进针,少取穴,手法不宜过强。

(3)留针期间多观察患者的表情变化。

2.弯针　施术技术不熟练,进针时用力过猛,针尖遇到坚硬组织,进针时患者变换体位,留针期间体位移动,癫痫发作等均可导致针体弯曲。发现弯针后要仔细检查弯针角度与方向,矫正体位后顺弯取出,不要用力过猛,以防造成折针。

3.滞针　当针刺入穴位后或取针时,针下有异常紧涩感,不能做提、捻、转的动作称为滞针。

(1)其因有三

1)患者过度紧张致使肌肉收缩。

2)刺入瘢痕组织中。

3)捻转幅度过大,肌纤维缠绕针体。

(2)预防与处理

1)初诊者休息片刻待其放松后再进针,一旦发生滞针可在其旁再刺一针以缓解其局部肌肉紧张。

2)尽量避开瘢痕,必要时可改换有相似功效的其他穴位。

3)不要为找针感大幅度捻转使肌纤维缠绕针体,一旦发生可向相反方向小幅度捻转缓慢退出。

4.折针

(1)原因:针体质料不纯,针根部受腐蚀及针体受损伤等是造成折针的主要原因,其次是强力捻转及患者肌肉痉挛。

(2)预防与处理:为防折针必须经常检查针体是否光滑、质纯富有弹性,避免针体接触腐蚀性液体,有腐蚀者弃之不用,选择较长针体,只能刺 1/2～2/3,不能把针体全都刺入,因为折针多在针体与针柄交界处。遇到折针一定要冷静沉着,如针体露出体表外面时,压皮肤的手指勿动,利手拿镊子取出;若针体断在体内,嘱患者不要移动体位,用非利手指按压皮肤及肌肉使其针体露出表皮,再拿镊子取出;而折针在深处时须外科手术取出。

5.出血与血肿

(1)原因:出血是指取针后针孔局部出血;血肿是指血出在皮下引起青紫肿胀。进针或提、插幅度大,损伤血管是其主要原因,其次见于凝血功能障碍的患者。

(2)预防办法:主要是取穴要准确,进针不要过猛,提、插幅度不要过大,起针时用非利手拇指、示指捏干棉球先压在针体旁的皮肤上,待针取出时,将针孔处按压 1/2～1min。凝血机制有障碍以及使用抗凝药者应禁忌针刺治疗。一般血肿无须处理,若血肿大,可用拔火罐将血肿吸出。

6.刺伤内脏　是针刺之事故,应杜绝其发生。

(1)气胸:针刺胸、背部穴位过深,损伤了胸膜或肺泡所致。主要表现有胸痛、胸闷、咳嗽和呼吸困难,重时出现口唇发绀、面色苍白、大汗淋漓、血压下降及脉搏细弱等休克现象。轻者静卧休息,可自然吸收;重者须请胸外科协助抢救。防重于治,避免在胸背部腧穴直刺,进针宁浅勿深,禁用捣术是防止气胸的根本措施。

（2）刺伤延髓、脊髓：督脉是在脊柱上的穴位，进针过深容易损伤脊髓及其血管，如风府、哑门穴，进针深会损伤延髓，出现剧烈头痛、恶心与呕吐，严重时呼吸、循环障碍危及生命；大椎以下的穴位进针过深会损伤脊髓或其有关血管，出现截瘫或交叉瘫。预防措施主要是在脊柱上的督脉腧穴针刺时宁浅勿深，当患者有不适感时应立即起针，更不能采用提、插及捣术手法。延髓损伤轻时可对症处理，并备好心脏起搏器和气管插管、人工呼吸机等抢救器械，若心跳呼吸停止，立即进行人工复苏。

（3）刺伤其他内脏：腹部腧穴，针刺过深时，易刺伤腹部肝、脾、肾、胃肠及膀胱等脏器引起不良后果，甚至危及生命。刺伤肝、脾及肾时，可因内出血引起肝、脾与肾区疼痛，肌肉紧张，腹部压痛，肾脏损伤时伴有血尿，胃肠损伤会引起急性腹膜炎，表现为发热、腹痛、腹肌紧张和腹部压痛等急腹症表现。抢救措施除对症处理外，应请普外科大夫协助抢救。

预防措施有二：①饱食后忌刺腹部穴位；②在胸腹部进针不宜过深。

（七）常用的补法和泻法

针刺的补、泻手法是根据虚则补之、实则泻之的治疗原则而确定的两种不同的治疗手法，凡能使机体达到功能旺盛的针法均为补法，凡能使机体内病邪驱除，起疏泄作用的针法都为泻法。由于致病因素不同，病程长短不一，机体强弱的差别，在临床上常选用补或泻的不同手法。

1.平补平泻手法　是临床上常用的一种简便手法。当针刺入腧穴得气后，利手拇、示指捏住针柄，均匀用力，前后捻转，针下即产生放散性针感，依据病情需要而决定刺激大小。补法在留针期间捻转1～2次，泻法在留针期间旋捻2～3次，每次旋捻1～3s，适用于慢性病。

2.提、插、捻转手法　在平补平泻手法基础上，增加上下提插的手法，进针得气后，利手拇、示指捏住针柄边缘提插，提插的幅度不宜过大，以免把针提出。多用于四肢腧穴，刺激比较强，适于急性病和神经痛。

3.捻转补泻法　进针得气后，利手拇、示指捏住针柄，拇指顺经向前捻为补，拇指向后逆经捻为泻，适于慢性病、体质较弱者。

4.呼吸补泻法　未进针之前用非利手拇指先按揉穴位，待气至时随患者呼吸捻转进针，患者呼气时进针，吸气时停针，再呼气时继续进针，直达欲进深度，停针侯气，随患者呼吸捻动针柄，患者呼气时拇指向前轻微捻动，患者吸气时停止捻动，每穴施术1～2min，可达补气作用；而患者吸气时进针，呼气时停针，直达欲进深度，停针侯气，吸气时拇指向后轻微捻动，呼气时停止捻动，每穴施术1～2min，可达到泻的作用。适于慢性病。

5.迎随补泻法　按经络循行方向进行补泻，顺经方向进针得气后，用旋捻手法，顺经传导气至病所为补；逆经方向进针得气后，用旋捻手法，逆经传导气至病所为泻。适于各种急、慢性病。

6.烧山火与透天凉　是一种专门的综合补、泻法，烧山火手法能使机体功能兴奋，达到阳气恢复，阴邪消退；透天凉手法能使机体功能抑制，达到阴气得复，阳邪消退，体温下降，气血调和。

（1）烧山火手法分古代手法和现代手法两种。

1）古代手法：先浅入针，得气后采取3进1退的旋捻手法。多用2寸针，进针达欲定深度得气后，将针向上提之浅部，利手拇、示指捏住针体紧按皮肤，缓慢向上提至皮下约0.5寸，用左右旋转手法，得气后再进0.5寸，再旋捻得气后再进针0.5寸，左右旋捻得气后即可产生热感，若不产生，可再反复操作。在运用手法时术者配合呼吸运气提、插、旋捻，用鼻吸气、口呼气，退针时术者用鼻吸气，进针时用口呼气，运气要缓慢均匀，5～10min即可产生温热感，出针时急按闭针孔，术者配合呼吸运动进行旋捻手法，效果更好。

2）现代手法：针入腧穴得气后，非利手拇、示指捏住针柄下1/3处，术者用鼻吸气、口呼气集中精神，运气至双手，利手拇、示指捏住针柄中部，用力向前搓，向下刮动针柄10～15次，即可产生扩散性和传导性热感,如若不热,再重复操作直至产生热感,出针时急闭针孔。常用于阴邪过剩的虚寒症。

(2)透天凉手法:亦分古代手法和现代手法两种。

1)古代手法:先深度进针,得气后采取3退1进的旋捻手法,用2寸针进达预定深度得气后,用旋捻手法将针向上提0.5寸,旋转得气后,再将针上提至皮下0.5寸,旋转得气后,再将针速刺入深部,提针时非利手拇、示指慢按皮肤,反复操作,即可产生寒凉感觉,出针时不闭孔。术者要配合呼吸运气,随呼吸运动进行旋捻手法,效果更好。

2)现代手法:针入腧穴得气后,非利手拇、示指捏住针柄下1/3处,术者用鼻吸气、口呼气,集中精神,运气之双手,利手拇、示指捏住针柄中部,用力向后搓,向上刮动针柄10～15次即可产生扩散性寒凉感觉,若不凉,再重复操作直至产生寒凉感觉,出针时不闭针孔。常用于阳邪过盛的高热病。

【灸法】

艾灸疗法是历代医师和劳动人民与疾病长期做斗争中总结出来的宝贵经验,是祖国医学中不可缺少的一部分。灸疗可补充针刺疗法的不足,艾灸与针刺并用对提高治愈率有着重要意义,艾灸疗法经济简便,易学易用,适于慢性病虚寒症及中风、脱症,患者亦可掌握,自行灸治。

(一)灸法的作用与适应证

1.作用　艾炷在腧穴上燃烧可产生温热感,有温经通络、驱风散寒、补虚壮阳与活血化瘀等功效。艾灸不仅能治疗疾病,还可预防疾病,用于预防感冒及强壮身体,常言"要得安,三里足不干"。

2.适应证　艾灸疗法适应证很广泛,主要治疗风湿病、痹症和慢性胃肠炎;贫血、闭经、胎位不正、产后缺乳及慢性胃炎等;阳痿、遗精、早泄等肾阳虚与子宫脱垂、胃下垂等中气不足;急性乳腺炎、疖肿、痈、疽及久不收口的瘘管等;常灸肺俞、尺泽、合谷能预防感冒;常灸关元、肾俞能温肾壮阳;常灸足三里,能健脾助消化、腿胫轻健、安神益气。

(二)灸法禁忌及注意事项

1.灸后不可立即饮茶,恐解火气。

2.灸后不可就餐,恐滞经气,要静卧休息1/2～1h。

3.灸后忌房事、大怒,恐伤正气。

4.灸后忌瓜果生冷之物,1/2h后宜食清淡、养胃食物。

5.灸后禁酒、忌食油腻食物。

6.孕妇忌灸小腹、腰骶部诸穴,恐伤胎气。

7.高热病、阴虚内热忌灸,以防助火上行,干扰清窍。

8.心脏附近、大血管附近、眼睛周围、颈项部、毛发处、瘢痕处、不方便之处及全身水肿者不适合灸法。

9.全身枯瘦、肌肉无弹性(严重脱水)、大出血、外伤及皮肤溃疡不宜灸。

(三)灸法的种类

1.艾炷灸

(1)温热灸:用艾绒制成塔状的艾炷直接置于腧穴上或患部,点燃进行灸,有灼痛感时去掉,再换一炷。

(2)瘢痕灸:用艾绒制成黄豆粒大小的艾炷,置于腧穴上点燃烧尽,再增添一炷,直至腧穴局部起水疱形成灸疤为止,常用于内脏虚寒症。

2.间接灸

(1)隔姜灸:选用较大的鲜姜,切成1～2分厚的薄片,用粗针刺上数个小孔置于所灸的腧穴或患部,上面放置艾炷点燃,当患者感觉灼痛时,更换一个,灸至姜片变干为止。常用于胃肠病、皮肤病、风湿病与痹病。

（2）隔蒜灸：用独头大蒜切成薄片并刺数个小孔，置于所灸的腧穴或患部，方法同"隔姜灸"。如患部面积较大，可把蒜捣成泥状做成饼，上置较大艾炷，当灸至饼变干为止，每日可灸 2 次，配合药物治疗效果更佳。隔蒜灸有清热解毒、活血散瘀、杀菌的作用，用于肺结核、骨结核、淋巴结核、蛇虫咬伤、疖肿、毛囊炎与痈疽初期。

（3）隔盐灸：用干净细盐填于肚脐中，上放较大艾炷点燃，有灼热感时更换一炷，连灸数炷，有清热解毒、强健胃肠的作用，常用于治疗痢疾、腹泻、脾胃虚寒、疝气及脱肛。

（4）隔附子饼灸：选用附子细面用黄酒调和做成 2 分厚的饼，直径大小依患部面积决定，用粗针刺上数孔，饼上置点燃之艾炷施灸，有灼感时更换艾炷，直至饼变干为止。有温肾壮阳、固脱止汗和生肌去腐作用。常用治疗肾虚阳痿、早泄、自汗、脾胃虚寒、小腹冷痛、腹泻、虚脱、心力衰竭及久治不收口的疮、瘘等。

3.艾条灸　将艾绒制成艾条，点其一端，对准腧穴施灸，患者有温热即可，除瘢痕灸所提腧穴外，不能太近，以防灼伤。要注意在施灸时防止火星掉在皮肤上引起烧伤，每日 1～2 次，每次 10～20min，适应证同前。

4.温针灸　此为典型的针灸疗法，具有针疗和灸疗的双重作用。针疗腧穴得气后，将艾条截一段包在针柄上点燃，使温热感向腧穴深部传导，每日 1 次，灸 5～10min，对颈椎病引起的肢体麻、凉、痛及坐骨神经痛等有良好效果。应注意火星不要掉在皮肤上引起烧伤。

（张　超）

第二节　颈椎椎管狭窄症

一、病因病理和诊断治疗原则

（一）概述

颈椎椎管因发育或退变因素造成骨性或纤维增生引起一个或多个平面管腔狭窄，导致脊髓血液循环障碍，脊髓及神经根压迫症者为颈椎椎管狭窄症。在脊柱椎管狭窄症中，颈椎椎管狭窄症的发病率仅次于腰椎疾患。本病多见于中老年人。

随着社会人口的老龄化和诊断技术的发展及认识水平的提高，颈椎椎管狭窄症将会逐渐增多。Mayfield 指出颈椎椎管狭窄症是颈髓受压迫的前置因素。Cramdall 在行一组椎板切除手术同时测量颈椎椎管狭窄的矢状径后发现，存在脊髓压迫症者其矢状径平均只有 8～9mm。Rafael 等强调先天性颈椎椎管狭窄在引起脊髓压迫症中的作用。虽然关于颈椎椎管狭窄症是先天的还是继发的问题目前仍有争论。但一般认为，在中年以后发生的椎间盘退变、椎体增生、黄韧带增厚等因素引起的颈椎椎管直接或间接狭窄应属继发性病变。颈椎椎管狭窄症是以颈椎发育性椎管狭窄为其解剖特点、以颈髓压迫症为临床表现的颈椎疾患。发育性颈椎椎管狭窄并非一定属于临床上的颈椎椎管狭窄症。退行性变和损伤等因素是导致临床发病的主要诱因。因此，有些颈椎椎管狭窄症患者同时伴有腰椎椎管狭窄症，个别病例伴有胸椎椎管狭窄症。

（二）病因与分类

1.发育性颈椎椎管狭窄　颈椎在胚胎发生和发育过程中，由于某种因素造成椎弓发育过程，导致椎管矢状径小于正常的长度。在幼年时无症状，但随着发育过程和其内容物逐渐不相适应时，则出现狭窄症状。

2.继发性颈椎椎管狭窄

(1)退变性椎管狭窄:系最常见的类型。中年以后,脊柱逐渐发生退变,其发生的迟早和程度与个体差异、职业、劳动强度、创伤等有关。其病因主要是颈椎间盘退变、锥体后缘骨质增生、黄韧带肥厚、锥板增厚、小关节肥大,这些因素可引起椎管内容积减小,导致脊髓受压。此时如果遭受创伤,即使轻微外伤引起椎管某个节段骨或纤维结构破坏,使椎管内缓冲间隙减小,而发生相应节段颈椎受压。

(2)医源性椎管狭窄:系由于手术后引起的椎管狭窄。主要原因包括:①手术创伤及出血引起椎管内瘢痕组织增生和粘连;②全锥板或半锥板切除后,瘢痕组织增生;③手术破坏了脊柱的稳定性,引起颈椎不稳,继发创伤性骨性和纤维结构增生;④脊柱融合术后,骨块突入椎管内;⑤椎管成形术后失败,如单开门悬吊丝线断裂或椎板回缩等。

(3)其他病变和创伤所致的继发性椎管狭窄:如颈椎病、颈椎间盘突出症、颈椎后纵韧带骨化症、颈椎肿瘤、结核、创伤等均可引起颈椎管狭窄。但这类疾病是独立性疾病,椎管狭窄只是其病理表现的一部分,故不宜诊断为颈椎椎管狭窄症。

(三)病理

由于发育性、退变性或其他原因所致的颈椎管狭窄症,均可引起脊髓血液循环障碍,导致脊髓受压迫。因此,引起颈椎狭窄症的病理改变也是多方面的。

1.椎弓根变短,引起椎管矢径变小。在年幼时脊髓在其中尚能适应,但成年后,当出现轻度椎管退变或其他原因所致的颈椎轻微损伤等诱因,即可引起脊髓受压,出现症状。

2.椎体后缘增生,后纵韧带骨化和椎间盘膨出、突出等均易造成脊髓前方受压,尤以仰伸时。

3.椎板增厚和黄韧带增厚松弛、硬膜外瘢痕等可引起脊髓后方受压。

4.小关节增生、肥大、向椎管内聚,可压迫脊髓侧后方。

上述病理改变可使构成颈椎管后壁、前壁和侧壁的骨性和纤维结构均存在不同程度的增生、肥大、向椎管内占位使椎管狭窄而压迫脊髓。在多椎节颈椎管狭窄症,每一椎节的不同部位,其狭窄程度不一致,往往呈蜂腰状压迫,多椎节连在一起则呈串珠状压痕。

二、颈椎椎管狭窄症的临床表现

颈椎椎管狭窄症多见于中老年人。好发部位为下颈椎,其中颈4~6水平最为多见。

(一)症状

1.感觉障碍　主要表现为四肢麻木、过敏或疼痛。大多数患者具有上述症状,且为始发症状。四肢可同时发病,也可以一侧肢体先出现症状,但大多数患者感觉障碍先从上肢开始,尤以手臂部多发。表现为双手麻木、无力,持物易坠落等。躯干部症状有第2肋或第4肋以下感觉障碍,腹部或骨盆区发紧,谓之"束带感",严重者可出现呼吸困难。

2.运动障碍　多在感觉障碍之后出现,表现为锥体束征,四肢无力、僵硬不灵活。大多以下肢无力、沉重、脚落地似踩棉花感开始,重者站立及行走不稳、需拄双拐或扶墙行走,严重者可出现四肢瘫痪。

3.括约肌功能障碍　一般出现较晚。早期为大小便无力,以尿频、尿急及便秘多见,晚期可出现尿潴留、大小便失禁。

(二)体征

1.颈部体征　颈部体征不多,颈部活动受限不明显,颈棘突或其旁肌肉可有轻度压痛。下肢多肌张力增高,痉挛步态,行走不稳等。

2.四肢及躯干感觉障碍　不规则,躯干可以两侧不在一个平面,也可能有一段区域的感觉减退,而腰以下正常,深感觉如位置觉、振动觉仍存在。

3.肌力及反射异常　浅反射如腹壁反射、提睾反射多减弱或消失,肛门反射常存在。腱反射亢进,Hoffmann 征单侧或双侧阳性,这是颈 6 以上脊髓受压的重要体征,下肢肌肉痉挛侧可出现 Babinski 征阳性、髌、踝阵挛阳性。四肢肌肉萎缩,肌张力增加,肌肉萎缩出现较早,且范围较广泛,尤其是发育性颈椎椎管狭窄的患者,因病变基础多为节段之故,颈脊髓一旦受累,往往为多节段,但其平面一般不会超过椎管狭窄最高节段的神经支配。

(三)影像学检查

1.X 线摄片检查　在 X 线平片上分别测量椎体和椎管的矢状径,对判断是否存在椎管狭窄具有重要价值。

(1)锥体矢状径测量:自椎体前缘中点至椎体后缘连线。

(2)椎管矢状径测量:为椎体后缘中点到椎板连线中点的最短距离。

(3)计算两者比值:其公式为:$\dfrac{颈椎椎管矢状径(mm)}{颈椎椎体矢状径(mm)}=椎管比值$。

椎管比值应在 0.75 以上,低于 0.75 者则为椎管狭窄。

在正常成人的颈椎 X 线侧位片上,椎管内径平均值,颈 1 为 20～24mm,颈 2 为 18～21mm,颈 3～4 为 12～14.5mm,颈 6～7 为 11～13.5mm。曾比较正常成人与颈椎病的颈椎椎管矢状径,发现正常者颈椎管的矢状径平均为 20mm(18～23mm),颈 4 为 17mm(12～22mm),颈 7 为 16mm(11～18mm),提示由上而下矢状径逐渐减小,最狭窄处为颈 5～6,平均为 15mm。根据国内统计,在 X 线侧位片上,中国人颈椎矢状径以 13mm 为临界值,大于 13mm 为正常,小于 13mm 为椎管狭窄。由于椎体后缘不平直,椎体上下缘有突起,故测量的位置不同可有一定的差异。因此,其测量数值仅只能作为参考。除椎管测量外,X 线平片还可以观察到以下改变:①颈椎生理前屈减小或消失,甚至出现反弓;②椎间隙变窄,提示椎间盘退变,系引起退变性椎管狭窄的重要因素;③椎体后缘骨质增生,可以呈广泛性,也可以 1～2 个节段;④椎弓根短而厚及内聚;⑤若合并后纵韧带骨化则表现为椎体后缘的骨化影,呈分层或密度不均匀者,与椎体间常有一透明线,这是因为韧带的深层未骨化所致。

这些 X 线片表现对颈椎椎管狭窄症的诊断均有一定的意义。

2.CT 检查　CT 可清晰显示颈椎椎管狭窄症程度及其改变。如椎体后缘增生,后纵韧带骨化,椎弓根变短,椎板增厚,黄韧带增厚等可使椎管矢状径变小。

3.椎管造影　颈椎椎管造影术对确定颈椎椎管狭窄的部位和范围及手术方案制订具有重要意义。颈椎管造影可采取两个途径:腰椎穿刺椎管造影和小脑延髓池穿刺椎管造影。前者为上行性,后者为下行性。常用的椎管造影剂为 Amipaque 和 Omnipaque。椎管造影主要有两种表现:①完全性梗阻较少见,正位片可见碘柱呈毛刷状,侧位片上可见呈鸟嘴状,碘柱前方或后方有明显压迹。②不完全性梗阻可见碘柱呈节段性充盈缺损,外观呈串珠状,此种改变较常见,提示椎管的前方及后方均有压迫存在。

4.MRI 检查　MRI 可显示颈椎的三维结构,了解颈椎椎管内外的解剖结构情况,对确定椎管的矢径、椎体后缘骨质增生、椎间盘退变及局部炎症情况等可提供准确的依据。但其不能清晰显示椎体、椎板骨皮质及骨化的韧带。本病的主要 MRI 改变为:①椎管均匀性狭窄,构成椎管结构除退行性变化外,几乎无颈髓局限性受压存在。这种变化在 MRI 上无法显示狭窄椎管与脊髓病变的关系;②黄韧带退变增厚,形成褶皱并突入椎管,在多节段受累时,可见搓板状影像;③椎间盘突出伴骨赘形成,单一节段受累着呈半月状,多节段受累时为花边状影像;④黄韧带褶皱和椎间盘突出压迫硬膜和脊髓,导致狭窄的椎管在某些节段形成前后嵌夹式狭窄,呈现蜂腰状或串珠状改变。

三、颈椎椎管狭窄症的诊断

颈椎病或颈椎间盘突出症常与退变性颈椎椎管狭窄或发育性颈椎椎管狭窄共存,换言之,发育性或退变性颈椎椎管狭窄都亦常与椎间盘突出症共存。只有当狭窄的颈椎管腔压迫脊髓或神经根并表现出相应症状时,方可诊断为颈椎椎管狭窄症。

(一)一般特点

患者多数为中老年以上,无明显诱因,逐渐出现四肢麻木、无力、行走不稳等脊髓受压症状,呈慢性进行性加重。往往从下肢开始,双脚着地有踩棉花的感觉,躯干部有束带感。

(二)检查

查体见患者呈痉挛步态,行走缓慢,四肢及躯干感觉减退或消失,肌力减退,肌张力增加,四肢腱反射亢进,Hoffmann 征阳性,严重者存在踝阵挛及 Babinski 征阳性。

(三)X 线平片和 CT 片

目前公认的诊断发育性颈椎椎管狭窄的方法主要有两种:①绝对值,即利用颈椎标准侧位 X 线平片测量椎体后缘中点与椎板脊突结合部之间的最小距离即椎管矢状径,小于 12mm 为发育狭窄,小于 10mm 为绝对狭窄,此径最能表明椎管的发育状况;②比值法,即利用椎管矢状径中径和相应的椎体矢状径之比值,3 节以上的比值均小于 0.75 者为发育性颈椎椎管狭窄。退行性颈椎椎管狭窄者,颈椎侧位片显示颈椎变直或向后成角、多发性椎间隙狭窄、颈椎不稳、关节突增生等。

CT 片提示发育性颈椎椎管狭窄者椎管各径线均小于正常,椎管成扁三角形。CT 见硬膜囊及颈脊髓呈新月形,颈脊髓矢状径小于 4mm(正常人 6～8mm),蛛网膜下腔细窄,椎管正中矢状径小于 10mm。退行性颈椎椎管狭窄者见椎体后缘有不规则致密的骨赘,黄韧带肥厚可达 4～5mm(正常人 2.5mm),内皱或钙化,椎间盘不同程度膨出或突出。

(四)椎管造影

示完全或不完全梗阻。不完全性梗阻者呈节段性狭窄改变。

(五)MRI 检查

MRI 可准确显示颈椎管狭窄的部位及程度,并能纵向直接显示硬膜囊及脊髓受压情况。椎管矢状径变窄,脊髓呈蜂腰状或串珠状改变。

根据以上依据,诊断多无困难。在大多数情况下,仅根据前三项即可作出明确诊断。

(六)鉴别诊断

1.脊髓型颈椎病　是颈椎间盘退变或骨赘引起的脊髓压迫症状,好发于 40～60 岁,常为多节段性病变,以侵犯锥体束为主,表现为手足无力,下肢发紧,行走不稳,手握力差,持物易坠落,有时感四肢麻木。脚落地似踩棉感。重症者行走困难,大小便失禁,甚至四肢瘫痪。对于颈椎椎管狭窄症难以鉴别者,行 X 线片及 MRI 检查多能作出诊断。

2.颈椎后纵韧带骨化症(OPLL)　在侧位 X 线片上可见椎体后缘有钙化阴影,呈长条状。CT 片上可见椎体后方有骨化块,脊髓压迫症状常较严重。

3.椎管内肿瘤　临床上往往鉴别有困难。X 线平片可有椎弓根变薄、距离增宽、椎间孔增大等椎管内占位征象;造影片可见杯口状改变,脑脊液蛋白含量增加。MRI 检查对鉴别诊断很有帮助。

4.脊髓空洞症 多见于青年人,病程缓慢。有明显感觉分离。MRI 检查可见颈髓呈囊性变,中央管扩大。

(七)治疗原则

本病以手术疗法为主,除非是症状较轻的早期,否则难以改变本病的病理解剖基础。

四、颈椎椎管狭窄症的治疗

非手术疗法主要用于早期阶段及手术疗法前后。以颈部保护为主,辅以药物及一般对症措施。牵引疗法适用于伴有颈椎间盘突出及颈椎节段性不稳的病例。推搬及推拿疗法对此种病例应视为禁忌证。平日应注意颈部体位,不可过伸,更不易长时间或突然屈颈,尤其是在有骨刺情况下,易引起脊髓损伤。对严重的椎管狭窄者,脊髓损害发展较快,尤其是已影响正常生活及日常工作的病例,应设法及早施术。手术入路的选择应在临床的基础上,充分利用现代影像技术,术前明确椎管狭窄、颈脊髓受压部位。前路及后路手术均有其适应证,应合理选择。

用于治疗颈椎椎管狭窄症的式式,主要有以下三类,即常规椎板切除减压术、扩大性椎板切除减压术和椎管成形术(后路和前路)等。对伴有颈椎病或其他伤患者,尚应根据病情的特点、起病顺序及具体情况不同而于椎管减压术之前后辅以其他手术。现将临床上常用的术式进行分述。

(一)常规椎板切除减压术

此术传统之术式,可直接解除椎管后壁压迫,并使脊髓后移而间接缓解前方压迫。但由于术后瘢痕形成和收缩而影响疗效,远期常出现症状加重或成角畸形,故在选择时应注意。

1.适应证 主要用于发育性颈椎椎管狭窄症,尤其在临床上已引起神经受压症状者。其中合并颈椎病者,应根据症状出现的先后顺序及程度等不同决定是先行前路或先行后路减压术。此外,本术尚可用于颈椎骨折脱位合并脊髓压迫者、颈椎椎管内肿瘤及颈段粘连性蛛网膜炎等。

2.麻醉 一般多选择局部浸润麻醉。在操作时以分层注药为安全、有效,即选用 0.5%～1%普鲁卡因先行皮内及皮下浸润麻醉,切开皮肤后再向肌层及椎板外方推出麻醉剂。总量 0.5g 即可,最大量不应超过 1g。

3.体位 多选用俯卧位,个别病例亦可取俯坐位。

4.切口 以后方正中入路为多选,长度视减压范围而定,一般上方起自枕骨粗隆处,下方止于颈 7 棘突下方,长约 12～16cm。

5.暴露椎板 先全层切开皮肤及皮下组织,选用锐性苏式自动拉钩迅速将切口撑开(具有明显止血作用)。而后锐性分离棘突两侧之椎旁肌群,以显露椎板,必要时可达小关节外侧,并用无毛边纱条充填止血。一侧完毕后再行另侧,双侧完成后即可迅速拔出止血纱条,并用深部自动拉钩将双侧椎旁肌牵开以充分显露棘突及椎板,对上下两端椎旁肌深部以纱条充填压迫止血。之后用冰盐水冲洗术野以达止血及显露良好之目的。

6.定位

(1)根据棘突特点定位:较常用,即第 2 颈椎棘突大而分叉状,下方颈 7 棘突大而长。

(2)X 线定位主要用于施术者。

7.术式及操作步骤

(1)开窗:即将上下椎板之间骨质用薄型咬骨钳切除,形成一开口状。

(2)椎板切除:从开窗处按预定范围依序向两侧切除椎板及黄韧带以暴露硬膜囊。每次切骨前先用神经剥离子进行松解分离,以防误伤。对椎管绝对狭窄者,可采用尖头四关节嘴咬骨钳。冲击咬骨钳易因其头部在进入椎管内占有一定空间而引起对脊髓的压迫,应注意。亦可选用微型电钻或气钻。

(3)椎管内探查:对病程久、怀疑椎管内有粘连性蛛网膜炎或其他病变者,可在直视下探查。如病变位于硬膜囊内,亦应将其切开探查。具体方法如下:①脑棉保护术野:术者双手用等渗氯化钠注射液冲洗干净后,再取冰等渗氯化钠注射液冲洗术野,并将脑棉放置于施行切开探查的硬膜囊处加以保护,仅中央留一长条状切开探查区(1cm×3cm)。②定点牵引:用细针细线缝合两侧硬膜作定点牵引(各1~4针)。③切开硬膜:用尖刀先切开硬脊膜(避开血管支),通过透明的蛛网膜观察蛛网膜下腔有无病变及异常。④切开蛛网膜:先将蛛网膜切开一小口,而后用一干净小棉片放置硬膜囊内,再向上、向下剪开硬膜及蛛网膜,长约2~3cm。溢出的脑脊液吸引之,但吸引器头切勿进入硬膜囊内,以防引起继发性蛛网膜下腔粘连。⑤酌情处理病变:对有束带状之粘连物,可用脑棉剪切断,但不宜过多牵拉。对两侧之齿状韧带张力过大者,可用尖刀切断。对椎管内的肿瘤则应酌情尽力采取相应措施。原则上将其彻底切除,但切勿对脊髓组织加压。对脊髓空洞症者,可于后中线作正中切开引流之。在操作过程中,对脊髓本身不宜牵拉,切忌误伤脊髓本身及其血管。⑥缝合硬膜囊:一般两针间隔1.5~2mm,距切口边缘约1mm。硬膜囊外放置明胶海绵一小块保护,具有止血作用。

(4)植骨融合:对前方椎体间关节不稳定者可行植骨融合术。一般取髂骨制成片状置于两侧椎板处,其长度上、下超过减压椎节各一节以上,骨片两端用钢丝与棘突结扎固定之。此骨片切勿对椎管形成压迫。对颈椎前方较稳定,且减压范围不超过小关节者,一般勿需辅加植骨融合,原椎板处多于一年后形成一骨性管壁。对需牵开之病例亦可采用"H"形植骨术,此多用于骨折情况。

8.术后处理   同一般颈后路手术。拆线后卧石膏床,或用 Halo 装置及头-颈-胸石膏固定3个月。

(二)扩大性椎板切除(减压)术

此种手术是在前者基础上,向两侧扩大减压范围达两侧小关节的一部或大部。推荐此种手术的学者认为,单纯性椎板切除减压术,包括将双侧齿状韧带切断,也难以对来自椎管前方压迫的颈椎病取得满意疗效,此主要是由于双侧小关节后壁以及脊神经根本身的牵拉与固定所致。因此,主张采取将双侧椎间孔后壁切开的广泛性颈后路减压术。从减压角度来看,当然较为彻底,但如果对颈椎的稳定性破坏过多势必影响远期疗效。因此,在选择时需要全面加以考虑。

1.适应证   与前者基本相似。

2.麻醉、体位、切口、暴露椎板及定位   均同前。

3.术式及操作步骤

(1)常规椎板切除减压术:具体方法及要求同前。

(2)保护硬膜囊及根袖:用冰等渗氯化钠注射液冲洗清除积血后,将脑棉覆盖于硬膜外,再作神经剥离子于两侧椎板及小关节下方小心松解之,以防粘连引起误伤。

(3)扩大减压范围:按常规椎板切除之。要求用薄型冲击式咬骨钳或鹰嘴钳或用微型电钻等器械,将两侧小关节逐块切除以达到减压目的。此时如椎管前方有致压物或椎管狭窄时,除硬膜囊外,外侧脊神经根连同根袖可向后膨出。清除碎骨片及凝血块后,除去棉片,再次用冰等渗氯化钠注射液反复冲洗。

(4)椎管内探查:按前述情况及方法酌情行切开硬膜囊探查及清除病变。由于本术式对椎管的暴露较佳,故亦可从侧后方对椎管前方的骨赘或 OPLL 进行切除。但操作时务必小心,对硬膜囊不可过多牵引。

(5)植骨融合:对节段较少者可酌情用自体髂骨片植入,节段较长者则需用胫骨或腓骨片植入,以增加局部的稳定性。

4.术后处理   同一般颈后路手术,拆线后用 Halo 装置或头-颈-胸石膏固定3~4个月。

（三）后路椎管成形术

其式式是通过将椎板一侧全切断，另侧仅外板切断，造成骨折及位移而扩大椎管矢状径，从而获得减压目的，之后又不断有新的术式出现。现将临床上较为常用的、有代表性的术式列举于后。

1.适应证

(1)原发性椎管狭窄：即椎管矢状径比值小于1：0.75，或绝对值低于12mm者。其中尤以一侧症状为重，另侧较轻者更适用于本法。

(2)继发性椎管狭窄症：①OPLL症：因前路操作难度大，易发生意外，故一般病人多选择后路减压，虽不彻底，但疗效较为稳定。②颈椎病：对骨源性颈椎病前路减压术后疗效欠满意者，多为原发性或继发性椎管狭窄所致。③黄韧带钙化症：虽不多见，但可引起椎管狭窄一系列症状，需从后路减压（包括切除）。为更多地保留颈椎后结构的完整性，连接下两个棘突之间的黄韧带可不切除。

2.麻醉、体位、暴露椎板及定位　均同前。

3.术式及操作步骤

(1)单开门式椎管成形术：①切除一侧椎板之外板：先用椎板咬骨钳在椎板上缘（预定骨折处）咬一缺口，之后用四关节尖嘴咬骨钳将一侧椎板之外析纵向切除。邻近小关节处之外板骨质较硬，在切除时应小心，亦可用电钻操作。②切开另侧椎板全层：先按前者同法切除椎板外板，使椎板厚度减少，之后用薄型冲击式咬骨钳交另侧椎板完全切除，并显示硬膜囊。此为本手术关键步骤，操作时为防止误伤脊髓或神经根，应边切除边用神经剥离子松解，并切断韧带。椎板切断部位一般距小关节内侧缘2～3mm。其椎节数视椎管狭窄范围而定。③扩大椎管矢状径：当另侧椎板被完全切断后，可通过寻棘突加压而扩大该椎板切开处间距，以达到扩大椎管矢状径之目的。此时，外板切开侧形成骨折状。不防止术后椎板恢复原位，可于椎板层与硬膜囊之间放置肌肉组织或脂肪块充填。被切开的椎板间隙越大，该段的椎管矢状径亦增加越多。其宽度每增加1mm，矢状径约增加0.5mm。但也无过宽之必要，因为掀起的椎板有自行还纳的倾向，且增加造成对侧完全骨折的机会，甚至出现向椎管内移位等不良后果。因此，一般6～8mm即可。④固定或切除棘突：将椎管矢状径扩大后，为维持其有效间隙的间距，防止现关门，最好交棘突缝合固定椎板骨折侧的椎旁肌中，降低关门率。亦有人主张将棘突切除，以减少受力（还纳）面积。⑤闭合切口：依序缝合切开诸层。

(2)双（正中）开门式椎管成形术：其与前者相似，1980年首先由岩崎洋明提出。1984年宫崎在此基础上附加后方植骨术。但病例选择时，对椎管严重狭窄者、黄韧带钙化者及需作蛛网膜下腔探查者应注意。现将当前常用的具体操作步骤介绍如下：

1)切除双侧椎板外板：按前法将两侧椎板之外板纵向咬除。

2)劈开棘突：可将棘突切除或保留，自中线交棘突至椎弓后缘全层切开。一般多选用微型电（气）钻，对棘突已切除者则以四关节尖头咬骨钳为主。

3)扩大矢状径：将棘突向两边分开（双侧椎板内呈不全骨折状），间距约0.8～1.2cm为佳。

4)植骨块嵌入：对保留棘突者可取髂骨等骨块植入局部，并用钢丝空孔固定之。

此法从扩大椎管矢状径角度来说，较之前者为理想，且符合脊髓之圆柱形结构，使其获得较均匀的减压。岩崎法亦有其优点，并为日本学者Kenji Hanai所推荐。弘前对其改良用人工骨代替自体骨植入劈开棘突之间以减少取骨之并发症；为减少轴性头痛颈3椎板单纯切除以保障颈半肌不被破坏。颈7棘突很重要予以保留，只进行拱形潜行切除。均取得了较好疗效。

(3)颈椎后路"Z"字成形术："Z"字成形术是先将棘突切除，再将椎管后壁用微型锯等器械截成"Z"形的术式。早期由山口提出，系将每节椎板呈"Z"形切开，之后向两侧掀开而达到扩大椎管矢状径之目的。以后宫坂等人提出采用大"Z"形椎板切开成形术,即将3~4节椎板作为一个整体,仅一个"Z"字形切开即可达到扩大椎管矢状之目的。

此种术式在操作上主要采用微型电(气)钻一点点地先将椎板外板切除,再切除内板之一部,而后将残存之椎板呈"Z"字形切开,再撑开,达扩大椎管之目的。其手术适应证等与前者类同。本法在实施过程中一定要细心、耐心,否则稍有疏忽即可造成难以挽回之后果,初学者不宜选用。

(4)半椎板切除椎管成形术:在切除半椎板的基础上尽可能多地扩大切除范围,同样可以达到增加椎管有效空间的目的。具体操作步骤如下:

1)常规半椎板切除:按前述之全椎板切除术,仅切除一侧之椎板全层,长度与椎管狭窄的范围相一致。

2)椎管成形术:用薄型神经剥离子将硬膜囊后壁及手术侧之侧壁进行分离松解,再用特种薄型、尖头的颈椎板冲击式咬骨钳将残存的椎板及棘突前方的后弓壁逐块逐块地切除,直达对侧椎管后壁。此时当感到咬骨钳前方"打滑",表明切骨范围合乎要求,椎管后方已获最大范围的减压效果。而后再用此种特薄型咬骨钳切除侧方残留椎板,必要时切除小关节内壁骨质(此时亦可用小骨凿切除侧方骨组织),以使其从侧方获得最大限度的减压。

3)闭合切口:术毕以冰等渗氯化钠注射液反复冲洗局部,检查硬膜囊波动是否恢复及其转移情况,留置明胶海绵1~2块后依序缝合切开诸层。

此种术式由于最大限度地维持了颈椎本身的解剖状态,因而对其稳定性影响最小,且减压满意、恒定,疗效大多较为理想。据学者百余例之体会,有效率95%以上,未遇到术中或术后发生意外及症状加重者。自何侧施术减压呢?学者认为,两侧症状轻重不一者,一般是选择症状较重的一侧进入椎管;如果重的一侧临床表现十分严重,接近完全瘫痪者,则宜从症状稍轻的一侧进入。

(5)棘突漂浮(悬吊式)及黄韧带椎管成形术:此法实质上是保留棘突完整及连续性的双侧椎板切除减压术,由于保留了椎管的后方骨性结构,并使其呈漂浮状,可向后方移,因而获得疗效。该法为日本学者都筑等人最早提出,从扩大椎管矢状径角度来看当然彻底,但椎板切除过多难免损伤较大及影响椎节的稳定性。因此在选择上应全面加以考虑。黄韧带椎管成形术.除黄韧带外均行切除。

术后处理:按一般颈椎后路手术,因对正常结构破坏较少,可早期戴石膏领或颌-胸石膏下床活动。

(四)颈椎前路椎管成形术(前壁漂浮法)

1.适应证　主要用于明显的椎管狭窄及后纵韧带骨化者。

2.麻醉　一般多需气管插管复合麻醉,并用诱发电位机术中对脊髓神经监护。

3.体位、切口、显露椎体前方及定位。

4.术式及操作步骤

(1)切除椎节前方骨质:利用电钻、凿及刮匙先将病节椎体前方、中部及后部的大半全部切除,后方仅保留椎管前壁骨质(即椎体后缘)。其范围视具体要求而定,一般2~4节。

(2)切断椎体后缘:一般用小号钻头将椎体后缘骨壳之四周骨质磨薄、磨透,使其呈游离状。

(3)椎体后缘骨片向前方漂浮:当椎体前方骨壳呈漂浮状时,由于椎管内的压力较高,则可使已游离的骨壳自动地向前方漂浮,从而扩大椎管的矢径而有利于改善脊髓受压状态。

(4)闭合窗口:因椎体前方呈长槽状窗口,多采用髂骨植入融合固定。植骨块长度略大于开槽之长度,以便在牵引下嵌入,不易滑出。厚度不应超过1.5cm,以防突向椎管误伤脊髓。

此手术的难度较大,主要是由于颈椎椎体后缘深在,可供操作的范围狭小,因此非经验丰富者切勿随意选用,以防出现严重后果。

(五)术后处理

同一般前路手术,但因植骨块较大,易滑出,需附加较结实的外固定物制动颈部。

五、颈椎后路减压术的并发症及其防治

既往认为颈椎后路手术之术中及术后并发症较颈前路为少见，但事实上并非如此。根据临床经验，其不仅在数量上多见，且严重程度亦大于后者。主要原因是由于颈后路手术范围广泛，误伤机会多，并多涉及高位颈髓(指颈 4 以上)，故在临床上易引起各种并发症，应慎重对待。

(一)手术暴露椎板前过程中的损伤

由于颈后路手术途径较颈前路为简单，且该处无重要组织、器官或大血管等。因此，在入路上发生意外情况者相对较少，但仍不可大意。在临床上可遇到的主要是以下三种情况。

1.局部麻醉针头过深所引起意外　局部浸润麻醉为颈后路手术最为常用的麻醉方法，在操作时如果进针时深浅掌握不当，则易对椎管内之脊髓或脊神经根造成误伤，尤其是用长针头向深部空刺推注麻药时，如果进针过深，则有可能穿过椎板间黄韧带刺入硬膜囊内而误伤脊髓，或误将麻药注入硬膜囊外，形成颈髓段硬膜外麻醉而出现严重后果，甚至呼吸骤停引起死亡。因此，向椎板方向刺时针头切勿过深。较为安全的局部麻醉操作方法即前面所提及的分层麻醉法，不仅安全可靠，止痛效果也好，且药物用量亦减半。

2.血容量急骤下降　枕颈部血管十分丰富，自皮肤切开直达椎板前这一过程，如果止血措施不及时，或是时间过长，由于在短期内突然失去相当数量鲜血，则有可能引起血压下降，尤其是某些长期卧床的病例，其心脏及整个机体之代偿能力较差，易出现休克而影响手术的正常进行，甚至中止手术。因此，在对每层组织行切开时，除采取血管钳钳夹止血或电凝止血外，尽可能地对各层切开组织迅速地用苏氏拉钩将其撑开而起止血作用。对失血过多者仍应补充血容量。

3.椎节定位错误　这种错误并非罕见。由于椎节判断错误而致减压范围不够，或完全未获减压。事实上，只要在术中根据每节棘突的特点加以判定，例如颈 2 棘突最大及分叉，颈2~5棘突亦分叉状，颈 7 最长等特点均易于判定。只要认真检查就可完全避免这一本来就不应发生的错误。个别解剖变异或两次以上施术者，不妨采取术中摄片，以决定椎节的定位。

(二)进入椎管后之误伤

这种情况较为多见，且后果严重。尤以全身麻醉者，术中难以及时发现，而延误处理时机。

1.硬膜损伤　发育性椎管狭窄者，其硬膜外脂肪往往缺如，加之如病情过久，局部多伴有粘连或愈着状。因此，硬膜囊可直接与后方的椎板内层或黄韧带形成粘连。硬膜易因下列情况造成损伤，应注意预防。

(1)用冲击式咬骨钳咬除椎板时，硬膜被挟于钳口内而造成撕裂。此最为常见，且开口多较大。避免的方法：①每咬除一块椎板，先用神经剥离子加以分离松解。②被咬除之椎板在向体外取出时，动作切勿过猛，尤其在咬下的骨块刚刚脱离椎管原位时，术者在边提升咬骨钳的同时，应仔细观察局部有无脑脊液溢出。有溢出者应终止操作，以减少撕裂的程度。③对椎管稍宽者，尽量将脑棉片或脑压板置于硬膜与椎板之间，而后再行切骨。

(2)切除黄韧带时误伤硬膜较为少见。主要由于在暴露椎间隙时或在对两侧深部黄韧带切除时误伤，其裂口一般较小。主要预防措施是在直视下切除或切开黄韧带时，尖刀片之刀尖小心地刺入一定深度(一般不超过 4mm)后，再由内向外切开。

(3)其他如在对硬膜囊切开前行定点缝合固定时，拉力过大，缝针及缝线过粗等亦可引起。因此，对定点缝合应选择细针细线，并予以稳妥固定。

2.脊神经根损伤　此情况较易发生，主要由于在对椎管侧方或脊神经根根管减压时，因器械误伤，或因

占有空间过大所造成。多见于使用冲击式咬骨钳或高速电钻时。为避免此种意外,应注意以下几点:

(1)充分估计根管的状态,对明显狭小或解剖状态变异者应考虑到手术的困难性,并在术前设计相应的对策。

(2)选择损伤较小的器械,尤其是涉及椎管的器械,应以安全为主。

(3)操作时要求较好的照明条件,对两侧椎板切骨时,应在直视下操作为宜,避免盲目施术。

(4)在局部麻醉下施术,患者反应较敏锐,易配合。当器械触及神经根有痛感并呼叫时,应注意检查,切勿主观认为病人"娇气"而继续操作。

(5)对脊神经根部的出血尽量采取明胶海绵压迫法(或先用脑棉压迫),切勿任意钳夹,更不宜使用电凝止血。

(6)在切开硬膜囊行齿状韧带切断或粘连松解术时,对神经根不宜过度牵拉,以防误伤。

3.脊髓损伤　这并不比前者少见。其致伤原因与前者相似,以器械误伤为主,包括冲击式咬骨钳、吸引器头、神经拉钩及高速电钻等均有可能误伤脊髓。其损伤程度与暴强度和持续时间成正比,轻者引起脊髓震荡及脊髓休克,重者则引起挫伤而失去神经功能恢复的可能性。因此,应以预防为主。其主要预防措施除前述各项外,尚应注意以下几点:

(1)对脊髓不应牵拉。脊髓实质不同于马尾,稍许过重的牵拉即有可能造成无法挽回的后果,尤其是在第4颈椎以上之颈髓,即使是在硬膜囊外牵拉也会出现同样后果。这对习惯于腰椎手术而初次开展颈后路手术者尤应注意。

(2)吸引器头不可直接贴在硬膜上吸引。与颈前路手术一样,直接在硬膜囊上吸引,由于局部负压可立即造成脊髓实质性损伤,尤其是颈椎椎管狭小者,其蛛网膜下腔处于或近于消失状态更易发生。因此,当手术进入椎管时,一方面应减小吸引之负压压力,或放开吸引器上调节孔处的手指;另一方面在吸引时必须将脑棉放在硬膜或脊髓表面保护。

(3)对椎管狭小者避免使用需在椎管内占位之器械,例如一般的冲击式咬骨钳、鹰嘴钳等,原则上禁止使用。根据学者临床经验,在缺少先进设备情况下,不妨用柄长、头小的四关节颈椎咬骨钳逐小块、逐小块地咬开椎板,并在保持与椎板相平行的方向切骨则较为安全。

(4)保持手术野清楚。因施术区较深在,如局部积血或凝血块等遮盖术野,则增加误伤机会。因此,可用冰等渗氯化钠注射液冲洗术野,即使局部保持干净,又对脊髓起降温保护作用。

(5)切开硬膜囊时避免误伤。应按程序操作,并避开血管,尤其是脊髓上的血管。在粘连状态下如不小心则易误伤。一旦误伤,不仅影响脊髓之血供,且妨碍操作,并易引起或加重蛛网膜下腔的粘连形成。

(6)对椎体后缘之骨刺或突出之髓核,缺乏临床经验者不宜从后方切除。尽管国内外少数学者采用通过椎管后方去切除椎管前方的致压物并获得成功。但此种术式对初学者毕竟不易掌握,而且目前的器械设备条件欠理想,对脊髓的少许压迫都可带来严重后果。

(7)酌情在术中对脊髓传导功能进行监护。在局部麻醉情况下,可通过台下麻醉师对病人不间断地呼唤,并让患者活动手指与足趾,以判断其脊髓传导功能。对全身麻醉者则可采用诱发电位(以带叠加者为佳)或麻醉唤醒试验(多用笑气为主的复合麻醉)。术中定时减轻麻醉深度,使其清醒并活动足趾以判定脊髓传导功能是否存在。

4.睡眠性窒息　术中及术后均可发生,多见于手术平面超过颈4椎节以上者。其亦可视为脊髓损伤之一种。主要表现为低血压、心动过缓及呼吸机能不稳定,可因呼吸机能完全障碍而死亡,因此必须引起注意。除要求避免对脊髓误伤外,应尽力减少各种对脊髓引起刺激的因素。

(三)手术后并发症

亦较多见,其所造成的不良后果虽不如前者立即显示,但仍可引起一系列严重问题。

1.颈深部血肿　颈后路手术病例大多有程度不同的血肿形成,量少者可以逐渐吸收,量多者则势必影响减压术的近期与远期效果。因此应着重预防。

(1)止血尽可能彻底,尤其对活动性出血者应予以结扎,而一般渗血,则可通过冰等渗氯化钠注射液冰敷而停止。冰敷无效的个别部位,可置以明胶海绵止血。

(2)缝合时尽量消除死腔。由于切口较深,且部分棘突及椎板切除后已留有空腔,因此在缝合时应采用10号线对椎旁肌作全层缝合。为避免打结后再缝合时操作不便.可在数针缝完后一并打结结扎。如此则可较彻底地消除死腔。

(3)留置引流片(管)。术后应常规于切口深部放置橡皮片(或较软之导管)1～2根引流,24～36小时拔出。

(4)不宜切口开放,除非是较大之血肿,一般多可自行吸收,因此非病情需要(如有神经压迫症状等),勿需切开放血或减压。

2.脑脊液瘘　较颈前路为多见,尤以切开蛛网膜下腔探查者,约有5%的病例可出现这一现象。主要的预防及治疗措施如下:

(1)按要求闭合蛛网膜下腔。除硬膜缺损过多而又不能利用其他组织移植取代者外,一般均应将切开的硬膜缝合,以维持脑脊液的正常循环。其缝合间距一般为2～3mm,距切口边缘约1～1.5mm,如此则不易漏液。

(2)于缝合处置明胶海绵,或以附近肌肉组织遮盖,此对防止脑脊液的发生十分有效。

(3)术后局部加压包扎及仰卧位。由于切口外方之敷料较厚,取一般仰卧位可达到增加局部压力的目的。

(4)一旦有瘘出现应采取加压包扎。多在术后第3～4天发生,此时除加大抗生素用量及保持切口敷料干净外,局部应采取加压包扎措施。即在更换敷料后,将其四周及中央用宽胶布加压固定,2～3天后多可停止。切忌用胶布或绷带对颈部作环状固定包扎,防止引起窒息。

(5)闭合切口。如切口已经裂开,开口小者可用蝶形胶布在无菌条件下将其对拢固定,裂口较大者可缝合之。此时深部可垫以明胶海绵1～2小块,有利于局部黏着。

3.植骨块滑脱　在已行椎板切除减压的情况下,为避免术后患节不稳及变形,多取髂骨块或义骨块植入。但术中如果固定不确实,或是术后护理不当等,均可造成植骨块滑脱。如果滑脱之骨块压在已减压的脊髓之上,则可引起瘫痪或死亡(高位者),为此应注意预防。

(1)植骨块应确实固定。术后由于患者翻身等动作,颈部难以维持其固定状态。稍一不慎即可引起骨块滑脱。因此,应采取较为确实的固定措施。

(2)双石膏床备用。对高位颈髓施术者;术前应准备前后两个石膏床,以备术后翻身时使用,这样可将颈部的活动量降低到最低限度。

(3)必要时再手术。当滑脱之植骨块有可能压迫或已经压迫脊髓者,应及早施术,并酌情再植人或取出。

4.切口感染　此较颈前路手术易发生,主要由于以下原因:

(1)毛囊炎。在发际处的毛囊炎,手术前如不注意检查则不易发现。当已安排次日施术并对患者行皮肤准备时方才发现,因怕影响原定计划而对局部仅行一般对症处理,仍按原计划施术。学者意见,此种情况易延迟手术为妥。

(2)敷料未及时更换。术后患者长时间仰卧位,由于局部潮湿及通风不良,加之切口渗血等,而为细菌繁殖提供了有利条件。如果能按常规于术后24～36小时更换敷料,之后再酌情定期更换则可避免。

（3）前已述及，其对细菌繁殖亦极为有利，应按前述要求处理之。一旦发生感染，除加大抗生素用量外，可拆除一至数针缝线予以引流，并根据局部情况决定是否作进一步处理（如植骨块取出等）。

5.皮肤压迫坏死　主要由于术后未更换敷料，以致敷料上的渗血凝结成块，干燥后对皮肤压迫所致。轻者皮肤潮红或坏死，重者可波及深层，以致需行坏死组织切除、植皮等处理。此并发症关键在于预防，而且完全可以预防。

6.颈椎不稳及成角畸形　主要见于广泛切骨减压而又未行植骨融合术者。轻度可用石膏或支架保护，重者需行植骨融合术。

总之，颈后路手术的并发症虽较严重且较颈前路手术多见，但只要注意预防，一旦发生及早处理，一般是可以避免的，并将其严重性降低到最底线。

（余庆华）

第三节　脊柱退行性变

一、椎间盘退变的生物化学

1.椎间盘细胞

（1）胚胎期存在脊索细胞，但成年后消失。

（2）髓核及纤维环内存在一些类软骨样细胞，可能源自软骨终板的软骨细胞。

（3）不存在明显的细胞更新。

（4）随着增龄及椎间盘退变，细胞逐渐凋亡。

2.椎间盘大体结构（从周边到中央）

（1）纤维环外层：主要为胶原纤维，斜形分层排列。血运及神经支配有限，后方由窦椎神经支配，前方由交感神经支配。

（2）纤维环内层：为纤维软骨样组织。

（3）移行区：位于纤维环内层与髓核之间菲薄的纤维组织区域。

（4）最核心为髓核。

3.基质成分

（1）胶原

1）纤维环（70%）主要为Ⅰ型胶原，共有Ⅰ、Ⅱ、Ⅲ、Ⅴ、Ⅵ、Ⅸ、Ⅺ等各型胶原。

2）髓核（20%）主要为Ⅱ型胶原，共有Ⅱ、Ⅵ、Ⅸ、Ⅺ等各型胶原。

3）胶原提供椎间盘的抗牵张强度。

4）通过赖氨酸/羟赖氨酸残基的共价键形成胶原交联。

5）髓核中的胶原交联浓度最高。

6）椎间盘退变时，髓核中的胶原合成和含量增加，而纤维环中的胶原交联减少。

（2）蛋白多糖：蛋白多糖中心为透明质酸纤维，交联蛋白连结于黏多糖分子链上。

1）大的蛋白多糖：聚集蛋白聚糖：与关节软骨内的蛋白多糖相似；但为关节软骨内蛋白多糖的一半大小；椎间盘内的蛋白多糖其硫酸角蛋白/硫酸软骨素的比值更高；硫酸角蛋白盐的分子量更大；透明质酸酶

含量更多;对保持水分具有重要作用;提供椎间盘抗压强度。

2)小的蛋白多糖:包括二聚糖、核心蛋白聚糖、基膜聚糖及调节纤维;参与胶原纤维的形成及组织排列;蛋白多糖的含量和合成因年龄、不同部位及退变程度不同而各异;与关节软骨及年轻人相比,成年人正常纤维环内的蛋白多糖合成活性要低 1/3;纤维环内层,蛋白多糖的合成活性最高。

4.椎间盘老化、退变

(1)硫酸角蛋白/硫酸软骨素比值增加。

(2)非聚合或不能结合透明质酸的蛋白多糖含量增加。

5.椎间盘代谢的动态平衡

(1)细胞及基质的合成代谢

1)促进合成代谢的生长因子主要有:转化生长因子-β(TGF-β)、成纤维细胞生长因子-β(FGF)、胰岛素样生长因子-1(IGF)、血小板衍生生长因子(PDGF)、骨形态发生蛋白-2(BMP)、BMP-4、BMP-7。

2)IGF-1、表皮生长因子(EGF)、FGF 和 TGF-β 能刺激基质合成。

3)FGF 能促进退变椎间盘内软骨细胞的增殖。

4)IGF-1 能刺激髓核细胞蛋白多糖的合成。

5)BMPs、如 BMP-2、BMP-7、潜伏膜蛋白(LMP)-1 等在体外和体内实验中均发现能上调蛋白多糖的合成。

(2)分解代谢

1)基质金属蛋白酶,包括胶原酶、明胶酶、基质分解素可使基质降解。

2)退变椎间盘内炎症因子和自由基含量增加。

①退变椎间盘内一氧化氮、前列腺素 E_2(PGE$_2$)、白介素(IL)-6 含量增加。

②椎间盘突出并出现神经根病变症状时,磷脂酶 A_2、肿瘤坏死因子(TNF)-α、IL-1 的含量增加。

3)细胞因子受体阻滞剂,例如白介素-1、肿瘤坏死因子阻滞剂、金属蛋白酶组织抑制剂能通过阻止分解代谢过程上调蛋白多糖的合成。

6.终板渗透提供营养　随着年龄增大,终板及外层纤维环的血供逐步减少,会发生:

(1)乳酸浓度增加。

(2)pH 降低。

(3)营养供应的减少会影响细胞代谢。

7.椎间盘退变的生物修复或再生策略

(1)使用生长因子:BMPs 或其他一些能阻滞炎性通路的因子。

(2)治疗性基因转导:使用病毒转导或使用非病毒途径转导。

(3)细胞移植:椎间盘细胞、软骨细胞或间充质干细胞移植。

(4)细胞和基质移植。

8.椎间盘的生物再生

(1)增加蛋白多糖及胶原的合成代谢及含量。

(2)在椎间盘退变早期,生物治疗可能会提高椎间盘或运动节段的生物力学性能。

1)如果椎间盘退变严重且后方结构亦有受累,则不会奏效。

2)使用生长因子(骨形态发生蛋白-1)可以恢复髓核高度及其代谢功能。

(3)生物疗法对疼痛感受器可能无作用。

9.利用生长因子修复椎间盘存在的潜在限制问题或尚需解答的问题

(1)体内疗效能保持多长时间?

(2)最佳的剂量多少?

(3)最佳传导途径:注射?缓释系统?利用载体传导?多种蛋白质联用?

(4)生物应力对椎间盘代谢的影响,以及生长因子对细胞的影响?

(5)是否需要联合使用一些缓解疼痛的疗法:化学髓核溶解术、椎间盘内电热疗法。

二、颈椎退行性疾病:手术和非手术治疗

(一)颈椎退行性疾病临床分类

1.颈椎间盘源性轴性疼痛,伴或不伴牵涉痛。

2.颈椎间盘突出症

(1)脊髓型。

(2)神经根型。

3.颈椎病

(1)神经根型(椎间孔狭窄引起)。

(2)脊髓型。

(二)病史及检查

1.神经根型颈椎病

(1)疼痛按皮节分布,可有以下体征。

1)Spurling 征:颈部后伸并向患侧旋转时疼痛加重。

2)肩外展疼痛缓解征:屈颈、肩外展能够缓解疼痛。

(2)神经病学查体发现:包括麻木、感觉异常、无力、反射减退,按神经根支配区域分布。

2.脊髓型颈椎病

(1)通常疼痛症状不明显,患者有不适感,有的为钝痛、有的为锐痛。

(2)常见症状有:宽基、不稳步态;手的灵活性降低,难以完成系纽扣、写字、拿咖啡杯等动作。

(3)查体:反射亢进,Hoffman 征、Babinski 征、Lhermitte 征阳性。

(4)脊髓病手综合征

1)鱼际肌萎缩。

2)手指逃逸征阳性。

3)手握-伸试验阳性。

4)轮替动作障碍:在快速运动过程中,手的协调性和灵巧性丧失(表 4-1)。

表 4-1 两种颈椎疾患的特点

	颈椎病	颈椎间盘突出症
年龄	>50	<50
性别	男性>女性	男性=女性
发病	隐匿	急性
疼痛部位	颈部和上肢	上肢
颈部是否僵硬	有	无

	颈椎病	颈椎间盘突出症
肌肉无力	有	可能有也可能无
脊髓病	更常见	较少见
神经症状的皮节分布	多节段	单节段

(三)影像学检查

1.X 线片　摄颈椎正位、侧位和斜位片,注意观察:

(1)颈椎整体对线情况,颈椎病患者往往会有颈椎前凸减小或脊椎滑移。

(2)有无椎间隙变窄。

(3)有无小关节突关节退行性变并出现骨赘。

(4)斜位片上注意观察有无椎间孔狭窄。

2.脊髓造影及 CT 脊髓造影

(1)在患者无法行 MRI 检查情况下,可选择该方法。

(2)适合体内有植入物的患者术后复查。

(3)该方法的缺点是有创。

3.MRI

(1)MRI 是颈椎椎间盘疾病首选的检查方法。

(2)MRI 能很好地观察脊髓可容纳空间大小:>13mm 为相对椎管狭窄,<10mm 为重度狭窄。

(3)对排除脊髓空洞症、肿瘤和脊髓软化等脊髓病变特别有帮助。

(4)单纯依靠 MRI 进行诊断假阳性率很高,一定要结合临床症状。

(四)鉴别诊断

1.创伤　如颈部扭伤、创伤性神经炎(臂丛损伤)、创伤后颈椎不稳。

2.肿瘤　如肺沟瘤(该肿瘤的压迫可引起 C_8 神经根症状及 Horner 综合征)、脊髓肿瘤、转移瘤、原发性颈椎骨肿瘤。

3.炎症性疾病　如风湿性关节炎、强直性脊柱炎。

4.感染　如椎间盘炎、脊椎骨髓炎、软组织脓肿。

5.肩部疾病　如肩袖撕裂、肩撞击综合征。

6.神经疾患　如脱髓鞘病变(吉兰-巴雷综合征)、肌萎缩侧索硬化症。

7.其他　如胸廓出口综合征、反射性交感神经营养不良、心绞痛、周围神经卡压症。

(五)神经根型颈椎病的治疗

1.非手术治疗　2～3 个月的非手术治疗后,一般 70%～80%患者会有明显疗效。

(1)早期(头 2 周):使用非甾体类抗炎药、口服激素类药物、短期使用麻醉镇痛药、冰敷或热敷、颈部活动调节、佩戴软颈围或家庭进行颈椎牵引。

(2)康复中期(3～4 周):伸展和等长收缩锻炼、规范理疗,如果神经根性疼痛持续存在,可考虑行硬膜外激素注射封闭。

(3)康复后期(4 周后):心血管功能锻炼、积极力量锻炼。

2.手术适应证

(1)神经根或脊髓病变持续进展。

(2)非手术治疗无效,无法解除神经根痛及神经功能障碍。

（3）仅有轴性症状、不伴神经根病变的患者应行非手术治疗，其手术疗效不确定。

（六）颈椎病手术技术

1.颈椎前路手术

（1）适应证

1）软性颈椎间盘中央型突出。

2）同一节段的双侧神经根病。

3）单侧软性椎间盘突出或椎间孔狭窄：对神经根病患者，如有严重的颈部轴性症状，首选前路手术。

4）单、双节段的脊髓型颈椎病。

5）矢状面存在后凸畸形。

（2）经前路颈椎椎间盘切除及融合术

1）可使用三面皮质的髂骨进行椎间融合（前路融合技术）、佩戴颈部支具6周。

2）单节段融合术可使用异体骨植骨，但要进行内固定。异体骨植骨融合可避免取自体骨并发症，但长期吸烟为相对禁忌证。

3）前路内固定钢板的使用：单节段椎间融合其稳定性相对较高，如使用自体骨植骨融合可不行内固定。

下述情况下建议使用内固定：

1.单节段的异体骨植骨融合。

2.术后不愿意进行支具外固定者。

3.多节段的椎间融合手术。

4.一些假关节形成高风险患者（翻修手术、吸烟者）。

5.前方颈椎椎体次全切除融合术（该术式往往需要进行内固定，可以避免术后Halo架外固定，能提高融合率）。

2.颈椎后路手术

（1）适应证

1）单侧软性椎间盘突出或椎间孔狭窄，患者有神经根性症状，但无颈椎轴性疼痛。

2）脊髓型颈椎病（病变超过3节段）。

3）后纵韧带骨化。

4）矢状面上颈椎无后凸（颈椎仍保持前凸或中立位）。

（2）椎板-椎间孔切开减压术：是一种脊柱运动功能保留手术，无明显轴性症状的神经根型颈椎病可选择该术式。

（3）颈椎管成形术

1）与颈椎板切除、融合术相比，该术式并发症发生率相对较低，因此应用越来越多。

2）本手术是一种脊柱运动功能保留手术。

3）与颈椎板切除、融合术的手术适应证相同。

4）有多种手术技术，有些术式进行内固定、有些不行内固定。

①双开门式式，即法式开门术：从棘突中线打开、两侧为铰链。

②单开门式式：一侧为开门侧，另一侧为铰链侧。

（4）颈椎板切除、融合、内固定术：当行颈椎板切除术时，为避免椎板切除术后出现颈椎后凸畸形，建议进行内固定，可行侧块螺钉固定，C_2、C_7、T_1可行椎弓根螺钉内固定。

(七)并发症

1.颈椎前路手术

(1)假关节形成。

(2)植骨块脱出、吸收或塌陷。

(3)吞咽困难。

(4)声音嘶哑。

(5)椎动脉或颈动脉损伤。

(6)硬脊膜撕裂。

(7)食管或气管损伤。

(8)神经损伤。

2.颈椎后路手术

(1)神经功能障碍。

(2)C_5神经根麻痹:一般认为是由于术后脊髓向后漂移引起 C_5 神经根牵拉伤所致。

(八)术后处理

1.单节段手术、未进行内固定者术后用硬质颈围行外固定,前路手术术后 24h 内应抬高床头 30° 以防止血肿形成,术后 6 周应摘除硬质颈围。

2.椎板成形术并行内固定者术后不需要使用硬质颈托外固定,术后应迅速开始颈椎活动度功能锻炼。

三、胸椎退行性疾病

(一)概述

1.胸部疼痛病因很多 病因见表 4-2。发生率约为 15%,发病年龄大多为 40~60 岁。临床可表现为神经根性症状,也可为脊髓压迫症状。由于胸椎管相对较小,脊髓的轻度受压也会有明显的症状表现。神经根性疼痛往往会有相近肋骨的放散痛。

表 4-2 胸痛的鉴别诊断

分类	病因
心血管	心绞痛
	心肌梗死
	二尖瓣脱垂
	心包炎
	主动脉瘤
肺	肺炎
	肺癌
	胸膜炎
	肺栓塞
	胸腔积液
纵隔	食管炎

分类	病因
腹腔	肿瘤
	肝炎
	腹腔脓肿
	胆囊炎
胃肠道	消化道溃疡
	食管裂孔疝
	胰腺炎
腹膜后	肾盂肾炎
	肾结石
	动脉瘤
神经病变	脊髓内囊肿/肿瘤
	脱髓鞘病变
	横贯性脊髓炎
感染	骨髓炎
	椎间盘炎
	硬膜外脓肿
	结核
创伤	脊柱压缩性骨折
	肋骨骨折
肿瘤	转移瘤
	多发性骨髓瘤
	硬膜内肿瘤
代谢性疾病	骨质疏松
	骨软化症
	Paget 病
其他	带状疱疹
	风湿炎症性疾病
	风湿性多肌痛

2.辅助检查

(1)MRI 是最有用的检查方法,能显示椎间盘退变、突出及椎管受压的程度,但有一定的假阳性率。另外,MRI 检查有助于排除脊柱感染和肿瘤的诊断。

(2)脊髓造影/CT 脊髓造影:可更准确地显示椎管受压情况。

3.胸椎管狭窄症 其病因包括:

(1)后纵韧带骨化:常见于亚洲人群。

（2）黄韧带骨化：会导致脊髓后方受压，需进行后路胸椎管减压术。

（3）胸椎骨关节病。

（二）胸椎间盘疾病的治疗

1.非手术治疗　如患者无脊髓受压症状，至少要先进行非手术治疗6个月。可以口服非甾体类抗炎药、运动锻炼、肌肉锻炼和心血管功能锻炼、根据需要进行理疗。

2.手术治疗

（1）适应证

1）胸椎椎间盘突出伴脊髓受压。

2）对仅有神经根性疼痛，但无脊髓受压症状的患者，至少先非手术治疗6个月，疗效不佳方考虑手术。

（2）手术技术

1）单行后路胸椎板切除减压术不恰当。

2）经肋-横突切除入路可用于治疗后外侧胸椎间盘突出。

（3）大多数病例需行前路手术，伴或不伴融合术。下述情况建议进行融合手术：背痛明显、脊柱不稳、椎间盘或骨切除减压后发现有医源性脊柱不稳、存在后凸畸形。

（4）对存在后凸畸形的病例可进行前路内固定。

（5）胸腔镜下胸椎间盘摘除术可以减低手术并发症发生率，但对医生手术技术要求很高，学习曲线陡峭。

（曾佳学）

第四节　颈椎间盘突出症

一、定义

颈椎间盘突出症指下位颈椎间盘髓核突破纤维环甚至后纵韧带，向后方压迫脊髓或向后外侧压迫颈神经根，最终产生相应的局部症状及神经症状。此病好发于30～50岁，男性略多于女性，好发节段发生率由高到低依次为 $C_{5/6}$、$C_{6/7}$、$C_{4/5}$。

二、病因

颈椎间盘突出症的致病原因较多，主要与椎间盘退变、慢性劳损和外伤等因素有关。

三、病理

颈椎间盘突出症的主要病理改变是髓核与纤维环的变性改变。髓核水分逐渐减少，并被纤维组织代替，其弹性降低、体积皱缩、纤维环血管增生并出现玻璃样变，使其胶原纤维变性、韧性降低，造成整个椎间盘高度降低。纤维环弥漫向周围膨隆，形成椎间盘膨出。但其受到外伤和慢性劳损时，变性纤维环局部可形成裂口，部分髓核可通过纤维环缺损处突出，形成椎间盘突出。突出的髓核可穿破后纵韧带，进入椎管内形成游离碎片,并可在椎管内上下移行。

四、临床表现

本病多见于青壮年,男性略多于女性。主要临床症状取决于所压迫的组织及压迫程度。间盘向后方突出可压迫脊髓,引起脊髓功能障碍;向后侧方突出可压迫相应神经根,产生神经根刺激病症,甚至功能障碍,患者可出现上肢放射性神经疼痛,或感觉运动障碍。如椎间盘突出位于脊髓腹侧和脊神经根之间压迫脊髓和神经根,两者受累的症状和体征同时出现,但有时可因剧烈的根性疼痛而掩盖脊髓压迫症。

症状:①颈部症状:可伴有枕部、背部、肩部、肩胛间区的疼痛不适感。疼痛可引起颈椎活动度受限,以后伸时更为明显。②神经根症状:患者可有一侧(少数双侧)向上肢的放射性疼痛,严重者前臂及手部感觉麻木减退,上肢、手部肌肉无力甚至萎缩。③脊髓症状:患者多诉手、臂甚至躯干及下肢麻木感,手部精细动作不能,行走不稳,"踩棉花感",重者可出现大小便障碍。

查体:①局部表现:颈椎正常活动度为屈曲 60°,伸展 50°,左右旋转 60°,左右侧屈 50°。在急性期颈椎各向运动受限,屈伸可有向肩背部或上肢的放射性疼痛。②神经学检查:当神经根受刺激时,可出现 Spurling 征阳性。相应神经根支配的部位感觉下降,肌肉无力,腱反射低下(表 4-3)。当脊髓灰质受压时,可出现相应髓节运动感觉障碍,因此上肢肌力、感觉、反射体检对于神经定位极有价值。当脊髓传导束受侵,患者可出现步态异常,压迫节段以下肌张力增高,腱反射亢进,Hoffmann 征阳性,Waterberg 征阳性,Babinski 征阳性,手部精细动作不能,甚至大小便障碍等。

表 4-3　受累神经根相应的临床表现

间盘节段	受累神经根	反射低下或消失	主要受累肌肉	感觉障碍区
$C_{4/5}$	C_5	肱二头肌反射	三角肌、肱二头肌	上臂外侧
$C_{5/6}$	C_6	桡骨膜反射、肱二头肌反射	伸腕肌、肱二头肌	前臂桡侧及拇指示指
$C_{6/7}$	C_7	肱三头肌反射	屈腕肌、伸指肌、肱三头肌	中指
C_7/T_1	C_8		屈指肌、手内在肌	前臂尺侧及环小指
$T_{1/2}$	T_1		手内在肌	上臂内侧

五、影像学表现

X 线平片:一般要拍标准的 7 张片子,包括正侧位,双斜位,过屈过伸侧位,开口位。观察骨质情况,有无增生和畸形,陈旧骨折,骨破坏,骨新生灶,序列是否正常,颈椎椎管是否狭窄,神经根管是否狭窄,有无颈椎不稳定,半脱位等。颈椎退变多不严重,可有颈前屈消失或出现后凸,相应节段间盘高度可能下降。

MRI:一般应有 T_1、T_2 的矢状位和横断位的 4 张片子,必要时加做 T1 像的 Ga-DTPA 增强。T_1 加权像:形态观察;T_2 加权像:病变性质判断。Ga-DTPA 增强:炎症,肿瘤等为高信号表现。突出的髓核呈蘑菇状、半球形、腊肠形,或者梭形。根据其与后纵韧带的关系,分为后纵韧带下型、后纵韧带间型及硬膜外型。脊髓受压变形,严重者可见髓内异常信号,提示脊髓水肿或变性。

脊髓造影及 CTM:脊髓造影可以动态观察脊髓受压情况,CTM 可以在横断面观察脊髓受压情况,并测量扁平率。扁平率小于 0.45 容易出现脊髓受压的临床症状,小于 0.30 预后则不乐观。脊髓前后径在 5mm 以上,脊髓横断面积在 50mm2 以上,术后效果良好。CTM 可更好地显示脊髓形态及骨性结构,利于与骨赘、骨化的后纵韧带造成的压迫进行鉴别。

六、鉴别诊断

根据临床表现及影像学辅助检查较容易作出诊断,但要证实神经学检查与影像学表现的节段一致性。需要与以下疾患相鉴别:①颈肋:特有的 X 线表现,前臂及手尺侧疼痛及运动障碍。②腕管综合征:主要表现为正中神经支配区的运动感觉障碍,有夜间痛,腕部正中神经处 Tinnel 征阳性。③尺神经炎:尺神经支配区功能障碍,小鱼际及骨间肌萎缩,肘部尺神经沟 Tinnel 征阳性。④冻结肩:肩关节主被动运动受限,伴有疼痛。⑤脊髓肿瘤:利用 MRI、CT 等影像学检查可行鉴别。

七、治疗

保守治疗,适于无明显神经功能障碍:休息,制动,牵引,药物治疗,功能练习。对于有痉挛步态,手部精细动作不能,排尿障碍等脊髓功能障碍者及有神经根症状而系统保守治疗无效的患者要进行手术治疗。

(冯小兵)

第五节　腰椎间盘突出症

腰椎间盘突出症是指腰椎间盘发生退行性变以后,在外力作用下,纤维环部分或全部破裂,单独或连同髓核、软骨终板向外突出,刺激或压迫窦椎神经和神经根引起的以腰腿痛为主要症状的一种病变。腰椎间盘突出症是骨科常见病,是引起腰腿痛的最常见的原因。本病多见于青壮年,患者痛苦大,有马尾神经损害者可有大小便功能障碍,严重者可致截瘫,对患者的生活工作和劳动均产生较大影响。多数患者可根据详细病史,临床检查腰椎 X 线片作出明确诊断,有时需借助 CT、MRI 及椎管造影作出诊断。治疗应根据不同病例分别选用非手术疗法和手术疗法。

一、病因与病理

(一)病因
退行性变是腰椎间盘突出的基本因素,它与以下诱因有关。

1.外伤　急性腰扭伤或反复腰扭伤是本病发病的重要原因,因为当脊柱在轻度负荷和发生快速旋转时,能导致纤维环的水平撕裂。

2.过度负重　长期从事体力劳动者和举重运动员过度负荷导致椎间盘早期退变。

3.职业　司机及长期坐位工学者。当司机踩离合器时,椎间盘内压增大 1 倍,如此反复,易导致腰椎间盘突出症的发生。

4.先天性发育异常　如腰椎骶化、骶椎腰化以及关节突不对称,使下腰部产生异常应力,易致椎间盘旋转撕裂。

5.其他　如妊娠时腰痛的发生率明显高于正常人。

（二）病理

椎间盘是人体中最早退变的组织之一，其病理改变如下。

1.纤维环　纤维环退变表现在外周放射状裂隙，多出现在后部或侧方，可由反复微小的创伤所致，裂隙成为椎间盘的薄弱区，是髓核突出的最佳途径。

2.软骨板　早期可有钙化和囊性变，部分软骨细胞坏死。随着年龄增长，可出现裂隙，也可成为髓核突出的通道。

3.髓核　正常髓核是一种富有弹性的胶状物质，细胞成分为软骨样细胞，分散于基质中。退变时软骨样细胞数量减少，功能性活力下降。由于生理发育上髓核位于椎间盘中部偏后，当纤维侧后方出现裂隙时，较易通过裂隙突向椎管，引起椎间盘突出。

4.突出组织的转归　椎间盘组织突出后其水分逐渐减少，并且营养缺乏而萎缩，萎缩后的椎间盘组织可被肉芽组织替代，一部分可出现纤维化或钙化，使临床症状减轻。

5.腰椎间盘突出症的分型　①按突出位置分型：A.侧方型：此型最常见，突出组织不超过椎管矢状线，临床症状表现多为一侧。B.旁中央型：突出组织超过椎管矢状线 3mm，但其中心不在矢状线上，此型也往往引起一侧肢体的症状。C.中央型：突出组织的中心在椎管矢状线上，可引起单侧或双侧肢体的临床症状。严重时可出现马尾神经障碍，大小便失禁，鞍区麻木。②按病理分型 A.凸起型：纤维环内层破裂，外层尚完整。B.破裂型：纤维环完全破裂，突出的髓核仅有后纵韧带扩张部覆盖。C.游离型：突出的椎间盘组织游离于椎管中，可直接压迫神经根及马尾神经。

二、临床表现

（一）症状

1.腰痛　腰椎间盘突出症的患者大多数有腰痛，腰痛可在腿痛之前发生，也可在腿痛之后出现，单纯腰痛者仅占 1.4%，腰痛伴腿痛者占 89%。腰椎间盘突出症患者约有 70% 有过急性腰部扭伤或反复扭伤史，腰部扭伤可导致纤维环的撕裂，引起椎间盘突出，突出的椎间盘组织刺激了后纵韧带中的窦椎神经而引起腰痛。部位主要在下腰部及腰骶部，可表现为钝痛、刺痛或放射痛。腰痛可以缓慢发生，逐渐加剧，往往处于某一体位或姿势时症状加重，卧床休息时可减轻。一少部分可发病急骤，疼痛严重，呈持续性，强迫体位，腰背肌痉挛，夜不能寐，服一般止痛药物难以奏效，此类患者椎间盘突出往往是破裂型或游离型。

2.下肢放射痛　$L_{4\sim5}$、$L_5\sim S_1$ 椎间盘突出症占腰椎间盘突出症的 95% 以上，因此以坐骨神经痛为主要表现的占大多数。表现为由腰部至大腿及小腿后侧的放射痛或麻木感，直达足底部，一般可以忍受。重者则表现为由腰至足部的电击样剧痛，且多伴有麻木感。疼痛轻者仍可步行，但步态不稳，呈跛行，腰部多取前倾状或手扶腰以缓解对坐骨神经的应力；重者则卧床休息，并喜采取屈髋、屈膝、侧卧位。凡增加腹压的因素均使放射痛加剧。由于屈颈可通过对硬膜囊的牵拉使脊神经刺激加重（即屈颈试验），以致使患者头颈多取仰伸位。放射痛的肢体多为一侧性，仅极少数中央型或旁中型髓核突出者表现为双下肢症状。

（二）体征

1.腰椎侧突　是一种为减轻疼痛的姿势性代偿畸形，具有辅助诊断价值。如髓核突出在神经根外侧，上身向健侧弯曲，腰椎凸向患侧可松弛受压的神经根；当突出髓核在神经根内侧时，上身向患侧弯，腰椎凸向健侧可缓解疼痛。如神经根与脱出的髓核已有粘连，则无论腰椎凸向何侧均不能缓解疼痛。

2.腰部活动受限　腰椎正常活动度为前屈90°，后伸20°，左、右侧屈各30°，左右旋转各30°，当突出物不大而纤维环尚完整时，对脊柱的活动影响较小，通过保守治疗仍可恢复脊柱的运动，倘若突出物直接将神经根顶起,前屈可增加神经根的张力和刺激而产生疼痛,从而使前屈受限。当腰椎有侧凸时,躯干向凸侧屈会明显受限,而向凹侧屈不受限制。突出物较小,一般后伸不受限,若突出物大或髓核游离到椎管时,后伸同样也会受到限制。

3.压痛及骶棘肌痉挛 89%患者在病变间隙的棘突间有压痛,其旁侧1cm处压之有沿坐骨神经的放射痛。约1/3患者有腰部骶棘肌痉挛,使腰部固定于强迫体位。

4.神经系统表现 ①感觉异常:受累神经根分布区可出现感觉过敏、减退或消失。L_5神经根受压常有小腿前外侧及足背感觉减退。S_1神经根受压,则为小腿后外、足跟部及足外侧感觉减退。L_4神经根受压为小腿前内侧感觉减退。也有椎间盘突出较大,将相应平面的神经根压迫外,还会压迫下一节段的神经根,可表现为双节段神经根受损的征象。②肌力下降:受累神经根所支配的肌肉发生萎缩,肌力减退,极少有完全瘫痪。腰4、5椎间盘突出者,压迫腰5神经根,常有伸蹬及伸第二趾肌力减退,严重者偶有足下垂。腰5骶1椎间盘突出者,压迫骶1神经根,可使蹬跖屈力减弱。腰3、4椎间盘突出者,小腿前内侧感觉减退。据此,也可以通过检查肌力判断病变的部位,有助于定位。③反射异常:约70%的患者出现反射的改变,表现为反射减弱或消失。跟腱反射消失表现为S_1神经根变化;膝腱反射减弱或消失,表现为L_4神经根变化;若马尾神经受压,除了跟腱反射消失以外,还会出现肛门反射消失。

5.直腿抬高试验及直腿抬高加强试验 正常人神经根的滑动度为4mm。当神经根受压或粘连时,活动度减小。患者仰卧,膝关节伸直,被动抬高患肢,肢体抬高到70°以内时,出现坐骨神经痛并有阻力,即为直腿抬高试验阳性。同法当下肢缓慢抬高出现坐骨神经痛时将下肢降低少许使放射痛消失,用手将踝关节背伸,若再次出现同样的现状即为直腿抬高加强试验阳性。本试验是腰椎间盘突出的重要体征,80%患者会出现。

6.股神经牵拉试验和跟臀试验 ①股神经牵拉试验:俯卧,屈膝90°,将小腿上提,出现大腿前面疼痛即为阳性。②跟臀试验:俯卧,握踝使足跟向臀部靠拢,若出现髋关节屈曲,骨盆离开床面,大腿前方痛即为阳性。

7.屈颈试验 患者取坐位或半坐位,双下肢伸直,向前屈颈引起患侧下肢的放射痛即为阳性。

8.腓总神经压迫试验 患者仰卧,患者髋及膝关节屈曲90°,然后逐渐伸直膝关节直至出现坐骨神经痛时,将膝关节稍屈使坐骨神经痛消失,以手指压迫股二头肌腱内侧的腓总神经,如出现由腰至下肢的放射痛为阳性。此试验在腰椎间盘突出症时为阳性,而其他肌肉因素引起的腰腿痛时为阴性。

(三)辅助检查

1.X线平片 尽管常规X线平片检查不能直接反映出腰椎间盘突出,但可以看到脊柱侧凸、椎体边缘的骨赘、椎间隙的改变等脊椎退变的表现,也能发现有无移行椎、脊柱隐裂、脊柱滑脱、椎弓根崩裂等因素存在,同时能排除脊柱结核、肿瘤等骨病,对鉴别诊断非常重要。

2.椎管造影 椎管造影可以间接地显示出腰椎间盘突出的部位、突出的程度。造影时神经根显影中断或硬膜囊的受压对腰椎间盘突出和神经根管狭窄的诊断很有意义,但对极外侧型椎间盘突出不能显示。目前多选用水溶性碘剂,具有副作用较小、排泄快等优点。

3.CT和MRI检查

(1)CT检查:CT片上椎间盘是低密度影,骨呈高密度影。①膨出型:在椎体后缘以外有一长弧形的低密度影,较少压迫神经根和硬膜囊;②破裂型:椎体后缘以外有形态不规则的一团中密度影,原因是髓核水分丢失;③游离型:除有破裂型的表现外,在椎间隙水平以外可见到髓核组织,可压迫神经根和硬膜使其移位,硬膜变形。但CT有局限性,对软组织的成像不如MRI清晰。

(2)MRI检查:MRI是一种非创伤性检查,是利用原子核磁显像,在人体目前主要是以氢核质子在磁场中的变化作为信号来源。体内不同组织含水量不同,在MRI上信号即不同。含水量的软组织,其信号高于韧带、骨骼等含水量低的组织。MRI显示椎管内病变分辨力强,该检查能清楚显示椎管内病变。

4.肌电图检查　肌电图检查可记录神经肌肉的生物电活动,借以判定神经肌肉所处的功能状态,从而有助于对运动神经肌肉疾患的诊断,对神经根压迫的诊断,肌电图有独特的价值。椎间盘突出节段和肌电图所检查各肌肉阳性改变的关系为:腰4、5椎间盘突出主要累及腓骨长肌和胫前肌;腰5骶1椎间盘突出主要累及腓肠肌内侧头和外侧头;腰3、4腰椎间盘突出累及的肌肉较多,股四头肌等可出现异常肌电位。

三、诊断

依据患者的病史、症状、体征及相关的辅助检查即可确诊。值得注意的是,在诊断过程中不能片面强调影像学检查,当影像表现为椎间盘突出时,而无临床表现时就不能诊断为腰椎间盘突出症;当有典型临床表现时,往往有椎间盘突出的影像学表现。由于CT扫描具有一定距离间隔,有时并不能正确反映出病变部位,因此在有典型的临床表现,而CT检查无阳性表现必要时需行MRI检查。另外还应注意高位腰椎间盘突出症的病史采集和体格检查,以免引起漏诊。

对于腰椎间盘突出症的诊断一定要明确椎间盘突出的平面明确定位,以免手术范围过大所造成的不良后果。对患者进行检查时切记要与神经根及马尾神经肿瘤、下肢的血管病变、股骨头坏死、腰椎弓根崩裂和脊柱滑脱症、腰椎结核、腰椎管狭窄相鉴别。

四、治疗及预防

腰椎间盘突出症的治疗分为非手术治疗和手术治疗,绝大多数腰椎间盘突出症能经非手术治疗使症状消失。

(一)非手术治疗

非手术治疗是腰椎间盘突出症的首选方法,其适应证包括:①初次发病,病程短的患者;②病程虽长,但症状及体征较轻的患者;③经特殊检查发现突出较小的患者;④由于全身性疾患或局部皮肤疾病,不能施行手术者;⑤不同意手术的患者。

非手术治疗方法包括如下几种:

1.卧床休息　临床实践证明,大多数腰椎间盘突出症患者卧床休息可使疼痛症状明显缓解或逐步消失。腰椎间盘压力在坐位时最高,站位居中,平卧位最低。在卧位状态下可去除体重对椎间盘的压力。制动可以解除肌肉收缩力与椎间各韧带张力对椎间盘所造成的挤压,处于休息状态利于椎间盘的营养,使损伤纤维环得以修复,椎间盘高度得到一定程度的恢复;利于椎间盘周围静脉回流,去除水肿,加速炎症消退;避免走路或运动时腰骶神经在椎管内反复移动所造成的神经根刺激。因此可以说卧床休息是非手术疗法的基础。

患者必须卧床休息直到症状明显缓解。有些患者虽经卧床休息数周或更长时间但症状得不到改善,其原因是并未完全卧床休息,还像正常人一样从事家务劳动或工作,或症状稍减轻便恢复工作,从而使症状时轻时重,迁延发作。卧床休息是指患者需全天躺在床上,让患者吃饭、洗漱以及大小便均在床上。特别是行腰椎手法治疗之后,在最初绝对卧床休息几天是必要的。

2.牵引疗法　牵引的方法有多种,有手法牵引、重力牵引、机械牵引等。牵引时患者可取卧位(仰卧或俯卧)、坐位或站位。牵引疗法的机制有如下几个方面:①减轻椎间盘压力,促使突出椎间盘不同程度的回纳;②促进炎症消退,牵引时可使患者脊柱得到制动,减少运动刺激,有利于充血水肿的消退和吸收;③解除肌肉痉挛,疼痛使腰背部肌肉痉挛,腰椎活动受限,间歇使用牵引可解除肌肉痉挛,使紧张的肌肉得到舒张和放松,促使腰椎正常活动的恢复。

3.推拿疗法　推拿即按摩,是祖国医学的组成部分。推拿治疗颈椎病、腰椎间盘突出症取得良好疗效。由于具有方法简单、舒适有效、并发症少等优点,已作为治疗腰椎间盘突出症的综合疗法之一。推拿治疗腰腿痛的作用机制包括如下几个方面:①促进病变部位毛细血管扩张,血流量增加,新陈代谢加快,有利于组织的恢复。②促使淋巴回流加速,加强水肿吸收,对渗出起到治疗作用。③镇痛作用。研究证明,推拿可促使体内镇痛物质内啡肽含量的增加,致痛物质单胺类减少。恢复细胞膜巯基及钾离子通道结构稳定性,从而使疼痛症状缓解。推拿还可对神经系统产生抑制调节作用,起到镇痛效应。④推拿按摩牵引,可能使部分突出椎间盘尤其以髓核突出为主者部分回纳,至于完全复位尚缺乏客观依据。⑤调整突出腰椎间盘与神经根的位置关系。⑥松解神经根粘连,促进神经根周围炎症的消退。

推拿时手法宜轻宜柔用力均匀,避免粗暴。临床上时有报道,一些患者推拿后症状加重,不得不行手术治疗。有的推拿后出现神经损伤,如马尾综合征等,应用时需慎重。

4.硬膜外类固醇注射疗法　硬膜外腔时位于椎管内的一个潜在间隙,其中充满疏松的结缔组织,动脉、静脉、淋巴管以及脊膜经从此通过。在硬脊膜及神经根鞘膜的表面,后纵韧带及黄韧带的内面有丰富的神经纤维及其末梢分布。这些纤维都属于细纤维,主要来自于脊神经的窦椎支。椎间盘纤维环及髓核突出后,在其周围产生炎症反应,吸引大量的巨噬细胞和释放大量的致炎物质。这些致炎物质作用于窦椎神经和神经根从而产生腰痛和腿痛。硬膜外类固醇注射可减轻症状,但并不能改变脱出髓核对神经根的压迫,其本身有导致椎管内严重感染的危险,应慎用。

5.髓核化学溶解法　1964年,Smith首先报道用木瓜凝乳蛋白酶注入椎间盘内,以溶解病变的髓核组织来治疗腰椎间盘突出症。20世纪70年代此法风行一时,但到80年代却落入低谷。由于其操作复杂,疗效不如手术确实,并发症较多,甚至有的患者用药后死亡,目前已很少应用。国内有些医师应用胶原酶,且以椎间盘外注射为主。椎间盘外硬膜外间隙较大,胶原水解膨胀时疼痛较轻。但胶原酶对正常纤维环有无损伤作用尚无相应严谨的实验观察。另外,椎间盘外注射止痛的机制尚不明确,是否有抗炎作用有待研究。

6.经皮腰椎间盘切除术　经皮腰椎间盘切除术是近二十几年发展起来的一项新技术。1975年,Hijikata率先采用此方法治疗腰椎间盘突出症取得成功。目前已有许多国家推广使用此技术治疗腰椎间盘突出症,文献报道其成功率为70%～94%。我国近几年也开始应用这项技术,治疗结果的优良率为80%～97%。国内外临床应用结果表明,经皮腰椎间盘切除与传统的手术相比较,具有创伤小、恢复快、不干扰椎管内结构、不影响脊柱稳定性、并发症低、操作简单、疗效满意等优点。经皮腰椎间盘切除术对破裂型和游离型疗效较差,不应广泛用于单纯纤维环膨出者,其远期疗效尚待观察。

7.经皮激光腰椎间盘切除术(PLDD)　PLDD的操作与经皮腰椎间盘切除术相似,它是利用激光产生的热能使椎间盘组织汽化、干燥脱水、减轻髓核组织对神经根产生的张力和压力,缓解神经根性症状。它并不是机械性切除腰椎间盘组织。多数学者的研究结果表明,疗效明显低于化学溶解疗法。该技术同样为非直视下手术,且设备昂贵,其安全性、有效性和效价比还需进一步观察。

8.内镜下腰椎间盘切除术(MED)　内镜技术应用于脊柱外科使得经皮腰椎间盘切除术避免了盲目性,可以在影像系统监视下进行精确定位、适量切除和有效减压。因入路不同分为三种类型:①后外侧经椎间孔入路椎间盘镜,可工作区间包括椎间孔外,经椎间孔到达椎管内,通过此入路可处理极外侧型、椎间孔内和旁中央型椎间盘突出;②前路腹腔镜,适用于包含型椎间盘突出且不伴有腰椎管狭窄者,其优点是无椎管内操作,术后残留腰痛减少,从前向后减压可达椎管,还可以同时行椎间融合术,但对游离型突出无效;③后路椎间盘镜,即标准椎板间椎间盘手术入路,适用于单节段旁中央突出、脱出及椎管内游离型椎间盘突出等,还可同时进行侧隐窝扩大等椎管减压术。由于成像系统的良好监控,创伤小,对脊柱稳定性影响小,恢复快,近期优良率高。但因显露局限、技术难度大、手术难以彻底,远期疗效还有待观察。

(二)常规腰椎间盘突出症的手术治疗

大多数腰椎间盘突出症患者通过非手术疗法可取得良好效果,需手术治疗的只是一小部分,占 10%～15%。对于这部分患者,及时恰当的手术治疗,能迅速解除其痛苦,恢复劳动力,远期效果良好。但如处理不当,也可发生严重并发症。手术的原则是,严格无菌操作,用最小的创伤,达到足够的暴露,尽管保留骨和软组织结构,仔细妥善地去除病变,术后早日下床活动,以增进饮食,利于身体健康。对椎间盘突出症以及同时合并腰椎管狭窄症者,大多可以单侧暴露,可做半椎板或开窗切除。要防止遗漏突出椎间盘以及对椎管狭窄减压不充分。

1.手术适应证　①症状重,影响生活和工作,经非手术治疗 3～6 个月无效,或症状严重,不能接受牵引、推拿等非手术治疗者。②有广泛肌肉瘫痪、感觉减退以及马尾神经损害者(如鞍区感觉减退及大小便功能障碍等),有完全或部分瘫痪者。这类患者多属中央型突出,或系纤维环破裂髓核脱入椎管,形成对马尾神经的广泛压迫,应尽早手术。③伴有严重间歇性跛行者多同时有腰椎管狭窄症,如 X 线平片及 CT 显示椎管狭窄,且与临床症状吻合,均宜及早手术治疗。④急性腰椎间盘突出症,根性疼痛剧烈无法缓解且持续性加重者。

2.手术禁忌证　①腰椎间盘突出症合并重要脏器疾患,不能承受手术者;②腰椎间盘突出症初次发作,症状轻微,经非手术治疗可获缓解,对其工作和生活影响并不明显者;③腰椎间盘突出症诊断并不明确,影像学也未见有椎间盘突出特征性表现者。

3.术前准备　①全面体检,明确诊断及患者全身状况:除物理检查与 X 线平片外,酌情选择其他特殊检查。在目前情况下,一般均选择 CT 或 MRI 检查,以防误诊或漏诊。有时尚需应用脊髓造影检查。其他检查包括心、肝、肾、肺功能的各种化验和仪器检查,以早期发现重要脏器疾患,并应注意患者有无出血性倾向和各种药物的过敏史等。②向患者交代病情:由于术中与术后均需患者密切配合,因此应向其交代手术的大致程序,并提出相应要求与术前、术中、术后注意事项。但注意避免增加患者精神负担。③手术方案设计:应根据诊断及具体病情,由主治医师负责设计手术方案及具体操作程序。包括特种器械的准备、术前用药、麻醉选择、术中可能发生的意外及其处理对策、术后对护理的特殊要求及抢救药品的准备等均应充分考虑,并落实到具体执行者。④体位训练:如术中取俯卧位,术前应俯卧训练数日,并练习床上大小便。

4.麻醉和体位　依手术者的经验与习惯,可以应用硬膜外麻醉、全麻、局部浸润麻醉等。手术多取俯卧位或侧位,如取俯卧位,应以气垫或软枕垫于胸腹部,避免受压。

5.手术操作　①切口:正中或微偏向患侧的纵行切口,一般应包括临床诊断病变椎间隙上下各一腰椎棘突。②暴露椎板:切开皮肤及皮下组织后,单侧病变行单侧椎板暴露,中央型或双侧椎间盘突出全椎板暴露。沿患侧棘突切开韧带及肌腱。切开时刀锋应紧贴骨面。用骨膜剥离,一直分离到关节突外侧。经填塞止血后放入椎板牵开器,即可清楚地暴露手术野。③椎间盘暴露:先探查最可疑的腰椎间盘。一般腰 5 骶 1 椎板间隙较宽,不必咬除椎板骨质。以长柄小刮匙或薄而窄的骨膜剥离器分离黄韧带上下缘附着点,黄韧带之上缘附着于上位椎板中分之前,分离时较困难,分离时小刮匙或薄骨膜剥离器紧贴椎板前内向上分离。用血管钳夹住黄韧带下缘稍向后牵引,于直视下紧靠外侧纵行切开黄韧带用神经拉钩将黄韧带牵向内,即可暴露硬脊膜及外侧的神经根。如黄韧带增生肥厚影响暴露时可切除黄韧带。以神经剥离器从"窗"孔的外侧从上往下向内分离神经根,尽量勿损伤较大的血管,如遇出血,可用棉片压近血管的上下端,以神经牵开器将神经根拉向内侧,即可见到突起的白色椎间盘。突出明显的椎间盘常将神经根压扁并向后顶起,往往与神经根有粘连。有的椎间盘突出处纤维环已破裂,将神经根粘连分离后,髓核自行脱出;少数髓核组织游离于后纵韧带下,要注意探查。如椎间盘不突起可做椎间盘穿刺并注入生理盐水,若仅能容纳 0.5ml 以内,则此椎间盘无病变,应注意检查神经根管有无狭窄,并探查另一间隙。腰 4、5 椎间隙较小,常需切除腰 4 椎板下缘一部分骨质,才能按上法牵开黄韧带。有时因合并严重退行性变,黄韧带和椎板异常肥厚,关节突肥大,需行黄韧带和单侧椎板切除;有时尚需切除关节突的前内侧部分始能暴露侧方神经根。骨窗的扩大重点在外侧,突出的椎间盘常在关节突之前,因此骨窗向外扩大不够常会找不到突出的椎间盘,或切除椎间盘时将过度牵拉神经根,导致神经根牵拉性损伤。为避免神经根及椎前静脉损伤,手术应在直视下进行。为保护术野的清晰,常用带有侧孔的吸引器去吸渗血,并用带有肾上腺素生理盐水棉片填塞。④髓核摘除:用神经牵开器或神经剥离器将神经根或硬膜胶囊轻轻牵向内侧,即可暴露突出的椎间盘。纤维环完整者,用尖刀切开突出纤维环,用髓核钳取出髓核,尽可能将椎间盘内碎片都取出。如椎间盘突出位于神经根内侧,尤其在较大的突出,神经根牵向内侧较困难,不必勉强将神经根牵扯向内侧,可就地进行摘除。应用髓核钳时,必须将此器械插入椎间盘内以后再张口夹取,以免损伤神经根。若在术前定位部位未发现突出时,必须找出相应神经根并追溯到椎间孔部,观察有无神经根嵌压、神经纤维瘤或极外侧型椎间盘突出。如临床表现及特殊检查定位清楚,手术发现又吻合者,可不必再探查另一间隙,否则应扩大探查范围。⑤闭合伤口:术后常规放置引流 24～48 小时。分层缝合。

6.术后处理 ①术后患者腰部围一小中单,在搬动和翻身时,医护人员应扶持中单,保持腰部稳定,减轻损伤和疼痛。②术后 24 小时内严密观察双下肢及会阴部神经功能的恢复情况。如有神经受压症状并进行性加重,应立即手术探查,以防因神经受压过久出现不可逆性瘫痪。这种情况多因椎管内止血不完善,伤口缝合过紧、出血引流不畅以致神经受积血压迫所致。有时因椎管狭窄未完全解除,手术水肿炎症反应,可导致神经受压甚至截瘫。③术后 24～48 小时拔除引流条。④术后常有小便困难,必要时扶持患者下床小便,尽量不做导尿。如 3 天内无大便或腹胀者,可服用通便药物。⑤术后 24 小时,开始做下肢抬高练习,1 周后做腰背肌训练。术后 12 天拆线,卧床至少 3 天。以后可离床适当活动,3 个月后恢复正常活动。

7.远期疗效评价 对于常规腰椎间盘髓核摘除手术的治疗效果,有些学者曾经持怀疑的态度。其理由主要有以下几个方面:髓核摘除后腰椎间隙会变窄,导致纤维环松弛、椎间关节不稳,引起腰痛;椎间高度变窄将导致椎间孔高度变小,可能会压迫神经根,引起根性疼痛;髓核摘除后局部所受应力增大,可导致骨质增生,椎管狭窄。以上这些方面似乎都提示常规腰椎间盘手术尽管可以获得较好的短期疗效,但长期效果不会令人满意。但国内有学者对 1000 例单纯行髓核摘除术患者,经过 12.7 年的长期随访,发现腰椎间盘常规手术的远期疗效与国外 Davis 等的 8 年随访结果近似,客观地反映了腰椎间盘突出症经典手术的确切疗效。

(三)重建技术

腰椎融合术后相邻椎间盘退变加速、融合节段假关节形成等导致的术后顽固性腰腿痛已经引起人们的关注。旨在重建椎间盘生理功能的异体椎间盘移植、人工椎间盘置换、人工髓核技术的尝试以及将基因治疗策略用于延缓或逆转椎间盘退变的实验研究是人们关注的新课题。

异体椎间盘移植因其易于早期退变、移位等问题,目前尚难临床应用。人工髓核假体(PDN)置换适用于少数纤维环相当完整、椎间隙高度＞5mm 的腰椎间盘突出和椎间盘源性下腰痛患者,近期疗效(2～4年),包括症状缓解、椎间隙高度恢复等较满意。其主要问题是假体移位和术后残留腰腿痛。材料的研发和制作工艺有待进一步深入。人工全椎间盘置换(ADR)目前可以考虑的适应证主要是腰椎间盘源性下腰痛,腰椎间盘切除术后失败综合征,而一般腰椎间盘突出应被视为禁忌证,因为大多数腰椎间盘突出症经常规减压和(或)融合术后长期疗效良好。任何一项技术适应证的选择是首要问题,因为如果适用于这种技术的情况极少或者有其他更安全、简单、有效的方法可使用,那么这种技术的广泛应用就应慎重。如果将此技术应用于腰椎间盘突出症,甚至主要应用于年轻腰椎间盘突出症患者,从长远看明显不妥。由于人体椎间盘结构和功能的复杂性,生物材料、制作工艺以及假体界面固定技术等均难以达到对其期望寿命的要求,而且潜在的并发症和昂贵的价格问题也显而易见。

(四)腰椎间盘突出症手术的内固定指征

腰椎间盘突出症行椎间盘切除术时是否需行内固定,在脊柱外科领域有很大的争议。显然,椎间盘突出是引起腿痛的主要原因,经椎板间开窗减压切除突出椎间盘后可获得很好的疗效。然而,当髓核突出伴有超过 6 个月或更长时间的腰痛,并经检查证实于椎间盘退变节段存在不稳时,应考虑行融合手术。在复发性腰椎间盘突出,二次手术时可考虑行融合手术,因为复发说明不稳,而且显露这个节段时需做更大暴露可加重不稳。

(五)腰椎间盘突出症的预防

由于腰椎间盘突出症是在退行性变的基础上受到积累伤力所致,而积累伤又是加速退变的重要因素,能减少积累伤就显得非常重要。长期坐位工学者需注意桌、椅高度,定时改变姿势。职业工作中常弯腰劳动者,应定时伸腰,提胸活动,并使用宽腰带。治疗后病人在一定时期内配带腰围,但同时加强腰背肌训练,增加内在稳定性,长期使用腰围而不锻炼腰背肌,反可因废用性肌萎缩带来不良后果,如需弯腰取物,最好采用屈髋、屈膝、下蹲方式,减少对椎间盘后方的压力。

(冯小兵)

第六节　脊柱肿瘤

一、评估

(一)病史

1.疼痛(局部疼痛与放射痛)　是最常见的主诉(85%),其他常见的主诉有活动无力(41%)和触及包块(16%)。

2.脊柱肿瘤引起的疼痛　常为局部疼痛、进行性加重、不能缓解、与应力无关。

(1)夜间疼痛加重。

(2)患者休息后疼痛不能缓解。

3.全身系统症状和体征

(1)发热、寒战。

(2)常感无精神、无生气。

(3)难以解释的体重减轻。

4.可能会出现一些神经系统症状　例如肌肉无力、感觉异常或者大小便功能障碍。

5.患者的发病年龄有助于缩小鉴别诊断范围　如老年病人转移瘤或多发性骨髓瘤多见。

6.患者既往如有其他部位的肿瘤史　要注意脊柱转移性瘤的可能。各种肿瘤发病的危险因素见表4-4。

表4-4　常见的脊柱转移肿瘤

原发肿瘤	肿瘤的危险因素
乳腺癌	一级亲属患有该肿瘤 雌激素水平高(初潮早、绝经晚、无生育、长期激素替代疗法)辐射
前列腺癌	年龄>45岁 膀胱排尿梗阻
甲状腺癌	碘摄入过多/缺乏 辐照
肺癌	吸烟史
肾细胞癌	吸烟

(二)脊柱的查体包括触诊、脊柱活动度检查以及神经功能检查

1.神经功能检查

(1)运动功能检查。

(2)感觉功能检查,包括轻触觉、针刺觉、振动觉。

(3)反射检查,进行腱反射功能检查,反应脊髓长传导束功能。

2.原发灶的检查(表4-5)

表4-5　脊柱转移瘤原发肿瘤的查体表现

原发肿瘤	查体发现
乳腺癌	质硬、固定、无弹性的乳房包块 乳头受牵拉不居中 皮肤红斑或水肿
前列腺癌	肛门指检发现较大、质硬的前列腺包块
甲状腺癌	可触及无痛的甲状腺包块
肺癌	咳嗽性质改变 咯血
肾细胞癌	血尿、腰痛及腹腔包块"三联征" 吸烟

(三)实验室检查

1.化验检查有助于鉴别肿瘤和感染:感染时白细胞计数、血沉和C反应蛋白会升高,但肿瘤上述指标正常或轻度升高,然而淋巴瘤除外,该病白细胞会升高。

2.多发性骨髓瘤尿液或血清蛋白电泳会出现异常蛋白峰(本-周蛋白)。

3.促甲状腺激素和游离 T_4 水平对鉴别甲状腺疾病有帮助。

4.前列腺特异性抗原(PSA)对检查前列腺癌有帮助。

5.患者常有钙、磷电解质水平异常,需要进行纠正。

（四）影像学检查（表 4-6）

MRI 对感染、骨折和肿瘤的鉴别有较大帮助（表 4-7）。

（五）常见的各种肿瘤（表 4-8～表 4-11）

（六）肿瘤分期

Weinstein-Boriani-Biagini 脊柱肿瘤分期系统，是反应肿瘤侵袭程度的三维空间分期，包括三方面内容。

1. 肿瘤所处的解剖部位　从棘突开始沿顺时针分为 12 个等份的区域。

2. 横断面上肿瘤累及的不同层面

(1)向外侵犯到骨外的软组织中。

(2)局限在骨内（浅层）。

表 4-6　脊柱肿瘤的影像学检查

影像学检查	优点	缺点
X 线平片	简便的筛查方法对诊断有帮助（良性或恶性）	敏感性低（松质骨破坏要达到 50% 以上，该检查才能看到骨破坏影）
骨扫描	对转移瘤的诊断敏感性较高（溶骨病变）	特异性低（不能鉴别骨折、感染以及肿瘤）
CT	评估骨破坏情况最好的工具，对术前计划很重要	不宜作为初筛检查方法，其效率差
MRI	敏感性高，特别是使用钆造影剂进行增强扫描能够显示软组织情况　能很好地显示脊髓受压情况	影像学上脊髓受压的程度与患者的症状或预后并非往往一致
脊髓造影	能较好地显示硬膜外转移瘤和脊髓受压情况	侵入性操作
血管造影	肿瘤血管进行选择性栓塞能减少术中出血	侵入性操作

表 4-7　脊柱感染、肿瘤、压缩性骨折的 MRI 表现比较

诊断	T_1	T_2	鉴别诊断要点
骨髓炎	椎间盘和终板内信号降低 终板结构模糊不清	椎间盘和终板内信号增高 终板结构模糊不清	椎间盘/终板受累＞椎体 T_2 像上可有高信号脓肿影脊柱结核常可连续累及多个节段软组织包块界限不清
骨质疏松压缩性骨折	受累椎体信号降低骨髓信号不均匀	受累椎体信号增高骨髓信号不均匀	骨折愈合后，T_1 和 T_2 相上能恢复正常椎体信号椎体后 1/3 骨髓信号正常
肿瘤	信号降低 病变周围水肿带界限清楚 椎弓根亦受累	信号增高 病变周围水肿带界限清楚 椎弓根亦受累	不波及椎间盘或软骨 跳跃性转移较常见 不像骨折一样最终愈合后能恢复椎体正常信号 软组织包块呈偏心状、较大、界限较明晰

表 4-8　原发性良性骨肿瘤

肿瘤名称	年龄（岁）	性别	椎体容易波及的部位	影像学表现	症状/体征	治疗
骨样骨瘤	＜30	男性居多	后方结构	局灶性透光影伴周缘硬化，直径＜2cm	疼痛性脊柱侧凸，典型表现为服用水杨酸类药物后疼痛缓解	边界切除，射频消融

续表

肿瘤名称	年龄（岁）	性别	椎体容易波及的部位	影像学表现	症状/体征	治疗
成骨细胞瘤	<20	男性居多	后方结构	透亮影、膨胀性病灶,伴或不伴周缘硬化,直径>2cm	疼痛性脊柱侧凸	边界切除
血管瘤	多变	男女无差别	椎体骨小梁	垂直的条纹,蜂窝样改变	大多数缺乏典型症状	通常无意中发现、不需要处理。如果需要手术切除的话,可以术前进行栓塞以便减少术中出血
骨巨细胞瘤	<30	女性较多	椎体和骶骨	溶骨性、膨胀样病灶、基质内可有钙化	切除不充分的话,容易复发	放疗后10%可能转为恶性
动脉瘤样骨囊肿	<25	女性较多	后方结构	溶骨性、膨胀样病灶、其内可见液平	疼痛	切除,术前进行血管造影并栓塞,或注射硬化剂治疗
嗜酸性细胞肉芽肿	<20	男性较多	椎体	扁平椎	很少有症状	自限性疾病佩戴支具非手术治疗
骨软骨瘤	<30	男性较多	后方结构	X线片上难以发现	有症状,多数位于颈椎	如有症状需手术切除

表 4-9　原发性恶性骨肿瘤

肿瘤名称	年龄（岁）	性别	椎体部位	影像学表现	体征和症状	治疗
孤立性浆细胞瘤	>50	男性居多	椎体	凿孔状边缘病灶	腰背或下肢痛	放疗(高度敏感)脊柱不稳定可手术固定 血清蛋白电泳 M 轻链水平可判断疗效
脊索瘤	50~70	男性居多	骶骨,C_1~C_2	要行 MRI 检查,T_2 像高信号影	症状主要是因包块压迫引起,如便秘、尿频、脊髓受压症状	广泛、根治性切除,应尽量保留骶神经根以保留大小便功能
淋巴瘤	>20	男性居多	椎体	溶骨性病变,象牙椎	局部疼痛	孤立性病变进行放疗,播散性的淋巴瘤进行放疗及辅助化疗
软骨肉瘤	>35	男女性无明显差别	椎体	椎体广泛破坏周围有软组织包块、其内基质可有钙化灶	疼痛 触及包块	广泛切除 对放疗和化疗不敏感
骨肉瘤	>20	男性居多	椎体	象牙、硬化病灶与皮质破坏灶混杂存在,有软组织包块、其内有钙化灶	疼痛及神经功能受损	广泛切除 化疗和放疗联合使用
Ewing 瘤	>40	男女性无明显差别	椎体	硬化性病变伴有针状骨质增生 软组织包块	疼痛及神经功能受损	放疗和化疗联合应用 脊柱不稳及神经功能受损可手术治疗

表 4-10   椎管内肿瘤或囊肿

肿瘤名称	年龄(岁)	性别	影像学表现	治疗	评论
施万细胞瘤	20~50	无明显性别差别	脊髓造影显示圆形充盈缺损	切除术	最常见的脊神经根肿瘤;常见于外周主要神经主干及肢体的屈侧;外周神经该肿瘤的典型症状是触及肿瘤包块引起剧烈刺痛和感觉异常;神经纤维瘤病患者其中 2/3 会出现该肿瘤
神经纤维瘤	20~30		圆形缺损,哑铃状肿瘤	切除术	大多数是孤立病变(90%);主要发生在外周皮神经;触及包块不会引起像施万细胞瘤样疼痛;神经纤维瘤与施万细胞瘤不同,主要波及多根神经分支,走向与神经平行
脊膜瘤	50~60或以上	女性多见	与硬脊膜相连的圆形缺损	切除术;肿瘤如位于脊髓背侧,手术比较方便	80%~90%发生于胸椎;一般认为起源蛛网膜帽的脊膜细胞;最常见的是位于颅内的脑膜瘤;疼痛为最常见的初始症状

表 4-11   硬膜囊内脊髓内肿瘤

肿瘤名称	年龄(岁)	性别	影像学表现	治疗	评论
室管膜瘤	20~60	女性多见	室管膜内高信号脊髓中央的环形病变	切除术	是由方形室管膜细胞发展而来;是最常见的成人原发性脊髓内实质病变;疼痛是最常见的症状;往往会出现受累脊髓以远支配的肢体无力
星形细胞瘤	20~50	无明显性别差异	浸润病变,与室管膜瘤不同,该肿瘤无明显边界	切除术	由胶质细胞转变而来;大多数星形细胞为低分化病变;和室管膜瘤临床表现相似

(3)局限在骨内(深层)。

(4)向内侵犯到骨外(椎管内硬膜外)。

(5)向内侵犯到骨外(进入硬膜内)。

3.脊柱肿瘤所位于的脊柱节段范围。

二、治疗

(一)目标

1.获得确切诊断。

2.保持神经功能。

3.维持脊柱稳定。

4.缓解疼痛。

5.控制局部肿瘤、预防远处转移。

(二)治疗方法选择

根据肿瘤的诊断、肿瘤部位以及患者全身情况综合决定治疗方法。

(三)放射治疗

以下情况可酌情放疗。

1.脊髓致压物为对放疗敏感的软组织肿瘤,周围骨性结构未受累。

2.对放疗敏感的肿瘤包括:

(1)血液系统肿瘤。

(2)前列腺肿瘤。

(3)乳腺肿瘤。

(四)手术治疗

1.适应证

(1)用于确诊。

(2)根治性切除以获得治愈(良性肿瘤和某些恶性肿瘤)。

(3)肿瘤骨破坏引起的继发性脊柱不稳或畸形。

(4)神经功能受损。

(5)既往放疗失败。

(6)对放疗不敏感的肿瘤。

(7)顽固疼痛。

2.手术方案设计需要考虑的因素

(1)肿瘤性质。

1)良性还是恶性。

2)原发还是转移。

(2)肿瘤的分级。

1)脊柱受累的程度。

2)有无全身潜在转移灶。

(3)神经功能情况是手术疗效的主要判定因子:症状快速进展(<1周内出现神经功能障碍)提示预后差;神经功能障碍受损严重(不能行走、大小便功能丧失)术后很少能够恢复。

(4)预后如何。

(5)脊柱稳定性情况。

(6)疼痛情况。

3.手术入路

(1)如有可能,应切除全部病变。

全脊椎切除术:可以经由后路进行全脊椎切除,如果肿瘤的病理性质有治愈希望,进行该手术非常有意义,比如用于脊柱软骨肉瘤的手术。

(2)根据肿瘤所在部位判断使用前路还是后路还是联合手术。注意不能使用后路椎板切除减压术来处理前方病变,可能会导致患者术后脊柱不稳。

(3)转移性肿瘤在脊髓前方受压的情况下通常采用前路手术。

切除后脊柱重建的材料可用自体骨、异体骨、骨水泥或人工合成材料;使用自体骨或异体骨重建有骨愈合的可能性;骨水泥可以获得即刻稳定性,但对预期生存期较长(>1年)病人,晚期可能会失败;术后还要进行放疗的患者,植骨融合的概率下降。

(刘　镠)

第七节　颈椎后纵韧带骨化症

颈椎后纵韧带骨化症是指因颈椎的后纵韧带发生骨化,从而压迫脊髓和神经根,产生肢体的感觉和运动障碍及内脏自主神经功能紊乱的疾患。早在 1938 年,Key 就报道过由颈椎后纵韧带骨化症造成的脊髓压迫症,1960 年,日本学者尸解时发现颈椎后纵韧带骨化导致了脊髓压迫症。1964 年,Terayma 将该病理变化命名为"颈椎后纵韧带骨化"(OPLL),并为人们所广泛接受,成为一种独立的临床性疾病。此后,有关本病的研究报告相继增多,人们开始比较系统和深入地研究此病,随着现代医学的发展,对颈椎后纵韧带骨化症的认识也越来越明确。

OPLL 症是一个老年性疾病,好发于 50～60 岁,在 60 岁以上患者中,发病率可高达 20%,在一般成人门诊中,约占 1%～3%。本病是一种最近认识的颈椎疾患,它在颈椎 X 线侧位片上表现为紧贴颈椎后缘的、具有各种表现的骨化阴影。以往此阴影被认为是颈椎后壁的阴影,实际上是后纵韧带的骨化,形成椎管内占位性病变,使脊髓容易受压,产生脊髓压迫的临床征象。

OPLL 症多见于东方人,少见于白种人,尤以日本人的发病率为最高。在日本、美国、德国、意大利、菲律宾、新加坡、韩国和中国的香潜及台湾地区等地进行的流行病学调查,其结果差异亦较大,但黄种人的发病率均在 1.5% 以上,日本报告本病的发病率为 2%～3%,欧美人发病率均在 1.5% 以下,提示与人种可能有关。该病随年龄增大发病率有增多的倾向,男性病人的发病率为女性的 2 倍多。

一、病因与病理

OPLL 的确切病因目前尚不清楚,可能与创伤、慢性劳损、炎症、颈椎间盘变性、遗传等因素有关。有人在研究中发现 OPLL 患者小肠钙的吸收减少,据此认为 OPLL 的发生与代谢有关;也有人对 OPLL 病人的家族史进行调查,提出 OPLL 发生为常染色体显性遗传的可能性;还有人认为 OPLL 的形成与饮食习惯有关,较多进食植物蛋白质者易患 OPLL。综合大量实验研究与临床观察结果,OPLL 的发生可能与以下两种因素的关系最为密切。

1.内分泌因素　糖尿病、肢端肥大症、甲状腺功能低下等均与 OPLL 有明显相关性。由于韧带骨化症患者常同时伴有甲状旁腺功能减低或家族性低磷酸盐性佝偻病,提示钙磷代谢异常可以导致韧带骨化。虽然血液化学测定常为正常,但钙摄入量试验显示:后纵韧带骨化症患者的肠腔钙吸收有降低的趋势。就糖尿病而言,临床观察显示有 16% 的糖尿病病人存在 OPLL,两者间虽然互为因果关系,但是否均与某一发生因素相关尚不明确。

2.局部创伤因素　OPLL 往往与颈椎间盘或椎间关节退变合并存在,同样值得注意的是不少 OPLL 患者曾经有过颈椎外伤史。由于后纵韧带和椎体后缘静脉丛之间关系紧密,当外伤或椎间盘后突时,静脉易遭创伤作用发生出血,并进入后纵韧带引起钙化、骨化。在颈椎退变的情况下,外伤后发生骨化的可能性将明显增加。

病理改变:后纵韧带位于椎管内,起自第 2 颈椎,沿诸椎体后面延伸至骶骨。韧带上宽下窄,在胸椎比颈、腰椎为厚。在椎间盘平面以及椎体的上下缘,韧带同骨紧密接触,在椎体的中间部分,韧带同骨之间有椎体基底静脉丛分隔。后纵韧带比前纵韧带致密、牢固,通常分为深、浅两层,浅层为一坚强韧带,自颅底垂直下行,在侧方延伸达椎间孔,连续分布 3 个或 4 个椎节;深层呈齿状仅处于相邻两椎体之间,椎体钩椎关节的关节囊一些纤维即始于此层。OPLL 通常始于后纵韧带与椎体纤维性连接的部位,其骨化块中大部分为板层骨,由椎体后缘至板层骨之间依次为纤维组织、纤维软骨、钙化软骨。骨化灶与硬脊膜粘连,随着压迫程度的增加,硬脊膜变薄甚至消失,有时硬脊膜也发生骨化。随着骨化块的不断增大,增厚的后纵韧带骨化可通过挤压、折顶和挫磨等方式对脊髓和神经根造成压迫损伤,脊髓受压发生严重变形,并可压迫脊髓供血血管造成脊髓缺血和静脉回流淤滞。神经组织充血水肿,脊髓前角细胞数量减少,形态缩小,以灰质受损较重,脊髓白质有广泛的脱髓鞘变。严重者脊髓内可出现变性,坏死,囊变。

OPLL 在病理组织学上可分为成熟型和非成熟型两种类型,反映在后纵韧带的不同区域或节段其骨化程度不一致,即有的部位已完全成熟,而有的部位尚未骨化或刚刚出现软骨细胞。软骨内死骨在 OPLL 形成中可能起重要作用。

后纵韧带骨化的患者还有全身性增生的倾向,除合并脊柱骨质增生、强直性脊柱炎之外,还常伴有前纵韧带、黄韧带骨化。故有人认为,后纵韧带骨化可能是全身性骨质增生和韧带骨化的局部表现。此外,部分病人除颈椎后纵韧带骨化外,尚有胸椎黄韧带、腰椎棘上韧带或髌韧带等组织骨化,具有全身多部位骨化的倾向。在颈椎,整个颈椎后纵韧带都可以发病,但以颈 5、颈 4、颈 6、颈 7 为最多,同时可向纵的方向和水平方向发展。后纵韧带骨化在沿着纵轴方向生长的同时,在水平方向也同时扩大,形成椎管内的占位性病变,使椎管容积变小、椎管狭窄,造成脊髓、神经根受压,脊髓被挤压呈月牙形状,并被推向椎管后壁,骨化块的后壁呈波浪状改变。

二、临床表现

OPLL 并非全部都出现临床症状,其中多数可终生未被发现或体检对偶然发现。只有在 OPLL 压迫脊髓和神经根时,才会出现临床症状,轻微的颈部外伤可诱发临床症状的出现造成原有症状的加重。

OPLL 症患者的临床表现与颈椎管狭窄症、颈椎病临床表现十分相似,既可有脊髓压迫症状,也可有神经根受压症状。在早期表现为颈部疼痛及轻度活动受限。在非成熟型 OPLL,由于骨化区相邻的椎间关节出现不稳,也可能引起头晕、恶心、心慌及呈非神经性分布的头面部或肢体的感觉障碍等交感神经刺激症状。随骨化块不断增大变厚,颈椎管逐渐狭窄,脊髓及神经根会受到愈来愈严重的挤压,脊髓缺血情况加重,从而引起神经功能的损害。典型者呈现慢性进行性痉挛及四肢瘫痪的症状与体征,表现为四肢麻木,无力,手指笨拙,步态痉挛致行走不稳,胸腹部呈束带样感觉,括约肌功能障碍等。体验可见肢体及躯干感觉障碍,深反射亢进,多伴有上肢及下肢病理反射。如果脊髓与神经根或脊髓前角细胞均受到损害,也可表现上肢反射减弱而下肢反射亢进的体征。在具有发育性颈椎管狭窄或存在椎间不稳及椎间盘突出者,上述症状与体征可出现更早,进展更快。对绝大多数患者而言,起病时往往无明显诱因,缓慢发病,但有近 1/5 的患者,因程度不同的外伤、行走时跌倒或乘车时头颈突然后仰等突发起病,或使原有症状加剧甚至造成四肢瘫。据统计,OPLL 病人最初出现临床症状的平均年龄男性为 51.2 岁,女性为 48.9 岁。

脊髓症状产生的原因包括:①后纵韧带骨化灶逐渐生长变厚,在脊髓前方直接产生压迫(脊髓丘脑前束及皮质脊髓前束);②脊髓在受压并逐渐后移过程中,还受到两侧齿状韧带的持续牵拉,这种齿状韧带的牵拉可以在脊髓产生应力区,应力区集中在齿状韧带附着的邻近部位(皮质脊髓侧束);③当患者颈部突然后伸时,肥厚的黄韧带向前方膨出压迫脊髓,使脊髓在前方的后纵韧带骨化灶及后方前突的黄韧带夹击下造成脊髓中央管损伤综合征,产生四肢瘫,且上肢症状远较下肢为严重;④骨化物突入椎管恰好对脊髓前动脉造成压迫时,可引起中央沟动脉的血供障碍,使脊髓中央部损害,也表现为脊髓中央管损伤综合征。

三、影像学检查

1.X线表现及骨化类型　在颈椎侧位片上,OPLL显示为椎体和(或)椎间隙后方的高密度条索状或斑块状骨化影。可呈分节状或纵行连续性,边缘光滑整齐,长度与宽度不一,骨化带与椎体间有一线状透明间隙,这与钙化带浅层骨化明显而深层为增厚的非骨化区相符合。骨化易累及 $C_{4\sim6}$ 节段,此段亦常为骨化最厚的部位。早期X线平片难以发现,CT检查可提高其显示率。根据骨化灶的形态和范围,日本学者津山将其分为四型。

(1)孤立型:骑跨于相邻2个椎体后缘上方及下方,即发生于椎间盘平面,占7.5%。在OPLL中以岛椎节最为多见,其次为 C_4 和 C_6 椎节。一般2~5个椎节为最常见的发病数,平均约3个椎节。

(2)节段型:骨化块呈云片状存在于每个椎体后缘,数个骨化灶可分别单独存在而无联系。该型最为多见,占36%。

(3)连续型:骨化呈条索状连续跨越数个椎体,呈一长条索状,骨化物连续不断,甚至达胸椎水平。此型约占27.3%。

(4)混合型:既有连续的骨化块又有节段的骨化块,相连续的骨化多位于 $C_{2\sim3}$ 水平,单个者多出现于下颈椎。此型占29.2%。

为准确判断狭窄程度,可采用普通X线摄片和断层片来测量椎管的狭窄率。狭窄率是侧位片中骨化块最大前后径与同一平面椎管矢状径之比。椎管狭窄率的计算公式是:颈椎管狭窄率=OPLL最大厚度/椎管矢状径。

临床症状和体征情况在很大程度上取决于脊髓受压的程度,及椎管的有效空间。而椎管狭窄率又较为客观地反映了椎管的矢状径和骨化灶厚度的关系,间接地显示了脊髓受压情况。临床上观察到狭窄率大于40%者,症状、体征大多较为严重,患者表现为四肢肌力明显减退,行走困难,甚至瘫痪,多有明显的椎体束症状。狭窄率小于30%者,临床表现相对较轻,大多数日常生活能自理,部分患者尚能工作。由于下肢肌力减退,此类患者极易跌倒受伤,形成颈椎脊髓损伤,使病情骤然加重。狭窄率在30%~40%,临床表现基本上介于两者之间。但椎管狭窄率与脊髓压迫也并非绝对平行。

2.脊髓造影表现　脊髓造影术可观察到后纵韧带骨化灶对硬膜囊的压迫情况,影像上常表现为与骨化水平相一致的不全性或完全性梗阻。当OPLL骨化块增厚不显著时,仅可见到造影剂柱前缘有不同程度的长条状压迹,无椎管梗阻的征象。当OPLL骨化明显时,椎管可完全或部分梗阻,表现为造影剂柱前缘中断。如合并椎间盘突出时,可见硬膜囊呈弧形受压。OPLL病变基本居中,椎管正中矢状径狭窄较明显,颈段造影剂柱的受压不限于椎间盘平面。要确定受压梗阻范围,须作上行性和下行性两次造影。脑脊液蛋白含量升高,Quekenstedt试验表现为部分或完全性梗阻。

3.CT扫描　CT扫描是诊断后纵韧带骨化症的重要方法,可以在横断面上观察和测量骨化物的形态分布及其与脊髓的关系。显示OPLL的厚度、形态、累及范围及椎管狭窄情况较普通X线片更敏感和准确。

在CT扫描图像上,可见椎体后缘有高密度骨化块突向椎管,椎管狭窄,容量变小,脊髓和神经根受压移位变形。可用椎管横断面狭窄率来表示椎管狭窄程度,如果对横断面图像进行矢状面重建的骨化物在椎管纵向、横向的发展情况,从而肘后纵韧带骨化的范围有更加全面的了解。在CT图像上,OPLL骨化块可呈小圆块影、横条形、半圆形、卵圆形、椭圆形、飞鸟形、三角形、两半卷发形等多种形态。根据椎管最狭窄水平骨化块的形态,在横断面CT图像上可将其分为方型、蘑菇型、小山型三种类型。OPLL的形态可因骨化厚度及骨化分布范围不同,而在不同层面的连续图像出现改变,且 CT 还可观察到 X 线平片不能发现的不成熟骨化灶。从 CT 扫描上观察,绝大多数患者的骨化灶位置居中,偏于一侧甚至同椎骨侧壁融合的较为少见。

CTM 与 CT 相比,除同样能显示 OPLL 在椎管水平断面的形态与大小外,还能清晰显示骨化块对硬膜囊压迫的程度及脊髓受压迫后的形态。

4.MRI 表现　　MRI 可根据脊柱韧带的形态和信号变化判断韧带的正常或异常情况,在 MRI 的 T_1、T_2 加权像上,骨化的后纵韧带常呈低信号强度突入椎管,并可见硬膜囊外脂肪减少及硬膜囊受压。在相应横断面上,可见椎体后缘呈低信号的后纵韧带骨化影从椎管前方压迫脊髓及神经根。Tobias 认为,由于韧带骨化组织同其他骨组织一样含有骨髓及脂肪,因而在 T_1 加权像上也可表现为高信号强度变化。尽管 MR1 诊断后纵韧带骨化不及 CT 扫描和 X 线断层片,但其能在直接勾画出骨化灶范围程度的同时,反映出脊髓受压后的信号变化,对判断手术预后具有一定意义,并能排除其他原因造成的脊髓压迫症。

四、诊断

依据神经学检查,结合上述 X 线、CT、MRI 等影像学所见,常可做出明确诊断。但有两个问题需要明确:①后纵韧带骨化并不一定有临床症状出现,许多 X 线普查发现的后纵韧带骨化十分严重,但患者本人还可以正常生活而无明显的症状。同样,在某些广泛的颈椎后纵韧带骨化灶中,并不是每个平面都产生压迫症状的,必要时可采用神经诱发电位和肌电图来确定受累及的神经范围及平面;②除了后纵韧带骨化,骨化灶还可以发生在黄韧带,这两组韧带的同时骨化就会严重影响椎管的大小,产生明显的脊髓压迫症,若同时累及到胸、腰椎,则病情将更为复杂多变。

伴发疾病有:

1.颈椎退行性改变　　颈椎退行性改变随着年龄的增加而加重,其病理改变累及椎间盘、椎体、椎板、小关节、韧带等各个部位,如椎间盘脱水变性、突出、椎间隙狭窄、椎体后缘骨赘增生、小关节增生、椎板增厚、韧带肥厚等。颈椎退行性改变与后纵韧带骨化之间存在着密切关系,一方面,尽管后纵韧带骨化的病因尚未明确,但退行性改变是引起后纵韧带骨化的因素之一已为大家所公认;另一方面,当颈椎某一节段发生后纵韧带骨化而使活动受到限制时,该部位的上、下椎间隙和小关节承受的负荷活动将增加,可逐渐出现并加速退行性改变。

2.弥漫性特发性骨肥厚症(DISH)　　此病又称 Forestier 病,是老年人中常见疾患,大多数患者临床症状并不明显。其主要病理变化为脊柱连续数个椎体前、外侧钙化和骨化,伴有或不伴有神经压迫症,外周骨与肌腱和韧带附着处通常也发生钙化和骨增生。DISH 多见于下胸段和腰段,典型 X 线片表现为脊柱前外侧连贯性、宽大的骨化带,受累区域椎间隙正常。临床上发现相当多的 OPLL 伴发 DISH,或者说 DISH 伴发 OPLL,有学者认为 OPLL 足 DISH 的一种特殊类型表现,但经过流行病学调查后发现,DISH 与 OPLL 两者间存在着差异,不应视为同一种疾病。

五、治疗

(一)非手术治疗

OPLL 症的治疗包括保守治疗和手术治疗。对于症状轻微,或症状明显但经休息后能得到缓解者,以及年龄较大有器质性疾病不能耐受手术者,均可采用非手术疗法。非手术治疗的目的在于保护和固定颈椎,使骨化区以外出现不稳定的椎间关节变为逐步稳定,从而消除由椎间不稳定而产生的局部运动刺激因素。常用的有持续头颅牵引、卧床休息、颈托固定、理疗和药物治疗等。由于后纵韧带的骨化块既可以对脊髓产生直接接续的压迫,又可以在颈部活动时对脊髓产生摩擦,采用保守疗法将颈部固定后可以消除摩擦引起的刺激,取得的疗效往往较预期的为好。对于颈椎的间歇性牵引法与推拿疗法,有引起症状加重的报道,应慎重选用。药物疗法除注射消炎止痛、神经营养药物之外,近来有神经生长因子运用于临床,显示了一定的疗效。对OPLL患者应首先采取保守治疗,若经过一段时间的保守疗法仍无效时考虑手术治疗。

据有关报道,对轻症OPLL病人接受非手术治疗后5年的随访结果显示:无症状加重者占54.8%;症状有改善者占26.%;症状加重者为18.5%。而重症OPLL病人经非手术治疗后几乎均无效果。

手法推拿不宜用做OPLL症的非手术治疗方法。临床上因推拿手法不当致OPLL病人症状加重的例子已有部分报道,推拿造成高位截瘫甚至死亡的病例也非属罕见。据此,手法推拿应视为OPLL症治疗的禁忌证。

(二)手术治疗

手术适应证:①症状严重,骨化明显,椎管矢状径在12mm以下;②症状和体征进行性加重,保守治疗无效者;③影像上骨化灶十分明显,此时颈椎管已极度狭窄,轻微外伤即可引起脊髓损伤,有人主张积极手术。

OPLL症的手术方式种类繁多,但以手术途径划分,可分为前侧经路、后侧经路及前后联合经路三种途径。各种方法均有其优缺点和适应范围,应用时须根据病人具体情况加以选择。其最终目的是解除骨化的后纵韧带对脊髓的压迫,扩大椎管。

1.前路减压术 颈前路手术适应证:①颈3以下节段性后纵韧带骨化,骨化灶厚度小于5mm,椎管狭窄率小于45%,前路手术较安全;②对于3个或3个以下节段的后纵韧带骨化灶,前路减压加植骨融合为首选。

从理论上讲,后纵韧带骨化均应施行颈前路手术,直接切除韧带骨化灶解除脊髓压迫,但由于技术上的原因,对于某些较为特殊的后纵韧带骨化,外科医师不得不选择颈后路手术。颈前路手术又包括后纵韧带骨化灶的切除法和漂浮法两种。采用漂浮法时,先切除减压范围内椎间盘,再用咬骨钳将椎体部分咬除,并用微型钻头磨削切除椎体后缘骨质,使黄白色的后纵韧带骨化块逐渐显出手术野,并将骨化灶四周完全游离软化呈浮动状态,减压后硬脊膜下脑脊液的搏动膨胀,骨化灶可以逐渐向前移动,从而达到减压目的。对于节段型OPLL合并显著椎间盘突出时,后者往往是造成脊髓或神经根病损的主要因素,通过椎间盘切除与椎间植骨融合术一般可取得治疗效果。对混合型OPLL合并椎间不稳的病例,如果骨化块增厚不显著,脊髓未受到挤压,而椎间不稳因素较突出时,单纯的椎间盘切除及椎体间植骨融合术多可奏效。

有学者认为术中应注意以下问题:①严格掌握前路手术指征,是手术成功的关键之一;②彻底切除骨化灶,扩大减压范围,显露出骨化灶上下两端及左右两侧的正常硬脊膜;③彻底止血,保持手术野清晰,便于手术顺利进行;④术中操作准、轻、稳,防止脊髓伤害;⑤当椎管有效矢状径小于6mm时(椎管原始矢状径减去骨化灶厚度),更要注意无创操作,如果椎管矢状径小于3mm时,在术中发生瘫痪的可能性极大;⑥采用显微外科技术操作,切除相应的椎间盘和骨化灶,可提高手术疗效;⑦减压区域植入修整成形的髂骨或腓骨,但不要超过4个椎节,以免术后晚期发生颈椎曲度畸形;⑧颈椎伤口必须放置引流条24小时;⑨术中采用上下界面螺丝钉固定,或术后采用颈颏石膏固定3个月,直至植骨块融合。

2.颈后路手术 颈后路手术适应证:①4个或4个以上节段的连续型或混合型后纵韧带骨化症;②后纵韧带骨化灶累及颈1~2者;③后纵韧带骨化灶波及颈胸段至颈以下椎节者;④后纵韧带骨化灶伴发急性颈脊髓损伤,须作广泛多节段椎板切除减压者。

　　包括椎板切除减压和椎管成形术两类。椎板切除术中又有半侧椎板切除术和全椎板切除术之分,前者切除一侧椎板,关节突内侧缘、棘突基底部及黄韧带,后者切除棘突及双侧椎板,切除的范围除受骨化灶压迫的脊髓节段之后,还须包括上下各一正常椎节的椎板。半椎板切除术操作简单,对脊柱稳定性影响较小,但椎管扩大范围有限,通常选择临床症状、体征较量的一侧进行颈椎半椎板切除,但有时骨化灶在椎体后缘的一侧较为严重,甚至与椎管侧壁相连,造成一侧椎管极为狭窄,此时若选择该侧进行半椎板切除,会增加脊髓损伤的机会,为此,可选择骨化壁的对侧进行减压,避免上述情况发生。全椎板切除术先将减压节段的棘突切除,再用咬骨钳咬薄椎板或采用微型钻头将椎板削磨到能隐约见到硬膜的菲薄程度,用剪刀将菲薄的椎板剪除,使减压范围内的硬膜与脊髓同时膨隆。全椎板切除减压较为彻底,手术也不复杂,但对脊柱稳定性破坏较大,并可因环形疤痕形成脊髓压迫,在对颈椎后纵韧带骨化行全椎板切除术后患者的长期随访报道中发现约 1/3 的患者骨化灶有不同程度的发展。颈椎曲度畸形率达到 43%。

　　为此,有人对椎板切除术进行改进,设计了椎管成形术,有单侧开门和双侧开门术等。尽管有人认为在减压程度、神经恢复、脊柱稳定性和颈椎曲度畸形等方面椎板切除术和椎管成形术两者间无显著差异,但更多的研究证明,颈椎管成形术能增加脊柱稳定性,防止颈椎反曲畸形发生,并能控制颈椎后纵韧带骨化灶的发展。椎管成形术中重要的技术环节是维持脊椎后结构稳定在手术时的位置,保持对脊髓的减压效果。早期采用了将椎板棘突缝合在邻近肌肉及关节突土的方法,尽管手术操作较为简单,但由于缝合固定不确实,时常发生椎骨后结构重新恢复到手术前位置,而再次形成椎管狭窄。为避免上述关门现象的发生,人们又设计出了众多的椎板成形方法,采用这种手术,需要有精细的手控高速钻锯,术中采用植骨和内固定技术,同时,由于这种操作较为复杂使术中出血增多,手术时间延长,脊髓损伤的机会也相应增多。

　　3.颈后路及前路联合减压术　　在混合型 OPLL 并伴有巨大椎间盘突出或显著增厚的局限性骨化块时,有人采用分期手术的方法进行后路和前路联合减压。一期手术行后路减压及椎板成形,使椎管矢状径扩大,脊髓获得充分向后移行的空间,两周后再行第二期手术,切除前方较大的突出间盘或局限性骨化块。这种联合减压的方式使脊髓压迫解除得较为充分。在后路手术已使椎管扩大,脊髓缓冲间隙增加的情况下,再行前路的骨化块或椎间盘摘除也使手术变得更安全。

（冯小兵）

第五章　脊柱畸形

第一节　特发性脊柱侧凸

　　Galen 在公元前 180 年首次对脊柱侧凸进行了描述,scoliosis 来源于希腊,为弯曲的意思。在我国曾将 scoliosis 译为脊柱侧弯,目前常用脊柱侧凸。事实上,脊柱侧凸是一症状或检查发现的体征。引起脊柱侧凸的原因各不同。在青少年期,特发性脊柱侧凸最常见。

一、分类

　　有多种方法对脊柱侧凸进行分类。脊柱联合命名委员会对脊柱畸形做了较为仔细的定义和描述。这样规范了用语,是在该领域的研究和交流更为准确。这也要求各学者应用标准的定义进行学术研究和交流。脊柱最基本的畸形分为侧凸、前凸和后凸。另外,还可根据脊柱畸形的大小、部位和病因进行分类。

(一)不同的分类方法

　　1.根据解剖分类　脊柱分为颈、胸、腰、骶尾。根据侧凸顶椎的解剖部位、侧凸的左右,对脊柱侧凸进行分类,可分为胸段脊椎侧凸和腰段脊柱侧凸,进一步分为上胸段脊柱侧凸、下胸段脊柱侧凸、胸腰段脊柱侧凸、腰段脊柱侧凸及混合型脊柱侧凸。

　　2.病理分类　①先天性椎体病变。②胸廓的疾病如感染性疾病、胸廓矫形术后。③神经系统疾病如脊髓灰质炎后、神经纤维瘤病、脊髓空洞症等。④肌疾病:先天性肌疾病,肌营养不良。⑤特发性:不能确定特定的病变组织。

　　3.病因分类　这种分类方法是根据引起脊柱侧凸的直接原因进行分类,如神经肌肉性脊柱侧凸、肌疾病性脊柱侧凸、纤维结缔组织性脊柱侧凸等。

　　4.脊柱联合学会分类　标准化了脊柱畸形的术语,并结合病因和病理的分类方法将脊柱畸形分为脊柱侧凸、脊柱前凸和脊柱后凸。

(二)脊柱研究联合学会分类

　　1.非结构性脊柱侧凸　①姿势性脊柱侧凸。②癔症性脊柱侧凸。③神经根受刺激:椎间盘脱出;肿瘤。④炎症。⑤下肢不等长。⑥髋关节挛缩。

　　2.结构性脊柱侧凸　①特发性脊柱侧凸:婴儿(0～3 岁);幼儿(4～9 岁);青少年(10～18 岁);成人(＞18 岁)。②先天性脊柱侧凸:椎体形成异常(楔形椎体、半椎体);椎体分节异常(单侧条状、双侧融合);椎体形成异常。③神经肌肉组织病变:神经病变;肌肉组织病变。④神经纤维瘤病。⑤间叶组织异常。

⑥风湿病。⑦创伤。⑧脊柱外挛缩。⑨骨软骨发育不良。⑩骨感染。⑪代谢性疾病:维生素 D 缺乏病(佝偻病);幼年性骨质疏松症;成骨发育不全。⑫腰骶关节异常。⑬肿瘤。

二、病因与病理

在临床工作中,最常见的脊柱侧凸是先天性脊柱侧凸、神经肌肉性脊柱侧凸、特发性脊柱侧凸和混合性脊柱侧凸。由于特发性脊柱侧凸最为常见,目前研究最多,故重点论述该病。

(一)先天性脊柱侧凸

先天性脊柱侧凸是由于脊柱胚胎发育异常引起。有两种基本类型:一种是椎体发育分节异常。分节异常是脊柱椎体和小关节突之间,在一侧未分节形成一条骨性连接,而另一侧相对正常。骨性连接侧并无生长能力,相对正常侧能正常生长,这样脊柱侧凸就能形成。该畸形常伴有肋骨的异常,在未分节的脊柱段形成肋骨融合。脊柱畸形的程度取决于病侧脊柱骨性连接的程度和对侧的生长能力。

另一种是椎体形成异常。椎体形成异常是一侧椎体形成障碍,表现为不同形状的楔形椎,严重者为半椎体。这类异常可影响一个或多个椎体,发生于脊柱的任何阶段。根据异常的程度和部位,畸形有不同的类型。一侧椎体完全形成异常,形成半椎体,半椎体常在上方或下方缺少椎间盘,生长不平衡导致脊柱侧凸形成。一侧椎体部分形成异常,形成楔形椎体。

(二)神经肌肉性脊柱侧凸

肌营养不良、脊髓肌肉萎缩、脊髓肌膜突出、脊髓灰质炎和大脑性瘫痪等均有脊柱侧凸异常。大脑性瘫痪是由于上运动神经元的异常,脊髓空洞症、脊髓脊膜膨出、脊柱裂和脊髓灰质炎是由于下运动神经元的异常。肌肉的疾病有肌营养不良、椎旁肌肉萎缩等。

(三)混合性脊柱侧凸

这类脊柱侧凸是疾病表现的一部分如马方综合征、肢体不等长和椎板切除术后等。

(四)特发性脊柱侧凸

在脊柱侧凸中,常见的是特发性脊柱侧凸,根据年龄分为婴儿、幼儿和青少年特发性脊柱侧凸,其中以青少年特发性脊柱侧凸最常见。该类患儿除脊柱侧凸外,找不到致病原因,X 线片上无椎体的异常。近 50 年,虽有数千篇有关 ASI 的论文在国内外发表,但其病因仍然不清楚。目前有各种器械用于治疗该病,但这些方法非针对该病的病因和发病机制,只能采取早发现、早诊断,预防侧凸的加重。近年来虽脊柱畸形的研究逐渐成为儿童骨科的热线问题,但如何从病因入手、从生理上矫正侧凸还需要继续努力。要达到此目的,就需要加强对该病的基础研究,只有对该病的病因和发病机制研究有突破,才能够找到新的治疗方法。

1.基因因素　近年来,虽然普遍认为基因和遗传因素在 AIS 的发生中扮演重要角色,但其遗传模式尚不清楚。在临床观察中,与一般群体比较,该病在家庭成员中有高发的表现。在双胞胎的研究中,Carr AJ(1990)报道了三对同卵双生均发生 AIS,而三对异卵双生的小儿,仅有一对发病。在更多的病例研究中,Kesling KL(1997)报道 37 对同卵双生中,有 27 对(73%)同时发病。临床观察到同卵双生比异卵双生同时发病高出很多,提示基因在 AIS 发病中有肯定作用。在对其遗传方式的研究中,Wynne Davues R(1968)进行了家系研究,发现第一代发生 AIS 为 7%,第二代为 3.7%,第三代为 1.6%,认为 AIS 是显性遗传。Riseborough EG(1973)发现 AIS 在家族三代的发病成指数下降,提示 AIS 为多基因遗传,并与环境因素有关,临床可能表现为不同的亚型。对群体研究,从该病的表现特征推测 AIS 可能是单基因异常。因为单基因病传代易出现可变性及异质性,对具有类特性的疾病进行研究,要求研究的人群量要足够大,才能对遗传方式更为准确定位及发现病变基因,在 AIS 的研究中要达到此目的还需大量的工作。

　　1970 年,Cowell HR 研究了 17 个家庭 192 个个体,发现了该病有男性到男性的遗传现象,考虑 ALS 为性链显性遗传。基因聚链分析是对家系进行调查,试图定位出可能的病变基因,这种基因可能是 ALS 的发病原因。Justice CM(2003)采用模型独立聚链分析,用 X 染色体连接标志物,对 202 个家庭中 1198 个个体进行分析,将患者按性链显形和常染色体显形遗传分层,提示 X 染色体与家庭性特发性脊柱侧凸有关。然而,AIS 不具备性链显形遗传的临床特点,男性病者严重程度低于女性。近年来,我们对雌激素受体基因 Pvull 酶切受限片段长度的多态性(RELP)与生长发育指标进行了研究。其中 ALS 有 79 例,对照组 76 例。发现 ALS 患者等位基因 pp 型臂间距较 pp 型和 Pp 型长,其差别有显著性。与正常比较,pp 型 ALS 的身高超过正常组 PP 和 Pp 型的身高。我们认为雌激素受体等位基因的变量与身高和臂间距有关。雌激素受体基因的多态性与 ALS 的生长发育有关,推测 ALS 发病可能与雌激素受体基因的多态性有关。

　　在探索基因在该病中的角色时,学者遇到很多困难。其中之一是如何确定患病个体。在文献中,一些学者将 Cobb 角>15°定为异常,而另一些学者定为 10°。事实上,对是否将 Cobb 角>10°定为脊柱侧凸还有争论,对 Cobb 角<10°,如果无一定时间的随访,也不能除外 AIS。在基因研究的另一障碍是目前对引起侧凸的基本病变组织还缺乏认识。诊断资料准确及方法可靠是进行研究的关键。所以,严格掌握诊断标准,是研究该病遗传的关键。如能增大研究群体的量,将会对该病遗传特性获得更多更可靠的结果。理论上,在儿童的生长发育过程中,相关基因表达的异常,不同基因表达的多态性的差异,在一定环境因素的相互作用下就可能引起脊柱侧凸的发生。

　　2.生长异常　对 AIS 的自然病史的研究发现该病在青春期出现及加重。在 AIS 发病中,已认识到生长发育扮演重要角色。另外,脊柱侧凸的畸形越重,女性患者越多,男女比可达到 1∶10。Caivo(1957)注意到脊柱的生长速度降低后,脊柱侧凸畸形不再加重。AIS 患儿的身高高于同龄儿,这一现象已被许多学者注意。由于脊柱侧凸的畸形影响患儿的身高,也有研究发现 AIS 与对照组身高之间差距不大。在对中国人的研究中,IJeong JC(1982)发现 AIS 的身高高于对照组。总之,生长发育与该病有肯定的关系,首先,生长发育是该病发生的必要条件;其次,畸形加重多出现在患儿快速生长期,即在儿童快速生长期,侧凸加重的可能性很大;第三,生长发育停止后,不严重的畸形并不加重。

　　虽然有较多的文献报道 AIS 有生长异常,但这些研究的样本量不够大,人体生长发育测量的资料不全,对青春期无明确的分期。近年来,在香港威尔斯医院 AIS 中心,对 598 例 AIS 和 307 例年龄性别配对的正常青少年进行了生长发育的研究,测量了身高、体重、身体密度指数(BMI)、臂长、坐高和腿长。青春期发育行 Tanner 分期。在青春期发育的第一期,甚至发现 AIS 在身高、臂间距、坐高和下肢的长度还明显短于正常组($P<0.05$)。当发育进入青春期分组的 2~5 期和年龄分组的 13~15 岁组,纠正的身高和臂间距在 AIS 明显高于对照组。AIS 身体指数比正常低。从青春期发育的时期上看,两组无差别。但月经初潮的时间在 AIS 明显延迟。本研究中另一个明显的发现是,严重组脊柱侧凸的臂间距和下肢的长度较中等和轻微组的患儿长。

　　此研究揭示 AIS 在青春期有异常的生长发育现象。如果这样,那么在脊柱中有无生长的异常?为回答这个问题,我们做了进一步的研究。为研究胸椎椎体前后的生长,用 MRI 对胸椎的形态进行测量,并且比较 AIS 和正常青少年之间的差别,对 83 例 AIS,年龄 12~14 岁,22 例正常对照的脊柱行 MRI 检查,在矢状面上测量椎体的高度,与正常脊柱比较,AIS 的第 1 胸椎到第 12 胸椎的椎体较正常组高,但椎弓根较正常短,椎弓根间距长。在 AIS 发病有关每个胸椎前侧的椎体与后侧的附件生长明显不同。而且,脊柱侧凸的严重性与胸椎前后结构生长的比例有关。与正常比较,AIS 有椎体生长过快,而后侧的附件相对较慢。椎体的生长为软骨内化骨的过程,而附件为膜内化骨的过程。曾有文献报道胸椎前后不平衡可能是 AIS

的发病因素,结合本研究推测 AIS 发生可能是由于这两种化骨的不平衡所致。

3.激素

(1)生长激素:由于 AIS 有生长发育的异常,而激素在生长发育中起重要作用,有学者对 AIS 是否有激素的异常进行了研究,其中对黑色素和生长激素的研究最多。生长激素在人体中分泌是成脉冲样的,在青春期分泌最多,以后逐渐下降。IGF-I 是生长激素生物活性的中介。Willner S 等(1976)发现 GH 在血中的水平 AIS 高过对照组。在血浆中 AIS 女孩生长调节素也较高。Dym-ling TF(1978)报道用 GH 治疗 AIS,其胸段的侧凸由 15°加重到了 27°。停用 GH,则侧凸就稳定。在青春前期(7~12 岁),AIS 有高的 GH 释放性。Willner S 等(1981)发现了早晨 GH、生长调节素和 17 羟-类固醇增加。然而,在 Tanner Ⅲ期和Ⅳ期的 AIS,AhIT(1988)发现 AIS 与对照组之间 24 小时的 GH 无异常;在 Tanner Ⅱ期,GH 在 ALS 中高过了对照组。当然,目前还不知道为什么 GH 在 AIS 中高,也不知道 GH 是如何致病的。

(2)褪黑激素:另一个引起人们关注的激素是褪黑激素。有几个研究小组,通过松果体切除术,做出了脊柱侧凸的动物模型。这些文献中存在一些矛盾点,松果体切除术的方法在不同的文献中相似,但发生侧凸的动物比例不同。在不同种类的动物间,该术诱导侧凸发生的比例也不同。至于发病的原因,目前的文献还不能回答为什么松果体切除术后能诱导脊柱侧凸。在 AIS 的研究中,还未发现 AIS 患者有褪黑激素分泌异常的证据,AIS 发病不像是缺褪黑激素所致。

4.中枢神经系统　虽然对神经系统异常与 AIS 的发病关系还不太清楚,但随着影像技术和神经传导技术的发展,目前的研究已揭示 AIS 伴有 Chiari Ⅰ型脑畸形和 SSEP 异常的概率高。

(1)磁共振(MRI):小脑扁桃体异位(Chiari Ⅰ型脑畸形)是小脑扁桃体疝出枕骨大孔,常伴有脊髓空洞症。一些学者指出脑干和脊髓异常可能与 AIS 发病有关。1983 年,Baker AS 首次提出了 Chiari Ⅰ型脑畸形与 AIS 有关。Chuma A(1997)研究发现实验性狗脊髓空洞症可发生脊柱侧凸,提示中枢神经系统异常可能与脊柱畸形有关。2000 年,Porter RW 发现 50%(20/50)AIS 的小脑扁桃体低于枕骨大孔。我们今年的研究有类似的发现,而且对中国青少年小脑扁桃体的正常位置作了研究。当把 MRI 与临床相结合,试图探讨 Chiari Ⅰ型脑畸形在 AIS 发病中的作用时,发现了许多疑点。也就是说,Chiari Ⅰ型脑畸形、脊髓异常、SEP 异常和侧凸的严重程度间有无关系,还需进一步研究。

(2)体感诱发电位(SEP):SEP 广泛用于脊柱手术中,监测脊髓的可能损伤。但在术前行 SEP 检查的患儿中,部分患儿已有 SEP 的异常。这就提出一个有趣的问题,异常的 SEP 与脊柱侧凸的关系是什么?SEP 能够检查中枢神经系统传导通路的功能。当胫后神经受到刺激,在头皮记录大脑的体感诱导电位,通过观察波峰潜伏期的变化,定位周围神经和中枢神经传导通路的结构有无异常,有无损伤和病变。我们对正常青少年和 AIS 进行了研究。在 147 例 AIS 中,发现了 17 位患儿有 SEP 的异常是 AIS 原发原因而非继发于侧凸本身,但该组为原发患儿,SEP 异常可能为其内在原因,另外,SEP 术前检查有利于术中的监检。根据 SEP 对 AIS 的检查结果,AIS 可分为有本体感觉障碍和无本体感觉障碍,这为进一步研究 AIS 分类是否有一亚组存在打下了基础。另一个有趣的问题是侧凸的严重程度、SEP 和 MRI 的异常之间有何关系?在 1999 年,Cheng JC 对 MRI、SEP 和侧凸严重程度间的关系做了前瞻性的研究。在 AIS 患儿侧凸严重组、轻度组和正常组间,发现 MRI 和异常的可能性分别为 33.3%、27.6%和 2.9%。SEP 异常可能与小脑扁桃体异位有关。

(3)姿势不平衡:人体平衡系统的功能就是对抗外力,控制运动及眼睛的位置,这个系统处在一个动态调节之中,受到来自于韧带、关节囊、肌腱和肌肉以及眼和前庭系统的调控。来自外界的这些冲动经传入纤维融合集中到脑干和小脑,经过处理后,效应信息再被发回到同一组织,已达到动态平衡。虽然在不同层面上对 AIS 伴有的姿势不平衡进行了研究,但目前的研究还不能揭示姿势不平衡与 AIS 的确切关系。

目前的假说是：任何因素影响了人体平衡系统传入和传出过程，就可能影响肌组织的张力，继而影响人体外形，发生畸形。这种假说引起一个有趣的问题，那就是能否找到与人体平衡系统相关的因子，预测畸形的变化。已有文献对肌力平衡、韧带松弛程度、异常的反射和功能进行了研究。

1981年，Gregoric M报道了神经肌肉性和特发性脊柱侧凸的姿势控制问题。采用眼运动测量仪器，在闭眼和开眼的情况下，测量人体重力中心的位置及变化。在神经肌肉性脊柱侧凸中，未发现差异。将AIS与正常组比较，也未发现重力中心的异常。由于眼运动测量仪器测量中不行干扰平衡的试验，对测量姿势的敏感性较差。

1985年，Herman R发现在无干扰的平衡测量中，AIS与正常对照无差别。但实行干扰后，AIS出现明显的姿势不稳，Sahlstrand T(1980)报道的结果相同。1984年，Yamada K检查了150位患者的平衡系统与脊柱侧凸的关系，发现79%的患者伴有平衡系统功能障碍，而且随侧凸加重而加重。虽然，这些研究显示AIS患者维持身体平衡较正常人差，但目前仍不清楚这种缺陷是原发因素，还是继发于脊柱侧凸。要回答这种问题，有必要行长期随访研究。

在动物实验中，通过分开后根神经节造成感觉上的错乱，可以产生脊柱侧凸。通过破坏髓质以切断本体感觉冲动可以诱发动物脊柱侧凸，发生率达53%。从组织学角度分析，破坏髓质上传导神经纤维和后角，一般均会导致侧凸发生，而损伤前角往往与脊柱侧凸的产生是肌力不平衡所致有关。

5.结缔组织　随着对一些遗传性结缔组织疾病的认识提高，人们推测AIS可能与结缔组织的异常有关。在结缔组织中，如果酶、蛋白质有不同程度的异常，脊柱侧凸可能是其表现之一。马方综合征、羟赖氨酸缺乏性胶原病，这两种已知结缔组织异常的病，都有脊柱侧凸畸形。在AIS的研究中，有较多的文献报道结缔组织异常可能为其始发病变。

通过间接的免疫荧光方法，在椎间盘的髓核和纤维环中，对4例脊髓灰质炎、1例Pottis病、5例先天性和7例特发性脊柱侧凸进行胶原和蛋白多糖表达的研究(Beard HK etal,1981)，发现Ⅰ、Ⅱ、Ⅲ胶原和蛋白多糖在AIS与其他脊柱侧凸间无差异。与此相反，在1973年，Pedrini VA研究了椎间盘中的黏多糖发现在AIS中较低。Oegema TR(1983)比较正常人、AIS和大脑性瘫痪椎间盘中蛋白多糖的含量，在脑瘫和AIS间无差别。但脑瘫、AIS与正常间比较，蛋白多糖的聚合性较差，认为有进一步在不同层面研究的必要。在对脊髓脊膜突出性侧凸和AIS的椎间盘中氨基己糖和羟基脯氨酸的含量进行研究中，Zaleske DJ(1980)发现氨基己糖和羟基脯氨酸在髓核中这两种脊柱侧凸均较正常低，但这两种侧凸间无差异。学者推测这种改变可能为继发性改变，还不清楚与侧凸加重有何关系。对韧带中原纤维的研究，Hadiey-Miller N(1994)发现纤维的排列和密度异常。

在皮肤的研究中，Francis MJ(1976)发现胶原聚合体在15岁组的AIS患儿中明显降低，在19岁的AIS患儿中不明显。而且Marfan syndrome无此改变。在34例AIS组织化学和电镜的研究中，发现28例皮肤中弹力纤维有排列不等和撕裂。

总之，在AIS中发现了结缔组织的异常，这些异常是原发还是继发需进一步研究。

6.肌组织和血小板　AIS患儿肌电图检查(EMG)显示凸侧椎旁肌的活性增加，在凹侧由于受到牵拉，肌电的振幅和自发性活动也增加。这就是说，如果椎旁肌活动增加是脊柱侧凸的原因，则应在凹侧检查到肌活性增加。Zetterberg C(1984)在侧凸不重的患儿中也未发现EMG的异常。故还缺乏椎旁肌活性改变是AIS直接原因的证据。

对肌组织形态的研究，早期注重肌纤维形态的改变。1976年，Spencer GS报道了AIS患儿Ⅱ型纤维降低。Fidler MW(1976)报道了AIS在凸侧和凹侧肌纤维类型不同。Ⅰ型纤维在凸侧的顶椎处增加；Ⅱ型纤维在凹侧顶椎处减少。为进一步研究AIS是否有全身组织异常，一些学者对臀肌、三角肌和斜方肌进行了研究,在这些肌组织中发现了肌病和肌肉组织类型的改变。电镜检查发现肌组织中线粒体肿胀、肌纤维破坏、糖原增加和肌原纤维缺失。

在对 AIS 肌组织的生化研究分析中,发现钙的含量增加。在肌激酶中,发现磷酸丙糖脱氢酶和乳酸脱氢酶在凹侧的肌组织中增加。正常组织 ATP 酶活性较 AIS 增加 3 倍。然而,这些改变可能是继发于脊柱畸形的本身。

血小板与肌组织有相似之处,均有肌动蛋白和肌球蛋白。一些学者把血小板视为肌肉模型研究 AIS 的发病机制。由于血小板在血中无附着,不受脊柱畸形的直接影响。Yarom R(1980)用电镜 X 线微量分析法和 X 线荧光光谱测定检查肌萎缩性脊柱侧凸和 AIS,均发现磷酸浓度在致密小体中增加。但 Kahmann RD(1992)在超微结构下未见致密小体的异常。Under A,et al.(1980,1982)发现 AIS 患儿的筋膜比正常儿聚集血小板的能力差,出血时间比正常长。有学者发现血小板的聚集功能较低,也有学者发现 AIS 与正常间无差异。1989 年,Peleg I 发现 AIS 患儿血小板中 Myosin 的多肽不正常,ATP 酶的活性较低。Kindsfater K(1994)在侧凸进行性加重的患儿中,发现调钙蛋白高过侧凸稳定的患儿。2002 年,Thomas Lowe 随访了 55 位 AIS 患者的 X 线片和血小板中的调钙蛋白,发现在 13 例进行性加重的 AIS 患者中,该蛋白增加;15 例侧凸稳定的 AIS,11 位均不增加。在侧凸>30°的患者中,调钙蛋白处于高水平。行支具和脊柱融合治疗的患者,该蛋白下降。学者推算该蛋白可能与侧凸加重有关。

总之,在 AIS 中发现一些血小板的改变,这些改变在 AIS 与脊柱侧凸的发病关系还需进一步研究。

7.骨质疏松和异常骨矿化　　AIS 有低骨密度已引起人们的注意。1987 年,Cook SD 研究了 4 例 9～20 岁女性的骨密度。采用了双光子吸收法,并与同龄、同性别和同种族的正常儿做比较,发现 AIS 腰椎的密度明显低。该组患儿随访 30 个月后,DEXA 测定仍为低骨密度状态。Cheng JC(1997,1999)设计了配对和长期随访研究,对 AIS 和年龄、性别和种族与配对的正常人进行了研究,发现了 AIS 患者骨密度在脊柱和骨转子均较正常组低,长期随访发现这种低骨密度状态持续存在。

用于测量 AIS 骨密度的仪器有 Gadolinium153,为放射源双能量扫描仪、双能量 X 线吸光测定法(DEXA)\周围定量计算机断层扫描仪、双能量 X 线吸光测定法(PQCT)。DEXA 测量面积骨密度(gm/cm)、PQCT 测量体积骨密度(gm/cm)、PQCT 测量体积骨密度(gm/cm),分辨度高,可分别测量骨皮质和骨松质骨密度,目前用此方法研究 AIS 骨密度的文献报道还不多,由于 PQCT 不受骨生长和骨畸形的影响,这是用于 AIS 骨密度研究较敏感和准确的方法。

低骨密度状态不仅存在于 9～20 岁的 AIS,而且在 20～35 岁的 AIS 中亦存在。虽然还没有研究随访 AIS 骨密度到成人,但长达 3 年的随访研究,发现 AIS 患者持续低骨密度,支持低骨密度状态在 AIS 不是一个暂时的现象。另外,比较股骨近段左右两侧的骨密度,在 AIS 中两侧均未发现统计学上的差别。说明低骨密度未受脊柱畸形的影响。然而,要回答为什么 AIS 有低骨密度,还需要更多的研究。

低骨密度状态提示骨的再塑有异常。组织形态学是研究骨代谢的常用方法,通过此方法,Cheng(2001)发现 AIS 的髂骨中骨细胞数减少,静态的代谢指标减少,骨小梁表面的骨母细胞减少。这些改变与低骨密度相一致,推测 AIS 可能存在骨生长和代谢的异常。这也促使进一步研究 AIS 骨代谢动力学改变和骨细胞超微结构的改变。

从手术治疗的患儿中获取髂骨小关节突和棘突,电镜显示骨细胞发生变性,这种变性可在细胞膜、细胞核及胞浆中观察到。软骨细胞的形态较正常。TUNEL 显示小关节突中骨细胞发生凋亡较明显。用免疫组织化学的方法,进一步探讨非胶原骨基质蛋白的表达,对双糖链蛋白多糖和核心蛋白聚糖在 AIS 髂骨中的表达进行了初试验,发现在骨小梁中,AIS 表达低于对照组。这些发现将进一步促使我们研究骨生长和脊柱生长与 AIS 发病的关系。

8.生物力学　虽然目前还没有发现特有的生物力学因素与AIS病因的直接关系,但在理论上推测各种病因造成脊柱中骨和软组织的性质改变,在脊柱承受的机械力的作用下,引起脊柱侧凸,这可能是其发生的基本原因。

生物力学因素可能影响脊柱排列。脊柱中骨或软组织性质改变,影响各组织本身机械性能,各椎体之间排列关系也可能发生改变,在外力作用下,可引起脊柱侧凸。在动物试验中,固定脊柱的一侧,随着脊柱生长,将诱发脊柱侧凸。

在正常青春期小儿第5胸椎、第10胸椎及第3腰椎X线片形态研究中发生,12~16岁女性椎体生长后明显变细,这种变化与男性同龄儿之间有明显差异。在AIS患儿亦有胸椎椎体生长变得细长,与正常组之间差异明显的报道。而且,侧位X线片发现AIS患儿胸椎后凸减少与脊柱侧凸之间存在一定的关系。

在AIS,顶椎椎体前部分高度大于后部分。脊柱前部分生长过速,则脊柱前凸增加,发生脊柱侧凸,增加脊柱的后凸可以增加脊柱的稳定性。这样是说,在椎体生长中,如果椎体生长不等速,椎体上下生长板软骨内化骨比椎体膜内化骨快,椎体逐渐成细长状,脊柱后凸将消失,脊柱内在的生物力学性质将改变,这些变化可能是脊柱侧凸发生的原因。从整体上看,临床上已发现AIS患儿的身高较高,肢体细长,说明AIS有生长不平衡问题。当然,要回答为什么会出现这种生长异常,还需更多的研究工作。

三、脊柱解剖与生物力学

生物力学是研究脊柱的运动和平衡。脊柱生物力学变化可能在脊柱畸形的发生中扮演重要角色。有利于更好地了解脊柱在正常外力作用下,运动和形态的变化,在病理情况下畸形的形成,更为准确地掌握脊柱的机械性能,更好地认识和发明各种矫形器械和支具。

(一)脊柱的生物力学基础

1.历史　早在1543年,开始了对脊柱的解剖和功能的研究。随着尸体解剖的增多和对活体的观察,以及X线检查的出现,立体放射学的建立,脊柱运动学的知识大为丰富。进而,对脊柱细微结构分析,通过模具,能够了解内在的力量对脊柱的各种结构的作用。虽然生物组织对外力的反应是非线性的,脊柱的数学模型对生物组织虽有局限性,但在一定程度上可以分析脊柱可能发生的畸形。

2.脊柱解剖　在描述上脊柱常分为前后两部分。前部分脊柱包括椎体的后纵韧带、椎间盘、椎体和前纵韧带。脊柱的后部分包括椎弓根、椎板、横突、棘突、小关节及韧带(棘上韧带、棘间韧带和横韧带),这些结构在脊柱的稳定和运动中起重要作用。

脊柱的胸段最长,通常由12个椎体组成,每一椎体与一对肋骨形成关节。第1~10胸椎与其配对的肋骨和胸骨形成胸廓,从结构上看,胸段比颈和腰段稳定。矢状面上,胸段有20°~40°的后凸。胸椎椎体成圆形或心行,前后径长于左右径。由于主动脉的原因,左侧胸椎较扁。椎体的组织结构为骨松质,但两侧的骨皮质为前路螺丝钉固定效果满意。胸段中最下段椎弓根直径最大,中段最细,上段居中。在一组AIS的研究中,发现脊柱侧凸的直径变化与正常相似,T_1直径为7mm,T_{12}为8.5mm,T_4和T_5为直径最小。不同胸椎的椎弓根横向成角亦不同。T_1有30°,到T_{12}处逐渐减少。后侧的投影是横突上缘的平行线与椎板外侧缘的垂线的交点,呈20°向前下方成角。椎弓根的内侧壁为神经根和硬膜,外侧有椎韧带、关节和肋骨,上下形成神经根孔,并有神经根通过。近年来,胸段椎弓根螺丝钉器械已用于脊椎矫形固定中。从整体上看,用于胸椎的椎弓根螺丝钉直径为4~6mm。但是,对胸椎的放射学研究发现有的椎弓根不能穿过4mm的螺丝钉。胸段的小关节突使脊柱能侧曲和旋转,其上关节突形成神经孔的顶,内侧与脊髓相邻。横突为重要的生物力学结构和手术标志，T_1 横突最大，T_{12} 最小。在横突面的成角由 T_1 的 4、8 点位到 T_{12} 的 5、7 点位。近年来，横突已作为常用的器械固定点，经横突上方的挂钩，能够提供较为满意的固定。值得注意的是，AIS 患儿有整体骨密度低的状况，横突可能没有足够的强度承受挂钩的外力。操作中应注意保护横突完整。胸段棘突较长、较窄。椎板由上前后下方向倾斜，上椎板紧贴下椎板，不易进入髓腔。从解剖的角度上看，棘突和椎板是较好的固定点。椎板下穿钢丝是节段固定的方法，棘突也是穿钢丝固定点，椎板挂钩也广泛应用。然而，这些技术均经过椎管，有损伤脊髓的可能。近年来已被其他方法所取代。腰椎常有 5 个，其主要功能是提供屈曲和伸展运动，在矢状面上，传递重力到股骨，保持身体平衡。椎体成肾形，腰椎椎体高度为 20～30mm，前侧比后侧高，能够承受两个螺丝钉置入。腰椎椎弓根的定位是：①横突中线通过椎弓根的中点；②椎骨关节突线，为最内侧入点；③乳突或上关节突的外缘侧；④副突于横突的根部。在 AIS，由于脊柱旋转，凸侧的椎弓根较大，暴露好，椎弓根螺丝顶易定位。凹侧则较小，定位较困难，软组织暴露要充分。

3.脊柱的生物力学与生长　在三维空间上认识脊柱的解剖部位、大小、形状、运动和受到的外力，发现脊柱任何一个节段运动均不会是单方向的。

骨的生长受到基因、营养、激素生物力学的影响。虽然机械因素与生长的关系还不太清楚，但一般认为椎体纵向生长来源于椎体上下的生长板，并受外力的影响。椎间盘在脊柱畸形的发生中扮演一定作用，但对椎间盘外力与生物力学间的关系还所知甚少。在动物实验中，长骨在一定的张力和应力下生长的调节与脊柱侧凸的非手术治疗和运动理疗有关。

在脊柱后份的解剖中，小关节突能够承受压力、剪力和扭转力。由于神经弓具有一定的韧性，所以无论是固定小关节突或将小关节突去除，均会影响脊柱的韧性。脊柱的扭转韧性中小关节突占了 18%，其余的是椎间盘提供。这就是说，在椎间盘在脊柱中是机械运动的重要部分，但脊柱后侧结构能够保护脊柱的节段和预防椎间盘的损伤。由于脊柱的肌肉提供了协作和对抗的力量，在研究中很难找到一个生物功能模型与活体情况相似；而且，脊柱韧带的结构也是一个复杂的因素。在脊柱的生长和发生中，必须有一个良好的控制。目前还难以解释脊柱生长是否是侧凸发生的直接原因，但研究发现脊柱生长发育与脊柱侧凸加重有关。另外，目前还不知道为什么 AIS 女性多见，可能女性 AIS 的椎体比较细长有关。而且关节松弛和神经因素等也与生物力学有关。脊柱由前侧的椎体和后侧的附件组成，威尔斯亲王医院脊柱侧凸研究治疗中心用 MRI 对胸段的脊柱生长进行了研究。一组是 83 例 AIS，另一组是 22 例年龄、性别和种族相同的正常对照，年龄均在 12～14 岁。在矢状面和水平面，对胸段的椎体和附近进行了测量，发现 AIS 组椎体比正常组高，而椎弓根较短较粗，其差别有显著性（$P < 0.05$），揭示 AIS 椎体前后的生长与正常组不同，而且在 AIS 前后生长的比例与脊柱侧凸严重程度呈正相关性。这就是说，与正常比较，AIS 的椎体生长较快，后侧的附件生长较慢，而椎体是软骨内化骨形成，附件是膜内化骨形成。该研究的结果揭示 AIS 有软骨内化骨的生长不平衡，这种生长的不平衡可能是 AIS 发病的原因。

(二)生物力学原理与三度空间矫正畸形

1.影像诊断在脊柱畸形的应用

(1)X 线特点：检查脊柱的畸形常需要用长片（91cm×36cm），常规的 X 线平片包括正侧位。一张长片上，能得到所需的放射征象。患者直立，不要穿鞋，这样可以注意到肢体的长短。正位片上，可知侧凸的类型，是特发性还是先天性，整个脊柱躯干的平衡状态，骨骼发育成熟度，骨盆的位置和有无肢体不等长。Risser 征、三角软骨和股骨头的骨化中心是判断骨发育成熟的标志。侧位片的检查脊柱的矢状面，可以发现后凸和前凸的程度，也可以除外脊柱滑脱和椎体前移。术前需要做侧凸矫正摄片，这样可以帮助术中决定融合的节段。需要注意的是，脊柱侧凸患者由于经过多次 X 线检查，患乳腺癌和甲状腺癌的可能性较一般人高,摄片中,可采用一些防护的方法。目前数码技术的应用,使放射量大为减少。多数 X 线检查间隔的时间是 4~6 个月。

(2)CT 重建:CT 并非是常规的检查。但 CT 能够帮助决定先天性的畸形。对术后的患儿,CT 能够显示有无假性关节形成、骨融合的程度、椎弓根螺丝钉的位置。脊柱内有金属置入物时,CT 能代替 MRI。

(3)MRI:在脊柱侧凸的检查中,MRI 能够清楚地显示椎管内的异常。通过检查能发现脊髓空洞症、阿若尔德-希阿利变性、脑干异常、脊髓积水、脊髓肿瘤、脊髓栓系和脊髓纵裂等。对 MRI 是否作为常规检查还有争议,但对不典型的 AIS,如患儿有右侧胸段侧凸、头痛、异常的神经系统发现、侧凸突发性加重、足的畸形加重和腹部的反射异常,常有必要做 MRI 的检查。对典型的 AIS,如果无神经系统的异常,一般不常规做 MRI。

2.非手术治疗　由于目前对 AIS 的病因和病理均不清楚,所以还无针对性的治疗方法。非手术治疗或手术治疗的方法均靠外力去矫正畸形。这种靠机械外力矫正畸形的方法,包括在矢状面上水平的外力、分散的外力、侧屈和屈伸的运动和水平面上的运动。用支具治疗 AIS,通常要提供三方面的力量。在侧凸的顶点为一作用点,其上、其下有反作用点。这样试图在正面和矢状面上控制侧凸。但在临床的实际治疗中已认识到支具难以在三维空间矫正畸形。

3.外科矫正的生物力学原理和器械　在 1960 年前,外科治疗 AIS 的方法仅能行后侧脊柱融合术,在脊柱融合发生之前,靠延长外固定的时间。1960 年,Harrington 器械的出现使外科治疗 AIS 发生了革命性的进展,并广泛地用于临床。在过去的 40 年,其他器械相继出现,各自的组合与结构做了相应的改进,从整体上可分为两大类,一类为前侧的矫正器械;另一类为后侧器械。在后侧的矫正器械中分为三代,第一代为 Harrington 器械;第二代为 Luque 器械和它的变形 Harr-Luque 器械和 Harr-Wisconsin 器械;第三代有 Cotrel Doubousset、TSRH、ISOLA 和 Moss-Miami 等。前路的矫正器械有 Dwyer、Zielke、TSRH、ISOLA、Kaneda、Halm-Zielke 等。

各种手术治疗 AIS 的器械的基本原理是通过器械对脊柱畸形施加矫形的外力,畸形在不同程度上得到矫正,为脊柱融合提供一个矫正的环境。各种器械是否能在三维空间上矫正畸形还有争议。由于 Harrington 棒引起背部扁平,现多用弧形棒,防止生理曲度的消失。从力学的角度看作用力和反作用力是相等的,故通过器械提供的主要矫形力应该均等。Harrington 棒的主要弱点是:所有的矫正力均集中在两个钩上,这就易造成骨撕裂和脱钩,为防止这种并发症的发生,术后常需要矫形支具保护。Harrington 棒之后各种器械均采用多点固定脊柱,这样使矫形的力量分散,矫形的效果就更好,固定就更稳定。

通过椎板下钢丝、棘突穿钢丝、多钩和螺丝钉,多种固定手段的脊柱器械可以达到分节和多点固定脊柱的目的。为进一步使固定矫形可靠,近年来,各种器械均采用了双棒,两棒间用横向连接,使整个器械形成一个稳定的结构。这样就能对抗矫形,保护矫形的效果,术后也不需要支具保护。从解剖上看,可置入固定脊柱的点有椎弓根、椎板、棘突和椎体。目前认为固定最牢固的点是椎弓根。在胸段,椎弓根钩是一个好的固定点;在腰段,椎弓根螺丝钉具有很大的矫形力,有利于矫正畸形。

四、特发性脊柱侧凸的手术治疗

脊柱侧凸影响外观,严重胸段的畸形影响心肺功能。严重胸腰段或腰段脊柱侧凸会伴发长期腰背疼痛,加速腰骶椎退变。一旦发现该病,治疗的首要目的是找一个合适的治疗方法,防止畸形加重,尽可能地矫正已发生的畸形。通过各种方法,使脊柱、骨盆和肩部在冠状面和矢状面上达到平衡,保留和维持下腰段的运动。当然治疗也可使脊柱的高度增加和改善外观。从整体上看,治疗方法可分为非手术治疗和手术治疗。

（一）非手术治疗

1.自然病程　对该病的自然病程史深入了解是设计治疗方案的前提。目前认为如果Cobbs角在随访增加5°,可视为侧凸在加重。需要注意的是轻微的脊柱侧凸并不明显影响患者的生活。<20°的侧凸,如果骨发育已成熟,进一步加重的可能性较小。然而,一些侧凸会加重,所以如何预测脊柱侧凸是否加重就显得很重要。能够帮助预测脊柱侧凸是否加重的因素有性别、生长的潜能、侧凸的严重程度和类型。临床观察发现较多的女性患者易于加重,这可能与激素有关。Risser征和女性患者的月经是帮助判断生长潜能的方法。在脊柱常规前后位摄片中,骨盆正位片显示髂骨嵴的骨化状态。该处骨化由外向内,将其分4等份,当无骨化出现时为O期,由外向内,有骨化出现分为1、2、3和4期。Risser 4期为整个骨化中心出现于髂嵴,Risser 5期为骨化中心与髂骨完全融合。Risser 1期和2期的患者,侧凸加重的可能性极大。对于女性患儿,通过询问病史,了解月经的状态,这样可以推测生长发育。对于无月经的患儿,处于生长发育的高峰期,侧凸加重的可能性大,月经出现后,生长发育减慢,侧凸加重的可能性较小。另外,Tanner分期也用于判定生长发育状态。

对于定期随访的患儿,观察生长发育的高度变化,测定高峰生长发育速度。男性儿童达到此速度是9.5cm,女性为每年8.0cm。PHK是判断生长发育状态的最好指标,从而可以推测侧凸的变化。

发现脊柱侧凸后,现有侧凸的大小结合生长发育的状态能够帮助推测侧凸的可能变化。如果患儿为Risser 0期,侧凸又超过20°,则有极大的可能性加重。需要及时提供矫正治疗的方法。在脊柱侧凸的类型中,具有双侧侧凸的患者,侧凸加重的可能性最大,其次是胸腰段的侧凸,腰段侧凸加重可能性则相对较小。骨发育成熟的患儿,脊柱侧凸是否加重主要与侧凸的大小有关。<30°的患儿,侧凸加重的可能性较小,大于此度数的患儿多数发生每年1°的加重,未治的脊柱侧凸,其病死率高过一般的人群,常有慢性的腰背疼痛。

2.观察　一般认为,首次发现的患儿,其Cobbs角<20°,可采用观察的方法。也就是说,多数患儿不需要治疗。当患儿年龄较小,Risser征为0期或1期,观察的间隔为3个月,侧凸加重,要考虑支具治疗,对年龄较大的患儿,Risser征为2期或2期以上,则观察的间隔为6个月。一般认为,Cobb角>45°须行手术治疗。对20°~45°的患者,是否采用观察的方法要看患儿的年龄、生长发育的状态。对骨发育成熟的患儿,可采用观察的方法。任何患儿在观察中,如果侧凸加重5°~6°,提示侧凸在进行性加重,应考虑退出观察,采用适当的治疗方法。

3.非手术支具治疗　非手术治疗的目的:防止侧凸继续加重;对所有侧凸类型有效;治疗能达到满意的外观;减少手术的可能。其方法包括支具、电刺激、生物反馈治疗。支具治疗目前最常见,应用最广泛。

(1)支具类型:1946年,Milwaukee支具用于固定脊柱术后的患者,之后作为非手术方法用于治疗AIS,可用于顶椎在T_7以上的胸段侧凸。1960年热塑料用于临床,发明了目前常用的胸腰髂骨型矫形支具。另外,腋下矫形支具包括Boston,Wilmington和Miami。Boston支具是一种上方在腋下,下方贴附于骨盆之上的一种带状支具。因预制外壳有不同规格,能选用适合于不同患儿的型别,这种支具在双臂以下,易被患者接受。当然这种支具仍然存在美容问题,佩戴时可能有心理的影响和限制生理活动。Charleston夜间支具是根据患儿侧凸的矫正位置制作模型,戴上支具后对侧凸有较大的矫正力。

(2)Spincor矫形带:这是一种动力性支具。近年在支具治疗上提出了新概念,希望设计一种矫形方法既能防止侧凸加重,又能让小儿正常运动的支具。Spincor矫形带就是近年用于临床的动力性矫正的方法。这种方法试图既能固定脊柱侧凸,又能让患者躯干运动。该治疗方法近年开始运用。设计上分为两部分,第一部分为锚定点,包括骨盆点,大腿带和交叉带;矫正部分为一短上衣和矫正带。其基本原理是:

对右侧胸段的侧凸,施加外力在胸和肩部,使侧凸变直;对左侧的胸腰段侧凸,外力来于骨盆;对左腰侧凸,来于骨盆的外力使躯干右移;对右胸段侧凸和左腰段侧凸,肩和骨盆的外力在水平方向使侧凸变直。本中心对这种动力性的矫正方法与传统的支具进行了比较,选择 10～16 岁的 AIS,Cobb 角为 20°～25°,Risser 征≤2°发现动力性的固定方法与支具治疗效果相似。另有医师用 Spincor 治疗了 195 例 AIS,并随访了 2 年,结果显示 55%的患儿有>5°矫正,38%稳定,只有 7%进行性加重。

(3)指征:用支具的指征是:未成熟的 AIS,Cobb 角>20°,Risser 征≤2;未成熟的 AIS,脊柱侧凸进行性增加 5°或 5°以上;患者能够接受这种治疗方法。由于目前常用臂下支具,故要求顶椎需在胸 7 或胸 7 以下。值得一提的是,支具治疗不适应于 Cobb 角>45°的未成熟的 AIS,支具不能控制侧凸加重;患儿如果对采用支具治疗有严重的心理障碍,也不适宜支具治疗;对胸段侧凸的 AIS,如果胸段后凸明显减少到 20°以下,矫正外力应向外侧,避免前方的矫正力;对生长发育已成熟的患儿,支具治疗效果差。

(4)并发症:支具设计不当,在胸段侧凸,前凸可能加重;佩戴过程中肌肉可能萎缩;躯干变得僵硬;早期患儿可能感觉不适应和不舒服;可能造成压迫性的溃疡;有的患儿可能对支具有不同程度的敏感;由于佩戴支具,使腹部的压力增加,可能发生胃食道反流,造成食道炎。对行支具治疗的患儿,应定期随访,发现问题,及时解决,防止各种并发症的加重。

(5)结果:目前认为支具治疗 AIS,只要制作好,佩戴方法和时间正确,一般认为该方法是有效的。近年来的研究分析,支持了支具治疗的有效性。对 247 位 AIS 女孩支具治疗的研究,随访到了发育成熟期,发现支具治疗成功率达 74.0%,而电刺激仅有 33.0%。在 1994 年,Lonsten JE 报道了 Miwaukee 支具治疗 1020 例 AIS,随访时间长达 6.2 年,78.0%侧凸治疗后稳定,仅有 22%需手术治疗。Meta 分析是一种特殊的研究方法,对文献上已有的研究结果进行分析。对 1910 位患儿的研究,采用 Meta 分析,其中支具治疗 1459 例,电刺激 322 例,观察组 129 例,结果显示全均数比例在电刺激组是 0.39,观察组是 0.49,每日 8 小时治疗组 0.60,16 小时支具治疗组为 0.63,23 小时组与其他组之间差异有显著性意义。在 2001 年,Danielsson AJ 长期随访,发现 31%的患儿需要手术治疗,显示支具治疗能够较有效地控制侧凸。

当然,支具治疗 AIS 的有效性也存在争议。在临床中,有部分患儿支具治疗不能控制侧凸加重。还没有足够的证据证明支具治疗能够改变该病的自然病程。在男性的 AIS,支具的效果较差。

掌握好支具治疗的指征是获得较好支具治疗的前提。制备支具应有良好的技能,如采用电脑度身,使支具能更好地适应于不同的畸形,这样才能提高外固定的效果。患儿需接受医师的治疗安排,必须有足够佩戴支具的时间,在佩戴期间家庭成员要有足够的支持,帮助患儿克服佩戴中出现的不适。在我们的临床实践中,注意提高患儿对佩戴支具的认识能力,这样多数患儿能够从短时间佩戴到长时间佩戴,最后达到每天佩戴达 20～22 小时。在随访中,医师和支具制学者应通力合作,共同对患儿随诊,评价疗效,及时发现问题,改进制作,这样才能使疗效提高。佩戴治疗的终止时间应到患儿生长发育停止,出现月经后 18 个月,Risser 征达四级,则可停止支具的治疗。在治疗过程中注意支具可能对心理和生理造成的影响。家长及医务人员注意支具固定位置是否正确,对生长发育快的患儿,要及时更换支具,避免引起并发症。

(二)手术治疗

1.手术指征和目的　是否采用手术治疗需要分析多种因素,了解侧凸的大小和三维空间的变化、患儿的骨龄、自然病程和美容外观等。如果胸段的畸形超过了 50°,即使骨发育已成熟,侧凸仍然有进一步加重的可能性;如果胸段的侧凸超过了 45°并有前凸,肺功能将受到影响。基于对自然病程的认识和对成人患者的观察,胸腰段侧凸或腰段侧凸<45°可不手术,如果侧凸更大伴有躯干不平衡、侧移和明显背部疼痛,则需要手术治疗。

双主弧的侧凸,相互能达到一个平衡,这样没有明显的外观畸形,如果侧凸没有超过 60°,骨成熟后进一步加重的可能性较小。对于决定是否外科手术,正确地随访记录侧凸的变化是必要的。对于年龄小的患者,器械可用于矫正胸段侧凸,而腰段侧凸可用支具。对严重的侧凸和后期的患者,即使已知脊柱会僵硬、功能受限和出现疼痛等问题,也只能将器械矫形用于整个脊柱。医师在手术前应与患者和家长广泛沟通。一般的情况下,手术指征是:侧凸>45°~50°,并有明显的躯干旋转;在特殊的情况下,腰部侧凸和胸腰侧凸有明显的躯干偏移,有时未达45°,仍需手术治疗。患者的年龄也是决定是否手术的重要因素,对于在骨骼成熟前的青少年,有较强的手术指征,防止侧凸加重,对成人患者,如果侧凸有45°~50°,定期随访侧凸是否加重,有利于决定是否需行手术治疗。手术前必须告诉患者和家长,为什么建议行手术治疗,手术潜在的并发症和脊柱融合后要影响脊柱的运动。对于胸段的脊柱侧凸,如果侧凸进行性加重,Cobbs角超过80°就会发生心肺衰竭,手术的目的防止侧凸加重,心肺功能不受损害。对于胸段的侧凸,手术的主要目的是防止侧凸进行性加重、躯干偏移和退行性变,如果侧凸超过45°~50°,出现这些并发症将导致难以治疗的腰背疼痛。

总之,手术的目的是安全地矫正畸形;在三维空间上平衡躯干;尽可能短地融合脊柱;尽可能地矫正畸形,将脊柱融合,防止脊柱进一步加重;术后躯干与骨盆保持平衡。

2.器械 1962年,Harrington首次报道了用器械固定,在凹侧撑开,在凸侧加压治疗脊柱侧凸。该方法对畸形的矫正率达30%~40%。然而,该器械仅固定于上下两点,对畸形仅在二度空间产生矫正力,在有的患者,过度的矫正可使胸段脊柱过分前凸,出现平背现象。随着对脊柱侧凸畸形在三度空间上改变的认识,1980年以来,各种器械相继问世。Luque报道了棒和椎板下钢丝矫正脊柱侧凸,该方法固定的点较多,矫正效果较满意,但神经系统的并发症较多。结合Harrington和Luque的优点,Drummond DS(1984)设计了棘突穿钢丝,加L棒和Harrington棒分节段矫正脊柱侧凸畸形,该方法并发症少,对AIS矫正效果较满意,尤其在矢状面上可获得较满意的外观。在20世纪80年代中期,CD器械开始用于各种脊柱侧凸的矫形。该器械可在侧凸的顶椎处撑开和加压,近年改进,该器械可与骶椎和髂骨固定,可用于脊柱畸形和创伤中。CD器械的优点是能在三维空间上矫正畸形,但操作比较复杂,医师需要培训。与此同时TSRH器械(TSRH)也用于临床,该器械较易使用,将器械可能引起的并发症降到最低。1990年,ISOLA器械报道用于临床。该器械强调术前要仔细设计,精细操作,简化器械,使其具有通用性,螺丝钉具有多向和兼容性,有开口和闭口之分。整个系统强调钢丝、螺丝钉和钩相结合。用于各种脊柱畸形。

3.手术类型 与成人脊柱侧凸比较,对于AIS,采用前路或后路的方法,用一定的矫形器械,使脊柱融合,足以达到矫正畸形和稳定脊柱融合。可采用一次进行,也可分为两期。使用器械的目的是矫正侧凸,恢复躯干平衡,使脊柱稳定,从而有利脊柱融合术后不需要矫形支具,尽可能保留脊柱的节段。

(1)后路:自1920年,后路治疗脊柱侧凸的方法包括体内融合脊柱、融合加矫形架、Hibbs脊柱融合技术、Harrington器械、Moe小关节突融合、Luque器械、Harri-Luque结合器械和多钩螺丝钉器械(如CD,TSRH,ISOLA)。其基本的矫形原理是:在凹侧产生分散的撑开力量,在凸侧产生加压力。这两种力的结合加上棒的作用,产生横向力和悬臂的作用。与脊柱产生锚定的方式通常有三种,即钩、螺丝钉和钢丝。1984年随CD系统出现,钩作为一个与脊柱锚定方法应用于临床。钩锚定的位置有多种,胸段的横突和小关节突下是目前常用的点。远端的腰段在ISOLA中常用椎弓根螺丝钉。也有学者完全用椎弓根螺丝钉作为锚定点,认为这种方法在冠状面和矢状面上的矫形效果都比较好,可达到80%的矫正效果,而且脊柱融合的节段较少。

从技术上讲,在后路的术式中要彻底松解软组织,是获得冠状面和矢状面最大的矫形效果的前提。需要松解的组织包括脊柱间韧带和小关节突,需充分暴露横突。腰段椎弓根螺丝钉的置入通常在L_1和L_2,此处椎弓根较$T_{10\sim12}$狭窄。常选用4.35mm或5mm的螺丝钉定好点后,用锥子开口,然后用钝性探针,确定钉道在骨松质内,操作中需用 SEP 检测。后路手术效果与所有的固定方法有关。Suk S(2001)报道用椎弓根螺丝钉,可达到 72% 的矫形效果,而用钩为 52%,无神经系统并发症。腰段脊柱用椎弓根螺丝钉,在冠状面的矫正度数可达 80%,脊柱融合于矫正水平。我们用 ISOLA 器械治疗小儿脊柱侧凸,获得了 55% 矫正效果。

(2)前路:前路途径用于单纯胸段侧凸、单纯的腰段侧凸、单纯的胸腰联合侧凸。前路也可作为一种松解的方法,用于各种侧凸,作为后路矫形的一部分。

到目前为止,前路的器械还未能很好地分类。对于单纯的胸腰段或腰段脊柱侧凸(VDS)系统可达到满意的治疗效果。该系统的优点是能矫正 60%～90% 的侧凸,矫正旋转可达 40%。该系统的主要缺陷是入路需前方胸腹,固定的稳定性不够,术后还需要外固定达 6 个月,有可能出现置入器械失败,后期断棒、螺丝钉脱出和假关节形成等。由于 VDS 固定有造成后凸的趋势,对保留腰段前凸,该系统没有目前的器械效果好。目前改进的前路器械有 TSRH,ISOLA,Kaneda 和 Halm-Zieke 双棒系统,前路手术矫正脊柱侧凸 10 位女性,年龄在 12.5～18.4 岁,术前侧凸 Cobb 角平均 57.1°,术后 14.2°,矫正率为 75.1%,脊柱旋转畸形的程度(NashMoe 法)术前平均 2.3°,术后 0.6°,平均矫正 1.7°,有 1 例轻度泌尿道感染,无脊髓神经等其他并发症。我们初步的经验是,前路 Haml-Zielke 手术,如果患者选择得当,矫正脊柱侧凸疗效较满意,置入物稳定性好,并发症少,术后无需支架外固定。

在过去几年,胸腔镜前路松解,器械置入已在一些中心试验性地使用,目前还无长期随访的结果。目前使用该方法的指征还没有确定。

4.术前检查

(1)临床检查与手术方案:术前应仔细了解患儿的全身情况,明确侧凸类型,了解脊柱的平衡状态,侧凸的僵硬程度,有无神经系统异常,肋骨有无畸形,患儿的成熟程度和有无生长的潜能。由于术中出血多,尽可能地使用血液回输技术。明确移植骨的来源,准备术中脊髓检测的设备。手术器械的选择可根据地区和医师的经验而定。术前设计好脊柱融合的节段,术中应准确判断脊柱的节段。当发现任何神经系统异常时,应行 MRI 检查,除外脊髓栓系、脊髓纵裂和椎管异常。

(2)放射学检查:91cm 直立的前后和侧位 X 线片,平卧位左右屈曲摄片,可以预测侧凸的可能矫正的情况。通过整个脊柱 X 线片,了解脊柱侧凸的类型,这是选择器械和设计脊柱融合的前提。在 X 线片上对侧凸有多种分类,其中 King Moe 分类方法是常用的一种,这种方法将侧凸分为五类,不同的类型,手术的设计和脊柱融合节段有区别。

King HA(1983)将脊柱侧凸分为五型。第一型,S 型脊柱侧凸,胸段侧凸与腰段侧凸均通过中线,腰段侧凸大过胸段;第二型,也是 S 型脊柱侧凸,胸段侧凸与腰段侧凸均通过中线,胸段侧凸大过腰段;第三型,胸段侧凸,腰段侧凸不通过中线;第四型,长的胸段侧凸,其中腰 4 也斜向胸侧凸;第五型,胸段双侧凸,其中腰 1 也斜向侧凸方。这种分类有利于选择融合的节段。

虽然冠状面的 King 分类方法广泛被应用于临床,但有局限性。Lenke 对 AIS 提出了新的分类方法。该方法基于三方面:侧凸的类型;腰段代偿;矢状面胸段代偿。在冠状面整个脊柱的 X 线长片上,侧凸分为六型,第一型侧凸以胸段为主;第二型为双胸段侧凸;第三型为有两个明显主弧的侧凸;第四型为脊柱有 3 个侧凸;第五型为胸段和腰段侧凸;第六型为胸腰侧凸,胸腰为主弧。患儿亦同时在矫正下摄片和矢状面摄片,这样可以判断侧凸是否为结构性的。根据骶骨的垂直中线与腰段侧凸顶椎的关系来揭示腰段侧凸的严重性,矢状面胸段侧凸的 Cobb 角(胸 5～12)<10 为脊柱后凸不足;10～40 为正常后凸;>40 为过后凸。这是二维分类的方法,对手术治疗有帮助。术前做侧凸矫正摄片,可以帮助术中决定融合的节段。

(3)其他:肺功能检查应作为术前常规,这有利于术中和术后的管理。由于手术出血量大,一些学者主张术前抽取自身血,这就可以防止因输异体血所致的传染性疾病。

术中静脉通道要足够,并做动脉压的监测,留置导尿管,监测心电、血压。患者在手术台上的体位非常重要,为降低腹压,手术中患儿常俯卧于 Relton-Hall 架上,髋关节伸直以维持腰椎的前凸。双臂外展不超过 90°以防止臂丛受牵拉,肘关节屈曲,下方用软垫保护。

5.脊柱融合　脊柱侧凸手术的基本目的是病变脊柱完全融合,如果不能达到此目的,任何内固定系统均都意味着失败。Harrington 稳定椎体定位原则是后路手术确定脊柱融合节段的方法。KingHA(1983)确定下位椎体稳定的方法是,两髂肌连线,经髂骨中线画一直线与髂肌连线垂直,与此线最近的为下位稳定椎体。对青春期的患者,要避免腰 4 及腰 4 以下的融合,使脊柱保留一定的运动。要达到脊柱融合的目的,必须小心清除脊柱两侧的软组织,切除融合范围内的小关节突,去皮质,选择骨移植供体。自身骨移植仍被广泛使用,骨的来源包括髂骨、棘突、肋骨。在过去的 10 余年中,随着各结构的建立,异体骨也被广泛应用于临床。与自体骨比较,异体骨的优点是不增加手术出血,减少手术时间,避免自体骨引起的各种并发症。为减少和防止传播 HIV、各型肝炎和其他潜在的病原菌,供体的血液和骨组织均需严格检查。为避免这些可能的弊端,近年来,生物材料在骨融合中的作用已引起人们的广泛关注。骨形态蛋白(BMPs)是转移生长因子(TGF-β)家族的成员,能够在体内诱导骨形成。人类重组骨形态蛋白(rhBMPs)已用于动物的脊柱融合中,发现能够增加骨形成,加快脊柱融合。随着生物技术不断发展,用于骨移植的生物材料将在不远的将来用于临床。

6.术中特殊检测　术中已广泛地使用体感诱导电位(SSEPs)检测。这种方法检测和记录脊髓的感觉功能,可在整个手术中进行检测,了解脊髓的功能状态。在手术进行时,下肢神经受到刺激,在头端记录,这样帮助医师了解神经传导通路。值得注意的是 SSEP 有出现假阴性和假阳性的可能,故术中仍应进行唤醒试验,这是判断术中有无神经损伤的可靠指标。在我们的临床工作中,所有的患者手术中均采用 SSEP,器械置入后,即使 SSEP 正常,也行唤醒试验。

7.血液回收技术　血液回收技术的应用也减少了输血的机会。该技术回收正常的红细胞,过滤破碎和陈旧的细胞,可以回收到 50% 的红细胞。虽然该技术增加手术的费用,但因术中出血多,用该技术也是值得的。减少失血的方法还有低血压麻醉,快速正常血液稀释法,这种方法是在手术室,抽取患者的静脉血,抽取的量应以血红蛋白不低于 9g/dl 为准。有效循环血量由晶体维持,术后或术中将血回输。

8.麻醉技术的进步和重症监护　近年来,为降低出血,已用术中低压麻醉,维持血压在 65mmHg 水平,在具体使用中应注意防止低血压对脊髓的损伤,手术结束后,患者需在重症监护室密切监护,24 小时平稳后回病房。

9.术后镇痛　目前常用的方法有患者控制镇痛(PCA)和硬膜外镇痛。PCA 通过静脉泵,剂量设定为一定大的程序,患者自行给阿片类止痛药,由于程序设定有安全机制,能够防止药物过量。硬膜外止痛近年也广泛用于临床,在后路手术的脊柱侧凸患儿,手术结束后,在缝合创面前,插入硬膜外管,保留到术后 48～72 小时,同时监测患者的呼吸和血氧饱和度。

10.并发症

(1)手术中出血:出血是手术医师和麻醉医师术中面临的第一个问题,脊柱手术总是伴有出血。出血的程度在神经肌肉性脊柱侧凸中较严重。手术中通常是渗血。如果手术中损伤了肋间神经、臀上血管(取自体骨时)或髂血管(前路手术),则可能造成大出血。手术中应仔细操作,避免损伤大血管,应密切观察出血的量和湿纱布的重量变化,做好记录。同时手术中应针对出血的量进行恰当的治疗。低血容量和有效循环血量不足,可能导致休克、心脏停搏和脑缺血。如果血容量补得过多,则中心静脉压增高,可能导致心脏失代偿和肺水肿。由此可见,术中对出血、循环血量监测,保证有效的血液循环是手术成功的一个关键环节。如果手术中输血，从冰箱中取出的血应升温后补给患儿，因为输入大量冷的血，可能导致体温降低，心脏冷却可导致心脏停搏。

（2）神经系统损伤：瘫痪是脊柱手术最严重和难以预测的并发症。由于各种器械应用，矫正侧凸的力量增加，发生瘫痪的患儿在增加。损伤脊髓的原因可能是器械进入椎管，损伤脊髓；脊髓有栓系或其他异常存在增加脊髓损伤的风险。手术中应注意，当撑开脊柱凹侧时，器械对周围所有的组织均有拉开伸长的作用，包括脊髓。通常认为脊髓的血供受到影响是瘫痪的原因。在先天性脊柱侧凸和僵硬性脊柱侧凸中，发生瘫痪的可能性较高。瘫痪可在手术中发生，也可能发生在术后 8～12 小时，甚至在术后 72 小时。手术后发生瘫痪首先的表现是肌力下降，膀胱麻痹，感觉改变，也可能突然出现完全瘫痪。一旦发现瘫痪，在治疗上应尽早取出置入的器械，改善血循环。预防瘫痪发生最为关键，术前应对患儿仔细检查，对高危瘫痪的患者应做 MIR 和脊髓造影检查。术中应仔细操作，密切监测。

（3）感染：明显的感染在术后 2～5 天出现高热，累及整个伤口。不明显的感染，温度轻微增高，伤口红肿不显，伸直无明显压痛。常见的致病菌是金黄色葡萄球菌，其次是革兰阴性菌。一旦发现感染，应对伤口进行彻底冲洗，扩创引流。有的学者主张取出置入器械和移植的骨组织。目前主张术前、术中和术后应用抗菌术，严格的无菌技术，脊柱手术的感染率可降到 1％ 以下。

（4）肠梗阻：脊柱手术肠梗阻较常见，术后禁饮食时间应到术后 72 小时。肠系膜上动脉综合征是由于十二指肠受压所致，十二指肠横部位于脊柱主动脉和肠系膜上动脉之间。如果脊柱畸形矫正后使其间隔减少，则十二指肠会受到压迫，出现梗阻。早期行胃肠减压，症状不改善，则有手术指征。

（5）肺鼓胀不全：常由于术后发热引起。术后多翻身和深呼吸可以预防。肺鼓胀不全可用吸入方法治疗。

（6）气胸：行后路脊柱暴露中，横突间过深可能损伤胸膜。如果对剃刀背矫形，切除肋骨时对胸膜损伤的可能性较大。引起气胸的原因还可能是呼吸机的异常工作，压力过高或肺囊肿破裂。如果气胸<20％，可观察，否则需要行胸腔引流。

（7）硬脊膜撕破：棘突钢丝和置入钩可能撕破硬脊膜，发生后应及时修补。

（8）主动脉受伤：椎弓根螺丝钉过长或置入方向有误，误伤主动脉。

（9）泌尿系统并发症：抗利尿激素分泌不当发生在术后，夜间较明显。当血浆中的 Na^+ 浓度降低，尿 Na^+ 浓度增加时，应考虑诊断。一旦发生，应避免过量补液。一般情况下，术后 2～3 天可恢复。

（10）远期并发症：①假关节形成：可通过斜位摄片、CT 或骨扫描诊断假关节。当脊柱后侧行骨融合后，由于椎体生长，椎间盘的间隔变窄。故如果椎间盘仍较宽，提示可能有假关节形成。在胸腰连接处的假关节，易出现腰疼痛，已矫正的侧凸再现。②腰椎前凸降低：常由于后路手术中腰段受到器械撑开的力量，发生后腰部疼痛。预防的方法是手术中要防止腰段脊柱被过度撑开。③远期感染：手术后几个月到几年仍可能发生感染，发生的部位常位于引流的窦道口，也可能发生于置入器械的深处。对窦道感染，应行窦道造影，掌握范围，行手术彻底清除。对深部感染，要彻底引流冲洗。抗生素剂量要足够，时间为 6 周。④后期发生的器械问题有脱钩和断棒：脱钩可高达 10％，这些问题发生常常与假关节形成有关。当发生断棒时，我们首先要考虑的是手术后脊柱融合不好，有假关节形成，而不能简单地认为是器械问题。棘突钢丝断裂可能与过度拉紧有关。如果棒、钩或钢丝突于皮下，常引起疼痛，甚至皮肤破裂，则需要手术清除。⑤曲轴现象：后路手术脊柱融合，虽然后路脊柱已满意融合，但前侧的椎体持续生长，脊柱畸形仍然不断加重，这种现象发生与患儿的生长密切相关，对于年龄<10 岁的患者，如果行后路脊柱融合，则要考虑到此现象有很大发生的可能。

（曾佳学）

第二节 成人脊柱侧凸畸形

一、概论

成人脊柱侧凸是指 20 岁以上患者在冠状面上存在 Cobb 角＞10°的脊柱畸形,对此常见的成人脊柱畸形进一步又可分两类。一类是进入成年期的青少年脊柱侧凸,即畸形发生于骨骺发育成熟之前,以后畸形持续存在,并在成年后,畸形进一步加重,并出现与青少年脊柱侧凸不同的解剖形态学改变。根据病因学和发病机制不同,此类脊柱侧凸又可分为三种亚型:①特发性脊柱侧凸,此型最常见;②先天性脊柱侧凸,具有畸形僵硬、常伴有明显后凸的特点;③麻痹性脊柱侧凸。另一类是成年后发生的脊柱侧凸,又称退变性脊柱侧凸,其发病的始动病理因素为椎间盘和关节突退变,多见于 45～50 岁以上老年人。Kostuik 和Bentivoli。报道成年胸腰弯和腰弯发病率为 3.9%,与 Dewar 报道的 4%的发病率一致。Lonsteln 统计发现美国 50 岁以上人群中,＞30%脊柱侧凸的发病率是 6%。进入成年期的青少年脊柱侧凸有着类似的临床特征,且是目前临床需要治疗的最常见的成人脊柱侧凸,本节主要介绍此类成人脊柱侧凸。

长期以来一直认为脊柱侧凸在生长发育停止后将自然稳定,其实大多脊柱侧凸进入成年后仍会继续进展。这已被许多学者所证实。影响脊柱侧凸在成年进展性的因素中包括:

1.力学因素 由于长期的脊柱非生理性负重和脊柱不正常的生物力学环境,在顶椎区逐渐发生关节的退变性病变,尤以凹侧为甚。由于关节突的早期退变、增生甚至融合,可使脊柱侧凸变得十分僵硬,同时也是顶椎区的椎间盘受力相对减少,因而椎间盘的退变可以不明显,这种凹侧关节突退变与凸侧椎间盘退变程度的不一致性是成人脊柱侧凸一个重要的病理解剖特征,尤其是在特发性脊柱侧凸。而继发性侧凸区可长期保持其柔软性,但有些病例也可在凹侧早期出现类似上述的关节突病变。在原发弯与继发弯交界区,由于上下侧凸在此区发生方向相反的旋转,可早期发生椎间盘退变,而关节突的退变往往又可以比较轻,临床表现为进展性旋转半脱位,成为侧凸的不稳定区,这也是侧凸进展性的重要标志。

2.代谢与激素因素 侧凸进展可能与怀孕及某些激素因素有关,因为临床上发现,有些患者的畸形在妊娠中或分娩后或更年期期间加重。Weinstein 和 Ponseti 对 102 例青少年特发性脊柱侧凸患者进行了 40年的随访研究,发现 68%的患者在成年后脊柱侧凸有进展,骨骼发育成熟时 Cobb 角＜30°的患者可无进展或进展小或慢,50°～75°胸段脊柱侧凸则进展最明显,平均每年进展 0.75°～1°,胸腰段脊柱侧凸平均每年进展 0.5°,腰段脊柱侧凸平均每年进展 0.24°。胸腰弯的进展与 Cobb 角的大小、顶椎的旋转程度以及远端腰椎体间旋转性半脱位有关,有学者甚至认为胸腰弯最具有进展性,几乎均发生 $L_{3～4}$ 脱位,有时发生很早,对该型侧凸的预后,旋转比 Cobb 角更为重要。腰弯进展与顶椎的旋转、Cobb 角的大小、侧凸的方向、L_5 和髂嵴连线的位置关系以及旋转半脱位有关。Kostuik 发现顶椎位于 $L_{2～3}$ 或 $L_{3～4}$ 水平、伴有Ⅲ度旋转的腰弯,若同时存在代偿弯节段短、成角于 $L_{4～5}$ 或 $L_5～S_1$ 水平时,预后非常差。大部分腰弯向后凸性侧凸进展,后凸的顶椎与侧凸的顶椎一致,脱位发生在 L_4、L_5,旋转、腰骶部退变和骶骨的矢状面垂直性等决定其进展预后。Pritchett 和 Bortel 的研究也指出成人腰弯每年进展 3°,进展的危险因素是 Cobb 角＞30°、顶椎旋转＞33%、椎体间侧方滑脱(旋转半脱位)＞6mm 以及髂嵴连线经过 L_5 椎体。Korovesis 对 91 例疼痛性成人腰弯患者进行了平均 4.7 年的随访研究,发现侧凸每年平均进展 2.4°,并认为脊柱侧凸进展与腰椎旋转半脱位、椎间隙高度的对称性等因素有关,而和腰椎生理前凸消失及骶骨倾斜角无关。胸腰双主弯可以长期保持平衡,50°～75°的侧凸可有明显进展,但进展发生较迟,而且腰弯的进展稍大于胸弯,最后临床可表现为以腰弯为主的侧凸,腰骶部的退变则发展较快,$L_{3～4}$ 或 $L_{4～5}$ 易发生脱位,后凸畸形出现在胸弯和腰弯的移行区,因而属交界性后凸。成人脊柱侧凸冠状面的失代偿常向胸腰弯或腰弯的凸侧,矢状面的失代偿发生较迟,常在 50 岁以后,特别是退变性侧凸。

二、诊断和治疗原则

一个详细、完整的病史对成人脊柱侧凸的诊断、评估、治疗及预后非常关键。如果患者有脊柱侧凸进展的家族史,对判断患者本人的预后有价值。脊柱侧凸的既往进展情况也应重视,可以通过详细询问患者背部剃刀背畸形的发展、身高有无减少和腰部外形的变化来判断。当然,如能获得患者既往的一系列脊柱X 线片资料,则意义重大。此外,畸形对患者生活质量的影响程度也值得重视。

(一)症状

1.疼痛　青少年脊柱侧凸常常没有症状,而成人脊柱侧凸患者常主诉腰背部疼痛,其发病率为 60%～80%。虽然有些长期临床研究表明,成人脊柱侧凸患者腰背痛的发病率和普通人群相差不大,但要比普通人群的腰背痛严重而且顽固。疼痛的原因还不很清楚,可能为多种因素的综合作用,椎旁肌痉挛、疲劳、躯干失衡、椎间盘和小关节的退变都是可能的因素。Collis 和 Ponsest 认为脊柱侧凸的类型和程度与腰背痛的严重程度之间没有联系,但 Jackson 和 Kostuik 发现腰背痛更常见于腰弯和胸腰弯,尤其是 Cobb角>45°或伴有顶椎旋转和冠状面失代偿的患者,而胸弯和胸腰双主弯的患者其腰背痛发病率相对要低。Simmons 等也认为疼痛的程度和侧凸类型及程度无关,而和患者的年龄有关,随着年龄的增长,疼痛越来越重。他们发现老年患者中,即使侧凸度数不大,疼痛的发病率和严重程度也大于年轻患者,他们还发现疼痛主要起源于主弯下方的代偿性侧凸区内,腰背痛常开始于侧凸畸形的凸面,随着椎间盘和小关节的退变,疼痛逐渐转移到凹侧,有时还会引起凹侧的下肢根性疼痛。根性疼痛可能是由于腰椎退变、骨性关节炎、旋转半脱位造成椎间孔狭窄而引起。虽然过伸位时退变性脊柱侧凸患者的根性疼痛会加重,但与典型退变性腰椎管狭窄不同的是,坐位时前者的疼痛不能缓解。Perenou 和 Trammell 都认为旋转半脱位经常发生于 $L_{3～4}$ 水平,其次是 $L_{4～5}$ 水平,是引起根性痛的主要原因。脊柱侧凸失代偿可导致肌源性的"疼痛性疲劳",性质为力学性,这种疼痛表现为脊柱不稳的特征,即疼痛随体位的改变而改变,长时间站立后加重,卧床休息后减轻,可无明显神经根损害的定位表现。确定疼痛的来源对手术策略的制定以及术后症状的改善非常重要。

2.畸形　轻度脊柱侧凸外观上可出现胸腰背部不对称,两侧肩胛骨不等高,严重的脊柱侧凸可导致胸廓旋转畸形,上身倾斜,胸廓下沉,躯干缩短,步态异常等。

3.肺功能障碍　成人先天性侧凸患者的肺功能障碍较特发性脊柱侧凸多见,其主要原因为前者肺组织发育完善前,畸形的脊柱、胸廓限制和干扰了肺组织的发育。严重的脊柱侧凸畸形可合并前凸或后凸畸形,引起胸廓显著变形和躯干塌陷,导致限制性通气障碍。而且肺组织的受压与移位,使肺内小气道及毛细血管床发生扭曲,并造成肺顺应性下降及呼吸与循环阻力增加,进一步发展则出现肺换气功能障碍。虽然理论上侧凸持续进展有可能最终导致肺功能进行性恶化,发生限制性肺部疾病,甚至肺源性心脏病,但是还没有证据表明原来肺功能正常,也没有吸烟史和其他肺部疾患病史的成人脊柱侧凸患者,会随着畸形的进展而出现进行性的肺功能恶化。肺功能的损害程度与脊柱侧凸度数(Cobb 角)的大小成正比。Cobb角 60°～70°的脊柱侧凸可引起肺功能不同程度减退,如 Cobb 角>100°,严重肺功能障碍常发生。不同节段的脊柱侧凸对肺功能影响的程度不一。胸段和胸腰段可直接造成胸廓的畸形,对肺功能的影响明显。腰段脊柱侧凸则主要通过腹腔容积的下降和膈肌抬高而造成间接的影响,所以肺功能的改变较小。但也有学者发现,腰段脊柱侧凸当伴有后凸畸形时,可使胸椎代偿性前凸,从而使胸腔减小,限制肺的扩张,亦可产生明显的肺功能异常。脊柱侧凸累及椎体的多少也直接影响到肺功能。受累椎体越多,肋骨的变形也越多。由于肋骨走向的改变,不仅胸廓支撑失衡,也使胸腔前后径变扁出现畸形,而且附着于肋骨的呼吸肌,如肋间肌、膈肌等可发生功能紊乱。

(二)体格检查

体格检查的内容与所有脊柱疾病的患者一样。脊柱侧凸的检查包括:

1.一般情况　充分暴露上身,仅穿短裤,观察患者的健康状况、步态。

2.躯干　站立位下测量双肩是否水平,以及臀部裂缝至 C_7 重垂线的距离,观察胸椎是否有生理后凸的减小或前凸。胸廓畸形为脊柱侧凸伴随的常见症状,发生原理是由于脊柱旋转和脊柱侧凸导致凸侧肋骨变形相互分开、向后突出,而凹侧肋骨互相挤在一起、水平走向,并向前突出,总体造成胸廓旋转变形侧移。移向背侧的凸侧肋骨造成临床上的"剃刀背"畸形,脊柱侧凸发生越早,越严重,胸廓的畸形也就越重。让患者行前屈时,可明显显示出胸廓的旋转畸形和肩胛骨的不等高。值得注意的是,成年人由于肥胖或肌肉丰满,可以掩盖本来很严重的胸廓畸形。

3.神经系统　应进行完整的神经系统检查,评估所有的神经系统情况。注意沿着背部中线皮肤部位是否有色素病变、皮下肿块、脂肪瘤、血管瘤、黑痣、局部皮肤凹陷和毛发等,这些体征常强烈提示存在脊柱脊髓的发育性畸形,同时应仔细检查腹部反射和两下肢的肌力、感觉、反射和可能存在的病理反射或局部肌群麻痹。如发现脊柱左胸弯,应高度警惕伴有脊髓空洞症的可能性,而轻度爪样足趾可能预示有脊髓栓系综合征。另外,临床上应区分脊髓损害与神经根损害,脊髓损害一般表现为上运动神经元损害的特征,损害平面下感觉减退或消失、肌力减弱、大小便障碍、肌张力增高、腱反射亢进,并可引出病理反射。这种脊髓损害的发生往往并不是脊髓受到机械的压迫,而是由于脊柱已处于不稳定状态,后凸畸形对脊髓的慢性牵拉或旋转半脱位时的椎管扭曲变形。神经根损害则表现为神经根支配区的感觉减退或消失、肌力减弱、肌张力降低、腱反射亢进减退或消失和病理反射不能引出。成人脊柱侧凸有时出现脊髓和神经根的混合性损害,临床症状及体征复杂。神经根损害一般主要发生在腰弯凹侧,这是由于凹侧关节突增生退变、椎间隙塌陷等导致的椎管侧隐窝狭窄和椎间孔狭窄所致。

(三)辅助检查

1.X线　X线片是诊断脊柱侧凸的主要手段,可以确定畸形的类型、病因、部位、严重度和柔软性。摄X线片要求在站立位下摄脊柱全长正侧位片,并包括两侧髂嵴,以反映畸形的真实情况和躯干的平衡状态。对于腰椎畸形或下腰痛者还应摄仰卧位的腰椎正侧位X线点片,因为仰卧位X线点片能显示一些改变细节,如关节突增大或半脱位、椎间隙狭窄或硬化或细微的先天性发育异常等。左右侧屈片可用来判断脊柱侧凸的柔韧性,但这并不代表手术可以获得矫正度。Kostuik发现前路Zielke器械对脊柱侧凸的矫正率为侧屈片矫正率的2倍。牵引状态下摄片对于判断牵伸矫正力是否会造成失代偿是有价值的。对伴有后凸畸形者,矢状面的过伸位片可对后凸畸形的柔韧性提供参考,同样过屈位片可以对前凸畸形的柔韧性作出判定。成人脊柱侧凸影像学上具有以下特点:冠状面上有旋转半脱位,常发生于 $L_{3\sim4}$ 水平,其次是 $L_{4\sim5}$ 水平,常见于上腰段和下腰段两处弯曲处,移行的节段常在 $L_{3\sim4}$,而 $T_{12}\sim L_1$ 以及 $L_5\sim S_1$ 处的旋转半脱位较少见。矢状面常呈腰椎生理前凸消失,X线侧位片可见 C_7 重力线位于腰骶椎间隙的前方,常有交界性后凸,有时合并退变性滑脱。

2.肺功能　肺功能检查包括肺总量、肺活量、第一秒肺活量和残余量,肺活量用预测正常值的百分比来表示。脊柱侧凸的肺总量和肺活量减少,并与侧凸严重程度相关,而残气量是正常的,除非到晚期。严重侧凸的患者术前应作动脉血气分析。

3.CT 和 MRI　CT 和 MRI 对评价根性疼痛、腰椎管狭窄程度方面很有价值。CT 可用于对伴严重旋转畸形的椎管连续性情况进行评估。MRI 还可指导脊柱融合水平的选择,如对融合到骶骨还是 L_4、L_5 难以判断时,MRI 可以判断此节段的椎间盘有无退变(T_2 像信号的变化),椎间盘无退变节段应尽可能保留在融合区之外。

4.其他　脊髓造影检查可用来发现各个部位有无真性或可能的压迫,这些发现对于畸形部位使用矫正力的大小是十分重要的。疼痛发生的部位有时也难以确定,主要的疼痛有时并不位于最大的畸形内。有些学者提倡对痛性脊柱侧凸患者,使用椎间盘造影技术来鉴别疼痛的来源。目前,椎间盘造影可被当成一种诱发试验来复制患者平时的疼痛,以确定手术时最低融合水平,尤其在确定是否要融合至骶骨时,很有帮助。Grubb 等在手术治疗痛性成人脊柱侧凸患者前,使用这一技术对患者进行评估,70%～80%的患者术后疼痛得到了缓解。他认为要取得良好的疗效,术前不仅要分析脊柱侧凸的结构特点,还要全面评估疼痛产生的病理,对有椎间盘源性疼痛的节段要行融合,对根性疼痛要行适当的减压。$L_{4\sim5}$ 和腰骶小关节封闭阻滞及椎间盘造影结合起来使用,效果更好。如果小关节阻滞能缓解疼痛,腰骶部椎间盘造影又复制出疼痛,则应融合骶骨。相反,如果椎间盘造影不能复制出疼痛,小关节阻滞也不能缓解疼痛,则可以推测疼痛起源于脊柱侧凸内部的结构紊乱。如果腰骶部不是该结构性侧凸的一部分,则不需融合至骶骨。

三、非手术治疗和手术治疗

(一)非手术治疗

对于疼痛和畸形较轻、脊柱侧凸进展缓慢的患者,仅需要定期随访。如果患者疼痛明显,可采用对症处理。非手术治疗的基本方法与治疗所有慢性、疼痛性脊柱疾患一样,包括锻炼、理疗、推拿和使用非甾体抗炎药物等。药物和锻炼不能防止脊柱侧凸的加重,但可能保持其具有柔韧性,为未来需要手术治疗时提供一个良好的可矫正固定的脊柱。少量有氧运动、骑自行车和游泳是有利的,特别是可预防骨质疏松。其他方法对预防绝经后骨质疏松也十分重要。如使用激素和钙剂等,可能减慢脊柱侧凸的进展。矫形支具对控制青少年特发性脊柱侧凸的进展有效,但在成人,其作用并不明确,因为没有证据表明它可以预防成人侧凸的发展。然而,矫形支具似乎对老年患者缓解症状有益,但它制作得很牢固。而且与患者的畸形十分吻合,尽管这样,矫形支具仍然常常很难被年老患者耐受。脊柱侧凸畸形可引起患者跛行或假性下肢不等长,鞋垫或矫形鞋有助于减少侧凸和腰背痛。

(二)手术治疗

近 10 年来,由于新型内固定器械的广泛应用和术前评估、麻醉技术、术中监测水平的提高,使对成人脊柱侧凸的手术治疗有了长足的进步,但和青少年脊柱侧凸相比,治疗成人脊柱侧凸仍比较困难,手术并发症高,术后恢复时间长。患者长期吸烟,精神压抑也影响手术治疗的效果,而且术前对患者的评估尤其困难。所以,为了取得良好的手术效果,手术适应证的掌握显得和手术技术一样重要。成人脊柱侧凸需手术治疗的仅占 20%～25%。对于成人特发性脊柱侧凸患者,手术的目的包括:缓解疼痛,防止畸形进一步加重,改善现有的明显神经系统功能障碍和对脊神经根进行有效的减压,或在有这些迹象的患者中预防晚期功能障碍。成人脊柱侧凸的具体手术指征为:

1.疼痛　这是成人脊柱侧凸最常见的手术适应证,占手术患者的 85%～90%。Bradford 认为对胸弯＞50%的患者,如果慢性疼痛且经非手术治疗无法缓解,或对腰弯患者出现腰椎管狭窄造成的腰背痛或根性疼痛,则需手术治疗。

2.畸形　　胸弯患者出现呼吸功能严重受损,或腰弯加重,早期发生 $L_{2\sim3}$ 脱位;胸腰弯、腰弯和胸腰双主弯患者出现侧凸进行性加重,伴有疼痛、失代偿、功能障碍以及椎管狭窄等并发症。Bradford 指出如果脊柱侧凸持续进展,Cobb 角>50°或伴有冠状面或矢状面失代偿,就需手术治疗。Abitbol 等也指出如果患者年龄<35 岁,畸形不断进展,尤其是胸腰弯或腰弯>45°,就需进行手术。因为这些畸形有高度进展和产生疼痛的危险性,因而随着腰椎退变,腰弯会变得僵硬和后凸,增加手术难度且预后较差。如顶椎旋转明显,且位于 L_2 或 L_3 下方,躯干失衡>4cm,以及腰骶部有成锐角的代偿性侧凸时也应及早手术。早期手术只需融合至下方代偿弯的 1~2 个节段,后期手术有时则需融合整个侧凸区。

3.肺功能障碍　　对于进入成人期的特发性脊柱侧凸来讲,肺功能障碍不是常见的手术适应证。但 Bradford 认为,患者有明显胸弯畸形(Cobb 角>55°),已显示有明显的肺功能障碍,且肺功能障碍不是由于潜在的肺部疾患所引起的,可以考虑手术治疗。Sponseller 指出手术能防止肺功能进一步恶化,但不能改善已恶化的肺功能。

4.心理障碍　　慢性疼痛和脊柱畸形对患者造成的心理方面的影响也应认真考虑,因外观畸形和功能障碍,患者往往难以被社会接受,在工作、生活和婚姻等诸多方面均受到影响,给他们带来沉重的心理负担。Byrd 和 Commine 指出这些患者的工作往往受到影响,妇女结婚率较低,尤其是胸弯患者,而且有些患者还有精神障碍的临床表现。考虑到成人脊柱侧凸手术的并发症,仅为了改善身体美观而行手术仍有争议。患者常常诉畸形给他们造成了沉重的心理负担,也许患者决定手术最主要考虑的是具体美观的改善,然而,Dickson 认为仅仅为了改善美观不能成为手术适应证。

(三)成人脊柱侧凸的手术策略

1.柔韧性侧凸　　可行一期后路矫形内固定、植骨融合术。成人脊柱侧凸的融合固定范围通常超过青少年脊柱侧凸,因为所有结构性的侧凸必须融合固定,所有有后凸畸形成分的节段也必须融合固定。内固定远端的第一个椎间盘必须"正常",另外,脱位节段或受到减压的节段必须融合固定。内固定避免终止于 $T_{7\sim9}$ 水平,以免未来发生上胸段后凸畸形。青少年特发性脊柱侧凸中的"稳定区"、"中位椎"等概念在成人脊柱侧凸仍然有效。具体手术方法是在按三维矫形理论定出的顶椎、上下终椎、中间椎和中性椎等"战略性脊柱"上置钩或钉。对前凸型胸椎侧凸,先从凹侧开始矫正。对腰椎侧凸,先从凸侧开始矫正,脊柱柔软时,在固定区使用最大去旋转力矫正侧凸。对胸腰椎侧凸或胸椎后凸畸形侧凸,则从凸侧开始矫正,即先把矫正棒固定于脊柱侧凸的上部脊椎,利用杠杆原理把顶椎区水平推向中线,固定棒于脊柱侧凸的下部脊椎上。再根据冠状面上的残留畸形和矢状面上的形态,在前凸型胸弯的凹侧使用节段先撑开力;在后凸型胸弯、腰弯或胸腰弯的凸侧使用节段性压缩力,此时节段性矫正力可补充矫正冠状面畸形,同时重建或维持脊柱的矢状面形态。在对侧置一弧度较第一根棒弧度略小的稳定棒,固定各钩钉后,用至少两个横向连接杆固定两棒。

2.僵硬性侧凸　　由于成人脊柱侧凸的僵硬性主要来自关节突的退变、增生和融合,因而以后路手术为主,如有明显的椎间隙狭窄、骨化等也可行(或同时行)前路松解。手术的选择有:①术前 Halo 牵引两周,然后行后路脊柱侧凸矫形内固定、植骨融合。②先行后路(或前路)松解。前路松解应切除椎间盘,包括椎体终板,一直到后纵韧带为止。后路松解中,有些情况下需要对术后或先天性的脊柱融合区做多节段截骨,一般需要做 4 处以上截骨,这种截骨术可与侧凸区的凹侧 3~4 根肋骨抬高、凸侧 5~6 根肋骨切除同时进行。松解手术完成后,就开始进行牵引治疗,牵引两周以后,进行二期后路矫形内固定、植骨融合术。③一期前后路联合松解(即前路松解加后路截骨)、矫形内固定、植骨融合术。对僵硬性脊柱侧凸的后路手术,根据脊柱侧凸的三维矫形理论,已开展后路多棒分段技术治疗僵硬性脊柱侧凸。其基本原理就是把严重侧凸分解成两部分,即僵硬的顶椎区和上下相对柔软的终椎区,然后进行分段矫正,或对僵硬的双大弯先对胸弯矫正,再向下延长矫正腰弯。这样由于在顶椎区和终椎区分别施加了矫正力,可使侧凸获最大的矫正,脊髓也不会在短时间内受到侧凸大幅度矫正造成的牵引力,同时在获最大的矫正时,保持或重建了脊柱平衡。由于术中难以对顶椎区的预弯棒行 90°的去旋转,部分旋转后的脊柱在冠状面上常处于失衡状态,此时通过同侧长棒的附加矫正或对短棒本身的延长可以重建脊柱平衡,预防术后失偿。后路平移矫正技术的原理为把在冠状面矢状面上已预弯成所希望曲度的棒置于侧凸区,再通过钩和钉的横向牵拉及悬梁臂矫形力把脊椎依次横行拉向预弯棒而矫正侧凸,通常与去旋转技术联合使用,使僵硬的成人脊柱侧凸获得更满意的矫形。此外,采用后路去旋转技术矫治僵硬的成人脊柱侧凸时,如果矫形棒预弯较大,则转棒有困难,所以应减少预弯度,在转棒后如果矢状面前凸恢复不满意,可根据 Jackson 原位弯棒技术进行原位弯棒,以增加矢状面生理前凸。

3.前路内固定矫形术　前路手术的主要生物学原理是通过椎体钉和棒在凸侧脊柱上对脊柱施加去旋转和压缩的矫形力。术中首先将矫形棒预弯成腰椎或胸腰段正常的矢状面形态,然后进行弯棒操作,将原先冠状面的畸形曲度转移到矢状面,这样既矫正了脊柱旋转矫形,减少冠状面的侧凸,同时又对恢复矢状面形态有帮助,在此基础上从凸侧进行加压,一方面进一步减少侧凸,另一方面可以恢复腰椎的正常前凸。单一前路矫形术的目的是矫正脊柱侧凸和融合腰椎,在高龄成人脊柱侧凸中的指征是极为有限的。前路手术在成人尽使用于胸腰段或腰段侧凸,这种侧凸在侧曲 X 片上应显示良好改善,并存在腰椎前凸。在成人,前路手术需融合弯曲内的整个节段。前路手术固定区域近端可至 T_9 或 T_{10},远端至 L_5。将固定区域进一步向近端延伸价值不大,因为在成人,此处椎间盘间隙较窄,仅能获得很少的矫正。虽然前路手术固定可以延伸至 L_5 水平,但国内外也有学者倾向于与后路矫形融合联合应用。

成人脊柱侧凸的畸形矫正率在 37%～51%,但应该强调的是成人脊柱侧凸的手术不应以纠正为目的,而是重建脊柱的平衡和终止侧凸的进展,从而缓解症状,改善功能。部分患者手术后可获得疼痛的明显改善(尽管疼痛通常不能完全根除)。疼痛的缓解是因为融合了造成疼痛的脊柱节段,另外,矫形改变了脊柱的应力分布,对缓解疼痛也起了一定的作用。Dickson 对一组患者研究结果显示手术组中 85%的患者疼痛缓解,而非手术组只有 10%的患者疼痛缓解,但他同时指出手术并不能完全缓解症状,也不能使患者的活动能力恢复到正常人的水平。Sponseller 也认为症状的改善不完全,手术降低了疼痛的峰值和疼痛的持续时间,但不能改善峰值痛的发生频率。

虽然成人脊柱侧凸术后病死率<1%,但术后并发症并不少见,文献报道神经并发症为 1%～5%,术中脊髓神经损伤的高风险因素为前后路联合手术、严重僵硬性畸形、高度后凸,迟发性截瘫可发生于术后数小时内,主要原因是麻醉低血压下脊髓缺血、侧凸凹侧的供应脊髓血供的血管过度牵拉以及原有血管病变如动脉硬化等。术后感染率为 2%～4%,大出血为 0.1%～5%,术后发生平背综合征的概率约 1%,假关节发病率为 5%～27%,尤其是脊柱翻修术后,如果行骶骨固定,一旦发生深部感染,假关节的发病率高达 64%。

(刘成会)

第三节　先天性脊柱后凸畸形

一、概论

先天性脊柱后凸畸形比较少见,1973 年 Winter 报道了 130 例先天性脊柱后凸畸形患者,并将其分成三型：

Ⅰ型：先天性椎体形成不良。所形成的椎体与正常不同如半椎体畸形。若为前后半椎体则可造成后凸畸形。

Ⅱ型：椎体分节不良。如并椎，椎体前后方骨质相连，没有椎间盘组织及正常停止发育，造成前柱低后柱高，形成后凸畸形。

Ⅲ型：混合型，两者兼而有之。

先天性脊柱后凸形Ⅰ型较Ⅱ型常见，常发生于胸段。约有25%的Ⅰ型患者合并神经缺陷，尤其是上胸段患者。Winter提出若不治疗，Ⅰ型患者的后凸畸形将以每年7°的速度不断加重。在青春期，其发展速度将达到顶峰。Mintz认为后凸畸形小于等于90°的Ⅰ型患者若不及时治疗，其后凸畸形将以每年7.7°的速度不断加重；而后凸畸形大于90°者每年将加重12.1°。

先天性脊柱后凸畸形Ⅱ型较少见，单个或多个椎体前方骨质相连，没有椎间盘组织，导致脊柱前柱不分节。Mayfield报道Ⅱ型患者的后凸畸形的加重速度为每年5°；Mintz报道为每年6.4°，较Ⅰ型稍慢。Ⅱ型患者不会有截瘫发生，但是背痛的外观畸形仍是很明显的，所以早期治疗是必要的。

二、临床和影像学评价

对每一位先天性脊柱后凸畸形患者都要进行检查，尤其神经病损伤方面的检查。泌尿生殖系统畸形、心脏畸形、Klippel-Feil综合征、椎管内畸形在这些患者中均常见。心脏检查、肾超声检查、脊柱MRI及椎管造影都是必要的术前检查项目。Winter强调患者行椎管造影检查时必须仰卧，以比较后凸尖端的中央池。若患者存在侧凸畸形，还应侧卧转向凸侧检查。

对于先天性脊柱后凸畸形患者除了要照常规的直立位脊柱正侧X线片外，还应照过伸位片，以判断脊柱后凸的可屈性。

弯曲的测量：测量弯曲时，首先要明确终椎。终椎是向凹侧倾斜的最后一个脊椎。当脊椎伸直时，离顶椎最远的那个椎体就是终椎。当上下终椎确定后，可用Cobb-Lipp-man方法测定弯度。自头端终椎的上缘终板引出一条平行线，然后再与此线呈直角画一线。在尾端终椎的下缘终板引出一条平行线，再以此线呈直角画一线。用几何方法，测量两直线形成的夹角。

三、手术治疗

先天性脊柱后凸畸形患者若不加以外科治疗，其畸形将不断加重。手术方式取决于畸形的分型、严重程度、患者年龄以及是否存在神经症状。

早期检查和及时治疗对Ⅰ型患者是十分重要的。假如患者早期治疗（年龄1~3岁），可采用Moe法后路融合而不加用内定器械。对小儿患者，自体骨移植是必需的。术后应用石膏或支具固定12个月。后路融合可阻止后方过度生长，但不阻碍前方椎体的发育。Winter和Moe报道采用此方法可减少部分患者的后凸度数，而前方融合则会失去进一步的矫正。

Ⅰ型患者若年龄大于5岁，后凸≤55°，采用后路融合可获得良好的治疗效果。Winter报道单独采用后路融合成功治疗了94例，后凸不大于55°，年龄大于5岁的Ⅰ型先天性胸段或胸段后凸畸形的儿童和青少年。若患者的后凸大于55°或者骨骼已发育成熟，则前路及后路融合要同时进行，后路手术须采用加压内固定器械。前路手术的原则：①松解影响后凸矫正的前方紧张、痉挛组织；②前方植入合适的骨块以达到坚固的融合。前方痉挛组织是缩短、增后的前纵韧带、纤维环和异常的软骨组织,这些组织内缺乏骨质,必须予以彻底切除。充分显露后方环,直至对侧。切除这些痉挛组织时,不要切除骨质,也不必显露硬膜。对Ⅰ型患者禁止用牵引,因为这会增加截瘫的危险。若患者合并轻微的神经症状,须小心矫正弯曲并进行前路及后路融合,但不必打开硬膜;若患者合并严重的神经症状则须前路减压并进行前路及后路融合,但椎板切除是此种情况的禁忌证。

　　Mayfield 提出Ⅱ型先天性脊柱后凸畸形的治疗方案。对于弯曲椎的上一椎体开始至其下一椎体进行后路融合,可阻止畸形的进展;对于青少年,轻度及中度(小于 50°)的胸椎畸形可采用后路并用器械患者,要使用石膏外固定至少 1 年;严重的后凸畸形要同时进行前路及后路手术,包括前、后柱所有节段的截骨和固定。前路截骨和椎间融合包括后凸弯曲的全长,后路融合要用加压器械缩短后柱,融合长度应超过后凸弯曲末端 1~2 个节段。这种术式可使后柱缩短,前柱延长,节段的功能类似于铰链。

(熊　涛)

第四节　老年性脊柱侧凸

一、病因病理及分类

　　老年性后凸常发生在已有病损者,因各种退变因素综合所致,只能经手术矫形,老年性后凸的外科矫形亦受到其主要病因之一骨质疏松的限制。脊柱后凸随年龄的增加而增加,在胸椎后凸增大、腰椎前凸减小与年龄增长之间存在正相关。在老年性脊柱后凸发病机制中骨质疏松的作用已被认可,在身体状况不良、骨丢失和后凸增加三者之间存在显著相关性。老年性脊柱后凸是由于多节段间盘退变及椎体骨折所致前柱高度丢失,以及背伸肌力减弱及韧带损伤所致后侧限制力量减弱及其他因素综合所致。老年时出现的中枢及周围神经系统退变也可促进严重后凸的发生。老年性脊柱后凸可分为数类。胸椎过度后凸通常是因中胸段脊柱多发性压缩骨折使前柱高度丢失所致。骨折是骨质疏松的结果,并常呈楔形变,畸形常较僵硬,并有胸椎广泛的脊椎强硬及间盘退变。Schmorl 将这一类型称为骨质疏松型后凸,神经损伤少见,疼痛多来源于骨折后畸形的顶点或继发于肌疲劳及关节病的代偿性颈椎过度前曲。腰椎和胸腰段后凸进展多继发于缺乏后方约束力,原因主要是腰背伸力的减弱和韧带损伤及多发性椎间盘退变所致前柱高度丢失。骨折不一定能观察到,如存在的话通常是中央凹陷或双凹陷型。如果未出现晚期关节强硬,畸形可以是柔韧、易弯的。Schmorl 描述此类畸形为老年性后凸畸形,属真正的退变性畸形。此类病人一般均有下腰痛,可能出现类似直背综合征的症状,伸直位亦可出现神经性跛行。急性局部后凸可由老年性爆裂骨折造成,与典型压缩性骨折不同的是常有中柱崩裂并波及椎弓根及后侧附件。这些骨折常因轻度创伤后发生于胸腰段及高位腰椎,神经损伤的风险较高。许多病人骨质疏松常与老年性后凸并存,这有时与老年爆裂性骨折有关。

二、非手术治疗

　　非手术治疗的主要方法基本上类似于骨质疏松的预防。包括富含钙(1000mg/d)和维生素 D 饮食,规律性锻炼,激素替代疗法。氟化钠、降钙素和其他药剂亦有不同的疗效。老年人脊柱骨折必须考虑是否属病理性。骨折主因是骨质疏松，必须鉴别其他病因。转移性疾病是造成老年人病理性骨折的第二位常见病因，可通过寻找原发灶鉴别。基本的实验室检查应包括全血细胞计数、血沉、血清蛋白电泳、血生化检查，如未见异常，应行内分泌检查。MRI对区分转移性和良性骨折具有辅助诊断意义。

老年性脊柱后凸病人主诉常是疼痛及进行性后凸畸形加重并影响日常生活。这类与骨质疏松性骨折和老年性后凸有关的疼痛常可用非甾体类抗炎药物控制，有时亦可能需强力镇痛药才能缓解这类疼痛。为避免与其他药物干扰，老年人使用这类药物宜非常小心，因强力镇痛药可致昏迷及嗜睡。降钙素已被正式用于缓解急性椎体压缩骨折所致疼痛。老年性脊柱后凸进展原因主要是轴向支撑力的丢失。进行性骨质疏松性脊柱后凸可引发胸骨横形不全骨折。矫形器外部支撑能缓解急性不适，并有助于防止畸形加重。僵硬的胸腰骶矫形器较难耐受，尤其在活动性已受损的病人，柔韧的矫正支具，如增强衬底内衣和腰骶围，耐受性能较好。对于退变性腰椎后凸，后伸矫正法尤其有益。有氧情况下进行背伸肌锻炼对减轻疼痛，改善全身健康状况有益。对于因脊柱情况或其他原因不能耐受散步或健美操的病人，水中锻炼是一个良好选择。它可在有氧情况下提供一定的阻力，并可锻炼柔韧性，水中锻炼亦乐于为多数老年病人接受。

三、手术治疗

老年性脊柱后凸畸形其手术指征是相对的。按其重要性手术相对指征包括椎管受压继发神经损伤，保守治疗疼痛无缓解及后凸进行性加重影响功能。病人全身状况及骨骼质量是限制手术矫正过度后突的主要因素。一般老年病人后凸畸形易视为病态。虽然手术固定器有足够强度，如与骨的界面固定不足，效果定不理想。在骨质疏松的脊柱，任何术前评估都不能预测"抓握力"，经验是唯一的指导。如情况允许，术前应治疗代谢异常。老年性脊柱后凸手术治疗可视为补救过程，治疗的目的仅限于恢复神经功能及缓解疼痛。对于转移性肿瘤，则为提高生活质量。

四、并发症及防治

老年人经手术脊柱矫形后亦可能出现并发症。通常由于病人营养状况不良，易出现凝血、感染及伤口愈合问题。如病情许可，纠正营养不良有益于手术成功。对于脊柱转移性病变，白细胞计数、血清白蛋白测定有助于了解病人的愈合能力。老年病人活动较年轻人少，因而易患血栓性静脉炎和血栓栓塞。脊柱外科血栓栓塞性病变的预防较全关节置换更复杂。尽管如此，在鼓励病人早期活动的同时仍应用某些抗血栓药物。

老年性脊柱后凸手术治疗中一个特殊问题是骨的力学性能降低及进行性退变过程。骨质疏松型后凸术后远端内固定拔出是关注的热点。推荐使用螺钉固定结合椎板下钩保护及椎板下钢丝固定。远近端均需最强固定。内固定失败可导致内固定远近端骨折或退变。一些研究将原因归结于内固定刚度太大。然而无论内固定采用钩、钉或两者结合，均可见相邻部位骨折或退变。椎板切除、神经减压而不行内固定应为禁忌。

老年性脊柱后凸是因进行性退变所致的病理性结果。另外，胸椎骨质疏松楔形骨折，椎间盘退变及腰椎后方韧带损伤均促进大范围的后凸发生，而手术治疗只是作为一种补救措施。手术指征包括神经损伤、难以缓解的疼痛及进行加重的畸形，手术目的包括神经减压及骨折原位稳定，而骨质疏松最佳治疗仍为锻炼、营养、激素替代加以预防。

（熊　涛）

第五节　强直性脊柱炎

一、概述

强直性脊柱炎(AS)是一种主要侵犯中轴骨骼,引起疼痛和进行性僵直的慢性炎症性的疾病,该疾病主要侵犯骶髂关节,脊柱和髋关节,受累的脊柱和关节有迅速发生屈曲畸形骨性强直的趋势。强直性脊柱炎过去被认为是类风湿关节炎的一部分,但现代的研究表明强直性脊柱炎是一种独立的疾病,在风湿病学中将其称为血清学阴性的脊柱关节病。强直性脊柱炎的确切发病机制还不完全清楚,但与感染,遗传和自身免疫功能障碍有关。强直性脊柱炎有明显的家族聚集现象,与 HLA-B27 密切相关,强直性脊柱炎病人中有 88%～96% 的 HLA-B27 呈阳性,流行病学研究表明遗传是一个发病因素。但 HLA-B27 阴性的人群中也会有强直性脊柱炎发生,说明其他因素如环境对疾病的发生也可能是必需的因素。有研究表明肠道肺炎克雷白杆菌感染与疾病的活动有直接的联系。

二、病因病理

强直性脊柱炎患者初期呈进行性炎症反应,主要发生在脊柱关节,也常发生在髋关节和肩关节,很少影响到周围关节。早期的组织病理改变发生在骶髂关节,单纯的骶髂关节炎并不常见,病变沿脊柱向上发展。炎症的原发部位在韧带和关节囊的附着处,早期局部充血、水肿和炎性细胞浸润,肉芽组织形成,然后很快纤维化和骨化,继发的骨化和修补的新生骨导致骨质硬化和关节强直。脊柱的最初损害是椎间盘纤维环和椎体边缘连接处的肉芽组织形成。纤维环外层形成的韧带骨赘不断发展成相邻椎体的骨桥,小关节软骨破坏和椎体终板软骨新生骨的形成,造成小关节强直和椎体方形变,形成 X 线所见的典型的竹节样改变。随着病变的发展,椎体前方变短后方相对拉长,使脊椎正常生理曲线破坏产生后凸,这就是驼背产生的病理基础。再加上患者喜欢屈髋屈膝仰卧或枕高枕,以减轻疼痛和不适,这是驼背产生的诱发因素。在病程早期驼背是可复的,患者平卧后驼背可自行矫正或减轻,劳累后驼背可加重,休息后可减轻。当疾病发展小关节破坏硬化后,畸形便成为固定的。患者站立行走时,身体重心前移,在重力的牵引作用下畸形可进一步加重。由于肋骨横突关节强直,使胸廓的活动度消失,患者只能靠膈肌活动来维持换气。晚期患者严重的后凸畸形使胸壁和腹壁靠近,胸腹腔脏器受压,产生呼吸,循环和消化系统功能障碍。

三、临床表现

典型的强直性脊柱炎的发病年龄在 15～20 岁。无明显诱因出现腰背疼痛和僵硬,疼痛可涉及臀部或大腿后部,僵硬以晨起明显活动后可有所缓解。随着病情的发展,轻微的体力劳动即可出现腰背疼痛,休息后也不缓解,腰背活动受限加重,逐渐出现胸腰椎后凸的驼背畸形。晚期患者整个脊柱强直,头部前伸,颈部强直,双眼不能直视前方,不能回头视物。双髋屈曲畸形,加重了驼背的程度。由于胸廓活动受限,呼吸功能下降。由于脊柱强直,易发生骨折。少数病人晚期会出现马尾神经功能障碍。强直性脊柱炎患者早期缺乏特异性的体征,主要表现为骨突部位的压痛,如跟骨、大转子、髂嵴、棘突和胸肋关节等部位,骶髂关节应力试验(Gaenslen征)阳性提示骶髂关节病变。晚期患者可见胸腰椎明显的后凸畸形,站立位患者胸椎后凸增加,腰前凸减少,髋关节的固定屈曲畸形也较常见。脊柱活动度明显下降甚至消失,腰椎活动度检查Schober试验可提示腰椎活动度明显下降。胸廓活动度下降,扩胸度明显下降甚至为0。强直性脊柱炎的关节外表现最常见的是急性前葡萄膜炎,典型表现是单侧急性发作,眼痛,畏光,流泪和视物模糊。临床实验室检查有80%的患者会出现血沉增快,RF阴性,血清肌酸磷酸激酶升高是疾病活动的较敏感和特异的指标。HLA-B27检测阳性对诊断强直性脊柱炎有意义,但并不能作为确诊的指标。影像学检查在疾病早期阳性结果很少,放射性同位素骨扫描能在X线改变出现之前证实骶髂关节炎。典型的强直性脊柱炎X线改变最早出现在骶髂关节,1966年制订的强直性脊柱炎纽约诊断标准将骶髂关节X线改变作如下分期:0级:正常骶髂关节;Ⅰ级:可疑或极轻微的骶髂关节炎;Ⅱ级:轻度骶髂关节炎,局限性的侵蚀,硬化,关节边缘模糊,但关节间隙无改变;Ⅲ级:中度或进展性骶髂关节炎,伴有以下一项或以上变化:近关节区硬化,关节间隙变窄或增宽,骨质破坏或部分强直;Ⅳ级:严重异常,骶髂关节强直,融合,伴或不伴硬化。早期脊柱的X线改变表现为胸腰椎椎体前角呈方形,椎体骨质疏松经常伴有椎体终板凹度减少。椎体旁骨化表现为韧带骨赘形成,在纤维环处形成,在椎体间形成骨桥,晚期形成脊柱竹节样改变。脊柱的后方结构包括椎间关节囊,棘间韧带,棘上韧带和黄韧带也会受到侵犯形成骨化,在X线上呈电车轨样改变。晚期胸腰段脊柱出现均匀的后凸,正常的生理性弯曲消失。强直性脊柱炎患者上颈椎可出现反常的过度活动,出现寰枢椎不稳定。强直性脊柱炎患者周围关节随着炎症的发展会出现骨量减少,关节侵蚀和骨化,后期出现关节融合。在周围关节中髋关节比其他关节更容易受到炎症的侵蚀破坏,引起双侧对称性关节间隙狭窄,软骨下骨不规则骨化,髋臼和股骨头关节面外缘骨赘形成,晚期出现髋关节强直。

四、诊断标准

强直性脊柱炎典型病例临床特征突出,本病主要依靠临床表现来诊断。具有诊断意义的临床特征包括炎性脊柱痛(40岁前发病,隐袭起病,持续3个月以上,有晨僵活动后减轻),胸痛,交替性臀部疼痛,急性前葡萄膜炎,滑膜炎(下肢为主,非对称性),肌腱端炎,X线示骶髂关节炎,有阳性家族史。1984年修订的强直性脊柱炎的诊断标准如下:临床标准:①下腰痛持续至少3个月,活动后可缓解;②腰椎在垂直和水平面的活动受限;③扩胸度较同年龄性别的正常人减小;确诊标准:具备单侧3~4级或双侧2~4级骶髂关节炎,加上临床标准中的至少1条。

强直性脊柱炎的治疗目的是缓解疼痛和僵硬感。有研究表明强直性脊柱炎患者患病20年后仍有85%以上的患者每天有疼痛和僵硬感,超过60%的患者需要使用药物治疗。通过应用非甾体类药物可以很好的控制疼痛和僵硬感,但药物治疗的目的是使病人能够参加正规的运动锻炼计划,定期做运动锻炼对减少或防止畸形和残废是最重要的治疗方法。嘱患者必须直立行走,定期做背部的伸展运动。睡硬板床并去枕平卧,避免卷曲侧卧。劝患者戒烟,定期做深呼吸运动以维持正常的胸廓扩展度。游泳是强直性脊柱炎患者最好的运动方式。经常性的运动锻炼和非甾类药物成功的治疗了大多数患者,但仍有部分患者需使用糖皮质激素和抗风湿药物(如:柳氮磺胺吡啶、甲氨喋呤等)。

五、治疗方法

大多数强直性脊柱炎患者不需要进行外科治疗,外科治疗适用于严重的固定屈曲畸形,脊柱骨折和脊柱椎间盘炎。强直性脊柱炎导致的固定屈曲畸形并不是都需要矫正,伴有严重疼痛和神经功能障碍的固定屈曲畸形是手术的适应证。当屈曲畸形进展终止后疼痛并不是患者最严重的症状,但当患者脊柱出现的代偿性屈曲时常引起疼痛,特别是在颈椎保留一定的活动度出现过度前凸时。由于患者的脊柱处于融合固定的状态,在没有出现骨折和椎间盘炎时一般很少出现神经功能障碍。只有那些严重的屈曲畸形使患者不能向前直视,对日常生活带来严重限制的病例才需要手术矫正畸形。对脊柱严重的屈曲畸形同时伴有髋关节固定的屈曲畸形的病例,当髋关节有足够的活动度时,可以代偿脊柱的畸形,因此在进行脊柱矫正手术之前需先行髋关节置换手术。脊柱矫正术前对患者的脊柱的整体畸形情况和脊柱的平衡状况进行评价,有助于帮助术者选择最佳的截骨位置。术前应确定脊柱畸形的主要位置,在此位置截骨可以获得最大的矫正效果。胸腰椎后凸畸形的患者可以分为两类,一类是单纯胸椎存在后凸畸形颈椎和腰椎前凸正常,另一类是整个胸腰椎存在后凸畸形腰椎前凸消失。对第一类患者只需要在胸椎的主要畸形部位进行截骨来矫正畸形,对第二类患者建议使用腰椎的伸展性截骨来矫正畸形。现在常用的截骨方式主要有开放和闭合楔形截骨两种方式,同时配合以坚强的内固定和植骨融合。北京积水潭医院主要采用的是经椎弓根的闭合楔形截骨的方式,术中采用微型电动磨钻磨除双侧椎弓根,然后经椎弓根在椎体内行楔形截骨,在截骨完成后闭合截骨面,行椎弓根螺钉内固定。此种截骨方式在椎体内完成,避免了经椎间截骨导致术后椎间孔变小易产生神经根的嵌压。此种方法使脊柱短缩,避免了对脊髓和前方血管的牵拉,且截骨后接触面为松质骨,稳定性强易于术后愈合。该方法使用微型磨钻进行截骨,有利于术中对截骨面的止血,减少了术中的出血量,且使用磨钻避免了使用骨刀等器械进行截骨时因震动产生脊髓损伤的可能性,但需要术者有熟练使用磨钻的经验。因强直性脊柱炎患者多存在明显的骨质疏松,不能提供坚强内固定所需的骨质,因此有时需要延长固定的节段以分散应力降低内固定失效的风险。因强直性脊柱炎患者脊柱强直,截骨处应力集中,因此术中需进行可靠的植骨融合,以降低术后植骨不愈合,假关节形成和内固定失效的风险。此类手术术后患者需佩戴定做的胸腰支具,以减少因术后患者下床活动产生的应力降低手术失败的风险。因椎体的宽度有限,因此单椎体截骨所能提供的矫正度数有限。

强直性脊柱炎患者由于脊柱处于强直状态无活动性即使是发生轻微的损伤,也很容易发生脊柱骨折。这种骨折是继发于全面的骨质疏松和脊柱韧带骨化的病理性骨折,脊柱因为广泛融合失去正常的弹性而不能吸收损伤的能量。骨折最常发生在胸腰结合部,其次是颈中段,由于骨量减少和畸形的存在,X 线有时很难发现这种骨折,CT 有助于诊断隐性骨折。严重的强直性脊柱炎骨折极不稳定,前方和后方韧带结构的骨化使脊柱变成一个僵硬的环,因此不会发生单柱骨折,一旦发生即为三柱骨折,极不稳定。强直性脊柱炎脊柱骨折伴随神经损伤的发生率高,有文献报道此类骨折合并脊髓损伤的发生率是普通人的两倍。由于骨折的不稳定性因此对此类骨折应积极采用手术治疗,且因为骨质疏松的存在因此较传统的骨折固定要延长手术固定的节段,同时注重术中的植骨融合。有些学者建议同时行前路植骨融合,术中也可以用骨折部位作后凸畸形的矫正。术后需要使用支具外固定直至骨折的完全愈合。

在强直性脊柱炎患者中脊柱椎间盘炎的发生率有报道为 5%,有的学者报道可以高达 23%。脊柱椎间盘炎可以无症状,但大多数患者会出现疼痛伴有畸形加重。现在大部分学者认为脊柱椎间盘炎是由于骨折慢性骨不愈合所形成的假关节。脊柱椎间盘炎的治疗原则与急性骨折类似,但应注意脊柱椎间盘炎在假关节部位是否存在局部狭窄,如存在狭窄可能在手术固定的同时需行减压手术。

强直性脊柱炎患者累及颈椎常见的问题为寰枢椎半脱位,不稳定的枢椎下方的骨折畸形,寰枕关节破坏,固定的颈椎或颈胸连接处后凸畸形。由于颈椎坚固融合导致枕颈连接处应力增加,此外横韧带炎症反应和其骨性附着点的充血也容易导致寰枢椎脱位或半脱位。对有明显神经压迫症状的寰枢椎不稳定患者需手术治疗,建议使用 Brooks 法或 Callie 法。如伴有寰枢椎不稳定的强直性脊柱炎患者的颈椎保留有一定的活动度,在术中可同时应用 Magerl 法,以加强寰枢椎的固定强度,提高融合率。但如果此类患者的颈椎僵直在前凸位,在施行 Magerl 手术时可能因缺乏入针角度而导致手术无法进行。寰枕关节破坏,其轻微的持续的活动可导致剧烈的疼痛,当药物治疗和颈托固定不能控制疼痛时,要进行枕颈融合术,具体术式建议采用枕颈钢丝固定或枕颈钢板固定。强直性脊柱炎患者出现颈椎后凸畸形,可导致视野显著受限,严重的可出现开口困难和颏触胸畸形。颈胸连接处的骨折容易被漏诊导致继发的颈椎后凸畸形,对严重的后凸畸形可采用截骨术矫正后凸畸形,但此术式难度较大风险高,需做好详细的术前评估和设计,并由有经验的医师施行。

(熊　涛)

第六章　脊柱感染性疾病

第一节　化脓性脊柱炎

一、病因学

化脓性感受染主要有下列 3 个途径。

1.血源性感染　多系全身某处病灶,如中耳炎、疖肿、毛囊炎等通过血循环而抵达脊柱。此最为多见且病情也较为严重。

2.局部蔓延　除椎旁化脓性炎症(椎旁脓肿等)由外向内侵蚀达椎管外,亦可达盆腔内炎症,或泌尿生殖系统炎症通过盆腔静脉而达脊柱上静脉(两者之间无瓣膜)或静脉窦形成感染。

3.外伤或入侵式　除火器性损伤多见外,平日交通、工矿意外事故等多亦可发生,也可由于操作及腰椎穿刺污染等引起。其菌种以金黄色葡萄球菌(凝固酶阳性)最为多见,其他如溶血性链球菌、肺炎双球菌及白色葡萄球菌等亦可遇到。本病好发于 18～40 岁之青壮年者,腰椎多于颈、胸椎。此除因腰椎体积较大及血流量多外,且和盆腔内血管与腰椎静脉系统交通亦有关系。其次好发于胸椎段,颈椎及骶尾段罕见。

二、病理解剖

位于椎骨上的化脓性感染的病程过程视病因不同而有所差异。血源性感染者,早期病变多位于椎体边缘的松质骨内,之后炎症再向椎骨中心及椎间隙处蔓延。外伤者,多沿入侵途径进入椎骨相应部位,例如椎间盘穿刺后感染者先从椎间隙开始,而硬膜外麻醉后感染者则多于硬膜腔内初发。由椎旁脓肿侵蚀而引起者,则多从椎体周边韧带下骨质开始。由于椎体内压力升高,炎症则可向附件处蔓延,包括椎弓根、棘突及横突处也偶尔可见。脓液亦可穿破骨皮质进入椎旁软组织内形成椎旁脓肿(此时多伴有神经症状,甚至截瘫),如再穿过硬膜,则出现脊脑膜炎,其后果多十分严重。颈部感染可引起咽后部或上纵隔脓肿,骶椎之感染则易引起肛周或盆腔脓肿。椎体骨髓炎早期骨质可有破坏,但后期以骨质增生为主,一般难以发现死骨。

三、症状与体征特点

视感染途径、年龄、全身状态、菌种毒力及其他因素不同,其症状轻重差别较大,因此对每一病例检查及判定时,应全面考虑。

1.全身症状　除一般炎症性全身反应外,血源性者,多起于菌血症或败血症后,因此常伴有高热、寒战、甚至昏迷等严重中毒症状。体温可达 40℃ 以上,一般持续 1～2 周。外伤性者全身症状多较轻。局部蔓延而来者,视原发灶情况全身反应不同而轻重不一,也可在不知不觉中发病。

2.局部症状　血源性者早期局部体征与症状多不明显,主要由于炎症病变尚未完全局限于腰椎,加之全身反应剧烈而易掩盖局部症状,需详细询问,全面而仔细地检查。

3.腰背痛　多见于腰背部酸痛,尤以活动时为甚。单纯椎骨感染者较为局限,如伴有椎管内感染时,则可出现双下肢放射痛或其他根性症状。

4.叩痛　多于早期出现,无论是直接叩击病变椎骨棘突处,或是纵向传导叩击均有较明显之疼痛。

5.活动受限　亦为早期出现的症状,严重者甚至在床上翻身活动也感受疼痛,且常伴有双侧椎旁肌痉挛,使脊柱处于保护性僵硬状态。

6.其他　视感染途径、病程早晚、病变范围及机体反应等不同,尚可出现腹痛、腹胀等各种症状。

四、分型

视起病缓急临床上一般分为三型。

1.急性型　以青少年为多见,起病急,多以败血症开始,因此常有恶寒高热、神志不清、昏迷、颈项强直等。白细胞计数可达数万以上,其中中性粒细胞多超过 85%,并可出现幼稚型,血培养多阳性。腰部症状亦多较严重,但易被全身症状所掩盖,个别病人可出现截瘫。

2.慢性型　发病较缓,全身症状轻微,起病时可有类似感冒或咽炎样症状。局部症状可与脊柱结核相似或更为轻微,甚至出现畸形或于体检拍片时才被发现。体温及白细胞计数可能正常或略高于正常。此型易被误诊为腰背部纤维质炎等疾患而延误治疗。

3.亚急性　指临床表现介于前两者之间,以抵抗力较强的青壮年为多见。起病多有低热及低度全身中毒症状,脊柱局部症状较前两型明显,叩痛及压痛均较剧烈,椎旁肌呈痉挛。白细胞计数多在 $(1～2)×10^{10}$/L($10000～20000$/mm),中性粒细胞在 $0.80(80\%)$ 左右。红细胞沉降率明显增快。

五、X 线检查

视病程、感染途径及分型不同,其 X 线表现差异较大。

1.初期　指在起病 10～14 天以内,此时骨质多无异常所见。但应注意椎旁阴影有无增宽,以除外腹膜后炎症。

2.早期　指第 2～4 周时,可显示椎体边缘有骨质疏松,渐而破坏,并向椎体中部发展。椎旁阴影可增宽。

3.中期　起病后 1～2 个月时,多显示破坏区扩大,外观如虫蛀状或斑点状。当软骨板被破坏后,则椎体边缘模糊,呈毛刷状。至第 2 个月末,骨质增生过程即逐渐开始。此时可有少数病例显示椎旁阴影增宽。

4.后期　指第 3 个月开始以后,些时骨质增生更加明显,显示椎体密度增加,椎间隙变狭窄,椎旁可出现粗大的骨桥样骨赘,附件亦出现相似改变。病变范围可累及一节或数节椎骨。

5.慢性期　于晚期半年即渐入慢性,椎节可完全骨性融合,一般多无死骨,但可有塌陷等变形。根据 X

线片上所显示影像特点不同可分为四型：①椎体型。多为单椎体发病，起病于椎体中心部，并向四周蔓延，易因破坏较多面引起病理性压缩骨折，形成密度增高的扁形椎体，因此易与嗜红细胞肉芽肿相混淆。②边缘型。指由邻节软骨病变发展而来，多从周边向中心发展，最后与原发椎节形成一个完整的骨块。③前型。又称骨膜下型，多系来自椎体前方的感染源，引起以前纵韧带和椎旁骨化及前方骨皮质增厚或骨折形成为特点的一型，椎间隙及松质骨多无改变。④附件型。病变起于附件，并引起骨质疏松、破坏。后期呈骨化增生样改变，临床上较少见。

六、诊断与鉴别诊断

1.诊断　典型者或虽不典型但考虑到本病者，一般诊断多无困难。由于 X 线表现出现较晚，早期确诊往往较难。临床诊断主要依据：①全身中毒症状严重，伴有不明高热者，应想到组织深部感染，其中包括化脓性脊柱炎；②在前者基础上，伴有腰部疼痛、叩痛及活动受限等，则应拟诊化脓性脊柱炎，边治疗边观察；③X 线表现最短需 10 天，一般多在 2～3 周开始显示，3 周以上则可见本病典型影像，易于确诊；④此外还可参考血培养、椎旁抽出物检查(非必要时一般不做)及化验室检查等。

2.鉴别诊断　典型者，尤其病变后期一般勿需与其他疾患鉴别。但不典型者，则应与以下病变鉴别。

(1)风湿症：十分多见，且易伴有腰背部症状及发热。但本病有以下特点：游走性关节痛；侵犯多关节，且较表浅；对阿司匹林类药物反应敏感；全身中毒症状较轻；血培养阴性，抗"O"试验多阳性。

(2)类风湿性关节炎：根据本病特点与化脓性脊柱炎鉴别，即主要累及四肢手足的小关节；双侧对称性发病，后期手足变形；腰部偶可伴发，但症状轻微；类风湿因子多为阳性；全身无明显炎性反应。

(3)脊柱结核：亦易混淆，但本病特点为发病及病程十分缓慢；多有结核病史及慢性消耗体质；以胸腰段多见，实物试验多阳性；X 线片以破坏为主，尤以椎间隙多明显受累，甚至消失；椎旁脓肿发生率高于化脓性者，尤其是腰大肌或椎旁阴影明显增宽。

(4)其他：此病尚应与伤寒性脊柱炎(可根据肥达反应等)、强直性脊柱炎(起病于双侧骶髂关节并向上发展等)及波浪热(流行病史等)等疾患鉴别。

七、治疗

1.早期大剂量广谱抗生素对本病转归及预后治疗起决定性作用，应及早进行，并随时根据细菌培养结果和药敏试验及时调整合理的抗生素。用药时间较长，一般不少于 1 个月。

2.全身支持疗法。主要包括水电解质平衡、输血及其他增强机体体质的有效措施。

3.合并截瘫或其他神经症状者，应在控制全身病情的情况下及时行椎管减压及病灶清除术。

4.形成窦道者，应按外科原则处理，必要时行手术切除术。

(冯小兵)

第二节　脊柱结核

结核病一直是发展中国家较严重的传染病。据流行病学调查，肺结核患者中，50％的人合并有骨、关节结核。脊柱结核约占骨、关节结核的 48％，好发于儿童及青少年，致残率极高，严重影响青少年的健康成长。近代结核病的防治史上有两个重要里程碑：一是 Robert Koch 发现了结核杆菌，就病原学而言，Koch 的认识水平达到他所处时代的顶峰；二是 Selman Waksman 发现了可杀死结合杆菌的链霉素，并因此分别荣获诺贝尔医学奖(1905 年和 1952 年)。链霉素的问世以及随后异烟肼、氨基己酸、利福平、乙氨丁醇及其他抗结核药相继应用于临床，结核病的治愈率也大大提高，病死率及感染率急剧下降。在我国骨、关节结核的防治史上，以方先之教授为代表的老一辈骨科学者独创了在化疗基础上结合应用结核病灶清除术治疗骨、关节结核的外科疗法，取得了世人瞩目的成就，并因此获得 1978 年全国科学大会奖。

据报道，目前全世界有结核患者 2000 万，每年新增结核患者 800 万～1000 万，每年因结核病死亡人数约 300 万。我国的结核病疫情也相当严重，据 2000 年我国第 9 次全国结核病流行病学抽样调查，我国有 4 亿多人感染过结核，现有肺结核患者 500 万，其中传染性肺结核患者 200 万，结核病死率为 98/10 万，在传染病中占据第一位。因此，1993 年世界卫生组织史无前例地宣布全球进入"结核病紧急状态"，1998 年又重申遏制结核病的行动刻不容缓。近年来，脊柱结核发病率逐年增加，患者人群分布也从落后地区向发达地区转移，致残率也大幅度上升。随着 HIV 感染患者和免疫系统缺陷患者的增加，结核感染者在全球亦呈明显回升趋势。

骨、关节结核防治中，近年出现的一些新情况应予以重视。

1.骨、关节非结核分枝杆菌(NTM 或 MOTT)病的发病率呈逐年上升趋势，其发病率达 11.6%。骨、关节 NTM 病的临床表现、X 线特征与骨结核极其相似，临床很难鉴别。目前临床诊断为骨、关节结核的病例中，相当一部分病例实质上是 NTM 病。NTM 的病例耐药率高或对抗结核药呈天然抗药性，这给临床治疗带来了困难，值得引起高度重视。

2.结核菌耐药问题日趋严重。研究证实，目前耐药结核患者多，耐药率高达 27.8%。其中初治耐药率为 18.6%，获得性耐药率高达 46.5%。结核菌耐药问题使得结核病治疗雪上加霜，耐药结核病人对大多数一线抗结核药物耐药，采用目前标准的化疗方案治疗，疗效不佳，成为难治、复发结核病人。

3.临床上骨、关节结核的诊断缺乏病原学诊断依据。

4.结核疫情长期缓解，使临床医师，特别是年轻医师缺乏对结核病的全面认识。

一、病原学

(一)结核杆菌

结核杆菌包括结核分枝杆菌和牛分枝杆菌，是分枝杆菌菌属内对人类(及动物)治病的主要病原菌，其中以结核分枝杆菌发生率最高，约占 90% 以上，其次为牛分枝杆菌，约 5%。

1.形态　结核杆菌正常、典型的形态是直或微弯曲细长杆菌。大小为 $(0.3 \sim 0.6)\mu m \times (1 \sim 4)\mu m$，单个散在，有时呈 V、Y 形或条索状、短链状排列。Ziehl-Nielsen 染色抗酸性强。牛分枝杆菌比结核分枝杆菌短而粗，在不同条件下形态不尽相同，呈现多形性。组织培养结核杆菌较痰内或人工培养液上为长且更弯曲，明显条索状排列。抗酸性是分枝杆菌属的一个显著特征，借以与大多数其他杆菌区分的一个显著标志是革兰染色阳性但不易着色。

2.培养特性　结核杆菌是专性需氧菌，空气内加 5%～10% CO_2 刺激生长，在 35～40℃ 范围内均可生长，最适宜生长温度为 37℃。在固体培养基上，结核杆菌增殖时间为 18～20 小时。在液体培养基内为 14～15 小时。因此，结核杆菌生长很缓慢，培养时间需 8 天以上，甚至长达 8 周。

3.生化特性　结核杆菌生物活性低，结核分枝杆菌与牛分枝杆菌均为不发酵糖类。触酶活性很弱，68℃ 加热后丧失，借此可与非结核分枝杆菌鉴别。Tween-80 水解试验阴性，耐热磷酸酶试验阴性，尿素酶试验阳性。结核分枝杆菌硝酸盐还原性强,烟酸试验阳性,烟酰胺酶试验阳性,而牛分枝杆菌均为阴性。

4.抗原构造　分枝杆菌细胞的结构十分复杂,它含有许多结合成大分子复合物的不同蛋白质、糖类和脂类。在许多情况下,一个单分子内存在着一个抗原决定簇。所以,一个单一的蛋白质分子具有多种特异性和共同的抗原决定簇。Joniski 等用电泳证实结核分枝杆菌有 11 种主要抗原。抗原 1、抗原 2 和抗原 3 是多糖类,经鉴定为阿拉伯甘露聚糖、阿拉伯半乳聚糖和大分子的葡聚糖,这些抗原是所有分枝杆菌共有的。抗原 6、抗原 7 和抗原 8 也是共有的。抗原 5 是结核分枝杆菌具有抗原特性的糖蛋白。Seisest 从结核分枝杆菌培养液中精制出蛋白质 A、B、C、PPD 及 PPDS,进一步证明结核菌素是蛋白质成分。Closs 等以交叉免疫电泳研究 BCG 浓缩培养物滤液的抗原成分,计数有 31 条清晰、稳定的沉淀物,其中有许多抗原可被其他分枝杆菌抗血清所吸附,说明是分枝杆菌共同性抗原。因此,抗原分析和纯化技术是结核杆菌抗原结构研究的重要课题。

5.结核分枝杆菌基因组与致病机制　随着人类基因组测序计划的进行以及人类基因组图谱的公开,模式生物基因组测序的对象也相继开展起来。1998 年英国 Sanger 和法国 Pasteur 研究所科学家合作完成了结核分枝杆菌 H37RV 株的全部基因组测序工作,这为结核病病原菌致病基因的研究提供了极好的机会。结核分枝杆菌全基因组序列由 4.41Mb 组成,包括 4411 个基因,具有潜在编码能力的基因有 3977 个,约占 90.2%,有 3924 个开放阅读框,其中约 40% 有功能,44% 可能有功能,16% 称为孤儿序列,与其他微生物的序列无相似性。基因组富含 GC 碱基,G+C 含量高达 65.6%。重复 DNA 序列度高,可能与结核分枝杆菌的 DNA 修复机制非常忠实有关。在 2 个蛋白质家族中,富含甘氨酸重复结构,功能未知,可能是产生抗原变异、逃避宿主免疫的主要来源。结核分枝杆菌序列测定前确定的毒力因子仅 3 个:①过氧化物酶,其功能是抵抗宿主巨噬细胞产生的活性氧;②mce 编码巨噬细胞集落因子,刺激巨噬细胞聚集;③SigmaA 因子,其突变将导致减毒。序列测定后发现了一些新的毒力因子。目前已知有关的结核分枝杆菌毒力相关基因有:①分泌重复蛋白,与细菌在宿主内繁殖有关;②溶血素,具有溶血活性;③Virs 蛋白质,与细菌入侵、存活有关;④过氧化物酶,与细菌在细胞内存活有关;⑤Sigma 因子家族,调控细菌在细胞内存活状况。

近年来,引起结核分枝杆菌持续感染的基因成为研究重点。研究发现,结核分枝杆菌的异枸橼酸裂解酶基因是使细菌持续存活的关键基因。该基因的产物 Icl 在细菌利用脂肪酸作为碳源的代谢中十分重要。当结核分枝杆菌感染机体时,免疫系统参与,感染则由急性转入持续感染,结核分枝杆菌则转为利用脂肪酸作为碳源这一代谢旁路。将去除 Icl 基因的变异体结核分枝杆菌感染小鼠则不能引起持续感染。另一与细菌持续感染相关的基因为 pcaA,编码环丙烷合成酶,是形成 α-分枝盐酸的关键。α-分枝盐酸是分枝杆菌酸末端形成碳环的结构,是覆盖分枝杆菌细胞表面的组分。同样,将去除 pcaA 基因的菌株感染小鼠,在前两周与野毒株一样引起感染,但以后细菌数下降。并且 pcaA 酶的抑制剂可在持续期杀死细菌。由于上述基因存在,使结核分枝杆菌在不同环境均可生存,形成持续感染。

6.结核分枝杆菌的诊断技术

(1)涂片镜检:痰涂片镜检操作简单,仍是发现、诊断肺结核最经典、最有效的手段。其中,荧光显微镜镜检较一般显微镜镜检具有较高的灵敏度,尤其对于含菌量少的病例。但在肺外结核患者,痰涂片镜检的阳性率往往很低。

(2)BACTEC 检测技术:传统的结核分枝杆菌培养技术耗时、费力。BACTEC 检测技术使结核分枝杆菌快速培养成为可能,而且已具备进行分离培养、菌种坚定和腰敏试验能力,明显缩短报告时间。在 BACTEC460-TB 检测系统中,将检验标本接种于含有 14C-棕榈酸的 7H12B 培养基内,37℃ 培养。该系统自动检测分枝杆菌分解 14C-棕榈酸产生 $14CO_2$ 的含量,并换算成生长指数,并对其进行分析、报告。新一代的 BACTF,CMGI960 全自动分枝杆菌快速生长培养仪与 BACTEC460-TB 仪相比,无放射性核素污染,解决了环境污染问题。

（3）分子生物学检测技术

1）DNA探针技术：DNA探针是能识别特异性核苷酸的带标记的一小段DNA分子。DNA探针技术的主要方法是分子杂交，其原理是在适当的温度、离子强度和pH条件下，DNA探针与DNA或RNA的互补碱基通过氢键紧密结合在一起，形成稳定的DNA:DNA或DNA:RNA复合物，经放射自显影、酶联免疫检测、发光自显影或荧光检测显示结果。分枝杆菌DNA探针的主要类型有：cDNA探针、全染色体DNA探针、克隆DNA探针和寡核苷酸探针等。核酸探针杂交技术在结核分枝杆菌的分子生物学研究、细菌分类和鉴定、流行病学调查等方面具有十分重要的作用。但核酸探针杂交技术也存在一定缺陷，如检测的灵敏度不够理想、只能鉴定少数几种分枝杆菌等，故将特异性强的核酸探针与敏感性高的核酸体外扩增技术相结合，已成为结核病诊断研究和防治的趋势。

2）PCR技术：即聚合酶链反应，是一种根据DNA复制原理而设计的体外DNA或RNA扩增方法，由高温变性、低温退火及适温延伸等反应组成一个周期，循环畸形，使DNA得以迅速扩增。因此，PCR扩增的原理决定其具有高度的敏感性。随着多种PCR扩增仪的出现，从而使PCR技术具有灵敏、快速、简便、特异及自动化操作等特点。试验证明，PCR能够检测出在试管中难以生长的少量的分枝杆菌，甚至死菌释放的未降解的DNA，故对培养阴性的结核患者早期诊断、鉴别诊断及化疗后排菌情况的观察很有帮助。但在临床应用中，由于诸多原因也存在着严重的假阳性和假阴性现象，不宜作为常规的检测方法。

3）DNA指纹图谱：也称核酸指印技术，其基本原理是用限制性内切酶消化结核分枝杆菌染色体DNA上特定的核苷酸序列，在琼脂糖凝胶中电泳分离后，将限制性片断转移至膜上，与带标记的已知DNA探针杂交，检测出与探针同源的限制性片断，这些片断数目和大小的变化是每株分离株呈现特征性带型，即指纹图谱型。结核分枝杆菌DNA指纹图谱的遗传标志有插入序列IS6110、IS1081、DR序列、PGRS、MPTR等。此技术主要应用于结核病的流行病学研究，在追踪传染源特别是耐多药菌株的传染源及时查明和迅速阻止传播方面，有一定的流行病学意义。但由于试验条件限制等因素，影响了核酸指印技术应用于临床。

4）DNA序列测定技术：DNA序列测定是进行基因机构、基因表达和基因调控等核酸研究的一项关键技术。其基本原理是建立在变性聚丙烯酰胺凝胶电泳技术的基础上，变性聚丙烯酰胺凝胶具有很高的分辨率，差别1个碱基的单链寡聚核苷酸也能被分离，故将待测DNA片断变成一系列放射性标记的单链寡核苷酸，使一端为一固定的末端。在4种不同双脱氧核苷的反应体系中，寡核苷酸产物分别终止于不同位置的A、T、G或C碱基，将其上取样于变性聚丙烯酰胺凝胶中相邻的孔道电泳分离，放射自显影后从4种末端寡聚核苷酸梯子形图谱中，就可读出DNA的核苷酸序列。常用的DNA序列测定方法有双脱氧链终止法，此法简便、快速；其次有化学降解法，此法准确率高，重复性好，但上述两种方法模板需要量大，模板制备繁琐且费时。随着PCR技术的广泛应用，PCR技术和DNA测序技术相结合产生了PCR测序新方法，通过PCR制备DNA测序模板简便、快速；具体方法有PCR-双脱氧链终止法、PCR-循环测序法等。目前，DNA序列测定技术已应用于结核分枝杆菌的耐药基因型鉴定和结核分枝1杆菌菌种鉴定。

5）DNA芯片技术：即基因芯片技术，其基本原理是将多种探针固定在玻璃等基片上，与待测样本的DNA或RNA进行杂交，通过检测每个探针分子的杂交信号强度而获取样品分子的数量和序列信息。高密度基因芯片只用单一杂交步骤，迅速、敏感地完成大量标本序列的测定，检测基因表达，以及染色体DNA序列多态性与单核苷酸多态性定位检测，并对小片缺失和插入进行分析。该技术具有无可比拟的高效、快速和多参量的特点，使得同时分析数以千计的DNA序列成为可能，是传统生物技术的一次重大创新和突破。目前，DNA芯片技术在结核分枝杆菌菌种鉴定、耐药性研究、基因组比较分析研究等方面均有应用。

如同时将结核分枝杆菌 DNA 的保守片断和耐药基因固定在芯片上,即可在诊断结核分枝杆菌的同时对其耐药性作出诊断,以利于指导用药。

(4)免疫学检测:结核病的快速、准确诊断,是防治结核病的重要措施之一。结核病诊断的金标准仍然是临床检查结合细菌培养和痰涂片直接镜检。但众所周知,上述方法是无法发现早期的亚临床感染。目前,许多学者努力从结核分枝杆菌中分离和鉴定出特异性抗原用作诊断试剂,以提高诊断的敏感性和特异性。

1)全血 γ-干扰素检测试验:结核菌素或纯蛋白衍生物皮肤试验检测细胞介导的免疫应答,已被应用多年,并得到广泛承认。然而,卡介苗接种使 PPD 试验很难对结核分枝杆菌感染作出诊断。因为 PPD 是将结核分枝杆菌培养物加热灭活和沉淀制成的一组含许多不同变性节段的蛋白质,为成分不明确的复合抗原,而且所包含的抗原为致病性分枝杆菌、环境分枝杆菌及 BCG 所共有,故 PPD 试验特异性差,不能明确区分 BCG 免疫、环境分枝杆菌感染、致病性分枝杆菌感染。PPD 试验需要在 48~72 小时内观察结果,可能导致很高的释放率。而全血 IFN-r 检测方法很有可能成为替代传统的结核菌素皮肤试验的结核病临床辅助诊断方法。

IFN-r 主要由活化的 T 淋巴细胞及自然杀伤细胞产生。分泌 IFN-r 的 $CD4^+$ T 细胞在小鼠及人类抗结核感染中的重要作用早已被证实。然而,一些研究表明,$CD8^+$ T 细胞也能分泌 IFN-r,而且 $CD8^+$ T 细胞的细胞毒活性及其所分泌的 IFN-r 在抗结核感染中也发挥重要作用。因此,检测受结核分枝杆菌特异性抗原刺激所产生的 IFN-r 水平,对于了解宿主对结核分枝杆菌感染产生免疫应答的状态,以及建立临床辅助诊断方法具有指导意义。

目前,PPD 已用于分枝杆菌抗原致敏的特异性 IFN-r 分泌淋巴细胞的体外检测,即全血直接法,用 PPD 刺激淋巴细胞 24 小时,随后用酶联免疫吸附试验检测产生的 IFN-r。全血检测方法有许多优点,如仅需非常少量的血液标本,快速而间断,并且 T 细胞应答情况保持了与在活体内相似的状态,但全血试验的弱点仍在于缺乏特异性抗原。

2)结核分枝杆菌特异性抗原试验:近年从结核分枝杆菌培养滤液中鉴定出一种低分子抗原 ESAT-6,通过对鼠结核病模型的研究发现,ESAT-6 基因是人型结核分枝杆菌所特有的,在所有 BCG 和绝大部分环境分枝杆菌中都缺失。因此,ESAT-6 主要存在于致病性结核分枝杆菌而不在非结核分枝杆菌。结核患者分泌 IFN-r 的淋巴细胞能够识别 ESAT-6 抗原,ESAT-6 在结核患者中诱发的免疫应答反应远比其他分枝杆菌蛋白强烈。在结核病低发国家的研究表明,结核患者对 ESAT-6 的应答率为 60%~80%,而在健康人中没有出现应答。ESAT-6 中含有多个 T 淋巴细胞表位,故 ESAT-6 试验可能在不同人群中诱发应答,因为只有结核分枝杆菌感染者的 T 细胞能识别 ESAT-6,所有 ESAT-6 是区别结核分枝杆菌和非结核分枝杆菌的最佳候选抗原。

另一个高度特异性抗原是 CFP-10,是在克隆了结核分枝杆菌 ESAT-6 基因的启动子区域后发现的,与 ESAT-6 有相同菌种分布,即仅分布于各型结核分枝杆菌中,出现在结核患者中,但 BCG 没有该类分子,也不出现在接种 BCG 的健康人群中。

据此,特异性抗原免疫试验能够检测患者的免疫系统是否被结核菌致敏,不需要在痰、胃液或活检标本检出结核菌就可以确诊疾病。该试验在临床快速确诊或排除结核病中十分重要。除了临床应用外,新型特异性抗原诊断试验在大量流行病学调查中也很有用,它可以迅速评估高危人群中的结核病状况。其主要优点为,在患者出现明显症状之前就可以进行诊断,因此可以减少疾病的传播。

(二)非结核分枝杆菌

非结核分枝杆菌包括除结核分枝杆菌和麻风分枝杆菌以外的分枝杆菌菌属,其中部分是致病菌或条件致病菌。近年来非结核分枝杆菌感染呈上升趋势,引起人们广泛关注。

1.非结核分枝杆菌的分类　自 1885 年最早从临床标本中分离出耻垢分枝杆菌以来,迄今已发现近百种,历来对此命名甚多,常用的是 NTM,又称 MOTT。1993 年黄山会议将 NTM 正式命名为非结核分枝杆菌。此后人们对 NTM 的组织学与诊断标准进行深入的探讨。根据产色、生长速度和细胞化学反应等主要特征将 NTM 分为 4 群:Runyon Ⅰ 群(光产色群);Runyon Ⅱ 群(暗产色群);Runyon Ⅲ 群(不产色群);Runyon Ⅳ 群(快速生长群)。根据 NTM 对人和动物的致病性以及生物学特征的相似性,又提出了 NTM 复合菌群分类,包括:①鸟-胞内分枝杆菌复合群(MAIC 或 MAC),有鸟分枝杆菌、胞内分枝杆菌、瘰疬分枝杆菌和副结核分枝杆菌等,为最常见的条件性致病菌。②戈登分枝杆菌复合群,包括戈登分枝杆菌、亚洲分枝杆菌、苏尔加分枝杆菌,多属暗产色菌。③堪萨斯分枝杆菌复合群,目前有堪萨斯分枝杆菌和胃分枝杆菌。④地分枝杆菌复合群,有地分枝杆菌、不产色分枝杆菌和次要分枝杆菌。⑤偶然分枝杆菌复合群。Preheim 按 Runyon 分类将非结核分枝杆菌病和病因学的种名作了更简明的分门别类,使 NTM 的研究更加深入。

2.NTM 的来源及传播途径、易感人群　NTM 广泛存在于自然界,大部分是腐物寄生菌,主要见于水、土壤和气溶胶。NTM 的疏水特性形成的生物膜使其可持续生存于供水系统中。某些 NTM 如 MAC、蟾蜍分枝杆菌、偶然分枝杆菌、龟分枝杆菌对消毒药及重金属的耐药性使其生存于饮水系统中。调查研究证明,自来水、经处理的透析用自来水和作为诸如甲紫溶液等用的蒸馏水,是院内感染的病原菌来源。蟾蜍分枝杆菌是一种嗜热菌,是在管道供热水中唯一被发现的 NTM。商售蒸馏水中偶然有分枝杆菌和龟分枝杆菌可以繁殖。快速增长的 NTM 医院感染主要源于医用物品和器械污染。

目前普遍认为人们可从周围环境中感染 NTM 而患病,水和土壤是重要的传播途径。NTM 引起人体疾病常为继发性的,患者大多有慢性基础疾病或免疫损害。在艾滋病和免疫受损宿主中,NTM 病通常表现为易播散性。NTM 皮肤和骨骼病变多发生于创伤后或使用皮质类固醇的患者。与结核分枝杆菌比较,NTM 毒力和致病性均较低,通常属于机会性致病菌。NTM 对现有抗结核药物大多耐药,感染后易成为慢性病或难治性病例。NTM 是艾滋病的主要机会感染菌,HIV/AIDS 流行与一些机会分枝杆菌相联系,由于该菌广泛的环境分布很难预防,艾滋病晚期最易感染鸟分枝杆菌,增加了 AIDS 的治疗难度和病死率。

3.分枝杆菌属的分类鉴定　分枝杆菌的菌种鉴定结果,多通过观察细菌生长及生化反应获得。采集患者的痰、支气管肺泡灌洗液、创面渗出物、脓液、淋巴结穿刺液、脑脊液、血液或骨髓抽出物等作为标本。细菌培养是将标本接种于罗氏培养基与对硝基苯甲酸培养基或噻吩-2-羧酸肼培养基,观察细菌生长。菌型鉴定的方法有:①在 BACTEC 培养基内加入硝基苯甲酸($5\mu g/ml$),可抑制结核分枝杆菌复合型生长,而不抑制 NTM,其结果可鉴别结核分枝杆菌和 NTM;②高效液相色谱、气(液)相色谱及薄层层析图谱的细胞类脂分析;③核苷酸探针杂交技术;④聚合酶链反应(PCR)、PCR-限制性片断长度多态性(PCR-RFLP)分析。

4.NTM 的药物敏感性　随着 NTM 感染情况日益严重,对 NTM 病可靠的药敏试验、高效的化疗药物,已成为当前 NTM 病研究的主要课题。虽然分枝杆菌药物敏感性测定已积累了大量的资料,但临床应用较少且多是回顾性分析,缺乏双盲试验验证。由于 NTM 的耐药模式可因亚群的种类不同而有所差异,所以治疗前的药物敏感试验仍然重要。药物敏感性测定是为了预期和评价放疗方案对非结核分枝杆菌病治疗的效果,一般药物活性评价包括试管内抑菌和杀菌活性测定、巨噬细胞试管内试验、产生体内条件的试管内模型试验、鼠实验性治疗和临床验证。非结核分枝杆菌药物敏感性方面与结核分枝杆菌药敏试验方法有所不同,大多数药物显示很弱的对非结核分枝杆菌的杀菌活性并显示株间的差异,如鸟分枝杆菌存在依赖性和低敏感性,成为其药物敏感性的特征。结核分枝杆菌野生株对抗结核药物的最低抑菌浓度

(MIC)范围相差仅 2~4 倍,而鸟分枝杆菌野生株对上述药物的 MIC 范围则有十至百倍之多。许多 NTM 病患者,往往感染两种以上 NTM 或同一菌种的不同菌株,对抗结核药敏感性变化很大,所以单菌株药敏试验不能指导多菌种或同一菌种不同菌株感染的治疗选择。

目前 NTM 病的化疗仍使用抗结核药物。相对敏感的菌种如堪萨斯分枝杆菌、海分枝杆菌等对合理化疗效果满意,可选用异烟肼、链霉素、乙胺丁醇、氨硫脲,也可选用环丝氨酸、卷曲霉素、喹诺酮类、磺胺类等。新大环内酯类药是治疗 MAC 的主要药物,可联合其他抗结核药物。对龟分枝杆菌及脓肿亚种分枝杆菌也可选用新大环内酯类药。多数 NTM 病对抗结核药物耐药,其耐药相关基因的突变位点、突变类型、发生频率及其特异性、敏感性及多个耐药基因之间的相互作用尚有待进一步明确。NTM 的获得性耐药,多由使用单一药物预防及治疗引起,从而提示必须联合用药。NTM 细胞表面的高疏水性及细胞壁通透屏障是其广谱耐药的生理基础,多数 NTM 细胞壁是抗结核药物进入细胞的屏障。为了克服此屏障,主张应用破坏细胞壁的药物如乙胺丁醇与其他机制不同的药物如链霉素、利福平、环丙沙星等联用。

二、病理改变与发病机制

脊柱结核为骨、关节结核中最常见者,约占其48%。国内外有关材料统计皆表明,20~30 岁发病率最高,占36.5%;初生至 10 岁者次之,30 岁以后则随年龄的增长而其发病率逐渐降低。脊柱结核发病部位,以腰椎结核最多见,颈椎、胸椎、胸腰椎、腰椎及腰骶椎之发病比例依次为 1:3.1:2.5:7.1:1.5。颈椎结核所以少见,可能与颈椎血运丰富、较多肌肉覆盖以及负重较少有关。脊柱结核大多累及椎体,而脊柱附件结核少见,占脊柱结核的 1.2%~2.0%。

(一)脊柱结核的病理

脊柱结核的病理改变与其他组织结核一样具有渗出、增殖和变性坏死三种基本病理变化。这三种变化往往同时存在,在不同阶段以某种变化为主,而在一定条件下可相互转化。

1.以渗出为主的病理　多出现在脊柱结核炎症早期,细菌量大,毒力强,组织处于较强的变态状态下。病灶表现为浆液性或纤维性炎症,血管通透性增加。开始是中性粒细胞浸润,以后为巨噬细胞所取代。在渗出液和巨噬细胞内易于查到结核杆菌。此时临床症状较明显,可有发热、关节疼痛、肿胀、脓肿急剧增大等。机体抵抗力强时,一些渗出性变化可渐渐吸收,甚至不留痕迹而自愈,而另一些则可能转变为以变性坏死为主的病变。

2.以增殖为主的病变　结核杆菌入侵后引起机体内中性粒细胞浸润仅能起到局限感染作用,以后即由主要来源于血液中单核细胞的巨噬细胞所取代,吞噬和杀灭结核杆菌。在结核杆菌体破坏及释放的磷脂作用下,巨噬细胞逐渐转变为类上皮细胞。类上皮细胞相互融合成郎格汉斯细胞,与周围聚集的淋巴细胞、类上皮细胞和少量反应增生的纤维母细胞构成具有特异性的结核结节。在海绵质骨骨髓的结核病灶区内骨小梁逐渐被吸收、侵蚀,并被结核性肉芽组织替代,而无死骨形成。以增殖为主的病变,因机体抵抗力较强,对结核菌产生了一定的免疫力,因此临床反应较轻,患者一般状况较好。

3.以变性坏死为主的病变　在结核杆菌数量多、毒力强、机体抵抗力低或变态反应强烈的情况下,上述渗出性病变或增殖性病变均可继发为干酪坏死性病变,而病变一开始便呈干酪坏死的则十分少见。病灶呈干酪坏死时,由于坏死组织含脂质较多(脂质来自破坏的结核杆菌和脂肪变性的单核细胞)而呈淡黄色,均匀细腻,质地较厚实,状似奶酪,故称为"干酪样坏死"。干酪坏死灶内含有大量抑制酶活性的物质,故干酪坏死物不发生自溶,也不易被吸收。但有时因炎症引起的大量中性粒细胞浸润,中性粒细胞破坏后释放出大量溶蛋白酶和巨噬细胞所含的蛋白分解酶和脂酶的作用,使干酪样坏死物液化或形成半流体。病灶发生的结核性脊髓炎,可引起骨质疏松、钙丢失和骨小梁坏死,出现空洞、死骨等。干酪坏死物的液化及软组织炎症渗出物和死骨渣等,在骨旁及周围软组织内形成结核性脓肿,即所谓的冷脓肿或寒性脓肿。脓肿的形成使干酪坏死物得以排出,但同时也造成结核杆菌在体内蔓延扩散。

　　病灶旁形成的结核性脓肿,随着病变的进展,脓液逐渐增多,在重力作用下,沿肌间隙或神经干周围疏松结缔组织内蔓延、下沉流窜,形成一些远离骨病灶部位的脓肿,即临床所说的"流注脓肿"。脓肿如穿破皮肤则形成瘘管,或穿破内脏器官和组织形成内瘘,经久不愈,给治疗带来困难。

　　由于脊柱各段解剖结构不同,当脊柱结核脓肿形成时,各段椎体有其特征,它所产生的脓肿及其发展规律如下:

　　(1)颈椎结核:颈椎结核所产生的脓液常突破椎体前方骨膜和前纵韧带,汇集在颈长肌及其筋膜的后方。颈4以上病变,脓肿常位于咽腔后方,故称咽后脓肿。颈5以下病变,脓肿多位于食管后方,故称食管后脓肿。巨大的咽后脓肿使咽后壁和舌根靠拢,以至于睡眠时鼾声大,甚至可引起呼吸困难和吞咽困难。咽后脓肿向后可侵及椎管,引起一系列脊髓压迫症状。如脓液向下并向颈部两侧流注,进入头部直肌、斜肌与枕肌之间的间隙,于耳下胸锁乳突肌之后形成胸锁乳突肌旁脓肿。有时脓肿可沿斜角肌向两侧锁骨上窝流注。在少数情况下咽后脓肿向下进入后纵隔,于上位胸椎旁形成椎旁脓肿。颈胸段椎体结核所形成的脓肿可沿颈长肌下降到上纵隔两侧,使上纵隔阴影扩大,易误认为纵隔肿瘤或胸骨后甲状腺肿。胸椎1~3病变的脓肿可沿颈长肌上行,在颈根部两侧形成脓肿。咽后或食管后脓肿都可向咽腔或食管穿破,使脓液、死骨碎片及干酪样物质由口腔吐出,或置于咽下。

　　(2)胸椎结核:由于胸椎前方有坚硬的前纵韧带,椎体后方有后纵韧带,脓液难以向前或向后扩展,而多突向两侧,在椎体两侧汇集形成广泛的椎旁脓肿。胸椎上段脓肿可向上达颈根部,而下段脓肿可下降至腰大肌。随着病情进展,脓肿可破溃进入胸腔或肺脏。椎旁脓肿因部位不同形态亦各不相同。有的呈球形,多见于儿童或脓液渗出较快的早期病例。这种脓肿的张力较大,称张力性脓肿。有的呈长而宽的烟筒型,多见于病期较长者。有的脓肿介于上述两者之间,呈梭形,其左侧因受胸主动脉搏动的冲击,使上下扩展较远。这种脓肿的边缘须与心脏及主动脉阴影作鉴别。

　　间隔一定时间拍片,可发现脓肿阴影加宽或变窄。如脓肿阴影加宽或加长,表示脓液量增加,病变在进展。如脓肿阴影变窄或缩短,表示病变在吸收好转。少数病例,手术时发现脓液已吸收,但椎旁软组织明显增厚,可达1cm以上。椎旁脓肿如果向胸膜腔内或肺内穿破,则可在靠近脓肿的肺野内出现球形阴影,该球形阴影与椎旁阴影相连。脓液大量流入胸腔或肺内,如此椎旁阴影缩小,而肺内阴影增大。此时患者可出现体温升高,或其他中毒症状。如果脓肿与其支气管相通,则患者可咯出大量脓液、干酪样物质或死骨碎片。椎旁的脓液也可沿肋间神经和血管的后支,向背部流注,或沿肋骨向远端流注。

　　(3)胸腰椎结核:胸腰椎结核脓肿的典型形态是葫芦型或哑铃型,即上方一个较小的胸椎椎旁脓肿与下方的腰大肌脓肿相连。因重力关系一般上方脓肿较小,下方脓肿较大。下方腰大肌脓肿多为单侧性,当椎体破坏严重时亦可有双侧腰大肌脓肿存在。胸腰椎结核脓肿有时还可沿肋间血管神经束下行,在腰背部形成脓肿,如可沿最下胸神经或最上腰神经下行,在腰上三角或腰三角(亦称腰下三角),形成腰上三角脓肿或腰三角脓肿。胸腰椎结核脓肿破溃形成瘘管,因其路径曲折,穿越胸腰椎两部分,常给治疗带来困难。胸腰椎结核瘘管以腰上三角处多见。

　　(4)腰椎结核:腰椎结核病变由椎体穿破骨皮质和骨膜,向周围软组织侵袭,形成脓肿。腰椎结核一般不形成局限在椎体周围的椎旁脓肿,而是向椎体两侧发展,侵入附着在椎体两侧的腰大肌,在腰大肌及其肌鞘内蓄脓,形成临床常见的腰大肌脓肿。浅层的腰大肌脓肿仅局限在腰大肌鞘膜下,未过多侵入肌纤维,临床上多不影响髋关节的伸直活动。深层腰大肌脓肿多在肌纤维深层,腐蚀破坏肌纤维,使其变性,整个腰大肌为脓肿充满。深层腰大肌脓肿临床上常影响髋关节伸直。

通常腰大肌脓肿在椎体破坏多的一侧,当椎体两侧均有严重破坏时,则两侧均可有腰大肌脓肿发生。随着病情的发展,脓液逐渐增多,脓肿内压增高,在重力以及肌肉收缩影响下,脓液可沿肌纤维及血管神经间隙下行,形成腰大肌流注脓肿。脓液沿腰大肌下行,在髂窝腰大肌扩张部形成髂窝脓肿;再向下行至腹股沟处形成腹股沟部脓肿(即下腹壁脓肿)。

腰大肌在腹股沟韧带下方是个窄颈,当腹股沟部脓肿内脓液继续增加,内压增高,脓肿可向下腹壁突出.一旦破溃即形成腹股沟部瘘管。而当腹股沟脓肿的脓液突破腹股沟下方窄颈,可在股动静脉外侧进入股三角顶部。此后脓液可有数个蔓延途径:①沿着髂腰肌至其附着处小粗隆(小粗隆长期浸泡在脓液中,可继发小粗隆结核),脓液绕过股骨上端后方,至大腿外侧形成大腿外侧脓肿,脓液继续向下沿阔筋膜流至膝关节附近形成脓肿;②脓液经股鞘沿股深动脉行走,在内收肌下方,向浅层蔓延,在大腿内侧形成大腿内侧脓肿;③脓液沿髂腰肌下行至小转子后,经梨状肌上、下孔沿坐骨神经蔓延至臀部,形成臀部脓肿;④脓肿穿破髂腰肌滑囊,若此滑囊与髋关节相通,脓液即可进入髋关节,久之亦可引起继发性髋关节结核。反之,髋关节结核脓肿亦可经此途径逆行向上引起腰大肌脓肿。

有时深层腰大肌脓肿的脓液还可沿最上腰神经,穿过腰背筋膜在腰三角处形成腰三角脓肿(或称腰下三角脓肿)。极少数情况下可有腰大肌脓肿的脓液,向上越过膈肌脚,于胸椎椎旁形成脓肿。

腰大肌流注脓肿随着病情发展,16.6%可穿破皮肤形成瘘管核瘘道,导致混合感染,给治疗带来困难。少数情况下脓肿可穿入结肠、乙状结肠、直肠,形成内瘘。文献报道还有腰椎结核脓肿侵蚀穿破腹主动脉,引起大出血者,实属罕见。

(5)腰骶段脊柱结核:腰骶段脊柱结核因重力作用,脓液大多在骶前汇集形成骶前脓肿,当脓肿及张力较大时,骶前脓肿向上可侵入两侧腰大肌内侧,形成腰大肌脓肿,并向下流注,形成腹股沟部和大腿内侧脓肿。有时骶前脓肿亦可向后沿梨状肌出坐骨大孔至臀部和股骨大粗隆处形成脓肿,甚至可出盆腔经直肠后间隙达会阴部,形成会阴部脓肿,脓肿破溃后则形成瘘管。当腰骶椎结核病变处于急性期,病灶以渗出性为主时,脓肿迅速增大并呈高压状态,与前方的腹腔空腔脏器如结肠、直肠、膀胱等粘连并腐蚀之,脓肿即可穿入这些空腔脏器形成内瘘。这种病理虽不多,但常给临床治疗带来困难。

(6)骶椎结核:脓液汇集在骶骨前方的凹面,形成骶前脓肿。脓肿内压力增高时,脓液也沿梨状肌经坐骨大孔而注到大粗隆附近,或经骶管注到骶管后方。

(二)脊柱结核的类型

脊柱结核一般表现为三种类型:椎体中央型、椎体边缘型和椎间盘周围型。

1.椎体中央型结核　椎体中央型结核约占脊柱结核的12%。儿童的椎体很小,外面还包围一层相当厚的软骨外壳,其中心骨化部分很小,因此,无论其原发病灶位于椎体正中或偏于一侧,病变都属于中央型。成人椎体较大,病变发展较慢,但也逐渐波及整个椎体。有少数中央型结核病变,长期局限于一个椎体之内而不侵犯椎间盘,并不侵犯相邻椎体。这种病变可能引起椎体中央塌陷和脊柱畸形,常被误认为肿瘤。

与其他松质骨结核一样,椎体中央型结核病变以骨坏死为主,死骨比较常见。少数病例死骨吸收后形成骨空洞,空洞内充满脓液和干酪样物质。病椎受压后可产生病理压缩性骨折,椎体前缘压缩较多,因而在侧位X线片上病椎呈楔形,但与两个椎弓根相连。病理骨折后,碎骨片或死骨可被推挤到椎体周围,并可压到椎管内,压迫脊髓造成截瘫。

2.椎体边缘型结核　此型结核仅占脊柱结核的10.2%。10岁以上的儿童边缘型病变较多,二次骨化中心出现以后,边缘型病变更多一些。病变可发生于椎体上下缘的左右侧和前后方,因椎体后缘靠近椎管,故后方病变容易造成脊髓或神经根受压迫。早期的边缘型病变位于骨膜下,以后可向椎体的深处发展,或侵犯椎间盘和邻近椎体。

边缘型病变以溶骨性破坏为主,死骨较小或无死骨。椎体上下缘的边缘型结核更易侵犯椎间盘。

3.椎间盘周围型结核　椎间盘周围型结核占 33%。此型结核始于椎体骨骺的前缘,以后破坏邻近的椎体终板,通过前纵韧带扩散到邻近椎体。即使广泛破坏的病例,椎间盘仍有残留,这与化脓性感染不同。病变侵犯椎间盘后,X 线片显示椎间隙狭窄,这是因为:①软骨板穿破后髓核流出而消失;②软骨板坏死、变薄或破碎;③坏死游离的软骨板和纤维环受压后可突入椎体内、椎间盘前方、两侧和后方,后者为造成脊髓或神经根受压的常见原因。

(三)脊柱畸形的形成和发展

脊柱结核最常见的畸形是后凸,即驼背。侧凸畸形比较少见,而且多不严重。产生后凸畸形的机制有:①病变椎体受压后塌陷;②受累椎间隙狭窄或消失;③椎体的二次骨化中心被破坏,椎体的纵向生长受到阻碍;④后凸畸形发生后,躯干的重心前移,椎体前缘的压力加大。按压力大骨骺生长减慢的原理,病灶附近健康椎体前缘的生长也受到阻碍,以致这些椎体都可能变为前窄后宽的楔形,使后凸畸形加重。胸椎原有生理性后凸弧度,再加上病理性后凸畸形,外观上畸形明显。颈椎和腰椎原有的生理性前凸,一部分后凸畸形被生理性前凸所抵消,因而外观上畸形不明显。受累椎体数目少,但破坏严重的,后凸畸形较尖锐,呈角形驼背。受累椎体数目多,但破坏比较轻的,则呈圆形驼背。

(四)神经损害的机制

脊柱结核引起神经损害的机制有:①脓肿形成,直压迫硬膜囊;②坏死骨或坏死的椎间盘压迫;③脊柱后凸畸形。应当指出的是脊柱结核引起的神经损害绝大多数为外源性压迫所致,属于慢性过程。就神经损害程度而言,往往为部分损害,因此,一旦压迫因素除去,神经功能绝大部分可以恢复。

三、临床表现和体征

(一)症状和体征

1.全身症状　患者常有全身不适、疲惫乏力、食欲减退、午后低热、潮热盗汗等轻度中毒症状及自主神经功能紊乱的症状。如脓肿发生混合感染,则可出现高热。儿童患者发热较常见,不喜欢玩耍、啼哭和夜间惊叫等现象。大部分患者有营养不良及贫血。若合并肺结核,可出现咳嗽、咳痰、咯血或呼吸困难。合并有泌尿系统结核者,可出现尿频、尿急、尿痛和血尿等症状。

2.疼痛　疼痛症状往往出现较早,疼痛程度与病变程度成正比,行走、劳累后加剧,休息后减轻。疼痛可分为局部性和放射性两种。局部性疼痛通常出现在受累椎体棘突两旁或棘突和棘间,出现疼痛之处往往是脊柱受累的部位,当病变影响到神经根时可出现相应神经节段支配区的放射痛。疼痛性质不定,可为钝痛、酸痛或隐痛,以轻微钝痛多见,但夜间患者多能较好地睡眠,与恶性肿瘤不同。疼痛可能向腹部或大腿部放射。疼痛部位有时和病变不一致,胸腰段病变的患者常诉腰骶部疼痛。若不仔细检查,或仅拍摄腰骶部 X 线片,往往会误诊或漏诊。后凸畸形严重者,可引起下腰劳损,产生疼痛。如病变压迫脊髓和神经根,疼痛可能相当剧烈,并沿神经根放射。因椎体离棘突较远,故局部压痛不太明显;叩击局部棘突,可引起疼痛。

3.姿势异常　因为病变部位不同,患者所采取的姿势各异。颈椎结核患者常有斜颈畸形。胸腰椎、腰椎及腰骶椎结核患者站立或走路时尽量将头与躯干后仰,坐时喜用手扶椅,以减轻体重对受累椎体的压力。腰椎结核患者从地上拾物尽量屈膝、屈髋、避免弯腰,起立时用手扶大腿前方,称为拾物试验阳性。

4.脊柱畸形　脊柱后凸畸形常见于胸椎结核,多为角形后凸,侧凸不常见,也不严重。椎体系骨松质,容易遭受结核杆菌的侵袭,在重力及肌肉痉挛作用下,椎体被压缩变扁,椎间盘被破坏变窄或消失。因椎体破坏而椎体附件未受累,椎体呈前矮后高的楔形变。因颈段和腰段正常生理曲线朝前弯曲,因而椎体破坏后的后凸畸形多不明显,相反胸段因生理后凸与病理后凸重叠而后凸畸形较明显。小儿胸椎结核因受累椎体数多,因而极易形成后凸畸形。

5.肌肉痉挛　肌肉痉挛为脊柱结核较早出现的症状,儿童则更为明显。开始表现为脊柱椎旁肌肉因疼痛引起的反射性痉挛,继而转变为痉挛性肌紧张,而引起一些异常姿势,即强迫体位。在不同部位强迫体位不同,如颈椎结核病人的斜颈、胸腰椎结核病人的傲慢步态等。在儿童和青年人中,可见到"缰绳症"和脊柱侧凸等。晚间儿童入睡后,限制脊柱活动,使脊柱处于某一特定无痛位置的痉挛肌肉松弛,在翻身或变换体位时造成疼痛,致小儿突然疼痛而引起的"小儿夜啼"较为常见。

6.脊柱活动受限　由于病灶周围肌肉的保护性痉挛,受累脊柱活动受限,运动范围较大的颈椎和腰椎容易被查出,活动度较小的胸椎则不易查出。脊柱的正常活动有屈伸、侧凸和旋转三个方向。寰枢关节主要是使头旋转,如该关节受累后头部旋转功能大部丧失。对于不合作的较小儿童,可被动活动该关节,以观察活动受限情况。被动活动时不可使用暴力,以免造成脱位,导致截瘫,甚至突然死亡。检查腰椎活动时,使患儿俯卧,医师用手提起双足,使骨盆离床,观察腰椎后伸情况;然后让患儿伸膝坐于床上,观察腰椎的前屈功能。

7.寒性脓肿　常为患者就诊的体征之一,有时将脓肿误认为肿瘤。有的脓肿位置深,不易早期发现,因此应当在脓肿的好发部位去寻找脓肿的病灶。上部颈椎结核的脓液向下流注而形成咽后壁脓肿,且可向两侧下方流入颈外侧区,又可向下流入后纵隔。脓液可对邻近的气管或食管压迫而产生受压症状。下部胸椎结核的脓液常进入腰大肌鞘内形成腰大肌脓肿,亦可循肋间神经方向沿肋间隙扩散,甚至扩散至胸部表面,出现于前胸壁。上部腰椎亦与腰大肌相连,故此处结核也可合并腰大肌脓肿,此脓肿又可向下流至髂窝或流至腹股沟韧带的后方。如果脊柱椎体结核病灶位于腰大肌附着处的前方,则脓肿不能进入腰大肌鞘内形成脓肿,但可向下流注,形成髂窝脓肿。

8.神经功能障碍　神经功能障碍约占脊柱结核的10%。神经功能障碍产生的原因是结核病变物质(脓液、干酪、肉芽、死骨、纤维增生等)以及病变破坏了的椎体后缘骨质造成的神经根或脊髓压迫所致。神经功能障碍的程度因压迫物的性状、压力、压迫时间的长短以及压迫的解剖部位(颈椎、胸椎或腰椎)而有所不同。轻者仅表现为神经根刺激症状,重者可并发感觉、运动和括约肌等功能障碍,严重者可出现脊髓横断性传导障碍,使人体某一水平截面以下的感觉、运动和括约肌功能的丧失即截瘫,是脊柱结核的一种严重并发症。即使患者没有神经障碍的主诉,医师也常规检查双下肢的神经系统功能,以便及时发现脊髓受压现象。

(二)实验室检查

1.常规检查　包括红细胞沉降速率(血沉)、血常规、尿常规、大便常规以及肝肾功能检查等。血沉增快是活动性结核的表现之一,但不是特征性标志,不能作为诊断结核的依据。患者往往血红蛋白偏低,白细胞一般不高或轻度增高,淋巴细胞的比例一般高于正常。尿常规和大便常规检查可以初步了解泌尿系统和肠道有无合并结核感染。肝功能多有轻度损害,一般有低蛋白血症、清蛋白与球蛋白比例倒置等。

2.细菌血培养　细菌血培养是结核病病原诊断的重要依据,目前由于多耐药结核病及非结核分枝杆菌病发病的增高,细菌血培养尤为重要。以往由于传统培养方法耗时长、阳性率低,病原菌的分离培养和菌种鉴定未引起重视。新型培养系统及分子菌种鉴定技术的发展大大加快结核病的诊断。前者如BACTEC-MGIT 960系统是通过氧熄灭荧光感受器检测细菌代谢对氧的消耗,反映细菌生长情况。

MB/Bac 系统是通过一种 CO_2 感受器检测分枝杆菌代谢产生的 CO_2 以判断细菌生长。在 BACTEC 培养基内加入硝基苯甲酸($5\mu g/ml$),可抑制结核分枝杆菌复合型生长,而不抑制 NTM。其结果可鉴别结核分枝杆菌和 NTM。

3.分子生物学诊断技术　由于该方法假阳性率或假阴性率过高,容易造成误诊,故尚未广泛用于常规临床诊断。

4.病理活组织检查　临床表现或影像学都不是绝对可靠的判断标准,在不典型情况下难以确诊,部分患者的最后诊断还要通过培养和(或)组织学标本加以证实。行手术切开活组织检查,可以明确诊断,但创伤较大,增加患者的负担。经皮细针抽吸活检(FNAB)已被确诊为一种有效的诊断技术,且费用较手术切开活检为低。成像指引显著提高了 FNAB 的诊断率。常用方法有荧光镜、超声和 CT。荧光镜不能提供详细的软组织显影,因此有损伤神经及血管的危险,尤其在颈椎节段。超声有其固有的优势,即提供过程的实时监控,检测速度较快,费用低,并避免了辐射。CT 可以提供精确的定位和骨及骨外成分两类损害的描述,可以设计出到达损害部位的安全通路,并能明确穿刺针精确的放置位置。

（三）影像学检查

1.X 线平片　因受累部位、破坏程度、病程长短及患病年龄不同而异。小儿患者的病变发展快且较严重。脊柱结核的 X 线征大致可归纳为:骨质破坏;椎体变形;脊柱后凸畸形;椎体相互嵌入;椎间隙变窄;骨密度增高或减低;脓肿形成;新骨或骨桥形成;病理性脱位。

(1)骨质破坏:按病理类型不同,其破坏部位亦异。边缘型病灶的骨破坏,初期出现在椎体之上或下面,以后再向椎体内部扩展。中心型病灶的骨破坏虽出现在椎体中央部,但因初期病灶较小而不宜显于平片上,此时做断层摄影有利于发现早期病灶。随着病变进展,在侧位片上易看到大范围的骨破坏,其中可能存有小死骨片。病变继续扩展,则椎体边缘也将受累。原发骨膜下型病灶显示某个椎体前方具凹陷状骨缺损,而临近椎体则无异常改变。继发骨膜下型病灶,因受前纵韧带下脓液直接侵袭,故数个相连椎体同时受累,椎体前面呈同样的凹陷状缺损;或者出现不相连续的双段病灶。当观察骨膜下型病灶 X 线片时须特别注意,脊柱附件及临近肋骨头也常常同时受到破坏。骶骨结核常表现为大范围溶骨破坏,无硬化边缘,应与肠管积气加以鉴别。

(2)椎体变形:边缘型病灶开始于椎体之上或下面,椎体的其余部分尚未受累,故对负荷体重尚无太大影响,因而椎体受压变形不多见。中心型病灶出现于椎体中心,故易因受压而呈楔形变形。椎体变形与脊柱发病部位也有关系。胸椎具有轻度生理后凸,负荷重心靠前又因脊柱后方有椎弓关节形成的骨性支柱,而脊柱前方则仅有韧带相连接,所以胸椎结核时,易见到尖端向前的椎体楔形变形。颈椎及腰椎皆具有生理性前凸,负荷重心靠后,故即使椎体受到破坏,也不易出现典型的楔形变形。

(3)椎体相互嵌入:因腰椎小关节面近于垂直方向,且负荷重心在后方,故当椎体破坏时,其上方临近的椎体向其中嵌入,椎间隙消失。但胸椎则不同,其负荷重心在前方,且椎板较宽厚,故不易发生嵌入现象。对于颈椎,因椎体与横突的高度相差不多,故当椎体受到破坏后,横突即将插入其间,限制椎体相互嵌入。

(4)椎间隙变窄:椎体之上、下面受到破坏时,椎间盘的营养供应障碍,发生退行性变,即可出现椎间隙狭窄。此种 X 线表现的早晚,与病理类型有关。中心型病变则须在稍晚时期,当病变波及到椎体周围部分时才可能出现。在确诊脊柱结核时,椎间隙变窄为比较重要的 X 线征。

(5)脊柱后凸畸形:与破坏的程度和部位有关。胸椎的正常生理曲度向后,负荷重心在前方。当椎体前方有骨破坏时,可能导致椎弓关节半脱位,使椎体前方负荷更多而造成病理性后凸。发生于颈椎或腰椎结核之后凸皆较轻微,常常仅表现为病变部位变直。

(6)骨密度增高或减低:受累椎体密度增高不常见,当有广泛的闭塞性动脉内膜炎,影响了局部血液循环时,适于钙盐沉着才有此现象。骨密度减低系因局部充血及失用性萎缩所致。骨密度改变对于诊断并无特殊意义。

(7)脓肿形成:颈椎结核易合并咽喉壁脓肿,于侧位 X 线片,气管受压前移,当脓肿穿破时可见含气积液腔。胸椎结核易并发椎旁脓肿,而腰椎结核则常合并腰大肌脓肿。有少数患者,其脓肿壁上有不规则钙斑,对于确定结核病变性质上很有帮助,但此钙斑并不常见。

(8)新骨或骨桥形成:结核性脓液或结核性肉芽组织引起的椎间韧带及关节肿胀,可导致血液循环减少,而有利于新骨沉着及骨桥形成。此外,椎体表面性病灶,因炎症性作用而产生一些骨膜性新生骨。同时易活动部位的机械性刺激也是新骨形成的原因。结核性骨桥往往只连接着受累骨局部,很少有完全性骨性强直,与脊柱化脓性骨髓炎不同。

(9)病理性脱位:此现象不多见,颈椎炎性病变存在时,引起颈性痉挛,有可能导致寰枢椎脱位或半脱位。

以上所述各种 X 线征,不一定在每个患者都能见到。它们常是错纵交叉出现的,且其表现与病程、病变部位及病变活动程度有关。在病变活动期以骨破坏、骨质疏松及脓肿形成为主;而于治愈期则有新骨形成,骨密度逐渐恢复,椎体边缘变锐利,没有脓肿、死骨,也看不到新的骨破坏。

2.CT   溶骨性及虫蚀状骨质破坏为脊柱结核的最基本 CT 表现,在 CT 图像上主要表现为斑片状、蜂窝状低密度灶,边界较清楚,有的可见边缘硬化,骨质破坏的部位大部分位于椎体的中部及前部,少部分位于后部,椎体后部的破坏常伴病灶向后突入椎管压迫硬膜或脊髓,造成椎管狭窄。相邻两个椎体的破坏,可同时伴有椎间盘的破坏,表现为椎间盘密度不均等。骨质增生及硬化在 CT 图像表现为斑片状高密度灶,椎体内骨质结构失常,有时可见骨小梁结构明显增粗肥大,其中可见骨质破坏区或硬化的骨质包绕在破坏区的周边。死骨表现为在骨质破坏区内出现小片状及点状高密度灶,常常多发。椎旁脓肿及腰大肌脓肿的早期 CT 表现为椎旁软组织及(或)腰大肌的肿胀,其密度为软组织密度,可表现为椎前或椎旁软组织肿胀或两侧腰大肌不对称及单侧肿胀,或双侧腰大肌肿胀。晚期表现为椎旁软组织及(或)腰大肌内低密度区(脓肿),其中可见钙化影。

3.磁共振(MRI)   MRI 对水含量和蛋白含量多少的变化极其敏感,在病变早期其他影像检查无异常发现时,即能发现病变。因此 MRI 在脊柱结核的早期诊断中比 X 线、CT 及 ECT 具有优越性。MRI 多平面成像能对脊柱、椎间盘细微的病理改变进行观察,确定病变范围,尤其是矢状面扫描可观察椎管侵犯及脊髓受压情况。因此,MRI 是目前能在病变部位早期发现病灶、确定病变范围的最有效的影像检查方法。

(1)脊柱结核的典型 MRI 表现:脊柱结核的典型 MRI 改变包括椎体骨炎、椎体周围脓肿、椎间盘改变以及椎管受累表现。

1)椎体骨炎:发生于椎体的结核,常导致椎体骨质破坏和骨髓炎性肿胀,T_1WI 正常高信号的骨髓组织信号减低。T_2WI 由于病变椎体水含量增加,而信号增强。炎性水肿区由于存在骨小梁而信号不均匀,骨髓内的干酪样脓肿则呈均匀无结构的长 T_2 信号,形态不规则,边界清楚,后者为脊柱结核的典型 MRI 表现之一。椎体终板常受累,椎体低信号带破坏中断,严重者椎体终板破坏消失,此亦为脊柱结核的典型 MRI 表现。椎弓根较少受累,且主要发生在根部,为炎性水肿的波及。严重的椎体破坏可形成椎体崩解碎裂和压缩性骨折,失去典型的 MRI 表现,甚至仅仅从椎体信号上与椎体肿瘤难以区分。椎旁脓肿和椎间隙改变可资鉴别。

2)椎体周围脓肿:脊柱结核的冷脓肿大小、范围不一。冷脓肿呈典型长 T_1、长 T_2 无结构信号,边界多清楚。脓肿周围多包绕纤维包膜和肉芽组织,T_2WI 呈略高的混杂信号。典型的冷脓肿呈蜂窝状,在

Gd-DTPA增强后显示更清楚。椎旁和韧带下冷脓肿对椎体侵蚀形成椎体骨质缺损,边缘不整齐。冷脓肿上下多跨越一个或多个椎间隙,范围较病变椎体大。

3)椎间盘改变:椎间隙变窄是脊柱结核的典型MRI表现之一,是与椎体肿瘤的重要鉴别点。文献报道脊柱结核在5个月内不引起椎间盘改变,椎间盘受累往往在脊柱结核的较晚期。有些学者认为,椎间隙变窄并非椎间盘本身病变所致。由于椎体终板破坏,一方面椎间盘通过病变椎体终板疝出,使椎间隙膨胀;另一方面由于椎体终板破坏,椎间盘的水分代谢停止,导致脱水退变而使椎间隙轻度或中度变窄。但也有学者认为,脊柱结核较晚期时,干酪样脓肿可以破坏椎间盘,导致椎间隙明显变窄。

4)椎管受累:MRI可清楚显示脊柱结核时脊髓压迫受害情况。椎管内硬膜外脓肿均在受累椎体水平,表现为梭形长 T_1、长 T_2 信号,边缘有纤维肉芽组织包绕。后者Gd-DTPA增强呈显著强化,显示出清楚边界。另外,椎体破坏后所致的脊柱后凸畸形和碎骨片后移亦可导致骨性椎管狭窄,脊髓压迫。有报道认为炎性刺激和压迫可导致脊髓缺血、水肿,T_2WI脊髓信号不均匀增高。

(2)脊柱结核的不典型MRI表现:不典型脊柱结核可表现为跳跃式多椎体受累、单椎体破坏、多椎体破坏而椎间盘正常或单独附件受累,MRI不易作出定性诊断。主要应与骨转移瘤鉴别,可参考以下几点:①脊柱结核大多有椎间盘受累,椎间隙变窄,转移瘤椎间盘不受累;②脊柱结核相邻多个椎体易受累破坏,椎体的形态仍保持长方形或楔形改变,脊柱转移瘤多以单发、跳跃形式出现,椎体变为扁长形;③附件受累多见于转移瘤,脊柱结核则附件受累较少;④脊柱结核多有冷脓肿形成。

(四)超声波检查

对脊柱结核的治疗,最有价值的方法是在抗结核药物和其他抗生素的辅助下,进行彻底的病灶清除术。若手术选择不当,给患者带来危害和不必要的痛苦。其重要的手术指征之一就是难以被吸收的椎旁或腰大肌脓肿。X线片主要是通过显示脓肿阴影来明确脓肿的存在与否,这就表明了X线对诊断椎旁或腰大肌脓肿缺乏特异性。而B超有一定的特异性,其显示寒性脓肿为液性暗区,当坏死组织较多时,呈低回声区或中等回声区,死骨表现为强回声斑,后方伴弱声影。因此,脊柱结核辅以B超诊断有以下优点:①可以弥补X线诊断的不足之处,对于确定有无椎旁或腰大肌寒性脓肿,尤其是对病变较早期、无死骨、椎间隙狭窄不重,而已有寒性脓肿病例的诊断有重要价值。②可帮助临床决定治疗方案和选择手术入路,对于X线片显示无大块死骨,仅有寒性脓肿阴影的患者,若B超探查无脓液,血沉又不快时,说明患者对抗结核药物治疗敏感而脓肿已被吸收,应继续给予非手术治疗。对于需要手术治疗的患者,应选择B超显示有脓肿或脓肿大的一侧做病灶清除术或选择两侧入路、经胸入路等。③对于有手术禁忌的患者,全身用抗结核药疗效不甚好时,可考虑用B超定位引导穿刺抽脓,局部注射抗结核药,并定期观察疗效。④B超具有安全、简便、快捷、无损害等特点。因此,用B超配合X线拍片诊断脊柱结核具有一定的价值。

(五)骨扫描

当结核侵犯部位出现核素浓聚现象时,可以帮助了解其他部位有无结核病灶。此检查敏感应结合其他检查参考。

四、诊断和鉴别诊断

脊柱结核的诊断应该结合病史、症状、体征、实验室检查和影像学表现综合分析。当病变发展到一定程度,各种症状和体征明显、影像学表现典型时,诊断一般并无困难。确诊尚需要细菌检查学和病理学检查。早期骨质破坏不明显,或者症状不典型时,诊断往往有一定困难,应与以下疾病加以鉴别。

1.肿瘤　临床非典型性脊柱类型中髓内或髓外的结核性肉芽肿,影像学非典型性脊柱结核类型中的单椎体型脊柱结核或单纯椎弓结核，以及椎体中央型结核，均需与原发性脊柱肿瘤或椎管内肿瘤相鉴别。如果 MRI 等影像学检查尚难以确诊，则需要进行穿刺病理检查或术中活组织检查。

2.转移瘤　基本上所有类型的非典型性脊柱结核均需与脊柱转移瘤鉴别，所以非常复杂。一般病史及临床表现等无法鉴别时，首先进行无创性检查，其次考虑各种穿刺或手术活检技术。

3.多发性骨髓瘤　跳跃型脊柱结核以及多发型骨结核与多发性骨髓瘤进行鉴别。本-周蛋白等检查意义不大，需要进行骨髓穿刺等检查。

4.脊柱化脓性骨髓炎　发病急，病变进展快，常有高热、剧痛、白细胞增多，骨桥形成早，椎体和附件通常同时受累，可与脊柱结核加以鉴别。

5.Scnmorl 结节　为髓核向椎体内疝入的现象。临床也可有腰背部疼痛症状，X 线片可表现为数个椎体上或下出现相对着的局部凹陷区，可有圆形或半圆形。Schmorl 结节的周围有清楚的骨硬化环，但无脓肿和脊柱的成角变形。

6.脊柱非结核分枝杆菌病　脊柱 NTM 病的临床表现，X 线特征与脊柱结核极其相似，临床也很难鉴别，NTM 耐药率高或对抗结核药呈天然抗药性，是脊柱结核治疗的一大难题，但尚未引起广泛重视。二者鉴别的办法即在 BACTEC 培养基内加入硝基苯甲酸，可抑制结核分枝杆菌复合型生长，而不抑制 NTM，同时可进行药物敏感试验，指导临床化疗。

五、脊柱结核的治疗

脊柱结核的治疗目的是消除感染，防止脊柱畸形和神经功能障碍。传统治疗方法主要是氧疗、日光浴和长期卧床休息。随着特异性抗结核药物的应用，脊柱结核的发病率和病死率都明显下降。对于无严重并发症的患者，基本上可通过药物治疗和手术治愈。

（一）脊柱结核的非手术治疗

1.一般治疗　脊柱结核多有食欲减退/身体消瘦、贫血或者低蛋白血症，而全身状况与疾病的好转或恶化有密切关系。对于营养状况差的患者，建议进食高蛋白、高热量、富含维生素的食物。营养状况特别差者，可给予少量多次的输新鲜血及氨基酸、脂肪乳等高营养液来改善体质。应尽量避免疲劳，适当休息。对于全身情况欠佳、体温较高、截瘫或椎体不稳定者，应严格卧床休息。

2.局部制动　为了缓解、预防或避免畸形加重，防止病变扩散，减少体力消耗，局部制动是治疗脊柱结核的重要环节。目前，石膏床应用仅限于小儿患者，对于病情较重或发生神经系统功能障碍的患者，绝对卧床休息是必需条件。对于颈椎结核稳定者，一般可采用颈围制动。但对于颈椎不稳，尤其是寰枢椎半脱位或脱位伴随神经功能障碍者，须行 Glisson 带牵引或颅骨牵引。

3.抗结核药物治疗

(1)抗结核药物的发展：1982 年，国际防痨联合会研究小组发表的 WH0571 号技术报告中推荐 6 种主要抗结核药物：异烟肼、利福平、吡嗪酰胺、链霉素、氨硫脲、乙胺丁醇。1989 年，北京结核病研究所起草的我国主要抗结核药物为：异烟肼、链霉素、利福平、吡嗪酰胺、对氨基水杨酸钠、氨硫脲、乙胺丁醇。上述药物多被称为一线用药。不列入主要药物的其他各种抗结核药物，统称为后备用药，或二线用药。1980 年，Mitchison 等根据结核杆菌的代谢和繁殖研究，将病变中的结核杆菌分为 4 类：①A 类是代谢旺盛、持续生长的菌群，数量最多，是病变中的主要菌群，易被异烟肼(INH)、利福平(RFP)和链霉素(SM)杀死；②B 类是处于酸性环境内，如巨噬细胞或急性炎症性部位代谢缓慢的菌群，这类细菌数少，可被吡嗪酰胺(PZA)杀死；③C 类处于静止、不繁殖状态，但有时在短时间内突然生长的菌群，这类细菌数量少，易于被利福平

(RFP)杀死;④D类是不繁殖、处于休眠状态的细菌,数量极少,正常情况下免疫力足以控制,不引起后患。一般认为抗结核药作用机制有3种:①预防药物耐药性的产生,INH和RFP最好,可以预防对其他药物产生的耐药性;其次为EMB和SM;PZA和TBI最差;②早期杀菌作用,INH最强,用药2天内可杀死大量细菌,其次是RFP;SM、TBI最差;③杀死B类和C类细菌,PZA适于杀死B类细菌,而RFP反应快,适于杀掉C类菌,其次是INH,而SM、EMB、TBI最差。因此,INH、RFP和PZA三药联合使用,作用于A、B、C三种不同代谢菌群,可达到杀菌和灭菌的作用。

2000年以后,抗结核药物研究取得了突破性进展,引人瞩目的是利福霉素和氟喹诺酮这两大类药物,尤以后者突出。现有的新药种类有:①利福霉素衍生物,利福霉素类新药包括利福布汀(RFB)、苯并嗪利福霉素-1648(KRM-1648)、利福喷汀(RPT);②第三代氟喹诺酮药物,氟喹诺酮类药物包括氧氟沙星(OFLX)、环丙沙星(CIP)、左氟沙星(LVFX);③吡嗪酰胺(PZA),PZA在治疗开始时的作用较INH大,在短程化疗开始的2个月中加PZA是必需的;④氨基糖甙类药物,如阿米卡星(AMK),巴龙霉素等;⑤多肽类,如结核放线菌素-N(EVM);⑥氨硫脲衍生物吩嗪类β-内酰胺酶抗生素和β-内酰胺酶抑制剂;⑦新大环内酯类,作用最强的是罗红霉素;⑧硝基咪唑类;⑨吩噻嗪类;⑩复合制剂,如力排肺疾等。

(2)化疗方案:化疗方案的选择必须根据当地的社会状况、卫生服务水平、药品来源、结核病疫情各种因素来决策。最早出现的有效抗结核药物是链霉素,它发现于20世纪40年代,对氨基水杨酸钠应用于临床后,人们发现了联合用药优于单一用药。50年代,随着异烟肼的问世,产生了著名的"标准"化疗方案,即SM+INH+PAS,疗程18～24个月,如将PAS替换为乙胺丁醇或氨硫脲(TBI),俗称"老三化"。以SM、INH及PAS或以氨硫脲(TBI)或乙胺丁醇(EMB)代替PAS的标准化疗,采用两阶段(强化期含SM3种药,巩固期用2种口服药)的12～24个月疗程。凡能充分使用抗结核化疗的西方国家,结核病疫情每年以10%以上的速度递减。20世纪50年代末,印度马德拉斯的门诊、间歇、监督化疗研究的成功使结核化疗变得经济、简便、适用。60年代末,利福平和吡嗪酰胺也使结核病进入另一崭新的时期。结核病短程化疗成功的报道始于1972年,短程化疗系指疗程在6～9个月之间的化疗,是相对于18个月的长程化疗而言。短程化疗较长程化疗更具有高效、速效、管理方便、失败率低等优越性。WHO指出,督导下的短程化疗是当今结核病控制的首要策略。现公认最佳规则服药率的办法是有医务人员全程督导化疗。

骨与关节结核属于肺外结核的一种。肺外结核具有与肺结核相同的病原和类似的疾病过程,其结核分枝杆菌活菌数大大低于肺内结核,且这些肺外脏器具有丰富的血液循环,抗结核药物易于进入组织。骨结核化疗专家认为,既然肺结核可以采用6个月的短程化疗,那么菌量较肺结核少的骨结核理应采取短程化疗,脊柱结核比肺结核对含INH+REF的方案反应较好。1983年,美国胸科协会确定了治疗肺外结核9个月的短程化疗方案,除重要脏器及严重的结核外,肺结核的治疗原则一般可应用于肺外结核。对于对INH或REF耐药菌,最好再加链霉素(SM),乙胺丁醇(EMB)或吡嗪酰胺(PZA)。对于无并发症的病例,卧床休息,石膏背心、外科清创术可根治结核病灶,大部分骨与关节结核病例仅须化疗即可治愈。但对于较大的脓肿,外科引流是必要的。

从1965年开始,为遏制结核病在全世界范围内蔓延,英国医学研究协会脊柱结核分会开展了一项本世纪结核病最重要的前瞻临床研究——医学研究协会(MRC)临床研究。这是具有权威性的全球范围内的结核病调查研究。被调查的患者多位于发病集中区,而非西方国家。MRC在通过对亚洲、非洲地区的脊柱结核的多项前瞻性研究后,证实脊柱结核的药物疗法是脊柱结核治疗的主要方法。首先,该协会研究对比了在中国香港地区的脊柱结核患者接收住院治疗和门诊治疗的两种化疗治疗效果,发现门诊督导化疗同样可以取得良好效果。随后,对比研究了印度马德拉斯、韩国和中国香港三地的脊柱结核患者的治疗情况。这三地患者分别接受单纯化疗、病灶清除术辅助化疗、前路根治术辅助化疗,结果显示3组患者临床疗效无明显差异,均达到了良好治疗效果。1985 年、1993 年和 1999 年 MRC 在第十次、第十二次、第十四次报告中阐述了采用 INH$^+$REF 6 个月内加用 SM 每周 2 次,其治疗效果与 9 个月化疗方案和其他长程化疗方案无区别,该研究充分表明正确的短程化疗方案对骨与关节结核有重要的治疗作用。我国医学工作者在国外化疗方案的基础上,根据本国国情,制定了适合国人的标准化化疗方案和短程化疗方案。我国目前的骨、关节结核标准化化疗方案是:异烟肼、利福平、乙胺丁醇、链霉素(INH$^+$RFP+EMB+SM)联合应用。强化治疗 3 个月后停用链霉素,继续用异烟肼、利福平、乙胺丁醇 6～15 个月(即 3SHRE/6～15HRE),总疗程 9～18 个月。具体用药剂量和方法:异烟肼 300mg、利福平 450mg、乙胺丁醇 750mg,每天均晨起空腹顿服,链霉素 0.75g,肌内注射,每天 1 次(疗程前 3 个月应用)。

短程化疗方案分为连续组和间歇组。连续组:疗程 9 个月(4SHRE/5HRE)。异烟肼 300mg、利福平 450mg、乙胺丁醇 750mg,每天均晨起空腹顿服,共 9 个月。链霉素 0.75g,肌内注射,每天 1 次(疗程前 4 个月应用)。间歇组:疗程 9 个月(4SHRE/5HRE)。疗程前 4 个月为强化阶段,异烟肼 300mg、利福平 450mg、乙胺丁醇 750mg,每天均晨起空腹顿服,链霉素 0.75g,肌内注射,每天 1 次。后 5 个月间歇用药,每周 3 次,每次异烟肼 500mg、利福平 600mg、乙胺丁醇 1000mg,均晨起空腹顿服。

(3)耐药性:抗结核药物的耐药性以往曾有原发耐药、继发(获得性)耐药、天然耐药、交叉耐药、初始耐药和耐多药之分。据 WHO 统计,目前有 20 亿人受结核分枝杆菌感染,其中有 5000 万人感染了耐药分枝杆菌。结核杆菌的耐药性致使结核分枝杆菌不能及时被杀死,导致病程延长、死亡的危险性增加,治疗失败。耐药、流动人口和 HIV 感染已经成为当今结核病控制所面临的三大难题,其中耐药性是对我国结核病控制起主要限制作用的因素。耐药结核病已成为引起全球结核病急剧上升的主要原因之一,特别是耐多药结核病(MDR-TB)的发生对结核病控制规划的实施构成了严重的威胁。耐多药结核病是指至少对抗结核药物中异烟肼和利福平产生耐药的结核病。

耐药性是抗结核化疗中影响疗效的重要因素。国内报道原发耐药率为 20%,继发耐药率为 65.5%～79.7%,继发性耐药出现是结核病化疗失败的常见原因之一。产生结核杆菌耐药的主要原因有:①化疗方案不合理,即不合理的联合用药;②对结核患者的治疗缺乏管理或管理不善;③药物供应不足和质量不佳;④患者经济困难,间断用药等。防止耐药结核病产生的措施:对新发结核病患者,采用 INH$^+$REF+PZA 为核心的方案,在原发耐药地区可加用 SM,即 4 种药物的短化方案;对第一次结核复发患者,应根据药敏试验结果或用药史,选择 3 种以上敏感药物组成新方案;对失败病例予以正确处理,督导治疗。其他防治措施包括:开展超短化疗的研究与应用,有望进一步降低继发耐药率和原发耐药率;通过个体化疗方案的制定,可提高耐药结核患者的痰菌转阴率,降低远期复发率,并有望筛选出新的、有效的用于耐多药结核患者治疗的化学药物和免疫治疗剂。近年已检测出利福平、异烟肼、吡嗪酰胺、链霉素、乙胺丁醇的耐药基因。

如出现耐药结核病,主要治疗原则包括:重新制定合理化疗方案;注意处理药物毒性反应;对有手术条件者,采用手术切除耐多药结核病灶,提高治愈率;MDR-TB 的化疗,必须在完全督导下进行;对合理用药后效果不佳者可采用调整计量,增加免疫调节剂,开展血药浓度监测等。

4.抗结核药物治疗的注意事项 重手术、轻药物治疗是脊柱结核治疗的一个老问题,从 20 世纪 50 年代病灶清除疗法普及以来就一直存在。这实际上是不清楚外科治疗在整个脊柱结核治疗过程中地位的问题。脊柱结核是全身性疾病,全身抗结核药物治疗是根本治疗方法。药物治疗贯穿整个治疗的全过程,而外科治疗仅为整个药物治疗过程中某一阶段的辅助疗法。大部分患者仅须采用规范的药物治疗即可治愈,无需外科治疗。一部分确诊较晚、药物治疗不满意的患者,在药物治疗到一定时间(病情稳定)后,要外科治疗进行辅助。手术后仍然需要药物治疗直至治愈。轻药物治疗、重手术的表现为术前、术后未进行抗结核治疗或抗结核治疗不规范。脱离药物单纯手术治疗往往失败。因此,术前、术后规范的药物治疗是外科治疗的前提和基本原则。脊柱结核与肺结核的药物治疗一样,应遵循早期、规律、全程、联合、适量的原则。此原则同样适用于其他骨、关节结核的治疗。

早期,即早期发现,早期开始药物治疗,治疗应早抓、抓紧。规律:按照规定的化疗方案用药,不可任意改变治疗方案,用药要持续不间断。否则不能达到治疗的目的,使治疗失败,甚至使细菌产生耐药物菌株。全程:即药物治疗在整个脊柱结核治疗全过程中不间断用药。骨、关节结核化疗在利福平问世前,标准化疗全程为 1.5~2 年,随着利福平及近年来新抗结核药物的临床应用,目前化疗全程约 9~12 个月。手术前后均应不间断化疗。联合:抗结核药物治疗,药物不可单用,而要联合使用。通常脊柱结核药物治疗对于早期、初治或病变不甚严重的病例,可采用三联法即 3 种抗结核药联用如 H、R、E。若为复治、晚期、病变复杂或较重的患者则应考虑采用四联法或 4 种以上多种抗结核药物联用如 H、R、Z、E 或 H、R、Z、E、S(H、R、Z、E、S 为异烟肼、利福平、吡嗪酰胺、乙胺丁醇、链霉素等缩写)。在化疗方案药物的配伍中,至少要应有 2 种杀菌药,否则难以达到杀灭结核菌的作用。临床常用的杀菌药有异烟肼、利福平(全杀菌药)、链霉素和吡嗪酰胺(半杀菌药)等。

联合用药是杀菌药与抑菌药的联合,可提高疗效,降低耐药的出现,减少药物的不良反应。每 1 种抗结核药应根据体重、年龄给予合适的剂量,使每 1 种抗结核药能发挥最大效果,而又不引起不良反应。术前化疗至少应保证在 4~6 周以上,这样才能基本达到抑制和控制体内结核菌的活动,使骨病变趋于静止或相对稳定,使机体体质有所恢复,有利于手术治疗的实施和病变的治愈。否则非但手术治疗失败,还可因结核病变未控制住,加之手术打击,体质过差,造成结核体内播散,发生结核性脑膜炎或诱发其他部位结核病。

(二)脊柱结核的手术治疗

脊柱结核手术方案要根据患者具体情况而制定,需要考虑的问题包括:结核骨性破坏的节段;是否出现脊柱后凸畸形和脊柱不稳;神经损伤的严重程度;细菌对药物治疗的敏感性和宿主的免疫状态;手术技巧与手术器械。多数对脊柱结核的治疗持积极态度的学者认为,一旦出现截瘫就应进行手术治疗。脊柱结核手术治疗方案总体分为前入路手术、后入路手术以及前后入路联合手术。

1.手术适应证　经过正规的抗结核药物治疗及支具制动,脊柱结核都能得到有效的治疗。脊柱结核的手术适应证是:①闭合穿刺活检阴性而需要明确病理诊断者;②脊髓受压引起神经体征;③明显畸形或椎体严重破坏;④非手术治疗效果不佳的混合性感染;⑤持续疼痛或血沉持续在高位;⑥窦道形成且合并感染者。

2.手术时机　脊柱结核手术时机选择应注意以下几点:①抗结核药物规范治疗必须 4 周以上;②肺结核和其他肺外结核处于静止或相对稳定;③骨病灶基本稳定,脓肿不再增大,普通细菌培养无细菌生长,混合感染得到控制;④患者一般状况好转,食欲好,体温正常或仅有低热,血沉出现明显下降趋势或接近正常;⑤糖尿病、高血压经治疗血糖、血压控制在基本正常范围内,无其他系统严重并发症;⑥近期心脏、肺、肝、肾功能以及电解质等均无异常。

3.脊柱前入路手术　Hodgson 和 Stock 于 1960 年首先提出了脊柱前入路手术治疗脊柱结核的方法。该方法的关键是经脊柱前路清除结核病灶并以自体骨块支撑脊柱。多年来,药物治疗辅助脊柱前入路手术已成为治疗各类脊柱结核普遍、首选的治疗方法,该方案对于早期根治结核病灶、减少脊柱后凸畸形、防止病灶复发及瘫痪均能取得满意的临床疗效。以下讨论手术方案中相关的几个问题。

(1)局部病灶清除:在各种手术治疗方法中,局部结核病灶的彻底清除是成功的关键,而影响病灶彻底清除的主要因素是切口的显露,因此,手术切口要做到充分。术者应根据术前影像学资料,充分评估术中可能遇到的问题及其对策,认真设计切口显露途径。尽可能做到彻底清除脓肿、坏死组织、死骨,创造一个相对理想的植骨床,要重点把握:①充分引流出脓液,要特别注意间隔脓肿、相邻脓肿的引流;②刮与切相结合,把坏死的椎间盘、终板和骨组织切除,脓肿壁以及部分洞穴内的坏死组织反复用刮匙刮除一切坏死的物质,直至创面点状出血;③擦拭,对于特别大的冷脓肿壁,可用于纱布反复擦拭,这对去除脓苔、部分坏死组织特别有效;④加压冲洗创面。

(2)病灶区植骨方法:脊柱结核主要造成椎体破坏,经前路病灶清除后,必然在椎体的前方形成一骨缺损区,需前路植骨以支撑脊柱,否则会导致椎体塌陷和脊柱后凸畸形的复发。前路手术防止脊柱后凸畸形的治疗效果与植入骨材料的质量有密切关系。植骨材料包括自体骨移植,如髂骨和肋骨;也可以使用同种骨移植,主要是腓骨。使用自体髂骨移植效果可靠,10年随访骨融合率为95%以上上,并且纠正脊柱后凸畸形的长期随访效果也甚佳。

Hodgson和Stock报道了骨块骨折与移位的发生率是12%。Bailey等报道前路根治术后,脊柱后凸原矫形度数丢失平均22.2°,其中多数是因植骨块失败造成。研究发现,肋骨植骨效果比髂骨差,自体肋骨植骨有32%的骨折发生率,这类患者中脊柱后凸角可增加20°肋骨植骨融合发病率仅为62%,移位的发病率为24%,骨块吸收的发病率为20%。此外,植骨失败还与结核病变的部位、术前脊柱后凸角度、植骨长度等因素相关。多数学者建议骨块长度超过2个椎间隙应辅助以各种内固定器械。

(3)神经功能障碍的治疗:神经功能障碍是脊柱结核严重的并发症之一,是由结核病灶所造成的脓肿、坏死的椎体骨组织及椎间盘组织破坏向后突出,压迫其后的脊髓或结核病变组织直接侵犯脊髓而造成。神经功能障碍症状受多种因素影响:①患者的全身情况;②椎管内有无先天性或获得性畸形;③受侵犯的椎体数量及节段;④脊柱后凸畸形的程度;⑤神经受损发生的时间及严重性;⑥开始治疗的时间;⑦药物及手术治疗的方法;⑧结核病菌对药物的敏感性。因其压迫脊髓组织主要来源于前方,所以脊柱前入路手术是治疗该神经功能障碍的主要方法。由于脊柱结核引起的神经功能障碍是慢性、渐进的压迫过程,因此一旦压迫因素去除,神经功能障碍就得以完全恢复。神经功能障碍的手术治疗,重点是彻底减压。术中除了彻底清除椎管内的硬性压迫因素外,还要解除脊髓的软性压迫,如增厚的硬脊膜和蛛网膜对脊髓、神经根的压迫。对脊柱结核破坏严重合并有脓肿者,应抓紧时机及早行病灶清除、植骨融合术,以免并发截瘫。尤其在治疗期间,如发现有瘫痪征象者,应及时手术,除非患者有活动性肺、肾结核或其他严重疾患。若脊柱不稳定,应行一期或二期植骨融合,避免畸形加重,导致迟发性截瘫。前入路手术治疗瘫痪患者,74%的患者有神经功能恢复,儿童患者脊髓神经损伤的恢复要优于成人。

(4)矫正脊柱后凸畸形:脊柱结核病灶破坏前方椎体并导致其塌陷,会造成脊柱后凸畸形,这种后凸畸形在儿童脊柱结核病例中表现明显。结核性后凸畸形分成僵硬性和活动性两种,其中后者是脊柱结核手术治疗的一大难题。MRC认为单纯药物治疗脊柱结核,有38.9%后凸畸形出现加重现象,接受前路手术的患者仅出现17%;近5%接受单纯药物治疗的患者中,后凸畸形可达50°~70°。造成这种现象的原因之一是儿童期脊柱的不平衡增长,即脊柱前路已融合,但后柱生长过快,致使儿童脊柱后凸仍逐渐进展。因此,MRC认为脊柱结核后凸畸形的最佳治疗方案为合理的抗结核药物治疗结合前入路手术。

部分学者认为仅以骨块支撑脊柱其支撑力不够,单独植骨难以达到理想的矫正度数,且术后有矫正度数丢失的现象。Rajasekaran报道在结核病灶清除术并应用肋骨植骨支撑2个以上椎体骨缺损间隙的病例,术后发生脊柱后凸或后凸畸形加重。Lee和Ahn报道了以前路手术治疗脊柱结核,术后后凸畸形矫正度数为29.9°,但6个月后矫正度数仅为12.8%,因此该方法还不能完全防止后凸畸形的进展和矫正已存在的畸形。

(5)内固定器械的应用:在脊柱结核的治疗过程中,脊柱病变部位的稳定是影响脊柱结核愈合的重要因素。只有达到局部结核病变部位稳定,脊柱结核病变才能静止直至最终愈合。以往脊柱结核治疗过程中强调的长期卧床、石膏床或支具固定均是坚持了稳定这一原则。

早期达到脊柱病灶区域内骨性融合,是脊柱结核治疗的最终目的。许多学者认为前路内固定是在病灶区域植入内固定物,有可能产生异物反应,造成植骨溶解、加剧结核病灶蔓延等现象,所以至今在脊柱前路根治术中应用内固定仍然存在争议。Boachie 认为在活动性结核病灶内植骨或应用内固定物是可行的,且有较好的应用前景。在结核病灶两端固定脊柱,可以直接、有效地维持脊柱稳定性,防止植骨块骨折、滑脱、塌陷及吸收,促进病灶愈合。Yilmaz 等对 28 例脊柱结核患者进行前路病灶清除并植入内固定材料,术后进行标准化疗。其中 22 例(病变涉及 1 个或 2 个椎体)的后凸矫正率为 64%,其余病变超过 2 个椎体以上的 6 例患者后凸矫正达到 81%。因此他们认为,前路内固定矫正脊柱结核性后凸畸形和稳定脊柱比后路手术更有效。陈建庭等从细菌黏附的角度探讨了脊柱结核内固定的安全性问题。研究发现生物材料相关感染的原因和难治性在于细菌、体内细胞外基质可黏附于材料表面形成一层生物膜,细菌得以逃避机体免疫及抗菌药物的作用,从而造成感染持久不愈。用扫描电镜观察结核杆菌对内植物的黏附情况,以表皮葡萄球菌为对照。发现后者可分泌较多细胞外黏质并大量黏附于材料表面形成厚的膜样物,而结核杆菌黏附极少,并且结核杆菌对表面粗糙的材料吸附能力高于光滑表面。在脊柱结核前路一期前路内固定根治术的临床研究方面,国内学者亦较早进行尝试。饶书诚应用前路病灶清除、椎体钉内固定治疗胸腰椎结核患者,疗效满意,认为内固定有助于早期骨性融合、后凸畸形矫正以及术后护理简便,对病灶愈合并无不良影响,但须认真进行行术前准备。

自 1997 年以来,学者采用一期手术治疗脊柱结核,共 3 种术式:①经前路病灶切除、椎体间植骨融合并前路内固定术;②经后路病灶清除并后路内固定术;③经后路内固定并前路病灶切除、椎体间植骨融合术。近期报道采用一期手术治疗胸腰椎脊柱结核 57 例,其中一期前路内固定 35 例,后路内固定 22 例;38 例采用钛合金材料内植入物,19 例采用不锈钢材料内植入物。经平均 26 个月随访,获得后凸矫正角度 21.6°(术前平均 37.4°),角度丢失 20°～40°前路椎体间植骨融合时间为 3.8 个月,无结核复发,且术前神经功能损害均获得显著改善。可见,一期手术治疗脊柱结核疗效可靠,其可以有效清除结核病灶、解除脊髓的压迫、保证后凸畸形矫正效果、促进植骨融合,具有明显的优越性。而在结核病灶局部植入钛合金材料或不锈钢材料都是安全的,当然其前提是有效的结核病灶清除或切除,这一点不能忽视。因此,无论采用何种术式,手术目的均是一致的,就是有效清除病灶、矫正后凸畸形及重建脊柱稳定性。对于大多数脊柱结核病例,均可采用一期手术治疗,避免二次手术或多次手术,减轻患者的痛苦,降低医疗费用。采用前路内固定系统的优越性在于:①其重建脊柱稳定性效果可靠,术后通常不需要牢固的外固定,或者仅需要在背心支架保护下即可早期起床活动,有利于患者的康复并减少外固定所致的并发症;②其本身具有很好的撑开功能,利于恢复椎体的高度,矫正脊柱后凸畸形;③内固定器械系采用纯钛制成,具有优良的生物相容性和耐腐蚀性。与不锈钢材料不同,不易在局部产生异物反应,亦便于术后 CT、MRI 复查。

4.脊柱后路手术　脊柱后路手术包括后路椎板切除、后路脊髓减压、经后路结核病灶清除、脊柱后路器械内固定(哈氏棒、Luque 氏棒、经椎弓根系统等内固定方法)及自体或异体骨植骨脊柱融合术等方法。由于脊柱后柱在生长过程中快于前柱,坚持脊柱后路手术方法的学者认为,后路融合可提供脊柱足够的稳定性,而且其过度生长可被抑制,有利于脊柱后凸畸形的矫正。儿童脊柱结核经前路手术后,患者的畸形矫正度数往往会丢失,脊柱后凸畸形会逐渐进展,在这种情况下有学者主张应以后路手术防止脊柱后凸畸形的发展。

由于该方案较前路手术安全,后路手术曾经被认为是手术治疗脊柱结核的首选方案。后路内固定植骨融合手术有三大优点:①可早期稳定脊柱;②有利于早期脊柱融合;③可部分矫正脊柱后凸畸形。但在治疗脊柱结核导致的神经损伤方面,后路椎板切除脊髓减压术与前入路手术相比,疗效较差,而且这类手术会进一步破坏脊柱的稳定性,该方法仅适用于后柱结核病变的患者。Garst 认为脊柱后路融合术适用于结核病变广泛、无法作前路根治手术的患者。Tuli 认为后路手术适用于脊柱不稳且有长期腰背痛的患者。

但由于脊柱结核发病多位于椎体,后路手术存在以下几种问题:无法直接清除椎体前方的结核病灶;无法直接稳定病灶区域内的椎体;植入的骨质不位于病灶区域内,融合范围较长;往往需要二期再手术;破坏脊柱后路的稳定性。因此,在选择手术方案时,应根据个体化原则全面考虑。

5.分期联合手术治疗方案　由于前路手术和后路手术各有优缺点,在治疗复杂的脊柱结核病例中,选择手术方案是困难的。因此,在 20 世纪 80 年代末,出现了二期手术方案,即在前路根治术的基础上,2～3 周后行二期后路器械固定植骨融合术。另外,在治疗伴有或不伴有脊柱后凸畸形的活动性脊柱结核时,首先以脊柱后路器械固定脊柱,随后再行前路手术。二期手术方案多适用于有多节段脊柱结核病变患者,其前路病变超过 2 个椎体,由于支撑力不够或脊柱不稳,脊柱后凸畸形会逐渐加重。在儿童脊柱前柱及后柱均受累的情况下,应首先以后路手术稳定脊柱,防止脊柱进一步滑脱,造成瘫痪。Yau 报道应用 Luque 棒二期手术矫正脊柱后凸畸形,取得了较好的临床效果。

三期手术包括脊柱前方松解术、后路器械内固定手术和前方或后方植骨融合术,其手术治疗效果与二期手术类似。多期手术包括 Hallo 架牵引、前路松解、后路截骨矫形,后路内固定和前方植骨融合术。该手术适用于严重僵直性脊柱后凸畸形,术后再以支具外固定脊柱。

6.电视辅助胸腔镜技术的应用　20 世纪 90 年代出现的电视辅助胸腔镜手术(VATS)具有创伤小、痛苦轻、恢复快、疗效可靠、符合美容要求等优点。很多学者将其应用到多种胸椎疾病的诊治中,手术范围由病椎活检、胸椎间盘摘除、胸椎畸形前方松解矫正等发展到椎体切除、重建甚至内固定术。新近有学者将其应用于胸椎结核的诊治中,取得满意疗效。

Huang 应用此技术治疗 10 例胸椎结核患者,除 1 例因严重胸膜粘连转为常规开胸外,其余 9 例均完成病灶清除及植骨融合。徐华梓等在胸腔镜下完成了 9 例胸椎结核的病灶清除、植骨融合术,疗效佳。结果表明,在切口长度、术中出血量、胸腔引流量、疼痛时间、住院时间等方面 VATS 组都优于传统开胸组。他们均认为 VATS 对胸椎结核的诊治是一安全、有效的微创处理方法,采用扩大操作通道技术,将胸腔镜和常规脊柱器械联合使用,更利于手术操作,为脊柱结核手术治疗提供了新的可供选择的方法。

7.疗效评价与预后　脊柱结核的治愈标准:①术后病例经药物治疗半年以上,全身情况良好,无发热、食欲正常,局部无疼痛;②血沉多次复查均在正常范围;③X 线片显示病变椎体已骨性愈合,植入骨块生长良好,病变区域轮廓清楚,无异常阴影;④恢复正常活动和轻度工作 3～6 个月,无症状复发。经过大量抗结核药物和进行病灶清除等各种手术,脊柱结核治愈率明显提高。据国内统计治愈率在 90% 以上,症状复发及恶化者约 6%。

（曾佳学）

关节疾患篇

第七章　关节的结构与功能

第一节　关节的类型

　　骨骼结构之间以不同的形式连接,这些连接被称作关节。关节的分类系统有两种,分别基于:①关节活动范围;②关节的组织学类型。

　　1.根据关节活动范围分类

　　(1)不动关节:固定或僵硬的关节。

　　(2)微动关节:轻微活动的关节。

　　(3)动关节:自由活动的关节。

　　2.根据关节的组织学类型分类(7-1)

　　(1)纤维关节:相对骨性表面由纤维结缔组织连接。

　　(2)软骨性关节:相对骨表面主要或最终由软骨组织连接。

　　(3)滑膜关节:相对骨表面被关节腔分开,腔内衬有滑膜。

表 7-1　关节的类型

纤维关节	
缝	颅骨
韧带联合	远侧胫腓骨间膜、尺桡骨间膜、骶髂骨间韧带
嵌合关节	牙齿
软骨性关节	
联合	耻骨联合、椎间盘、胸骨柄关节、中央下颌骨
软骨结合	骺板、髓椎体关节、颞枕关节
滑膜关节	
四肢的大小关节、骶髂关节、关节突关节、肋椎关节、胸锁关节	

一、纤维关节

　　纤维关节又可分为三个亚型。

1.缝　只限于颅骨,缝处无主动活动,骨表面被一层结缔组织分隔。这层结缔组织以及相关节的内外表面上的两层骨膜,被称作骨缝膜或韧带。在相对骨端之间有 5 层组织:生发层、被膜、中间层、被膜、生发层。生发层是一条扁平的骨原细胞带,由被膜层覆盖。中间层由疏松的结缔组织构成,厚度不一,含有血管,与头穹隆部的板障脉管交通。

虽然一般将缝视为纤维关节,但在生长期仍有继发软骨形成,在晚年,缝可形成骨性连接或骨性结合。

2.韧带联合　相邻骨表面间借骨间韧带连在一些,如远侧胫腓关节;或是骨间膜,如尺桡骨和胫腓骨间。另外如骶骨和髂骨上面的骨间韧带。韧带联合通过骨间韧带的拉伸和骨间膜的柔韧度可有极轻度的活动。

3.嵌合关节　这种特殊的纤维关节位于牙、上颌和下颌等部位。关节类似于塞子塞进陷窝或臼中。牙和骨之间的膜称牙周韧带,宽 0.1～0.3mm,厚度随年龄增长而下降。韧带无弹性纤维,但其结构允许牙齿轻微活动。

二、软骨性关节

有两种类型的软骨性关节:联合和软骨结合。

1.联合　相对骨表面间由软骨盘连接,软骨盘由介入的间充质组织软骨化而来。这种组织最终由纤维软骨或纤维结缔组织构成,但也有一薄层透明软骨覆盖相对骨关节表面。这种联合的典型是耻骨联合和椎间盘,允许少量活动,由结缔组织的压缩和变形产生。

某些联合,如耻骨联合和胸骨柄关节,有小的裂隙样的中央腔,内含少量液体,并随年龄增长而扩大。这个特征让人想起滑膜关节的腔,可能处于关节演化的中间阶段。另外,联合周围的纤维韧带也有点类似于滑膜关节的关节囊。

联合都位于人体的中间矢状面,是永久性结构,不像软骨联合是临时性关节。偶尔,软骨内交锁或骨性结合会湮没联合,胸骨柄关节有时会出现这种情况。

2.软骨结合　是存在于骨骼生长期的临时关节,由透明软骨构成。典型的软骨联合是管状骨骺和干骺端之间的生长板、髓椎体关节、软骨性颅中未骨化的软骨和蝶枕软骨结合。随着骨骼的成熟,软骨联合变薄,最终被骨性连接或骨性结合湮没。在成年仍存在的两个软骨联合是第一胸肋关节和岩基关节。

(张敬堂)

第二节　滑膜关节

滑膜关节是一种特殊类型的关节,主要位于四肢部,其运动一般不受限制,主要结构特点是骨表面通过纤维囊连在一起,有时还通过韧带加强。相对骨表面间有关节腔,骨端由关节软骨覆盖,相对活动的摩擦系数很低。关节囊内面是滑膜,可分泌滑液到关节腔。滑液既是一种活动润滑剂,又是营养来源,提供邻近关节的营养。在某些滑膜关节内,有纤维软骨盘将关节腔部分或全部分离。也有一些附属结构,包括脂肪垫和盂唇。

滑膜关节主要由关节软骨、软骨下骨板、关节囊(纤维囊和滑膜)、关节内盘、脂肪垫和盂唇以及滑液。周围结构包括肌腱鞘、黏液囊、小的附属骨或籽骨。

一、关节软骨

成人有三种软骨:透明、纤维和弹性软骨。关节软骨属于透明软骨,另一种透明软骨是生长板软骨。

关节软骨具有良好的抗压刚度和弹性以及分散载荷的特殊能力,可以最大限度降低软骨下骨上的峰值应力。关节软骨还具有无可比拟的滑动性能和耐久性。

1.关节软骨的结构　大部分关节软骨只有几毫米厚,但具有其特殊的结构,分成表层(或滑动层)、中层(或过渡层)、深层(或放射层)和矿化层:①表层:最小的软骨区,构成关节表面。最上面是一层基质,由排列有序的胶原纤维组成,其下是长而扁平的软骨细胞,周围环绕大量基质。细胞的长轴和胶原纤维都与关节表面平行。②中层:体积是表层的数倍。细胞较圆,内含丰富内质网、高尔基体、线粒体和糖原。该区基质中的胶原纤维分布较散乱。③深层:细胞圆形,呈柱状排列。此区胶原纤维直径最粗、蛋白多糖含量最丰富、水分最少。④矿化层:此层矿化软骨分隔透明软骨和较坚硬的软骨下骨。胶原纤维从深层开始,直接通过软骨下骨到骨,将关节软骨锚固到软骨下骨上。在 HE 染色切片上,矿化层和深层之间由一层薄的嗜碱性染色——潮线分隔。

2.关节软骨的构成

(1)软骨细胞:关节软骨中只有一种细胞——软骨细胞。同其他间充质来源的细胞一样,软骨细胞产生的基质环绕在其周围,软骨细胞附着在基质大分子上,细胞间不相接触。

发育生长期中的软骨和成人软骨中软骨细胞的活性不同。在关节软骨的形成和生长期,细胞密度高,代谢活动旺盛,增殖迅速,合成大量基质。随着骨骼发育成熟,细胞的代谢活性、基质合成和细胞分裂均下降。当骨骼生长完成后,大部分软骨细胞可能从不分裂,但继续合成胶原、蛋白多糖和非胶原蛋白。这种基质的继续合成活动提示关节软骨的维持需要基质大分子网络内部的不断重建。一般认为,软骨细胞产生的酶降解基质大分子,产生的基质分子片段诱导软骨细胞增加基质合成,以替代降解的大分子成分。其他因素,如关节载荷的峰度和密度也影响软骨细胞的代谢。另外,随着年龄增长,细胞的合成能力以及对生长因子等刺激的反应能力均下降,这些变化可能限制了软骨细胞维持组织完整的能力,因此骨关节炎易于发生。

(2)基质:根据软骨类型和年龄的不同,水占其湿重的 $60\%\sim80\%$。结构大分子,包括胶原、蛋白多糖和非胶原蛋白占湿重的 $20\%\sim40\%$。透明软骨不含有弹性蛋白。在大多数透明软骨内,胶原占组织干重的 50%,蛋白多糖占 $30\%\sim35\%$,非胶原蛋白占 $15\%\sim20\%$。胶原构成纤维网,赋予软骨抗张强度和形状。蛋白多糖和非胶原蛋白分布在胶原网中。

关节软骨内含有Ⅱ、Ⅵ、Ⅸ、Ⅹ、Ⅺ等类型胶原,其中Ⅱ、Ⅸ和Ⅺ构成电镜上可见的条带。Ⅱ型胶原占整个胶原含量的 $90\%\sim95\%$,是构成条带的主要成分。Ⅸ型胶原分子与条带纤维的表层呈共价结合,并突出到基质中。Ⅸ型胶原之间也以共价结合。Ⅺ型胶原分子和Ⅱ型胶原分子呈共价结合,可能构成条带纤维内部结构的一部分。Ⅸ型和Ⅺ胶原的作用仍不清楚,可能协助形成和稳定主要由Ⅱ型胶原构成的胶原纤维网。Ⅵ型胶原是软骨细胞邻近基质的重要成分,可能与软骨细胞同基质的附着有关。Ⅹ型胶原分布于关节软骨矿化层和生长板肥大区内,提示它与软骨的矿化有关。

关节软骨内主要含有两种类型的蛋白多糖:聚合素或其他大的聚集的蛋白多糖单体,小的蛋白多糖包括修饰素、biglycan 和 fibromodulin。聚合素填充在软骨基质纤维间空隙中,占总软骨基质蛋白多糖量的 90% 左右。在关节软骨基质中,大多数聚合素和透明质酸和联结蛋白呈非共价结合,形成蛋白多糖聚合体,大的聚合体由 300 个以上的聚合素分子组成。聚合体协助蛋白多糖在基质中的锚固,防止组织变形时的移位。这种聚合体有两类：一类硫酸软骨素对透明质酸盐比率低，单体较少，离心时缓慢沉淀；另一类硫酸软骨素对透明质酸盐比率高，单体多，离心时沉淀快。关节软骨的表层主要是一些小的，沉淀缓慢的聚合体，深层则两类都有。大的聚合体的丧失是关节病和关节制动后的早期变化之一。年龄增加时大的聚合单体也逐渐丧失。小的不聚集的蛋白多糖则与大分子结合，可能影响细胞的功能。如修饰素和fribromodulin 与 Ⅱ 型胶原结合，构成并稳定 Ⅱ 型胶原网。

关节软骨中非胶原蛋白和糖蛋白的作用所知甚少。像 Anchorin CII，可能有助于软骨细胞在基质胶原纤维中的锚固。纤维连接素和 tenascin 这两种非胶原蛋白在多种组织中存在，其功能可能与细胞-基质间的相互作用有关。

（3）细胞与基质的相互作用：基质对软骨细胞起力学保护作用。营养物质、新合成的分子、降解的基质分子、代谢产物，以及细胞因子和生长因子都贮存在基质内。而这些因子对软骨细胞代谢有重要的调节作用。例如，白介素-1 可诱导基质金属蛋白酶的表达，降解基质大分子，在基因转录水平干扰基质蛋白多糖的合成。其他细胞因子如胰岛素样生长因子-Ⅰ 和转化生长因子-β 则刺激基质合成和细胞增殖。

基质也可以将信号传导到软骨细胞。实验研究显示，关节载荷的持续异常下降或制动可降低关节软骨内蛋白多糖的浓度以及蛋白多糖聚集的程度，改变软骨的力学性能。而活动恢复后其构成和力学性能趋向正常。

关节承受的力学载荷影响软骨细胞功能的机制尚不清楚，但基质的变形可产生力学、电学和生理化学信号刺激软骨细胞。软骨表面的压缩直接导致基质甚至是软骨细胞的变形。基质的变形也产生电学和生理化学信号影响软骨细胞。载荷导致组织液的流动，改变细胞周围电荷密度，并进而产生流体电位。基质内电荷密度的改变影响渗透压和渗透压梯度。组织液流动也促进营养物质和代谢产物通过基质交换。载荷甚至可以引起基质分子结构的永久变化，改变软骨细胞对随后载荷的反应。因此，基质不但转导和传送信号，也可记录组织的载荷史，改变细胞的反应状态。

关节软骨的营养：关节软骨缺乏淋巴管、血管和神经分布。大部分软骨通过来自滑膜的液体扩散获取营养。活动时滑液从软骨进入关节腔，而活动停止时软骨重新吸收液体。软骨营养的第二个来源实际上是血管。小血管从软骨下骨进入软骨最深层，提供此区软骨的营养。另外，软骨周围滑膜内有血管网分布。此血管网的分支覆盖在软骨边缘。这种软骨周边的血供可能是骨关节炎时骨赘形成的原因之一。

由于软骨层对所透过的分子的大小、电荷和分子构型均有限制，因此，软骨细胞处在低氧状态下，主要依靠厌氧代谢。

二、关节囊

关节囊是一种结缔组织，包被关节腔。它由一层厚的、粗糙的外层纤维囊和一层薄的内膜滑膜组成。

1.纤维囊　纤维囊由平行和交错的致密白色纤维束组成。在关节两端，纤维囊紧密附着在骨膜上，但附着部位有较大变异。某些关节大部分骨端在关节囊内，而另一些关节则只有一小部分在关节囊内。

纤维囊的厚度也不一致，韧带和肌腱可附着其上，形成局部区域的增厚。事实上，在某些区域，纤维囊被肌腱或邻近肌肉的腱性扩展部取代。关节囊内外都有一些韧带加强，如胸锁关节的关节囊外附属韧带，以及关节囊内韧带，如膝的交叉韧带。这些韧带是坚韧的结缔组织条索，可抵抗过度或异常活动。韧带一般是无弹性的，但其中有一些弹性成分。

纤维囊血供丰富，富含淋巴管和神经。在关节软骨边缘关节囊血管特别多而明显。关节囊内有一些另外的开口，允许滑膜突出形成陷窝或囊。在镜下观察，关节囊内细胞分布不一致。主要是腱性成分的区域,细胞分布少,而其他区域则由富含细胞的结缔组织构成。

2.滑膜　滑膜是一层娇嫩的、高度血管化的关节囊内膜,由关节盘周围的间充质组织分化而来。

滑膜衬在滑膜关节的非关节部分和关节内韧带或肌腱处,滑膜也覆盖关节囊内的骨性表面。中央的软骨组织和关节盘部分没有滑膜覆盖。滑膜本身是粉红色的,潮湿而光滑,但部分内表面有滑膜绒毛突起。滑膜炎症或灌洗可导致更多的绒毛形成,在病理状态下,绒毛突起可覆盖整个滑膜的内表面。

除滑膜绒毛外,滑膜会折叠并延伸至关节腔内(如翼状襞和膝的韧带黏膜)。另外,脂肪组织可积聚在滑膜内形成关节脂肪垫,起缓冲外力冲击的作用。

滑膜一般由薄的细胞层(内膜)和深部的血管内衬(内膜下)组成。内膜下层进一步与纤维囊融合。但在某些部位,滑膜较薄,没有明显的分层。如内衬在关节内韧带或肌腱处的滑膜,就没有明显的内膜下层。

滑膜内膜:由一至四层包埋在肉芽基质中的滑膜细胞构成。细胞形状各异,有扁平和细长或多面体。这些细胞可分成两类:A 型:类似巨噬细胞,有吞噬功能;B 类:数量较少,类似成纤维细胞,可分泌透明质酸。

滑膜内膜下:通常是细隙状组织,偶尔由松散或较纤维化的结缔组织组成。细胞成分包括血管内皮细胞、脂肪细胞、成纤维细胞、巨噬细胞和肥大细胞。成分主要是胶原和弹性纤维。

3.关节内盘状结构(半月板)、盂唇　某些关节(膝、腕、颞下颌、肩锁、胸锁和肋椎)内有纤维软骨盘或半月板。盘的周边部分附着在纤维囊上,这部分有血管和传入神经分布,但关节盘的大部分是无血供的。关节盘部分(膝和肩锁关节)或全部(胸锁和腕)将关节腔分隔,但即使是全部分隔的关节盘,其上也有小的穿孔。虽然关节盘被称作纤维软骨组织,但更准确地说是一种纤维弹性结缔组织,由胶原纤维和弹性纤维交织而成,而在盘的中央部分弹性组织特别明显。也可见明显的细胞成分。

关节盘的确切作用尚不清楚。可能的功能包括震荡吸收、分散载荷、促进活动(如旋转)和限制活动(如平移)、保护关节表面。另外,有人提出关节盘在关节润滑中起主要作用。某些关节,如髋和盂肱关节,软骨周边有盂唇形成。它们可能有助于增加相对关节间的接触及和谐性,特别是在关节活动的最大幅度时。

4.滑液　滑液是一种血浆的超滤物,包括局部组织合成的蛋白多糖。滑液是一种清澈的、黏性的黄色液体,在静止时也不凝固,因为其中没有纤维蛋白原。正常的膝关节内含有大约 5ml 液体,滑液的黏性取决于透明质酸的浓度,在增龄、骨关节炎和创伤后会降低。滑液中 96% 为水,4% 为溶质,比重为 1.010,pH 值 7.3~7.6(骨性关节炎和创伤后会降低)。正常关节滑液细胞数非常少,但在病理状态下会显著增加。

蛋白质浓度比在血浆中低,在非炎症关节中血浆蛋白向滑液中的转移和其大小及分子的形状有关。因此,滑液中的大部分蛋白质是白蛋白(大约 213),而大分子如 α-巨球蛋白、脂蛋白、纤维蛋白原和 IgM 在正常滑液中数量较少。

相反,当滑膜发炎时,炎症滑液中的蛋白质含量增加,大分子蛋白的量也高于正常滑液。这时由于有大量纤维蛋白原的存在,滑液可凝固。在严重的炎症关节中,蛋白的浓度同血清类似;而在典型的类风湿关节炎中,IgM 和 IgG 浓度比预期的要高。

三、支持结构

肌腱和韧带都属于致密纤维组织,提供关节的稳定性和灵活性。虽然不同部位的肌腱和韧带构成有些差异,但它们都与骨附着,能抵抗抗张载荷。肌腱将肌肉力传导至关节,带动关节活动;韧带则起稳定关节的作用。影响这些组织的疾病和损伤可导致关节失稳,肌肉功能丧失。这些组织的挛缩限制肌肉和关节的活动,引起关节畸形。

肌腱和韧带都是由细胞(成纤维细胞)和细胞外基质构成。胶原纤维(主要是Ⅰ型胶原分子)是肌腱和韧带内的主要成分,使组织具有一定的强度和刚度,决定肌腱与韧带的主要力学性能。弹性纤维,由弹性蛋白构成,使胶原组织具有在载荷作用下延伸的能力。

肌腱或韧带与骨的附着分4个区:肌腱或韧带端、纤维软骨、矿化软骨和骨,其强度逐渐而不是突然增加,这样避免了应力集中。

四、关节的血管、淋巴供应和神经支配

关节的血供来源于进入关节囊的关节周围动脉丛,在滑膜处中断形成丰富的毛细血管网。很多血管位于滑膜表层,所以,即使是相对不显著的关节损伤也会导致出血。滑膜内的血管环位于关节软骨周围神经边缘附近。

淋巴管在滑膜内面形成丛。输出管经过关节的屈侧,然后伴行血管到局部深淋巴结。

可动关节的神经支配一般来自支配附近肌肉系统的同一神经。纤维囊和滑膜均受神经支配,每根神经支配关节囊的特定区域,但有些地方的神经支配会有重叠。纤维囊内的某些神经末梢有鞘,其他则为游离末梢。一般认为,有鞘神经末梢是本体感受器,而游离神经末梢,则介导疼痛感觉。所以,关节韧带损伤后常有极度疼痛感。滑膜本身相对来说对疼痛不敏感。

(张敬堂)

第八章　关节的检查和诊断技术

第一节　关节病的实验室检查

多数关节疾病主要靠病史、症状体征及 X 线检查可获得明确诊断,实验室检查对关节疾病来说,相对显得并不十分重要。然而对于某些特殊关节疾病,实验室检查对确定诊断仍是有帮助的,而且有些实验室检查结果有助于了解风湿性关节疾病的活动期及疾病程度,包括病人对治疗的反应。关节病的实验室检查包括关节滑液和血清学的检查,有关关节滑液的检查将在下一章节中讨论,这里只介绍有关的血清血检查。

一、外周血象检查

外周血的质量、外观及细胞成分可以反映疾病的不同发病时期。如慢性风湿性疾病可能伴有贫血,血红蛋白可下降至 $90\sim100g/L$,其原因可能是由于网状内皮系统不能释放储存的铁,从而影响红细胞的生成。补充正铁血红素,并不能纠正这种贫血,只有当炎症消退后,血红蛋白才可有所上升。因此,它可作为风湿性关节病对于治疗反映及疾病活动期的判断指标。

外周血白细胞总数及分类对于风湿性关节病的诊断也有一定参考价值。急性炎症性多关节炎病人,可能有中度而持久的多形核白细胞增高,幼年型类风湿关节炎病人(Still 病)可有白细胞总数升高;同样,急性化脓性关节炎病人也可能有白细胞增高。白细胞减少则是某些风湿性疾病的实验室的重要指标,如Felty 综合征病人(类风湿关节炎,肝脾肿大,中性粒细胞减少)可以有明显的白细胞减少,白细胞总数可低至 $2\times10^9/L$。此外,狼疮病人也可以有中度的白细胞减少,以及轻度的淋巴细胞减少。嗜酸粒细胞的增多是某种血管炎病人的重要实验室检查,这在中年多关节炎的男性病人中比较常见。

外周血血小板检查可为风湿性疾病提供诊断线索。急性关节积血病人,可有血小板减少,这通常是风湿疾病的结果。

二、血浆蛋白的检查

血浆蛋白的测定也是风湿性关节疾病的重要实验室检查项目。严重、慢性风湿性疾病病人可有血浆蛋白的降低,狼疮性肾炎病人也常有血浆蛋白的降低。

临床上,比较重视测定急性期风湿性疾病的血浆蛋白含量,急性期增高的血浆蛋白在血清电泳上常表现为 α_1、α_2 球蛋白,还包括纤维蛋白原、C 反应蛋白。对上述这些蛋白进行定量测定有助于分析、评价风湿性疾病的严重程度,而且还可监测一些抗炎药物对该疾病的治疗效果。慢性炎症性关节病病人,血沉也可升高,同样也可用来评估炎症性关节疾病的严重程度以及对治疗的反映。

血浆 γ 球蛋白的定性分析与定量测定对于临床医生治疗风湿性疾病也很有意义。许多慢性炎性风湿病病人有弥漫性、非特异性高 γ 球蛋白血症,而且在血浆蛋白电泳时很容易出现 γ 球蛋白的高峰。事实上,这是由于血清中游离轻链增多的结果,而且可在尿中测到,但是,它不同于尿中的本周蛋白,因为前者是多克隆的,而且与异型球蛋白血尿无关。在临床上,若遇到病因不明的关节疾病,且有明显的高 γ 球蛋白血症,临床医生必须仔细检查,不应忽视单克隆的血浆蛋白存在的可能性,后者可出现在系统性淀粉样变或淀粉样变性关节病病人。

三、自身抗体测定

现代风湿病学领域,发现了许多自身抗体。人们对于这些自身抗体在风湿病发病中的作用及对疾病的诊断价值,有了不少新的认识。自身抗体可被看作是循环血流中对各种自身抗原具有特异性的抗体。有些自身抗体是器官特异性的,其反应仅局限于一种或几种器官内,而另一些自身抗体则是非器官特异性的,可以与身体内任何组织中的抗原成分起反应。

在风湿病的实验室诊断中,最重要的自身抗体是类风湿因子(RA),已普遍用于临床。RA 是一种与 IgG 中 Fc 部分相作用的抗体,所以,RA 的同义词是抗球蛋白,其抗原位于病人自身血浆中 IgG 分子上。RA 产生的机制还不很清楚,推测其潜在的病理作用可能是刺激风湿病的发病并持续存在下去。

临床实验中,测定 RA 的方法很多,但最常用的方法是 IgG 凝结抗体,与人的 IgG 抗原发生凝集反应。但实际上血清中也存在其他类型的抗球蛋白,包括 IgG 和 IgA 分子。对此,应该加以认识,而且非常重要,因为有些用常规方法测定 RA 是阴性的病人,可能存在用常规方法不能发现的重要的抗球蛋白。IgG 抗球蛋白是体内免疫复合物形成的主要成分。许多测定方法中,将抗原被覆在载体颗粒的表面,因此,当血清中存在 RA 时,它就可与试剂中的载体表面抗原颗粒发生凝集反应,形成大块凝结颗粒,用不同稀释倍数的试剂,检测病人的血清,直至最大稀释倍数仍然可形成凝结颗粒为止,并将此稀释倍数作为 RA 的最终滴度。

RA 检测阳性或阴性的临床意义对于诊断关节疾病是重要的,可以肯定地说,大多数类风湿关节炎病人迟早会发生血清反应阳性。事实上,对于典型的类风湿关节炎的诊断,并不一定需要 RA 检测阳性,但检测阳性结果对于临床医生来说,是一个进一步肯定诊断的实验室指征。类风湿性疾病时,RA 的滴度越高,其预后就越差。

风湿病的另一种重要的实验室诊断指标即是抗核抗体(ANA)。实际上,ANA 是血清抗体家族中的异原形抗体。在体外,它可与人类细胞核中的各种成分发生反应,而且还可以与其他多种系的核酸成分发生交叉反应。抗核抗体的病理作用还不太清楚,目前广泛采用的 ANA 检测方法是间接免疫荧光方法。

四、免疫复合物的检测

在风湿病的发病中,一个潜在的致病机制是循环免疫复合物的作用,它可吸附在不同的毛细血管的基底膜上或其附近,进而引起炎性反应,导致自体组织的损伤。许多风湿病的表现都是基于这种致病机制,因此,若能直接测定血清中的免疫复合物,那么对于临床诊断疾病将会有很大帮助。遗憾的是到目前为止,还没有一种普遍应用且可靠的方法。大多是采用多种方法综合检测。常用的方法是放射性 C1q 结合试验、补体 C3 的测定等。另外还有一种检测方法,即是免疫组织学检查。

五、细胞学检测

近年来,对于细胞免疫机制在风湿病中的作用有了更进一步的认识,如系统性红斑狼疮、类风湿关节炎等疾病中,细胞免疫机制与这些疾病的发病及病变持续存在有重要关系。虽然体外有很多检测细胞免疫功能方面的方法,但这不能满足临床需要。目前比较常用的方法是测定各种皮试抗原的迟发性超敏反应。另一种也被广泛应用的方法是检测白细胞的 HLA 抗原(组织型)。已有越来越多的证据证明,大多数强直性脊柱炎、Reiter 综合征病人的第 6 号染色体上 B 区存在 HLA-B27 基因;因此,这种病人的组织型 HLA 抗原可反映 HLA-B27 的情况。正常的白种人,这种基因或抗原阳性检出率为 6%～8%,而白种病人中,其阳性率高达 90%。

（高爱东）

第二节　关节液检查

关节液又称滑液,是由关节滑膜细胞分泌而成。正常关节腔内滑液量很少,有关节疾病时,关节液可明显增加,且可含有大量的细胞成分、晶体及有机物质等,因此,对关节液作仔细地检查,可以提供重要的诊断线索。关节液的检查一般包括常规检查和特殊检查,兹分述如下。

一、常规检查

首先在无菌条件下,行关节腔穿刺,抽出关节液,分别做常规检查和特殊检查。常规检查包括用肉眼观察和显微镜检查。

肉眼观察内容主要包括关节液的颜色、清亮度、黏性、自发凝集测定和黏蛋白凝集试验。正常关节液是一种呈草黄色、清亮、透明的黏性液体,可含少量细胞成分,白细胞计数为 $(0.2～0.75)×10^9/L$。若滑液内的白细胞增多时,可使关节液变成白色,且混浊,严重时可呈脓性,有时关节液的混浊、色暗可因其内含大量的结晶、纤维蛋白等所致。有时抽出的滑液为血性关节液,其原因可能系穿刺过程中滑膜出血和某些出血性关节疾病所致。可引起血性关节液的关节疾病有关节创伤、神经性关节病、出血性疾病(如血友病)和肿瘤等。不同关节疾病的滑液肉眼检查情况如表 8-1 所示。

表 8-1　不同关节疾病的滑液肉眼检查

观察内容	正常	非炎性疾病	炎性疾病	化脓性疾病
量(ml,膝关节)	<4	>4	>4	>4
颜色	淡黄	草黄→黄色	黄色或白色	白色或黄白色
清亮度	透亮	透亮	透亮或混浊	不透亮
黏性	很高	较高	低	很低
黏蛋白凝集试验	良好	良好或较好	较好或差	差、易碎
自发凝集	无	常有	常有	常有

关节液因为有丰富的透明质酸而呈黏性,非常凝集,其黏度与其中的透明质酸含量有关。可通过关节液的拉丝长度来判断关节液的黏性。正常情况下,关节液拉丝可达 3～5cm,精确的测定方法是使用黏度计测定。

正常的关节液,由于缺乏纤维蛋白原、凝血酶、凝血因子等,因此,不能发生自发性凝集。病理状态下,关节液可发生凝集。

黏蛋白凝集试验是用来测定透明质酸的一种定性方法,其程度可分为良好、欠佳、差三种。

二、显微镜检查

关节液的显微镜检查包括常规细胞学检查、特殊细胞学检查和晶体检查。

常规细胞学检查包括白细胞计数和分类。正常关节液中的白细胞数极少,一般少于 $0.05 \times 10^9/L$,大于 $0.2 \times 10^9/L$ 即被认为有轻度炎症反应。在一些非炎症性和炎性关节液中有其他一些细胞成分,如淋巴细胞、单核细胞、巨噬细胞等。

特殊细胞学检查通常可检查——些特殊的关节疾病。如类风湿细胞(又叫类风湿关节炎细胞或包涵体细胞),它是有中性粒细胞摄入聚集的 IgG 或 IgM、类风湿因子、纤维蛋白、补体、免疫复合物、DNA 颗粒等形成。红斑狼疮时,可在关节液中检查到狼疮细胞等。

晶体检查是指在关节液中可有多种晶体成分,包括尿酸钠、焦磷酸钙、草酸钙、胆固醇、胶原、软骨碎片等。临床上晶体检查主要用于诊断及鉴别痛风及假性痛风,前者关节液中含有尿酸钠晶体,后者含有焦磷酸钙等。胆固醇结晶可见于类风湿关节炎。

此外,对关节液还可进行蛋白、糖、脂肪、补体及血清学测定检查,同时还可用关节液做病原体检查,包括关节液涂片作革兰染色或做细菌培养检查。

(高爱东)

第三节　关节的影像学检查

一、X 线平片

X 线平片检查是关节的影像学检查最基本的方法。虽然询问病史和系统的检查对于诊断关节疾患极其重要,但若缺乏高质量、位置正确的 X 线平片,医生有时很难做出正确的诊断。大多数关节疾患如骨折、炎症、退变均可根据 X 线平片做出诊断与处理。若根据 X 线平片所见,参考临床体征,仍不能做出诊断,则可进一步作其他 X 线检查。通常情况下,X 线平片都是由放射科技术员拍摄,骨科医生和放射科医生并不直接拍摄 X 线平片,因此,对于骨科医生、放射科医生,了解摄片的基本要求,特别是拍摄体位,对于判断所摄 X 线平片是否符合要求,以便进一步根据 X 线平片做出诊断有诸多裨益。

下面就不同关节常规拍摄 X 线平片的具体位置要求做一简述。

1.手及指关节　通常手及指关节作正、侧位 X 线平片即足够。对于示、中、环、小指的侧位 X 线片,依据不同的手指,有不同的位置。摄正位片将手平放、手指相互分离。由于拇指不同于其他手指,所以摄 X 线平片时,应将拇指置特殊位置,方可获得拇指的正侧位 X 线片。

手的 X 线平片包括正位、斜位和侧位,正位片是最常用来诊断骨骼位置异常、关节间隙变窄及软组织异常的方法。

2.腕关节　常规腕关节摄片包括正、侧位像,有时也可加摄斜位片以帮助诊断关节疾病,后者包括半旋前和半旋后斜位像。桡偏或尺偏位摄正位片,对于观察腕骨和评价腕关节活动非常有价值,如观察舟状骨时,要使腕关节尺偏时摄片,此时获得 X 线平片可清楚显示舟状骨的全貌。同样侧位摄片包括掌屈和背屈位侧位片。

3.肘关节　肘关节的标准 X 线检查包括正位、侧位摄片,多数情况下可以摄斜位片。正位摄片时,手应该完全处于旋后位,这样,尺、桡骨不会发生旋转。斜位摄片更可以清楚地显示尺骨冠状突。侧位摄片时应使肘关节屈曲 90°。有时需将肘关节置极度屈曲位摄正位片,以观察尺骨鹰嘴。

4.肩关节　肩关节正位片包括外旋位和内旋位。前者可显示大结节,同时对于诊断冈上肌腱钙化有帮助。大结节透光区是正常变异,又称肱骨假囊肿,这在外旋位时最明显,当上臂内旋时,大结节被肱骨遮盖,而小结节可显示清楚。需要指出的是,肩关节的正位像并不是胸部的真正正位像,它也不能清楚显示盂肱关节间隙。真正的肩关节正位片是病人身体 40°后斜位,这是显示肩关节的最理想位置。至于肩关节外伤,有时还需摄特殊位置的 X 线片,以了解肱骨头与关节盂的相对位置,如腋位等。在诊断肩关节前脱位或后脱位时,可采用 Hermodsson 位、Stryker 位、Didiee 位以及改良腋位摄片。

5.肩锁关节与胸锁关节　肩锁关节通常在肩关节 X 线平片上可以显示,有时需加摄应力相以帮助诊断肩锁关节半脱位或脱位,通常是让病人手持 2.5～7kg 重物摄片。胸锁关节常需摄侧位和斜位片,但很难清楚显示其结构。有些特殊体位的摄片可能有所帮助,如 Hobb 位摄片。

6.骨盆　标准的骨盆 X 线片拍摄位置是病人仰卧、双下肢伸直、膝关节微屈、双足内旋约 15°。骶髂关节摄片有几种方法,但均不理想,因为正常骶髂关节形态使得 X 线平片极难评价,通常在俯卧或仰卧时,身体一侧抬高约 25°时摄斜位片。

7.髋关节　髋关节最常用的 X 线检查方法是骨盆正位相及髋关节的锥形正位片,后者包括足内旋位以增长股骨颈和蛙式位摄片。在某些临床情况下,还可以摄其他位置的 X 线,如轴向侧位 X 线片。

8.膝关节　膝关节的正位 X 线片拍摄要求是 X 线球管投照方向向尾侧偏离 5°～7°。侧位片是膝关节屈曲 20°～35°。虽然多数膝关节疾病靠正侧位 X 线片就足够,但有些膝关节的急性创伤有时需要摄其他位置的 X 线片,以免漏诊隐匿的骨折。通常对于膝关节外伤及某些近端胫腓关节的问题需要摄 45°的斜位相。如需要观察髌骨关节,还需摄髌骨切线位片,其方法是俯卧位、膝关节完全屈曲位拍摄,此时髌骨位于髁间凹深部,所以,对多数髌骨半脱位来说,这种投照方法并不理想,Hughston 建议病人俯卧位,膝关节屈曲 50°～60°是观察髌骨关节较合适的位置。Merchant 等提出病人仰卧,膝关节屈曲 45°,球管投照方向与地面成 30°角,但这种方法需要一种特殊的 X 线片盒固定装置,而且髌骨也被放大,若将投照方向反过来,可以摄膝关节不同屈曲角度的 X 线片,且不需特殊的 X 线片盒固定装置,可以让病人双手抓住片盒即可,这种位置对髌骨关节半脱位、骨折和退变均可清楚地观察到。

膝关节的负重位 X 线片,对于评价膝关节退行性变和准确判断关节间隙很有用处,摄时要求病人站立位。

9.踝关节　踝关节的正、侧位 X 线片是常规的检查方法。为了更好地评价内侧关节间隙,摄正位时,将足内旋 15°～20°是较理想的方法,这是因为相对膝关节的冠状面而言,踝关节本来有 15°～20°的外旋。另外,对于踝关节有过创伤史的病人,摄 45°内、外侧斜位,对于评价骨性结构,包括内外踝很有价值。

二、计算机断层摄影与三维影像重建

1.计算机断层摄影　计算机断层摄影(CT)对于诊断肌肉、骨骼系统是一项非常成熟,而且可靠的诊断技术,其基本原理是X线穿射人体,经部分吸收后为检测器所接收,不同组织对X线的吸收不同,这种检测器接收的射线即有强弱之分,利用这一差别进行信号转换而形成图像。1973年,当CT开始用于临床时,所面临的重要问题就是对图像的分析。与普通X线断层一样,CT也是二维的,它是横断面体层摄影,由计算机将受检部位影像密度进行数字化处理,并重建图像。图像是由许多小的像素组成,其空间分辨率受到像素大小的限制,低于X线平片,但密度分辨率较X线平片大为提高,并可以运用不同的窗宽、窗高分别显示骨结构和软组织结构。CT扫描包括平扫和增强扫描,后者是注射造影剂后,可更清楚地显示和分辨某些软组织结构和病变。CT平扫时,主要是根据不同组织有不同的CT值来做出诊断,因此,它可判断肿瘤,如囊肿、脂肪瘤、血管瘤等,如果在骨组织内发现有几乎与气体一样的CT值,通常表明有骨髓炎或软骨内囊肿等。在关节腔内注射空气或造影剂后,再行CT扫描,对于诊断滑膜囊肿很有帮助。另外,对于诊断关节内骨、软骨游离体,评价肩关节盂唇、髌骨软骨、滑膜皱裂及十字韧带和剥脱性骨软骨炎、早期股骨头缺血性坏死,均有较大帮助。

2.CT三维影像重建　CT三维影像重建代表更进一步的影像诊断技术,需要更先进的带有各种图像分析能力的计算机系统。该技术在临床应用较快,除了用于肌肉、骨骼系统外,还包括对复杂解剖结构的分析,如面部、骨盆、脊柱、肩关节、腕关节、膝关节等。尤其对于髋关节、肩关节的疾患,CT三维影像重建技术有重要的诊断价值。三维影像重建的质量取决于原始的二维扫描图像,原始的二维扫描层越薄,所得到的图像就越清晰。一般层厚最好为2mm,层距为1mm,效果较佳。不过这种方法所需时间较长,病人接触X线的时间也较长,由于是重组影像,事实上三维影像重建并不能提供更多的信息,它只是将标准CT的影像以临床医师所熟悉的形式展现出来。如对于髋关节,尤其是髋臼的隐匿性骨折,用常规方法很难观察清楚,用CT三维影像重建技术,不仅可以显示髋臼的后壁和前壁,还可以显示股骨头轻微损伤,同时还能显示髋臼顶部是否完整;对于肩关节,创伤、特别是盂唇的损伤也有较高的诊断价值。肩关节脱位患者,X线平片示正常关节盂前缘中断,肩关节充气后,普通CT显示盂肱关节骨性Bankart损伤,三维影像重建直观地显示关节盂前缘Bankan损伤。又如一些患者曾有肩关节脱位,经常肩痛,X线平片发现盂肱头与关节腔的关系正常,但发现肱骨处有一放射性密度增高影,经CT证实肱骨头与关节腔的关系正常,但发现肱骨头前面有一骨折,三维影像重建图像直观地显示肱骨头前面的骨折。

膝关节韧带损伤:膝关节结构复杂,X线平片很难诊断,十字韧带的损伤通过CT或三维影像重建技术可清楚显关节内韧带结构。

关节疾病:一般对于关节疾患并不需做CT检查,尤其是多关节病变,对于单发性关节疾病,如色素沉着性绒毛结节性滑膜炎(PVNS)等,通常在X线平片或关节造影上有其特征,所以很少使用CT检查,但CT可良好地显示病变累及的范围,这一价值在临床上很重要。同时,对于一些用普通方法难以观察的关节,如肋椎关节、胸锁关节等部位有极大的诊断价值。

股骨头无菌性坏死:CT对早期股骨头无菌性坏死可以提供有价值的诊断依据。

三、磁共振检查

（一）特点

在医学影像学发展历史中,有两个重要的里程碑,第一个是 19 世纪末,伦琴发现了 X 射线,第二个即是 Block 与 Purcell 于 1946 年发现磁共振现象(MR),半个多世纪前人们就开始认识 MR,但真正用于人体检查,即 MRI,还不到 20 年。迄今为止,MRI 比其他影像学检查方法具有许多无可比拟的优点,其中最重要的是 MR 依据磁的原理,而不是电离辐射,与其他方法比较,MRI 是一种安全、无损害的成像技术。MRI 是反映组织和病灶内氢质子在静磁场及共振射频作用后自旋性能的变化。当把人体置于高强的磁场下,体内丰富的氢质子按一定规律不停地运动,此时若受到外界射频脉冲的激发,在二者频率相同时,便发生磁共振现象,通过接收共振信号,并将其进行空间编码及计算和数据处理,以数模转换可获得不同灰阶的图像,以显示病灶与周围组织的对比度。MRI 可以行横断面,冠状面及矢状面等任何方向的平面成像,必要时还可用造影剂。最早的造影剂为 Gd-DTPA,为顺磁性物质,在体内不经任何变化而从尿路排出,不产生过敏反应。目前医用 MR 信号均为氢质子所产生,无氢质子的部位(如骨皮质)不产生 MR 信号,流动的血液也不产生 MR 信号,称为流空效应,不产生 MR 信号的地方,MRI 均呈黑色影像。

MRI 的脉冲序列和扫描参数:不同脉冲序列可显示不同组织的信号高度,每种脉冲序列又可用不同的扫描参数改变信号强度。

常用的脉冲序列有部分饱和序列(PS)、反转恢复序列(IR)、自旋回波序列(SE)、梯度回波序列。扫描参数有:

回波时间(TE):90°射频脉冲回波间的时间间隔。

重复时间(TR):由一个脉冲序列开始到下一脉冲序列开始的时间。

使用不同的回波时间和重复时间,可以改变不同组织结构的影像灰阶度,产生常用的三种影像,即 T_1 加权像、T_2 加权像和质子密度加权像。

MRI 与 CT 不同,CT 讲组织的密度,而 MRI 讲组织的信号。信号分高信号、中信号、低信号和无信号,MRI 中某一组织的灰阶度并不是固定的,而是随着扫描参数的改变而变化。信号的强弱,不仅取决于质子在人体内器官的分布密度,而且还取决于在分子结构的位置,以及分子周围的环境状态。

MRI 成像技术突破了仅以解剖学为基础的局限性,它可以从分子结构水平提供诊断信息。MRI 的禁忌证包括体内有金属、起搏器、昏迷、不自主运动者和忧郁恐惧症患者。

（二）临床应用

在临床应用方面,MRI 可对炎症、肿瘤、创伤等提供有价值的诊断依据,对关节内病变,MRI 明显优于 CT,如膝关节半月板损伤、十字韧带损伤、股骨头缺血性坏死的早期诊断、肩关节损伤等。

1.髋关节　缺血性坏死是髋关节的常见病变,但早期诊断仍有困难,一般认为 X 线平片不能早期诊断股骨头缺血性坏死,而核素扫描可以发现早期病变。近年来认为,MRI 可以比核素扫描更能早期发现股骨头缺血性坏死。MRI 可发现软骨下区有局灶信号减低区,显示股骨头坏死征象。

2.膝关节　MRI 是评价多种关节疾患的有效方法,包括肿瘤、关节炎、软骨和韧带损伤、包块。

(1)关节内或周围的包块可能是肿瘤,也可能是囊肿。囊肿在 T_1 加权像上表现为低信号,而在 T_2 加权像上表现为高信号。肿瘤可通过与周围组织的不同信号加以区别。

(2)关节炎症:MRI 对于关节内少量渗出液很敏感,关节周围肿胀在 T_2 加权像上为信号增强。

（3）半月板损伤：正常膝关节在 T_1 和质子密度加权像上骨性关节面、半月板、肌肉、韧带均呈低信号，脂肪呈高信号，如半月板内出现高信号则可为撕裂或退变。

（4）韧带损伤：关节囊、内外侧副韧带及十字韧带的损伤，很难用其他影像学方法显示，而 MRI 可明显地显示其有无损伤。前十字韧带斜行，一般矢状面显示较好，后十字韧带较粗，更容易显示，质子密度及 T_2 加权像显示十字韧带较佳。正常十字韧带呈低信号，急性撕裂可呈高信号。

3.肩关节　肩关节的骨折和脱位，用 CT 扫描可清楚显示。MRI 可解决许多软组织损伤的问题，主要为肩袖损伤。根据 Kneeland 及 Zlatkin 等的意见，肩袖损伤及其继发性改变的 MRI 可分为三度，Ⅰ度仅信号增多，韧带变宽，形态正常；Ⅱ度韧带信号增高，韧带变细，边缘不规则；Ⅲ度韧带断裂处信号增高，均可在 T_1 及 T_2 加权像显示。

此外，MRI 对腕关节、踝关节的韧带损伤均可提供有价值的诊断信息，不过 MRI 的诊断正确性，主要与磁共振的质量、图像质量及工作人员的诊断水平密切相关。

四、超声波检查

超声波检查是临床上广泛采用的一种诊断手段，对妇产科、内科、外科等许多疾病有很高的诊断正确率。虽然超声对骨关节疾病的诊断有一定的局限性，但它仍不失为一种价廉、危险性小，而且很少会给病人带来不适的检查方法。

（一）超声波检查原理

超声诊断技术的核心是能量转换器，通常称为超声探头，它可将一种能转变成另一种能，即在一定条件下，可将电能转变为声能，反过来可将声能转变成电能。转换器内晶体材料受电流作用可发生变形，进而产生声波，当声波从人体返回到转换器内的晶体，以同样方式又产生电能。这种晶体的特性称为压电效应，这种晶体称为压电晶体。它是临床应用超声波的基石。能量转换器在任二时间段内，约 99.9%～100% 时段作为接受器，而仅仅在瞬间作为声波的发生器。在临床使用中，声波的频率为 2.25～10MHz，1MHz 相当于每秒 100 万个周期，这个频率远远超过人耳的听力范围（人耳的听力上限为每秒 20000 个周期），超声探头可以直接放在病人的体表或置于水浴中，通常需用合适的耦合剂，如矿物油或水状凝胶，涂在皮肤表面。正常情况下，在呈 90° 的平面上交替扫描。

声波在人体组织界面上传播时的相互作用是超声技术的另一个关键因素。当声波遇到人体的不同声阻抗组织界面时，就会产生反射波，当反射波返回到超声探头内的晶体时，即被转换成电脉冲，而在超声显像仪上被记录或显示出来。临床上应用较多的是 B 型超声波，其基本要素是声波返回过程中的全或无现象，即当探头平置于身体表面而垂直于组织界面时，可记录到强烈的反射波，反之则记录不到反射波。

超声波是一种无创诊断技术，因此尤为临床选用。

（二）临床应用

1.腘窝　应用超声检查可以确定腘窝部肿胀的性质。因为超声波可以很容易地区分液体和实体。腘窝囊肿和腘动脉瘤是腘窝部常见肿块。腘窝囊肿（Baker 囊肿）来源于膝关节，同时要取决于下列两个因素：即一是在关节腔与腓肠肌和半膜肌滑液囊之间有交通，第二是膝关节内有异常渗出的可能。有时滑膜也可通过膝关节后侧薄弱部位疝出，而形成包块。关节造影对腘窝囊肿的诊断成功率报道不一，文献报道为 7%～42%，超声波对腘窝囊肿诊断没有明显的优势，某些情况下，泡两种方法均可产生错误。超声诊断失败一方面可能是由于囊肿破裂，另一方面是囊肿较小。超声波可探测得到囊肿最小直径为 1cm。

此外,近年来还有人建议用超声波对类风湿关节病人的肿胀、疼痛等进行诊断。

2.膝关节　近年来,超声波在膝关节的应用,集中在用超声波对膝关节本身进行评价。对骨性关节病病人,超声能够测量关节软骨厚度,了解关节表明特征。后者似乎与病人的临床症状有关,有人认为超声波可以早于 X 线发现早期关节病变。有经验的超声波技术人员能清楚观察到内、外侧半月板的后角,这是临床常见的撕裂部位,有时关节镜也很难观察得到。

3.髋关节　髋关节的疼痛有时很难明确诊断,因为关节内在因素或其他因素均可引起髋关节疼痛。超声波检查可以检测关节内有无渗出液。

腰三角区域的病变必须与髋关节邻近的骨关节病变相区别。脓肿、血肿、蜂窝组织炎、血栓性静脉炎、动脉瘤、淋巴管病变等在临床表现上均无特异性,利用超声波检查常常可区分这些疾病。

髂腰肌滑液囊内液体积聚常与许多髋关节的滑囊炎有关。这一部位的疼痛可与盆腔病变相混淆,利用超声波有助于鉴别。

另外,对于髋关节发育不良,早期也可利用超声波帮助诊断。

4.肩关节　超声波对肩关节的检查包括可以探测到关节内或关节周围的液体渗出或游离体等。对于肩关节类风湿关节炎、接受激素治疗的病人及化脓性关节炎的征象较隐匿时,超声波可以提供可靠的诊断依据,并可指导经皮关节注射部位和监测治疗效果。

对于肩袖损伤,超声波检查也有明显辅助价值。不过肩关节的超声图像较复杂。肌腱钙化、骨折、半脱位等可影响结果的判断。文献报道,超声波对肩袖损伤诊断与外科手术证实的符合率超过 90%。

此外,超声波对关节周围软组织的感染、肿瘤等疾病也有一定的诊断参考价值。

五、关节造影

关节造影最早是和 X 线平片一起用来检查膝关节疾患,多年来,经历了许多变化,可用于评价许多不同的关节疾病,主要是用于诊断一些在 X 线平片上不能够确诊的关节疾病,如软组织病变或软骨、关节囊病变、肩袖损伤等。近些年,随着 CT、MRI 和关节镜技术的应用,关节造影的应用有逐渐减少的趋势,但仍是一种有价值的诊断技术。关节造影是将碘水造影剂或空气注入关节腔内进行 X 线检查,以了解关节囊,韧带、关节软骨等病变,主要用于膝、肩、髋与腕关节。

关节造影检查的类型和适应证,随着时代的不同而不同。早在 20 年前,关节造影的唯一指征是评价半月板损伤,现在,许多医院由于开展了关节镜检查,做膝关节造影的检查逐渐减少。

近 30 年来,矫形外科领域发生了翻天覆地的变化,新的重点都集中在髋、膝关节和其他部位的关节成形术上,所以,用关节造影评价关节假体就自然地成了关节外科领域这一变化的结果。

肩关节造影主要用于检查肩痛、肩袖撕裂、肩关节不稳及肩撞击综合征等。但近年来这些都被关节镜技术所取代。

髋关节造影主要用于髋关节发育不良、髋关节软骨病的诊断。腕关节造影主要用于尺桡关节,韧带损伤等。

踝关节和肘关节的造影检查意义不大。此外,手和腿的肌腱造影也已广泛开展。

关节造影的作用在于可对关节内结构,特别是韧带,关节囊的完整性提供直接证据。

六、血管造影

血管造影在关节外科领域很少作为常规检查,但有许多骨关节的疾病,常常又必须做血管造影。血管损伤常合并有肌肉、骨骼的损伤,若怀疑之,则可用动脉造影诊断血管损伤的性质和范围;某些活动性出血部位,外科方法难以止血,而经血管导管技术可以有效地止血。此外,关节周围的骨肿瘤通过血管造影,不仅可以明确肿瘤的范围及所受累的主要血管等,还可通过动脉导管对肿瘤进行栓塞或局部化疗,特别是近年来,随着人工关节技术的广泛开展,与之有关的并发症,即深静脉血栓的发生率明显增加,这通常须作静脉造影,以获得明确诊断。

总之,血管造影是一项有创检查方法,需要较高的技术设备和人员培训,因此,通常不是一项常规、首选的检查方法。归纳起来,其在关节外科的适应证:

1.确定关节周围的血管瘤的来源、大小。

2.对关节周围的骨及软组织肿瘤,可了解肿瘤的范围,所累及的主要血管情况,区别肿瘤的良、恶性。

3.动脉闭塞引起的肢体坏死趋向的部位及范围。

4.关节置换手术后,下肢深静脉血栓的诊断。

5.关节周围恶性肿瘤的辅助治疗,包括局部化疗或栓塞。

（高爱东）

第九章　非感染性与感染性关节疾病

第一节　类风湿关节炎

类风湿关节炎(RA)是血清反应阳性的全身性慢性炎症。其特点是关节滑膜、关节周围组织、肌肉和神经鞘膜有破坏性及增生性改变,导致关节破坏、强直和畸形。

【诊断标准】

1.临床表现

(1)全身症状:多见于40岁以下的女性,起病缓慢,早期表现为疲倦、无力、易出汗,到后期常出现消瘦、苍白、贫血、四肢末端发凉、发绀或出汗等情况。

(2)局部症状:常为多关节对称性发病,有晨僵伴疼痛,关节周围肿胀、积液、局部皮温升高、活动受限有压痛,日久出现关节强直和畸形。有时可扪及皮下风湿结节,淋巴结和肝脾可增大。

2.实验室检查　活动期血沉增快,类风湿因子阳性,低色素性贫血以及关节滑液改变。

3.影像学检查　X线检查早期无任何改变,以后随病情的发展出现关节附近的骨质疏松,关节间隙均匀变窄,软骨下骨破坏后出现骨侵蚀现象,严重者出现关节畸形、半脱位、脱位、纤维强直或骨性强直。

【治疗原则】

1.保守治疗

(1)物理疗法:急性期需卧床休息,辅以高蛋白、高营养饮食,并进行有计划的功能锻炼,保持关节的活动范围,增强肌力。必要时可用支具或石膏进行局部制动,以防止关节挛缩畸形,减轻疼痛,促进炎症消退,改善功能。

(2)药物治疗:主要包括以下几类药物。

1)消炎镇痛药物:有消炎止痛作用。

2)激素类药物:可缓解病情,消肿止痛,关节活动范围增加,但不能控制病变的进程,停药后往往病情复发。

3)免疫抑制类药物:如甲氨蝶呤等,此类药物副作用较大,需定期检查患者血、尿常规及肝肾功能。

4)生物制剂:这类药物有专门抑制"肿瘤坏死因子"的作用,从而达到防止关节和脊柱破坏变形的发生,但对于已经进入后期已经产生的关节破坏无效,因此,建议早期使用,但由于这类药物价格昂贵,且长期使用的安全性仍有待于进一步的临床观察,因此制约了其临床使用。

5)中药:如雷公藤等,有止痛、缓解肌肉痉挛等作用。

2.手术治疗　有多种方法,在不同的病变阶段选择适当的手术适应证进行手术。对控制病变,矫正畸形,改善功能起重要作用。

（1）滑膜切除术：滑膜深层为大量免疫球蛋白和类风湿因子合成的场所，此处发生病变最早。在 X 线片尚无关节破坏之前作滑膜切除术可终止病变进程，解除致痛原因，防止关节及周围的组织的进一步破坏，保存和改善关节功能。

（2）肌腱转位、延长、松解术：在病变后期炎症已相对静止，关节有挛缩，但关节破坏较轻，仍有一定活动范围，可做肌腱延长、关节松解术，肌腱有断裂者可做肌腱转位术。

（3）关节融合术：对某些疾病晚期，炎症已静止而关节又强硬于非功能位者，为增加关节的稳定性，改善功能，可做关节融合术，将病变关节融合于功能位。

（4）人工关节置换术：对于晚期关节已严重破坏，影响功能者，可做此手术，有助于缓解疼痛恢复功能。

（郭　志）

第二节　风湿性关节炎

风湿性关节炎是风湿热在关节的表现，其典型症状为游走性、多发性大关节炎，非甾体类抗炎药效果明显。预后良好。

【流行病学】

发病率男女无明显差别。首次发病常常在儿童及青少年时期，以 7～16 岁学龄期儿童较多见，8 岁左右为发病高峰，而 3 岁以下的婴幼儿及 30 岁以上的成年人则极为罕见。

本病的发病与人群的生活条件关系密切：居住拥挤、营养不良和缺医少药的环境有利于溶血性链球菌的生长繁殖，从而促进本病的流行。青霉素的使用和链球菌咽喉炎治疗原则的确立使风湿热的死亡率大大降低；近 10 年来，随着医疗条件和居住条件的改善，风湿热的发病率在全世界范围内呈直线下降趋势，在发达国家里几乎消失，而发展中国家也明显减少。除了社会因素以外，宿主易患性及链球菌毒力的改变也有一定的关系。但是 20 世纪 80 年代中期以后，风湿热在西方发达国家又重新出现了局部地区性流行，如美国就发生了几次暴发流行。多数人认为这与具有多重包被结构的高度毒性的链球菌株的重新出现有关。另外，由于本病越来越少见，人们在认识上有所疏忽，大规模人群中的预防措施亦有所松懈，这在一定程度上也有利于本病的卷土重来。但无论如何，仍有国外学者认为风湿热的发病机制有待于进一步研究，以利于寻求更有效的控制和治疗方法。

【病因及发病机制】

现已公认，风湿热是继发于 A 组乙型溶血性链球菌感染的一种自身免疫性疾病，这种自身免疫的存在多认为与细菌菌体的特殊结构成分及细胞外产物的高度抗原性有关。也有学者提出感染病因说，即认为病毒可能是风湿热和风湿性心脏病的病因，或者是在细菌与病毒的协同作用下诱发风湿热，如柯萨奇 B 病毒等，但这些还仅属于初步发现。

临床和流行病学研究均已使急性风湿热与链球菌感染之间的关系非常清晰。A 组乙型溶血性链球菌咽部感染可诱发风湿热的观点已被世人所公认，其证据是 95％ 的患者出现针对链球菌多种抗原的抗体滴度增加，组织培养阳性，且正确的治疗可有效预防发病及复发。但在众多感染者中，只有少数（约 0.5％～3％）发病，故其诱发风湿性关节炎和心肌炎的具体机制问题尚未彻底解决，现在多认为与免疫反应、菌体及其产物的毒力作用和遗传易感性有关。

1.免疫反应　20 世纪 60 年代，Zabriskie 及 Freimer 在风湿热和风湿性心脏病患者的血清中发现了一种抗心肌抗体，并证明其可以在体外与心肌细胞结合。此后的大量研究表明，链球菌的结构成分与哺乳动物机体组织之间存在着多种交叉抗原。这种交叉抗原的形成原因目前多认为是菌体结构成分与人体某些组织成分有相同的抗原决定簇，故出现了交叉免疫反应，即所谓"分子模拟"现象。新近研究表明，链球菌菌体的 M 蛋白可作为超抗原激活自身抗原特异性的 T 细胞亚型，从而进一步强化分子模拟作用。以上研究结果均提示风湿热及风湿性关节炎为一种自身免疫性疾病。在炎症急性期，90%的患者血清中可出现循环免疫复合物增高，这些免疫复合物可沉积于心肌、心内膜、关节滑膜或其他结缔组织中，并可能产生相应的症状。抗心磷脂抗体在本病的发病中亦可能起到一定作用。除了体液免疫外，细胞免疫也参与发病过程，比如 CD4$^+$T 细胞在心瓣膜浸润细胞中占主导地位。链球菌感染致急性风湿热的动物模型已成功建立，有助于对免疫机制进行更加深入的研究。

2.菌体及其产物的毒性作用　有些菌株更易引起发病，提示它们可能更有"致风湿性"，尤其是血清型为 M1、M3、M5、M6、M14、M18、M19、M24 的菌株。链球菌的包被结构可增加细菌毒性；其细胞壁内层物质黏肽和细胞外产物如溶血素"O"、"S"和蛋白酶也均有毒力，可造成组织损伤。

3.遗传易感性　研究证明，单卵双胎同时患风湿热者较双卵双胎者为高；风湿热的发病存在着一定的家族聚集性；在感染链球菌咽喉炎后，某些患者易出现疾病的复发。说明宿主的易感性在发病机制中可能起一定作用。国外文献报道，HLA-Ⅰ类抗原与发病并无相关显著性；而 HLA-Ⅱ类抗原 DR2 和 DR4 增加已分别在人群中被发现。

【病理】

风湿性关节炎的病理变化以渗出性改变为主，故临床上一般不会发生关节畸形。风湿热除了关节侵犯以外，主要侵犯心脏，偶尔同时侵犯皮肤、脑及其他脏器。根据病变的发展过程，病理上大致可分为三期：

1.变性渗出期　即风湿性关节炎的主要表现期。本期的初发改变发生在结缔组织的基质成分。由于酸性黏多糖增加，使胶原纤维首先出现黏液样变性，继而出现纤维肿胀、断裂等纤维素样变性，病灶内可同时有浆液渗出及淋巴、单核细胞周围浸润。此期可持续 1～2 个月，然后逐渐恢复或继续发展进入以下各期。

2.增殖期　本期的特点为在一期的基础上，出现 Aschoff 小体，即风湿小体。风湿小体是风湿热的特征性改变，也是风湿活动的标志。风湿小体多位于心肌间质的血管周围，其病灶中央为纤维素样坏死，边缘为淋巴、浆细胞及风湿细胞的浸润。风湿细胞体积巨大，为圆形或椭圆形，双核或多核，核仁明显，富含嗜碱性胞浆。此期约持续 3～4 个月。

3.硬化期　风湿小体发生中央变性，坏死物质被逐渐吸收，炎症细胞减少，由于风湿细胞转化为成纤维细胞，使局部纤维组织增生并形成瘢痕灶。此种病理变化多发生于心肌及心内膜（瓣膜），故常造成瓣膜永久性损害。此期约持续 2～3 个月。

【临床表现】

1.关节表现　风湿热好发于冬春及阴雨季节，寒冷和潮湿是重要的诱发因素。关节症状对于天气变化十分敏感，多于天气转变前（特别是天气转冷或阴雨时）出现明显的关节疼痛，并可随气候的稳定而逐渐减轻。发病高峰期在 5～20 岁。

急性多关节炎是风湿热最常见（85%～95%）的首发症状。典型的风湿性关节炎呈现出多发性、游走性的特点。所谓游走性关节炎即指较短时间内（多为 24～48 小时），关节炎/关节痛可从一个部位转移至另一个部位，多关节依次出现症状，但偶尔可数个关节同时发病。炎症好发于大关节，尤以膝、踝、肘、腕、肩关节为常见，但少数人亦可出现小关节症状如手、足、颈、腰部疼痛。在急性炎症期，受累关节出现红、肿、热、痛、活动受限及压痛，症状通常比较严重，并呈急性发展，可在数小时或一夜之间出现或加重。伴随症状包括发热、肌痛、虚弱等。

症状不典型者,可仅有游走性关节痛而没有明显的红、肿、热、活动受限等炎症表现。髋、指、下颌及胸锁关节等均可受累。特别是胸肋关节的关节痛或关节炎,容易使患者产生胸痛、心前区痛或心前区不适感,若不仔细询问病史及体格检查,往往易误诊为心肌炎、心脏神经官能症、肋软骨炎或肋间神经痛等。故对轻症关节炎患者,检查时应特别注意,往往需要逐个关节进行触诊才能发现病变所在。

上述症状通常可持续 2～4 周,急性期后不遗留关节畸形。水杨酸制剂具有极佳的治疗效果,常于用药后 48 小时内病情缓解。但对于成年人,起效时间稍长而治疗效果较儿童为差。偶尔有患者在反复急性发作之后,可出现 Jaccoud 关节病。X 线平片上几乎从未发现骨质破坏,关节间隙亦不受影响。偶尔可在掌骨头尺侧见到钩状病变。Jaccoud 关节病通常不需要治疗。

2.风湿热的其他临床表现　典型表现除了关节炎以外,主要是发热、心肌炎、环形红斑、皮下结节及舞蹈症。

(1)发热:热型多不规则,可为弛张热、稽留高热,也可能是低热。一般来说,超过 39℃ 的高热多见于关节炎,而极少见于心肌炎。发热多于 2～3 周后自然消退,若使用阿司匹林后,则可迅速消退。

(2)心肌炎:患者出现心悸、气短及心前区不适等表现。炎症累及瓣膜时出现相应的心脏杂音,如二尖瓣相对狭窄时的心尖部舒张期杂音。安静状态下或与发热不平行的心动过速常为心肌炎的早期表现。心肌炎严重时可出现端坐呼吸、咳粉红色泡沫痰、肺底湿罗音等充血性心力衰竭的症状和体征。心电图可有低电压、胸前导联 ST 段抬高等表现。X 线或超声心动图可提示心脏增大或心包积液。

(3)环形红斑:约 2.4% 的患者出现环形红斑,为指压褪色的淡红色环状红晕,彼此可互相融合,多分布于躯干及肢体近端。

(4)皮下结节:常在心肌炎时出现,出现率不到 2%。多见于关节伸侧的皮下组织,质地稍硬,与皮肤无粘连,亦无红肿炎症。

(5)舞蹈病:多见于 4～7 岁儿童,为炎症侵犯基底结所致,表现为一种无目的、不自主的躯干或肢体的动作。

3.实验室检查　风湿热急性期,所有患者均出现 C 反应蛋白的增高和血沉的增快。它们与临床疾病的活动度相关,除非舞蹈症是唯一症状。血沉可受贫血或心衰的影响,而 CRP 则不会。白细胞可增多,但无特异性。

获得链球菌感染的证据是非常重要的。确认链球菌咽喉炎的传统方法是咽拭子培养,但在急性期的阳性率仅为 20% 左右,故主要依靠抗体试验检查。ASO(抗链球菌溶血素 O)的阳性率为 80%～85%,尤其是将急性期与恢复期的两份结果对照更有意义。若 ASO 滴度在 1∶200 以上则更有力地提示链球菌近期感染。此法便宜简单、重复性好、易于标准化,但结果须根据该地区链球菌的流行情况加以调整。如有条件,最好能同时做抗 DNA 酶 B 试验、抗链球菌激酶试验、抗透明质酸酶试验及抗核苷酶试验,可将敏感性提高至 95%。其他实验室检查如血清补体、免疫复合物、免疫球蛋白和抗核抗体等对诊断无特异性帮助,但有助于鉴别诊断。

关节穿刺液检查为无菌性感染表现。细胞数 $20 \times 10^9 / L$,以多形核白细胞为主,无结晶发现。滑膜活检可见轻度炎性改变和表层细胞增生。

风湿热的其他临床表现亦有相应的实验室检查。如皮下结节活检可见组织水肿、纤维素样坏死、单核细胞浸润;心肌酶、超声心动图、心内膜活检有助于心肌炎的诊断等。

【诊断及鉴别诊断】

Jones 标准问世多年,现在仍为公认的风湿热诊断标准。1992 年,美国心脏病学会又对此进行了修订(表 9-1),新标准主要用于初发风湿热的诊断。

表 9-1　初发风湿热的诊断标准

主要表现	次要表现	前驱链球菌感染证据
心肌炎	关节痛	咽拭子培养或快速链球菌 抗原试验阳性
多关节炎	发热	链球菌抗体效价升高
舞蹈病	急性反应物(ESR、CRP) 增高	
环形红斑	心电图 P-R 间期延长	
皮下结节		

如有前驱的链球菌感染证据,并有 2 项主要表现或 1 项主要表现加 2 项次要表现者即高度提示可能为急性风湿热。

上述最新标准还做了如下补充,即有下列 3 种情况者可不必严格执行该标准:①舞蹈病者;②隐匿发病或缓慢发展的心肌炎;③有风湿病史或现患风湿性心脏病,当再感染 A 组乙型溶血性链球菌时,有风湿热复发的高度危险性。

此标准特别适用于初发风湿热和一些特殊情况的风湿热患者,但对近年来某些不典型、轻症和复发性等较难确诊的风湿热病例,尚未提出进一步的诊断标准。

风湿性关节炎应与类风湿关节炎、系统性红斑狼疮、其他反应性关节炎和化脓性关节炎鉴别,但应考虑到与其他疾病并存的可能性。

【治疗】

风湿性关节炎作为风湿热的一种表现,其治疗原则与风湿热相同.即消灭链球菌感染灶、抑制急性期炎症反应。

1.一般治疗　急性期需卧床休息,注意保暖,避免受寒及受潮。待血沉、体温恢复正常后,没有合并心肌炎者,2~3 周可逐渐恢复正常活动;合并者则至少需 4 周;若出现心衰或心脏增大,则延至 8 周待并发症消退后方可正常活动,否则可能出现生命危险。

2.根除感染灶　应积极治疗链球菌咽喉炎及扁桃体炎。大剂量青霉素仍为首选药物,常用剂量为 80 万~160 万 U/日,分 2 次肌内注射,疗程 10~14 天。此后改为长效青霉素 120 万 U/月,肌内注射。若青霉素过敏,可使用红霉素。

3.抗风湿治疗　近年的观点是以非甾体抗炎药为首选药物,常用乙酰水杨酸,即阿司匹林。通常,儿童用每日 80~100mg/kg,成人用 3~4g/日即可收到明显效果,分 3~4 次服用,至少持续 3~4 周,否则关节炎易复发。糖皮质激素非首选药,一般用于合并有心脏炎时。

4.外科治疗　因为风湿性关节炎为一过性关节炎症,预后良好,不遗留关节畸形等后遗症,故无外科治疗的指征。

【预防及预后】

预防的关键在于控制上呼吸道感染,并提高机体的免疫力。初次治愈后预防复发是非常重要的,因为多次反复感染可加重心脏损害。所有患者在治愈后最初 5 年内或 18 岁以前都必须进行预防性治疗。常用药物仍为长效青霉素,12 万 U/月。

单纯风湿性关节炎预后良好,不遗留关节畸形。风湿热最严重的问题是合并心肌炎,且与初次发病后的复发情况有关,复发次数越多,瓣膜病变的机会越多,受累的程度越重,预后也就越差。

(郭　志)

第三节　骨关节炎

骨关节炎(OA)又称退行性骨关节炎,常累及膝、髋、踝等负重关节。临床上患者常伴有关节疼痛,活动受限,晨间关节僵硬等表现,关节物理检查可发现关节负重能力下降,活动障碍。

【诊断标准】

1.膝关节 OA 诊断标准

(1)近 2 月内反复膝关节痛。

(2)活动时有摩擦音。

(3)膝关节晨僵<30 分钟。

(4)患者年龄>40 岁。

(5)膝关节骨端肥大。

如果符合以上(1)、(2)、(3)、(4)或者是(1)、(2)、(3)、(5)就可诊断。

2.髋关节 OA 诊断标准　髋关节疼痛并且放射学检查有股骨骨赘或髋臼骨赘表现或髋关节疼痛且放射学有关节腔变窄,血沉<20mm/h。

3.踝关节 OA 诊断标准　原发性的踝关节 OA 发生在 50 岁左右,继发性的多在 40 岁左右。伴有随活动而逐渐出现的踝关节疼痛,且放射学检查出现关节间隙变窄和不规则的软骨下骨致密度增加、硬化,关节边缘唇样增生,骨赘形成。

【治疗原则】

(一)膝关节骨关节炎

1.非手术治疗　减少关节负重,减少活动量,充分休息。肥胖患者应减轻体重。

(1)物理治疗:热敷、理疗,关节及肌肉的运动练习。

(2)局部制动治疗:包括关节局部保护和关节的保暖,依靠辅助器械进行日常的生活功能的恢复练习。

2.药物治疗　分为治疗骨关节炎的非特异性药物和特异性药物两大类。

(1)非特异性药物:单纯止痛对症治疗。包括:①阿片类止痛药物;②非甾体类抗炎镇痛药物;③可以应用外用止痛药物及关节腔内注射激素类或关节润滑剂类药物。

(2)特异性药物:盐酸氨基葡萄糖或硫酸氨基葡萄糖。

3.手术治疗

(1)关节腔冲洗或关节镜下清理术:适用于较年轻,以滑膜和软骨病变为主的患者或存在关节游离体的情况时。

(2)截骨术:适用于由于肢体力线不对称而引起骨关节炎的年纪较轻患者。

(3)人工关节置换术:适用于年龄较大的,保守治疗无效,而关节活动受限的重度骨关节炎患者。

(二)髋关节骨关节炎

1.非手术治疗　适当休息,减少负重性运动,减轻关节负担。消除致病因素,理疗。

2.药物治疗　非甾体类消炎镇痛药物或阿片类止痛药物,可以应用外用止痛药物及关节腔内注射激素类或关节润滑剂类药物。

3.手术治疗　保守治疗无效时,可采用以下几种手术方法:①关节镜;②髋臼旋转截骨术;③髋部截骨术;④人工关节置换术。

（三）踝关节骨关节炎

1.早期　减轻关节负担，休息、理疗。

2.药物治疗　可应用非甾体类抗炎镇痛药物、阿片类止痛药物，可以应用外用止痛药物及关节腔内注射激素类或关节润滑剂类药物。

3.晚期　手术治疗，包括关节清理术、关节融合术、人工关节置换术。

（郭　志）

第四节　化脓性关节炎

化脓性关节炎通常指因各种不同致病细菌引起关节化脓性炎症反应。常见于儿童。但近年来报告，成人发病率有所增加。在成人它通常影响到负重关节，如膝关节。而在儿童，它通常发生在肩、髋和膝关节。在成人常发生在免疫功能低下、酒精中毒、糖尿病、镰状细胞贫血、红斑狼疮、静脉注射吸毒者以及类风湿关节炎人群中。随着关节成形手术普及，术后并发化脓性关节炎的病例也有所增加。化脓性关节炎感染的途径常起自身体其他部位化脓病灶的细菌，经血液循环扩散至关节腔，即所谓血源性播散；有时为关节附近的化脓性骨髓炎，直接蔓延所致。最典型例子是，股骨头或颈部骨髓炎未得到控制，病灶内细菌直接蔓延到髋关节，造成髋关节化脓性炎症；偶尔可因外伤，细菌直接进入关节，引发化脓性关节炎。临床上最常见的致病菌为金黄色葡萄球菌、溶血性链球菌、白色葡萄球菌、肺炎球菌、大肠杆菌等。

一、发病机制

绝大多数引发化脓性关节炎的致病细菌经过血源播散，临床出现一个菌血症或败血症过渡阶段，最后侵犯关节，造成关节化脓性反应。导致关节软骨破坏、关节纤维或骨性强直，带来严重病变。关节炎症反应虽然与侵犯关节细菌的量、细菌毒力有关，与机体防御机制、免疫功能有关，但关节本身解剖结构起着关键作用。滑膜型关节内壁覆盖着含有丰富血供的滑膜组织，因此，关节容易受到循环系统内细菌的侵入，并在关节腔内生长、繁殖。与此同时，外来细菌被滑膜衬里细胞和炎性细胞所吞噬，在吞噬过程中，蛋白溶解释放，引起进一步炎性反应。在炎性病变的后期，滑膜衬里细胞可出现修复、再生、增生，呈现慢性炎性肉芽肿反应。如果炎症过程未加入为控制与治疗，炎症细胞蛋白溶解酶大量释放，关节软骨浸润破坏，软骨消失，最终关节的纤维连接或骨性强直必将产生。

关节破坏速度取决于很多因素，其中最重要的是与细菌菌种有关。例如金黄色葡萄球菌或革兰阴性杆菌，关节发生破坏迅速，相反另一些细菌，例如，淋病奈瑟菌和大多数病毒，通常并不引起不可逆的关节破坏。

体内防御机制、免疫功能同样与化脓性关节炎发生着密切关系。如果机体本身存在慢性疾病或因药物因素影响，化脓性关节炎的发生可增加，甚至在菌血症阶段过程中，即可发生关节破坏。这种情况特别在已有类风湿关节炎或神经性病变、关节严重破坏的病例中尤为明显。其他一些因素可影响机体容易发生感染的还有关节近期接受手术，或关节局部外伤等。此外，临床更为多见的情况是关节内注射激素类药物，它所产生的感染机会或感染的严重程度明显增加。

二、病理

化脓性关节炎病理发展可分三个阶段：

1.早期　又称为浆液性渗出期，关节滑膜充血、水肿，有大量白细胞浸润。关节腔内有浆液性渗出液。其中有大量的白细胞。此阶段关节软骨尚未破坏。如能恰当治疗，及时控制病情，浆液性渗出液可完全吸收，关节功能可完全恢复，不留任何损害。

2.中期　又称浆液纤维蛋白渗出期。渗出液明显增多，渗出液内细胞成分与含量显著增加。随着滑膜炎反应加剧，滑膜血管通透性增加，大量纤维蛋白、血浆蛋白进入并沉积在关节腔与关节软骨表面。这不但干扰软骨正常代谢，并且大量白细胞所释放的各种溶解酶破坏软骨基质，使胶原纤维失去支持，关节体软骨表面失去光泽，关节面软化。因此，该期临床最大特点是感染关节腔内含有大量的黏稠、混浊液体，关节软骨面同时出现损害。纤维蛋白剧烈渗出，量增加，最终出现关节内纤维粘连。因此，即使在该期得到有效治疗，残留关节功能必将受损。

3.后期　又称脓性渗出期。炎症反应加剧，滑膜与关节软骨面进一步破坏，炎性细胞向关节软骨、关节囊和周围软组织浸润。关节渗出液内含有大量脓性细胞和坏死脱落物质。关节腔内积聚黄白色脓液。与此同时，修复也将出现，表现为邻近骨质增生。由于关节软骨面继发性碎裂、破坏、消化、吸收，即使病情得到控制与治愈，关节活动将受到严重影响。

三、症状与体征

化脓性关节炎好发于儿童。一个典型的血源性播散化脓性关节感染病例为：发病前，躯干其他部位往往有感染病灶，如中耳炎、皮肤脓肿、疖、痈或有外伤病史。该病起病急骤，突然发热、发冷、寒战、高热，常达38.5℃持续不退，脉搏增快，呼吸急促，食欲减退，出现全身乏力、头痛、盗汗和急性贫血症状。如儿童，常因高热而出现惊厥，过分虚弱或循环欠佳的病孩可不发热，或体温不升，四肢冷，甚至出现意识不清、谵妄等神经精神症状。而成年发病者，全身毒血症状相对较轻，而以局部症状表现更为突出。受累关节疼痛、压痛、红肿、皮温增高、患肢不能负重、关节周围肌肉保护性屈曲痉挛使关节常处于半屈曲状态。如受累关节较表浅，如膝、肘、踝、腕关节等，局部红、肿、痛、热、关节积液均较明显。相反，化脓性髋关节炎由于髋周围肌肉丰富，早起局部症状表现较少，但因关节积液增多，而使髋部呈外展、外旋、屈曲状态。此外，常有沿大腿内侧向膝内侧的放射痛。由于关节内积液，关节囊扩大，加上关节周围肌肉痉挛，常可发生病理性脱位或半脱位。

婴儿化脓性髋关节炎是化脓性关节炎中特殊类型。这类婴儿往往未获得母系抗体，常可因流感嗜血杆菌感染引起化脓性关节炎。有些临床报告指出，新生儿化脓性关节炎其感染可来自公共场所或医院。婴儿患病，主要表现为全身症状明显，常出现烦躁、恐惧、纳呆或高热惊厥，但有一些婴儿发病可不发热，甚至体温不升，以神委虚弱为主。化脓性关节炎局部症状往往不太明显，表现为肢体不愿活动，拒按。但仔细观察，仍可发现患病部位压痛，关节被动活动时疼痛，婴儿化脓性髋关节炎的另一特点是当病情静止，后期稳定时，股骨头、颈完全吸收消失，形成假关节。

四、实验室辅助检查

化脓性关节炎病例常表现为白细胞总数增加、中性粒细胞数增多、血沉加快、C反应蛋白试验阳性。凝固酶试验阳性是葡萄球菌致病的一个重要生物特性,它比菌落颜色和溶血性质更有意义。关节穿刺对化脓性关节炎诊断与治疗都起到重要作用。根据化脓性关节炎处于不同严重程度,关节液可以从早期浆液性渗出,发展到关节液黏稠、混浊,最终关节液完全呈脓性分泌物。而且还可根据关节液所含白细胞计数、葡萄糖含量高低,与其他类型关节炎如类风湿关节炎、结核性关节炎、痛风等相鉴别。

X影像学检查:影像学检查对化脓性关节炎诊断必不可少。早期仅可见到关节周围软骨组织阴影扩大或关节囊膨胀(关节外脂肪阴影移位)、关节间隙增宽,稍后可见邻近骨组织稀疏。后期关节软骨被破坏,关节间隙变狭窄或消失,关节软骨面粗糙。当感染侵犯软骨下骨膜时,可有骨质破坏和增生。在病变晚期,关节发生纤维或骨性融合,间隙完全消失,甚至可看到骨小梁跨越关节面,邻近骨质有硬化。偶然可看到化脓性关节炎早前的一些 X 线表现,例如病理性脱位。CT、MRI 等影像学检查是近 10 年来发展异常迅速的高科技诊断手段,它对诊断组织炎症感染病灶有极高的敏感性,常在病程早期即可出现异常信号,但特异性较差。^{99m}Tc 检查有相类似的优缺点,作为一种临床检查方法,只有合理选择与应用,才能体现它的自身价值。

五、诊断与鉴别诊断

任何类型化脓性关节炎只有从病变关节滑膜或关节液内找到感染菌种,那么诊断方可确立。因此,关节穿刺术不可避免。如怀疑关节感染,应在无菌条件下做关节穿刺,一部分关节穿刺液立刻送检实验室做培养和药敏检测。而部分采样标本应立刻做涂片细胞计数、分类计数、黏蛋白凝块试验、涂片革兰染色检查。厌氧菌感染近年来有增加趋势,因此,必须做厌氧菌培养。如为结核菌感染,因结核菌常规培养方式不易成功,故一旦怀疑结核感染,可采用豚鼠接种方法,或采用罗詹改良培养法,以帮助明确诊断。

由于抗生素广泛使用,往往在没有获得明确诊断前,大量抗生素已广泛使用,因此,细菌培养阳性率不高,这应该引起临床医师的重视。

典型的化脓性关节炎诊断并不困难,但某些部位,特别是感染位于深部,例如髋部感染炎症,诊断会发生问题。此外,化脓性关节炎还需要与风湿性关节炎、类风湿关节炎、损伤性关节炎、结核性骨关节炎等相鉴别。风湿性关节炎也可表现为关节的红、肿、发热,但该病为多关节游走性肿痛,关节液内无脓细胞、无细菌生长,血清抗链球菌溶血素"O"试验阳性。类风湿临床表现为关节发病,以侵犯四肢小关节、对称性发作为特征。病程后期往往出现关节畸形、功能障碍。关节液检查与化脓性关节液有显著差异,结核性骨关节炎也表现为单关节感染,也有大量脓液,但结核性感染的发病演进过程、全身的结核中毒症状、慢性消耗性病态与化脓性感染是截然不同的。

关节液的检查对化脓性关节炎鉴别诊断有重要参考价值。

六、并发症

如果化脓性关节炎只局限在关节内,并能够得到及时引流、清创,病灶可得到有效控制。然而,临床往往由于各种不同原因,在病程中会发生如下并发症:

1.病理性脱位　病理性脱位主要发生在儿童,成年人发生机会很少。由于关节炎症,关节腔内大量渗出,关节容量急骤增加,造成张力性疼痛,关节周围肌肉保护性痉挛,如关节未加以保护,往往会发生病理性脱位,导致治疗上的困难。

2.骨髓炎　由于解剖结构上的特殊性,容易引起位于关节腔内的骨组织感染。例如髋关节,股骨头、颈完全置于髋关节囊内,一旦髋关节化脓性感染未得到及时治疗,炎性感染病灶向股骨头、颈直接蔓延浸润,造成股骨头、颈部感染炎症病变。12岁以下儿童骨髓炎引起的股骨头死骨形成,可完全被吸收,并为新骨修复所替代,而成年人遗留下来的死骨,往往需要待病情稳定后,手术摘除。髋关节化脓性关节炎还可并发髂骨骨髓炎,如病灶形成,应手术治疗,切开引流清创。

3.脓肿、瘘管形成　如果化脓性关节炎未得到有效治疗与控制,脓液可向关节周围间隙蔓延,造成关节周围脓肿积聚,例如,腋窝、盆腔、腘窝等脓肿形成。脓液不但可穿透皮肤形成瘘管,而且可向深层组织间隙浸润,形成蜂窝状组织坏死,造成手术清创难度增大。脓液、感染坏死组织对周围邻近组织直接浸润破坏、造成大血管破裂、粪瘘形成,尽管发生机会很少,但一旦发生,处理极为困难,应引起警惕。

七、治疗

对任何一个怀疑急性化脓性关节炎患者,尽可能早地做关节穿刺,既达到早期诊断、早期治疗的目的,又可最大限度保持关节日后功能。急性化脓性关节炎处理原则与所有感染病灶处理一样,应做到病灶充分引流,应用有效足量的抗生素,患肢制动固定。

1.全身支持疗法　急性化脓性关节炎往往是躯干其他病灶内细菌经血源性播散所致。不少病员,特别儿童或老年体弱病人,全身情况虚弱,处于急性细菌毒素中毒状态或出现败血症,因此,全身支持治疗,降温,补液,水、电解质代谢紊乱的纠正,适当的营养,显得十分重要,必要时可少量输血、给予人体白蛋白等,以增强全身抗感染能力。

2.全身有效足量抗生素　化脓性关节感染,抗生素治疗是必不可少的药物。给药前,特别对有高热持续不退的病例,必须做血培养。在没有获得脓液细菌培养结果和药敏报告时,通常可选用最常见的感染菌种的有效药物来治疗。婴儿和儿童的化脓性关节感染的病因通常是金黄色葡萄球菌、流感嗜血杆菌和革兰阴性杆菌。在成人和年龄较大的儿童常见的病菌是淋球菌、金黄色葡萄球菌、链球菌、分枝杆菌,那些引起 Lyme 病的芽孢螺旋杆菌细菌也可以引起化脓性关节感染。吸毒者和免疫系统有缺陷者,例如 HIV,容易发生革兰阴性杆菌的化脓性关节炎。金黄色葡萄球菌也可以通过关节镜手术和关节置换术侵入到关节。金黄色葡萄球菌是最常见的致病菌,因此可选用青霉素类药物,也有人主张青霉素类药物和氨基糖苷类抗生素联合治疗更为有效,以后可根据细菌培养和药敏报告更换合适的有效抗生素。金黄色葡萄球菌是引起关节感染的最常见菌种,由于耐药菌种出现,给抗生素使用带来一定难度。对于这类病例,在抗生素使用问题上应注意以下几点:①选用抗生素时,应结合病员耐药情况来考虑,如病员来自城市郊县,不常用抗生素者,可先使用对葡萄球菌感染有效的抗生素,如红霉素或较大量青霉素。如考虑到多种抗生素耐药的菌株感染,可选用近期内对葡萄球菌疗效最明显的抗生素。葡萄球菌的耐药性在不同地区、不同期间和不同情况下并不一致。因此,应根据具体情况而定。②通常采用两类不同药物的联合应用,例如青霉素类与氨基糖苷类的联合应用能起到协同作用,减少副作用。③如果因使用了过多广谱抗生素,造成体内菌群失调,则应停止当时所用的一切抗生素,不要选用一种近期内公认的对葡萄球菌疗效最好的抗生素单独使用。

一般认为,铜绿假单胞菌所致关节感染宜选用多黏菌素 B 或羧苄西林、万古霉素。对链球菌、肺炎球菌所致感染,可用青霉素加有效的磺胺类药物。

药敏试验对指导临床医师如何选择抗生素有一定帮助,但也可能与临床疗效不符合。因此,如果应用某一种抗生素,确有明显疗效,即应继续使用,不必因为药敏试验阴性而摒弃不同。反之,用某种抗生素3天以上不见有效,亦不能因其高度敏感而坚持不换其他抗生素。

关于抗生素使用持续时间,有很大争论。对关节感染病例,用药持续时间应在临床症状完全控制后,继续静脉给药 2 周,随后改为口服有效抗生素持续 6 周。以避免好转后又出现复发或恶化。甚至有报道认为应延长至 2 个月或更长。

3.局部抗生素治疗　全身抗生素应用后,能进入关节内的量是临床医师所关心的问题。有报道认为,滑膜炎症反应时,滑膜对抗生素的通透性可显著增加,关节液内的抗生素浓度与血清内浓度相同,甚至略高,超过体外试验中足以抑制同类致病菌的浓度。因此,有人主张全身使用抗生素,关节液内足以达到所需要浓度而不必关节内局部注射。但关节内局部应用仍有很多优点,可及时清除浓度,清除关节内纤维蛋白以及白细胞所释放的大量溶酶体,避免对关节软骨造成不可逆的损害。鉴于这些优点,仍有不少学者认为,在全身抗生素控制下,关节局部使用含抗生素溶液持续灌注冲洗。通常生理盐水 500ml 加入庆大霉素 4 万 U。24 小时内灌注液可达 5000～10000ml,如此连续冲洗吸收,直至关节炎完全控制。

4.手术治疗　多数关节感染病例,经上述处理,症状可迅速控制。但如果仍有大量脓性渗出液,或某些深部关节感染,例如髋关节,应做关节切开,吸尽关节内渗出液,关节内清创除去炎性物质,清创后缝合关节囊,关节内置冲洗引流管,持续灌注冲洗。

5.局部休息制动　制动是抗感染的重要治疗原则。局部固定可使患部得到充分休息,使因炎症而损伤的关节面不因受压而变形,缓解肌痉挛,减轻疼痛,并可防止畸形或纠正畸形,制动方法可采用皮肤牵引或石膏托固定于功能位。

6.后期治疗　化脓性关节感染,除非早期病例得到有效控制,否则后期必将会造成关节病变。导致后期需要治疗的原因不外乎有化脓性关节炎并发病理性脱位、骨髓炎、瘘管形成、非功能位关节固定畸形、病理性的纤维关节强直、下肢不等长等。

针对上述各种不同情况,应有相应措施和治疗。关节感染引起病理性脱位主要发生于儿童,成年人发生机会很少。如果脱位发生在软组织严重萎缩之前并能及时做出诊断,应在处理关节感染的同时做骨牵引,或手法闭合复位,可能获得成功。如在病程后期才发现,或同时关节面已有破坏,唯一的处理方法是手术清创,最终将关节骨性强直在功能位。关节感染并发邻近骨组织炎症感染,或死骨形成,病程后期瘘管、窦道形成,则应根据慢性骨髓炎处理原则进行治疗。如病情已得到完全控制,而出现关节强直在非功能位,或痛性的纤维强直,则应根据具体情况施行关节内或关节外截骨矫正术,或关节融合术。

近年来,全髋关节置换术手术有很大发展,初次全髋置换术术后并发感染发生率约 1%～2%,如果早期及时发现,在有效抗生素控制下保留关节假体彻底清创,术后冲洗引流有可能获得成功。如果无效,或发现较迟,可考虑施行髋关节切除形成术(Girdlestone 术),即去除假体。彻底清创包括骨水泥、坏死感染组织,直至确信髋关节包括股骨髓腔已充分引流,保留有血供的松质骨面。清创术后,伤口可 I 期缝合,残留腔内置负压引流管,或抗生素溶液持续滴注冲洗,患髋屈曲 20°～30°,下肢骨牵引 3～6 周。

(熊　涛)

第五节　化脓性骨髓炎

化脓性细菌侵入骨膜、骨质和骨髓引起的炎性反应,即为化脓性骨髓炎。这是一种常见病,好发于儿童,男多于女。病变可侵及骨组织各部分,但主要为骨髓腔感染。致病菌大多数是金黄色葡萄球菌,其次是溶血性链球菌,其他如大肠杆菌、肺炎双球菌等也可引起。细菌侵入途径有 3 种,即:血源性感染、创伤性感染、蔓延性感染,大多数为血源性感染。按临床表现可分为急性和慢性,慢性化脓性骨髓炎大多是因急性化脓性骨髓炎没有得到及时、正确、彻底治疗而转变来的。

一、急性血源性骨髓炎

本病常见的致病菌是金黄色葡萄球菌,其次是乙型链球菌和白色葡萄球菌,致病菌在儿童体弱、营养不良或轻度外伤等抵抗力降低的情况下,经血行到达骨组织引起炎症。常见于儿童和青少年,男多于女,胫骨和股骨多见,病变多发生于长管状骨的干骺端。基本病理变化是骨组织急性化脓性炎症,可形成髓腔脓肿、骨膜下脓肿和化脓性关节炎,病理特点是骨质破坏、坏死、吸收和骨膜修复反应新生骨并存,早期以骨质破坏为主,晚期以修复性新生骨增生为主。

【诊断标准】

早期诊断比较困难,两周后 X 线摄片变化逐渐明显,诊断多无困难。

1.全身症状　起病急,全身中毒症状明显;前驱症状有全身倦怠,继以全身酸痛,食欲不振畏寒,严重者可有寒战,多有弛张性高热,可达 39～40℃,烦躁不安,脉搏快弱,严重者可有谵妄、昏迷等败血症表现,亦可出现脑膜刺激症状,病史曾有感染灶。

2.局部症状　早期有局部剧烈疼痛和跳痛,肌肉有保护性痉挛,患肢不敢活动。患部皮温高,有深压痛,早期肿胀可不明显,几天后局部皮肤红、肿、热、痛及压痛明显,干骺端持续性剧烈疼痛和深压痛。

3.血液检查　白细胞、中性粒细胞计数增多,一般有贫血;早期血培养阳性率较高,局部脓液应作细菌培养和药敏试验。

4.局部分层穿刺检查阳性　局部分层穿刺检查对早期诊断具有重要意义;

5.X 线检查　早期无明显变化,发病 2 周后可见骨质脱钙、破坏,少量骨膜增生,以及软组织肿胀阴影等。

6.骨扫描　对早期诊断骨髓炎有重要价值,CT 和核素扫描结合能提高对早期骨髓炎的诊断。

【鉴别诊断】

早期应与蜂窝织炎、丹毒等软组织炎症鉴别。蜂窝织炎、丹毒全身症状稍轻,局部红肿明显,多系链球菌感染,对青霉素治疗敏感。骨扫描有助于鉴别。

【治疗原则】

关键是早期诊断,早期应用大剂量有效抗生素控制感染防止炎症扩散,同时进行适当的局部处理。一旦形成脓肿,应及时切开减压引流,防止死骨形成,使病变在早期治愈,否则易演变成慢性骨髓炎。

1.全身支持疗法　高热时,降温,补液,注意水、电解质代谢和酸碱平衡。必要时多次少量输新鲜血,以增强患者的机体抵抗力。补充营养,给予易消化和富含维生素和蛋白质的饮食。

2.联合应用抗菌药物　应及早采用足量而有效的抗菌药物,首选针对金黄色葡萄球菌的有效广谱抗生素,待细菌培养和药物敏感试验有结果时,再选择适宜的敏感抗生素。抗生素使用至少应持续至体温下降,症状消失后 2 周左右。

3.切开减压引流　这是防止病灶扩散和死骨形成的有效措施。如联合应用大剂量抗生素治疗 2～3 天不能控制炎症,诊断性穿刺抽出脓液或炎性液体,均应做局部钻孔或开窗进行减压引流。早钻开骨皮质有利于控制骨髓腔内感染,及时开窗引流可防止感染扩散。

4.局部固定　早期用适当夹板、石膏托或皮牵引限制活动,抬高患肢并保持功能位,可以防止畸形,减少疼痛和避免病理骨折。

【临床路径】

1.病史　发病年龄、病程、既往诊治经过。

2.全身和局部症状　　全身情况、局部症状、有无死骨、窦道。

3.放射学检查　　X线与CT,骨扫描等。

4.实验室检查　　血液检查、局部分泌物检查、药敏实验等。

5.根据病情选择合适的治疗方案及药物　　手术有时是必需的。

二、火器伤化脓性骨髓炎

【诊断标准】

1.有明确的火器致伤病史。

2.晚期全身表现严重,与血源性骨髓炎表现相同。

3.火器伤使局部软组织和骨质受到损伤和污染严重,尤其是炸伤,组织破坏和污染程度较严重,机体抵抗力降低,感染可能性很大。

4.有时伤口中可以找到弹片等异物,鉴别比较容易。

【治疗原则】

1.外伤后要及时进行彻底清创,预防感染,增强机体抵抗力,使开放性骨折变为闭合性骨折。

2.将关节固定于功能位,伤愈后早期活动,恢复功能,防止关节僵硬。

3.如系枪伤所致的穿透伤,进出口都很小,污染轻微无异物,又无血管、神经等重要组织合并伤,可敞开伤口,只行伤口换药,保持引流,增强机体抵抗力和使用抗菌药预防感染。

4.对炸伤引起的开放性骨折,必须彻底清创,不缝合伤口,以利引流。早期清创,延期缝合,骨折可用石膏或外固定架临时固定。

5.对非火器伤骨折,污染不重,如能及时进行清创,应缝合伤口.放置引流条48小时,争取伤口一期愈合,使骨折转为闭合性。

6.若感染已发生,应尽早扩大伤口,以利引流,可采用VSD负压引流技术,加强全身支持疗法及抗感染治疗。应注意厌氧菌感染和气性坏疽的发生。

三、慢性骨髓炎

大多数慢性骨髓炎是由急性骨髓炎治疗不当或不及时发展而来。以前是多继发于急性血源性骨髓炎。现在急性血源性骨髓炎在早期多能及时有效治疗,转化为慢性骨髓炎较少,现在较常见的是开放性骨折和骨的贯通伤后发生的骨髓炎,以及金属内固定物植入引起的骨感染。急性炎症消退后,遗留的死骨、死腔是造成慢性骨髓炎的主要原因。致病菌常为多种细菌混合感染,以金黄色葡萄球菌为主。急性骨髓炎炎症消退后,反应性新生骨形成、骨质增生硬化、病灶区域存留的死骨、死腔和窦道是慢性骨髓炎的基本病理变化。其有慢性局限性骨脓肿和慢性硬化性骨髓炎两种特殊类型。

【诊断标准】

1.有急性血源性骨髓炎、开放骨折或火器伤病史。

2.窦道愈合的病变静止期,可无全身和局部症状。发作时,有发热、食欲不振,如急性骨髓炎表现。

3.急性发作时,局部已经愈合的创口,又开始疼痛、肿胀、流脓。有的在伤口瘢痕的表面形成混浊的水泡或波动性的肿块。当水泡或肿块溃破后流出脓液,有的排出小死骨片,以后全身症状消退。长久不愈,窦道周围皮肤长期受分泌物的刺激,有色素沉着或湿疹性皮炎,少部分人并发表皮样癌。幼年发病,骨骺板破坏者,可有肢体发育障碍,肢体有短缩或内、外翻畸形。

4.X线检查:病变骨失去原有的外形,骨干增粗,骨质硬化,轮廓不规则;髓腔变窄甚至消失,有圆形或椭圆形破坏透亮区;常可见到与周围骨质脱离的死骨,致密硬化的死骨块可大可小,多与骨干平行,死骨周围有一透亮区,边缘呈锯齿状,此为慢性骨髓炎特征。

5.窦道造影:可通过窦道造影了解窦道的深度、分布范围和死腔的关系。以利于彻底清除死腔和窦道。

【鉴别诊断】

根据既往急性化脓性骨髓炎的病史、体征、典型的X线表现,诊断多无困难,但仍需与下列病变鉴别。

1.结核性骨髓炎   一般多侵入关节,病史较缓慢,有结核病或结核病接触史等。X线片显示以骨质破坏为主而少有新骨形成。

2.骨样骨瘤   常易诊断为局限性脓肿,但其特征为经常性隐痛,夜间疼痛较重,局部压痛明显,但无红肿,少有全身症状,X线片可进一步提供鉴别依据。

3.骨干肉瘤   局部及X线片表现偶可与骨髓炎混淆,但根据发病部位、年龄、临床表现及X线片特征可以鉴别。若病程长,窦道久治不愈,局部疼痛剧烈,有异常肉芽,脓液量多且有恶臭味,应注意有恶性变的可能。

【治疗原则】

1.全身治疗   慢性骨髓炎是长期消耗性疾病,手术前患者体质弱,应增加营养,为手术创造条件。手术前后使用足量有效的广谱抗生素。

2.手术原则   尽可能彻底清除病灶,摘除死骨,切除增生的瘢痕和清除肉芽坏死组织,消灭死腔,改善局部血液循环,为愈合创造条件。根据不同的病情可选择不同手术方案,如病灶清除术、碟形手术(OTT手术)、带蒂肌皮瓣转移术、骨移植术等。

3.药物治疗   应根据细菌培养及药物敏感试验选择抗菌药,术前、术中、术后均应用足量有效的抗菌药物。

(郭   志)

第六节   椎间隙感染

临床上,椎间隙感染并不多见,但由于病灶比较隐匿,对诊断、治疗带来一定困难。椎间隙感染以腰椎最为多见。

一、发病机制

椎间隙感染途径主要由下列两种原因所造成。

1.由脊柱诊断性操作或手术过程中细菌直接污染、接种所致。例如,椎板切除减压、髓核摘除手术、诊断或麻醉需要施行腰椎穿刺,或椎间盘造影术穿刺针直接进入椎间盘内感染所致,这种感染细菌以金黄色或白色葡萄球菌最常见。

2.由盆腔内或泌尿生殖系统感染播散所引起,已有大量研究报告证实存在盆腔与椎旁静脉系统通道,感染细菌或肿瘤栓子可经该途径直接蔓延侵犯脊柱。如该途径发生椎间隙感染,细菌菌种以革兰阴性杆菌为主。

椎间盘本身是一个无血供组织,因此,如经血源感染,病原菌必须停留在邻近椎体骺板。该部位血流缓慢,细菌容易停留造成毛细胞血管栓塞,形成局部脓肿,而椎间盘感染是继发的。缺血性感染的椎间盘组织逐渐发生液化,需要经过几个月的时间才能被吸收,感染坏死组织停留在局部,很少超出椎间盘本身结构,因此,绝不会发生硬脊膜周围脓肿,经过一定治疗,感染逐渐吸收,自行愈合。

二、临床表现

椎间盘感染通常在脊柱手术操作后几天至几周时间出现脊柱症状。如果继发于盆腔或尿路感染,则脊柱间隙感染发作潜伏期可能更长,可以几天至几个月,甚至达几年。腰背部疼痛症状往往突然发作,症状迅速加剧,病人往往不愿移动,甚至轻微移动即可能触发剧烈疼痛,需大剂量止痛剂解痛。疼痛常局限于脊柱背部,也可以向一侧或双侧下肢放射。局部肌痉挛、压痛、叩痛明显,感染的全身症状较轻微,体温正常或低热,高热罕见。疼痛或不适症状可能持续相当长时期,从数月至一年后,症状逐渐缓解。

三、辅助检查

血白细胞分类检查正常,唯一有价值表现为 ESR 升高,穿刺活检或培养常可提供诊断依据。感染发作几周或几个月时,X 线检查仍可无特征性变化,最早的 X 线征象是感染的椎间隙狭窄,跟随出现邻近椎体部分不规则吸收破坏。经过相当一段时间间隔,骨修复愈合逐渐明显,表现为沿着椎体缘硬化骨形成,新骨增生。当病灶完全稳定,椎间隙可完全消失,上下椎体连接融合。

四、诊断与鉴别诊断

椎间盘感染发生率并不高,该病有一些特征性的临床和 X 线表现,为正确诊断提供线索,从某种意义上,鉴别诊断更重要。

1.化脓性脊柱炎　化脓性脊柱炎临床表现与椎间隙感染极为相似,除了一部分病员可表现急性中毒症状外,有相当一部分人仅表现为局部脊柱痛,持续加剧,也可出现放射痛。唯一区别是,如发生化脓性脊柱炎,其感染脓肿波及椎管内,可引起脊髓和神经根压迫症状,截瘫发生率约 15%,甚至更高。如果脊柱炎发生在颈椎,椎旁脓肿可压迫气管、食管,如发生在腰椎,会出现腰大肌脓肿刺激症状。化脓性脊柱炎 X 线征象具有 4 种特征性表现:①病变起自椎体中心,出现骨破坏吸收,而上下椎间隙保持正常。②病变起自骨膜下,位于多个椎体前缘,前方皮质骨被侵蚀,骨吸收边缘骨增生。③病变侵犯椎弓或附件。④病变起自椎体终板附近,早期出现骨质稀疏,随后为虫蚀样或锯齿状骨破坏,最后炎性病灶可扩散到椎体中央,但也可向椎间盘侵犯,造成椎间盘狭窄、破坏、吸收、边缘出现骨增生。最后一种 X 线表现与化脓性椎间隙感染的 X 线表现相似,应引起重视。

2.脊柱结核　近年来,脊柱结核发生率有所增加,脊柱结核起病缓慢,全身结核中毒症状明显,局部疼痛,椎旁脓肿发生率较高,少数病人可出现脊髓压迫症状。X 线征象具有特征表现,病变早期常表现椎间盘间隙狭窄,邻近椎体骨疏松脱钙,但很快出现以椎体破坏椎旁脓肿为主的 X 线表现,很少出现骨质增生、骨桥形成,椎体附件结核发生较少,必要时可行穿刺活检,明确诊断。

3.脊柱转移性肿瘤　脊柱转移性骨肿瘤发生率极高,常表现为椎体溶骨性或增生性骨破坏,可侵犯单一椎体或出现跳跃式椎体破坏,脊柱转移性骨肿瘤很少出现间隙狭窄,这是转移性脊椎肿瘤的特点,这与椎间隙感染椎间隙狭窄截然不同。

五、治疗

1.非手术治疗 全身支持、局部制动以及抗生素应用是保守治疗主要三大措施。

(1)抗生素应用:感染源的识别,对了解感染菌种有帮助。如继发于盆腔,泌尿道的感染,往往以革兰阴性杆菌感染为主,而因脊柱手术操作引起的椎间隙感染往往以金黄色葡萄球菌感染为主。因此,根据可能的菌种感染选择有效抗生素。用药时应掌握各类抗生素的药理作用,不仅增加药物的疗效,而且可减少毒性,防止产生耐药性。抗生素治疗应足量、有效,直至感染症状完全消退,以后再改用口服抗生素持续6周。

(2)制动:硬板床或石膏床制动是必要的,直至临床症状完全消失。病情稳定通常需要3个月。症状减轻后可用支架、腰围保护。

(3)全身支持疗法:急性期显得十分必要,加强营养,及时补充和纠正水、盐、电解质紊乱。急性期疼痛是突出矛盾,因此药物使用十分必要。

2.手术治疗 如果病灶未及时早期发现,病变范围广泛破坏严重,或难以承受疼痛得不到有效控制,可考虑手术治疗,切除感染椎间盘、坏死组织,彻底清创使病灶得到控制与稳定。

(郭 志)

第十章　其它感染性关节病

感染性关节病变,除了由细菌感染引起化脓性关节炎症之外,还有一些关节炎性反应是由其他生物体,包括病毒、真菌、立克次体等所引起。立克次体是一类大小与细菌相接近、呈球状或杆状,具有复杂形态结构的微生物。其生物学位置介于病毒与细菌之间。它有黏多糖的细胞壁,含有 RNA 和 DNA 两种核酸,在活细胞内以二分裂方式繁殖。真菌与其他微生物一样,广泛分布于自然界,它可侵犯组织引起真菌性关节炎。病毒引起的人类疾病已远远超过了其他微生物的感染,而且研究也比较深入,对病毒特性、感染途径、发病机制以及治疗均有一整套理论。

一、病毒性关节炎

关于人类病毒传染病的原因,发病后的症状、体征,治疗等都有比较全面和完整的概念,病毒可根据其生理物理特征如核酸性质、颗粒大小、有无包膜、核衣壳的对称轴、对乙醚的敏感度而进行分类。每种病毒只含有单一的核糖核酸(RNA)而不是同时含有两者。相反,细菌、立克次体可同时含有 RNA 和 DNA。病毒的大小不一,直径约 $17\sim300nm$ 不等,形态各异,多数为球状,少数为砖状、弹片状,有一些病毒有包膜,也有无包膜。无包膜病毒,仅含有核酸,其外面为衣壳所包裹。衣壳不但保护核酸免遭核酸酶的破坏,而且还能吸附到宿主的细胞表面,促成感染。

自从 1965 年发现乙型肝炎表面抗原(HBsAg)以后,与肝炎有关的关节炎受到广泛的关注与研究,乙型肝炎病人同时伴有关节受累的占整个病例数的 20%(9%~30%)。最典型的发病经过是在临床出现明显肝脏症状之前,作为一个先兆,出现关节炎性反应,此外还可伴有皮肤病变、发热。

任何年龄、性别都可受累。通常女性出现的关节炎症状较轻。起病突然,以多关节、对称性发作最常见,依次发作的关节有膝、踝、肩、腕、足、肘等,偶然也可累及颈椎。常表现为关节疼痛或红肿,有时还可表现为滑囊炎或腱鞘炎,有些病例不表现为关节症状或关节非对称发作,多数病例关节症状持续 3 周左右(几天至 6 个月),往往出现黄疸症状后,关节症状自然消退。关节症状发作时,关节液检查白细胞计数偏高达 $500\sim90000$ 个/μl。

多数病人可发生荨麻疹,但很少发生斑丘疹、瘀斑或血管神经性水肿。在疾病的前驱期,常可发生皮肤病损而无关节症状。约有一半病例可发生低热,部分病例可累及肾脏,表现为蛋白尿。在前驱期,血化验中可检测到乙型肝炎表面抗原(HBsAg)阳性,补体 C_3、补体 C_4 下降,HBsAg 免疫复合体和抗 HBs 阳性。不少病人还可出现冷沉淀物、含 HBsAg 和抗 HBs 免疫球蛋白补体试验阳性。

当关节症状逐步消退时,HBsAg 也转阴性,补体结合趋于正常,这些指标都表示免疫复合体起到致病关键作用。但至今,滑液的组织培养中还未分离到乙型肝炎病毒,然而可用免疫荧光方法从滑膜中检测到乙型肝炎抗原。除了肝炎病毒以外,还有其他一些病毒感染也可引起关节炎,这包括蚊虫所引起的虫媒病毒(节肢解体病毒)、Ross 河流病毒(发生在南澳大利亚区域)、腺病毒、疱疹病毒等。

1985 年,内地发现第一例艾滋病病人后,艾滋病的发生率逐年上升。自 2000 年以来,艾滋病的感染率和发病率正以每年 30％的速度增长,因此,艾滋病病人的关节感染正日益引起重视。艾滋病患者中关节感染常由金黄色葡萄球菌、链球菌、沙门菌引起。艾滋病患者可有 Reiter 综合征、复发性关节炎、艾滋病相关性关节炎和关节痛。艾滋病患者存活越久,分枝杆菌、真菌及少见的条件致病菌的感染机会也越多。在接受 HAART 治疗的艾滋病病人中,常可以有类风湿样病变,艾滋病的类风湿样病变常早于其临床征象。Njobvu 和 McGill 认为,艾滋病的关节病变有地域区别和时间趋向。在非洲黑人中的关节发病常比较严重,关节侵蚀和关节融合常比白种人要多。在非洲黑人中,关节病变常是最初的临床表现,而在白种人中常为疾病的晚期。

二、真菌性关节炎

真菌亦称霉菌。和其他微生物一样,广泛地分布于自然界,其中有许多真菌可以用来酿酒、制药,但个别有一些真菌可以引起人体感染。由真菌引起的疾病统称为真菌病。根据真菌侵犯部位不同,可分为浅部真菌病和深部真菌病,浅部真菌病仅侵犯表面、毛发、指(趾)甲,发病率高,危害轻。深部真菌病可侵犯内脏,如肺、肝、肾,偶然也可侵犯四肢骨骼关节。深部真菌病发病率虽不高,但危害性远比浅部真菌病为大,且近年来,由于抗生素、类固醇激素和免疫抑制剂的广泛应用,本病发生率有增加趋势。

临床上所遇到的慢性肉芽肿性关节炎病例中,有很大一部分是由真菌性关节炎所引起。真菌自原发病灶经血源播散侵犯骨骼,继后影响到邻近关节,出现慢性炎症性关节炎。深部真菌的常见病原菌为曲菌、毛霉菌、白色球菌、新型隐球菌、着色霉菌、烟曲病菌等。孢子丝菌病病例中,关节病损可以由感染皮肤,或皮下组织病灶直接蔓延所致。真菌性关节炎的发生,通常有易感因素,如慢性消耗疼痛、酒精中毒、长期使用药物(激素或抗生素、静脉内高能量补充等)。特别是一些条件致病菌,正常时可寄生于健康人体内而无症状,一旦在某些情况,特别是机体抵抗力下降时出现症状。

未经治疗的真菌性关节炎,通常表现为慢性、无痛性病程,伴有骨与关节进行性破坏。X 线表现很难与其他肉芽肿性关节炎相鉴别。

真菌性关节炎的诊断较困难,除非获得病理组织学或关节滑膜组织、滑液的真菌培养阳性报告。因此,对任何可疑或病因不明的病例应进行组织学检查。

(一)孢子丝菌病

孢子丝菌性的关节感染可以是全身性孢子丝菌病或某些植物花草,如玫瑰花茎刺刺入皮内所造成,酗酒或户外花匠常易患。两上、下肢大关节最易受累,孢子丝菌性关节有两种类型,一种为单病灶,常侵犯一个或少数几个关节,另一种类型为多病灶性,同时侵犯多关节,并可累及皮肤、内脏,关节病损可以呈亚急性或慢性发作,受累关节表浅皮肤可同时有病损。

如果从受累关节滑液或组织培养中检测出孢子丝菌,诊断即可成立。组织病理切片可发现肉芽性滑膜炎症反应,组织中央区域出现坏死,并有多核巨细胞浸润。

两性霉素 B,适当的清创是治疗的唯一选择。

(二)芽生菌病

芽生菌性关节感染往往由于原发性皮肤病损或肺部感染播散所致,芽生菌病病例中,约 30％～50％病人骨与关节受到侵犯,孤立性关节受累而无骨组织侵犯极为少见。

芽生菌性关节感染与骨关节结核很难鉴别,因两者都可表现为肺部或皮肤病损,最终诊断依赖于组织培养呈阳性,关节滑液检测常可显示。

酵母菌样菌落,两性霉素B可获得满意治疗效果。

(三)念珠菌病

近年来,念珠菌性关节炎发病率有增加趋势,大多数报告病例中都显示患者常存在潜伏的易患因素,以致干扰机体正常防御机制。发病病例中,约50%为新生儿、早产儿、或伴有先天性缺陷,或新生儿特发性呼吸窘迫症。成人发病者中,往往有隐患存在,如长期接受抗生素治疗、激素依赖、静脉内导管长期置留、慢性消耗,恶性肿瘤等。

念珠菌性关节炎患者中,膝关节最易侵犯,相当部分病人表现为多关节受累,约2/3病例,X线检查可发现,除了关节破坏性改变外,邻近骨组织也有病灶。

最后诊断还需要依靠关节滑液菌种培养,镜检阳性率不高,同时很少会发现酵母菌样菌落。大多数病例,经非肠道给予两性霉素B、外科清创,可获得治疗成功,个别学者报告,关节内注射两性霉素B,也可获得有效治疗。对复发病例采用5-氟胞嘧啶可获得成功。

(四)放线菌病

放线菌病是由放线菌所致的一种慢性化脓性、肉芽肿性疾病。既往很长一段时期内,放线菌被认为是真菌,而目前已把它归为放细菌类,该菌革兰染色呈现阳性。

放线菌主要侵犯下颌部、胸腹腔、内腔,本病常表现为面颊部出现硬结,继发脓肿形成,破溃成瘘管,脓液渗出液中含有淡黄色硫磺样颗粒。

放线菌常寄生于健康人、牛或其他动物口腔内,尤其多存在龋齿、齿垢或口腔扁桃体皱襞处。平时,由于人体防御机制健全,不会发病,当受到外界条件影响,抵抗力下降,即可促发。损伤是感染形成的重要条件,最常见于拔牙、龋齿修复,放线菌便由口腔黏膜破损处侵入病变,偶然可引起脊椎、肋骨或关节侵蚀,其感染往往由胸部或肺部病灶直接扩散。X线检查可见骨质破坏,骨膜增生反应。

放线菌病患者多有继发性贫血。血常规白细胞略增高、中性粒细胞显著增加,血沉增速,如果从瘘管溢出脓液内或病灶内查到放线菌,则诊断即可成立。

骨、关节放线菌感染治疗原则与化脓性骨关节感染相同。早期诊断、早期治疗是提高疗效关键。青霉素族抗生素仍是主要治疗药物,剂量宜大,100万～1000万U肌内注射或静脉滴注,持续4～6周,然后减量。其他抗生素还包括红霉素、氯霉素等,单独使用磺胺嘧啶效果不佳。

三、布氏菌病

布氏菌病又称波状热,是由布氏菌感染所致的传染病。以波浪型发热、多汗、关节疼痛为主要临床症状。病灶可侵犯多个脏器,并以各种化脓性病灶为特点。其病情轻重、病程长短均不一致。本病好发我国西北、内蒙古、东北等畜牧地带,沿海城市罕见,患者多从事畜牧业。

(一)流行病学与发病机制

布鲁(Bruce)于1887年首先报告在死者脾脏中检测出布鲁菌(简称布氏菌),后被命名为羊型布氏菌。以后又发现发热牛型、豚型布氏菌,这三型布氏菌所产生疾病的临床表现、病理等方面极为相似。布氏菌为革兰阴性多形球状杆菌,无孢子形成,该菌对光、热、化学制剂抵抗力弱,但耐寒。本病流行于世界各国畜牧业地区,主要传染源为羊、牛、猪,人类亦可作为传染源,但机会极少。动物感染后可长期患病,其分泌物极具传染性,人因食用该菌污染的食品如生乳、乳酪、酸乳、肉制品或接触病员分泌物而患病,发病季节以春末夏初或夏秋为多见。

布氏菌经消化道或皮肤直接接触进入体内,沿淋巴管侵入淋巴结、骨髓、脾脏,并成为感染灶,继后进入血液,并形成迁徙性多脏器感染灶,包括肝、脾、心、肺及泌尿、生殖、神经系统,运动系统病变中表现为中毒性、化脓性的关节炎、脊柱炎、骨髓炎等,以关节炎最常见,亦可有蜂窝织炎、纤维织炎及皮下脓肿形成。

(二)临床表现

本病病程一般可分为三期,发病 3 个月之内为急性期,3～13 个月为亚急性期,1 年以后为慢性期。牛型布氏菌病发病症状较轻,急性期往往不明显。

潜伏期一般为两周,起病缓慢,前驱症状隐匿,仅食欲不振、睡眠欠佳、微热。急性期、亚急性期均为发热,慢性期发热不明显。热型以波浪型为主,约占 1/4 病例。每次发热持续 1 周至数周不等,然后发热自行消退,缓解数日或数周后,发热又见回升,如此反复发作缠绵数月之久。其他热型还有弛张型、败血症型、不规则热型等。

1.急性期　主要表现为寒战、发热,并呈现各种不同热型,乏力,盗汗,消瘦,游走性多关节疼痛,神经放射病,由于病灶常侵犯肝、心、肺等脏器,因而出现恶心、呕吐、腹痛、食欲不振、气急、喘息、咳嗽等症状,体检可发现肝脏、脾脏、淋巴结肿大和压痛、血压偏低,第一心音不纯,伴收缩期杂音,心电图可示心肌损害,少数病例可发现睾丸炎、附睾炎,出现睾丸缩水、硬化。

2.亚急性期　以多次反复发作的发热、同时伴有各受累脏器感染病灶为特征,此期可出现肝小脓肿、支气管肺炎、睾丸炎、脑膜脑炎、神经炎、皮下脓肿,而运动系统中突出表现为化脓性关节炎、骨髓炎、脊椎炎。

3.慢性期　由于病情反复发作、拖延过久,病人呈现慢性消耗病容,疲乏,消瘦,呈迁延性低热,部分病例可遗留局限性病灶,如关节强直、挛缩。受累肝脏、脾脏轻度肿大。

(三)实验室检查

布氏菌病发病以波浪热型发热、多脏器感染病灶为特点,血象检查白细胞计数正常或偏低,淋巴细胞呈相对性或绝对性增加,急性起病血沉增快,血清凝集反应阳性率达 70%,补体结合试验具有较高特异性,对诊断有较高价值。布氏菌培养,包括血、骨髓培养,阳性率达 80%,尿培养阳性率低,粪便培养偶为阳性。

(四)诊断与鉴别诊断

流行病学资料,包括既往史、病情接触史、职业史、生活习惯与条件,对诊断本病有重要参考价值。临床征象与体征,包括典型的波浪型热、关节痛、化脓性关节炎、肝脾肿大,或其他脏器的感染病灶,对诊断有较大帮助。

败血症、伤寒、副伤寒、风湿病、结核病灶或肝炎、心内膜炎、早期褐热病等疾病均应考虑,加以鉴别。

(五)治疗

1.全身支持疗效:休息、营养甚为重要。

2.抗生素:氨基糖苷类药物,包括链霉素、庆大霉素等。磺胺类等广谱抗生素也可使用。抗生素治疗可较快控制发热症状,但仍不能完全防止复发。

3.菌苗疗法适合顽固病例。

4.对化脓性关节炎、骨髓炎等局部病灶,应根据外科治疗原则,给予相应治疗。

四、支原体关节炎

支原体关节炎罕见,1938 年,Sabin 首先报告在某些动物身上,例如啮齿类动物、牛、猪、鸟类,支原体可引起关节炎,并呈现慢性发作,类似类风湿关节炎表现。尽管很多学者试图研究支原体关节炎与类风湿关节炎的内在联系,但均告失败。

人类支原体感染如支原体肺炎,伴有肌肉瘤十分常见,但真正的关节炎仅见于少数病例,并表现出血清学的支原体感染依据。这类病人往往同时伴有上、下呼吸道感染病史,关节炎可呈现急性发作,可单一或多关节受累,好发于下肢大关节,如膝、髋、踝关节,偶可侵犯肘关节、肩关节及手部小关节。

临床病例中,关节炎症状出现前1～4周,即有呼吸道症状,关节受累症状较轻,显示轻度疼痛肿胀,功能轻度受阻,症状可持续数周,但也有少量病例关节疼痛可达10～18个月。

支原体关节炎对红霉素治疗有良好反应。

（刘志国）

第十一章　先天性和遗传性关节疾病

第一节　先天性高肩胛症

一、病因

肩胛骨系胚胎第 5 周时在颈部形成,随后在第 10 周时逐渐向胸廓外侧的背部下移。在下移过程中遇到障碍则形成本病。发病与肩胛骨本身无关,而是与脊柱、运动神经根及附近肌肉发育短小有关。此外,还有学者报告本畸形的形成与脑脊液分泌过多或吸收不良而形成皮下扩散,导致炎症反应所致,即所谓的水泡理论。有些学者除用此理论除解释高肩胛症的发病原因外,还用以说明许多其他畸形,如短颈综合征,肱、桡、尺骨变异和并指等畸形的成因。

二、临床表现

患侧肩胛骨高位,整体小,横径较正常者宽,并有一定程度的旋转,使肩部外形异常,颈肩角变钝,肩部向后上隆起,该侧肩关节外展上举有一定程度受限。

约有 25% 的患儿有肩椎骨。该异常的骨组织从肩胛骨的内上角连接颈椎下方,有些病例是以纤维组织或软骨组织构成这种异常的连接。

并发畸形包括脊柱侧弯 39%,椎板裂 28%,脊髓纵裂 3%～20%,肋骨畸形 25%,短颈畸形 20% 等。

三、分类及治疗

Ⅰ度:不太影响美容,肩外展功能不受限,无需治疗。

Ⅱ度:外观畸形明显,肩外展受限,宜采用 Woodward 手术和锁骨截骨术治疗。锁骨截骨术一般截断 2～3 处以使锁骨变软,从而预防肩胛骨下移而并发臂丛神经损伤。为此,锁骨截骨应在下移肩胛骨前预先做好。

Ⅲ度:严重影响外观,肩外展受限明显,有肩椎骨,应行 Woodward 手术,锁骨截骨和肩椎骨切除术。

过去有多种手术方法治疗本病,但手术打击过大,效果并不理想。

目前多数学者认为 Woodward 设计的手术为最佳方案。沿中线从 C_1～T_9 的棘突作切口,从 C_4 切断部分斜方肌,将大小菱形肌翻起,斜方肌连同肩胛骨向下剥离数厘米,经此切口可从骨膜外切除肩椎骨,助手下推肩胛骨,前锯肌、背阔肌向下错位与肩胛骨的脊柱缘缝回。斜方肌在 T_9 部分未剥离。肩胛骨下移后,对该部出现的松弛部加以修整。

（刘志国）

第二节　手指畸形

手指畸形多数与遗传疾病有关。上肢桡侧和下肢胫侧的多指、并指(趾)以及短指畸形常与基因异常有关。

一、分类

1.手指发育不全　手指发育不全有多种多样。治疗方案应视个别情况决定,目的是改善功能、感觉和活动度。趾指移植再造或延长手指是手指发育不全的重建手术。

2.多指(趾)polydactyly 或称赘生指　多指(趾)是最多见的先天性畸形之一。有些赘生指(趾)是有遗传性的,例如,中指和小指的赘生指则为常染色体显性遗传畸形。第 4 指,即环指、中指和小指畸形各有独特表现。复杂畸形如镜手(尺侧双手)和五长手指也属于赘生指畸形。重复畸形又可分为桡侧(拇指侧)、中间和尺侧(小指侧)三型。简单的重复畸形宜在小婴儿期尽早切除,复杂多指应推迟到 1 岁时矫正。拇指的赘生指是多指畸形中最多见的。Wassel 对此作出分类,共分 7 型,其中以第 4 型最为常见(约占 43%)。

3.并指(趾)　并指也较常见,并指可分为完全性并指和部分并指。仅有软组织合拢又可称为简单并指,有骨性相连的称复杂并指。并指多见于 3~4 指之间,也可见于 Apert 综合征(颅缝早闭,手或足的不同程度的复杂并指)、束带畸形和 Poland 综合征(胸大肌的缺如和并指)。常需手术分离和全厚皮移植。

4.弯曲指　弯曲指或向额状面或向矢状面弯曲变形,除弯曲指外均有局部骨性变形。不少病儿并发有不同的全身性疾患。折曲指系较常见的一种弯曲指,可分为婴儿型和青少年型。青少年型于 12~14 岁缓缓发病,女性多见。畸形可进行性加重,很少有功能障碍。常用夹板治疗,偶需手术矫正。

5.内偏指　内偏指为小指末节向桡侧倾斜。可为正常变异,无功能障碍,多无需治疗。个别病儿畸形严重而需截骨矫正,Down 综合征有倾斜指的多达 25%~79%,不少先天性综合征也有此手指变形。

6.三角指骨　第二节指骨是三角形,因而该节手指有成角畸形。宜采用截骨术治疗,有时可行骺板中的骨桥切除,填入自身脂肪以防畸形再发。

7.Kiner 畸形　本畸形少见,于 1927 年 Kiner 首先描述,原因不明,常为小指末节进行性屈曲变形。X线片显示小指末节向掌侧和桡侧弯曲,有时出现疼痛症状,应与冻疮相鉴别。通常冻疮可波及多个手指,使之屈曲变形。本病多不影响功能,个别变形严重,可用截骨术矫正。有疼痛症状的可用夹板保护。

8.短指　短指系指骨或掌骨短,系正染色体遗传,可并发于 Poland 综合征、Silver 综合征和 Seniov 综合征等。手指延长术常不成功。

9.指(趾)关节粘连　近端和远端指间关节融合,此先天性畸形为遗传疾患,表现不一。有时需截骨术将手指重新对位,以改善其功能。

二、治疗

1.手指截骨术　常可矫正畸形和改善功能,截骨术多需用克氏针行内固定,此类手术为常用的疗法。

2.足趾-手指转移　用足趾移植替代缺损的手指,手术的指征是有限的。

3.手指延长术　单次延长 10mm 和逐渐延长 30mm 是可行的。掌骨延长术可改善捏拿功能,手指延长对矫正短指还可改善外观。但这些延长术的指征较少。

(刘志国)

第三节　先天性胫骨假关节

先天性胫骨假关节为胫骨下段骨内生长障碍和正常成骨缺陷的复杂畸形。局部骨的硬度减弱使胫骨向前外侧弯曲,最终形成病理性骨折。在骨折部位有错构组织形成,因无正常骨痂而产生假关节。本病于 1708 年由 Hatzoecher 首先报道。

初生时胫骨有假关节的极为少见。所以假关节并非真正的先天性。

一、发病率

本病较罕见,Andersen 估算约在 190000 新生儿中有 1 例。意大利学者 Pais 报告 50 年中遇到 50 例;Sofield 统计美国 Shriners 医院治疗的总病例中占 0.1%。左侧稍多于右侧,双侧者罕见。

二、病因学

先天性胫骨假关节的真正病因尚不明了。过去有不少理论性解释,如官内外伤、代谢障碍和血管畸形等,近年来都被推翻。1937 年 Ducroquet 首先发现本病与神经纤维瘤有关。在他报告的 11 例中有 9 例有皮肤咖啡色素斑,2 例有皮下结节,证实为神经纤维瘤病。有学者报告胫骨假关节部位有骨内的神经纤维瘤,还有的学者发现胫骨假关节与骨纤维异样增殖症有关,并认为胫骨假关节、神经纤维瘤和骨纤维异样增殖症三者均有局部成纤维细胞团块,可能系神经通路受阻而产生异常生长。

神经纤维瘤病是常染色体显性遗传,但胫骨假关节多为散在发病。

又有学者发现假关节四周多环以增厚的骨膜和纤维组织的瘤状物,妨碍局部骨的形成,不能产生正常骨痂,降低局部血运以及因压力导致骨萎缩。同时有实验证实,小鼠胫骨骨干用玻璃纸条约束,可造成胫骨假关节的模型,其 X 线照片和病理切片宛如人类的胫骨假关节。该实验提示骨内机械性因素与疾病的形成有关。因而使人推测胫骨假关节与先天性束带综合征和先天性截肢的成因有关联。还有的学者采用电镜的超微结构观察,有的胫骨假关节内含 Schwann 细胞、成纤维细胞和无髓鞘的轴突。经电镜检查还不能区分神经纤维瘤病、骨纤维异样增殖和与两者都不相符的结构,因此超微结构研究既不能证实本病的真正原因,也不能支持本病系由神经组织或血管组织分化而来。病因复杂,可能系多因素造成。

三、分类与 X 线检查

通常有三种分类方法,即发育不全型、囊性型和晚发型。

1.发育不全型　是胫骨中下段直径变窄、硬化以至髓腔部分或完全消失。此种变化有时也波及腓骨。长管状骨的沙钟样狭窄为其特征。胫骨前弯或向前外侧弯曲,生后可能出现骨折,但大多数为走路后的 18个月左右出现假关节。一旦发生假关节,则骨端变细、骨膜肥厚、骨折处不愈合或愈合后再骨折。

2.囊性型　开始在胫骨中下段为囊状骨质稀疏,囊状部位的组织很像骨纤维结构不良。最初胫骨可能并不弯曲,随后逐渐向前变弯,平均在出生 8 个月后发生骨折。此型多无神经纤维瘤病变。

3.晚发型　开始小腿外观正常,但较对侧小腿轻度短缩。多在 5 岁以后因轻微外伤而致骨折。本型病儿本身和家族史中均无神经纤维瘤病。有的病例是因为胫骨弯曲经截骨术矫正后发生假关节而难治愈,故对此种病情施行截骨术应慎重。

四、治疗

治疗胫骨假关节是矫形外科的一个难题。虽植骨方法日益改进,内固定设计不断进步,直流电和电磁场疗法的应用,游离带血管蒂腓骨移植以及近年来的 Ilizarov 的撑开加压等技术使疗效有些进步,骨折愈合从 60%提高到 80%左右。如何一次手术取得假关节的愈合和保持长久而不再骨折,尚无特别满意的解决措施。有时需多次手术。随之而来的问题是肢体短缩。目前截肢仍不失为治疗方法之一。

先天性胫骨假关节的病因和治疗方法均有莫明其妙之处,但正因为如此而促使很多骨科医师想出更多的方法治疗本病。

五、问题和并发症

胫骨假关节治愈后仍可能遗留如下问题和并发症:

1.再骨折　治疗之初是千方百计促使假关节愈合。而愈合后仍容易发生再骨折。正是因为这种愈合容易发生再骨折,手术中应矫正其前弯;术后虽有愈合现象,仍要用膝踝足支具保护数年。待愈合部位更加成熟后,仍应坚持小腿夹板保护,直到胫骨髓腔畅通,骨龄发育成熟为止。成年后虽有发生再骨折的报道,但属罕见。

髓内针作为体内保护措施宜尽可能拖晚取出。

2.踝关节和距下关节僵硬　多由于长时间用石膏固定或经关节的髓内针的影响。这种并发症不易避免,宜预先向病儿家长耐心解释。

3.肢体短缩　是常见的并发症,平均治疗后患肢短缩 5cm。手术切除病变骨和胫骨下端骺生长障碍都是造成肢体短缩的原因。此外,患肢缺少负重的刺激和其他致病因素的影响也应考虑。对侧股骨下端或胫骨上端骺固定术等待患侧肢体的发育,双下肢等长后取除镉钉;还可在假关节完全愈合数年后,也可慎重考虑肢体延长术。近年来 Ilizarov 外固定器加压和同时撑开方法或用单侧架桥式的 DeBastiani 技术均有成功经验。

截肢后配制假肢也可补偿患肢短缩的长度。

4.踝外翻　这是因为胫骨下端内外侧骺板发育不平衡所致。个别病例是由于腓骨同时有假关节使踝关节外翻。治疗之初行胫腓下端骨融合和胫腓骨同时用髓内针固定可发挥预防踝外翻的作用。此外,胫骨假关节愈合后并发的踝外翻,可采用 Wiltse 截骨术矫正。

(刘志国)

第四节　先天性膝关节脱位与半脱位

先天性膝关节脱位和半脱位非常罕见。

一、发生率

有报告为 0.017‰ 或相当于发育性髋关节脱位 1%。有的文献将先天性膝关节过伸也包括其中,使发生率的准确性下降。

女性多见,17 所 Shriner 医院统计 155 例病儿,其中女孩为 99 例,男孩为 55 例,也有报告男女之比为 10：3。大约 1/3 的病例为双侧发病,左、右侧无明显区别。

二、病因

胎位异常可能是发病的原因,足部固定在下颌或腋下的胎位可造成膝关节过伸,但 15 例有膝过伸的病例中虽有 11 例膝关节向前半脱位,但并发髋关节脱位、畸形足和多关节挛缩者不少。这使病因不明。此外,有的学者观察到膝关节脱位的病儿有股四头肌纤维化或挛缩,然而这一发现有的学者认为是本病的病因,但也可考虑为是该病的后果。

本畸形中家族史阴性的报告可见于文献,例如有 200 例先天性膝关节脱位中有 7 个病例家族中有同样畸形。

三、病理和临床表现

胫骨上端移至股骨下端的前方,并有膝外翻和向外半脱位。这些病例均伴有髂胫束和外侧肌间隔的挛缩。胫骨向前弯,腘绳肌特别是内侧的半腱肌和半膜肌向前移位,其功能改为伸膝作用,腓肠肌移向外,膝关节前方关节束挛缩,髌腱和股四头肌均短缩。髌骨发育不良并向上移位。侧方韧带也前移。腘窝中的神经血管均正常。

依畸形的程度可分三级:

Ⅰ级:轻度半脱位,膝关节过伸 15°～20°,被动屈曲可过 45°～90°之间。本级最为常见。

Ⅱ级:胫骨向前脱位到达股骨髁前缘,但胫骨和股骨之间的关节面仍有接触。股骨和胫骨的长轴在关节线上不相遇。临床检查膝关节过伸可达 25°～45°,被动屈曲只能到中立位。

Ⅲ级:胫骨向前移位超过股骨髁,胫骨和股骨二者关节面无接触,临床所见病儿膝关节过伸,而髋关节高度屈曲,足跟可触及前胸或下颌,股骨髁在腘窝部隆起并可清楚触及,膝关节的横纹不是在膝后方而是改在前方。

四、诊断

膝关节过伸的体位和被动屈膝受限,使本畸形诊断无困难。此外,被动屈曲膝关节多又自动弹回到过伸位。侧位 X 线片可见胫骨平台向后倾斜,正位片还可发现有无向外半脱位,膝外翻和旋转性半脱位。股骨下端和胫骨上端的骨化中心发育滞后甚至消失。

先天性膝关节脱位和半脱位应与单纯性膝反张鉴别。后者虽外观有膝关节过伸,但胫骨并不向前移位。引起膝反张的原因不明,诸如韧带松弛,股四头肌挛缩,股四头肌过强而腘绳肌力弱使二者肌力失衡,以及外伤、感染等所致的股骨髁或胫骨平台的骨性畸形等。

X 线照片可除外股骨下端或胫骨上端骨折分离等产伤。

五、治疗

治疗应尽早开始,最好早到初生时,若为半脱位,可立即轻柔手法整复使之屈膝,并在屈曲位用石膏固定。2 周后拆除石膏,再屈曲更大角度使之整复。如此直到膝关节稳定后为止。通常需时 6～8 周,然后可用 Pavlik 吊带使膝关节保持动态的屈曲。同时教会家长给病儿增加屈膝的练习,估计这样的治疗需时 2～3 个月。

若有向外旋转的半脱位的,禁忌使用 Pavlik 吊带,因其前方的吊带会加重向外的半脱位,对此可改用双叶石膏或可取下的塑料支具保持屈膝位置。

对半脱位不能用手法整复的,宜改用平卧位屈膝的皮牵引,同时每天请理疗师作屈膝练习数次。一旦膝关节可屈曲到 45°～60°可改用石膏固定,每周更换石膏,并进一步屈膝直到 100°为止。届时改用膝以上支具,维持 6～12 个月。

对完全脱位的病儿多需骨牵引,用细克氏针 1 枚穿经股骨下方的干骺端;另两枚细克氏针,一个经胫骨上方的干骺端,一个经胫骨下方干骺端。穿针最好在 X 线透视下进行,以防止损伤骺板。股骨牵引朝向前上方;胫骨牵引朝向下方。开始可沿已有畸形的方向,渐向后使膝关节屈曲。同时,每日数次轻柔手法使膝进一步屈曲,一定注意防止医源性骨折。逐渐改变牵引的方向,使之屈曲角度加大,一般经过 2～3 个星期可以使之复位,然后可改用长腿屈膝石膏固定 6～8 周,其余治疗同手法复位。值得提出的是,有文献报道,在 19 例病儿的治疗中有 6 例发生股骨干或胫骨的骺骨折分离,应引以为戒。

保守治疗无效应尽快行切开整复。手术时间至关重要,一定要在病儿不会站立和走路以前施行。手术方法包括髌骨两侧切口松解髌韧带的粘连,Z 型延长股四头肌腱,松解外侧肌间隔,横向切开前方关节囊和充分延长股四头肌,如此可使膝关节屈曲。最后使腘绳肌、侧副韧带回复应有位置,视需要重建交叉韧带,最后以长腿石膏固定 6 周。术后宜用膝踝足支具防止膝关节过伸。

(刘志国)

第五节　软骨发育不全

软骨发育不全是最常见的一种侏儒症,四肢缩短、躯干影响较少。肢体缩短以近端为主,中段与下段很少变化。它的发病率为 1/20000～1/50000。此症首先由 Parrot 报道于 1878 年,虽然软骨发育不全的命名并不完全准确,但骨病研究组织亦接受这个命名,是常用的名称。

一、病因

这是由染色体显性遗传的疾病,是单个基因的遗传。约有 80% 为突发病例,因此,病孩家属中常无同样的侏儒,第二胎再出现侏儒可能性极少。软骨发育不全患者却有 50% 可能性将基因传入子系。发病的基因定位在染色体 4p16.3,目前已排除染色体 12,即 Ⅱ 型胶原纤维的位置。

二、病理表现

原发的病变是骨骺成骨异常,但骨膜化骨正常。病理切片报道有差别,在髂骨、腓骨头采取样本显示正常组织。长骨生长减退而扁平骨生长正常,但长骨中腓骨正常,胫骨却有缩短,目前尚无法解释。同样,肱骨、股骨短缩亦难说明。

三、临床表现

软骨发育不全在婴儿出生就能发觉。婴儿头颅有典型特征,包括头围两侧扩大,前额突出,鼻梁平塌,脸部眼、鼻、颊、口缩挤在一起,下颌宽大而突出。躯干长度正常,胸廓扁平,肋骨下缘外翻而腹部膨大突出,随着年龄增大,胸腰段后凸明显。在步行后,此后凸畸形消退,而腰前凸增加,臀部后凸,腹部更凸出。

肢体缩短是典型表现之一。肢体缩短以近端为主而中段、下段正常。上臂缩短明显,前臂、手、腕却无明显缩短。下肢变化以大腿为主而小腿、足踝不明显,称作肢根型缩短。肌肉发育正常,外观肌肉似乎丰满有力,肢体更显粗壮。上肢肘关节常不能伸直,并非肌肉挛缩而是关节本身变化,桡骨头向后、外脱位,进一步限制肘关节伸直。手部畸形是诊断要点之一,手掌放平,手指分开,中指与环指之间有很大空隙。因此大拇指呈一束,示指与中指呈一束,而环指与小指呈一束形成三叉手。上肢伸直在身旁时,正常到达大腿中部,而此病仅到达髂前上棘或髋关节,使肛门清理有困难。韧带都松弛,髋关节屈曲,整个下肢呈 O 形,膝、踝内翻很典型。这些畸形使步态摇摆。膝关节韧带都松弛时可出现膝外翻现象,但未见髋关节脱位报道。这些儿童发育滞缓,坐、站立、行走较正常推迟 3～6 个月,躯干生长正常,到成年时,男性身高 132cm,女性身高 125cm 左右。

头颅的 X 线侧位中可见前额突出,下额骨前突、增大,脸中部发育差,颅底缩短。枕骨大孔 CT 显示狭窄。脊柱 X 线片中,椎弓根间距自腰 1 向骶 1 逐渐缩小,而正常是逐渐扩大。椎体本身显示椎弓增厚而短,后缘有弧形凹度,患者有后突时,T_{12} 或 L_1 常呈楔形,腰骶关节正常向前倾斜,而患者却呈水平状。骨盆宽而短,髂骨方形,坐骨切迹小,髋臼扁平。长骨短而粗,两端膨大,股骨颈短,股骨下端骨骺呈倒 V 字形凹陷。腓骨较胫骨长,内翻明显。上肢骨短而粗,桡骨头脱位常见。手指近端指骨、中节指骨粗而短,末节指骨与掌骨正常。

四、治疗

脸部上颌骨发育不全常造成牙齿对位不正,需口腔科处理。中耳炎多见,听觉常有减退。肺活量减少至正常的 68%～72%,常出现肺炎、呼吸道阻塞等。

五、矫形外科需注意的问题

1.枕骨孔狭窄通常引起神经受压　出现呼吸系统功能减退,青紫,呼吸停止,甚至突然死亡。皮肤刺激电流(SSEP)44% 有变化,全身性肌肉张力下降,可能与枕骨孔神经受压有关。这些病人需做 CT、MRI,明确压迫情况,必要时做减压手术,头颅变化包括脑积水常见,但目前无满意治疗。

2.肢体缩短　这是一个主要的病变,本病并无特殊的治疗方法。生长激素未成熟儿童有一些作用,但治疗时间短,例数少,尚无法做出结论。手术延长是一种好的方法。手术延长下肢需分期、分部位进行,总共可以延长 10cm 左右,股骨、胫骨各 4～5cm。手术必须成功,不能留下任何后遗症,对医师是一个考验。

3.脊椎狭窄　这是多见的畸形,约在 35 岁以上开始出现,主要为椎管狭窄,脊椎退变可进一步增加狭窄,手术治疗是必要的,效果较满意。

4.膝内翻　这是最多见的畸形,轻度内翻无需治疗,畸形超过 15°时,胫骨上端截骨是一种合理的手术,或在胫骨外侧,腓骨上、下端骨骺做暂时性生抑制手术。但手术仅能用于未成年儿童,而且观察需十分严密,避免骨骺永久性闭合,造成相反畸形。

（刘志国）

第六节　次软骨发育不全

次软骨发育不全是一种侏儒症,它与软骨发育不全有许多共同之处,似乎是临床上较轻的软骨发育不全,但目前研究证明是另一种骨、软骨发育不良疾病。Beals 于 1969 年报道此病,它与软骨发育不全有许多共同点,仅仅身材高些,可达 152cm,且外观近乎正常。

一、病因

这是一种染色体遗传疾病,属于显性遗传。发病多数是突发性基因突变引起,因此,父母完全正常。遗传学研究证实,胰岛素样生长因子 I 基因(IGF-I)在染色体 12q23 位与此症的亚型强力连接在一起。

二、病理

这方面报道很少,由于肢体短缩较轻,病理切片很少进行,而无手术指征。

三、临床表现

出生至两岁期间,无法诊断此病。头颅外观正常,仅有轻度前额突出,其他一切正常,无脸部扁平、鼻梁下塌等。头围正常,亦有人报道病例中有 66％头围增大。上、下肢缩短是对称的,不是根部型,而是均匀地缩短。躯干长度正常,腰椎前凸较轻,腹部凸出亦轻。三叉手、侧弯、胸腰段后凸少见,约有 10％以下病例有明显的膝内翻,轻度关节松弛却存在。椎管狭窄在软骨发育不全有 89％,而次软骨发育不全为 33％,后者症状较轻而无神经症状。此症中约有 10％左右病例有轻度智力下降。

X 线表现:X 线表现中变化幅度很大,在严重病例中与软骨发育不全相同,轻病例 X 线表现很轻。主要的 X 线变化包括腰椎弓根间距渐渐缩小(L_1～L_5),骨盆摄片中髂嵴短方形,股骨颈短而粗,长骨亦粗短,两端膨大,手指亦短粗。其他次要变化包括腰椎椎弓短而粗,腓骨下端增长,尺骨下端缩短,尺骨茎突增长以及椎体后缘的弧形变化。

四、治疗

临床上,X线上仅仅是软骨发育不全的各种轻度改变,很难区分。实际上既然疾病较轻,很少需要手术。膝内翻一般无手术指征,椎管狭窄中轻度变化很少需手术减压,大多数可以进行非手术治疗,仅仅是神经有压迫现象时,才考虑手术减压。

(刘志国)

第七节　单侧性肢体骨骺发育不良

单侧性肢体骨骺发育不良是一种发育性异常,表现为不对称的骨骺部位生长出软骨性肿瘤,多见于股骨、距骨、膝关节等部位。此症由 Mouchet 与 Belot 于 1926 年报道。1950 年,Trevor 报道此病发病范围很广。Fairbank 将此病命名为单侧性骨骺发育不良,但骨骺软骨瘤似乎更说明此病的性质。

一、病因

这是一种罕见的疾病,无家族史或遗传性,往往是单发,发病原因不清楚。

二、病理变化

病理切片显示骨软骨瘤样变化,其中有大量增生的软骨细胞,呈很活跃的、正常软骨成骨过程,许多骨化中心都有不规则形态与大小。在股骨头软骨面、股骨下端软骨面、距骨软骨面呈现凹凸不平的形态,而其下的软骨瘤显示大量增生软骨细胞,增生活跃但未见细胞核分裂现象。

三、临床表现

此病并不多见。发病率为 1/100 万,男性多见,发病年龄在 8～10 岁。最多见为膝关节内侧开始肿大,以后渐渐出现膝外翻,而关节活动并无多大减退,很少酸痛,多数在膝关节内侧。发病在距骨时亦在内侧,有肿块增大,很少疼痛。发病在足舟状骨时,肿块明显突出,在股骨头时仅有酸痛、不舒服感觉,或仅在 X 线摄片时才发现,而髋外翻常出现。距下关节亦有报道。

X 线表现:X 线片中的变化是十分典型的。膝关节摄片可见股骨下端内侧骨骺与关节面间有密度较深的肿块,其中有大量点状或球形钙化。骨骺板存在,关节面向下倾斜。侧位片中常见有不规则钙化点,似在关节中。肿块的边缘清楚,中间密度增加。距骨肿块在内侧引起踝关节外翻畸形。关节、肿块的附近,骨膜无缺损,亦无反应。

四、治疗

肿块影响关节面,造成膝外翻必须纠正。一般应及早做手术切除。手术应保留关节软骨面,切除其下的肿块,切除必须彻底,纠正关节面,可以纠正膝外翻。倘若仍有不足时,可做股骨下端截骨纠正残留的外翻,手术后未见复发病例。软骨面已有破坏,无法修复,日后关节融合,人工关节置换很难避免。

（刘志国）

第八节　点状软骨发育不良

点状软骨发育不良是一种少见、关节间有点状钙化伴有皮肤、眼、脸及心脏异常的疾病。

一、病因

这是一种遗传性疾病,为染色体显性遗传。但多数为基因突变产生,而无家族史。

二、病理变化

骨骺软骨中有片状黏液状退化,中间有不规则动脉网络伴许多空泡。切片中有分散的钙化点,骨骺软骨柱状层排列不齐,钙化层不见,关节周围组织亦可见钙化点。

三、临床表现

此病可以分为两个类型。一型为重型,又称作 Conradi-Hunermann 型,属于显性遗传,但大多数为基因突变产生。此类临床表现差异很大,严重病例出生不久死亡。最轻时却不能诊断。X 线片中钙化点在关节中十分典型。另外一型是轻、短肢根型,属隐性遗传,与细胞质氧化代谢有关,它是一种内在的异常,代谢酶缺乏病。此外,有人报道此病有 X 染色体显性、X 染色体隐性、Sheffield、胫骨与跖骨四个类型。

Conradi 型:病孩前额突出,两眼分开,脸前部扁平,鼻梁下塌,鼻尖双分状以及 1/5 有先天性白内障。头发稀少,皮肤有鱼鳞样变化,心脏病以及严重时智力下降。

短肢根型:病孩有小头、生长减退、运动肌力差、饮食困难、痉挛以及大关节挛缩非常突出。其他尚有先天性白内障(72%),视神经发育不全或耳聋,脸部鼻梁不塌而鼻尖膨大。这些病孩多在一年内死亡。胎儿可做羊水穿刺做出诊断。矫形外科有关的肢体异常,包括肢体短缩、髋关节内翻、髋关节屈曲畸形,以及足部畸形如马蹄内翻足、外翻跟行足等。病孩常有颈椎 $C_1 \sim C_2$ 不稳定,先天性侧弯与后突畸形。

X 线表现:新生儿 X 线片中可见许多散在钙化点,常见于骨骺的软骨、腕骨与骨盆,脊柱及其周围组织,以及气管、喉管软骨。钙化点在 1~2 年内渐渐消失。钙化点可以在许多其他疾病中出现。如胎儿病毒感染、染色体 18、21 三联症、维生素 K 酶缺陷、甲状腺功能减退、孕妇口服抗凝药苄丙酮香豆素镇痛药苯妥英钠,以及婴儿酒精中毒综合征等,应注意鉴别。骨盆常有单侧或双侧髋内翻,单侧性常伴有肢体短。股骨头骨化中心出现推迟,股骨头扁平、变形,容易与骨骺发育不良混淆。脊柱变化包括先天性骨桥、半椎体、进行性脊柱弯曲。上、下肢根缩短明显,长骨两端膨大呈杯形。

四、治疗

这种病涉及心脏、眼、耳鼻喉等许多器官,目前尚无特殊治疗方法。

髋内翻是最多见的畸形,早期可做外展截骨术解决。一般手术年龄在 4～8 岁最合适,手术纠正颈干角至 140°左右才能满意。单侧肢体短缩可以做肢体延长,不能做骨骺阻滞手术。颈椎不稳定很少需手术,通常用颈托保护。脊椎弯曲,进展快速超过 30°～40°时,需手术纠正。

(刘志国)

第九节　多发性骨骺发育不良

多发性骨骺发育不良是一种多发性骨骺疾病,影响骨骺形态、密度的改变,但脊椎并不受累,病变是对称的。此病首先由 Fairbank 于 1935 年报道。

一、病因

这是一类遗传性染色体疾病,以显性遗传为主,但亦有报道隐性遗传。家族史很明显,但下一代发病频度有很大变化。

二、病理

病理切片、超微结构检查以及生化测试证明病变在骨骺部分。骨骺生长和骨化过程混乱、不规则,骨样组织不能生成。软骨肥大、柱状结构形成、排列不齐,骨小梁混乱,骨骺乳糖胶量减少。软骨细胞浆有包含体,进一步测定发现细胞浆网状结构扩大、增粗,其中有大量蛋白糖原的核心结构。这与假性软骨发育不全中发现极类似,似乎提示两者有相同的发病机制。

三、临床表现

婴儿在 2 岁以前很难发觉此病。头颅与脸正常,身高似乎无异常。2 岁之后生长缓慢,较同年龄矮,主要是上、下肢生长慢,脊柱无变化。小儿开步较晚,亦有困难。7～8 岁以上才出现髋、膝、踝关节酸痛,或手指握力差,但小孩活动不因此受累。10 岁左右儿童常诉髋关节酸痛,手指多短而粗。上肢受累时,关节活动有减少但并无疼痛。常见的发病部位为髋、膝、踝关节而且两侧对称,髋内翻,膝内、外翻常伴有关节屈曲挛缩。发病来诊年龄一般是 10 岁以上的青少年或成人。虽然病人成年后较矮,但躯干无变化,身高仍有 145～170cm,下肢缩短很明显。

X 线表现:骨骺变化主要在长骨,脊柱很少变化,病变是两侧对称的。脊椎往往只有轻度胸椎板密度改变。脊椎后突并非主要变化。

髋关节病变最多见,骨化中心出现晚,刚出现时常小而不规则,呈分裂状,以后渐渐增大而合并。股骨颈骨骺下常有垂绳状弧形线出现,称作 Rope 征,这往往说明股骨头日后会出现畸形。此时关节造影可见股骨头扁平、宽大、外移等股骨头缺血症状。股骨颈开始增粗,长度牛长慢而早现髋内翻。这些情况常误诊为双侧股骨头无菌坏死症(Perthes 症),但干骺端的囊性变化、两侧对称在 Perthes 症很少见,髋臼变化有宽大、扁平、轮廓不规则,髋内翻很快出现,但股骨颈、骨骺内侧以下却无三角小片。膝关节发病骨骺不规则有内、外翻,股骨下骨骺较扁平亦不规则。上肢发病少见,手指摄片可见掌骨、指骨短而粗,骨骺密度深,尺桡骨下端骨骺发育差,桡侧大而尺侧小。同样,胫骨下端骨骺内侧厚而外侧薄,距骨体常扁平。MRI对诊断股骨头无菌坏死很有用。

四、治疗

骨科问题主要在髋关节。在发病早期需保护骨骺生长,融合时减少负重以及纠正股骨头外移,避免股骨头扁平,病孩应予休息、卧床牵引 2~3 个月。成年期关节已变形,股骨头扩大、扁平,不能进入髋臼时可以考虑髋关节造架,使股骨头压力均匀以推迟关节退化。当髋关节已有退化、有严重骨关节炎,人工关节是唯一的合理治疗。但目前对 20~30 岁的成年人是否应做人工关节手术仍有不同意见。早期髋内翻畸形可做股骨上端外展截骨以纠正负重应力,可以推迟骨关节炎的出现。同样,膝内、外翻亦应早日做截骨纠正,可以减少酸痛。

(刘志国)

第十节　先天性脊椎骨骺发育不良

先天性脊椎骨骺发育不良是一种影响脊椎以及长骨骨骺的疾病,它是以影响脊椎为主而肢体不均匀的侏儒症。此病的骨骺变化包括脊椎骨骺端发育不良与脊椎骨骺端骨骺发育不良等,因此变化是多样的。此病先由 Spranger 与 Wiedemann 于 1966 年报道。

一、病因

这是一大类遗传性疾病,为显性遗传,绝大多数病例突发起病。发病的原因是在染色体 12、Ⅱ 型胶原纤维基因位点基因突变引起为 COL2AI,但以前提及的两种亚型却未找到上述突变基因。

二、病理变化

先天性脊椎骨骺发育不良是一个独特的疾病,但有许多不同的变化。骨骺切片检查未发现有固定的变化,可能因为这类疾病有不同的变化,有人认为以往许多报道并不属于此病。

三、临床表现

新生儿矮小,躯干尤其明显,而肢体虽有缩短却好一些。头颅正常,脸部两眼分开,脸部扁平,腭裂常见。颈短,胸廓呈圆桶状,伴有鸡胸。腰前凸增加,腹部膨起,臀部后凸,髋关节常有屈曲畸形。手与足比较正常,但肢根与中段严重缩短。马蹄内翻足,膝内、外翻常见。胸椎在青少年时常出现侧弯。此病常与

Morquio 病混淆但无心脏变化、白内障及尿中角质硫酸盐。

临床上常以髋内翻与对骨骺影响划分为轻、重两型。重型成年后身高在 90～120cm,轻型可高一些。

X 线表现:骨骺发育迟缓,出生时股骨头、膝关节、跟骨、距骨不见骨化中心。脊椎扁平,后缘狭窄呈梨状,年龄增大时椎体前后径加大,间隙狭窄,腰椎前凸明显增大。脊椎后凸伴侧弯很早开始,齿状突发育不全常伴有寰、枢椎不稳定,有时侧向亦不稳定。

骨盆变化包括髂骨小而短,髋臼扁平,耻骨融合推迟,股骨头骨化中心出现晚,髋内翻程度不同,但普遍出现。股骨颈与股骨头间有空隙,头在髋臼中而大转子上升。偶尔关节韧带松弛股骨头渐渐向外滑脱。这些变化使髋关节很早出现退行性关节炎。膝关节、股骨下端、胫骨上端骨骺发育亦晚,膝外翻多见,股骨内髁增大,外侧关节面扁平而不规则,膝关节内翻罕见。干骺端有膨大,钙化不规则。手指骨正常,轻度短而粗,骨化中心在腕骨、跗骨出现亦晚。

四、治疗

颈椎不稳定在 C_1～C_2 位多见。X 线侧位片上,凡屈曲颈椎移位超过 5mm 者为不稳定。病人无症状,每 3～4 年检查随访,必要时给予颈托保护。病人有症状或移位超过 8mm 伴神经症状,可做后路融合,范围自颅底至 C_2,以免神经受压。脊椎侧弯在儿童 7～8 岁时出现,进展快速,不治疗可高达 130°,亦有引起瘫痪报道。治疗原则是未成年儿童、弧度在 30°以下可用支架保护,观察变化。支具中发展或弧度至 40°时,需做融合手术。近年来应用 CD 或 TSRH 固定装置加骨片融合效果最好。髋内翻多数需手术治疗,当股骨颈干角在 100°左右可以做外展转子间截骨并纠正屈髋畸形,手术应及早进行,7～8 岁最合适。当髋关节有脱位时,应做切开复位,骨盆截骨加转子下截骨。当关节有退化现象时,外展截骨无法纠正关节变化。学者认为关节造架术或 Chiari 手术比较合适。

膝外翻病人,多数有髋内翻、踝外翻变化。治疗上应考虑下肢整体负重线的建立,截骨常是多部位、多次进行的,而不仅仅是髋关节外展截骨手术。膝关节外翻需股骨下端截骨纠正。成年人有退行性变化,有疼痛时,人工关节置换术不可避免,除常规手术之外,仍需做截骨纠正下肢对线。

（刘志国）

第十一节   干骺端软骨发育不良

干骺端软骨发育不良是一种遗传性疾病,表现为干骺端发育不良,但骨骺、骨膜成骨不受影响。1934 年,Jansen 报道 1 例严重病例,而 1949 年 Schmid 报道 1 例轻病例,但属于同一疾病。

一、病因

这是一种遗传性疾病,Schmid 认为属于显性遗传,另外一型却为隐性遗传。近年超微结构电镜检查发现,细胞浆内网状结构的开口处有颗粒状、不明性质沉淀。

二、病理变化

虽然此病名称为干骺端软骨发育不全,但切片中干骺端变化并非最严重。骨骺生长过程有混乱,增殖层与肥大层细胞成堆而非正常的柱形,软骨细胞分布很乱,正常钙化层消失。超微结构研究中发现细胞浆中网状的粗糙池有颗粒沉淀物。这种沉淀颗粒性质尚未确定。

三、临床表现

在严重型与轻型表现不同:

1.Jansen 型　这型很少见,自 Jansen 首次报道以来,仅有几例报道。Cameron、Young、Gram、Silver 及 Kikuchi 各报道 1~2 例。病人上肢较长,下肢短而向前成角,关节增大但活动无影响,亦无疼痛。脊椎有轻度变化。脸很典型,两眼分开,眼球突出,下颌后缩。智力很差。在 5 岁左右,长骨干骺端有大片软骨在骨骺旁,在干骺软骨骨干侧钙化不规则,但骨骺完全正常。进入成人期后,变化渐渐消失,正常骨组织出现。

2.Schmid 型　初生婴儿未发现异常,以后出现 O 形腿、走路摇摆以及髋内翻。儿童时期两下肢稍短,上肢缩短较少,但肘关节常不能伸直。腕关节肿大,手指短、粗而常不能伸直。这类小孩成年之身高在 150cm 左右。

3.McKusick 型　这型以往命名为软骨-头发发育不良。这病多见于美国少数教派集居地及芬兰。发病在美同为 1~2：1000,芬兰为 1：23000,比 Schmid 型少见。这是染色体隐性遗传,患者头发淡黄、稀少,显微镜检查头发细而缺乏色素。病孩常伴有巨结肠,肠道吸收差,免疫功能低下常易受病毒侵入,在儿童常有贫血。小孩有不均匀肢体缩短,成年人身高在 106~147cm。手指较多受累,腕与手指活动加大,关节周围韧带松弛,肘关节不能伸直,膝内翻轻度,腓骨生长过度引起踝内翻,胸部、肋软骨处有肋串珠与赫氏沟。

X 线表现:Schmid 型中颈椎不稳定少见但有报道。典型表现在长骨干骺端、手与足,长骨干骺端扩大呈扇形,钙化前区存在但不规则。干骺端可见囊性空泡其中是未钙化软骨细胞,骨骺内侧较扩大,尤其在膝关节股骨下端与胫骨上端,但比佝偻病 X 线变化轻一些滑结构、密度却正常。长骨呈 O 形,膝、踝内翻多见,股骨上端有髋内翻变化,但较轻,卧床、固定后这些畸形有好转,似意味着它的发生与负重有关。McKusick 型中肢体缩短较上述型多,髋内翻变化少见亦轻。芬兰报道 108 例中双侧髋脱位 3 例,股骨头无菌坏死 2 例,膝关节内侧变化普遍但较轻,O 形腿亦轻。腓骨过长,常伴踝内翻。颈椎 C_1~C_2 不稳定亦有报道。胸部包括肋串珠、鸡胸、赫氏沟,约 2/3 病例有这些变化。椎体升高而狭窄、脊柱呈柱状。腰前凸十分明显,椎弓根距离 L_1~L_5 有增大,但比正常少些。

四、治疗

病人多数有巨结肠、贫血、肠吸收不良,免疫功能下降,因此,任何手术需先明确病人手术的耐受性。颈椎不稳定需检查,每 3~4 年 1 次。凡 C_1~C_2 移位 5mm 在侧位屈颈摄片出现,应做 MRI 检查有无神经受压现象。倘有压迫需手术融合。髋内翻多数不需要手术,膝内翻、踝内翻在 10 岁左右需手术纠正,一处截骨可以纠正上下两处畸形,但偶尔踝关节上截骨纠正内翻仍有必要。

(刘志国)

第十二节　假性软骨发育不全样软骨发育不良

假性软骨发育不全样软骨发育不良是脊椎骨骺发育不良中的一种,虽然与软骨发育不全相像,但不是同一疾病的分型。它有肢体缩短,轻度侏儒,骨骺与骨干端、脊柱变化,腰椎前凸,"O"形腿以及全身关节松弛等现象。此症首先由 Maroteaux 与 Lamy 于 1959 年报道。

一、病因

这是染色体的遗传性疾病,可以分为四个亚型,病变自最轻的 I 型至最重的 IV 型。其中 I 型与 III 型为显性遗传而 II 型与 IV 型为隐性遗传。病变已定位于第 19 染色体上。目前已经排除此病与 II 型胶原纤维基因(COL2AI)以及假性软骨发育不全中蛋白糖原蛋白质(CRILI)有关。

二、病理变化

按照 Maroteaux 与 Lamy III 型的显微镜检查发现软骨细胞柱形结构混乱,软骨细胞成堆出现,细胞浆网质结构粗糙有沉淀物,其中蛋白糖原有改变,造成葡萄糖胶结集。这些变化与多发性骨骺发育不良相同,似乎指向同一病理与发病机制。

三、临床表现

这是一种常见的发育不良,但出生时一般不易发觉。3 岁以前肢体缩短不明显,以后渐渐出现。肢体缩短是肢根型,以上臂、大腿为主,是一种不均匀性缩短。到达成年身高都在 106～130cm。头面部、躯干正常,腰前凸明显,脊柱侧弯常出现但较轻,发展亦不快。严重全身关节松弛很普遍,手与足尤其明显。手指粗而短,缺乏正常之指尖感觉。足扁平、外翻多见,膝内、外翻都有关节面的变化及韧带松弛。倘有骨盆倾斜伴脊柱侧弯,膝关节出现"风吹"现象,即一侧为膝内翻,对侧为膝外翻,关节无退行性变化时,关节屈曲挛缩少见。

X 线变化:头颅正常,椎体扁平变化很轻,椎体呈圆形,有时前缘凸出。椎弓间距不减少,轻度胸椎侧弯,后凸常见。颈椎 C_1～C_2 不稳定有报道,这可能与全身关节松弛有关。骨骺与干骺端变化较典型。它包括肢根型缩短、干骺端膨大。骨骺钙化推迟,关节面变形而较早出现退行性关节炎,负重关节这种变化更明显。股骨头很快变形,在青少年期前,股骨颈底部出现"悬绳征"(Rope 征)。髋臼包容差、不完全,股骨头扁平、变形、扩大、外移,但很少脱位。髋内收时,外移更严重。腕骨、跗骨骨化中心迟慢,手指骨短、粗,骨骺不规则,干骺端扁平,扁平足常见。

四、治疗

颈椎不稳定常见,因此,颈椎屈曲、过伸侧位摄片,必须 3～4 年检查一次。凡有严重移位超过 5mm 时,须颈托保护,有神经受压现象须做 MRI 测定。有移位 8mm 或神经压迫症状须做颅底及 C_1、C_2 融合术。膝关节内、外翻十分明显时,多数须手术,支架治疗无效。截骨可在股骨下端骨骺上或胫骨上端骨骺下进行。手术须先区分韧带松弛引起的内、外翻以及关节变形引起的内外翻,二者都做正确的分析后才进行手术。髋内翻是普遍的畸形,应及早手术。骨关节炎未出现前,转子间外展截骨,纠正内翻至140°很有必要。手术可以推迟退行性骨关节炎的出现。关节已有退化,股骨头扁平、包容不足、髋外方绞链,不能进入关节时,骨盆截骨是禁忌的。关节造架扩大包容,分散股骨头集中的应力是有效的手术治疗。成年后,关节变形、退化、退行性关节炎出现,人工关节是最后的治疗方法,但对20~30岁进行人工关节置换仍有不同意见,但除此手术之外,目前尚未见其他有效治疗方法。

(刘志国)

第十三节　软骨外胚层发育不良

软骨外胚层发育不良是一种少见的不均匀短肢侏儒症伴有多指、多趾、指甲与趾甲发育不良、牙齿缺损以及先天性心脏病。此病首先由 Ellis 及 Creveld 于 1940 年报道。

一、病因

这是染色体隐性遗传,在美国本宾夕法尼亚州、兰凯斯县的基督教门诺派中,约有5‰人口患此病,而带有基因者约为13%。

二、病理

疾病包括许多不同部位的变化,因此,心脏畸形、指甲与趾甲发育不良、肢体缩短等是生长发育中的异常,无法以软骨生长异常解释。

三、临床表现

由于心脏有畸形,包括单一心房、间隔缺损,在出生后2周内约1/3死亡。胸廓畸形、气管软骨异常亦可引起死亡。肢体缩短属于中段性,即前臂、手、小腿与足的缩短比上臂与大腿的缩短严重。指甲与趾甲都发育不良。膝关节外翻十分典型,严重时可以达到30°~40°。详细检查发现股骨、胫骨有外旋,可达45°左右。膝关节内侧韧带松弛,髌骨向外、上脱位。口腔变化包括牙齿减少。牙齿出生时已出现上唇短小,其中央有假性裂缝,常有许多系带存在。手部并指、足并趾常见。

X线表现:手掌摄片中指常现三角形骨骺,中节与末节缩短。腕关节片中头骨与钩骨常融合一起,尺桡骨极度缩短,桡骨尺骨下端发育不良常见,桡骨头有时脱位。骨盆有典型变化,髂棘、坐骨切迹小,三角软骨处有奇特的小骨突出现。髋臼光滑,股骨颈增长与外翻,胫骨上端外侧骨骺一半发育差,造成膝外翻。股骨下端内髁增大,髌骨脱位。胫骨内侧骨骺常有外生骨疣,腓骨明显缩短。脊椎未见病变。

四、治疗

多指应切除,并指须分开,但心脏情况必须稳定才能手术。膝外翻治疗支架无效须手术截骨纠正。膝外翻可达 45°,一旦超过 15°~20°就应手术治疗。下肢的手术要求手术后下肢负重线对正,手术应做全面考虑,包括髋外翻做内收截骨,膝外翻做内收截骨,同时纠正膝外翻与旋转。手术时外固定装置很合适,它可以纠正外翻,同时纠正旋转,亦可用胫骨上端斜形截骨,再旋转下端骨片,以纠正以上两种畸形。由于胫骨外侧的骨骺生长异常,畸形几年后常复发,因此再次截骨仍有必要。虽然理论上可以做内侧骨骺生长阻滞手术(暂时性或永久性),但具体操作上很难控制,故不受欢迎。

(刘志国)

第十四节　Larsen 综合征

Larsen 综合征是一种骨骺发育不良症,涉及脸、脊柱以及四肢各关节。病人有对称性髋、膝关节脱位,马蹄足以及脊柱椎体畸形等。

一、病因

此病是由染色体显性遗传,但亦有报道为染色体隐性遗传。

二、病理

这方面资料少见。各种结构变化有叙述但无切片报道。髋、膝脱位,脑积水,椎体畸形都是胚胎发育问题。

三、临床表现

脸部变化很典型,两眼分开、鼻梁下塌、脸扁平、前额突出、口腔常有腭裂、悬雍垂异常。肘关节内翻,伸直受限,桡骨头脱位,前臂旋前、旋后减退。手指呈柱形,大拇指末端呈铲状。胸、腰椎有侧弯,腰前凸很普遍。两侧髋关节脱位,两侧膝关节向前脱位以及两侧马蹄内翻足同时出现,十分典型。头部有脑积水报道,亦有人报道听觉减退。

X 线变化:两侧髋关节脱位伴两侧膝关节前脱位,桡骨头脱位可以同时出现,肩、拇、掌、髌骨、跖楔以及腕关节都可脱位。手部 X 线常有手指柱状,拇指三角形,掌骨短粗及第二掌骨底之异常骨骺,腕骨常有许多骨化中心。马蹄内翻足之外可见跟骨双骨化中心尚未融合,骰骨亦有多种未融合现象。脊椎畸形以颈椎最多见,包括椎体小、后部结构未融合、椎弓根断裂及分节异常。颈椎严重后凸伴神经症状多见。胸椎畸形有半椎体、楔形椎体、后部结构异常。腰、骶椎有脊髓分裂,但未见脑脊膜膨出报道。

四、治疗

髋、膝、足畸形非常顽固,复发率很高。在治疗髋关节要先完成膝关节治疗,以保证有 45°屈曲活动,松弛屈膝肌有利于髋关节复位固定与保持。膝关节过伸尚有一些屈曲活动,可做保守治疗,以石膏分期屈曲固定。倘有全脱位,有必要手术。手术需延长髌韧带,松解髌上滑囊与股骨之粘连、关节囊、挛缩的股四头肌外侧部分、两侧副韧带,使关节屈曲到达 90°后做固定。当膝关节治疗完成,髋关节多数需切开复位,常有必要缩短股骨。足部畸形亦需手术,广泛性手术包括内、外侧完全松解,跟腱延长,距骨与跟骨间恢复正常解剖结构,钢针贯穿固定十分必要。两侧的三种畸形六次手术必须成功,对矫形外科医生是一个严峻的考验。

颈椎严重后凸需手术固定,但后路手术往往需前路融合才能控制畸形的进展。由于颈椎有许多畸形,手术前必须明确脊椎稳定性,否则过伸会引起麻醉中死亡。

(刘志国)

第十五节　内生软骨瘤病

内生软骨瘤病是一种全身性长骨端的软骨瘤。虽然两侧都可出现,但偏向一侧上、下肢。Ollier 在 1898 年首先报道此病。

一、病因

由于发病都在骨骺附近,在儿童中发现较多,因此,认为这是一种骨骺生长发育异常,常见于手指与足趾。家族史不明显。严格来讲,这并不是肿瘤。

二、病理变化

干骺端的软骨细胞的缺陷会引起瘤样变化。这些软骨细胞似乎是骨骺软骨细胞,不能正常成熟,进入干骺端,形成一大堆排列混乱不齐,很像软骨的瘤状组织。软骨细胞形态有小软骨细胞或巨大、空泡形成的软骨细胞,排列混乱,其中常有透明结晶沉淀,至今病因不清楚。Rang 认为这与异常血管入侵、细胞钙化有关,留下大堆未钙化软骨细胞。

三、临床表现

此病男女无差别,一般无家族史。疾病在出生时已存在,但不易发觉。病人来院主诉往往为一侧肢体短、步态不正常,手指有肿起、硬块、畸形等。疾病发生有单侧趋势,肢体末端发病多见且重,近端少见且轻。常见的发病部位有膝关节附近、尺桡骨下端。倘若手部有肿块,多数为多发、两侧性变化,外观畸形十分严重,功能很快消失。下肢发现单侧病变常伴有膝关节外翻、内翻以及缩短。

X 线变化:手指长骨有多数圆形膨出。到达十岁左右往往出现钙质沉淀,圆形膨出,皮质极薄,甚至可以破裂,骨膜通常无反应、无增生现象。疾病在膝关节发病,在胫骨上端或下端可见骨骺板以下有向长骨中央延伸的柱状透亮条,其间可见密度较深的骨间隔,在股骨上端、下端有时亦可见这类典型变化。肱骨上端发病往往有巨大、圆形的肿瘤,其底部与肱骨融成一片,在上下两端可见肱骨有小丘状增生与圆形肿块相连。骨肿瘤可以很大,其中有钙化点但骨膜无反应、无钙化。国外报道,肿瘤恶化多见于 30 岁以上。

四、治疗

多发性手指骨膨大、畸形应做手术刮除植骨，以自身髂骨最好，但肿块超过 10 个时，冷藏骨亦可应用。不宜用消毒液浸藏异体骨，因切口常会渗出、感染。病变太多时，须分期、分批手术。

在下肢病变，透亮管样区域可做手术刮除，明确诊断及植骨，但勿伤及骨骺板。有膝内、外翻，可刮除病变区域再做截骨，术后很少复发。关于病变的恶变报道，在儿童未见到，国外文献报道成人恶变率高达25％，都由病理医师报道。这与国内情况不同，经多次切除、复发，在 30 岁以上未见有恶变，因此，恶变频率似乎大大低于国外报道。

肢体缩短者，一般在 3cm 以上，可以考虑在疾病刮除后做肢体延长。缩短 3～4cm 的肢体做延长后完全可以解决缩短。

（刘志国）

第十六节　多发性外生骨疣

多发性外生骨疣是一种家族性很强的遗传性疾病，表现为长骨的骺端有向外突出的蘑菇形骨疣，或扁平状小丘，常见于膝、踝关节附近，而且有明显的对称性。

一、病因

这是一种家族性疾病，呈显性遗传，但有不同的频度与表现，下一代的表现与病人并不完全相同。有人认为，这是一种骨骺生长异常或骨膜外伤引起的疾病，动物实验中，损伤骨骺的边缘会产生典型的外生骨疣。

二、病理变化

典型的骨疣形态像未张开的蘑菇。它的底部宽大，与骨骺端融合一起，其中全部为骨松质，骨皮质消失。骨疣中间部分渐渐狭窄，呈柱状，四周却是骨皮质，头部为一个圆形，膨大的结构，其上端有一层透明软骨，整个骨疣指向长骨中心，与长骨呈约 45°角。其外层有一层很厚的骨膜包裹，向下至底部与长骨外膜相连成一片。有时在基部扩大之骨疣生长慢，呈拱起扁平丘状，上面无软骨面，高度往往是 0.5～1cm。这类变化多见于胫骨下端、腓骨上下端、胫骨内外侧，而蘑菇形骨疣却在股骨下端，有时肋骨、椎体上亦有微小的骨疣。

三、临床表现

这是与家族史有关的疾病，最多见于生长最快速的部位如股骨下端、胫骨上端、肱骨上端、尺桡骨下端。疾病有明显家族史，Stock 等人报道为 64％。Solomon 报道为 63％。男女发病无区别。骨疣的数目可以有 100～20 个，长骨可能仅有一个或许多个大小不同的骨性突出。病孩常在 4～8 岁来诊治，主诉往往是膝部有硬块,膝关节酸痛、弹响。许多病例在 X 线摄片中才发现。尺桡骨发病时,桡骨生长快,尺骨慢,形成桡骨弯曲,尺骨缩短。膝关节可以外翻或内翻,当神经受压时可以出现酸痛、麻木,股骨下端动脉受压可出现动脉瘤。

X 线变化:典型的变化常见于股骨下端,骨疣底部宽大,中间部分成管状而上端又稍膨大呈圆形。基底与长骨完全融合成一片,中间不见骨皮质,上端圆形扩大处有时密度增深,但整个骨疣无骨膜反应与增生现象。扁平状丘形骨疣在 X 线中呈现一片透亮的区域,深入髓腔中,侧位可以看见有隆起的平坦面,骨皮质变薄。骨骺上未见任何变化。X 线倘有骨皮质破裂、骨膜反应与增生,应考虑恶性变化,必须做活检证实。恶变十分罕见,儿童基本未见有发病。

四、治疗

手术切除是唯一的合理治疗。一般是凡有主诉的病人,骨疣较大、外观可以发现,或可以摸到者,应予切除。手术必须彻底,因骨疣基底膨大,无分界线,切除时学者常规在底部做碟形空腔,彻底切除底部,可以避免复发,术后 X 线不再有边缘残留,手术切除在骨骺处勿损伤骨骺板。膝关节有内、外翻,可切除骨疣后做植骨再截骨纠正负重线。倘若全身有 20～30 个骨疣,可按轻重,分期分批手术,通常术后无复发。肿瘤在肱骨上端内侧、股骨下端后侧、胫骨上端后侧、椎体后缘时,因这些部位都是在血管神经附近,因此,手术常有粘连或压迫神经,手术较困难,往往切除不能完全。

(刘志国)

第十七节　先天性桡骨头脱位

先天性桡骨头脱位是一种少见的先天性畸形。这类脱位单独存在而无其他全身骨软骨发育不良等疾病的情况十分罕见,大多数(约 60% 以上)伴有其他疾病,成为各种疾病的一种表现形式。

一、病因

单独的先天性桡骨头脱位,是染色体遗传性疾病,属于显性遗传,但亦有隐性遗传的报道。由于大多数与全身骨骼发育不良有关,必须检查全身变化,排除各种综合征。

二、病理变化

脱位本身是发育不良的一种表现,因此,桡骨头脱位必须有发育不良现象。首先肱骨小头发育不良,有时可以缺损,滑车有时亦有发育不良,尺骨鹰嘴呈钝圆形而其背侧的边缘弧形消失。桡骨头亦发育不良、较小,部分未发育或向前、后脱位。关节周围的软组织多数有缺损,挛缩或发育不良,使复位不易成功。

三、临床表现

桡骨头脱位,在新生儿中不易发现,肘关节伸、屈功能减退亦无法明确。新生儿肘关节骨化中心都未出现,因此,X 线摄片对诊断无意义。在 4～5 岁后,当小孩能应用肘关节、前臂活动时才有所发觉。往往唯一可见的畸形是桡骨头向后、向外脱出于肘关节外侧,屈肘 90°位更明显。病孩无疼痛、无严重外伤史,肘关节旋转活动有些减少,小孩往往无主诉。

X 线表现:X 线摄片是唯一可以明确诊断的方法。但新生儿时期,骨化中心未出现,诊断仍很困难。在 3～4 岁时摄片,发现桡骨头细而长或短小,正常的轮廓消失,肱骨小头发育不良,有时桡骨头与肱骨小头间隙小或不存在。尺骨鹰嘴呈钝圆形,其背侧下端的正常向前弧度,尺骨较桡骨短。桡骨头脱位可见向前、向后两个类型。桡骨头婴儿 X 线片中可以出现碗口状,是典型的发育不良。

四、治疗

先天性桡骨头脱位往往在 7～8 岁时才能做出诊断,常是检查中才发现。这个畸形很少病残,往往不要求治疗。先天性桡骨头脱位包括尺骨、桡骨头、尺桡环状韧带、周围肌肉的发育不良,因此保守治疗的各种手法,如复位很难成功。青少年时,常因关节活动减退,尤其是旋转活动的减退来医院要求治疗,但手术效果不佳。在成年后关节疼痛严重时,可以考虑切除桡骨头,但旋转活动却未能增加。有人报道在婴儿做尺骨延长,桡骨头复位手术目前尚未成熟,需观察日后功能活动与疼痛减轻才能做出正确的估价。

(刘志国)

第十八节　先天性近尺桡关节融合

先天性近尺桡关节融合是一种少见的先天性畸形,尺桡关节近端连成一片而前臂旋转活动消失,前臂常固定在完全旋前位。

一、病因

在胎儿胚胎早期,前臂为一条中胚层组织,以后渐渐分开成为尺骨、桡骨、血管、神经束以后,尺、桡骨分成两个完整骨骼,中间部分为日后的骨间膜。在生长的关键时刻,即分开的过程中,分化不完全,存留上端或中部的骨组织,形成尺桡关节连接在一起。

二、病理变化

尺桡关节融合多出现于桡骨头、尺骨骨骺之下,即桡骨颈环状韧带下方。融合处可能有一段骨组织,尺、桡骨外皮质消失约 1～1.5cm 长短;融合可能是骨干的 50%～60%长度连成一片;偶尔骨性融合仅是一片增厚的坚硬的纤维组织,并无骨性连接。虽然程度上有不同,这些变化看来仅仅是病变轻重之别。尺、桡骨融合处上、下两骨仍分开,骨间膜增厚。肱二头肌有萎缩、纤维化,止点成一片增厚瘢痕组织,桡骨结节消失。有时伴有桡神经、桡动静脉缺损畸形。

三、临床表现

出生时婴儿畸形无法察觉。通常手指活动、肘关节活动不受影响,前臂伸直时,肩关节旋转活动可以代偿部分旋转,因此,在 2 岁以前从未见到这类病人。在 4 岁后,握杯、擦脸、抓球、饮水、转门球等动作有异常,握匙进食,服药常自己无法进行才发现前臂旋转活动减少。前臂多数固定在旋前位,可能单侧或双侧,但双侧较多程度可不相同。前臂固定于中和位即旋前、旋后之中间,肩部旋转活动可以掩盖畸形,但固定在旋前 90°、肩关节旋转无法代偿时,活动严重减退。

X 线变化:第一型 X 线摄片可见上端尺、桡骨完全融合成一片,桡骨头、颈消失,骨骺不见是最严重的一型。融合处约有 1/3～1/2 的尺骨长度。第二型尺、桡骨上端融合约 1～2cm,尺、桡骨间髓腔相通,桡骨头小、细长、发育不良。第三型 X 线上尺、桡骨紧紧靠拢,未见骨桥或骨融合段,但其中空隙极少,两骨皮质完整。

四、治疗

轻度畸形即固定在中和位,单侧功能减退不明显,肩关节靠胸侧内收加上屈肘 90°可以补偿时,无手术指征。严重畸形,行两侧旋前 90°位固定,饮水、握杯不能到达口边时必须手术。手术治疗包括骨桥切除加脂肪填塞、尼龙包裹、筋膜包裹等手术。有学者经 30 年经验未见成功病例,国外报道同样未见成功的旋转活动关节。近年来,尺桡关节融合处旋转截骨纠正畸形、改进功能是唯一公认的最佳手术。学者常规做尺桡融合处剥离后横形截骨,切除 0.5cm 左右以减少前臂肌间隔张力,修整旋转后骨端前后突起,做钢针穿入桡骨固定,可防止畸形复发。手术后石膏固定 2 个月,截骨融合良好,功能大为改进,病人很满意。手术粗糙、旋转太多、固定不严、骨端移位、前臂血管异常、供血不足、肌间隔压力升高会导致缺血性挛缩,需严密观察,只要掌握正确的手术技巧,缺血性挛缩是完全可以避免的。

(刘志国)

第十九节　先天性髋关节发育不良与脱位

发育性髋关节发育不良和脱位是一种比较常见的先天性疾病。出生婴儿可以发现髋关节有脱位、半脱位或髋臼斜度增大,以及髋关节松弛可以脱出向外等现象,总称为先天性髋关节发育不良。这是一种古老的疾病,据说 Hippocrates 是命名此症的人。美国骨科医师学会与北美小儿矫形外科协会于 1991 年呼吁,先天性髋关节脱位(CDH)的名称是错误的,应改作发育性髋关节脱位(DDH)。目前这两个名称都在各种杂志、书籍上出现。

一、病因

发育性髋脱位的发病原因不完全清楚,以往都认为是一种先天性疾病,但临床资料不支持这种观念。据 1500 例 DDH 统计结果,有家族史者低于 3%,许多学者认为是胚胎生长中的异常。与发病有关的因素有以下一些:

1.胎儿体位　DDH 中第一胎发病率高,被认为是由胎儿挤压而引起。在臀位产中 DDH 发病升高至20%～25%,而正常分娩仅仅在 3% 左右。双下肢伸直引起脱位在分娩前做诊断已有报道,DDH 伴马蹄内翻足、斜颈亦支持这个观点。生产后双下肢伸直包裹的体位被认为是一个重要病因,动物实验中已证实,病因似与体位有关。羊水缺少、腹肌紧张(初产妇)都使胎儿受压,腰椎前凸被认为是左侧 DDH 发病增高的原因,亦是体位的问题。但这些仍无法解释女性的发病率超过男性。

2.内分泌　正常分娩体内产生的激素使骨盆韧带松弛,胎儿可以生下。这些内分泌变化,如 17β-类固醇、雌激素的含量,在 DDH 尿中有升高现象,这可导致关节韧带松弛,DDH 就会产生。但另有学者重复以上实验却证明,这些升高并无统计学意义,因此目前尚无定论。动物实验中,将动物双下肢伸直包扎并不造成髋脱位,注射激素后才出现脱位,毫无疑问,内分泌因素与 DDH 有密切关系。

3.遗传因素　Wynne-Davies 认为在 DDH 治疗中,髋臼外缘常不钙化、不生长,认为这是由一个遗传因子控制。普查 DDH 病人发现,父母系亲属的发病率高出正常人 7 倍,似乎指示与遗传有某种联系。目前多数学者认为,DDH 是多因素遗传的疾病,它在遗传基础上加上环境因素。当然环境因素包括胎儿的周围以及体外的各种因素。

4.髋关节解剖　Ralis 及 Mckibben 很早就提出髋臼浅是引起脱位的一个因素。学者对 395 例胎儿做了解剖,测量髋关节的深度/宽度(髋臼指数),发现 4 个月深度/宽度比例为 0.61,而到达 10 月分娩时为 0.46。说明髋宽度增加快而深度慢,分娩前髋臼最浅,容易脱位。欧洲人的髋臼指数分布很广,个体差异甚大,而中国人髋臼指数偏高,髋臼较深,相对稳定,不太容易脱位。这可能是发病较低的原因之一。

5.韧带松弛　有学者对髋关节脱位病例做了髋、膝、踝、肘、腕、拇指与桡骨角度测定。2~5 岁正常儿童,无论男、女,关节松弛都在 8%~12%,而 DDH 病孩,男、女关节松弛在 23%~36%,统计 P 值为 <0.01~0.001,关节松弛是正常的 3 倍。许多学者都认为,新生女孩约 1/15~1/60 出生时有关节松弛,但 1~2 个月后渐渐消失,不消失的发展为 DDH。目前尚无法解释韧带松弛的原因,但至少可以说它与 DDH 发病有关系。

二、病理变化与发病

DDH 发病率女性明显高于男性,据 1500 例统计,男:女为 1:5.13,左侧高于右侧,单侧比双侧多见。国内发病率亦有不同,上海交通大学医学院附属新华医院统计为 0.91/1000,北京却高些,青岛报道更高些。由于报道标准不同,有些是指脱位,有些报道指所有髋发育不良,而有的仅以外展试验阳性为标准,因此各种报道差别极大。通常发病率在 1/1000 是合理的。髋关节松弛是一种暂时性的、会渐渐消失的发育不良,通常在 2 个月之后完全消失。它是指髋关节在臼内并未脱出,可以加压而离开髋臼,加压消除后股骨头返回髋臼中,因此,这是否归入髋发育不良是有争论的。

病变可能是出生即存在,生长中或行走后渐渐出现的。

1.早期变化　婴儿出生时,髋关节变化很少。髋臼面软骨光滑,呈椭圆形,股骨头亦为椭圆形,软骨面光洁。圆韧带并未增长或增粗,在股骨头后缘压迫髋臼边处稍有扁平,关节囊无明显增厚、缩短。盂唇可能较大,翻入髋臼中央。关节囊、韧带、肌肉无明显变化,髋关节脱位变化较明显,髋关节半脱位几乎无任何变化。髋臼与股骨头的同心位消失,不再是牢固的密封、相互有吸力的关系。关节中央的脂肪不多,髋臼形态正常。胎儿切断髋周围肌肉、韧带、关节囊,股骨头并不随之脱出,股骨头与髋臼之间有一种离心吸力,分开两者需很大应力,因此外伤不可能造成脱位。

2.晚期变化　股骨头脱离关节负重后,髋关节出现许多所谓继发性变化。髋臼渐渐缩小,呈三角形,其中充满脂肪,圆韧带可能拉长,但亦可以断裂、吸收、消失,关节囊大量增厚,拉长。而在高位脱位中,关节囊中段狭窄,增厚呈葫芦状,股骨头不能通过。股骨颈与股骨干成角称做颈干角(正常为 125°~135°),此时增加至 150°~160°,股骨头前倾、旋转向臼前方。髋臼外缘的增厚软骨称作盂唇,卷入髋臼,覆盖进口,手术时 40%~50% 病例中存在盂唇。周围肌肉渐缩短使股骨头固定。内收肌,阔筋膜张肌,臀大、中、小肌及其筋膜都有缩短,增加了复位困难。缺乏正常的臼、头关系,有周期性挤压,股骨头骨化中心出现晚而小,有时不见。髋臼斜度增加,呈一直线,缺乏正常弧度。

三、临床表现

不同年龄,检查亦不同。

1.新生儿　这是检查最重要的时期,许多国家产院有 DDH 常规的检查。一般女性较多,左侧较多。双下肢可能有长短不一,不易发觉,下肢常外旋、屈膝、稍有缩短。两侧腹股沟纹有高低、长短不同,细按腹股沟中央之股动脉,患侧较弱,大腿纹二者不相等,患侧高或多一条。下肢外展 $10°\sim15°$,手指在腹股沟中央,旋转伸直下肢,可感到股骨头顶在皮下,有活动。脱位时检查空虚,无活动。屈髋至 $90°$,左、右对比,患侧较低,称作 Allis 征阳性。屈髋至 $90°$,且可在臀肌、内收肌下摸到股骨头活动,患侧常有空虚无物感觉。在新生儿 6 个月以内婴儿,股骨头骨化中心未出现,常规骨盆 X 线片对诊断帮助不大,只能依靠临床检查。屈髋 $90°$,在外展 $65°\sim80°$时往往有嵌住现象,倘若加力外展有跳动感觉,好像股骨头越过障碍物而进入关节,称作 Ortolani 征。这种手法亦是复位的一种方法,称作 Ortolani 复位法。有些关节松弛婴儿,屈髋 $90°$、外展至 $60°$时,用大拇指在小转子加压可使股骨头向后脱出,压力消失后,股骨头自动返回关节,称作 Barlow 试验。在关节松弛中,股骨头可以被轻轻推出关节,造成脱位,压力消失后,股骨头又返回,说明这是一种髋关节的发育不良或称作可以脱位的关节。Barlow 认为,大约 60 个婴儿中有 1 例髋关节不稳定,1 周后 60% 消失,2 个月内 88% 消失,留下 12% 未做任何治疗会出现髋关节脱位。髋关节不稳定是否应列入髋发育不良中仍有争论,目前尚无统一的看法。超声诊断是一种新的检查方法,它不损害婴儿,是检查婴儿 DDH 的理想方法。Graf 与 Harcke 首先报道了超声检查。Graf 认为超声波对骨、软骨、关节囊反应不同,冠状面测量时出现髂骨水平线与臼底成角为 & 角,髂骨与软骨盂唇缘成角为 β 角。α 角为 $60°$、β 角 < $55°$为正常;α 角为 $43°\sim60°$,β 角为 $55°\sim70°$为髋发育不良;α 角 < $43°$、β 角 > $77°$为半脱位。股骨头在软组织内为全脱位。此法与临床检查有差距,方法本身亦有 15%~20% 的误差,故超声检查配合临床才有意义,应用范围一般在 2 个月~1 岁,一旦骨化中心出现,X 线检查更清楚。在 4~6 个月,骨骺未出现时,X 线检查需取特殊体位,将双下肢各外展 $45°$、内旋 $10°\sim15°$的骨盆正位片称作 Rosen 摄片法。正常股骨轴线延长向上穿越髋臼外缘内侧,两侧轴线向上相交于 $L_6\sim S_1$ 关节。倘投线延长向上在髋臼外侧经过,两线交叉在 $L_5\sim S_1$ 以上是脱位。此法对 DDH 半脱位、发育不良无诊断价值,因为下肢外展 $45°$、内旋 $10°\sim15°$可以整复脱位,必须警惕。MRI 对诊断 DDH 很有价值。

2.18 个月以上婴儿　此期婴儿已生长、发育,虽然体征较明显、检查易发现病变,不易漏诊,但已错过治疗的黄金时期。小孩来院主诉多数为无痛跛行,下肢短,步行时向一侧或两侧摇晃,双下肢不能分开,但不诉疼痛。检查发现,双下肢长短不一明显、外展试验减少,Allis 征阳性,大腿外展时内收肌腱突出,紧张如条束,限制外展、外旋活动。髂前上棘至大转子顶点距离缩短,骨盆较宽,大转子外移。旋转大腿,可以在髂骨翼上摸到股骨头。臀部后凸明显,腰前凸增大。1 岁以上患儿行 X 线摄片可以完全明确诊断,髋脱位、半脱位及髋发育不良都能清楚显示。正位骨盆片可见股骨头骨骺小,发育差,生长慢或不显影。股骨头向外移位至髋臼旁或在髂翼。髋臼指数正常为 $25°$左右,可增高至 $30°$、$40°$甚至 $50°$,髋臼弧形消失呈直线。股骨颈内侧划线呈弧形,可与耻骨下缘相连,称 Shenton 线,而脱位后此线断裂,髂翼外弧线可与股骨颈外缘相连,称作 Smith 弧线,脱位中此线不相连。X 线片中两侧三角软骨连线称 Hilgenreiner 线、Y 线,与髋臼外缘的下垂线——Perkin 线相交,称作 Perkin 方形,可清楚看出脱位的外移和上升程度。正常骨骺在内下格、外下格为半脱位而在外上格为全脱位。儿童单腿站立,对侧腿屈曲 $90°$向上提起,正常骨盆对侧上升,

DDH 患儿骨盆对侧下垂,称作 Trendelenberg 征阳性。儿童能单腿站立,对侧上举的动作最早亦在 3 岁以上,此时虽然能帮助诊断,但治疗时却太迟了。

四、诊断

新生儿诊断以体检为基础,超声检查为主,X 线摄片作辅助。新生儿 X 线摄片中因股骨头骨化中心未出现,骨盆平片难诊断,仅 Rosen 摄片有价值,即双下肢外展各 45°,内旋各 10°～15°位的骨盆正位片。两股骨轴心线延长,交叉于 L_5～S_1,轴心线穿越髋关节在臼缘或其内侧为正常;交叉轴心线在 L_5～S_1 以上,或经过髋臼外侧为脱位。摄片最好用木制架固定外展角度,外展太少无法诊断。超声波检查以 Graf 的 α、β角最简单,但误差可高达 15%。临床上,许多"正常"婴儿都诊断为半脱位,似乎偏高。超声诊断对人体无损害,在常规检查、治疗后对比中有一定的实用价值。1 岁以上儿童股骨头骨化出现,X 线骨盆平片很可靠。Hilgenreiner 或 Y 线、Perkin 四方形、Shenton 线、Smith 弧线、Ponseti 中心与股骨头中央间距、CE 角都可以明确有无脱位。骨盆片中,髋臼的发育不良、股骨头骨化中心发育迟缓与差,对诊断最重要。髋臼指数升高,股骨头骨化中心出现迟缓、细小都是重要依据。CT 对于软骨、软组织诊断意义不大,在 2 岁前诊断作用不大,而 MRI 可以明确看出移位、髋臼指数、股骨头大小与关节囊变化,很有价值,可惜费用高,无法常规应用。关节造影是一个老的诊断方法,英国常用,欧洲其他国家亦用,美国很少用,国内基本不用。关节造影在复位失败时常用,可显示髋臼有无障碍物如盂唇肥大、关节囊挛缩等。造影需麻醉、消毒,相当于一次手术,而且不能做治疗。髋关节镜的应用,仍不如膝关节镜方便常用,它需要深而长的套管进入髋关节而角度又不相同,使用不很方便,已有医院开始应用但尚属探索阶段。

五、治疗

治疗原则是把脱位的股骨头纳入髋臼中,经过一个时期,股骨头与髋臼的正常接触挤压、活动,使周围的软组织包括关节囊、韧带、髋臼中的脂肪垫以及内、外、前、后的肌肉群恢复正常,达到近乎正常的结构、解剖关系而获得正常的功能。

髋关节脱位越早治疗功能越好。通过随访 DDH 病例发现,有正常的 X 线片、正常的功能活动而无任何症状主诉的病例,90% 以上是在 6 个月以内进行治疗。随着年龄的增长,关节中髋臼、股骨头、韧带、肌肉变化已逐步增加,治疗的成功率亦渐渐下降,因此,早期治疗是关键。

1.新生儿至 6 个月　这个时期多数病例可以做出诊断而立即进行治疗。新生儿治疗时手法应轻巧,勿损伤股骨头、软骨面、血循环、韧带与关节囊,常用的方法有下列一些:

(1)Pavlik 吊带:髋关节屈曲、内收,股骨头向后向外,屈曲、外展、外旋股骨头,使之向髋臼靠近。婴儿仰卧睡眠,可使肌肉松弛,下肢重量使外展、外旋力增加,股骨头渐渐进入髋臼。复位一般在 3～7 天内完成,关节损伤很少,并发症亦少。复位后,每周检查 1 次,3 个月检查时,如果情况好,髋臼边缘发育、指数下降,则可以去除吊带。以后每 3～6 个月随访 1 次。Pavlik 吊带在婴儿 1 个月内治疗最好,1～3 个月仍可以治疗,至 6 个月以上治疗就不理想。

(2)Rosen 支架:这是新生儿治疗的另一个办法。一旦发现新生儿患有 DDH,将患儿双膝屈曲 90°、外展 90°,使双大腿呈一直线,装上 Rosen 支架。支架背后为宽 4～5cm 的铝片,在胸椎 3、4 处分为两片,弯曲固定双肩。腰部有两横片,自后向前弯曲固定腹部。在骶骨上有两条铝片,自后向前弯曲固定大腿,使大腿保持外展 90°位。支架换尿布很方便,可以不动铝片。新生儿与 3 个月内婴儿复位无困难,不需麻醉。

支架固定 2 个月后复查 X 线摄片,当关节稳定,髋臼发育、指数下降,股骨头深入关节时去除。支架固定有力、坚固,但较大儿童使用时,铝片常断裂而需修理。Rosen 支架在 3～6 个月患儿使用最佳,1 年内患儿可以使用,1 年以上患儿就往往无法复位固定,铝片断裂更常见,因而不宜使用。

2.1 岁至 2 岁半　患儿年龄超过 1 岁,Pavlik 吊带与 Rosen 支架就不能使用。据统计 DDH 病例发现,约 50％为 1～3 岁来院治疗,1 岁以下仅为 10％～15％。近年来扩大卫生宣传,新生儿与 1 岁以下的就诊比率有所提高。1 岁儿童多半开始负重,继发性的变化包括肌肉、韧带、关节囊、股骨头前倾都会出现。学者常规切断内收长肌腱,在麻醉下穿钢针做股骨下端牵引 2～3 周,当股骨头下降至 Y 线以下时,常规做手法复位。复位方法最简单是屈髋 90°,握住双大腿下端向上牵引后渐渐外展至 70°左右,用另一手大拇指挤压大转子使股骨头越过髋臼边缘进入髋臼。一旦复位成功,大腿可以轻轻地外展至 90°,股骨头越过髋臼,外展度约 70°～90°,Coleman 称之为"安全角"。将其固定于 75°～80°位,既不易脱位,又不使内收肌紧张压迫股骨头血循环,称作人体位。用蛙式石膏固定 3 个月,以后摄片复查,观察髋臼和股骨头生长发育、髋臼外缘的增生、髋臼指数减少、股骨头与髋臼空隙减少以及股骨头的部位等。3 个月后股骨头进入髋臼关节,可以拆除石膏,换为蛙式支架,每 2～3 个月放下一格,减少外展度,约 1 年以后患儿可以完全伸直下肢与下地负重。手法复位石膏固定与支架治疗成功率在 85％～94％。一次复位成功为 84％,二次复位成功率共 92％,这与国外报道相同。手法复位最好在 1 岁～2 岁,超过 2 岁,复位失败率增高,在 2 岁半几乎无成功希望,其术后无菌坏死的出现亦随年龄而升高,可以高达 25％。3 岁以上多数需手术治疗。

3.3～7 岁　由于病变多而严重,手法复位可能性不大,多数需手术治疗。手术治疗多为吊带、支架、石膏治疗失败或再脱位病例。常用的手术有以下几种:

(1)内侧进路切开复位:1913 年,Ludloff 提出此法,但并未推广,1972 年,Ferguson 再次提出而被各国学者接受。病例挑选最好为年龄 1 岁半～5 岁,石膏复位治疗失败、手法再脱位等。内侧切口进路可外展大腿 90°,沿内收肌做 4～6cm 切口,切断髂腰肌腱,直接进入关节。在直视下将股骨头复位。手术切口小而深,能见范围不大。倘盂唇肥大阻碍复位,可以先切除盂唇而后再复位,注意复位后关节面与股骨头为同心圆对位。缝合切口,外展至股骨头最稳定位(术中可以明确),蛙式石膏固定。通过做此手术约 100 例,发现术后股骨头半脱位为 10％,无菌坏死早期 30 例为 15％,后期 50 例仅为 5％,这与手术操作有关。切口暴露后 Ludloff、Ferguson、Weinstein 进入肌层方法不同,但操作中无大区别。术后 2～3 个月去除石膏,更换蛙式支架,渐渐恢复活动,恢复至少需 6～9 个月。未见关节强直,无菌坏死率不高,并发症与其他手术相同。近年来,Ferguson 报道 250 例 DDH 直接手术治疗,内侧进路未见无菌坏死,他认为手术年龄可扩大至 5 岁,可以直接切开复位,不需手法或石膏失败后再手术,无菌坏死发生率可以大大降低。

(2)前外侧切开复位:手法复位失败,年龄在 1 岁半以上的患儿,可做前外侧切开复位或骨盆截骨术(Salter 截骨术)。早期 Wilkinson 做盂唇切除、复位、人字形石膏固定,效果很好。1961 年后,Salter 提出骨盆截骨术,Salter 截骨术要求股骨头术前或术中可以复位,关节有全幅度活动,髋臼指数不宜超过 50°而需解除肌肉挛缩。切口自髂嵴中部至髂前上棘再向下 4～5cm,剥离髂骨内、外肌肉层直至关节。切开关节囊,股骨头复位,倘下肢伸直,加压股骨头易脱出,可在髂前上、下棘间截断髂骨。将下端骨片与髋臼向外、向下及旋前覆盖股骨头。截骨空隙中嵌入楔形骨片做钢针固定,术后做髋人字形石膏固定 2～3 个月。骨片植入很快融合,关节活动无影响。在所做 60 例手术中,髋臼指数平均下降 20°,无菌坏死极少,手术不太困难,效果很好,手术中嵌入骨片时往往使外移消失,骨片旋前不够,滑脱,应注意。

(3)莎氏手术:3～7 岁儿童、手法或手术失败、股骨头大而髋臼小不能复位是最好指征,常是手术的最后防线。术前需切断内收长肌腱,股骨下端钢针牵引 3～4 周,重量为 1kg/1 岁。待股骨头下降至 Y 线以下,做外侧 Y 形切口,翻转大转子,直入关节,扩大髋臼,纳入股骨头,缩短股骨 2～3cm,取出楔形骨片,纠正股骨头外翻、前倾角,用鹅头钉固定。术后用髋人字形石膏固定 3～4 周,拆石膏时做皮肤牵引,活动关节。学者做此手术约 700 多例,发现关节稳定有力,无脱位,关节活动稍有减低,伸、屈约 0°～90°,旋转约有 50°,外展、内收可达 30°～40°,是效果很满意的手术。20 年后常有关节退化现象,酸痛常见,但很少有剧烈疼痛。

(4)造架手术:DDH 年龄超过 8 岁以上,手术都不理想,股骨头无法再复位,髋臼与股骨头大小不对称。手术可推迟关节退行性变化,减少肌肉疲劳与酸痛。造架的目的是扩大股骨头负重面,减轻每个厘米股骨头的压力,是一种合理的治疗。手术切口用前外侧切口至髂前上棘转至大转子顶点,再向下延长 4～5cm。剥离髂骨内外层肌肉,在髂后上棘取下全层髂骨片约 4cm×5cm,将骨片嵌入髋臼上的骨槽中,用螺丝钉贯穿骨片皮质中央进入髂骨固定,骨片外加小碎片完成手术。学者对此造架要求:①骨片厚大与髂骨固定,否则会断裂与吸收;②负重中骨片与髂骨挤压促进骨质增生。

手术后效果很好,疼痛消失、疲劳减少、关节有力、肌肉相对渐渐肥大,是一种最好的姑息治疗方法。手术中必须打开关节囊,骨片需与髋臼平齐,向外延长,覆盖股骨头 90% 以上,固定需坚固、无移动,以取得最好效果。

(刘志国)

第二十节　先天性膝关节脱位

单纯的膝关节脱位或半脱位是罕见的。许多全身性骨骼变化如 Larsen 综合征、多关节挛缩症都伴有膝关节脱位或半脱位。

一、病因

此病与胎内体位有关,在下肢完全伸直、髋屈曲的伸膝位,会使膝关节后关节囊松弛,前关节囊、软组织挛缩造成膝关节脱位或半脱位。臀位产中此种畸形体位危害性更强,膝关节、髋关节可同时脱位。倘若双膝、双髋都脱位时,很可能是 Larsen 综合征。

二、病理变化

这方面变化非常清楚,因为手术中可以看见各种变化。病理变化是股四头肌纤维化、缩短,而在股四头肌外侧头尤其明显,髌上滑囊不存在,而是一片纤维组织。前关节囊严重挛缩,膝外翻明显,膝外侧组织挛缩是与内侧组织松弛有关。关节内前十字韧带萎缩、缩短,胫骨关节面向后倾斜。这些变化是脱位的结果抑或发病原因无法明确,似乎是先天性,并非步行、负重之后的病变。

三、临床表现

新生儿时可发现双膝向前过伸,屈膝很少或消失,背伸可达 20°～30°之多,膝关节后面不见异常,这是膝关节脱位中最轻的一类,称作膝反曲。许多学者认为,这不能纳入膝关节脱位中。膝关节半脱位比上述反曲更重一些。一般无屈曲活动,过伸有 30°～50°,而脱位中胫骨已向外、向上移位。在膝关节后方、内侧可以摸到股骨内髁关节面,很清楚,很光洁。通常面、上肢、躯干未见其他变化。

X线变化:膝关节正位片中胫骨轴心向外移位约膝关节面之半,侧位摄片中,股骨轴与胫骨轴不在同一平面,胫骨向前移位,跨越股骨向前而偏向外侧。X线变化配合临床表现,诊断可明确。

四、治疗

对于膝反曲、膝关节半脱位以及全脱位,治疗原则相同。由于病变程度不同,方法必然不同。

1.膝关节反曲　这类婴儿多数有些屈曲活动,约 $10°\sim30°$,可以用手法渐渐弯曲 $10°\sim20°$,用石膏筒固定。两周后再屈曲一次,纠正 $10°\sim30°$,做石膏固定。如此分期屈曲,固定直至屈膝到 $90°\sim100°$ 时。总共约需 $2\sim3$ 个月,可以停止石膏固定,以后每天用手法弯曲膝关节自 $0°\sim90°$ 以上,共 100 次,晚上用屈曲 $90°$ 石膏托保护半年。至婴儿能站立时,可以完全伸直与屈曲。

2.膝关节半脱位与全脱位　对于膝关节半脱位,关节面仍有接触,并未脱离,仍可以做石膏固定。一般治疗中无大困难,有时屈曲较紧,切忌强力屈曲,以免损伤骨骺与关节面。膝关节屈曲至 $90°$ 时可以停止而做手法治疗,与膝反屈相同。膝关节全脱位手法治疗不能成功,需手术治疗。术前先在胫骨上端钢针牵引 $3\sim4$ 周,手术自前面进路,Z 形延长股四头肌,劈开髌骨,清除髌上纤维,延长前十字韧带,横断关节囊,整复膝关节脱位,屈曲 $90°$,缝合股四头肌与髌骨延长处,用长腿石膏筒固定,屈膝 $90°$ 位固定 3 个月。关节不稳定可以用交叉克氏针固定于石膏中。手术后需用支架保护膝关节行走。手术最好在 2 岁前完成,以便学步时有所帮助。学者对此手术经验不多,约做过十余例,一般手术后可以有 $0°\sim90°$ 伸屈。有些走路不用支架,但膝关节稳定性差,多数需支架行动。膝反曲与半脱位效果较好,较稳定不需支架行动。

(刘志国)

第二十一节　先天性髌骨脱位

先天性髌骨脱位是一种少见的疾病。膝关节不能伸直,髌骨在膝关节外侧,很小或不存在。先天性髌骨脱位与外伤性、习惯性脱位不同,出生就如此而且并不伴有其他多发性骨骼疾病。

一、病因

一般认为这是一种胎位性疾病,至于哪些因素造成这类变化,目前尚不清楚。

二、病理变化

髌骨比正常小,向外移位,在邻近股骨外髁部位。股骨外髁瘦小、发育不良,股骨外髁周围的软组织有大片挛缩,膝关节常有外翻。

三、临床表现

婴儿出生就可发现膝关节屈曲 $30°$,不能伸直,四头肌瘦小、无力。髌骨在膝关节外侧小而与软组织粘连，股四头肌外侧头挛缩、纤维化，外侧关节囊亦有挛缩。

X 线变化：婴儿髌骨未骨化，在 X 线中不显影，因此，对诊断无大帮助。超声诊断、MRI 可以显示髌骨之大小、位置，可以协助诊断。

四、治疗

病孩必须手术，时间越早越好，通常在 6～18 个月进行。手术有两种方法。常用方法是松解外侧关节囊、纤维组织、股四头肌之挛缩外侧头，将肌肉、髌骨、髌韧带一并移向内侧。内侧关节囊纵切成两半，重叠缝合，与髌骨相连加强内侧拉力。另一方法是将股四头肌外侧头松解，切开股骨骨膜，连同股四头肌一起转至中央固定。术后石膏 2～3 个月，手术效果很好。

（刘志国）

第二十二节　先天性盘状半月板

先天性盘状半月板是一种先天性畸形，膝关节半月板呈圆形、较厚，在股骨与胫骨关节面之间，多数为外侧，内侧十分罕见。

一、病因

关节发病的原因有两种学说：

1.先天性发育不良　膝关节发育时，首先是一团中胚层组织，两侧渐渐开始吸收形成关节腔、十字韧带、半月板的原始形态。这些组织形成过程中，任何抑制因素使半月板不能转化、吸收，就形成盘状半月板，是生长发育过程的异常，属于先天性畸形。有学者对 375 例胎儿做解剖中发现两例盘状半月板，说明出生前该病已存在。

2.半月板肥大学说　有学者在 10 多只牛、羊、犬、兔解剖中未见到盘状半月板，胎儿中亦未找到盘状半月板，认为这不是先天性的病变。在半月板手术中发现，半月板后方韧带增厚、增粗，前方韧带并无变化。因此认为，半月板在运动中经常被 Wrisberg 韧带拉向内侧，渐渐肥大、增厚，变成圆形。

二、病理

盘状半月板国内多见，以外侧多见，内侧罕见。据 Smillie 报道，此病可分为原始型、中间型与婴儿型。原始型为整圆形，前、后、内、外都厚 3～4mm，内侧边缘有系膜与胫骨中央固定。中间型为长圆形，外侧边厚约 3～4mm，内侧边缘呈肾脏形，内侧无系膜固定。婴儿型呈半圆形，外缘厚 2～3mm，渐渐变薄而中央边缘与正常半月板相同。盘状半月板受压、挤、旋转等应力造成破裂。破裂方式有后外缘松动、破裂，前后角撕裂，后外侧破裂，半月板前面、后面磨损，半月板中央磨破、分层，偶尔后边缘破裂推向前角造成粘连。学者在 40 例盘状半月板破裂中发现，最多见为后角、后缘破裂或分离，占 80% 左右，前角破裂占 15%，内侧破裂未见。破裂往往是多种混合，如后缘破裂、胫骨关节面磨损等。横形破裂仅见于婴儿型中，内侧缘横裂、磨损未见。

三、临床表现

在 2～4 岁小孩中,膝关节检查有弹响,可能与关节松弛有关,因此无法诊断盘状半月板,病孩主诉仅仅为酸痛,所以只能观察,关节镜检查似无必要。到 7 岁左右,活动增加,经运动、长跑、跳高、打篮球、疲劳、损伤后常有膝关节酸痛、肿胀因而来检查。半月板的损伤必须是负重中关节突然挤压加上旋转暴力才会出现,盘状半月板损伤较轻。膝关节伸直、外翻、内翻、旋转都可产生破裂。跛行是最重要主诉,膝关节不能伸直、肿胀,外侧有压痛,伸屈有跳动感,弹响声都指向盘状半月板损伤。X 线片未见其他关节骨折,关节穿刺在肿胀时可以发现淡黄色液体而非鲜红血液,黄色液体上无脂肪颗粒。MRI 摄片可以找到半月板影子加厚,分裂或有断裂口。也有专家认为经常反复检查最好,每 1～2 周检查一次,凡压痛明显,弹响明确、膝关节不能伸直已 1～2 周之久,最可能是盘状半月板破裂,关节镜与 MRI 都可以明确诊断。

四、治疗

盘状半月板破裂的治疗应恢复正常的关节负重与活动,及半月板辅助吸收应力功能。理论上,半月板最好能被改造或修补,形成较正常的负重关系。实际上,盘状半月板后外侧破裂最多见,修补往往无法进行,前面交锁嵌顿之半月板必须切除,关节面前后磨损、分裂更无法修补。因此,手术切除是唯一合理的治疗。有学者切除半月板中保留约 3～4mm 前缘(脂肪垫边以免出血),直至外侧韧带处,结扎半月板边缘之外侧关节下动脉枝至后角,切断 Wrisberg 韧带、Humphrey 韧带,可以取出半月板。盘状半月板内侧与关节中央有粘连,须切断,前角亦须切除,这点手术较困难,否则无法取下半月板。手术后用棉垫包扎两周,以后活动。有专家做过 40 例盘状半月板切除手术,术后 10 年随访发现,患者活动良好,步态稳定有力,萎缩肌肉恢复,仅有 5% 左右偶有关节酸痛,未见退行性变化。

(刘志国)

第二十三节　先天性马蹄内翻足

先天性马蹄内翻足是一种先天性畸形,出生婴儿即可见一侧或双侧足尖向内向下翻转,足跟与后半足内收。发病率为 0.93～1.24/1000,男女比例为 2∶1。

一、病因

Wynne-Davies 认为这是一种遗传性疾病,为显性遗传,有减退的频度,或属于多因素遗传。病孩的第一级亲属(指兄弟与父母)发病率为人口中发病率的 17 倍,而第二级(指父母系兄弟姐妹)发病率为人口中发病率之 6 倍。这些统计强有力地说明遗传因素的重要性。Cowell 认为,此病是显性遗传,由胎内环境与其他外环境因素促成变化。据遗传咨询,高加索人口中倘 1 个男孩有此病,其弟发病率为 1/42。倘 1 女孩有病,其弟发病率为 1/16,其妹发病率为 1/40。倘父母一方及一个小孩有病,则第二小孩发病率为 1/4。其他学者如 Bohm 认为,马蹄足是一种生长发育异常,正常胎儿 6～7 个月都是马蹄内翻位,以后逐渐消失。倘若任何因素抑制这个转变,马蹄足继续存在,生产时即为马蹄内翻。Irani 与 Sherman 认为病因是细胞浆缺陷,Ippolito 与 Ponseti 认为由足内侧纤维变性造成,但这许多说法都缺乏临床依据。

二、病理变化

马蹄内翻足严重时可见跟腱细小而紧缩,皮肤周围无脂肪,足跟小而内翻,足底凹陷有横纹可见,内踝与足底内侧皮肤紧紧包裹,无任何活动度。

内翻足肌腱呈一片纤维组织,胫后肌腱止点为一片纤维组织,走向跖筋膜、足底、足内侧前方及跟骨。其他肌腱都细小,肌腹纤维化。内侧筋膜、韧带多增厚、纤维化缩短、无弹性。距骨头向内、向下,轴心自正常 155°减少至 115°,跟骨向内旋转,前端向内,尾部向外,加内翻,正常跟距关节消失。距骨体在踝关节内旋转,外踝向后,骰骨、舟状骨形成的距骨头关节失调,使舟状骨转向内侧。足底小肌肉、筋膜、弹性韧带都挛缩。对距骨在踝关节内的旋转方向仍有不同意见。近年来有报道腓肠肌神经终板变化、肌肉纤维变性,进一步扩大了病理变化范围。

三、临床表现

马蹄足可以在许多全身骨骼疾病、神经性疾病、多关节挛缩症、Larsen 综合征中出现,因此,临床上应做全面检查。家族史十分主要,有家族史者,多数为双侧、男性,是严重、顽固性马蹄内翻足。反之,单侧、女性、无家族史者为轻型、易纠正的马蹄内翻足。马蹄足比正常足小,内侧舟状骨与内踝处皮肤很紧,皮下脂肪少,不能外展,跟腱短、细、有束带感,皮肤紧紧包裹,无背伸或马蹄活动,前半蹠趾撬起,内收,第五趾转入足底,足底常有横纹,深深下陷,跖筋膜缩短,足弓上升。这些畸形是典型的表现。

X 线变化:婴儿骨化中心不完整,仅跟骨、距骨出现,因此摄片帮助不大。正常正位足摄片中距骨与跟骨呈 30°～50°夹角,马蹄足此角减少至 5°～15°;侧位 X 线片中距骨与跟骨轴心线约 30°～45°,而马蹄足中,跟距轴心线下降到 5°～10°。距骨头与第一跖骨为一直线而马蹄足中此线不再成直线。

四、治疗

马蹄足一旦诊断应立即进行治疗,治疗可分为以下几个阶段:

1.手法治疗　这是用于新生儿至 3 个月婴儿。手法先抓住足跟,屈膝 90°,向下牵引,然后,一手固定足跟,另一手握大踇趾与向前牵拉,渐渐外展;最后,用手掌托住足底向外翻,屈膝 90°位将足背伸。三种动作每日 100 次,分成 4～5 组进行。轻度病例足渐渐可以外展、外翻、背伸。严重病例一般无效。

2.胶布固定与石膏纠正　在 1～3 个月即可以进行,欧洲学者常用。将足底放在 L 形塑料板上,用胶布固定,以后再用胶布固定小腿,亦可以屈膝 90°,用胶布圈绕足,自内向外至膝关节上越过至内侧固定。小腿用胶布环绕两圈做固定。

国内多数学者采用屈膝 90°位石膏固定至大腿中段,每 2～3 周换一次,逐步纠正内收、内翻,最后纠正马蹄足,通常需 6～8 个月,婴儿包石膏,太松易脱落,太紧又影响血供应。

3.手术治疗　经过手法治疗、胶布固定、石膏纠正失败后,手术是最后方法。近年来手术趋向早期进行,手术要求广泛与彻底,经过 3～6 个月保守治疗失败就应进行手术。常用的手术方法按年龄大小、病情变化轻重决定,但在儿童仍以软组织手术为主。

(1)后路松解手术、Attenborough 手术:在跟腱旁进入,延长跟腱反折后,在踝关节后切断距腓韧带、关节囊、胫腓韧带及部分内踝三角韧带,切开距下关节囊,纠正马蹄足,使足外旋、外展,缝合切口,石膏固定 3 个月。手术用于 6~12 个月患儿最合适。手术效果良好,90%患儿手术后不再恶化。

(2)内路松解手术(Brockman、Bost、Turco 手术):这类手术于 2~4 岁做最理想。开始先延长跟腱,做内侧切口,松解胫后肌腱,延长屈踇、屈趾腱,切断部分内踝三角韧带、跟距、距舟、舟楔、楔跖关节囊,将距骨后、内松解,恢复正常距跟关节,石膏固定 2~3 个月。内侧松解手术广泛、彻底,约有 85%结果良好,复发不多。

(3)距骨下完全松解手术:这是 Lloyd Roberts、Mckay 提出的手术方法,手术中距骨内侧、外侧、距下关节需全部松解,跟骨内外亦松解。手术后将跟骨旋转向外至正常跟距角时做钢针固定。实际上,这是内侧松解术的进一步发展,是很合理的手术,畸形可以全部纠正,是最彻底、最合理的手术。但手术广泛、创伤大、手术后反应很严重、纠正过度时出现前半足内翻、跟骨外翻畸形治疗极为困难是其不足之处。

(4)跟骰关节融合术:由于畸形较重骰骨肥大突出、足内收固定是手术的重要指征。手术通常在 5~6 岁施行,手术与后路松解相同,内侧手术完成后,做跟骰切口,切除跟骰关节,纠正足内翻畸形,融合跟骰关节。手术后约有 75%效果良好。

(5)三关节固定术:这时足部已形成骨性变形,任何软组织手术、肌力平衡只能解决部分问题,骨性畸形需用骨性手术解决。以往学者认为,小孩骨质少,软骨多,骨质接触面少,不易融合。目前认为,足生长发育至 14 岁半已基本完成,12 岁左右手术,生长减少约为 10%左右,手术不会缩短很多。此外,畸形发展到达 18 岁或 20 岁以上,畸形严重往往足背负重,胼胝很大,皮肤很易感染。截骨纠正往往留下一层薄薄的距骨关节面,而足仍很小。多数学者建议手术早日进行,足可放平有利于负重。

手术在足背距骨骰骨切除楔形骨片,在外侧跟距关节切除楔形骨片,清除距舟、跟距、跟骰关节面而纠正畸形,石膏固定 3 个月。术后足可放平负重,无畸形,步态稳定有力,不痛,可穿普通皮鞋。学者认为,此手术最可靠,效果好,畸形完全纠正,有 95%以上的成功率,并发症不多。学者在 300 例手术中仅有 2 例距舟关节不连接,未见皮肤坏死,无手术感染,亦未见复发。

(刘志国)

第十二章　退行性关节疾病

第一节　骨关节炎

骨关节炎(OA)又称退行性骨关节炎,常累及膝、髋、踝等负重关节。临床上患者常伴有关节疼痛,活动受限,晨间关节僵硬等表现,关节物理检查可发现关节负重能力下降,活动障碍。

【诊断标准】

1.膝关节 OA 诊断标准

(1)近 2 月内反复膝关节痛。

(2)活动时有摩擦音。

(3)膝关节晨僵<30 分钟。

(4)患者年龄>40 岁。

(5)膝关节骨端肥大。

如果符合以上(1)、(2)、(3)、(4)或者是(1)、(2)、(3)、(5)就可诊断。

2.髋关节 OA 诊断标准　髋关节疼痛并且放射学检查有股骨骨赘或髋臼骨赘表现或髋关节疼痛且放射学有关节腔变窄,血沉<20mm/h。

3.踝关节 OA 诊断标准　原发性的踝关节 OA 发生在 50 岁左右,继发性的多在 40 岁左右。伴有随活动而逐渐出现的踝关节疼痛,且放射学检查出现关节间隙变窄和不规则的软骨下骨致密度增加、硬化,关节边缘唇样增生,骨赘形成。

【治疗原则】

(一)膝关节骨关节炎

1.非手术治疗　减少关节负重,减少活动量,充分休息。肥胖患者应减轻体重。

(1)物理治疗:热敷、理疗,关节及肌肉的运动练习。

(2)局部制动治疗:包括关节局部保护和关节的保暖,依靠辅助器械进行日常的生活功能的恢复练习。

2.药物治疗　分为治疗骨关节炎的非特异性药物和特异性药物两大类。

(1)非特异性药物:单纯止痛对症治疗。包括:①阿片类止痛药物;②非甾体类抗炎镇痛药物;③可以应用外用止痛药物及关节腔内注射激素类或关节润滑剂类药物。

(2)特异性药物:盐酸氨基葡萄糖或硫酸氨基葡萄糖。

3.手术治疗

(1)关节腔冲洗或关节镜下清理术:适用于较年轻,以滑膜和软骨病变为主的患者或存在关节游离体的情况时。

（2）截骨术：适用于由于肢体力线不对称而引起骨关节炎的年纪较轻患者。

（3）人工关节置换术：适用于年龄较大的，保守治疗无效，而关节活动受限的重度骨关节炎患者。

（二）髋关节骨关节炎

1.非手术治疗　适当休息，减少负重性运动，减轻关节负担。消除致病因素，理疗。

2.药物治疗　非甾体类消炎镇痛药物或阿片类止痛药物，可以应用外用止痛药物及关节腔内注射激素类或关节润滑剂类药物。

3.手术治疗　保守治疗无效时，可采用以下几种手术方法：①关节镜；②髋臼旋转截骨术；③髋部截骨术；④人工关节置换术。

（三）踝关节骨关节炎

1.早期　减轻关节负担，休息、理疗。

2.药物治疗　可应用非甾体类抗炎镇痛药物、阿片类止痛药物，可以应用外用止痛药物及关节腔内注射激素类或关节润滑剂类药物。

3.晚期　手术治疗，包括关节清理术、关节融合术、人工关节置换术。

（刘志国）

第二节　颞下颌关节骨关节病

骨关节病（OA）由某学者首先提出，其实质是退行性变关节病。公认的定义是：以进行性关节表面软骨退行性改变为主，并伴有软骨修复、软骨下骨改建或硬化等病理反应的非炎性疾病。1973 年，Toller 从原来的疼痛功能紊乱综合征（PDS），即当今命名的面-关节-肌痛（FAM）中，将颞下颌关节骨关节病（TMJ OA）分离出来，作为一种独立的病种。OA 所影响的是整个滑膜关节结构，不但包括关节软骨，而且还涉及软骨下骨组织、滑膜衬里细胞、滑膜和关节韧带。骨关节炎意味着，除骨关节病外，尚伴有滑膜炎，所以，骨关节炎的含义还包括由坏死产物和炎症介质所引起的炎症部分。TMJ OA 的概念是描述 OA 过程中的关节软骨的各种情况，包括从正常范畴到早期退行性变，到进行性改变和最终的软骨破坏。本节将从滑液关节的正常生理和退行性变，TMJ OA 的病因、一般分类、诊断和治疗等方面进行阐述。

一、滑液关节正常生理

关节软骨、滑膜、滑液构成了滑液关节的基本要素。尽管 TMJ 与其他滑液关节在关节软骨类型上有所区别，即 TMJ 是纤维软骨而不是玻璃样软骨，但 TMJ 与其他关节一样遵循同样的生物原理。滑液覆盖着关节表面，是关节润滑和营养之基础，关节软骨从滑液中摄取营养而不是从软骨下骨组织中得到。因而，一旦出现滑膜的改变，就有可能引起滑液含量的变化，从而导致软骨新陈代谢的改变。

关节软骨由细胞和基质组成，细胞为软骨细胞，软骨细胞是有活性的细胞，它们不仅生产基质中的胶原和蛋白多糖，也生产糖蛋白和酶；基质由胶原纤维和蛋白多糖组成，它也被称为基础物质。

TMJ 软骨的胶原纤维由层状和柱状排列的纤维互相编织成三维网状结构。蛋白多糖是复杂的分子，由一蛋白中心和大量的黏多糖链构成，它们与透明质酸链相连，由此构成了蛋白多糖聚合体。这些分子有很好的亲水性，从而形成一种有膨胀趋势的胶体，它们位于关节软骨的胶原纤维之间，充填于基质中的空隙并互相盘绕于整个胶原网。这一结构可防止蛋白多糖聚合体过度膨胀，在正常行使功能期间，使来自负荷的外部压力与软骨内部压力相平衡。这样,在不断的承受张力时,蛋白多糖仍保持胶原网状结构,并且关节软骨保持着自身的物理特性。

二、滑液关节退行性变

在退行性变的早期,由于蛋白多糖水胶体的体积膨胀,可观察到玻璃样关节软骨肿胀、变软,据推测,这是由于基质中的胶原纤维部分断裂所致。由于在软骨中只有胶原具备抗衡张力的能力,所以,胶原纤维碎片可使关节软骨亲水性增大似乎是最令人信服的解释。在 OA 早期,出现含水量增大,另外,还可发现胶原纤维碎片、蛋白多糖耗尽和软骨细胞束生成,这些软骨细胞增生并变得非常活跃,以试图修复失去的基质。

有关软骨退行性变的病因,存在几种假设:创伤性(或称机械性)、化学性和感染性。这些因素均可使软骨细胞或滑膜细胞分解、蛋白(水解)酶或胶原(水解)酶释放,并且,最终导致胶原退行性变。当软骨退行性变进一步恶化,组织失去完整性,导致关节面和滑膜糜烂、原纤维形成、水平向断裂、粘连、软骨变薄和相邻组织反应。

关节外组织对 TMJ OA 的反应包括肌反应和颌改变。肌反应包括肌僵直和肌失用,最终可导致肌衰弱和肌萎缩。颌改变包括𬌗干扰和由于升支垂直高度下降所致的𬌗平面偏斜,并常常可伴有颌偏斜于患侧。

TMJ 的病理表现几乎与其他滑液关节相同,也即,TMJ 病理就是滑液关节病理。所以,TMJ 术语学应看作是滑液关节术语学。

(一)创伤性因素

业已证明损伤是一种明确的致病因素。

在人的一生中,与全身其他关节一样,TMJ 关节软骨和衬里骨组织一直呈显著动态的平衡,即由组织改建来实现的形态改变与功能改变之间的平衡。负荷增加可能刺激关节改建,包括增加蛋白多糖和胶原纤维合成。但过度的负荷有可能扰乱关节形态和功能之间的这种平衡关系,引起组织分解。骨关节病发生后,即使是正常范围内的负荷,也可造成进一步的退变。异常的应力还可来自于生长发育紊乱和肿瘤,学者曾对偏下颌畸形患者进行了关节镜及其他影像学的比较研究,发现偏下颌畸形患者的颞下颌关节发生改建、结构紊乱和退变的概率较高;瘤样病变(滑膜软骨瘤病)及良性肿瘤(骨软骨瘤、软骨瘤和骨样骨瘤等)均可引起关节退变。

关于骨关节病与内错乱(ID)之间的关系,虽说在无盘移位时,OA 仍有可能发生,但 ID 与 TMJ OA 有着极其密切的联系。1992 年的国际共识会议将两者的关系解释为 OA 时的关节面软骨分解将影响关节表面的光滑程度,滑液变质可引起关节面之间的摩擦增大。两者将削弱关节盘运动能力和引起关节盘在运动中的停顿,这可能导致关节运动不灵活和盘附着反复被牵拉,当附着被逐渐拉长到一定程度时,就为盘移位提供了条件。这一因果关系就是 OA 与 ID 之间的关系。在老年人的尸体解剖研究中发现,无盘病变的 50% 的标本中有退行性变的表现;在 80% 的盘移位的标本中,发现同时存在有退行性变表现。由此,得出关节盘移位是 TMJ OA 的一种征兆,而不是它的原因。当然,移位关节盘可加剧退行病变的进程,并且,当盘移位时,关节其他结构也同样会受其影响。临床观察结果亦然,ID 似乎是 OA 的一种症状。但也存在一些反对意见,因为,在一些有 ID 的颞下颌关节中,并未观察到退行性变的迹象,而在一些存在严重的退行性变的关节中,并无明显的盘移位。

有学者认为,并不能简单地说 OA 就是 ID 的病因,不同的病因将引起不同的疾病,不能一概而论。首先,关节盘移位和骨关节病是两种独立的疾病,盘移位主要是由损伤使盘后区韧带(附着)松弛所致,即损伤因素;而骨关节病除损伤因素外,还有化学性因素和感染性因素。其次,盘移位可单独发生,理由是大多数导致盘移位的损伤是轻微的、长期的,病变呈渐进性,多导致可复性盘移位,由于有充足的时间进行盘后区组织的改建(如盘后区类盘样变),有效地制止了髁突与关节结节的过度受力,故防止了骨面的退行性变发生,而盘本身也不易出现穿孔。只有当盘急性移位时,髁突运动轨迹突然发生改变,各关节面的受力情况出现不合乎生理要求的应力,并来不及做出适应性改建,从而导致各关节面的退变发生,许多中外学者的动物实验的盘移位模型导致 OA 发生的原因就属这种情况。最后,在不可复性盘移位中,髁突试图做滑行运动(此时降颌肌群用力过度),导致关节功能面受力过度,而继发 OA,严格地说,这也属 OA 病因中的创伤性因素范畴,临床上,OA 与盘移位并存的现象多见于慢性不可复盘移位的原因就在于此。另一方面,髁突试图在做滑行运动时,还将过度挤压移位的关节盘造成盘畸形的发生。

总之,ID 与 OA 的关系是密切的,两者均是独立的疾病,可单发,也可并存。其病因可以是互为因果关系。ID 发生后,若为充分的改建,就相当于是一种对关节面的损伤因素,可导致 OA 的发生,这是一种临床上多见的现象;OA 发生在前,由于盘后区组织的退变,也可使组织的弹性减弱,并继发 ID,但学者认为这种现象在临床上较少见。

(二)化学性因素

1.酶 关节软骨成分的降解可能与中性蛋白酶、胶原蛋白酶及透明质酸酶的降解作用有密切关系,但这些酶的激活与释放途径还不清楚。

2.自身免疫反应 Donohue 和国内学者分别在大关节及颞下颌关节的 OA 病例中发现该现象的存在,并认为,在胚胎和出生后的个体发育中,软骨组织大多处于机体自身免疫监视系统相隔离的状态,即所谓的"隐蔽抗原"假说。一旦软骨受到某种损伤,其内在胶原成分就被暴露出来,从而引起自体软骨成分的自身免疫反映,产生抗胶原抗体,并引起恶性循环的软骨破坏。但有关抗胶原抗体是软骨退变的始因还是结果,目前尚无足够的证据。

3.细胞因子 其广泛存在于人体各种组织中,它们从分子水平对多种疾病的发生、发展起着重要的生物调节作用。但过盛的分泌则表示组织中存在某种破坏,在大小关节的 OA 中均可测得如 IL-1、IL-6 和 TNF 等细胞因子的水平过高。

(三)感染性因素

TMJ 化脓性关节炎一直被认为是一种具有严重炎症反应的疾病,多见于儿童,感染途径主要来自关节邻近结构的感染扩散(如中耳炎),有严重的后遗症(如关节强直)。自 1931 年以来,共 60 余年内,在英文文献中仅报道了 22 例。为此,Leighty(1993)指出,如此少的病例报道并非是因为 TMJ 化脓性关节炎的患病率不高,而是缺乏对该疾病的认识及有效的诊断手段,导致临床误诊和漏报。有学者(1998)对无外伤史、无关节腔注射史、首次出现关节区疼痛及伴张口受限的部分病例进行了以细菌学和组织学检查为主,并结合关节镜、X 线及其他实验室检查,对关节液、表面软骨、滑膜、骨结构及全身情况等进行了分析,确诊了 21 例感染性关节炎病例。发现当今感染性关节炎特征为:①发病年龄:成年以上多见(>20 岁者占 20/21),与国际 60 多年的英文文献报道的相仿(>20 岁者占 17/22)。②感染途径:血行感染多见(20/21)。③临床症状:多数(18/21)局部症状轻,病程短;全身反应轻,体温正常,血常规正常。④关节脓液的一般特征:均位于上腔,多数(18/21)<1ml,色混浊或淡黄或黄,水样或黏稠,3 例含大量软骨样碎片。⑤关节镜及影像学检查:无骨质改变,但存在关节软骨剥脱、破坏及滑膜充血等,有的关节腔内出现大量的纤维软骨碎片。⑥关节液组织学检查:镜检可见粒细胞、纤维素和纤维软骨碎片等。⑦细菌学检查:涂片有 12 例见细菌;5 例(病程少于 1 周)培养成活,经分离、鉴定,证实为腐生葡萄球菌 3 例、金黄色葡萄球菌 2 例,值得注意的是

腐生葡萄球菌一直被认为是一种非致病菌或条件致病菌。⑧并发症:仅一例症状严重者出现关节纤维强直;多数(15/21)形成继发性 OA。故学者认为,随着抗生素的大量应用,当今感染性关节炎的表现与以往人们所认识的差距极大,其表现出的感染源隐匿性、症状的非典型性、后遗症轻和关节液内细菌培养的难度大等特征,是长期以来造成误诊和漏报的客观原因;主观原因是人们忽视了对关节液的细菌学分析。为此,有必要对感染性关节炎的患病率、年龄、感染途径、感染源、病源菌及其症状和转归等一系列问题进行重新认识。

另外,尸解及 X 线片研究结果已证明,退行性变随年龄增长而增加,被认为与骨关节病相关的关节摩擦音也随年龄而增长。但超微结构研究显示,老年人的关节软骨的退变程度并不严重。还要指出的是,需将 OA 与老化相区分,老化是一种无病理现象的过程。

学者从来诊的病人中发现,老年人中 OA 的构成比较年轻人高。学者还对不同年龄猕猴的 TMJ 进行了关节镜和病理学的研究,结果发现,成年和老年猕猴 TMJ OA 的发病率大大高出年轻猕猴。

三、分类

TMJ 紊乱分类可有以下三种形式:根据症状分类、组织来源分类或一般分类,一般分类趋向于赞同曾用于风湿病学的分类。因为咀嚼肌系统的紊乱分类应归纳到身体其他部分的肌紊乱中。从 1992 年国际共识会议推荐的 Stegenga 分类中,可见关节紊乱有别于非关节紊乱。关节紊乱包括无炎症的软骨-骨关节病、生长性紊乱、关节炎病、波及结缔组织的紊乱和其他关节紊乱。无炎症的软骨-骨 TMJ 关节病包括 OA 和 ID、机械性紊乱和伴有关节症状的骨软骨紊乱。TMJ OA 和 ID 可分为软骨软化和 ID。ID 中的可复性盘移位必须与不可复性盘移位相区分,后者可分为急性、亚急性、慢性和伴发 OA。关于这部分分类,被普遍接受的 Wilkes 分类(1989)与 Stegenga 分类相符。

TMJ 机械紊乱可分为 ID、髁-关节结节运动干扰和起源于外伤性损害的错乱。伴有关节症状的 TMJ 骨软骨紊乱应包括无血供性坏死。

TMJ 紊乱 Stegenga 分类如下:

(一)关节紊乱

1.无炎症反应的软骨及骨关节病

(1)骨关节病(OA)和内错乱(ID)

1)软骨软化

2)内错乱:①可复性盘移位(Ⅰ-Ⅱ);②不可复性盘移位:急性/亚急性(Ⅲ),慢性(Ⅳ-Ⅴ),伴骨关节病(Ⅴ)。(Ⅰ-Ⅴ表示 WILKES 分类)

(2)机械性错乱

1)内错乱:①骨软骨炎病损;②盘移位(前、后、内、外或综合)。

2)髁突关节结节活动障碍:①半脱位;②脱位;③张口过度综合征;④关节囊纤维化(挛缩);⑤关节强直(纤维性,骨性)。

3)外伤性直接后果:①骨折(囊内,颈部);②附着撕裂。

(3)伴有关节症状的骨和软骨紊乱

1)缺血性坏死

2)其他:①软骨病;②骨质疏松。

2.生长发育性紊乱

(1)无赘瘤形成

1)发育性的:①发育不全;②增生;③发育异常。

2)获得性的:①髁突溶解;②青少年后的骨关节炎或风湿性关节炎。

(2)赘瘤形成。

1)假性瘤:如软骨瘤病。

2)良性:如软骨瘤、骨瘤。

3)恶性:原发性、转移性。

3.骨关节炎(病)

(1)原发性的 OA

1)风湿性关节炎:①风湿性关节炎(活动/非活动);②青少年风湿性关节炎。

2)其他关节炎:①血清检查阴性的多发性关节炎;②强直性脊椎炎;③银屑病关节炎;④感染性关节炎(细菌性、病毒性、微菌性、真菌性);⑤Reiter 综合征。

(2)继发性的 OA

1)滑膜炎:①损伤性关节炎;②骨关节炎——骨关节病和滑膜炎。

2)关节囊炎:①关节囊挫伤;②粘连性关节囊炎。

3)晶体试验敏感性关节病:①高尿酸血症;②二羟基焦磷酸钙沉淀;③氢氧磷灰石沉淀。

4.弥漫性结缔组织紊乱

(1)系统性红斑狼疮。

(2)混合性结缔组织病。

(3)多发性肌炎。

(4)硬皮病。

(5)Sjogren 综合征。

(6)风湿热。

(7)风湿性多发肌瘤。

(8)颞部动脉炎。

5.其他关节紊乱

(二)非关节紊乱

1.肌紊乱

(1)面肌疼痛。

1)区域性。

2)广泛性:纤维变性肌瘤。

(2)肌肉纤维化:挛缩。

(3)慢性肌劳损:夜磨牙癖。

(4)肌炎。

1)肌腱炎。

2)感染。

(5)动力-功能紊乱。

1)口与面部运动困难。

2)疼痛性痉挛/痉挛。

(6)其他肌紊乱。

1)退行性变(营养不良-dystropy)。

2)肌无力症。

3)肌强直病。

4)赘生物。

2.生长发育紊乱

(1)Eegle 综合征。

(2)冠突撞击综合征。

(3)赘生物。

3.其他非关节紊乱　在上述分类中,TMJ OA 和 ID 占 TMJ 紊乱中的重要部分,它们似乎有密切的关联,但也可能是彼此独立的病症。

四、诊断

骨关节病的主要病变有:①关节面软骨退变,是主要的受累区。②软骨下骨组织退变和伴有新骨形成。③滑膜炎,有急性和慢性之分,包括充血、增生和变性,并可在关节腔内形成原纤维和粘连。④关节液成分改变。所要指出的是没有哪项诊断工具能检出上述所有的问题,只有综合多项检查的信息方能较准确地进行诊断。

1.临床表现　主要的临床表现无外乎:①疼痛:多局限于关节区和外耳道前壁,自发痛和(或)咀嚼时疼痛加剧(或诱发),自发痛的意义说明有急性滑膜炎和骨关节炎的活动期(关节液量和成分的改变);②张口受限:严重的张口受限往往意味着有较严重的骨畸形(如骨赘形成)和关节囊内粘连;③摩擦音:关节表面组织畸形和粗糙使运动过程中产生摩擦音。

2.实验室检查　实验室检查包括血常规、血沉、类风湿因子、红斑狼疮细胞、抗核抗体、尿酸等。以查明骨关节病是否与全身系统性疾病有关,如类风湿关节炎。

3.X 线检查　X 线检查仅能检出较严重的软骨下骨组织的改变,X 线影像观察 TMJ 退行性变化包括由骨赘所致的唇状突起、骨硬化、骨表面糜烂、软骨下囊肿、骨畸形。这些变化大多可在手术中所见,但大多并不能通过手术治愈,当然更不能仅用关节盘手术或关节镜手术所治愈。

4.病理检查　关节软骨 OA 的光镜特点包括原纤维形成、断裂和变薄、有软骨细胞束,同时,衬里骨组织与钙化软骨之间的界面可以是非常不规则的。

关节内退行性变,如水平向的断裂、骨髓腔的纤维化、软骨细胞束明显表现于深层组织内,而关节表面的表层软骨则常常可保持完整性。上述所有病理特征均不能被关节镜或开放性手术所检出。

在钙化的与未钙化的软骨之间的界面上的软骨断裂是引起骨软骨炎损害的基本诱因,由于其已成为一些 MRI 影像研究的焦点所在,所以,骨软骨炎损害被看作是一种独立的临床病症。

但由于临床工作中不可能对病人进行整个关节组织的病理检查,故其诊断价值有其局限性。

5.关节镜检查　关节镜检查是一种较实用的诊断工具,可全面观察关节表面组织不同时期的所有改变,如血管分布,软骨面变性、糜烂、原纤维形成,粘连和穿孔等病理反应。

6.关节液分析　尽管近年来进行了大量有关细胞因子(IL-1、IL-6)、TNF、P 物质、前列腺素 E_2、免疫球蛋白和酶等物质的检测,但没有一种是特异性的,这些介质的出现或增多仅说明存在组织的破坏。

另外,有学者认为,还应对无创伤史和结构紊乱史的、首次出现急性关节区疼痛的病例,进行关节液的细菌学检查,以排除感染性关节炎的可能性。

五、治疗

1.适应证和方法　TMJ 同属滑膜关节,其所有病理表现均与全身其他关节相似,但由于其属小关节且为左右联动,及独有的大幅度滑行运动等特点,与大关节相比,手术治疗相对滞后且更为困难。

了解每位患者的发病原因以指导治疗和预测疗效。虽说某些 TMJ 损伤经代偿修复后症状可自行消失,但扰乱人们日常生活规律的疼痛和(或)功能紊乱是治疗的适应证。疗效可通过减轻或去除致病因素、缓解疼痛和改善功能来评价。由于 OA 常发生于慢性的 ID 中,实际工作中常需进行合并诊治。治疗也分非手术治疗和手术治疗。方法基本同 ID。

对于开放性手术治疗,在手术操作过关的基础上,如何选择恰当的治疗方法是最关键的问题,即治疗的适应证问题。制定治疗计划应综合临床症状和影像学检查两方面结果而定,通常的问题是,何种情况进行局部骨修正或局部骨切除,何种情况进行关节置换。在关节置换中,何种情况用自体骨,何种情况用关节假体。学者的经验是:①对只有局部骨尖(突起),仅行骨修整即可,注意保护周围关节面。②对内侧或外侧小于 1/2 髁突的骨侵蚀和(或)骨硬化,行髁突部分切除;对超过 1/2 的髁突骨改变,行关节置换,多用肋骨软骨瓣,超过 45 岁的,也可用全关节假体。③对于髁突冠状面中央受累的情况,局限于中 1/3 的骨质改变,可进行修整或不处理,仅对关节盘进行手术;对超过中 1/3 的骨质改变,若要处理,应考虑关节置换。④对关节盘位置和形态正常的关节,仅处理髁突;对 OA 与 ID 并存的情况应同时处理,这种情况占绝大多数。⑤对同时伴有颌骨畸形和(或)咬合紊乱的,一部分可通过关节置换延长下颌支高度和前移下颌得以纠正;一部分可进行关节与正颌的同期手术和(或)手术后正畸的综合序列治疗。

2.治疗效果评估指标　满意的治疗结果同"结构紊乱",另加下颌功能改善:应考虑到术前的情况,通常认为术后最小运动度应该是:①切牙间张口度 30mm(全关节手术为 25mm);②侧向运动度 4～6mm(全关节手术为 0mm);③前伸运动度 4～6mm(全关节手术为 0mm)。

(张敬堂)

创伤骨科篇

第十三章　骨折

第一节　骨折的定义、致伤机制与分类

一、骨折的定义

骨或软骨组织因遭受暴力作用而引起的骨组织或软骨组织连续性部分或全部中断或丧失,即为骨折。骨折在生物力学特性上表现为,在外力作用下,骨组织某一区域的应力超过骨材料所能承受的极限强度而导致骨材料的断裂。如果骨骼本身伴有病变、在遭到外力时发生的骨折,则称为病理性骨折。

二、骨折的致伤机制

引起骨折的暴力主要有以下4种:

1.直接暴力　当外力直接作用于骨骼局部,并引起骨折者,属直接暴力;其中以工矿事故、交通事故、斗殴及战伤为多见。因暴力直接作用于局部,致使软组织损伤较重,易引起开放性骨折,尤以表浅的胫骨中下段为多见。骨折发生在前臂或小腿时,两骨折线常在同一水平面上,此时骨折端多呈横形或粉碎形。

2.间接暴力　指外力通过传导、杠杆或旋转等作用、间接地引起的骨折,以四肢和脊柱常见。骨折多发于骨骼结构薄弱处,软组织损伤一般较轻,骨折线以斜形及螺旋形为多见,在脊柱上则多表现为楔形压缩或爆裂状。如发生在小腿或前臂时,双骨的骨折线多不在同一平面。

3.肌肉拉力　当肌肉突然猛烈收缩时,可间接产生强大的拉应力,引起附着点处骨折,以撕脱骨折多见。临床上常见的有:股四头肌所引起的髌骨骨折(多为横断骨折,而跪下跌倒所引起的髌骨骨折则多为粉碎性);肱三头肌所致的尺骨鹰嘴骨折或肱骨干骨折;缝匠肌引起的髂前上棘骨折;股直肌所造成的髂前下棘骨折,及腰部肌群所引起的横突骨折等。此种骨折多较单纯,少有血管神经损伤者。

以上3种暴力可见于同一个意外系数中,例如平地跌倒、手掌着地。直接暴力、间接暴力及肌拉力可引起各个部位不同类型损伤中的一种或多种,前者多见。

4.慢性压应力　由于骨骼长期处于超限负荷,以致局部压应力增加而产生骨骼疲劳,进而骨小梁不停地断裂(可同时伴有修复过程),导致骨折。其中以长途行军的第二、三跖骨骨折和风镐手的前臂骨折等为

多见。

　　除上述外力致伤机转外,尚与骨骼本身的解剖特点、年龄差异、健康状态及骨骼本身有无病变等密切相关。

三、骨折的分类

　　根据分类的角度不同,骨折的名称及种类各异,现将临床上常用的分类归述如下。

(一)因致伤原因不同可分为以下 3 型

　　1.外伤性骨折　指因外界暴力或肌肉拉力作用而引起骨骼连续性中断。

　　2.病理性骨折　系骨组织本身已存在病变,当遇到轻微外力,甚至无明显外伤情况下引起骨折。

　　3.应力性骨折　又称疲劳性骨折,由于骨组织长期承受过度的压应力,逐渐引起受力最大一侧的骨膜及骨小梁断裂,并逐渐扩大波及整个断面。

(二)视骨折程度不同可分为以下两种

　　1.不完全性骨折　指骨骼断面上的骨小梁部分断裂,骨骼仅部分失去连续性。可无移位或仅有轻度成角移位,以儿童为多见,其又可分为以下 5 种类型。

　　(1)青枝骨折:多发生在小儿长管骨,因其骨膜较厚,当遭受的外力突然终止,则可引起仅一侧骨膜及骨皮质断裂,而另侧完整。似柳枝被折断状,故又称柳枝骨折。此种骨折常在骨折端出现三角形骨块,其底边位于受力侧。

　　(2)裂缝骨折:以成年人多见,仅在骨皮质上出现 1 个裂隙征,骨骼的连续性大部分仍存在。

　　(3)楔形骨折:见于脊椎骨,尤以胸腰段受屈曲暴力影响而出现前方压缩,后方完整或基本完整的楔状外观。

　　(4)穿孔骨折:多见于枪伤时,弹丸仅仅穿过骨骼的一部分,而整个骨骼并未完全折断。

　　(5)凹陷骨折:指扁平骨,如颅骨及骨盆等,外板受外力作用后呈塌陷状,而内板完整。

　　2.完全性骨折　指骨骼完全断裂并分成两块或多块者,这种类型临床上最为多见。

(三)依照骨折线的走行方向不同可分为以下数种

　　1.横形骨折　骨折线与骨骼长轴呈垂直状。

　　2.斜形骨折　骨折线与骨骼纵轴呈斜形走向。

　　3.螺旋形骨折　多因旋转暴力致骨折线与骨骼纵轴呈螺旋状外观。

　　4.压缩形骨折　块状松质骨呈纵向或横向压缩、体积变小及密度增加。

　　5.撕脱骨折　指因肌肉或韧带突然收缩而将附着点的骨骼撕裂者,骨折片多伴有移位。

　　6.柳枝骨折　如前所述,呈柳枝受折状,并出现三角形骨块的不完全性骨折。

　　7.粉碎性骨折　指骨骼在同一部位断裂、骨折块达 3 块以上者。

　　8.脱位骨折　关节处骨折合并脱位者。

　　9.星状骨折　骨折线呈星芒状向四周辐射,也可视为粉碎性骨折的一种,多见于髌骨或颅骨等扁平骨处。

　　10.纵形骨折　指骨折线沿骨骼纵轴方向延伸者。

　　11.蝶形骨折　指骨盆双侧坐骨支与耻骨支同时骨折者,因其形状似蝶状而名。

　　12."T"形、"Y"形及"V"形骨折　指股骨与肱骨下端的骨折线似"T"形(髁上＋髁间骨折)、"Y"形(内、外髁＋髁间）及"V"形（内外髁骨折）者。

13.爆裂性骨折　指松质骨骨折时,其骨折块向四周移位者,多见于椎体和跟骨。前者易引起脊髓损伤。

（四）视骨折后局部稳定性程度而可分为下面两类

1.稳定性骨折　指复位后不易发生再移位者,多见于长管骨的横形（股骨干横形骨折除外）、嵌入性及不完全性骨折,椎体的压缩性骨折及扁平骨骨折者。

2.不稳定性骨折　指复位后不易或无法持续维持对位者。治疗较复杂,常需牵引、外固定或手术疗法。多见于长管骨的斜形、粉碎性及螺旋形骨折等。

（五）按照骨折在骨骼上的解剖部位可分为以下几种

1.骨干骨折　指长管骨骨干部骨折者,其又分为上 1/3、中 1/3 及下 1/3 等;也可再延伸分出中上 1/3 及中下 1/3 等。

2.关节内骨折　凡骨折线波及关节表面（囊内）的骨折统称关节内骨折。需要解剖对位,治疗较为复杂。

3.干骺端骨折　长骨两端的干骺部骨折（骨折线波及关节面时,则属关节内骨折）。

4.骨骺损伤　指儿童骨骺部受累。临床上分为骨骺分离、骨骺分离伴干骺端骨折、骨骺骨折、骨骺和干骺端骨折及骨骺板挤压性损伤等 5 种。以骨骺分离为多见,此时可伴有骨折片撕脱。

5.脱位骨折　即骨折与邻近关节脱位并存。

6.软骨骨折　系关节内骨折的特殊类型,多需要借助关节镜或 MR 等进行确诊。

（六）依据骨折端是否与外界交通可分为下面两种

1.闭合性骨折　骨折处皮肤完整、骨折端与外界空气无交通者。

2.开放性骨折　凡骨折端刺穿皮肤或黏膜,或外来暴力先引起皮肤破损,再伤及骨骼引起骨折,并与外界相交通的,即为开放性骨折。因暴力往往较大,易伤及软组织并伴有血管神经损伤,诊断时应注意;又因骨折局部多受污染,故感染的机会较大,治疗时应注意抗感染。

（七）按骨折是否伴有邻近神经血管损伤分为下面两类

1.单纯性骨折　指不伴有神经、血管或脏器损伤者。

2.复杂性骨折　除骨折外,尚伴有邻近神经、血管或脏器损伤者,多为高能量损伤所致。

（八）以人名命名的骨折

很多骨折是用首先描述该骨折的学者名字命名的,临床上常遇到的有:

1.Colles 骨折　指骨折线位于桡骨下端 2.5cm 以内,且其骨折远端向桡侧及背侧移位者。

2.Smith 骨折　指骨折线位于桡骨下端 2.5cm 以内,但其远端移位方向则与科利斯骨折者相反。

3.Barton 骨折　指桡骨远端背侧缘或掌侧缘骨折（后者又称反巴顿骨折）合并腕关节半脱位者。

4.Monteggia 骨折　指尺骨上 1/3 骨折合并桡骨小头脱位。

5.Galeazzi 骨折　系桡骨下 1/3 骨折合并下尺桡关节脱位。

6.Bennett 骨折　即第一掌骨近端纵形骨折、伴有掌腕关节脱位。

7.Pott 骨折　为踝部骨折的一种。

（余庆华）

第二节 骨折的临床表现

一、外伤史

除病理性骨折外,骨折一般均有明确的外伤史,应详细了解患者年龄,所从事的职业及受伤的时间,致伤暴力的机制,外力的大小、作用方向及持续时间,受伤时周围的环境尤其是污染情况,有无畸形发生,以及伤后处理情况等。在诸多外伤性骨折中,以间接暴力(多引起闭合性骨折)及直接性暴力(多为开放性骨折)引起的骨折为多见;在运动损伤中,肌肉拉力所致的骨折则明显高于其他类型;而在军事或强度训练的集训等专门人群中,则以慢性应力性损伤为多发。以上特点在患者来诊时应详细了解。

一、主诉与症状

(一)疼痛
为骨折患者的首发症状,且较剧烈,尤其在移动骨折部位时疼痛更甚。主要是由于受伤局部,尤其是骨折处的骨膜感觉神经遭受刺激所致。

(二)异常活动
四肢长管骨完全骨折时,患者可突然发现肢体有异常活动出现,并伴有难以忍受的剧痛。但对于不完全性骨折或周围肌肉处于持续痉挛状态的患者,肢体异常活动可不出现或不明显。

(三)功能障碍
由于骨骼连续性中断,任何波及骨折部位的活动均可引起剧痛,以致呈现明显的功能障碍。上肢骨折者表现为持物困难;下肢骨折者则无法站立,更不能行走;脊柱骨折者除表现为脊柱活动障碍外,若有脊髓损伤,尚可表现为损伤平面以下的神经功能缺失。但对某些不全性骨折、嵌入性骨折或感觉迟钝的高龄患者,功能障碍可不明显,仍可勉强步行、骑车等,此在临床检查时应注意,切勿漏诊。

三、体征

根据骨折的部位、类型、数量及伤后时间等不同,患者的体征差别可较大,在检查时应区别对待。

(一)全身症状
包括以下5点。

1.休克 是否出现与严重程度相关,视伤情而定。严重、多发性骨折或伴有内脏等损伤者容易出现。依据损伤程度、持续时间及其他因素不同,休克的程度差别也较大。

2.体温升高 骨折后全身反应表现的一种,因骨折断端的血肿吸收而出现反应性全身体温升高,其程度及持续时间与血肿的容量成正比。一般在伤后24小时出现。

3.白细胞增多 多于伤后2~3天出现白细胞数略有增高。此外,红细胞沉降率也可增快。

4.伴发伤 凡致伤机制复杂,或身体多处负伤者,易伴发其他损伤;也可由骨折端再损伤其他组织,并出现相应的症状,在检查时应力求全面,以防漏诊。

5.并发症   主要指骨折所引起的并发症。除早期休克及脂肪栓塞综合征外,中、后期易发生坠积性肺炎、泌尿系统感染、褥疮等,均需注意观察,及早发现。

（二）局部症状

根据骨折的部位、受损局部解剖状态及骨骼本身的特点等差异,其所表现的症状也轻重不一,差别较大。

1.肿胀   骨折断端出血、软组织损伤及局部外伤性反应等所致。四肢骨折肿胀出现较早,部位深在的椎体骨折等则难以显露。

2.瘀斑、血肿及水疱   除不完全性骨折外,一般四肢骨折均可见有明显的血肿。当积血渗至皮下,则出现瘀斑,其大小及面积与局部出血量成正比,并与肢体的体位有关。由于局部肿胀组织液渗出,当压力达到一定程度后则形成水疱,以肘、踝及腕部等为多见。

3.畸形   骨折的畸形主要包括以下几种：

(1)成角畸形:指骨折远端偏离原来纵轴。

(2)短缩畸形:指骨折在纵轴方向缩短。

(3)旋转畸形:指骨折远端向内或向外旋转移位,并分别称为内旋畸形或外旋畸形。

(4)内、外翻畸形:指关节部骨折端向内或向外成角变位者。

除上述常见的畸形外,不同部位还可出现诸如餐叉样畸形(桡骨远端骨折)、驼背畸形(胸腰椎骨折)等。畸形的程度除了与损伤程度及暴力方向有关外,还与骨折端的重力作用及附近肌肉的伸缩方向等关系密切。

4.压痛   各种骨折所共有的基本症状。四肢骨干骨折时,其压痛部位呈环状,此征可与软组织损伤进行鉴别。

5.传导叩痛   当轻轻叩击骨折远端,如下肢叩击足跟、上肢叩手掌或鹰嘴、脊柱则叩击头顶等,患者主诉受损处疼痛剧烈,多系骨折。此项检查对部位深在或不完全性骨折的判定甚为重要,也是临床上与软组织损伤进行鉴别诊断的主要依据之一。

6.异常活动   四肢上、下两个关节之间的骨干处出现活动者称为异常活动,可作为骨折诊断的依据。一般仅在搬动患者时无意中发现,不宜专门检查,以防增加患者痛苦,甚至引起休克。

7.骨摩擦音   即骨折两断端相抵,发生摩擦时所发出吱吱声,也可作为确定骨折诊断的依据。骨摩擦音可在搬运患者过程中偶尔发现,应切忌专门检查获取。

8.骨传导音   即将听诊器置于胸骨柄或耻骨联合处后,分别叩击双侧上肢或下肢的骨突部,对比测听双侧骨传导音的高低。传导音低或消失的一侧则疑有骨折。因检查不便,所以已很少使用。

（余庆华）

第三节   骨折的诊断

一般骨折的诊断并无困难,尤其是四肢长管骨骨干骨折更易于诊断,甚至患者本人也可判定。但波及关节或关节内骨折者,且患者处于昏迷、失神经支配等状态下,尤其是骨骺未闭合之前的骨折患者,如临床医师经验不足,则极易漏诊或误诊,尤其是关节部位的骨折(其中髋关节处漏诊率最高),必须注意。

由于暴力的强度及机体反应性等不同,不仅骨折的轻重不一,其并发症也可有可无,程度也相差悬殊。

骨折的诊断主要依据外伤史、主诉、体征及 X 线片检查。个别难以确诊的关节内骨折、波及椎管的骨折等,尚需依据 CT 扫描或磁共振(MR)成像像术。

一、病史

主要包括以下 3 个方面:

(一)外伤史

除对遭受暴力的时间、方向及患者身体(肢体)的姿势等详细询问外,尚应了解致伤物的种类、场所及外力作用形式等,以求能较全面地掌握致伤时的全过程。这对伤情的判定、诊断及治疗方法选择均至关重要。尤其是对于脊柱损伤的诊断与治疗,因颈椎在过屈或过伸状态下所造成损伤的不仅诊断有别,而且治疗原则也完全不同。

(二)急救或治疗史

指在现场及从现场转运到医院前的急救及其治疗过程,应了解伤肢的感觉与运动改变、止血带的使用情况、脊柱骨折患者搬动时的姿势、途中失血及补液情况、用过何种药物等。

(三)既往史

主要了解与骨折有关的病史,包括有无骨关节疾病,有无骨质疏松或内分泌紊乱症,以及心、肺、肝、肾功能等。不仅对某些骨折的判定关系密切,且常影响到治疗方法的选择及预后。

二、症状与体征

(一)全身症状

一般骨折全身反应并不严重,但股骨、骨盆或多发性骨折者,则常出现程度不同的休克征,尤其是合并颅脑、胸、腹及盆腔脏器伤者,其休克发病率可达 80% 以上,甚至出现危及生命的深度休克。全身体温升高出现在伤后 2~3 天以后,除非合并感染,一般不超过 38.5℃;这主要是由于损伤组织渗出物及血肿被吸收所致,因此也称之谓"吸收热"。

(二)局部体征

1.确诊体征　凡在搬动过程中发现肢体有异常活动,听到骨摩擦音及在伤口出血中发现有脂肪滴者,基本上可确诊骨折。

2.重要体征　肢体伤后突然出现明显的成角、旋转及短缩畸形等,均对骨折的诊断具有重要价值。此外,肢体的环状压痛及传导叩痛,对四肢骨折的诊断及与软组织损伤的鉴别诊断,也具有重要意义。

3.参考体征　其他局部症状,如肿胀、血肿、功能障碍及瘀斑等,难以与软组织损伤进行鉴别,故仅可作为骨折诊断时的参考。

(三)神经血管检查

1.周围神经损伤　无论是脊柱处还是四肢的骨折,均应对受伤部位以下肢体的运动和感觉功能进行检查,以判定有无神经损伤和受损的程度与范围等。临床上以肱骨干骨折后桡神经受累机会较多,应注意。

2.四肢血管损伤　凡四肢腕、踝部以上骨折,均应同时检查桡动脉或足背动脉有无搏动及其是否减弱等,以排除四肢血管伤。

三、实验室检查

一般无特殊改变,但在 24 小时后,视骨折的程度不同可出现白细胞计数升高或略有增加;红细胞沉降率也可稍许加快。

四、影像学检查

(一)普通 X 线检查

X 线片可确诊绝大多数骨折,同时也是分型及治疗方法选择的主要依据。但检查时应注意:

1.投照位置　至少包括正位(前后位)及侧位 2 个方向,个别病例尚需加拍左、右斜位或切线位,这不仅对不完全性骨折的诊断帮助较大,且能以此来判定骨折的移位、类型及骨骼本身的状态等。

2.摄片范围　四肢伤投照范围应包括上、下两个关节,以防漏诊,且可判定关节是否同时受累;对骨盆损伤,应用大号底片以便同时显示全骨盆及双侧骶髂关节和髋关节,并酌情加拍双侧骶髂关节斜位;对脊柱伤则应以压痛及传导叩痛处为中心,上下各包括 4～6 个椎节,同时应注意相距较远之多个关节段损伤。

3.摄片清晰度　不仅要求能分辨出肌肉与骨骼组织之间的界限,而且应尽可能地显示出关节囊壁阴影,以有利于对关节内骨折的判定或推断。对椎节则要求能显示椎体内的骨小梁纹理。

4.对比摄片　对儿童关节部位损伤,尤其是骨骺部,为便于判定,可将双侧肢体置于同一体位,在同一张片子上摄片对比观察。

5.摄片技巧　对特殊部位摄片,例如齿状突开口位片及下颈椎侧位片等均有特殊摄片技术要求,应注意认真操作。

6.追踪摄片　对首次拍片难以显示骨折线的腕部或其他部位骨折(以舟状骨多见),除了改变角度重复摄片外,也可在 2～3 周后再次摄片。此时骨折端边缘骨质被吸收而易于显示骨折线。

7.透视　非必要,无须直接在透视下观察骨折。必须透视时,应做好防护工作。

(二)断层摄片

主要用于关节内骨折或椎体骨折时,判定有无较小的骨折片及其是否侵入椎管或关节腔内,但其影像欠清晰。自 CT 技术普及后,当前已较少使用。

(三)CT 扫描

其作用与断层摄片相似。对一般病例无需采用,主要适用于以下情况:

1.脊柱骨折　CT 判定椎体骨折的特征、骨折线走行及骨片移位方向,尤其是突向椎管内的程度等,对小关节、颈椎的横突以及骶骨的状态等也显示良好。

2.关节内骨折　CT 扫描对部位深在的关节内骨折、微小的骨折片或一般 X 线片上无法发现骨折线的不完全性骨折等,有利于判定。

3.其他　对骨折后期如股骨头,舟、距骨等骨骼无菌性坏死的早期发现,关节周围软组织损伤的判定,以及对椎管的重建等均可选用 CT 扫描。

(四)磁共振(MR)

因价格较高,除非需同时判定软组织情况者,比如脊髓损伤的程度及其与椎骨骨折的关系,肩、髋及膝关节内韧带的损伤情况,以及关节囊的状态等,一般病例无需此种检查。

(五)造影

包括脊髓造影、关节内造影及血管造影等。除少数伴有其他损伤的特殊病例酌情选用外,一般较少使用。

（余庆华）

第四节　骨折的固定

骨折固定是维持骨折对位和获得愈合的基本保证,因此必须妥善处理。目前,对之前广泛开展的内固定技术,由于发现其存在难以克服的缺点,大家已采取更为谨慎的态度。

一、固定的基本原则

1.功能位　必须将肢体固定于功能位,或者是治疗要求的体位,以使肢体最大限度地发挥其活动范围及其有效功能。

2.固定确实　对骨折局部的固定应确实。一般情况下均应包括骨折上、下两个关节,如骨折线距关节面少于 2cm 时,则可不包括骨折线的远处关节。

3.时间恰当　固定时间应以临床愈合为标准,切勿过早拆除,也不宜过长而影响关节功能的恢复。

4.功能活动　未行固定的关节应让其充分活动,以防止出现“医源性”关节僵硬症。

5.检查对位　固定后即应通过 X 线片或透视,以检查骨折对位情况,牵引者可在 3～5 天后进行。对复位未达要求者,应立即拆除固定物,再次复位及固定。

6.及时调整固定　在患肢固定期间,如遇肿胀消退、肌肉萎缩或因肢体本身的重力作用等导致骨折端移位时,应及时更换或调整固定;对使用石膏管型固定中骨折端出现成角畸形者,应采用楔形切开术矫正。

7.能用外固定者不用内固定　凡可以外固定达到治疗目的者,不应使用内固定,以防止因切开操作所引起的各种并发症。

8.血循环不佳者禁用小夹板　由于小夹板对肢体的包缚较紧,易加剧或引起血循环障碍。凡是血循环不良者均不应使用小夹板固定,一般应采用有衬垫石膏托或牵引制动等措施。

9.酌情下地负重　下肢稳定性骨折可根据固定方式不同而于伤后数日到 4 周内下地活动。但不稳定者,切勿过早负重,以防变位。

10.拆除外固定后加强功能活动　应及早使患肢充分地进行功能锻炼,以恢复其正常功能。必要时可配合理疗、体疗及其他康复措施。

二、固定的分类

主要分为外固定、框架固定和骨内固定三大类。

为临床上最常用的固定方式,包括以下几种。

(一)外固定

为临床上最常用的固定方式,包括以下数种:

【石膏固定】

此法已有 200 多年历史,不仅具有确实的固定作用,而且具有良好的塑形功能,对维持复位后骨折端的稳定性具有独特的作用,同时也便于患者活动及后送;尤其是对于复位后骨折断端稳定的病例尤宜选用。

1.适应证

(1)稳定型或不稳定型骨折复位后。

（2）脊柱压缩性骨折。

（3）骨折开放复位内固定后。

（4）关节脱位复位后。

（5）其他：如骨折延误愈合、畸形愈合纠正术后及各种骨折牵引术后等。

2.禁忌证

（1）全身状况差，特别是心肺功能不全的年迈患者，不可在胸腹部包扎石膏绷带。

（2）孕妇及进行性腹水者，忌做胸腹部石膏固定。

（3）石膏固定后妨碍病情观察时，忌做石膏固定。

3.准备工作

（1）物品：适当规格的石膏绷带或新型防水石膏，温水（35～40℃）、石膏刀、撑开器、电锯、剪刀、针、线、衬垫物（棉垫、棉纸、袜套）及红蓝色铅笔等。

（2）与患者沟通：向患者交代包扎石膏时注意事项，并向家属和患者本人说明石膏固定的必要性。

（3）创口预处理：非急诊情况下，应用肥皂清洗患肢，有创口者应先换药。

4.方法及注意点

（1）防止压迫疮：在骨隆突处应妥善衬垫，以防皮肤受压。将肢体置于并保持在所需的位置（用器械固定或专人扶持），直到石膏包扎完毕、硬化定型为止。扶托石膏时应用手掌，禁用手指。

（2）滚动法：缠绕石膏要按一定方向沿肢体表面滚动，切忌用力牵拉石膏卷，并随时用手掌塑形，使其均匀、平滑、符合体形。

（3）修整：石膏包裹完毕或待石膏定形后（需5～8分钟），应将其边缘修理整齐，并修去妨碍关节活动的部分。髋"人"字石膏及石膏背心包扎后，应在腹部"开窗"，以免影响呼吸。反折露出的衬垫物边沿，宜用窄石膏绷带固定。

（4）注意保护：在易于折断部位，如关节处，应用石膏条加强。患者移动上床时应防止石膏被折断，用枕头或沙袋垫好，石膏未干涸以前，注意勿使骨突处受压。

（5）标志：上石膏后应注明日期和诊断，并在石膏上画出骨折的部位及形象。

（6）烘干：石膏定型后，可用电烤架或其他方法烘干。但须注意防止漏电和灼伤皮肤。对髋"人"字形石膏则须定时翻身烘烤后面。

（7）密切观察病情：如有下列情况应立即劈开石膏，进行检查，①患肢苍白或青紫、明显肿胀或剧痛，并伴有循环障碍；②疑有石膏压迫疮或神经受压；③手术后或开放伤的患者有原因不明的高热、疑发生感染；④有肠系膜上动脉综合征。

（8）及时更换石膏：若患肢肿胀消退或肌肉萎缩致使石膏松动时，应及早更换石膏。

（9）其他：经常改变体位，并鼓励患者活动未固定的关节。

5.石膏包扎后观察注意事项

（1）注意保护：在石膏未干前搬运患者时，注意勿使石膏折断或变形，须用手掌托住石膏，忌用手指捏压。患者放于病床时必须将石膏用软枕垫好。

（2）密切观察：抬高患肢，注意有无受压症状，随时观察指（趾）端血运、皮肤颜色、温度、肿胀、感觉及运动情况；遇有变化，立即报告医生并协助处理。

（3）对有创口者：手术后及有创口的患者，如发现石膏被血或脓液浸透，应及时处理。注意病室卫生，消灭蚊蝇，严防创口生蛆。

（4）注意护理：生活上给予帮助，以免粪、尿浸湿石膏，经常保持被褥平整、清洁及干燥，防止发生褥疮，每日用温水或乙醇按摩骨突出部位,并用手指蘸乙醇伸入石膏边缘按摩皮肤。

(5)鼓励活动:患者未能下床前,帮助翻身,至少每日4次,并提醒或指导患者做石膏内的肌肉收缩活动。情况许可时,鼓励其下床活动。

(6)保温:冬季应对肢体远端外露部位(指、趾等)用棉花包扎保温,但切忌直接烘烤,尤其在血循环不佳情况下。

【牵引固定】

牵引既具有复位作用又是骨折固定的有效措施之一,已广泛用于临床;尤适用于需要继续复位而又需同时固定的病例,临床上尤多用于肱骨干骨折。

1.病例选择

(1)不稳定型损伤:骨干骨折或关节脱位复位后不稳定而需保持对位。

(2)需牵引复位:骨折脱位需要持续牵引方能复位者,如颈椎骨折脱位等。

(3)便于排便护理者:4周岁以内小儿股骨干骨折宜用双下肢悬吊牵引(Bryant牵引)。

(4)具体病例选择时注意点:小儿骨骺易受损,穿针时应避开骨骺线或选用皮牵引。皮肤破损、炎症及对胶布过敏者不宜用皮牵引,穿针部位有炎症又无法避开者,不应用骨牵引;老年、神志不清者忌用头带牵引。

2.牵引方法 按常规操作。

3.一般病例牵引的注意事项

(1)注意胶布有无松脱,胶布条远端的扩张板是否保持在正确的位置上。

(2)注意贴胶布处皮肤有无水疱或皮炎,如有大水疱,应及时除去胶布,在无菌技术操作下用注射器抽吸,并换药。

(3)经常检查托马斯架或勃郎架的位置,如有错位或松动,应及时纠正。

(4)踝关节应保持中间位,防止足下垂及肢体外旋,冷天应注意患肢保暖。

(5)注意牵引重量是否合适,牵引绳有无受阻,牵引绳的方向一般应与肢体纵轴保持一致。

(6)注意骨牵引针的出入口处有无感染,对局部略有红肿者可涂2%碘酊,有明显感染者应终止牵引,或更换其他部位进针再行牵引。

(7)鼓励患者自动练习肌肉运动及足趾或手指的功能锻炼。

4.骨折脱位病例的注意事项

(1)每日测量两侧肢体的长度,并做记录。

(2)在牵引最初数日内可用X线片透视,必要时摄片,以便及时了解骨折对位情况,进行调整。

(3)牵引重量的大小,应根据部位、肢体发育、骨折错位、受伤时间和损伤程度等情况而定,一般牵引重量为体重的1/12~1/7,牵引重量应1次加到需要的最大重量,以矫正骨折的重叠移位。如系关节挛缩,则牵引力须逐渐增加。

(4)注意远端血液循环及有无神经损伤现象。

(5)根据骨折近端移位方向,纠正与调整牵引力线,并应抬高床尾,以达到反牵引作用。

(6)为保持牵引的有效性,应注意以下几点。

1)牵引锤:牵引的重锤应悬空,不可着地或靠于床架上,滑车应灵活。

2)牵引重量:不能随便改变牵引重量。做临时护理时,不可随意去掉重量或放松绳索。

3)牵引力线:牵引绳与被牵引的肢体长轴应成一直线。铺床时注意不可将被单压在绳索上,以免影响牵引力量。

4)颅骨牵引时:抬高床头,不应随便改变患者的位置。当患者向床头搬移时,须有一人拉住牵引绳,取下重量后再移动。

5)行皮肤牵引时:应注意牵引部皮肤有无炎症或水泡,检查胶布是否滑脱,扩张板是否与床架接触。

6)注意对牵引针眼护理:骨牵引时应保持钉或针眼处的清洁与干燥,以防感染。

7)防止并发症:患者长期卧床不动及头低脚高位,易发生以下 4 种并发症。①坠积性肺炎:年老体弱患者易发生,应鼓励患者利用拉手做上身运动,每天定时协助患者坐起,拍击背部(自下而上拍击),并鼓励咳嗽;②泌尿系统感染及结石:每天定时协助患者改变卧位,多饮水及积极控制感染;③便秘:调节饮食,多吃高纤维素食物,每日做腹部按摩,必要时用开塞露润肛、灌肠或服缓泻剂;④血栓性静脉炎:老年患者尤易发生,嘱定时主动活动肢体以促进静脉血回流。

【小夹板技术】

1.适应证　因内固定范围较小,易松动,一般仅用于以下骨折。

(1)不全骨折:指无明显移位、而又无需确实固定。

(2)稳定型骨折:复位后不再移位或难以移位的骨折,如桡骨远端骨折等。

(3)骨折后期:局部已纤维性愈合或已开始软骨愈合者,可以缩小固定范围的措施来代替石膏固定。

2.禁忌证

(1)错位明显的不稳定型骨折。

(2)伴有软组织开放性损伤、感染及血循环障碍。

(3)躯干部位的骨折等难以牢实固定。

(4)昏迷或肢体失去感觉功能。

3.准备

(1)根据骨折的具体情况,选好适当的夹板、纸压垫、绷带、棉垫和束带等物品。

(2)向患者及其家属交代小夹板固定后的注意事项。

(3)清洁患肢,皮肤有擦伤、水疱者,应先换药或抽吸水疱。

4.方法及注意点

(1)纸压垫要准确地放在适当位置上,并用胶布固定,以免滑动。

(2)捆绑束带时用力要均匀,其松紧度应使束带在夹板上可以不费力地上下推移 1cm 为宜。

(3)在麻醉未失效时搬动患者,应注意防止骨折再移位。

(4)抬高患肢,密切观察患肢血运,如发现肢端严重肿胀、青紫、麻木、剧痛等,应及时处理。

(5)骨折复位后 4 天内,可根据肢体肿胀和夹板的松紧程度,每天适当放松一些,当仍应以能上下推移 1cm 为宜,4 天后如果夹板松动,可适当捆紧。

(6)开始每周酌情透视或拍片 1～2 次;如骨折变位,应及时纠正或重新复位,必要时改做石膏固定。

(7)2～3 周后,如骨折已有纤维连接,可重新固定,以后每周在门诊复查 1 次,直至骨折临床愈合。

(8)尽早指导患者做功能锻炼。

(二)内固定

即通过外科手术在开放复位后或闭合复位后,采用金属或生物材料维持骨折端对位的技术。

【手术适应证】

基本上与开放复位的病例选择相似,只有对小儿骨折,特别是在波及骨骺处的骨折时才严格控制。

1.关节内骨折　有移位而又难以通过手法复法达到解剖对位的,以肘、膝、踝部为多见。

2.外固定无法维持对位骨折　多是因为强大肌群牵拉,如髌骨骨折、尺骨鹰嘴骨折及胫骨结节撕脱等。

3.骨折端软组织嵌顿　多系长管骨骨干骨折或邻近关节的骨折,由于肌肉、肌腱或关节囊嵌入骨折两端之间而须行开放复位,并同时行内固定术。

4.开放性骨折　在6～8小时以内清创,创口污染较轻者,在复位后也可酌情选用内固定。

5.多段骨折　包括一骨数折或一肢数折,患者多需开放复位及内固定。

6.畸形愈合　骨折畸形愈合矫正术后也多选用内固定。

7.延迟愈合或不愈合　内固定也可与植骨术并用或单独应用(如对骨折端的加压疗法等)。

8.其他　凡有开放复位手术适应证者,一般多可同时行内固定术。

【手术禁忌证】

1.全身情况不佳　指伴有心、肺、肝、肾功能不全而不能承受手术及麻醉。

2.局部条件不适宜手术　包括局部感染、皮肤缺损而又不能手术修补或局部血运不佳,以及创口污染严重等。

【内固定的种类】

基本方式分为骨内固定、骨外固定及复合式固定3类。

1.骨(髓)内固定　指内固定物通过髓内腔纵轴对骨折端起控制作用达到固定目的者。提倡这一入路的学者认为外骨膜在骨折愈合过程中起主要作用,内骨膜起次要作用,髓内钉固定技术对骨折的正常愈合过程影响不大。

(1)手术适应证:主要用于长管骨骨折。

1)股骨干骨折:尤以中段、中上1/3或中下1/3闭合性、横形骨折者为最佳病例,微斜者也适用,斜面超过450者,如并用钢丝等(同种金属材料)可使骨折稳定的,也可选用。

2)多发骨折:一般为同一肢体两处以上骨骼骨折者,或同一骨干多段骨折,其骨折线仍以横形或微斜形为佳。

3)畸形愈合:长管骨畸形愈合,其骨折线位于中上1/3至中下1/3之间者,可将其截断后插入髓内钉,既简便又可获得早期愈合。

4)延迟愈合或不愈合:尤以下肢多见,切除断端处影响愈合的瘢痕、嵌入的软组织及硬化骨等,再插入髓内钉,即可让其早日下地,并酌情适当负重(必要时辅以植骨),则有利于局部愈合。

5)开放性骨折:在创口清创彻底、创面污染轻和感染机会较少的情况下,也可酌情选用。

6)其他:长管骨延长或缩短矫正术,也可使用。

(2)手术禁忌证

1)小儿骨折:凡需将髓内钉穿过骨骺线者均禁止使用。

2)粉碎性骨折:因难以将碎骨片还纳而不宜采用。

3)长斜形或螺旋形骨折:因局部难以获得确实固定,且该处剪切力较大,髓内钉易折弯、断裂,而不宜选用。

(3)髓内钉的种类:目前较多用的有以下几种。

1)Kuntscher钉:应用较久,为股骨干骨折最常用的内固定物,也可用于小腿骨折。目前仍在使用的孔氏钉其横断面为梅花形。此外,又出现带锁髓内钉及大直径髓内钉等。前者具有"锁住"作用,以有利于骨折的愈合;后者在使用时需用髓腔扩大器,使髓内钉与骨髓腔内骨皮质广泛接触,达到确实固定和早日下地负重的目的。其原理及使用技术大致相似。

2)"V"形钉:其横断面呈"V"形。以往使用较多,其缺点是强度差,尤其是对股骨干难以达到确实制动的目的。目前仅用于肱骨干骨折或胫腓骨骨折等,但其强度仍不足以防止再移位,故选择时应慎重。

3）Ender 钉：由 Ender 发明，主要用于四肢长管骨中管腔较大者，如股骨干、股骨粗隆间、胫骨及肱骨等。其原理是依据骨骼本身的生物力学特点，以 3 点固定作用来获得对骨折局部制动的目的。该钉具有一定的弹性，其所产生的微动正好有利于骨折端的愈合。10 年前风靡一时，现已逐渐降温，主要是由于钉眼的入口处大多位于临近关节的部位，易感染和影响关节功能的恢复，且其制动作用并不理想，尤其是对骨干两端骨折的固定作用较差。

4）矩形弹性髓内钉：由第二军医大学附属长海医院设计的扁形实体钉，主要适用于胫骨骨折，具有操作方便、固定确实等优点。

5）其他：包括常用于股骨颈骨折的三翼钉，用于尺桡骨骨折的 Rush 钉（三角形实体），横断面为带翼方形的 Schneider 钉及用于胫骨骨折的 Lotter 钉（三叶形实体，并有与胫骨相似的弯度）等各有其优点，在选择时可酌情使用。

（4）手术实施及注意事项

1）术前准备：除一般术前准备外，还应注意术野局部，包括钉子出口处皮肤的检查与准备。

2）髓内钉选择：根据肢体长度及 X 线片测量数据挑选长短、粗细相当的髓内钉；如系 Kuntscher 钉，尚需将其置于患肢或健侧骨骼同一水平位处，一般是在肢体两侧各放置一根直径不一的髓内钉；拍摄正位 X 线平片，以判定其直径与髓腔直径是否一致。

3）麻醉：上肢多为臂丛麻醉，下肢常用硬膜外麻醉。因术中要求肌肉松弛，麻醉必须确实有效。

4）插钉技术：分两种方式。

①闭合式：指不暴露骨折断端的插钉技术。一般在 C 形臂 X 线片装置透视下，由骨干的一端插入髓内钉，当钉头达骨折端时，透视下使两断端复位，再将髓内钉通过断端继续向前插至远侧端骨髓腔内。此时如在荧光屏上显示对位良好，即将其全长叩入髓腔，留约 1.5cm 钉尾于骨外，以备日后拔出。

②开放式：按一般开放复位技术先切开局部，暴露骨折端，在直视下将导针插入近侧端骨髓腔内并叩击，使其尖部穿出皮肤。用尖刀将钉眼扩大至 1.5cm 左右，再将预选好的髓内钉顺着导针扣入。在髓内钉插入的同时，不断地将导针拔出。当髓内钉头部抵达骨折端外露 0.5cm 时，可于牵引下使双侧骨折断端呈折曲状，并让骨折远端髓腔套至髓内钉头部，再用持骨器维持对位，并继续叩击钉尾使其进入骨折远端，当抵达预定长度时终止。钉尾留于骨外 1.5cm 左右，切勿过长，否则会影响关节活动。更不可过短，以免难以拔出。

以上是 Kuntscher 类髓内钉的基本操作要领。对其他特殊类型者，包括记忆合金材料等，还需依据不同的设计要求灵活掌握。扩大髓腔的术式虽有固定坚强、可早期下地等优点，但对髓腔的破坏大，且易诱发脂肪栓塞，在选择时应加以注意。

5）术中遇到难题的处理对策：在髓内钉插入术中常会遇到各种意想不到的难题，术者往往十分被动。因此，术前对病例情况应充分加以估计，以免术中措手不及。临床上常遇到的问题主要有以下几种情况。

①进钉困难：钉子进入髓腔中段后，即使重锤叩击也无法继续进入。其主要原因是由于髓内钉过粗等选择不当、对髓腔的直径及弯曲度估计不足，或者钉头偏歪而插入骨皮质。若用力叩击针尾，必然引起骨干劈裂或髓内钉穿出骨皮质，导致骨折。对上述情况处理对策有，a.及早将钉退出：这是最佳选择。先复查 X 线片上股骨的髓腔直径（减去直径 10%～15% 的放大系数），然后替换为稍细的髓内钉打入。如果因髓内钉头部插入骨皮质内，则需变更钉头插入方向。b.骨皮质旁开槽：术中一旦髓内钉既打不进、又拔不出，则需在骨干的一侧开一长槽，暴露钉尖，再向相反方向叩击将其退出，取下骨片保存备用，并按前法处理。取下的骨片原位嵌入，必要时辅以钢丝固定。c.截断髓内钉：依前法仍不能取出髓内钉时，则只好于尾端将其截断，然后再依据钉尖是否超过骨折线而采取不同处理措施。钉尖已过骨折线者，如骨折端牢固，侧向

或成角加压后无移位者,仍按原计划处理,肢体外方附中石膏托或管型石膏固定。如断端仍移动变位时,则应附加超过上下关节的坚强外固定,如髋"人"字形石膏等。钉类未过骨折线者则可于术中更换其他内固定方式,包括钢丝、钢板、加压钢板等。但切记无确实内固定的患者,必须要有确实的外固定。

②骨折断端髓腔消失:主要见于陈旧性骨折假关节形成的患者。此时骨折端被缺乏血供的硬化骨充填。可在手术中将其切除,骨端中央的骨髓腔凿通,然后再按开放式髓内钉插入术进行。

③粉碎性骨折的处理:术前由于拍片角度不对,或阅片不仔细,以致在 X 线片上未能发现无移位的骨折碎片。当术中发现有碎片存在时,原则上仍应按原计划行髓内钉固定术,并对碎骨片酌情附加钢丝内固定等,以防移位及影响骨折端的稳定性。

④骨质缺损:有骨质缺损者原则上不行髓内钉固定术。在对开放性骨折者施行髓内钉插入的同时行植骨术;有感染可能者,先行髓内钉固定术,伤口愈合后再行植骨处理。

2.骨外固定　指内固定物位于骨皮质外方,借助骨自身或是通过附加的固定物将骨折端持住、并维持对位的技术。

骨外固定的种类较多,一般常用的有:钢板螺丝钉、螺丝钉、钢丝、加压钢板、骨栓钉、特殊形态钢板及张力带固定装置等。

(1)钢板、加压钢板及特殊形态钢板:临床上较为常用的骨外固定方式之一,虽已有 100 多年历史,但仅在近 20 年发展较快。在一般钢板基础上,又出现了加压钢板及各种特殊形态钢板等,并以后两者使用较多。

1)病例选择:多适用于需内固定的病例。从疗效来看,更适合以下骨折类型。

①非稳定型长管骨骨折:这种骨折不适用髓内钉的病例,以钢板或加压钢板内固定效果较好,尤其是对于需早日下地负重或持重者。

②近干骺端骨折:可依据骨折线的类型不同选用相应规格、形状的特殊钢板,将断端固定。由于骨折线多邻近关节,其形状设计个性化也较明显。例如肘上处的"Y"形、"V"形钢板,股骨上端及髁上的"L"形钢板等,均需根据骨折特点而灵活掌握。

③开放性骨折:骨端外露会造成局部污染及感染扩散,因此不适宜做髓内钉固定。

④其他各种类型骨折:可根据具体情况酌情选用。一般钢板由于其负载力量较小,仅用于剪力不大的骨干骨折,如手部、前臂骨折等。加压钢板虽可加压,但其厚度较大,不适用于软组织覆盖较少的部位,并且其压应力过大,对骨骼血运不佳的部位应慎重选择。

2)手术原理及注意事项

①一般钢板:根据钢板质量及其长度、厚度及形态设计,在单位截断面上的力学强度必须大于骨折局部静止状态下剪应力值的数倍以上。在此前提下,要求钢板的长度应超过固定骨干直径的 4 倍,宽度不少于周径的 1/6,厚度多为 1~2.5mm。手术时,应将钢板置于有张力的骨折侧,起固定作用的螺丝钉必须恰好穿过内外两侧的骨皮质,并且不宜过长。螺丝钉之间一般呈平行状,并应左右交错。

②加压钢板:指厚度在 3.5mm 以上的加厚钢板,用于大骨骼的钢板厚度可达 4.5mm 以上。根据其加压机制不同又可分为,①自动加压型(当螺丝钉拧紧时,利用钢板上钉孔的斜坡,使骨折端自动向骨折线处靠拢;向中线靠拢的压应力可促进骨折的愈合。这种术式较为简便,但其加压作用有一定限度)。②加压器型(即利用特制的加压钢板加压器使骨折端靠拢,并产生有利于骨折愈合的压应力)。

加压钢板自 20 多年前风靡全国之后,由于其应力遮挡作用,即宽而厚的钢板阻塞了骨骼的正常血循环通路,容易引起骨折局部的骨质疏松及血循环障碍,以致在拆除钢板后局部易再度出现骨折而带来新的治疗困难。尽管对 AO 系统为代表的加压钢板做了某些改进,例如将钢板的骨侧接触面开槽,以改善局部的血循环;选择最佳拆除钢板时机,拆除后对肢体附加保护等,但困难均未获得根本解决。因此,使用时应全面考虑,这也是许多骨科医师更乐于采用髓内钉的原因之一。在操作方法上,除仍应遵循一般钢板的基本技术要求外,为防止钢板对侧骨折处分离,应首先从最靠近骨折线的钉孔处钻孔加压,各螺丝钉必须与骨干纵轴完全垂直。

③特殊形态钢板:临床上常见的"L"形、"Y"形、"T"形及"V"形钢板,主要用于肱骨髁上、股骨髁上及胫骨上端的"T"形骨折、"Y"形骨折、"V"形骨折、横形骨折及粉碎性骨折等。目的是利用不同形态的钢板设法将不同类型骨折的大骨折片或骨块加以固定,以有利于早期功能活动。在使用时应尽可能地避免将内固定物包括螺栓钉等刺入关节腔内,也不可刺入肌肉组织中。注意避免误伤周围神经及血管。

(2)螺丝钉:是使用较广的内固定方式之一。根据螺纹间距及用途等不同而又可分为皮质骨螺丝钉与松质骨螺丝钉两种。目前引进的 AO 系统螺丝钉比一般螺钉粗,其螺柱直径为 3.0mm,而螺纹直径为 4.5mm。使用时需先用螺丝钻在骨骼上钻孔,再将 AO 螺丝钉导入。这种方式由于可以使螺丝钉对骨质的控制更为牢固,而一般螺丝钉是自动旋入,螺纹与骨质的接触面较小,因而控制作用也小于前者。

螺丝钉主要用于骨端的撕脱性骨折,如内外踝、内外髁、桡骨茎突、尺骨鹰嘴等处以及长管骨的斜形骨折及胫腓下关节分离等。

(3)其他:①钢丝,常用的内固定材料,因使用时易在打结处折断,故一般多用作其他内固定的附加措施,或是用于一般的长管骨斜形骨折及髌骨横形骨折等。对于稳定型脊柱骨折,也可用于做棘突结扎固定术的材料。②骨栓钉,主要用于胫骨平台骨折。术中将其复位后,酌情在塌陷的平台下方放置植骨块。为防止再移位,多选用骨栓钉固定。③张力带固定,即利用内固定物对骨折断端的张应力维持骨折对位。特别适用于撕脱性骨折,如鹰嘴撕脱骨折、内外踝部骨折、髌骨骨折及肩峰骨折等。④Luque/Harlington 技术,属于骨外固定的一种形式,但更多用于脊柱侧弯病例。

3.复合式固定　用于脊柱骨折时的脊柱椎弓根螺丝钉复位固定技术及用于股骨上端骨折的鹅头钉等技术均属此项。

(三)框架固定

指用一个金属框架将多根穿入骨骼中的钢针联结成一整体结构,并对骨折断端起固定作用的设计。一般情况下也兼具复位作用。

经过几十年的临床应用和改进,目前,框架固定被认为是最佳的骨外固定框架结构。此外,东欧及意大利等国也有新的设计。国内近年来此项技术正在兴起,尤其是中西医结合的创伤骨科医师做了大量工作。由于它兼具内外固定的优点,且可调整骨折对位,能早期负重和活动,从而显示出其优越性。但此种装置的钢针大多要穿过骨骼外方的肌群,易引起感染,且可能误伤骨旁神经、血管,因此在选择时应慎重考虑。

其操作技术视设计不同而要求各异。基本方法是斯氏钉贯穿技术,对骨科医师一般多无困难。但必须避开神经、血管、骨骺线及关节囊。

(四)其他

随着人工关节的开展,对近关节部的骨折,一旦发现其复位困难、固定过久影响功能:或者对年迈体弱不能长期卧床者,也可予以人工关节置换。临床上多用的是人工股骨头置换术。

(陈　勇)

第五节　骨折的并发症

一、创伤后脂肪栓塞综合征

创伤后脂肪栓塞综合征是严重创伤(特别是长管状骨骨折)后,以意识障碍、皮肤瘀斑、进行性低氧血症、呼吸窘迫为特征的综合征。是骨折(特别是长管骨骨折)引起的严重并发症,也可发生于其他大手术、严重感染、脂肪代谢紊乱、减压病等。已往报道发病率为1%。由于骨折死亡病理检查中高达90%～100%而引起重视,提高了诊断和认识水平,目前在各类骨折中,平均发生率为7%左右,病死率为8%。如与创伤性休克、感染等并发,病死率高达50%～62%。

(一)病因

1.原发因素

(1)骨折:主要发生在脂肪含量丰富的长骨骨折,尤以股骨干为主的多发性骨折发病率最高。且闭合性骨折的发病率是开放性骨折发病率的15倍,闭合性骨折为30%,开放性骨折仅为2%。

(2)骨科手术:在髋和膝的人工关节置换术中,由于髓内压骤升,可导致脂肪滴进入静脉。有报道发生率为6.8%～8%。

(3)软组织损伤:各类手术累及脂肪含量丰富的软组织时均可发生脂肪栓塞综合征。但远远低于骨折后的发生率。

(4)其他原因:烧伤、酒精中毒、感染及糖尿病合并高脂血症、结缔组织病,但发生极为罕见。

2.继发因素

(1)休克:低血容量和低血压提供了脂肪滴在微循环滞留并形成栓子的机会。

(2)播散性血管内凝血:常与脂肪栓塞并存。播散性血管内凝血必然加重脂肪栓塞的病理改变,但脂肪栓塞综合征是否一定会导致播散性血管内凝血,尚不能肯定。

(3)感染:特别是革兰阴性杆菌败血症可加重或诱发脂肪栓塞综合征。

(二)病理生理

1.脂肪栓子的来源

(1)血管外源:这是创伤后脂肪栓塞综合征的主要来源。骨折后局部骨骼损伤破裂,脂肪细胞释出脂肪滴,通过静脉系统入肺,在肺毛细血管中不能滤过者,形成肺脂肪栓塞;在肺毛细血管能滤过者,经血液循环散布全身到脑、眼、肾、皮下等处。

(2)血管内源:创伤后机体的应激反应,使血内脂类的稳定性发生改变。在正常情况下,脂肪在血中成为$0.5～1.25\mu m$直径的乳糜微粒,其中的中性甘油三酯与蛋白和磷脂结合。血内稳定的肝素成分使其产生聚集。在损伤情况下,乳糜微粒的乳剂形态的稳定性消失,微粒可产生融合,形成直径$10～20\mu m$的大脂肪滴,足以阻塞肺毛细血管。

2.脂肪栓塞形成时间及转移途径

(1)形成时间:一般在创伤后24h内发生明显的肺脂肪栓塞,1～2d后栓子数量减少,至第5d可以明显从肺内消失。这是由于机体在应激状态中动员体内脂肪,在局部脂酶的作用下,使含有个性脂肪的栓子水解产生甘油与游离脂肪酸,使栓子逐渐从肺中消失。

（2）循环途径：脂肪栓子转移可经以下四种途径

1）栓子经右心到肺，未滤过者形成肺栓塞，滤过者进入大循环；部分栓子还可通过因肺循环受阻而开放的动、静脉交通支进入大循环，引起脑、心、肾、肝等的栓塞。

2）在胸腔、腹腔压力增高时，肺静脉栓子可不经心脏而经 Batson 脊椎静脉丛直接入脑致脑静脉栓塞，但较少发生。

3）先天性心脏畸形患者，栓子可通过房室间隔缺损或未闭的动脉导管等异常通道，由右心直接进入大循环，或经肺-支气管前毛细血管的交通支进入体循环，引起脑及其他器官的栓塞。这种栓塞被命名为反常栓塞。

4）进入体循环的栓子，极少量可经肾小球滤过排出。

3.关于脂肪栓塞的机械和化学学说

（1）机械学说：骨折后发生脂肪栓塞必须三种情况同时并存：①骨髓或软组织的脂肪细胞必须破裂；②静脉系统必须有裂口；③骨髓腔的压力必须暂时高于静脉压。损伤后的骨髓或局部软组织的脂肪滴由破裂的静脉进入体循环，机械性地栓塞于小血管和毛细血管，形成脂肪栓塞。而肺栓塞主要表现为肺间质的"化学性"炎性反应和肺血管机械性梗阻，引起类似肺梗死的病变，低氧血症和急性肺心症致急性右心衰竭。

（2）化学学说：创伤后应激反应通过交感神经系统的神经-体液效应，释放大量儿茶酚胺，使肺及脂肪组织内的脂酶活性升高，作用于含中性脂肪的栓子并水解产生甘油及游离脂肪酸，造成过多的脂酸在肺内积累，其毒性作用会导致以水肿、出血、不张和纤维蛋白沉积为特点的肺病变——化学性肺炎。此时，由于栓子被水解，肺机械性梗死已降为次要矛盾，上升为主要矛盾的是肺通气/血流比例失调出现的气体弥散障碍，最终导致低氧血症、呼吸窘迫综合征。

4.脂肪栓塞的器官分布因素　脂肪栓子进入主动脉后，其在各个器官的分布取决于两个因素：当时心排出血液的分布情况和各器官血流供应的生理特点。由此决定脂肪栓塞累及脏器的程度及发生概率，依次排列为肺、脑、心、肾、肝。肝由于门脉系统供血且血流丰富，故伤害机会大大减少。

（三）临床表现

1.临床分型

（1）暴发型脂肪栓塞：伤后短时间清醒，很快进入昏迷，常伴有全身痉挛、四肢抽搐等症状。往往于伤后即刻或 12～24h 内突然死亡。有类似右心衰竭和肺梗死的表现。由于皮下点状出血及肺部 X 线病变表现尚未出现而极难诊断，常由尸检证实。

（2）非典型脂肪栓塞（或不完全脂肪栓塞征候群）：在创伤骨折后 1～6d，出现低热、心动过速、呼吸加快等非特异症状。仅有轻度至中度的低氧血症，其他临床症状及实验室检查阳性指标均未出现。经妥善处理大多数自愈，且有少数发展为脂肪栓塞综合征。由于患者缺乏明显症状而容易漏诊。

（3）典型脂肪栓塞（或完全脂肪栓塞征候群）：伤后潜伏期为 12～48h，多于 48h 内出现高热、昏迷、心跳及呼吸加快、皮下点状出血等典型症状。

2.临床表现

（1）呼吸系统：胸闷、胸痛、咳嗽、气促等肺炎、肺不张、肺梗死症状；发绀、呼吸困难进行性加重等肺水肿、呼吸窘迫综合征症状。肺脂肪栓塞具有典型的 X 线表现，胸片肺脏呈"云雾状""暴风雪状"影像。要注意再灌流损伤和肺栓塞损伤的区别：再灌流损伤导致的肺水肿和呼吸衰竭，常伴有两肺广布湿啰音和血性泡沫痰。而脂肪栓塞引起的呼吸困难是以肺小动脉痉挛引起肺动脉高压为特点。

（2）神经系统：脑脂肪栓塞多呈弥漫性，因此极少出现定位体征，可有斜视、双侧瞳孔不等大、偏瘫体征及尿崩症出现。主要表现为烦躁不安、谵妄、朦胧、嗜睡、昏迷等进行性意识障碍。并伴有头痛、头晕、呕吐、尿失禁、抽搐、痉挛、去大脑强直、体温调节障碍(高热)等脑缺氧和植物神经功能紊乱症状。意识障碍持续时间可数小时至数天不等,清醒后尚遗留不同程度的失语、反应迟钝、痴呆、精神分裂或变态人格。重症者可于数日内死亡。要注意创伤性休克被纠正且神志清醒后,再次出现颅脑创伤以外的脑症状,常表明脑脂肪栓塞的存在,但应与颅内血肿鉴别诊断。脑脂肪栓塞可引起脑电图典型改变,表现为正常节律消失,代之以弥散性高波幅多形 θ 波和 δ 波,于额颞部更为明显。

(3)循环系统:常表现为脉搏突然增快(每分钟增加 20～100 次),继而心律不齐、心音遥远、血压骤降并伴有心绞痛,心电图表现为 Q-T 间期延长,S-T 段电压低,T 波低平、倒置,束支传导阻滞及心律失常等心肌缺血性改变,要注意肺动脉高压及冠状循环脂肪栓塞引起的心率、心律变化和低血容量性休克引起的变化的区别。

(4)泌尿系统:肾脂肪栓塞时可在尿内检出直径 10～20μm 的脂肪滴(在血液及痰液中也能检出)。由于脂肪比重小而具有悬浮性,故应留取终末尿提高阳性率。严重的肾脂肪栓塞可引起肾功能衰竭。

(5)发热和出血点:这是诊断脂肪栓塞综合证的两个重要依据。发热多在38℃以上,发生在创伤后48h内,并与脑症状同时出现。凡超出创伤应激和创伤后感染范围的难以解释的突发性高热,常提示有脂肪栓塞发生。出血点多在伤后24～72h 或 7～8d 内发生。但发生率不一,最低 20%,最高 50%以上。多出现于肩、颈、前胸、腋、腹、前大腿等部位皮肤,尤以下眼睑结合膜和眼底为显见。出血点呈针尖大小,形圆,色红,且逐渐变色。持续几小时或数天后消失,不融合成片,可呈一过性或分批出现。

3.发患者群特点　脂肪栓塞综合征的发病年龄自婴儿至 80 岁老人均有报道,但以青壮年居多。因为男性受到创伤的机会多于女性且发病的男女比例为 3∶1。在致死的患者中老年人占较大比例。本病80%在伤后48h 内发病,而伤后 1 周发病者较罕见。过去认为14 岁以下儿童因骨髓内脂肪含量不大及脂肪成分与成人不同而不易发生脂肪栓塞,目前认为儿童 3～11 岁时,骨髓内脂肪已趋向成熟。有报道儿童尸检脂肪栓塞发病率分别为 70%和 90%,几乎与成人相仿。发病的人群特点提高临床表现的覆盖性及广泛性。

(四)诊断标准

1.主要指标

(1)点状出血。

(2)呼吸道症状及胸片。

(3)头部外伤以外的脑症状。

2.次要指标

(1)动脉血氧分压(PaO_2)低于 8.0kPa 以下。

(2)血红蛋白低于 100g/L。

3.参考指标

(1)脉搏>120 次/分。

(2)体温>38℃

(3)血小板减少。

(4)血中有脂肪滴并伴有血脂肪酸升高和血清酯酶升高。

(5)血沉>70mm/h。

(6)尿中出现脂肪滴。

上述指标中,如主要指标超过 2 项或仅 1 项,而次要或参考指标超过 4 项即可确诊。如无主要指标成立,仅有次要指标 1 项或参考指标超过 4 项者应疑为非典型脂肪栓塞。

（五）防治原则

1.预防

（1）纠正休克：恢复呼吸、循环功能，有效地纠正微循环缺血缺氧以维护肺、脑、心、肾等的功能。有效地止血、包扎，防止、减少脂肪滴的入血机会。

（2）履行正确的骨折处理原则：在骨折患者搬运和复位的过程中，强调有效的制动和轻柔的操作，以防止局部脂肪滴不断和再次入血的机会。骨折肢体肿胀期应抬高患肢、持续牵引。股骨干骨折的早期血气分析大多偏于低值，7d后逐渐稳定，因此不能急于手法复位，以免引起暴发型脂肪栓塞发作。骨折后切开复位及有效的内固定，可减少或杜绝脂肪栓塞的发生。

（3）抑肽酶的预防使用：可降低创伤后的一过性高脂血症，防止创伤后血液的高凝状态，并能够稳定血压。

2.治疗

治疗重点应放在提高动脉血氧，使患者能顺利渡过急性期。

（1）纠正休克：在休克未纠正前应妥善固定骨折伤肢，切忌进行整复。扩容时应警惕再灌流损伤。

（2）支持呼吸：按 Murray 意见，每个病例均按轻、重两型治疗方案进行。

1）轻型：轻型为心动过速、发热与动脉血氧降低，但无意识障碍与肺水肿 X 线表现。治疗方案为经鼻导管或面罩给氧，维持动脉血氧分压于 9.31kPa 以上。每天做动脉血气分析 3～4 次，每天摄 X 线胸片 1 张，直至不需再吸氧为止。如鼻管或面罩给氧不能维持动脉血氧分压于 9.31kPa 以上，或出现肺水肿 X 线表现者则应再列入重型处理。

2）重型：列入重型的应有意识改变（往往为第一出现症状）与动脉血氧低分压于 6.65kPa。早期不一定有肺水肿 X 线表现，数小时后再发生。重型的病死率高。治疗原则为提高动脉血氧分压，务必维持于 7.98kPa 以上。可按下述要点使用机械性辅助呼吸：

①镇静剂：地西泮 10～15mg 或吗啡 10～15mg 静脉注射，或合用。

②插管：有气囊的气管内插管。

③呼吸：用容量控制呼吸器，频率 12 次/分，潮气量 1L。

④呼气末期正压：控制在 0.98kPa。

⑤给氧：吸入 40% 氧最为合适。

⑥利尿剂：依他尼酸 50mg 或呋塞米 40mg 静脉注射。

⑦目标：维持 $PaO_2 > 7.98kPa$。

以吸入 40% 氧最为合适。如果动脉血氧分压仍低于 7.98kPa，可用正压终末呼吸辅助，使压力高至 0.98kPa。Murray 认为液体积聚于肺泡壁与肺泡内可以使肺泡-动脉氧递减度下降。容量控制扶助呼吸辅以呼气末期加压可以抑制肺水肿形成，还可使原已形成的肺水肿减轻，Ashbaugh 等的动物实验已证实了这一点。

于治疗后 4d 如仍需控制呼吸，应做气管切开，插入有囊的气管插管以防损伤声带。动脉血氧分压已恢复正常而患者仍处于昏迷状态，提示有外伤后脑水肿或脑脂肪栓塞。Gossling 主张最先应试用 50% 氧气面罩给氧。如果能维持动脉血氧分压 9.31kPa，而无 CO_2 滞留和明显呼吸率增加，单纯吸氧和间歇性正压呼吸已经足够。

已有呼吸衰竭者上法已不能奏效，应采用持续性机械性辅助呼吸。Gossling 认为使用辅助呼吸时，肺泡内压力勿超过 0.34kPa，高于此水平，气体即进入间质内，在此种情况下最好用容量循环呼吸器。如果动脉血氧分压低于 7.98kPa，Gossling 亦主张于呼气末期时正压给氧，但如果肺内出现炎症过程时，正压终末呼吸辅助的压力应减少 0.196kPa。

辅助呼吸时间应尽量缩短以防止出现肺部感染并发症。应该从呼吸器应用中寻找呼吸功能已恢复的指标。这些指标是:呼吸频率降至 20 次/分以下,肺泡-动脉氧递减度下降,胸片情况有好转。此时患者可暂时脱离呼吸器 15～30min,但仍应继续从气管内插管吸入 40％湿化氧气。呼吸率转快与 CO_2 滞留($PaCO_2$ 增高)提示仍有呼吸功能不全。如果增加离开呼吸器的时间而患者仍能耐受,即可以拔管,吸入 40％湿化氧气并间断加压呼吸,逐渐延长间歇期。

(3)液体:为了减少肺内液体的堆积,最初 24h 内入水量应限制于每天 20～25ml/kg 体质量(即成人为 1000～1500ml/24h)。钠的进入量也应限制,可用 5％葡萄糖水或 5％葡萄糖和 0.25％氯化钠混合液。

(4)利尿剂:用利尿剂处理肺水肿。依他尼酸与呋塞米可改变血管内渗透压,使肺水肿液回收。临床上应用利尿剂后亦常见到动脉血氧提高。使用利尿剂者必须收缩压维持在 10.64kPa 以上才有效。血容量不足病例在大量利尿后会突然产生低血压。这类病例应给氯化钙以增加心输出量,或给全血、血细胞以恢复血容量,晶体液亦宜少给以防肺水肿复发。Murray 推荐首次剂量依他尼酸 50mg 或呋塞米 40mg 静脉注射,如无改变或仍有肺水肿可隔 12h 重复 1 次。

(5)糖皮质激素:Petey 和 Fischer 认为大量应用糖皮质激素可以改善对辅助呼吸的反应。使用的剂量可以与脓毒性休克的治疗相比拟,甲泼尼龙每天 30mg/kg 体质量。激素具有抗炎症性能,还有抗血小板黏附作用。糖皮质激素可以减轻脑水肿,但对肺水肿的改善糖皮质激素不能起主要作用,控制肺水肿主要依赖控制呼吸与快速利尿。

(6)其他治疗方法:多不主张静脉内应用乙醇、肝素、右旋糖酐-40 以治疗脂肪栓塞。

乙醇具有抑制脂蛋白-脂酶的作用,可以降低血中游离脂肪酸的含量,但动物试验和临床应用结果并不能说明其有效。

肝素的作用比较复杂,可以降低血中乳糜微粒的数量。但小剂量肝素反可激活脂蛋白-脂酶,使血中游离脂肪酸含量上升。脂肪栓子直径约 0～40μm,没有证据可以证实肝素能廓清如此大粒的脂肪。而游离脂肪酸的释放反可引起一系列连锁反应。由于临床上与药理学有冲突,故不宜用肝素来治疗脂肪栓塞综合征。

右旋糖酐-40 可以减少红细胞凝集,降低血液黏稠度与降低血容量。在低血容量情况下使用右旋糖酐-40 可以引起急性肾功能衰竭,不宜用于治疗脂肪栓塞综合征。

(7)有肺部感染时,使用敏感抗生素。

(8)有充血性心力衰竭与心律不齐者用洋地黄类。

(9)文气管痉挛有呼吸道阻力时可用支气管扩张剂。

二、骨筋膜室综合征

骨筋膜室是由骨、骨间隔、肌间隔和深筋膜等形成的腔隙。筋膜室内有一群肌肉、肌腱、血管、神经通过。骨筋膜室综合征是肢体创伤后由于间室内压力增高、致间室内容物主要是肌肉、神经干及血管急性进行性受压缺血或挤压而出现的肌肉肿胀坏死和神经功能损伤,重者导致肢体坏死。

四肢多处可发生骨筋膜室综合征,最常发生在小腿、前臂、手部、足部和臀肌室,而大腿外侧筋膜室、三角肌筋膜室、上臂盘膜室及腰骶部骨筋膜室等综合征少见或罕见。

(一)小腿骨筋膜室综合征

小腿筋膜室包括小腿前、外及后侧三个骨筋膜室。前筋膜又名胫前间室,内有小腿伸肌、胫前血管及腓深神经；外侧筋膜室又名腓侧间室,其中有腓骨肌、腓浅神经及腓动、静脉;后筋膜室肌肉多,又可区分为浅后间室和深后间室。前者有小腿三头肌。骨筋膜室综合征常发生于胫后深间室及胫前间室,其次为胫后浅间室。

1.临床表现

(1)局部症状:受累筋膜间室内压增加,血供受阻,神经对缺血最敏感,最早出现感觉异常、过敏或迟钝,诉说局部麻木疼痛。继而局部肿胀加剧,出现深部组织广泛的、剧烈的持续性的灼性痛。晚期缺血严重,神经功能完全丧失,疼痛反而减轻或消失。由于受损伤肌肉缺血、肿胀和无力,主动活动发生障碍。

(2)全身症状:出现体温升高,脉搏增快,血压下降,血沉加快等全身症状,说明已有部分肌肉坏死。严重患者可出现烦躁不安、恶心、呕吐、尿少、腰痛、休克甚至因肾功能衰竭昏迷等症状。

(3)体征:肿胀、压痛及肌肉被动牵拉痛是主要体征。肢体肿胀是最早的体征,由于小腿有较坚韧的筋膜包绕,肌肉肿胀受限制,但皮肤肿胀明显,可见水疱。肌腹处局部有异常紧张感,触痛明显,被动伸展时常引起剧痛。

1)神经及血管征:受累神经支配区感觉异常,特别两点分辨觉的消失和轻触觉的异常出现较早,有诊断意义。足背动脉搏动可减弱或消失,毛细血管充盈时间延长,但早期足背脉搏动和毛细血管充盈可以正常,此因筋膜间室内压增加,首先压迫毛细血管和小动脉,使之关闭,但不足以影响主要动脉的血流。故不能以足背动脉仍可触及,认为肢体血运尚好而继续观察治疗,延误及时手术减压机会,造成肢体残疾甚至死亡。

2)晚期体征:主要表现肢体挛缩畸形及神经干的损伤。胫后神经走行于胫后深间隔中,当其坏死时,足底感觉消失、足内肌麻痹。腓深神经在胫前间隔室,坏死时伸踝伸趾肌麻痹,支配区感觉消失。腓浅神经,腓肠神经行走于小腿深筋膜之外,一般均无坏死,支配区感觉存在。小腿后侧肌群肌肉丰富,挛缩程度远较胫前肌组严重,故多呈现马蹄内翻足畸形。

(4)实验室检查

1)肌红蛋白尿:患者在伤肢解除压力后,24h 内出现"红棕色"、"褐色"尿或自述血尿。肌红蛋白在血中和尿中的浓度,在肢体解除压力后 12h 达到高峰,其后逐渐下降。出现肌红蛋白尿是诊断挤压综合征的一个重要征象。

2)高血钾症:由于肌肉坏死,释放大量的钾,加上肾功能衰竭,排钾困难所致。高血钾可致严重心律失常和心肌中毒。

3)酸中毒,氯质血症:因大量肌肉坏死,酸性物质释放,使尿液 pH 减低,发生代谢性酸中毒。严重创伤者,组织分解代谢旺盛,非蛋白氮、尿素氮迅速升高,可出现急性肾功能不全。

2.诊断　早期诊断对于防止伤残非常重要。早期诊断的根据是:①患肢受挤压等伤史,伤肢肿胀,剧烈疼痛;②骨筋膜间室触之张力增高,明显压痛;③肌肉活动障碍,表现为足趾背屈及跖屈障碍;④筋膜间室内的肌肉被动牵拉疼痛,而在小腿胫前间隔室,被动牵拉足趾跖屈引起疼痛,而在胫后深筋膜间室则被动牵拉足趾背屈引起疼痛;⑤通过筋膜间室的神经干的功能障碍,感觉障碍早于运动障碍。具备上述②③④三项,即可确定诊断。

但近年来则强调筋膜间室测压在早期诊断中的重要性。因直接测量筋膜室内的压力,对明确诊断及手术特征有重要参考意义。尤其对意识不清者,评估困难者(如儿童)症状混淆者、伴有神经损伤者及复合损伤者。

正常的肌间室内压力不超过 10mmHg,超过 30mmHg 即发生筋膜室综合征。但关于手术减压阈值仍存在不同观点,以前曾以筋膜室压＞30mmHg 作为手术减压的指征,目前较普遍的观点认为 $\Delta P < 30mmHg$

（ΔP＝舒张期血压－骨筋膜室压）作为手术指征更为合适。

最简单的骨筋膜室测压装置为 Whitesides 法，利用普通水银柱血压表，连接三通管，三通之另两端，一端连普通针头，另一 T 端连接注射器，内盛生理盐水。将水银柱血压表与被测肢体置于同一平面。针内充满盐水刚刚刺入筋膜室内而不进入肌组织之中，将注射器抽 20ml 空气，推人时将盐水注入，使针头在间室内通畅而不被组织所堵塞，水银柱即可呈示筋膜室内的压力。正常压力在 1.3kPa(10mmHg)以下，1.3～4.0kPa(10～30mmHg)即为增高，超过 4.0kPa(30mmHg)为明显增高，已具有切开减压之指征。

3.治疗　骨筋膜室综合征的后果是十分严重的，应强调早期诊断和及早治疗。

（1）非手术治疗：适用于症状轻，受伤时间短的早期骨筋膜室综合征患者，筋膜室内压力未超过 4.0kPa(30mmHg)，且有明确原因可治疗者。在严密观察下应用非手术方法。治疗方法：采用骨折牵引复位或其他方法制动固定等措施的同时，给予脱水和抗氧化剂治疗。同时还应给予碱性药物，防止酸血症及给予抗生素防止感染。局部冷敷，不宜做理疗、按摩及热敷等治疗，以避免加速肌肉组织分解产物的吸收。一般不抬高患下肢，因为抬高后动脉收缩压减低，组织灌注更加困难。若在发病后 12h 以内经非手术治疗症状明显改善，肿胀消退，疼痛减轻，全身情况良好，可继续非手术治疗。但由于本病发展迅速，后果严重，进行手术切开筋膜减压的时间对预后至关重要，若症状缓解不明显时，宁可过失于早期切开而勿继续等待，以致延误抢救治疗时机。

（2）手术治疗：

1）切开减压术：经非手术治疗，症状加剧或症状不见好转者，应及时采取手术切开减压。伤后患肢迅速肿胀，明显疼痛及压痛，筋膜间室测压在 4.0kPa(30mmHg)以上，则有紧急切开骨筋膜室的指征，不需观察治疗。

小腿骨筋膜室综合征如累及 4 个骨筋膜室则行小腿全部四室切开减压术，若并非累及 4 个间室，仅切开受累间室筋膜减压。减压切口应够长，纵行切开深筋膜，若减压仍不够充分，肌筋膜也可切开，坏死肌肉应予切除。若充分减压后局部血循环仍无改善时，应检查室外大血管有无损伤。切口不缝合，可以延期缝合或择期植皮消灭创面。

2）骨折的处理：骨折是引发本征的常见原因，胫腓骨骨折合并骨筋膜室综合征高达 6%～9%。对有内外固定指征者应在骨筋膜室切开减压时，同时行骨折内固定或外固定，便于伤口的换药，也利于组织修复。但术中应用何种固定必须根据年龄，骨折类型和部位，损伤的严重程度而适当应用。严重开放性骨折的处理，多推荐用单边外固定架，因其无增加筋膜室体积和压迫肢体之虑，利于换药和护理，可早期功能锻炼。

3）神经减压术：神经减压指征：①骨筋膜室综合征症状严重，时间超过 8h 者。②神经损害进展较快或两点辨别觉消失者。③神经干 Tinel 征明显者。④神经行径中钝器伤或骨折可能导致神经直接损伤者。神经减压方法包括神经外减压和神经内减压。

（二）前臂骨筋膜室综合征

前臂分掌、背两室，分别容纳手与腕的屈肌和伸肌。掌侧又分掌浅室和掌深室，分别容纳旋前圆肌与指浅、指深屈肌。分室界限一般不如小腿清晰。前臂骨筋膜室综合征相当多见。本病 2/3 的病例发生在 30 岁以下，大多数在 2～16 岁。是上肢骨折，脱位和广泛软组织损伤最严重的一种并发症，常见于伸直型肱骨髁上骨折未复位或复位不佳的病例。个别病例，原发创伤并不足引起前臂骨筋膜室综合征，而是由于处理不当，特别是外固定过紧（如石膏、小夹板、绷带等）可导致发生，应引以为戒。前臂骨筋膜室综合征常会发展成为前臂缺血性肌挛缩，又各 Volkmann 挛缩。一旦形成缺血性肌挛缩，即可出现严重的功能障碍，虽经多方治疗亦难以获得满意的恢复。

1.临床表现

(1)症状:疼痛及活动障碍是主要症状。骨筋膜室综合征引起疼痛有其特异性,表现为损伤远端肢体痛,进行性加剧,且肢体固定或经处理而疼痛不减轻。肌肉因缺血而疼痛加重,直至肌肉完全坏死之前,疼痛持续加重而不缓解。

(2)体征:肿胀、压痛及肌肉被动牵拉痛是本综合征的重要体征。一般均有肢体的高度肿胀、甚至有散在的皮肤水疱形成。因张力大,触诊有异常紧张感,手指处于屈曲位,肢体末端被动牵拉试验阳性,若发生在前臂背侧时,除局部组织紧张压痛外,伸拇及伸指肌无力,被动屈指时,疼痛加重,发生在前臂掌侧时,局部张力增高,压痛明显,屈拇屈指肌无力或完全丧失,被动伸指引起疼痛。

1)神经征:以正中神经受累最多或正中神经、尺神经均受累。出现损伤平面以下的套式麻木或某一神经支配区感觉障碍,神经传导功能完全丧失则支配区感觉完全丧失。并出现受累神经支配的前臂和手部肌肉的瘫痪。

2)局部血液循环征:早中期,通过筋膜室的动脉干供养的肢体远端动脉搏动,指端毛细血管充盈时间可正常,温度可稍高于正常侧,前臂有散在性数量不等的张力性水疱,局部肿胀明显,并有轻度苍白或发绀。晚期表现为组织坏死征象,其远端动脉搏动消失,毛细血管充盈延长或消失,肢体冰凉,肢体表面紫黑或呈现大理石样花纹。

2.诊断　早期诊断根据是:①肢体异常剧痛,相应筋膜间室压痛,被动牵伸受累肌肉群时,疼痛难忍,且疼痛超过原发损伤的程度。②局部软组织明显肿胀,皮肤坚硬如橡皮,弹性很差,严重可出现张力水疱和瘀斑。③病变筋膜间神经肌肉麻痹,受累神经远端支配区感觉减退消失,肌力下降。一般感觉障碍早于运动障碍。④有条件可行筋膜间室组织测压,正常为1.3kPa(10mmHg)以下,若超过4.0kPa(30mmHg)为明显增高,视为具有切开减压的指征。

3.预防　因为本征易形成前臂缺血性挛缩,造成肢体严重功能残疾,治疗效果欠满意,因此预防骨筋膜室综合征的发生很重要。治疗肱骨踝上骨折时,麻醉要充分。复位力求一次成功,骨折对线和对位均应满意。避免反复,粗暴的操作。否则骨折端可压迫、刺激肱动脉,而且会加重软组织的损伤。对复位前桡动脉搏动减弱或消失的病例更须注意。

骨折复位后,外固定物及包扎的绷带等,松紧要适度,以免妨碍血运。不论用小夹板或石膏托做外固定,均应注意桡动脉搏动及观察血运情况。对肿胀较剧,疑有血运障碍者,应留院或急诊观察24h,或嘱患者在24h以内进行复查常有助于早期诊断及早期治疗。

4.治疗

(1)保守治疗:伤后时间短,症状较轻或暂不能确定诊断者,可在严密的观察下进行保守治疗。如为肱骨踝上骨折,可应用牵引、颈交感神经封闭,肌内注射血管舒张药物,局部冷敷等。经4h的保守治疗后仍不能改善血运,应即刻行减压和探查手术。

(2)手术治疗:纵形切开深筋膜及肌间隔,使肿胀的肌肉充分减张,若深层肌肉仍然灰白缺血,应小心地将肌肉的肌外膜纵形切开。骨折须复位及内固定。痉挛的动脉可根据不同情况给予适当处理。采取神经同时松解,功能恢复远较单纯筋膜切开减压为佳。伤口皮肤往往因张力大不能直接缝合,可做迟延缝合或游离植皮。

(三)前臂肌肉缺血性挛缩

早在1881年Volkmann首先描述此病,故前臂肌肉缺血性挛缩又称Volkmann缺血性挛缩。近年来,普遍认为Volkmann缺血性挛缩是前臂骨筋膜室综合征发展过程中,肌肉因缺血坏死,最后纤维化,当坏死的肌肉消失而代之以瘢痕则形成挛缩,是骨筋膜室综合征进一步发展的晚期结果。

1.临床表现 肌肉缺血主要发生在前臂掌侧的深层,如拇长屈肌、指深屈肌,严重时亦影响指浅屈肌、旋前圆肌甚至腕屈肌。肌肉的变性在前臂中部最明显。根据病变的程度,Tsuge将其分为轻、中、重三类。轻者即局限型,部分指深屈肌变性,只造成2~3个手指的挛缩,无神经改变。中者侵犯全部或接近全部指深屈肌及拇长屈肌,指浅屈肌部分变性,神经有变化,正中神经比尺神经重。重者全部屈肌中央坏死,伸肌亦有不同程度的变性,神经改变亦严重,包括明显的关节挛缩,皮肤的瘢痕化和骨的畸形。

前臂肌肉缺血后挛缩的发展,取决于动脉损害的平面,肌肉缺血的程度和持续时间以及肱动脉血管分支发生动脉痉挛的机会。临床观察缺血性肌挛缩发生后,数周内逐渐加重而达到最严重的程度。Clark指出坏死的肌肉经过吞噬作用后,在完整的肌膜管内,可以从周围有活力的肌细胞再生肌肉。坏死区供氧越早,肌肉再生开始也越快。长时间的压迫会导致肌膜管的闭锁,阻碍以后肌肉的再生。肌肉的再生致挛缩的肌肉几个月后又有所恢复。恢复最显著的是伸肌,部分浅屈肌亦可能有所恢复。因此前臂缺血性挛缩形成以后,需观察一段时间,希望受侵犯的肌肉及神经有所恢复。为期一般是0.5~1年。对于儿童观察一年更为适宜,因为其恢复能力较成年人为好。

前臂发生缺血性肌挛缩后,产生典型的畸形,即前臂旋前,腕掌屈,拇指内收,各手指的掌指关节过伸,指间关节屈曲,较轻者手指有一定的伸屈活动。重者伤肢完全丧失活动功能,治疗十分困难。

2.治疗 手术治疗时,由于组织缺血改变,皮下组织少,缺乏弹性。深筋膜与肌肉瘢痕粘连较紧密,剥离困难,手术对肌肉、神经,甚至骨间膜等组织,应进行彻底探查。根据创伤病理情况,参考术前功能检查,最后决定手术方案。常用的手术方式有肌腱、神经松解术、肌腱延长术、肌腱移位术以及吻合血管的肌肉移植术。

(四)手部骨筋膜室综合征

掌的骨间肌有掌侧和背侧两组,分成四个骨筋膜室,每室两侧为掌骨干,掌侧和背侧均有深筋膜覆盖。掌侧为鱼际和掌中两个疏松组织区,两者由掌筋膜附着于第三掌骨的筋膜隔相隔,在屈肌腱深层,掌骨与骨间肌膜的浅面,掌深弓和指神经在此区中。背侧也有两个疏松组织区,皮下区位于皮下和手背固有筋膜浅面,筋膜下区位于手背和手指伸肌腱的深面。

1.病因 最常见原因为手部严重性挤压伤或合并骨折。此外,前臂石膏或绷带太紧造成手部肿胀,血供减少,或断肢再植缺血时间超过8h者,均有可能引起手内在肌缺血出现手部骨筋膜室综合征。

2.临床表现 可以为全手或手的一部分受累,而大鱼际肌及手指桡侧部分累及者较多见。可以是急性的,但经常是逐渐和隐袭的。早期有明显的肿胀和压痛。手掌面凹陷消失,明显隆起,手背肿胀也明显,有时伴有手背部水疱。患手掌指关节伸直,指间关节屈曲,手指呈半屈曲位。主动和被动活动受限,指蹼变宽,拇、示指间尤甚。如被动伸展受累的肌肉疼痛加重是早期和重要的诊断条件。手指的感觉一般正常。如病变扩展至腕管或腕尺管,亦可产生正中神经和尺神经的压迫症状,出现麻木和感觉迟钝。晚期病例常因手内在肌缺血性挛缩而产生明显畸形。还可在挛缩的肌肉处触及瘢痕硬结、索条或整个肌肉瘢痕化的团块。

3.诊断 诊断要点:①伤后出现超过原发损伤的剧疼;②手掌部高度肿胀,触之坚韧感,有明显压痛,手背部有时可出现水疱;③骨间肌麻痹,手指呈爪形畸形,主动或被动内收外展手指,早期时剧痛,晚期时则无痛;④应特别警惕的是手指的感觉和血循环多无障碍。

4.治疗 对于前臂和手部创伤后的包扎不宜过紧亦不能过松,可用松软的敷料做压迫包扎,并抬高患肢,保持手指的活动以减轻水肿。是预防手部骨筋膜室综合征的方法。

对室内压<4.0kPa(30mmHg)的早期病例,可行非手术治疗。由于该病无手指的感觉和末梢循环障碍,因此对可疑病例,若无条件测室内压,还是以早期切开减压为好。

早期切开减压术:本病一般手背肿胀明显,如仅在手背部做切口,对解除手筋膜室的张力不起作用,应以手掌切开为主。对于儿童病例,即使在伤后3周进行手术减压亦能获得良好的结果。

晚期手术治疗:须根据术前检查挛缩肌肉的功能及术中所见,采用瘢痕切除、肌腱切断、肌腱延长或肌肉剥离前移等方法予以纠正。

(五)臀筋膜室综合征

臀筋膜室包括阔筋膜张肌室、臀大肌室和臀中、小肌室。三室都包在臀筋膜和髂骨之间。三个室各不相关,各自成为独立的闭合室。臀部筋膜上附髂嵴,内附骶骨,外与大腿外侧筋膜相连,下连接大腿后侧筋膜。臀筋膜分前、后两层,阔筋膜张肌在前方被两层筋膜包裹;臀大肌在后方被两层筋膜包裹成筋膜室;在中间前后两层筋膜合成一层与髂翼组成骨筋膜室将臀中、小肌包容。包含臀大肌外层的阔筋膜与该肌的肌外膜融合,并有许多纤维隔向肌自深层伸展,将多羽状肌肉分成许多小室,且内侧以髂翼为基壁,因此臀大肌骨筋膜室无法容许室内压有大的改变,较易发生骨筋膜室综合征。坐骨神经在臀大肌室外经过,臀肌室急性缺血性肌肉坏死不累及坐骨神经。但臀大肌肿胀时,坐骨神经可被挤压于臀大肌和骨盆外旋肌之间,或因受先天性变异的梨状肌与肿胀的臀小肌所挤压而出现坐骨神经受压迫,产生麻痹症状。

1.病因和临床表现　原因多由直接暴力引起,如高处跌下,或平地跌倒,臀部先着地外伤,伤后臀部进行性肿胀、疼痛,并出现张力性包块及压痛,屈髋活动时牵拉痛明显。三个臀筋膜室可分别受累,也可同时发病。常无全身症状,轻者可自愈,严重病例可出现臀部肌肉缺血性坏死。由于臀肌发生缺血性挛缩,引致屈髋困难、主动活动障碍。臀筋膜室内压力的增高还可压迫坐骨神经,出现支配区感觉减退,肌力减弱。

2.治疗

(1)手术指征

1)臀部疼痛剧烈,高度肿胀,并进行性加重,局部皮肤张力高,压痛明显。坐骨神经支配区的感觉减退或消失,下肢肌力减弱。髋关节被动屈曲、外展时疼痛加剧。

2)臀筋膜室内压力＞4.0kPa(30mmHg)。

(2)手术方法受累肌筋膜室切开减压。对术前有坐骨神经功能障碍病例,需探查梨状肌及坐骨神经,并给予相应处理。

三、挤压综合征

当机体尤其是肌肉丰富的四肢受压而发生缺血、缺氧等一系列病理改变时,称之为挤压伤。如合并以肌(血)红蛋白尿、高血钾、酸中毒为特点的急性肾功能衰竭,则称之为挤压综合征。所以挤压综合征既是挤压伤引起全身病变的表现,也是急性肾功能衰竭的特殊类型。

(一)挤压伤及挤压综合征的临床表现

1.伤肢局部表现　肢体表面有受压痕迹,皮肤上可有红斑、水疱或皮肤坏死。肢体肿胀、增粗、变硬但肌张力下降。在肌肉丰富处可触及肿块和明显的局限性压痛,被动活动牵拉肌肉时,可引起伤肢剧痛。肢体肿胀、压迫血管,可使远端血供障碍,表现为手足色泽花白,末端血管搏动减弱。如局部皮肤已破溃,则可有大量血性渗漏和坏死组织。应注意即使末端血管搏动存在,也不能否定肌肉有缺血坏死性改变。

2.以休克为特征的全身表现　挤压伤所发生的休克可分为两个阶段,伤肢开始出现肿胀后,周围血管发生强烈的代偿性收缩,血压可不下降,但脉搏增快,脉压差减小,皮肤湿冷。随着伤肢肿胀加重,大量血浆外渗及毒素物质吸收,出现低血容量和血管性休克的征兆,表现为血压下降,脉搏细速,脉压差减小,中心静脉压降低,周围浅静脉萎陷,神志淡漠等。

3.挤压综合征的临床表现　主要表现为肌(血)红蛋白尿和急性肾衰引起的少尿及内环境紊乱。

(1)肌(血)红蛋白尿:挤压伤时主要是肌红蛋白尿,溶血时主要为血红蛋白尿,其特点是尿呈酱油色,放置后无沉淀,镜检无红细胞或偶见红细胞,但肌(血)红蛋白测定或尿潜血试验阳性。

(2)尿量改变:挤压伤后数小时至数日可出现少尿(尿量<400ml/d 或<17ml/h)或无尿(尿量<100ml/d),开始可能为功能性少尿,随时间延长,细胞死亡而发展为器质性肾衰。器质性肾衰一般持续1~2周,重者或处理不当时可持续数周,甚至 2 个月,以后尿量渐恢复并进入多尿期。部分患者尿量减少不明显,但血肌酐、尿素氮明显升高,称之为非少尿型肾衰,挤压综合征时常表现为非少尿型肾衰,易于误诊。

(3)水钠潴留:因少尿或早期抗休克治疗时未准确控制入量而造成水钠潴留,表现为全身水肿,血压升高,心脏负荷加重而致心力衰竭,也可发生脑水肿、肺水肿等重要脏器损伤。同时因大量水潴留可发生稀释性低钠血症,表现为血钠下降、表情淡漠、无力、嗜睡、神经反射迟钝。

(4)电解质紊乱:最严重的是高钾血症,是急性肾衰的主要死亡原因。

1)高钾血症:少尿使钾排出减少,挤压伤创伤时,大量组织损坏,细胞内钾释放入血;抢救过程中输入大量陈旧血;使用含钾抗生素以及酸中毒等都可引起高血钾。高血钾对神经肌肉的抑制作用表现为四肢软弱、行动无力、神志模糊、腱反射减弱或消失,血清钾高于 8mmol/L 时可因呼吸肌麻痹而骤死。高血钾使血管收缩可致肌肉缺血、酸痛、四肢苍白、湿冷。对心肌的抑制作用表现为心脏收缩无力、心律紊乱,重者心脏停搏于舒张期,心电图可见 P 波消失,P-R 间期缩短,Q-T 间期缩短,T 波高尖,偶见 Q 波。

2)低钠血症:水潴留伴稀释性低钠血症。

3)高磷血症:尿中排磷减少及组织破坏释放磷增加,使血磷升高。

4)低钙血症:酸中毒、高血磷、输血都可使血钙降低,重者出现低钙抽搐或癫痫发作。

(5)酸碱平衡失调:主要表现为代谢性酸中毒,伤后的高分解代谢、缺血状态下的无氧代谢、感染、组织破坏等都可引起或加重酸中毒,表现为恶心、呕吐、乏力、表情淡漠、呼吸深大。合并胸部创伤,脑损伤时因中枢性或肺性呼吸异常可合并呼吸性碱中毒或呼吸性酸中毒,血 pH 可表现为正常,应认真鉴别。

(6)氮质血症:少尿使肌酐、尿素氮含量升高,代谢产物体内蓄积可引起全身各系统的症状。中枢神经系统症状为意识障碍、躁动、谵语、抽搐,昏迷;呼吸系统可表现为尿毒症性肺炎、胸膜炎、呼吸困难、咳嗽;血管系统可表现为尿毒症性心包炎、心肌损害、心律紊乱;消化系统症状最为常见,有食欲减退、恶心、呕吐、腹胀、腹泻等。

(7)内分泌及代谢异常:低血钙反应可使血清甲状旁腺激素水平升高,肾脏对降钙素分解减少使血清降钙衰升高。总甲状腺素 T_3、T_4 降低,游离 T_3、T_4 吸收率和甲状腺刺激素(TSH)值升高;血清卵泡刺激素、睾酮、促红细胞生成素均降低,肾素-血管紧张素、醛固酮、抗利尿激素、生长激素升高。胰岛素、胰高血糖素水平升高。

少尿期后尿量渐增至 400ml/d 以上,6~7d 后可达 3000~5000ml/d,说明肾功能在逐步恢复,临床上称之为多尿期。多尿早期血肌酐、尿素氮仍可继续升高,1 周后,血肌酐、尿素氮开始下降,此期易出现失水、低血钾、低血钠等表现。随着肾小管上皮细胞的再生修复及功能恢复,肾功能可恢复至正常,约需半年左右的时间。少数患者可遗留不同程度的肾功能损害。

4.并发症　除挤压伤所造成的损伤外,挤压综合征常可合并感染和多系统器官功能障碍。

(1)感染:严重挤压伤和创伤一样不仅影响免疫功能,也会影响其他脏器,故常并发全身感染。该类患者常须留置尿管或气管插管,因而最易并发尿路感染和肺部感染,其次为全身性感染或各类脓毒血症。

(2)多系统器官功能障碍(MODS):严重挤压伤可引起 MODS,如发生挤压综合征,则因水电解质紊乱更易诱发心力衰竭、肺水肿、脑水肿等,促进 MODS 的发生和发展,MODS 一旦发生,病死率较高。

(二)挤压伤与挤压综合征的诊断

挤压伤诊断不难,但需注意从重压下解救出来后,不一定立即表现出严重症状,或可活动进食,局部也没有引人注意的伤口和出血,此时可被误诊为轻伤而放松观察以致延误治疗。

1.病史

(1)有受重物挤压史或肢体使用止血带史。

(2)有醉酒、昏迷等所致的单一体位卧位史或自身压迫肢体史。

(3)有使(食)用引起溶血或横纹肌溶解的动物、植物、化学毒物史。

2.临床表现

(1)肢体受压后数小时出现肿胀,有缺血性损害,筋膜间隙综合征。

(2)休克。

(3)肌(血)红蛋白尿。

(4)少尿或无尿和由其所引起的水中毒、高血钾、酸中毒、氮质血症。

(5)血清肌酐、尿素氮升高,肌酐清除率较正常下降 50%,或血肌酐较正常上升 50%。

(6)尿中有活性肾小管上皮细胞的数量可反映肾脏缺血性损害的程度,且其变化早于血清肌酐、尿素氮的变化,在急性肾衰诊断中的价值正在研究中。

(三)挤压伤及挤压综合征的治疗和预后

平时挤压伤多见于工农业生产、交通运输中的意外事故和自然灾害。战时则多见于房屋倒塌等,伤病员多成批发生,要有秩序地做好现场抢救和后续治疗。

1.现场抢救　现场及时抢救,妥善救治是减轻病情,减少挤压综合征发生的关键。

(1)现场急救:尽快赶赴现场,解除重物压迫,缩短受压时间。

(2)妥善固定伤肢:立即用夹板或代用品固定伤肢于适当位置,以免搬运过程中加重损伤。勿抬高、按摩和热敷伤肢,以减少毒素的吸收;止血尽量不用加压包扎和止血带;由于伤肢进行性肿胀,应随时检查包扎绷带的松紧,以防包扎过紧而影响远端血供。

(3)抗休克:酌情扩容,改善循环,山莨菪碱 40~80mg 加入 5% 葡萄糖内静脉滴注;多巴胺 3~5μg/(kg·min),静脉滴注。扩容时要注意尿量,以防已发生挤压综合征患者由于大量扩容致水中毒。

(4)碱化尿液:肌(血)红蛋白在碱性尿中溶解度大,可给 5% 碳酸氢钠 100~200ml 静脉滴注;或碳酸氢钠 8g 加入 1000ml 饮水中口服。补碱还有防治酸中毒的作用。

2.防治感染　挤压伤时由于伤口的污染,肌肉缺血坏死而失去自身防御能力,几乎都不能幸免感染,甚至可发生全身性感染。继发感染是仅次于急性肾功能衰竭的致死原因,有效防治感染是救治挤压伤的重要原则之一。

现场抢救应注意保护伤口,减轻污染。及早应用足量有效的抗生素,勿等感染发生再予治疗。及时切开,有效引流,彻底切除坏死组织。使用破伤风抗毒素,预防破伤风。

3.伤肢处理　正确处理受伤肢体,对防止或减轻挤压综合征的发生,以及肢体功能恢复都有重要作用。伤情较轻、肢体肿胀不明显、血液循环无明显障碍者可严密观察。伤肢肿胀明显伴血液循环障碍,则及时切开减张。早期切开减张,可解除筋膜间区压力,改善肢体血供,减轻肢体肿胀和肌肉缺血坏死。可充分引流,防止有害物质吸收,减轻肾功能损害,可减轻对神经的压迫损伤,有利于肢体功能的保存。

切开减张的原则:所有受累肌间隔都要彻底打开,充分减压和引流,坏死的肌肉组织彻底清除,以减少毒素吸收。

伤口可做延期缝合，或用蝶形胶布拉拢，以利愈合，一般不必植皮。

严格掌握截肢的适应证。截肢将造成患者终身残疾，而且毒素一旦吸收，截肢也不能降低挤压综合征的发生率和病死率，切勿草率决定截肢，有以下情况可考虑截肢：①伤肢严重血运障碍或已无血运，保留肢体确无功能者；②经充分切开减张处理，全身中毒症状不能减轻或有加重趋势者；③伤肢并发特异感染，如气性坏疽等。

4.急性肾衰的处理　凡严重挤压伤患者都有发生挤压综合征的可能。接收该类伤员后立即采取措施，防止发生急性肾功能衰竭。

（1）防止肾衰发生的早期措施

1）抗休克：根据血压、中心静脉压、尿量等指标综合判定，计算液体量，保持足够的循环血量和重要脏器供血，有助于防止肾衰的发生。挤压伤后由于毒素刺激及血管代偿性收缩，微循环处于低灌注状态，此时应给予血管活性药物扩张血管。山莨菪碱为 M 受体阻滞剂，有解除平滑肌痉挛舒张血管的作用，可改善微循环，并对细胞膜结构有保护作用，提高组织对缺氧的耐受性，有助于抗休克、预防肾衰的发生。用量为 $1\sim5mg$ 静脉注射，每隔 $3\sim15min$ 1 次，直到末梢循环改善为止。期间配合给予足量液体并密切观察，一旦尿量不多，则应坚持"量出为入"的原则，以防水分过多。

2）利尿：早期使用利尿剂的意义包括：判定肾脏功能状态和增加尿量。20％甘露醇 250ml，快速（1h内）静脉滴注。如尿量增至 40ml/h 以上，表明肾功能尚好，此时补液量可增加，以有效扩容并利尿。如尿量无明显增加，则表明肾功能已严重损害或已发生器质性肾衰，应严格控制液体入量。早期增加尿量，加快毒素排泄，冲洗肾小管内肌（血）红蛋白沉淀，防止形成小管梗阻。

利尿剂的应用：

呋塞米（速尿）$80\sim200mg$，静脉注射，$4\sim6h$ 可重复使用，每天总量不超过 2g。

20％甘露醇用法同上，但每天总量不超过 500ml。

利尿合剂内含 5％～10％葡萄糖液 500ml、维生素 C 3.0g、普鲁卡因 $0.5\sim1.5g$、咖啡因 250mg、氨茶碱 250mg 静脉滴注。有扩张肾血管、增加肾血流量、利尿等作用。

3）补碱：大量分解代谢产物和毒素吸收可致代谢性酸中毒，需要补碱；碱化尿液可增大肌（血）红蛋白在尿中溶解度，减少管型形成，以防肾衰发生。先给予 5％碳酸氢钠 $2\sim4ml/kg$，以后根据血、尿 pH 和二氧化碳结合力测定结果，计算 5％碳酸氢钠用量。因人体有一定的调节能力，每次先给计算量的 1/2。

5％碳酸氢钠需要量$(ml)=CO_2CP$ 下降值（容积）×体质量$(kg)×0.5$

非挤压伤所致的肌（血）红蛋白尿，可能导致肾损害者，也按上述原则处理，并给予相应的解毒药物。

4）改判机体能量代谢：补充 ATP 可"启动"线粒体的能量代谢，增加 ATP 合成。可用能量合剂静脉滴注，具有促进代谢、降低血钾的作用。创伤后有高血钾时，能量合剂中以 ATP、胰岛素为主。胰高血糖素、甲状腺激素等都有促进能量代谢的作用。ATP-氯化镁可扩张血管、改善代谢，促进肾小管上皮细胞修复，其防治急性肾功能衰竭（ARF）的作用正在观察之中。

（2）器质性肾衰的处理：挤压综合征一旦形成，治疗原则包括以透析为主的维持内环境恒定，防止并发症和等待肾功能恢复。

1）血液透析：可有效地排出体内多余水分、代谢产物，是少尿期的主要治疗措施，以替代肾脏维持机体内环境平衡，等待肾功能恢复。及早进行充分透析，可降低病死率，缩短少尿期。透析指征为：①急性肾衰成立，出现无尿 2d 或少尿 3～4d 者；②高分解状态者；③有明显尿毒症表现者；④水潴留严重，有肺水肿及脑水肿先兆者；⑤血钾增高者。停止透析的指标为已确定进入多尿量，尿量＞2000ml/d，透析期间血尿素氮稳定在 15mmol/L 或肌酐稳定在 $400\mu mol/L$ 以下，且无上升表现。

2)降低血钾:高血钾是少尿期主要死亡原因,应将血钾控制在 6mmol/L 以下。高血钾的紧急处理措施有:①10%葡萄糖 500ml＋胰岛素 10U 静脉滴注;②立即静脉注射 11.2%乳酸钠溶液 40～60ml,或 5%碳酸氢钠 100～200ml,其作用是碱性溶液可使钾离子移入细胞内或从尿中排泄,钠离子注入后对钾离子有对抗作用;③出现心律紊乱者给予 10%葡萄糖酸钙 10～30ml 静脉注射;④重症高血钾者紧急透析。

3)纠正酸中毒:碳酸氢钠溶液的用量已如前述,合并呼吸性酸中毒时可用 3.6%三羟甲基氨基甲烷 2～3ml/kg 静脉滴注。该药从尿中排泄,有利尿作用,少尿一经发生应慎用。

4)控制液体入量:液体入量以"量出为入"为原则,每天入量应等于前 1d 出量(大小便、呕吐、渗出物等)加 500ml 不显性失水量。发热者按体温每升高 1℃液体入量增加 0.1ml/(kg·h)计算。体质量每天减轻 0.3～0.5kg,血钠 140～145mmol/L,中心静脉压正常为补液适当。如体质量不减或增加,血钠＜140mmol/L,中心静脉压升高为液体入量过多,有发生肺水肿之危险,反之如体质量下降超过 1kg/d,血钠高于 145mmol/L,中心静脉压降低,则入量不足,有脱水现象。

5)防治并发症:挤压综合征最常见的并发症是感染,死于感染者占 50%,挤压综合征抗感染的用药原则是:①选用无肾毒性或肾毒性小的抗生素,如 β 内酰胺酶类药物;②根据分泌物、排泄物的细菌药敏试验,选择强有力的抗生素联合用药;③根据肌酐清除率调整药物剂量和给药时间,防止药物中毒。对其他并发症如心律紊乱、心力衰竭、消化道出血、肝功能障碍要严密监视,及早预防,及时处理以防止 MODS 的发生。

6)能量供应:供应能量 165～185kJ/(kg·d),可降低内源性蛋白质分解,有利于肾组织的再生与修复,采用高糖、高脂肪、低蛋白饮食的原则,蛋白质入量控制在 0.5～1.0g/(kg·d),其中高生物价蛋白质占 1/3 以上。并注意限制饮食中的钾、钠含量,适量补充微量元素、维生素及必需氨基酸。对高分解状态者可采用全静脉高价营养或鼻饲高营养疗法。

7)促进肾小管上皮细胞修复:以往对急性肾衰的治疗多为被动地等待肾小管上皮细胞修复,近年人们致力于促进肾小管上皮细胞再生、修复的研究,以缩短肾衰病程,具有改善血液循环和能量代谢作用的 ATP-MgCl$_2$ 以及外源生长因子如胰岛素样生长因子都有一定的作用。

(3)多尿期及恢复期治疗:多尿早期肌酐、尿素氮可继续上升或不下降,仍需给予适当的透析治疗。开始大量利尿后要防止脱水、低血钾、低血钠。及时调整水、电解质入量。肌酐、尿素氮正常后,可逐步增加蛋白质摄入量,以利组织修复。恢复期无须特殊治疗,但应尽量避免肾损害因素,如不用肾毒性药物,避免大手术创伤等。

四、创伤后休克与机体应激反应

严重创伤特别是在伴有一定量出血时常引起休克,称为创伤性休克。损伤性休克多见于一些遭受严重损伤的患者,如骨折、挤压伤、大手术等。创伤作为一种应激原,可引起机体出现不同程度的应激反应;血浆或全血丧失至体外,加上损伤部位的出血、水肿和渗出到组织间隙的液体不能参与循环,可使循环血量大减。受伤组织逐渐坏死或分解,产生具有血管抑制作用的蛋白分解产物,如组织胺、蛋白酶等,引起微血管扩张和管壁通透性增加,也使有效循环血量进一步减少,组织更加缺血。

(一)发病机制

创伤可以引发一系列的病理生理改变,其基本变化是存在体液分布不均。周围血管可以扩张,心排出功能可以正常,甚至会有代偿性增高,而组织灌注压是不足的。

创伤性休克可以伴有因失血和失液造成的低容量性休克。其中包括化学介质、损伤因子、氧自由基、毒性物质的作用,以及神经内分泌的变化,使微血管的通透性增强,造成渗出。是为血管损伤渗出引起的低容量性休克,故应该属于血管源性休克。虽然是低容量性休克,但却与失血引起的低容量性休克有所不同。创伤性休克伴有大量的体液丢失,并在血管外间隙有大量的体液被隔离开,更多地激活炎性递质,并且会发展成为急性炎性反应综合征(SIRS)。

微循环障碍(缺血、淤血、播散性血管内凝血)致微循环动脉血灌流不足,重要的生命器官因缺氧而发生功能和代谢障碍,是各型休克的共同规律。休克时微循环的变化,大致可分为三期,即微循环缺血期、微循环淤血期和微循环凝血期。

从微循环的淤血期发展为微循环凝血期是休克恶化的表现。其特点是:在微循环淤血的基础上,于微循环内(特别是毛细血管静脉端、微静脉、小静脉)有纤维蛋白性血栓形成,并常有局灶性或弥漫性出血;组织细胞因严重缺氧而发生变性坏死。

从微循环的淤血期发展为微循环凝血期是休克恶化的表现。其特点是:在微循环淤血的基础上,于微循环内(特别是毛细血管静脉端、微静脉、小静脉)有纤维蛋白性血栓形成,并常有局灶性或弥漫性出血;组织细胞因严重缺氧而发生变性坏死。

缺氧使单核吞噬细胞系统功能降低,不能及时清除凝血酶原酶、凝血酶和纤维蛋白。在上述因素作用下,而发生弥散性血管内凝血。

应当指出,在不同类型的休克,弥散性血管内凝血形成的早晚可不相同。例如,在烧伤性和创伤性休克时,由于有大量的组织破坏,感染中毒性休克时,由于内毒素对血管内皮的直接损伤,因而都可较早地发生弥散性血管内凝血,而在失血性休克等,则弥散性血管内凝血发生较晚。

(二)临床表现

根据休克的病程演变,休克可分为两个阶段,即休克代偿期和休克抑制期,或称休克前期或休克期。

1.休克代偿期　创伤伴出血,当丧失血容量尚未超过 20% 时,由于机体的代偿作用,患者的中枢神经系统兴奋性提高,交感神经活动增加。表现为精神紧张或烦躁、面色苍白、手足湿冷、心率加速、过度换气等。血压正常或稍高,反映小动脉收缩情况的舒张压升高,故脉压缩小。尿量正常或减少。如果处理得当,休克可以很快得到纠正。如处理不当,则病情发展,进入抑制期。

2.休克抑制期　患者意识淡漠、反应迟钝,甚至可出现意识不清或昏迷、口唇发绀、出冷汗、脉搏细速、血压下降、脉压变小。严重时,全身皮肤黏膜明显发绀,四肢冰冷,脉搏微弱,血压测不出,无尿。还可有代谢性酸中毒出现。皮肤、黏膜出现瘀斑或消化道出血,则表示病情已发展至弥散性血管内凝血阶段。出现进行性呼吸困难、脉速、烦躁、发绀或咳出粉红色痰,动脉血氧分压降至 8kPa(60mmHg) 以下,虽给大量氧也不能改善症状和提高氧分压时,常提示呼吸困难综合征的存在。休克的临床表现一般都随休克的病演变而改变。

(三)辅助检查

1.中心静脉压　静脉系统容纳全身血量的 55%～60%。中心静脉压的变化一般较动脉压的变化为早。受许多因素影响,主要有:①血容量;②静脉血管张力;③右心室排血能力;④胸腔或心包内压力;⑤静脉回心血量。中心静脉压的正常值为 0.49～0.98kPa(5～10cmH$_2$O)。低血压时,中心静脉压低于 0.49kPa(5cmH$_2$O)时,表示血容量不足;高于 1.47kPa(15cmH$_2$O)时,则提示心功能不全、静脉血管床过度收缩或肺循环阻力增加;高于 1.96kPa(20cmH$_2$O)时,则表示有充血性心力衰竭。连续测定中心静脉压和观察其变化,要比单凭一次测定所得的结果可靠。

2.肺动脉楔压　中心静脉压不能直接肺静脉、左心房和左心室的压力。因此,在中心静脉压升高前,左心压力可能已有升高,但不能被中心静脉压的测定所发现。用 Swan-Gans 肺动脉漂浮导管,从周围静脉插入上腔静脉后,将气囊充气,使其随血流经右心房、右心室而进入肺动脉,测定肺动脉压和肺动脉楔压,可了解肺静脉、左心房和左心室舒张末期的压力,借此反映肺循环阻力的情况。肺动脉压的正常值为 1.3～2.9kPa。肺动脉楔压的正常值为 0.8～2.0kPa,增高表示肺循环阻力增加。肺水肿时,肺动脉楔压超过 4.0kPa。当肺动脉楔压已增高,中心静脉压虽无增高时,即应避免输液过多,以防引起肺水肿,并应考虑降低肺循环阻力。通过肺动脉插管可以采血进行混合静脉血气分析,了解肺内动静脉分流情况,也即是肺的通气/灌流之比的改变程度。导管的应用有一定的并发症。故仅在抢救严重的休克患者而又必需时才采用。导管留置在肺动脉内的时间不宜超过 72h。

3.心排出量和心脏指数　休克时,心排出量一般都有降低。但在感染性休克时,心排出量可较正常值高,故必要时,需行测定,以指导治疗。通过肺动脉插管和温度稀释法,测出心排出量和算出心脏指数。心脏指数的正常值为$(3.20\pm0.20)/L(min \cdot m^2)$。

4.动脉血气分析　动脉血氧分压(PaO_2)正常值为 10～13.3kPa(75～100mmHg),动脉二氧化碳分压($PaCO_2$)正常值为 5.33kPa(40mmHg),动脉血 pH 值正常为 7.35～7.45。休克时,如患者原无肺部疾病,由于常有过度换气,$PaCO_2$ 一般都较低或在正常范围内。如超过 5.9～6.6kPa(45～50mmHg)而通气良好时,往往是严重的肺功能不全的征兆。PaO_2 低于 8.0kPa(60mmHg),吸入纯氧后仍无明显升高,常为呼吸窘迫综合征的信号。通过血气分析,还可了解休克时代谢酸中毒演变。

5.动脉血乳酸盐测定　正常值为 1～2mmol/L。一般说来,休克持续时间愈长,血液灌流障碍愈严重,动脉血乳酸盐浓度也愈高。乳酸盐浓度持续升高,表示病情严重,预后不佳。乳酸盐浓度超过 8mmol/L 者,病死率可达 100%。

6.弥散性血管内凝血的实验室检查　对疑有弥散性血管内凝血的患者,应进行有关血小板和凝血因子消耗程度的检查,以及反映纤维蛋白溶解性的检查,血小板计数低于 $80\times10^9/L$,纤维蛋白原少于 1.5g/L,凝血酶原时间较正常延长 3s 以上,以及副凝固试验阳性,即可确诊为弥散性血管内凝血。

(四)诊断

低血容量性休克的诊断,一般不难。重要的是要做出早期诊断。待到血压下降才诊断休克,有时可能已太迟。凡遇到大量失血、失水或严重创伤时,均应想到休克发生的可能。在观察过程中,如发现患者有精神兴奋、烦躁不安、出冷汗、心率加速、脉压缩小、尿量减少等,即应认为已有休克。如患者口渴不止,神志淡漠,反应迟钝,皮肤苍白,出冷汗,四肢发凉,呼吸浅而快,脉搏细速,收缩压降至 12kPa(90mmHg)以下和尿少等,则应认为已进入休克抑制期。至于感染性休克的诊断,可根据患者有严重感染的存在,又出现休克代偿期的某些临床表现,或突然出现明显的过度换气来考虑。高阻力型感染性休克具有一些常见的休克表现,诊断不难。但低阻力型感染性休克患者缺少这些常见的休克表现,诊断比较困难,尚需进行一些特殊检查,才能确定诊断。

通过对休克患者的监测,既可以进一步肯定诊断,又可以较好地判断病情和指导治疗。

1.一般监测　常可判断休克是否存在及其演变情况。

(1)精神状态:能够反映脑组织灌流的情况。患者意识清楚,反应良好,表示循环血量已够。意识淡漠或烦躁、头晕、眼花或从卧位改为坐位时出现晕厥,常表示循环血量不足,休克依然存在。

(2)肢体温度、色泽:能反映体表灌流的情况。四肢温暖,皮肤干燥,轻压指甲或口唇时,局部暂时缺血呈苍白,松压后迅速转红润,表明休克好转。休克时,四肢皮肤常苍白、湿冷;轻压指甲或口唇时颜色变苍白,在松压后恢复红润缓慢。

(3)血压:休克代偿期时,剧烈的血管收缩,可使血压保持或接近正常。故应定期测量血压和进行比较。血压逐渐下降,收缩压<12kPa(90mmHg),脉压<2.67kPa(20mmHg)是休克存在的证据。血压回

升,脉压增大,表明休克有好转。

(4)脉搏:脉搏细速常出现在血压下降之前。有时血压虽然仍低,但脉搏清楚,手足温暖,往往表示休克趋于好转。休克指数[脉率/收缩期血压(以 mmHg 计算)]可以帮助判定有无休克及其程度。指数为 0.5,一般表示无休克;超过 1.0～1.5,表示存在休克;在 2.0 以上,表示休克严重。

(5)尿量:是反映肾血液灌流情况的指标,借此也可反映生命器官血液灌流的情况。安放留置导尿管,观察每小时尿量。尿量每小时少于 25ml,比重增加,表明肾血管收缩仍存在或血容量仍不足;血压正常,但尿量仍少,比重降低,则可能已发生急性肾功能衰竭。尿量稳定在每小时 30ml 以上时,表示休克纠正。

2.特殊监测　休克的病理生理变化很复杂。在严重的或持续时间很久的低血容量性休克和感染性休克中,血流动力学等的变化常不能从上述的监测项目中得到充分反映,尚需进一步做某些特殊监测项目,以便更好地判断病情和采取正确的治疗措施。

(五)治疗措施

尽管创伤引起的是低容量性休克,但补液治疗的效果并不理想,例如严重的大面积烧伤和广泛的软组织损伤,通常因为有微循环紊乱引起的微血管通透性增强,而会对液体治疗有过多的需求。因为尽管给予大力复苏补液治疗,仍然会发生多器官功能不全。为此,创伤性休克常需要用肺动脉导管进行有创监测;在治疗中需要用机械通气;并要对心血管给予药物支持,如需要用强心药多巴酚丁胺或多巴胺;还需要加强对各重要器官的保护。创伤性休克基本上是低容量性休克。但也不能忽视心血管的变化和影响。也就是说,创伤后,心脏功能会受到抑制,血管收缩会发生改变。可以使用辅助心血管功能药物。值得注意的是对有面色苍白、皮肤湿冷、瘀斑、青紫等周围循环不良表现者,不得使用血管收缩剂。

另外,还会有创伤刺激诱发的神经和精神因素。值得注意的还有,创伤常会伴有内出血或外出血,伤后还可能发生感染。因而,创伤性休克还会与失血性休克和感染性休克发生某种联系。在临床诊断、病情判断和治疗处置中,应当全面分析和周密考虑,以便进行妥善处理。有关情况在车祸、坠楼和战伤中较为多见。由于多为多发伤或复合伤,伤情复杂,病情多变,救治的难度较大,应予以充分注意。创伤性休克会有全身和局部免疫功能减退,易致感染。应给予抗生素和增强免疫功能的药物。

对创伤局部情况,应根据需要在适当的时机进行外科手术处理。

(六)并发症

休克常可引起弥散性血管内凝血,播散性血管内凝血一旦发生,将使微循环障碍更加严重,休克病情进一步恶化,这是因为:①广泛的微血管阻塞进一步加重微循环障碍,使回心血量进一步减少;②凝血物质消耗、继发纤溶的激活等因素引起出血,从而使血容量减少;③可溶性纤维蛋白多聚体和其裂解产物等都能封闭单核吞噬细胞系统,因而使来自肠道的内毒素不能被充分清除。

由于弥散性血管内凝血的发生和微循环淤血的不断加重,由于血压降低所致的全身微循环灌流量的严重不足,全身性的缺氧和酸中毒也将愈益严重;严重的酸中毒又可使细胞内的溶酶体膜破裂,释出的溶酶体酶(如蛋白水解酶等)和某些休克动因(如内毒素等)都可使细胞发生严重的乃至不可逆的损害,从而使包括心、脑在内的各重要器官的功能代谢障碍也更加严重,给治疗造成极大的困难,故本期又称休克难治期。

(七)预防

1.积极防治感染。

2.做好外伤的现场处理,如及时止血、镇痛、保温等。

3.对失血或失液过多(如呕吐、腹泻、咯血、消化道出血、大量出汗等)的患者,应及时酌情补液或输血。

(陈　亮)

第十四章 上肢创伤

第一节 拇指掌骨骨折

一、应用解剖及发病机制

第 1 掌骨是掌骨中最短、最粗的掌骨,分头、颈、干和基底四部分。但与其他掌骨比,头的曲率小,关节面宽阔,横径大于前后径。掌骨干短而粗,内、外侧面分别有第 1 背侧骨间肌、拇对掌肌附着。基底粗糙宽大,与大多角骨构成第 1 腕掌关节。其桡侧有拇长展肌腱附着,尺侧有拇短屈肌腱和第 1 背侧骨间肌附着。四面还有韧带加强。

第 1 掌骨的次级骨化中心位于掌骨近端,而其他掌骨则是位于远端。它与初级骨化中心愈合的时间也较其他掌骨晚 1 年左右。

第 1 掌骨骨折多发生于掌骨的近端,分关节内与关节外 2 种。前者包括有 Bennett 骨折和 Rolando 骨折。

1.Bennett 骨折 又称 Bennett 骨折-脱位,因为同时合并有腕掌关节脱位。Bennett 于 1882 年最先描述。当第 1 掌骨处于轻度屈位时,作用其上的纵向暴力可使基底向近、背侧移动并与大多角骨撞击,由此可导致基底骨折。骨折线偏于掌侧,断面近乎与掌骨纵轴附着,留在原位不动或有轻微的旋转。而背侧骨折块,即第 1 掌骨,则在拇长展肌腱和拇收肌的协同作用下向桡背移位,第 1 腕掌关节呈现背侧脱位。掌侧骨折块通常小于基底关节面 1/3。

2.Rolando 骨折 有别于 Bennett 骨折-脱位,较少见,为 Rolando 在 1910 年最先描述。骨折线呈"T"或"Y"形,基底碎成 3 块或多块,预后较差。从形态上看,Rolando 骨折更像是粉碎型的 Bennett 骨折,除了掌侧基底与骨干分离之外,背侧基底也与掌骨干分离。

3.关节外骨折 关节外骨折较常见,治疗也相对简单。骨折线有横形和斜形之分,但均不与关节相通。后者需注意与 Bennett 骨折相区别。远侧骨折段在拇长屈肌腱和拇收肌的牵拉下向掌尺侧倾斜,近侧段由拇长展肌腱牵向桡骨侧,致使骨折呈现向桡骨成角移位。

二、临床表现及诊断

临床上常表现拇指活动受限、疼痛以及手的捏、抓无力。检查可见局部肿胀、疼痛和压痛,拇指内收-外展和对掌运动受限。通过 X 线平片检查可明确骨折类型。

三、治疗

1.Bennett 骨折　　治疗 Bennett 骨折-脱位的方法有 20 余种,绝大多数为非手术疗法。

牵引和外展第 1 掌骨,同时向掌侧按压掌骨基底背侧,骨折及脱位极易复位,但放松牵引后也极易再脱位。因此,应先在掌骨基底背侧置放一个软垫,然后做短臂拇"人"字管形石膏,在石膏硬化前予以闭合复位,同时塑形石膏使其与肢体均匀贴合,将第 1 掌骨固定在外展位,利用突出的软垫抵住脱位趋势、维持复位到愈合。也有些学者设计了各种各样的支具,通过皮牵引或骨牵引来防止掌骨基底背向滑脱,同时维持第 1 掌骨于外展位。还有些学者认为,将第 1 掌骨固定在内收位不是外展位,会有利于骨折复位的维持。

闭合复位虽然容易,但要使关节面对合平整无台阶并靠外固定物维持这一位置到骨折愈合却非易事。因此,在闭合复位成功之后穿针做内固定,不失为一种值得推荐的治疗方法。具体步骤是牵引、外展掌骨做闭合复位,如果关节面光滑平整、无明显的台阶,可在影像增强器监视下经皮穿 1 根或 2 根针将两骨折块固定在一起。若掌侧骨块较小,可穿针至大多角骨,维持复位到愈合。术后,用短臂拇"人"字管形石膏做外固定,4～6 周后拔针、开始功能锻炼。如果闭合复位后关节面仍有明显的台阶,则需行切开复位内固定:在第 1 掌骨桡背侧面沿大鱼际肌桡侧和近侧边缘做"L"形切口,从骨膜外显露骨折及第 1 腕掌关节,切开桡侧关节囊,在直视下复位直至关节面光滑平整无台阶,并用布巾钳做暂时固定,然后钻入加压螺丝钉。如果掌侧骨折块较小,可使用克氏针做固定,并将其中 1 根穿至大多角骨或小多角骨,以增加固定的稳定度。关闭切口前,应仔细修复关节囊。使用加压螺丝钉做内固定,次日即可开始进行适量的主动活动,但应佩戴保护性的外固定物至骨折愈合。用克氏针固定,还需用拇"人"字管形石膏-做加强。4～6 周后拔针、开始主动活动。

有文献报道,Bennett 骨折-脱位即使复位不良,畸形愈合后拇指功能障碍也并不十分严重。但解剖位愈合可减少创伤性关节炎发生的机会,有利于关节运动功能的恢复,因此在条件允许的情况下还应以此为治疗标准。

2.Rolando 骨折　　治疗主要是依据骨折块的粉碎程度和移位幅度而定。骨折块较多,无法使用内固定,可行闭合复位外固定。单纯的拇"人"字管形石膏固定或皮牵引治疗,难以获得满意效果,尽可能不用,而用骨牵引或外固定架来维持复位。如果骨折块小而多,可在牵引一段时间之后待局部肿、痛消退,早期开始主动活动,以便能利用关节囊、大多角骨关节面引导及模板作用,使破损的基底关节面重新塑形。如果骨折块较大,可行切开复位,用螺丝钉、钢板或克氏针做固定,入路同 Bennett 骨折。

3.关节外骨折　　外展和背伸远侧骨折段通常可使横形骨折闭合复位,然后用短臂拇"人"字管形石膏固定 4 周。固定时应避免掌指关节过伸,不然会导致远侧骨折段屈曲。如果骨折相互嵌插,成角移位难于矫正,或解剖复位后难于维持,不要急于手术治疗。因为第 1 掌骨即便有 20°～30°成角畸形,除外观局部隆起外,多无明显的运动功能障碍。

斜形骨折的稳定性较差,闭合复位之后如果用短臂拇"人"字管形石膏不能维持位置,可经皮穿针做内固定。

（秦　航）

第二节　掌骨骨折

一、应用解剖及发病机制

掌骨为小管状骨,有 5 块,每块分底、体、头 3 部分。

1.底　为近侧端的膨大,其近侧面与远侧列腕骨相关节,构成腕掌关节,但关节面不相一致,第 1、第 3、第 5 掌骨仅与一个腕骨相接,第 2 掌骨与大、小多角骨和头状骨相接,第 4 掌骨与头状骨和钩骨相接,因此,头状骨有与 2～4 掌骨相接的关节面。第 1 掌骨底呈鞍状,与大多角骨形成拇指腕掌关节。掌骨底两侧则与相邻掌骨底相接,形成掌骨间关节,但第 1 掌骨除外。

2.体　横断面呈三角形,前缘分前内侧面和前外侧面,第 2、第 4、第 5 掌骨前缘有骨间掌侧肌附着,第 3 掌骨前缘有拇收肌横头附着,5 个掌骨体的毗邻缘有骨间背侧肌附着。掌骨体较细,受到剧烈冲击后有时可引起骨折,由于屈肌力量强大,骨折片常向背侧成角。

3.头　圆形,其球形关节面与近节指骨底相接,成掌指关节。关节面大部分位于掌侧,小部分位于背侧,关节面前后方向的凸度较横向方向凸度为大。当掌指关节屈曲时,近节指骨底滑向前方,掌骨头则露于外方,于体表可触及。

5 个掌骨形状大小稍有差异。第 1 掌骨最短最粗,掌面凹陷,由一嵴分内外两面。外侧面较大,有拇指对掌肌附着;内侧面较小,可见滋养孔。背面宽广平滑。底为鞍状关节,外侧有小结节,有拇长展肌附着,内侧粗糙,有拇短屈肌附着。头的曲度较其他掌骨小,但横径最大,头掌面两侧,各有一隆起的关节面,与拇指的 2 个籽骨相接。

第 2 掌骨最长,底有 3 个关节面,分别与大、小多角骨和头状骨相接。底背侧面粗糙,有桡侧腕长、短伸肌附着;掌侧面有结节或嵴,有桡侧腕屈肌附着。体呈三棱柱状,稍弯向背侧。第 3 掌骨稍短于第 2 掌骨,底与头状骨相接,掌侧面粗糙,有拇收肌斜头和桡侧腕屈肌附着,背侧面有桡侧腕短伸肌附着。第 4 掌骨较短而细,底较窄,有二关节面与头状骨和钩骨相接。体较细,有 3 个骨间肌附着,外侧面有滋养孔。第 5 掌骨细而短,底关节面呈鞍状,与钩骨相接,掌面粗糙,有豆掌韧带附着,底的内面有一结节,有尺侧腕伸肌附着。

手的活动,作用力多集中在第 1～3 掌骨,第 2 掌骨的力量可经大多角骨、舟骨传递至桡骨,第 3 掌骨的力量可经头状骨、月骨传递至桡骨,而第 4、第 5 掌骨的力量仅借头状骨经月骨间接传递至桡骨。掌骨的发育与上述功能有关。

掌骨骨折,可分掌骨头骨折、掌骨颈骨折、掌骨干骨折和基底骨折。其中,掌骨颈、掌骨干骨折最多见。

1.掌骨头骨折　多为直接暴力所致,如握掌时掌骨头与物体的直接撞击等。但也有一部分骨折源于挤压伤、切割伤和扭转暴力。第 2、第 5 掌骨头骨折发生率远远高于第 3、第 4 掌骨,原因可能是它们位于手的边缘更容易遭受暴力作用。

2.掌骨颈骨折　多发生在第 5 掌骨,其次是第 2 掌骨。多为作用于掌骨头的纵向暴力所致。掌骨头通常有近节指骨遮掩和保护,很少承受纵向暴力,但在手指屈曲呈握拳状后掌骨头凸出成为手的最远端,则易于遭受纵向暴力,导致颈部骨折。掌骨颈骨折很少出现侧方移位,但多有背向成角移位—掌侧皮质嵌插,远侧骨折段向掌侧弯曲。背向成角移位,若未矫正,凸向掌侧的掌骨头日后会在手握物时产生明显的不适感,握拳时手背侧掌骨头的隆凸也会因此而减小或消失。成角移位越大,不适症状越突出。

3.掌骨干骨折　多发生于第3、第4掌骨,有横形、斜形、螺旋和粉碎骨折之分,可呈现短缩、背向成角和旋转移位。严重的短缩畸形可使手指屈、伸肌和骨间肌张力失调,影响手指伸直。背向成角畸形虽然对手功能影响不大,但有碍手背外观,有时也可引发肌腱自发性断裂,往往需要二次手术修整。旋转畸形可变更手指运动方向,妨碍手指屈曲握拳。

横形骨折:多为直接暴力所致。因骨间肌作用,骨折通常呈现背向成角移位;斜形、螺旋形骨折:多为扭转暴力所致。短缩、旋转与成角移位并存,但前二种移位更显著。第3、第4掌骨干的斜形骨折,由于掌骨头深横韧带的牵制,短缩移位相对较轻。而第2、第5掌骨的短缩则相对较重,并常有明显的旋转移位。粉碎性骨折:常发生于挤压伤或贯通伤之后,多并发严重的软组织损伤。

4.掌骨基底骨折　多由挤压等直接暴力所致。很少有侧方和短缩移位,但可有旋转移位发生。

二、临床表现及诊断

局部可有肿胀、疼痛、压痛或畸形,关节运动受限。正、侧、斜位平片摄影检查通常可显示骨折线的走行,但对于隐匿性骨折还需行体层摄影或CT检查。

三、治疗

第4、第5掌骨与头状骨、钩骨的连接较松弛,腕掌关节屈-伸运动幅度可达$15°\sim30°$,对颈部背向成角畸形所造成的手握物功能障碍有缓解作用。所以,小于$40°$的第5、第4掌骨颈背向成角对手握物功能常无明显妨碍。骨折如果稳定,可无需复位,仅予以无名指、小指及腕掌侧石膏托固定:取腕关节功能位、掌指关节$50°\sim60°$屈曲位、指间关节功能位即可。4周后,去除外固定物开始功能锻炼。第2、第3掌骨颈的背向成角移位应及时矫正,因为它们与远排腕骨连接紧密、彼此间无运动存在,无法缓解由成角畸形所引发的不适症状。

掌骨干骨折通常最好采用闭合方法治疗,如有多个掌骨骨折且伴有开放性软组织创伤时,则有内固定指征。复位时,矫正旋转移位最为重要。在骨折处穿入克氏针,从掌骨底的皮肤钻出;钻孔时将克氏针压成凸向掌侧的弓形,保持腕关节屈曲位,以便克氏针从腕背侧穿出。然后,将骨折复位,克氏针逆向钻入骨折远侧段,针尖在掌指关节近端停止。在皮下剪断克氏针近端。用夹板将腕关节固定于伸直位。掌骨颈骨折如果需要切开复位,也可采用类似的治疗方法。

适用于少数掌骨干骨折的另一个方法是经皮穿针。将掌指关节极度屈曲,用一根1.5mm克氏针穿入掌骨头,达到骨折处。在C型臂机的协助下,通过手压和手法调整克氏针,将骨折复位,如刚才所述将克氏针从腕背侧穿出。回抽克氏针,使其远端恰好位于掌指关节近侧。

掌骨干斜行骨折,如果骨折长度相对于掌骨干直径的2倍,可采用骨折块间螺钉固定。其优点包括剥离骨膜少和内固定凸起减少。建议保护骨折处6周。由于骨折达到解剖复位,X线片上通常看不到骨折愈合的征象。

许多掌骨头关节内骨折需要切开复位与内固定,特别是在关节面移位、产生关节不匹配时。这些情况应该采用克氏针固定。有时,这些骨折可导致移位骨折块的缺血性坏死。在急性掌骨骨折中,钢板与螺丝钉的使用虽然有限,为了对每个具体病人的治疗作出合理的判断,医生应熟悉该项技术,并有相应的器械。然而,据报道这种治疗方法的并发症发生率高达42%。

1.切开复位与钢板固定　根据 Hastings 的观点,掌骨钢板固定的指征为:①多发性骨折,可见到明显移位或伴有软组织损伤;②移位的横形、短斜形或短螺旋形骨折;③关节内和关节周围粉碎性骨折;④粉碎性骨折伴有缩短和(或)旋转畸形;⑤伴有骨质丢失或节段性骨缺损的骨折。

钢板固定需要复位,用克氏针或复位钳临时固定后,再使用钢板。暴露骨折面,以便解剖复位。与较易显露边缘的第2、第5掌骨相比,在第3、第4掌骨用复位钳临时固定则比较困难。在大多数情况下,现有的复位钳不适合将钢板夹持至骨折近端与远端进行临时固定。可由一位助手维持复位,选好的钢板根据掌骨背侧塑型。通过靠近骨折部的一个螺丝孔固定钢板,维持复位,再在骨折对侧第一个螺丝孔固定。

对横形骨折来说,当掌侧皮质支撑恢复后,将钢板用作背侧张力带钢板较为理想。采用2.7mm 的动力性加压钢板(DCP)可达到良好的胯骨折线的加压效果;在稳定性骨折中,常用不太大的1/4管状钢板,也可通过偏心放置螺丝钉获得一定的加压。用3个手指的力量转动螺丝刀,最终拧紧这2个螺丝钉。拧入剩余的螺丝钉。

若要发挥张力带的作用,钢板必须准确地与掌骨背侧弓相匹配,或者稍超过,以便恢复前皮质支撑。如果没有前部皮质的支撑,钢板将会变弯和疲劳。有效地恢复前皮质支撑后,可保护钢板避免承受弯应力,而主要承受拉应力。短斜形和螺旋形骨折可使用骨折断端间的螺丝钉予以稳定,然后使用一个背侧钢板中和旋转应力。在使用"T"形或斜"L"形钢板时,应先固定钢板的侧臂或双臂,因为在侧臂(或双臂)中的螺丝钉将其下的骨折片向上牵拉至钢板时,可出现旋转畸形。对于关节内骨折,用1枚与钢板分开且垂直丁骨折面的螺丝钉把2个关节骨折块拉到一起。可替代的方法是,在钢板的"T"形或"L"形部分的2枚螺钉可远离骨折部偏心置入,通过最终拧紧螺丝钉令两个骨折端加压。对于掌骨远端干骺端骨折,背侧钢板可能影响伸肌装置,使用2mm 髁钢板,放置于桡背侧或尺背侧,穿过副韧带起点的背侧结节,可有效地避免这种影响。

使用钢板固定掌骨骨折时,在骨折的远侧和近侧,螺丝钉都应至少穿过4层骨皮质。钢板的选择必须根据具体情况而定。需要使用中和钢板固定的短斜形或螺旋形骨折,可用1个1/4管状钢板和2.7mm 动力性加压钢板或1个1/3管状钢板固定,后者需要使用3.5mm 螺丝钉,这种支撑钢板需要避免载荷并进行早期骨移植。

2.切开复位与螺丝钉固定　在长斜形或螺旋形骨折以及移位的关节内骨折累及25%以上关节面者,可行单纯螺丝钉固定。

在局部血肿和软组织清创后,进行骨折复位。局限性骨膜剥离1mm 或2mm,足以保证解剖复位。用复位钳或克氏针临时固定,根据骨折的解剖特点决定螺丝钉放置的位置。只有当螺丝钉与骨长轴成90°时才能最好地对抗使掌骨变形和缩短的轴向压力。与骨折面成90°置放的螺丝钉可良好地对抗扭应力。抵抗轴向及扭转载荷的最佳折中方法是将螺丝钉置于一个角的平分线上,该角的一条边与骨折面成90°,另一条边与骨长轴成90°。骨折尖端附近的螺丝钉放置必须准确,以确保螺纹固定于皮质并避免皮质裂开。

2mm 螺丝钉适用于掌骨干骨折,而2.7mm 螺丝钉对干骺端骨折更好。将螺丝钉头沉入骨质不仅能更好地分布载荷,还可消除螺丝钉头的突起。利用螺纹合适地抓持住远侧骨皮质,并可在近侧骨皮质的扩大钻孔内滑动,螺丝钉的扭转载荷可转化成轴向载荷,从而将2个骨折面加压在一起。掌骨头骨折通常可用1枚螺丝钉固定,而干骺端和骨干的骨折至少需要2枚螺丝钉固定。当骨折线长度是骨干直径的2倍时,单纯使用2枚或多枚螺丝钉即可达到稳固的固定。由于单纯螺丝钉固定不能提供足够的跨过短骨折线的旋转稳定性,所以应加用中和钢板或外固定。

3.微型髁钢板固定　Buchler 与 Fischer 建议采用微型髁钢板治疗掌骨和指骨的关节周围损伤。手术指征有5个:①急性骨折伴有部分或完全性屈肌腱断裂,需要一期肌腱缝合和术后早期活动者;伴有部分或完全性伸肌腱损伤,这些肌腱的功能尚好或需要修复,以承受早期张力性载荷者;伴有关节周围的损伤,由于其伴随软组织损伤的严重性和损伤部位,很可能发生关节僵硬者;②断指再植;③指骨或掌骨的干骺端截骨,特别是伴有关节囊切开或肌腱松解术时;④手指重建(骨成形、带蒂移植、游离复合组织转移)需要稳定的骨骼固定时;⑤关节融合术。禁忌证有3个:①未闭合的骺板附近;②关节骨折块窄于6mm时禁用2mm钢板,窄于5mm时禁用1.5mm钢板;③髁刃及螺丝钉将进入关节内,但进入掌骨头的背侧隐窝除外。

(商 科)

第三节 掌指关节脱位及韧带损伤

一、应用解剖及发病机制

掌指关节由近节指骨基底、掌骨头、掌板、侧副韧带和副侧副韧带所组成,为双轴关节,具有屈-伸、内收-外展和一定量的回旋运动。其中,屈-伸运动度最大。

掌骨头近似球形体,为凸状关节面,与之相对的近节指骨基底则为凹状,曲率稍小于掌骨头关节面。侧副韧带及副韧带均位于掌骨头侧方,一同起自掌骨头背侧方的小凹内,然后斜行,分别止于近节指骨基底掌侧方和掌板侧方边缘。前者位于后者背侧,较强韧,呈索条状;后者较薄弱,呈片状,关节屈曲时可以皱起。掌板位于关节掌侧,远侧部较厚,为纤维软骨样组织所构成,附着在近节指骨基底侧缘;近侧部为疏松、柔软和有弹性的膜,止于掌骨颈的掌侧。掌板的膜部在关节过伸时伸长,屈曲时皱褶,以保证关节屈伸运动不受限制。手指关节的掌板藉掌骨深横韧带相互连接在一起。侧副韧带、副侧副韧带和掌板相互支持形成一个与掌骨头密切接触的"U"形结构体。它扩大了关节的运动范围,同时也为关节稳定提供了有力的支持。

横截面观,掌骨头背侧部的两侧凹陷,有侧副韧带和副侧副韧带附着,关节面较掌侧部窄。侧面观,掌骨头远侧关节面的曲率明显大于掌侧,掌骨头呈一偏心的轮廓,即远侧扁掌侧凸,这样,当关节屈-伸运动时侧副韧带就会承受一种凸轮效应:关节伸直时,韧带松弛,关节可有侧方偏斜及回旋运动;屈曲时韧带起、止点间距增大,韧带变长并紧张,上述运动几近消失。长期处在松弛状态,韧带会逐渐挛缩并限制关节屈曲运动。因此,掌指关节固定应取屈曲位,避免取伸直位。

掌指关节的稳定源于骨间肌、侧副韧带、副侧副韧带和掌板的支持。骨间肌为动态稳定结构,后三者为静态稳定结构。

掌指关节屈-伸运动幅度通常是90°~0°,可过伸15°~25°。但屈曲运动度,各指并不相同,其中小指最大,食指最小。

损伤可分为侧副韧带损伤和掌指关节背侧脱位。侧副韧带损伤:由迫使掌指关节过度偏斜的暴力所致。多发生于桡侧韧带。掌指关节背侧脱位:常由过伸暴力所致。掌板近端从掌骨颈部撕裂,近节指骨基底脱向掌骨头背侧。

二、临床表现及诊断

侧副韧带损伤:受伤局部有疼痛、肿胀和压痛,关节运动受限。屈曲掌指关节或侧方偏斜牵拉受伤韧带,可使疼痛加重。侧副韧带断裂后,掌指关节稳定性虽然会有减弱,但在骨间肌及屈、伸肌腱保持完整的情况下,无不稳定表现。平片上有时可见掌骨头或近节指骨基底有撕脱骨折,多无其他异常发现。关节造影可提示韧带损伤所在。

掌指关节脱位:脱位的关节通常只呈轻度的过伸畸形,伤指偏向一侧并较其他手指稍微突向背侧,近侧指间关节轻度屈曲。掌指关节掌侧皮肤与其下的掌腱膜有纤维束相连,脱位后可因掌腱膜紧张,牵拉手掌皮肤而呈现小的凹陷。正位平片可见掌指关节间隙消失,斜位片关节间隙明显加宽,籽骨位于间隙内。

三、治疗

1.侧副韧带损伤　急性单纯损伤,可用石膏托将掌指关节固定在伸直位3周。若并发有较大的撕脱骨折块或骨折有2～3mm移位,应予以切开复位,修复损伤的韧带——用克氏针或钢丝固定骨折,重建韧带止点,恢复其原有的张力。

急性韧带损伤,由于关节无明显不稳定,常被误诊为扭挫伤而延误治疗。晚期除了疼痛外,还有无力感。在正规的非手术治疗6个月之后症状还无缓解,可行手术治疗。若发现侧副韧带从一端止点撕脱,且无明显短缩时,可用不锈钢丝做可抽出式缝合,将韧带缝合回原位。若韧带未断,但已被拉长变薄弱,可切除部分韧带,然后做端端缝合。若损伤韧带已严重瘢痕化,可彻底切除瘢痕以减轻疼痛。

2.掌指关节背侧脱位　简单背侧脱位,检查时可见掌指关节60°～90°过伸位畸形。此时,屈曲腕关节和近侧指间关节,放松指屈肌腱,然后由背侧向远侧、掌侧推挤近节指骨基底,通常可使之复位。操作过程中,禁忌暴力和背向牵拉手指,以免关节面分离,掌板滑到掌骨头背侧,变简单脱位为复杂性脱位。在阻滞麻醉下,肌张力降低,可提高闭合复位的成功率。复位后,用背侧石膏托将掌指关节固定在50°～70°屈曲位,2周后开始活动锻炼。

对复杂性脱位很难做到闭合复位,因掌板随指骨一起背移嵌压在掌骨头背侧,阻碍近节指骨基底回到原位。尽管如此,复杂脱位还是应先试行闭合复位,只有当闭合复位失败之后才考虑切开复位。闭合复位的方法同上所述。切开复位多采用侧弧形切口,即沿脱位关节的远侧掌横纹做横行切开。但如果并发掌骨头骨折,还是行背侧弧形切口,以便在矫正脱位的同时能很方便地处理骨折。掌侧皮肤切开时,注意不要损伤手指神经-血管束,因为它们在脱位后可由掌骨头的侧方移至掌侧,与皮肤接近,稍有疏忽即会损伤。切开皮肤后,再切断掌浅横韧带(掌腱膜横纤维)做进一步的显露。如果脱位发生在食指,可见蚓状肌位于掌骨头的桡侧,指深、浅屈肌腱在尺侧。若为小指,掌骨头的桡侧则为指深、浅屈肌腱和蚓状肌,尺侧为小指展肌腱。牵开上述即可见到从近侧端撕裂的掌板移位嵌压在掌骨头背侧,其两侧与掌深横韧带(掌板间韧带)相连处也常呈现不全性撕裂。掌板的张力通常较大,很难直接将其撬拨回位。因此,当掌板两侧无撕裂或裂隙较小时,可纵行切断它与掌骨深横韧带的连接以减小张力,然后再用小拉钩将其牵拉到掌骨头的掌侧,此时脱位也会随之复位。术后用背侧石膏托或支具控制掌指关节,防止过伸即可,不需绝对制动。

晚期复杂脱位,处理较困难,常需通过2个背侧切口,切除关节侧副韧带。复位后,运动功能恢复也多不够满意。

(陈　勇)

第四节　掌指关节交锁

一、应用解剖及发病机制

掌指关节侧副韧带和副侧副韧带,起自掌骨头两侧的背侧结节,止于近节指骨基底两侧的结节以及掌板两侧的边缘部,由此形成一个包绕掌骨头关节面的"U"形结构体。这是一个骨-纤维性结构,底由掌板和近节指骨基底关节面组成,两侧壁则由侧副韧带和副侧副韧带构成。"U"形结构体在掌骨头关节面上的滑动构成了掌指关节屈-伸运动的基础,任何可阻碍"U"形结体构滑动的病变,如关节内骨赘、关节囊箝闭在关节腔内等都可引起关节运动的突发障碍,即关节交锁。由此可知,掌指关节交锁源于"U"形结构体在掌骨头关节面滑动的受阻,原因既可是骨性的也可是软组织病变。

掌骨头是一个掌侧宽、背侧窄的双凸关节面,侧副韧带在关节屈曲时与掌骨头髁突接触密切,并由此向外膨突,使其紧张度进一步加大,导致"U"形结构体与掌骨头关节面两侧的接触更加紧密。因此,当掌指关节处于屈曲位时,"U"形结构体的运动极易受到关节内病变的干扰,诱发交锁的发生。这也就掌指关节交锁多发生在关节屈曲位,呈现伸直受限的主要原因。

二、临床表现及诊断

根据病因,可将交锁分为原发、退行性变和创伤性3类。

1.原发性掌指关节交锁　多因关节先天畸形所致。

(1)掌骨头掌面的桡侧纵行骨软骨嵴:与掌板内表浅的桡籽骨相互摩擦,导致"U"形结构体向前滑动受限。

(2)掌骨头远侧和掌侧关节面交界区横行软骨嵴:可使近节指骨基底关节面在掌骨头关节面上的滑动受阻。

(3)关节内纤维束带:桥接在掌板籽骨和侧副韧带之间,关节伸直时紧张,使籽骨嵌压在掌骨头掌侧的凹陷内不能前移。

(4)关节游离体:为中节短指骨畸形的伴发畸形。中心为骨组织,周围为软骨。可嵌塞在关节间隙内,阻碍关节的屈曲运动。

(5)掌板内面反折体、横行裂隙、膜状物:与掌骨头突出的髁部钩绊在一起,阻碍关节充分伸直。

(6)掌板内血管瘤:瘤体向关节内突出,嵌压在掌骨头掌侧凹陷内,造成关节伸直受限。X线平片可见掌骨头掌侧骨皮质有压迹。

(7)掌骨头桡侧髁突过大:桡侧副韧带可钩绊在其近侧,妨碍关节伸直。

(8)桡侧关节囊内面掌背侧走行的索条:钩绊在掌骨桡侧髁突的近侧,阻碍关节伸直。

此类交锁多见于50岁以下的成人,女性多于男性,主要累及食指。交锁多是突然发生,无明确诱因。患者就诊前多有反复发作史和自行牵引按摩解锁史。除短指畸形外,其他畸形所致的交锁均发生在屈曲位,表现为掌指关节主、被动伸直运动受限,差90°～20°到0°位,而掌指关节屈曲和两指间关节的屈-伸运动正常。有时关节桡侧可有局限性压痛。X线平片检查可见第2掌骨头桡侧髁突较大,可有桡侧籽骨、关节内游离体和短指畸形存在。但不少病例的 X 线平片无异常发现。体层摄影有助于明辨软骨及骨性畸形所在。

原发性交锁多发生于食指而少见于其他手指,原因可能是:①食指掌指关节掌板的桡侧缺少掌深横韧带的牵拉,较其他关节更易向尺侧偏移。②第 2、第 3 掌骨头桡侧髁,尤其是第 2 掌骨头桡侧髁,过大且高。这些均使食指"U"形结构体与第 2 掌头桡侧髁的接触远比其他手指密切,因此其运动也更易于受关节内微小变异或病变的影响,导致交锁的发生。

2.退行性掌指关节交锁 多为关节炎晚期的畸形所致。

(1)骨性关节炎和类风湿关节炎:骨赘以及粗糙变形的关节面常可阻碍"U"形结构体的滑动。

(2)痛风性关节炎:尿酸盐结晶体阻碍关节运动。

退行性关节交锁多发生于 50 岁以上,主要累及中指。交锁发生突然,绝少能自行手法解锁。掌指关节屈曲多正常,而主、被动伸直受限。个别病例表现为关节固定在某一位置,既不能伸,也不能屈。两指间关节屈-伸运动正常。X 线平片检查可见关节面不光滑、变形中有骨赘生成。

据 Kessler 报告,中指掌指关节较其他手指易发生骨性关节炎。这也许是退行性关节交锁多累及中指的主要原因。

3.创伤性掌指关节交锁 常有明确的外伤史,如过度背伸、过度屈曲等。有时,也可发生于扭伤或震伤之后。此类交锁即可在伤后急性发作,也可潜伏多时才缓慢而至。

(1)关节囊侧方撕裂:近侧部分钩绊在掌骨头上或撕裂部分箝入关节内腔。

(2)掌板撕裂。

(3)关节内骨折:早期可见骨折及骨折线,晚期则只见关节内游离体和骨缺损。

(4)骨折畸形愈合:导致关节面不规整。

关节有明显的活动痛和压痛,有时可见肿胀。关节即可交锁在屈曲位,表现为伸直受限;也可交锁在伸直位,表现为屈曲受限。X 线平片检查可见关节内骨折或骨折畸形愈合。关节造影及 MRI 对诊断关节周边软组织损伤极有帮助。

掌指关节交锁是因关节内病变所致的突发运动障碍,诊断时需与指屈肌腱狭窄性腱鞘炎、指伸肌腱滑脱、掌指关节脱位及半脱位相鉴别。

三、治疗

1.自然解锁 此法成功率极低。交锁不能解除,应试行手法解锁或手术治疗。

2.闭合手法解锁 原发性交锁的病人既往多有手法解锁史,所以可予以按摩和牵引做闭合解锁。但操作要轻柔,否则会加重损伤程度或导致关节内骨折。在关节腔内注入麻醉剂,使关节囊膨胀,有助于提高手法解锁的成功率。对于退行性和创伤性交锁,则以手术治疗为宜。

3.手术治疗 病因不去除,即使此次解除交锁,但仍有复发的可能。因此,交锁应以手术治疗为佳。通常采用掌侧入路,在掌板与副侧副韧带结合处纵行切开,将阻碍"U"形结构体滑动的病变切除。病变清除要彻底,以免术后交锁复发。术后患指制动 1～3 周,然后便可开始功能锻炼。

(商 科)

第五节　远节指骨骨折

一、应用解剖及发病机制

远节指骨是手与外界接触最频繁的部位,损伤几率远远高于手的其他部位。

远节指骨最小,底与中节指骨头相关节,底掌面微凹,有指深屈肌止点附着,头掌面有蹄铁形转子,称远节指骨转子。指骨基底掌侧有指深屈肌腱和掌板附着,背侧为伸指肌腱终腱止点,侧方有侧副韧带附着,骨折大多为撕脱性骨折。指骨干和甲转子背面为甲床和甲板覆盖,掌面藉致密的纤维束与皮肤相连,彼此连接紧密,互为依托,可减少骨折移位的发生。但这也常使远节手指软组织间隙因骨折出血而明显增加压力,伤后多有跳动性剧痛。远节指骨骨折可分为甲转子骨折、骨干骨折和基底骨折。

1.甲转子骨折　多由压砸伤所致,或横形或纵形,但以粉碎骨折居多。

2.骨干骨折　也多由压砸和挤压致伤,但常为开放性损伤,有横形、纵形和粉碎之分。由于缺少肌腱附着,又有甲板支托,骨干骨折一般无明显的移位。

3.基底骨折　有关节外和关节内之分,前者常因压砸和挤压等直接暴力所致,后者多源于间接暴力。

二、临床表现及诊断

患指受伤后即出现疼痛、肿胀,有移位时出现畸形、功能障碍。还常伴有甲床裂伤和甲根翘出、甲下积血等。基底关节内背侧骨折时,由于伸肌腱止点撕脱骨折,常可呈现锤状指畸形。检查有压痛,有时触及骨擦感。X线摄片可以明确。

三、治疗

远节指骨骨折通常由挤压损伤引起,因此常呈粉碎性,仅需夹板固定。治疗主要是针对伴随的软组织损伤,如甲床撕裂。若存在环形损伤使指尖几乎完全离断时,在软组织愈合过程中,克氏针对维持骨架结构具有价值。骨折后指尖长时间触痛和感觉减退是由损伤软组织而非骨折引起的。

远节指骨骨折时常并发甲下血肿,可冷敷以减少出血和缓解疼痛。但如果指腹张力大、疼痛剧烈,则可用烧红的钝针(如缝衣针的尾端)在甲板上灼出 1 个或 2 个孔洞,引流积血,由此来降低张力,缓解疼痛。此术最好是在伤后 48h 以内进行,以免血液凝固影响疗效。

骨骺未闭的青少年与儿童,其关节外基底骨折常常表现为 Salter-Harris Ⅰ～Ⅱ型骺损伤,有时易误诊为指间关节脱位。它是一种间接暴力所致的损伤,并非像成人那样源于直接暴力。成人在间接暴力之后所呈现的损伤多为基底撕脱骨折或伸指肌腱断裂,而青少年及儿童则为骨骺损伤,原因是骺及骺板的抗张强底低于骨和肌腱。关节外骨骺损伤的治疗方法与成人相同,小于 30°的掌或背向成角移位也可接受,无需解剖复位。固定时间为 3～4 周。

关节内基底骨折有时呈粉碎性,多为压砸伤或作用于指端的纵向暴力所致。骨折块通常很小,无法使用内固定。如骨折移位不大,可先予以闭合复位外固定,然后在 3～4 周时开始活动锻炼,利用中节指骨头完好的关节面重塑基底关节。对于关节损伤严重者、骨折移位明显,尤其是中节指骨头也有骨折时,可行指间关节融合术。

(刘晓丹)

第六节　腕骨骨折

一、舟骨骨折

腕舟骨骨折是腕部最常见的骨折,发生率仅低于桡骨远端骨折。诊断常常被延误,可导致不愈合或畸形愈合,并会遗留关节运动功能障碍。

【病因】

舟骨骨折可发生在 10～70 岁的任何人群中,但最常发生于年轻人。损伤机制为跌倒时手掌张开着地,导致腕关节过度伸展并轻度桡偏。在此情况下,腕舟骨极度背伸,近极为桡骨远端及桡舟头韧带钳制不能移动,远极为大、小多角骨及头状骨推挤向背侧移位,由此使舟骨掌侧承受张力,背侧承受压力。当负荷超出骨质强度时,舟骨会发生张力性骨折——掌侧最先断裂和分离,以后随外力的继续作用再向背侧扩展,直至舟骨完全断裂,17％的患者合并有其他腕骨和前臂的骨折,包括经舟骨月骨周围脱位、大多角骨骨折、Bennett 骨折、月骨脱位和桡骨远端骨折。

【分类】

舟骨骨折,根据损伤时限,稳定程度,骨折线走行方向及部位,有如下 5 种分类:

1.新鲜与陈旧骨折　损伤时间不足 4 周的为新鲜骨折;超过 4 周但又短于 6 个月的陈旧骨折。

2.稳定与不稳定骨折　无移位或侧方移位幅度小于 1mm 的骨折为稳定骨折;侧方移动超过 1mm 的骨折,有背向成角移位的骨折、腕骨脱位的骨折为不稳定骨折。后者通常并发有严重的软组织损伤,诊治如有延误,容易出现不愈合和骨坏死,发生率高达 50％。

3.水平斜骨折、横形骨折、竖直斜形骨折、撕脱骨折和粉碎骨折　前 3 种骨折多发生于腰部,后 2 种骨折多见于结节部。水平斜形骨折时,骨折断面与关节纵轴垂直与舟骨纵轴交叉,承受的剪力小,因而较稳定,容易愈合。横形骨折的断面与关节纵轴交叉与舟骨纵轴垂直,存在剪力,愈合时间较长。竖直斜形骨折较少见,断面与关节纵轴近于平行,剪力甚大,稳定性差,易于出现移位、延迟愈合和不愈合。

4.舟骨结节骨折、远侧 1/3 骨折、腰部骨折和近侧 1/3 骨折　结节骨折为关节外骨折。较少见,少有血供障碍而且也相对稳定,用石膏外固定多可获得满意的愈合。远侧 1/3 骨折多为横形骨折,通常可如期愈合。腰部骨折最多见,占舟骨骨折的 40％～80％,有骨折不愈合、延迟愈合、近侧骨折段坏死、骨折畸形愈合等并发症。近侧 1/3 骨折,由于近侧断段缺少血液供应,不愈合和骨坏死率高于前几种骨折。

5.完全与不完全骨折　后者较少见,预后良好。

【临床表现】

患者通常为青壮年男性,多为腕关节强力伸的外伤。关节桡侧肿痛,解剖鼻烟窝变浅,运动幅度减小或正常,舟骨结节或解剖鼻烟窝有局限性压痛。纵向挤压拇指有时可诱发骨折部位疼痛。

【X 线所见】

舟骨骨折最后诊断需靠 X 线影像学检查。其中,舟骨位、标准正、侧位和后前斜位 X 线平片摄影为常规检查。标准正、侧位片骨影重叠,单独用于诊断舟骨骨折有困难,但因体位较恒定,投影重复性好,对诊断舟骨结节骨折、桡尺骨远端骨折等合并损伤来说,是必不可少的。

临床症状明显,而 X 线片未见骨折者,可行 CT、MRI 等检查,或先按骨折处理,予以石膏固定,伤后第

2、第 4 周复查平片、CT 或 MRI,由于断端骨质吸收,骨折线往往清晰可见。骨折一旦确诊,即将石膏换成管形,直到骨折愈合。第 2 周复查无异常,需继续制动,直至第 4 周复查无异常发现,方可拆除石膏行功能锻炼。

【治疗】

1.**无移位的稳定性舟骨骨折** 对于不伴有其他骨和韧带损伤的急性无移位的稳定性舟骨骨折或者是小儿舟骨骨折,非手术治疗通常能够成功。如能获得早期诊断,这种骨折预后较好。使用前臂管形石膏,从近侧的肘下至远侧的拇指指甲根部和手掌近侧横纹拇指"人"字形石膏固定;腕关节保持桡偏和中立屈曲位;拇指保持功能位,手指在掌指关节以远,允许自由活动。应用非手术的石膏管形技术,10~12 周内骨折愈合率可达 90%~95%。预期舟骨腰部及远侧骨折比近极骨折愈合快。在此期间,通过 X 线片观察骨折愈合情况。如果骨折段发生塌陷或成角,通常需要手术治疗。如果无移位的舟骨骨折的诊断被延误数周,治疗应以石膏管形固定开始。30 周左右仍没有新的愈合征象或愈合不明显,应考虑手术治疗。

2.**移位的不稳定性舟骨骨折** 对于移位的不稳定性舟骨骨折,如果在前后位或斜位 X 线片上骨折块错位超过 1mm,或者月头角超过 15°,或在侧位上舟月角超过 45°(范围为 30°~60°),则需要选择另外的治疗方案。判断移位的其他标准包括侧位舟骨内角大于 45°,前后位舟骨内角小于 35°和高长比≥0.65。由于月头角和舟月角的角度范围可有变异,因此对侧腕关节的对照 X 线片会有帮助。开始可以尝试纵向牵引和轻微向桡侧压迫腕骨进行复位,如果复位成功,经皮空心螺钉或穿针固定用长臂拇指"人"字形石膏固定即可,否则,需要切开复位和内固定。

对于新鲜的舟骨移位或不稳定性骨折,最佳固定方法的选择取决于医生的经验和可以利用的设备。一些骨折使用克氏针即可获得满意的内固定。应用 AO 空心螺钉和 Herbert 空心螺钉各具优点。Herbert 螺钉的优点包括:①缩短外固定时间;②提供相对有力的内固定;③在骨折处加压。另外,由于无头的螺钉要位于骨表面下,通常不用取出螺钉,这些螺钉可以和植骨块一同应用以矫形舟骨成角畸形。需要特殊的导向固定器和较高的手术技术。禁忌证包括:①舟骨近极出现缺血性碎裂;②广泛性创伤或骨关节炎波涉及邻近腕骨及桡骨关节面;③显著的腕骨塌陷。

急性有移位的舟骨骨折的切开复位内固定:通常采用 Russe 掌侧入路。在腕横纹近侧 3~4cm 处沿桡侧腕屈肌腱向远侧做纵行切口,至腕横纹时转向关节桡侧;保护好位于皮下的桡神经浅支,打开腱鞘将肌腱牵向尺侧、桡动脉牵向桡侧;背伸和尺偏腕关节,沿舟骨纵轴切开桡腕关节掌侧关节囊,显露骨折及远、近断端,检查骨折情况,决定是否需要植骨。如果骨折粉碎严重,尤其是位于掌侧者,且舟骨骨折处有成角,则取髂骨块植骨。复位骨折并用克氏针或螺钉(如空心螺钉)固定,注意避免旋转和成角畸形。如果使用空心器械,要确保导致位于近极和远极的中心。此时使用 C 型臂机透视有所帮助。获得稳定的复位和固定后,通过透示图像或拍摄 X 线片检查了解对位和对线情况以及内固定的位置,放松气囊止血带并彻底止血。根据需要设置引流,用不吸收缝线或长时间吸收的缝线闭合腕关节囊。关闭皮肤切口,长臂管型石膏固定。术后处理:2 周后拆线,更换管型石膏。用长臂拇指"人"字石膏继续固定,共计 6~8 周。如果使用克氏针,6~8 周取出。由螺钉固定可永久保留在位,除非出现压痛或螺钉松动。6~8 周后换用短臂拇指"人"字石膏管形固定,此管形固定每月更换,直至 6~8 个月。X 线检查如发现愈合进展,改用短臂拇指"人"字支具固定,直到骨折确切愈合。如果难以确定骨折是否愈合,可进行 CT 检查。在整个康复期间,应鼓励患者运动手指、拇指和肩部,除去石膏管形后,逐渐增加腕和肘部的活动,继之进行力量训练。

3.**舟骨骨折不愈合** 舟骨骨折不愈合的影响因素包括诊断被延误,移动明显,合并其他腕骨损伤和血供受损。临床表现有:关节桡侧疼痛、运动受限、握力下降等症状。X 线检查可见骨折间隙加宽,断端边缘萎缩和硬化、附近骨质内有囊性变,骨折背向成角移位。

治疗舟骨骨折不愈合手术方法有:①桡骨茎突切除术;②近侧骨折块、远侧骨折块和罕见的整个舟骨切除术;③近侧列腕骨切除术;④传统的植骨术;⑤带血管的骨移植;⑥部分或全部腕关节融合术。

(1)植骨术:业已证明,松质骨植骨治疗舟骨骨折不愈合是一种可靠的方法,骨折愈合率80%～97%。最适用没有短缩或成角的舟骨不愈合。手术方法:患者仰卧位,臂丛麻醉,准备伤肢和一侧髂骨以备需要时取骨。上止血带,在腕关节掌侧做长3～4cm的纵切口,切口靠近桡侧腕屈肌腱的桡侧缘,保护正中神经的掌侧皮支和桡神经浅支的终末支,将桡侧腕屈肌腱牵向尺侧。切开关节囊,将桡腕韧带翻向内侧和外侧,以待修复,找到舟骨,显露不愈合处,将腕关节尺偏和背侧可以使显露更清楚。用小圆骨刀凿除硬化骨端,显露出新鲜骨面,并在相邻两端骨块上形成骨腔,制造骨腔时可用高速磨钻,但是可能产生对骨的热损伤。从髂骨切取一块骨松质,修成与骨腔适合的菱形骨栓,骨栓固定两骨折端。术中X线片确定骨腔已完全被填满。虽然皮质骨松质移植可用于稳定骨折块,但由远而近地穿过骨折处插入克氏针能够加强固定。克氏针可留在皮下,也可以掌侧皮肤穿出。去除止血带,缝合关节囊,关闭皮肤切口。用拇指"人"字石膏管形固定。术后8～10天拆线,更换新的管型固定。如果使用3枚克氏针,则在4～6周后拔除。在总共12～16周的时间内,每1～2个月复查1次,必要时更换管形石膏。

(2)桡骨茎突切除术:单纯的桡骨茎突切除术对于治疗舟骨不愈合没有丝毫意义。但是,若关节炎改变仅涉及桡腕关节的舟骨窝时,则有桡骨茎突切除术结合舟骨植骨术或舟骨尺侧块切除术指征。为避免腕骨向尺侧移位,行桡骨茎突切除术时保留掌侧桡腕韧带。

(3)近侧骨折块切除术:将骨折舟骨远近段全部切除作为唯一的治疗措施是不明智的;术后即刻的效果可能很好,但最终可能发生腕关节紊乱。在有适应证时切除舟骨近侧骨折块通常结果满意,丧失1/4或更少的舟骨通常引起极其轻微的腕部关节运动障碍。由于制动时间短,功能通常很快恢复。腕部力量常有一定轻度的减弱。适应证:①骨折块等于或小于舟骨1/4,不管骨折块是否存活,因其太小,植骨常常会失败;②骨折块等于或小于舟骨1/4并且有硬化、粉碎或严重的移位,粉碎的部分通常应早期切除以预防关节炎的改变,切除后应用卷起或叠起的一段肌腱填充或者不填充缺损;③骨折块等于或小于舟骨1/4并且植骨失败,当近侧段的死骨超过舟骨1/4时,一般选择其他的治疗方法而不是单纯的骨折段切除;④桡骨茎突部位存在关节炎改变,行近侧骨折段切除的同时行桡骨茎突切除术。

(4)近侧列腕骨切除术:可缓解疼痛症状,保留关节部分运动,适应于关节炎范围较广泛以及不能耐受长期固定的患者。但是当桡远端腕关节面尺侧凹及头状骨关节软骨有缺损时,禁用此方法。

(5)带血管蒂的骨移植:应用带旋前方肌蒂的骨折移植方法。这种方法可能对较难的骨不愈合有效。

(6)部分或全腕关节融合:治疗伴有桡腕关节创伤性关节炎的舟骨陈旧性不愈合和畸形愈合时,关节融合术应被看作是挽救措施。

二、月骨骨折

较舟骨骨折少见。即可以是源于单次的暴力,也可以是轻微外力长期和反复作用的结果。后者系疲劳性骨折,症状轻微,进展缓慢,平片影像不清晰,很难在早期被发现,常误诊为关节扭伤,直至发生月骨缺血坏死和关节运动功能障碍。月骨坏死常常并发关节塌陷和腕关节骨关节炎,预后较差。

【损伤机制】

急性骨折多为腕过度背伸暴力所致,月骨背侧角与桡骨远端关节面背侧缘相撞导致骨折。月骨掌、背侧角也可出现撕脱骨折,为关节过度伸屈,韧带紧张和牵拉所致。慢性骨折为疲劳性骨折,是轻微外力长期和反复作用的结果,月骨为腕关节负荷传导的主要通道,关节活动中头状骨与桡骨与之不断撞击,可引发月骨骨内血管网及骨小梁损伤。

【临床表现及 X 线片所见】

急性骨折,患者常有腕过度背伸史,月骨背侧肿痛和局部压痛,关节运动受限。疲劳性骨折多无明确外伤史,而且症状轻微。常规体位 X 线检查可诊断背侧骨折,体部骨折由于骨影遮掩多显示不清,还需做 CT 或 MRI 检查方能确诊。月骨密度增高,碎裂、塌陷或变形,提示已有坏死发生。

【治疗】

掌、背侧骨折可用石膏管形将腕关节分别固定在稍掌屈或背伸位。4~6 周后去石膏活动。无移位的月骨体骨折也可照此处理,有移位的骨折需做切开复位克氏针固定。无论骨折何种类型均在固定期间应定期 MRI 检查,以了解有无缺血坏死发生,及时更改治疗方案。月骨背侧骨折时可有不愈合发生,如有临床症状,可做骨折块切除。月骨Ⅰ°~Ⅲ°坏死者,可行尺骨延长或桡骨短缩或与大小多角、舟骨间关节融合。Ⅲ°坏死,行月骨摘除和肌腱填塞术。

三、其他腕骨损伤

腕部损伤中以舟骨及月骨最常见发生骨折或脱位,其他腕骨损伤的机会总共约占腕部损伤的 1/10。

1.三角骨骨折 多发生于腕关节过度背伸和旋转暴力之后,为月骨周围进行性不稳的Ⅲ期表现。此外,由背侧韧带牵拉也可发生背侧撕脱骨折。横形骨折可为正位平片所显示。背侧骨折,除了侧位平片之外,还需拍腕关节和旋前的后前斜位片,后者可减少三角骨和月骨的影像重叠,能清楚地显示三角骨背侧部,对诊断有很好的帮助。无明显移位的横形骨折,以短拇"人"字管形石膏固定即可。4~6 周后去除固定,开始功能锻炼。撕脱骨折虽常有不愈合发生,但少有不适症状,更无缺血坏死发生,一般不需处理,有不适症状者,可做撕脱骨片切除术。并发移位或脱位的骨折,可予以闭合复位用管形石膏外固定。闭合复位失败者行切开复位内固定。

2.豌豆骨骨折、脱位 跌倒时腕关节背伴小鱼际部最先着地,作用在豌豆骨上的地面反作用力可导致豌豆骨脱位,骨软骨压缩骨折或尺侧腕屈肌腱附着处的撕脱骨折。腕关节旋后 20°~45°的前后斜位或腕管位平片,可清楚地显示豌豆骨。有下列情况诊断为豌豆骨半脱位:①豌豆骨关节间隙大于 4mm;②豌豆骨、三角骨关节面不平行,成角大于 20°;③豌豆骨远侧部或近侧部,与三角骨重叠区超过关节面的 15%,摄片腕关中立位。治疗:用石膏托将腕关节固定于稍屈曲位,以减少尺侧腕屈肌对骨折的牵拉,直至骨折愈合。极少数可发生不愈,遗留局部疼痛和压痛,尤其是在强力握物时,对此,可做豌豆骨切除。

3.大多角骨骨折 暴力沿第 1 掌骨纵向近侧传导,可致大多角骨关节面骨折。作用在腕骨上的直接外力,可发生腕掌横韧带在大多角骨止点处的撕脱骨折。治疗:体部骨折,如有移位,可行切开复位和内固定,恢复关节面的光滑和平整;如无移位,可用短拇"人"字管形石膏固定 4~6 周。无明显移位的结节骨折可用石膏固定;移位明显者应作骨折块切除,以免诱发腕管综合征;结节骨折不愈合常并发不适应症状,可行骨折块切除术。

4.小多角骨骨折、脱位 小多角骨骨折、脱位多由沿第 2 掌骨传导的纵向暴力所致。小多角骨骨折、脱位极少见,骨折较脱位更少见。

5.头状骨骨折 头状骨位于诸腕骨中央,很少单独发生骨折脱位,多与掌骨或其他腕骨合并损伤,如舟头骨综合征——舟骨与头状骨同时骨折,经舟骨、头状骨、月骨周围骨折、脱位等。当腕关节受到过度背伸暴力作用时,头状骨可与桡骨远端关节面背侧缘相撞击,发生头状骨颈部骨折,近侧骨折段可旋转 90°或 180°。腕过度掌屈也可导致头状骨骨折。临床高度怀疑骨折而平片无异常发现者,可进行 CT 或者 MRI

检查,以减少漏诊。治疗:单纯无移位骨折,可用石膏托固定,6周后开始功能锻炼。有移位骨折需行切开复位,克氏内固定。陈旧骨折则在切井复位的同时做桡骨取骨植骨,骨折近侧段如发生坏死或有创伤性关节炎,可将头部切除,然后做腕中关节融合。

6.钩骨骨折　跌倒时小鱼际着地所遇到的地面的反作用力,或经第5掌骨纵向传导的间接外力,都可致成钩骨体或钩的骨折,有时可导致脱位。无移位的钩骨骨折通常很稳定,即使不愈合也较少引发症状,因此,用石膏托固定4~6周即可。体部骨折如有移位或并发腕部关节脱位,早期行切开复位克氏针内固定术。晚期则在复位之后做腕掌关节融合,以消除持续存在的疼痛症状。

(刘晓丹)

第七节　腕骨脱位及韧带损伤

一、解剖运动基础

腕骨之间、腕骨与前臂及掌骨之间通过复杂的韧带彼此连接在一起:背侧关节韧带、掌侧关节韧带和骨间韧带。背侧两个关节韧带相对比较薄弱,背侧腕骨间韧带维持远排腕骨间的稳定;背侧桡腕韧带维持桡骨与近排腕骨的稳定,特别是防止尺侧移位。掌侧韧带多为腕关节囊内韧带,打开关节腔才能看到。这些韧带由薄弱的掌侧关节囊构成,并非掌侧关节囊表面以外的单独结构,是维持腕关节稳定以及腕骨中轴关节的重要结构。其中,桡骨舟骨头状骨韧带是惟一跨越全部腕骨的韧带。近排腕骨由舟骨月骨韧带和月骨三角骨韧带相连接,远排腕骨则靠对应的骨间韧带连接。

腕关节的活动极其复杂,目前尚不十分清楚。腕部从中立位完全屈曲时,腕间关节的屈曲较桡腕关节大;相反,腕部从中立位完全伸直时,桡腕关节活动度更大些。腕部的桡偏与尺偏是由桡腕关节和腕间关节共同完成的,其中大部分活动发生在中央腕关节。腕在前臂旋前位的内收活动主要发生在桡腕关节,前臂旋后位内收活动则发生在桡腕关节及腕间关节。当腕部向尺侧偏斜时,近排腕骨伸展且桡偏,远排腕骨尺偏且掌屈;腕部桡偏时与此相反。

二、病因及诊断

腕骨脱位多为损伤所致,暴力的大小、方向和关节的紧张度决定损伤的程度及性质。通常是上肢外展前伸,前臂旋前以手掌撑地,腕关节过伸、桡尺偏和旋转,常见脱位形式为远排腕骨移位到近排的背侧。

诊断有赖于完整的病史和体格检查,尤应注意疼痛的程度与部位。腕关节完全脱位时,临床症状与体征表现明显,易于诊断;而微小的不稳定仅导致腕部疼痛,难以发现,详细询问外伤史显得非常重要,如跌落时手部的位置,受伤时腕关节疼痛的部位及有无异常声响,病人有时能够指出疼痛的确切部位。X线检查依然是诊断的主要依据,包括摄完关节的正位、侧位、腕部45°旋前斜位。在标准后前位X线片上,若近排与远排腕骨之间有任何重叠影像,均应考虑腕骨脱位的诊断。怀疑有旋转脱位时,应在腕桡偏、尺偏位投照前后位、后前位片和腕关节屈、伸位时的侧位片。在诊断困难的腕部疼痛者,建议腕部关节镜检查,不仅能明确诊断,还能进行必要的治疗。在陈旧性损伤病例,腕部的断层摄影、CT、MRI检查和关节造影都有助于诊断。

三、治疗原则

1.月骨周围脱位　月骨周围脱位有背侧和掌侧脱位之分,前者比后者多见。其共同的特点是:月骨与桡骨之间的解剖位置保持正常,不同的是其他腕骨分别在背伸和掌屈暴力的作用下向背侧和掌侧移位,常合并广泛的韧带损伤。月骨周围背侧脱位在关节肿胀之前可早期手法整复:麻醉下持续纵向牵引,从腕背推压腕骨并逐渐屈曲腕关节即可复位。复位后稳定者,中立位石膏固定4～6周,功能锻炼,若外固定不能消除舟月骨分离或关节不稳定,则在闭合复位后经皮穿针内固定。舟月骨间需穿2枚克氏针以防月骨旋转,术后石膏固定8周,去除克氏针后再固定4周,积极功能锻炼。闭合复位失败者,应改行手术切开复位。手术通常采用背侧入路,便于暴露和校正腕骨,清除瘢痕以接纳月骨。向桡侧牵开拇长伸肌腱,直视下暴露整个腕关节的背侧,由于背侧关节囊已经因脱位而撕裂,或从桡骨上剥离,舟骨和头状骨近端尽收眼底,而月骨则隐藏在其下边。清除月骨周围的软组织,手部向远侧牵拉,同时将月骨从掌侧向背侧推挤以复位。亦可在头状骨头部和月骨之间放一钝的骨膜剥离子,撬起月骨便于腕骨复位。然后从舟骨进针用2枚克氏针分别固定舟骨与头状骨,舟骨与月骨。摄片证实已复位并确定钢针位置合适后,结束手术。U形石膏夹板固定腕部于中立位,1周后改为拇指外展管型,固定4周,之后短臂管型固定6～8周,10～12周后去除钢针。由于月骨周围脱位治疗上并非绝对需要修复掌侧韧带,背侧入路足以进行脱位和内固定。不过,如果复位困难或需要修复韧带,脱位又合并正中神经损伤需要探查修复者,则取掌侧入路切开屈肌支持带,暴露神经,复位并修复掌侧腕关节囊。月骨周围掌侧脱位多数应采用切开复位内固定。

2.月骨脱位　月骨脱位分为掌侧与背侧脱位两种,月骨背侧脱位极少见。损伤机制为,背伸及旋转暴力使月骨周围的韧带相继撕裂和断裂,周围的腕骨和桡骨远端一起挤压,使月骨最终脱离桡腕韧带的束缚而发生掌侧脱位。月骨脱位后,其位于掌侧韧带内的滋养血管多保持完整,即使有一定的旋转,也不一定发生缺血坏死。治疗上首选闭合复位外固定,若固定不稳可于复位后经皮穿针内固定。若有神经卡压、肌腱断裂或闭合复位失败、陈旧脱位者,通常取掌侧入路切开复位,用克氏针内固定。手术中要注意保护月骨掌侧的软组织结构,以免损伤月骨的血运。

如果月骨的掌侧和背侧韧带均断裂,与周围组织游离,其缺血坏死几乎不可避免,可考虑切除月骨。月骨切除的近期效果满意,后期由于手指屈伸活动产生压力使头状骨向近侧移位,对舟骨和三角骨产生由桡侧向尺侧的压力,舟骨旋转半脱位,使腕关节力量传递发生改变,即使应用假体充填月骨切除后遗留的空腔,也不能解决这一问题。因此应尽量保持腕部完整,避免做月骨切除,防止塌陷。

3.经舟骨月骨周围脱位　这是一种伴有舟骨骨折的月骨周围脱位,损伤机制类似于月骨周围背侧脱位,不同的是暴力经舟骨腰部而不是经舟骨月骨韧带传导。闭合复位的方法与治疗月骨周围背侧脱位的相同,充分麻醉后牵引,稳定月骨和舟骨的近端,牵拉并屈曲头状骨和远排腕骨,直到头状骨越过月骨背端并位于舟骨月骨窝内。复位务必经摄片证实,因为骨折复位不良将影响愈合,并使腕关节不稳持续存在。用U形肘上石膏夹板固定腕部于轻度屈曲、桡偏位约1周,相继改为拇指外展管型固定6周、短臂管型固定6周,直到X线证实骨折愈合。每2～3周更换管型一次,保证固定不松动。

切开复位内固定的手术入路使用类似月骨周围背侧脱位的背侧入路,如果舟骨的掌侧皮质粉碎,难于复位,或病人伤后2～3周才就诊,并伴有背伸不稳定时,掌侧入路更佳。内固定可以用克氏针从远端向近端穿针,或者使用Herbert螺钉或其他螺钉技术。Herbret螺钉的优点为是内固定作用良好,避免长期管型制动,缺点是技术要求高,背侧入路时不能使用。对于有经验的医师,螺钉是更好的选择。

4.经三角骨月骨周围背侧脱位　经三角骨月骨周围背侧脱位是一种合并三角骨骨折的月骨周围脱位,

主要特征是月骨和三角骨的一个骨折片与下尺桡关节位置保持正常,而三角骨的另一骨折片与其他腕骨一起向背侧脱位。早期手法复位容易成功,复位后用石膏夹板固定4~6周,即可功能锻炼。

　　5.舟骨脱位　舟骨完全脱位而不伴有其他腕骨骨折或脱位极少见。多为腕关节背伸尺偏位受伤,或暴力沿拇指纵轴传递到舟骨引起完全脱位,舟骨向掌侧移位。牵引手法即可复位,复位后石膏固定4~6周。舟骨旋转半脱位容易漏诊,特征表现为:侧位X线片上桡骨和舟骨掌侧边缘呈V形。手法可复位,倘若不稳定,可经皮用克氏针贯穿舟骨和桡骨固定,3周拔除克氏针。

　　6.舟骨月骨分离　舟月背侧和掌侧韧带、桡骨月骨长韧带,以及桡骨舟骨头骨韧带损伤后,舟骨的近极就会向远侧旋转,位置直立,最终与月骨分离。腕关节伸直位失跌损伤是最常见的病因,临床表现为桡腕关节背侧舟骨区域的疼痛和压痛。X线检查难以显示舟骨动力性旋转半脱位,但是如果在正位片上舟骨月骨之间的距离超过2mm,就可做出静止性舟骨旋转半脱位的诊断。在正位片上,舟骨看起来缩短了、舟骨轴性投影的皮质呈环状。侧位片上,舟骨朝向更加直立,而正常时,舟骨月骨角平均47°(30~60°),头月骨角则不到20°。当握拳施加轴性应力时,头状骨偶尔会移向近侧,进入舟骨月骨分离所形成的间隙内。急性舟骨旋转半脱位可通过手法复位,置腕关节于中立、尺偏几度的位置上固定;有人建议经皮用两枚克氏针固定:一枚经舟骨穿入头骨,另一枚经舟骨穿进月骨。如果闭合复位失败,应尝试在关节镜下复位,经皮克氏针固定。手术治疗应包括背侧入路复位、消除舟骨月骨分离的间隙,用克氏针贯穿固定舟骨和月骨,修复损伤的韧带。对于陈旧性舟骨旋转半脱位,可行背侧切开复位和韧带修补术,将桡侧伸碗短肌的肌腱穿过复位的舟骨和月骨,再用克氏针固定。

(张敬堂)

第八节　桡骨远端骨折

　　桡骨远端骨折是指距桡骨远端关节面2~3cm的松质骨骨折,是上肢中最常见的骨折,约占全部急诊骨折病人的1/6。桡骨远端骨折存在两个发病高峰年龄,分别为6~10岁和60~69岁,女性比男性发病率高,并随着年龄的增大而增加,低能量损伤比高能量损伤常见。

　　Pouteau等于1783年首先描述了这种骨折,然后Colles于1814年详细描述了这种骨折的特点,并以Colles骨折命名,随后Barton、Smith分别于1838年及1854年又进一步详细描述桡骨远端不同类型骨折的特点。桡骨远端骨折后常常遗留不同程度的畸形和腕关节功能障碍,随着对腕关节解剖和生物力学的不断深入认识、手术技术的提高,以及患者生活质量的提高,对桡骨远端骨折复位与重建的要求也不断提高。

一、桡骨远端应用解剖

(一)解剖特点

　　桡骨远端逐渐变宽,横切面略呈四方形,由松质骨构成,外面仅包以极薄的密质骨,因此桡骨远端是力学上的弱点,容易发生骨折。桡骨远端的体表标志有桡骨茎突、Lister结节和尺骨远端。支配的神经包括桡神经浅支、尺神经背侧支及正中神经掌皮支。桡骨远端为关节软骨面,与舟状骨和月骨构成桡腕关节;内侧面有弧形凹陷,称为乙状切迹,与尺骨头相接,构成下尺桡关节,为前臂远端旋转活动的枢纽。三角纤维软骨复合体(TFCC)附着于尺骨茎突和乙状切迹远侧的微嵴,稳定桡腕关节和支持尺侧腕骨。桡骨远端前面光滑稍凹,有旋前方肌附着;背面凸起,有 4 个伸肌腱腱沟,沟间脊为伸肌支持带附着部。桡骨远端外侧面粗糙,向远侧延伸为锥状的茎突,茎突基底稍上方为肱桡肌附着,茎突末端有桡侧副韧带附着。

(二)桡骨远端尺偏角和掌倾角

正常桡骨远端关节面掌倾角 10°～15°,尺偏 20°～25°,桡侧长度平均为 11～12mm,桡骨茎突比尺骨茎突长 1～1.5cm。关节面解剖紊乱可以加重软骨磨损,同时桡骨相对尺骨发生旋转和长度的改变又会导致尺、桡骨远端解剖关系紊乱。桡骨远端损伤可以影响韧带对尺骨茎突和 TFCC 的支持作用,造成桡骨乙状切迹解剖改变。因此,桡骨远端损伤可能影响前臂的旋转活动。

二、桡骨远端损伤机制

桡骨远端骨折多为间接暴力引起,直接暴力造成的少见。最多见于腕背伸位跌伤,在手臂伸出,前臂旋前,腕背伸,手掌着地,但确切机制尚不清楚。在力学实验中,在尸体标本上造成的类似骨折,在腕背伸状态下需 105～440kg 的外力;对男性而言,产生骨折的外加载荷大于女性。腕关节位于背伸 40°～90°状态,背伸角度越小,造成骨折的外力也越小,腕背伸小于 40°时,实验产生的是前臂近端的骨折,而大于 90°时,多产生腕骨骨折。通常骨折首先发生在掌侧也就是张力侧骨折,产生的压力使骨折向背侧延伸,就像骨折沿 45°切线延伸一样造成背侧骨皮质粉碎性骨折。松质骨被压缩,使背侧的稳定性降低。承受高张力负荷的桡腕掌侧韧带,必然将张力负荷传导至掌侧皮质。桡骨远端骨折,只有在剪切力和压应力的共同作用下才能造成关节内骨折,并常伴有韧带的损伤。关节内骨折较之干骺端成角的关节外骨折更加不稳定。

由于桡骨远端骨折的损伤机制不同,其骨折的类型也不同。1996 年,Fernandez 和 Jupiter 将前人的工作进行了概括并创立了一种较简易的分型,如下:

桡骨远端骨折根据损伤机制分类:Ⅰ.折弯;Ⅱ.剪切力;Ⅲ.嵌插;Ⅳ.骨折脱位合并撕脱;Ⅴ.高速度伤。具体为:

Ⅰ型骨折:关节外干骺端的折弯骨折,如 Colles 骨折(背侧成角)或 Smith 骨折(掌侧成角)。一处骨皮质失去张力,对侧的骨皮质粉碎并嵌塞。

Ⅱ型骨折:关节内骨折,由于剪切应力所致。这些骨折包括掌侧 Barton 骨折、背侧 Barton 骨折及桡骨茎突骨折。由于桡腕韧带可以保持完整,腕骨随骨折片移动而发生腕关节半脱位。

Ⅲ型骨折:由于压缩性损伤所引起的关节内骨折和干骺端骨嵌合,包括复杂的关节骨折和桡骨 Pilon 骨折。其外力为轴向压缩应力引起,可导致涉及关节面的关节内复杂骨折,甚至骨折可延伸至桡骨中下 1/3 处。

Ⅳ型骨折:桡腕关节骨折—脱位并有韧带附着处的撕脱骨折。当腕关节受到扭转外力时,可引起桡腕关节脱位,桡骨茎突和尺骨茎突撕脱骨折,系桡腕关节脱位中合并存在的损伤。

Ⅴ型骨折:属于复合型骨折,多是由于多个力和广泛的高能量损伤造成,同时合并存在上述的一种或者多种外力引起的骨折。

三、桡骨远端骨折分类

目前桡骨远端骨折分型较多,应用较广泛分类方法主要为以人命名的分类及 Frykman 分类和 AO 分类,特别是 AO 分类,这个系统分类的特点是较为详细,对选择手术入路和固定方式及判断预后具有重要指导意义。

（一）以人命名的分类

1.Colles 骨折　由 Colles 于 1814 年首先描述,指发生于桡骨下端 3.8cm 以内向背侧移位的骨折。现在认为 Colles 骨折包括了远端骨折块向背、桡侧移位并旋后、掌侧成角、背侧皮质嵌插或粉碎的所有关节外骨折。

2.Barton 骨折　由 Barton 首先描述,指桡骨远端关节面骨折伴腕关节半脱位,一般分为 2 型:背侧关节缘骨折和掌侧关节缘骨折。

3.Smith 骨折　由 Smith 于 1847 年首先描述,又称反 Colles 骨折,一般分为 3 型:Ⅰ型骨折线为横形,自背侧通向掌侧,未波及关节面,远折端连同腕骨向掌侧移位;Ⅱ型骨折线为斜形,自背侧远端至掌侧近端,远折端连同腕骨向掌侧移位;Ⅲ型骨折即为 Barton 骨折的Ⅱ型。

4.Chauffeur 骨折("回火"骨折)　是于 1910 年 Chauffeur 首先描述,指桡骨茎突的撕脱骨折伴腕关节尺侧移位,该骨折常伴有腕骨间韧带断裂和腕骨分离,是治疗效果较差的原因之一。

5.Rutherford 骨折或 Cotton 骨折　是在 1891 年 Rutherford 和 Cotton 分别对此进行描述,指桡骨远端中央关节面的骨折和凹陷移位,通常指月骨凹的背侧部分,因缺乏软组织附着,牵引复位难以成功。

（二）Frykman 桡骨远端骨折分型

1967 年,Frykman 根据桡腕、桡尺骨的骨折线情况及与之并存的尺骨茎突骨折情况,提出一种分类方法,具体见下表及图。这种分类方法为确定桡骨远端骨折是否稳定提供了比较准确的描述,目前采用也较多。但不足的是它不能反映骨折最初移位的方向或范围、粉碎程度及远端短缩情况。

四、桡骨远端骨折临床表现

桡骨远端骨折后,腕部疼痛并迅速肿胀,可见皮下瘀斑、畸形、腕关节、前臂旋转、手指活动因疼痛而受限。检查局部有明显的压痛,可出现一些典型的"餐叉"、"铁铲"样畸形表现。如粉碎性骨折,可触及骨擦音,仔细检查,可见尺桡骨茎突位置异常。

（一）Colles 骨折

多见于成年和老年人,具有外伤史。临床表现轻重不一,重者局部肿胀、疼痛,有明显腕关节功能障碍或完全消失。自侧方观察腕部时可见有明显的"餐叉"样畸形,由于骨折远端的移位,从背侧观察可发现"刺刀"样畸形。桡骨远端粉碎性骨折,嵌入性骨折时,其远侧向桡侧移位,向近端移位,桡骨下端相对短缩,桡骨茎突与尺骨茎突在同一水平,或者尺骨茎突明显突出,桡骨向桡侧、掌侧倾角消失。以上现象可作为临床诊断的依据,但在畸形不明显时,须用 X 线检查来证实诊断。

（二）Smith 骨折

为腕背着地,腕关节急骤掌屈所致,受伤后腕部肿胀、疼痛,其畸形恰好与 Colles 骨折相反,呈"铁铲"状,由于远侧断端同腕骨向掌侧移位,在查体时前臂远端掌侧可触及尖锐的骨折端,X 线检查可见桡骨之远折端连同腕骨向掌侧、近侧移位。

五、桡骨远端骨折影像学表现

（一）Colles 骨折

Colles 骨折典型的 X 线表现为远端骨折块向背侧、桡侧移位,骨折块旋后、骨折向掌侧成角、桡骨短缩。掌倾角呈负角,尺偏角变小。桡腕关节和桡尺远侧关节可分别单独受累,也可同时受累。骨折涉及关节面时,常伴有关节面的移位、塌陷、旋转、压缩。这些表现往往与骨折的稳定性、复位的难易、治疗方法的选择有着密切关系。X片观察关节内骨折有一定的局限性,可采用CT检查。CT检查是判断关节内骨折块移位程度的可靠方法。

X线片上常见桡骨远端骨折伴有尺骨茎突骨折,并有不同程度分离,应警惕三角纤维软骨复合体损伤。三角纤维软骨复合体损伤可留有腕尺侧疼痛,于前臂旋转活动时明显,有时还伴有弹响。

(二)Smith 骨折

Smith骨折的X线表现为远端骨折块向掌侧移位,向背侧成角,掌侧骨皮质常有粉碎骨折块,骨折块旋转,桡骨短缩。游离的掌侧骨折块常刺激或压迫腕管。有时伴有尺骨茎突骨折。

(三)Barton 骨折

Barton骨折较少见,约占桡骨远端骨折的3%。其X线表现为:骨折位于桡骨远端背侧缘或掌侧缘,骨折线通过关节面。骨折片较小时见于撕脱骨折;骨折块较大时常与腕关节一起向掌侧或背侧半脱位。骨折块不大而韧带损伤较重者也可出现腕关节脱位或者半脱位。

(四)其他

对于桡骨远端粉碎、明显移位或关节内的桡骨远端骨折,影像学表现各不相同,应进行斜位X片、腕关节CT扫描或CT三维影像重建,有利于判断是否累计关节面及骨折块的具体情况。但MR一般不用于桡骨远端骨折的急性期诊断。

六、桡骨远端骨折治疗

桡骨远端骨折是临床常见的骨折,其治疗方法较多,争论也较多,其治疗的最终目的就是恢复腕关节的功能,而功能的恢复与复位的好坏密切相关。恢复关节面的匹配性,维持复位,保护腕部的活动与功能,恢复桡尺、桡腕关节的稳定性是治疗的主要目的。过去可能是由于认识的有限,及手术方法及器械的局限性,以非手术治疗为主导,目前的治疗观念已经有些改变。

大多数桡骨远端骨折行闭合复位,夹板或石膏外固定仍是主要治疗方法,特别对于低能量损伤、关节外骨折的患者,闭合复位效果较好,对于需要手术的患者,术前较好的复位有助于缓解疼痛和手术操作。

(一)桡骨远端无移位骨折

移位或者轻微移位桡骨远端骨折一般属于稳定骨折,可以是关节外也可以是关节内骨折。这类骨折的治疗目标是防止骨折部位发生进一步损伤,并在条件允许时,进行腕和手的活动。可采用前臂背侧石膏托或夹板固定,患肢固定于中立位或轻度屈曲尺偏位、固定4周。注意固定期间手指、肘关节、肩关节的功能训练。去除石膏固定后,加强对患者的腕关节主动训练指导很重要,大部分患者能够在医生指导下经过自己的努力得到康复。

(二)桡骨远端移位骨折

桡骨远端移位骨折应尽早复位,有利于减轻伤后肿胀和疼痛。桡骨远端移位骨折的治疗,要根据骨折的类型、粉碎程度、原始移位程度等因素,来选择较好的治疗方式。

1.闭合复位石膏(夹板)外固定　首先要尽可能准确复位。复位时可采用臂丛神经阻滞麻醉或周围血肿内麻醉。采用与前臂轴向方向一致的持续纵向对抗牵引。双手拇指置于骨折远端背侧,推压向背侧或掌侧移位之远端使其复位,Colles骨折予以外固定于中立位或轻度掌屈尺偏位。过度掌屈和尺偏由于改变了桡腕关节的接触部位,同时腕掌屈使腕关节背侧韧带紧张,几乎不能维持复位。因此,过度掌屈和尺偏实际上不仅对骨折稳定无利,反而增加了再移位的趋势;此外,过度屈曲还可引起腕管内压力增加,并使屈肌腱的正常功能受到影响。固定后,需要拍腕关节正侧位片,用以判断复位效果,应该特别注意关节面、力线、桡骨长度,并定期复查。但有些病例仍有可能发生再移位,应考虑为不稳定性骨折,需给予进一步治疗。Smith 骨折 Thomas Ⅰ 型,手法复位后固定于中立位或轻度背伸位。Smith 骨折 Thomas Ⅱ、Ⅲ 型和掌侧 Barton 骨折稳定性差,闭合复位可能不理想或复查时发现再移位。复位失败的病例,需要比原始 X 线片和复位后的 X 线片,判断骨折的稳定性,必要时行 CT 检查,提供更详细的骨折情况。

2.外固定支架　桡骨远端不稳定性骨折,石膏托固定难以维持复位后的位置。如 Frykman 分型中的Ⅶ、Ⅷ 两型,首先应考虑外固定治疗支架治疗。桡骨远端骨折后,桡骨背侧皮质粉碎、骨折端成角、重叠移位以及嵌插,均使闭合复位存在一定的困难或复位后难以维持复位,尤其是桡骨长度难以维持,外固定支架可以持续维持轴向牵引、克服桡骨背侧皮质粉碎骨折端重叠移位甚至嵌插以及桡骨短缩等不利于稳定的因素而维持复位。外固定支架是治疗桡骨远端骨折非常有效的方法之一,尤其是桡骨短缩畸形可以通过外固定器得到矫正。多数学者认为外固定架优于石膏,特别是 50 岁以下的病人。

外固定支架的优点在于操作简便、损伤小,长轴方向的牵引还可视病情变化而调整。严重的粉碎骨折,桡骨短缩明显,外固定支架固定是首选的方法。目前使用的外固定支架主要有 3 种类型:①超关节型(代表为 Hoffman 支架):最常用,固定可靠,适应证范围广。但超关节固定容易出现腕关节僵硬、早期功能差等缺点。②动态外固定支架(代表为 Orthfix 支架):可以早期活动腕关节,有一定的轴向牵引作用。但为防止掌倾角变小,应限制背伸。③AO 的小型外固定支架(代表为 AO 孟氏的骨折复位器):特点是固定不通过关节,有利于关节早期活动,但由于固定针位于桡骨远端,其应用范围限于关节内粉碎骨折较轻、骨折块较大,特别是掌侧皮质须较完整。

某些关节内骨折在使用外固定支架的同时,加用桡骨茎突经皮穿针来固定或者行有限切开内固定桡骨远端的骨折块,这进一步扩大了外固定支架应用范围。

3.经皮穿针固定　经皮穿针治疗桡骨远端骨折已有近百年的历史,它具有手术简单、二次取出容易、较少影响肌腱功能等特点,主要适用于关节外骨折、闭合复位后早期出现再移位的骨折,以及一些能闭合复位但无法靠外固定维持位置的关节内骨折。采用经皮穿针固定(或称多根针固定)治疗桡骨远端骨折,可单独使用,也可与其他外固定联合使用。如桡骨茎突骨折,Smith 骨折的 Thomas Ⅱ 型等均采用经皮穿针固定。

闭合复位经皮穿针固定的第一种方法是将克氏针从桡骨茎突或者桡骨远端骨折块的尺背侧弯曲处打入桡骨干近端髓腔,类似于髓内固定。克氏针在髓腔内紧贴一侧桡骨皮质而产生弯曲,弯曲的克氏针产生一定的张力,可以对桡骨远端的移位或成角维持复位;第二种方法是桡骨远端骨折经牵引复位后,将克氏针通过桡骨茎突穿入直到桡骨干未损伤的皮质处。也可将克氏针先从尺骨穿入,贯通尺骨直到克氏针达到桡骨茎突内侧皮质或完全通过桡骨。如果克氏针贯穿桡尺骨,则肘关节必须用石膏托固定,以免因前臂旋转而造成克氏针预弯折断。

闭合复位经皮穿针固定适用于粉碎不十分严重和骨质疏松轻微的桡骨远端骨折。所有的手术操作过程应该与其他无菌手术要求一样。克氏针插入后,应经 X 线摄片或 C 型臂机透视证实骨折复位的情况和克氏针插入的位置,以便及时调整。固定结束后,露于皮外的针尾应剪短,尾部弯勾,用无菌纱布包扎。前臂石膏托固定 3～6 周,去除石膏后,开始腕关节功能训练。须注意防止发生针道感染、固定针松动或折断、以及骨折再移位。术后病人需要仔细随访,有异常情况及时处理。

对于严重的不稳定性骨折,不论是关节内骨折或者关节外骨折,在经皮穿针的同时可加用外固定支架,必要时植骨,甚至切开复位经皮穿针加植骨等不同的组合方式固定。

4.切开复位内固定

(1)手术适应证:尽管大部分桡骨远端骨折可以通过以上微创、无创技术、非手术治疗得以处理,但对于一些极不稳定的骨折,如复杂的关节内骨折切开复位固定仍有必要,如 Smith 骨折的 Thomas Ⅱ、Ⅲ型,掌侧 Barton 骨折,Frykman 分类中的Ⅲ～Ⅷ型,以及涉及关节面、粉碎性的 AO 分类中 B、C 型骨折,这些类型的骨折,如关节面移位大于 2mm,或伴有关节面压缩塌陷,手法复位多不能奏效或复位后稳定性极差,可考虑行切开复位内固定,另外对于手法复位失败的桡骨远端 A 型骨折,也可予以手术治疗。

(2)手术目的:桡骨远端涉及关节面的骨折的治疗目标是恢复关节面的完整性、桡骨的长度和正常的生理角度,以减少创伤性关节炎的发生。复位不良的骨折,会导致腕关节应力增加,最后出现关节疼痛和骨性关节炎。在制定手术方案时要考虑到患者的年龄、性别、职业和运动要求等。X 线摄片不明确时,可行 CT 检查,CT 可为临床医生提供更为清晰的关节内移位、塌陷程度等情况。

(3)手术入路:手术切口和固定方法的选择取决于骨折的具体类型。切开复位常用的手术切几有 3种:掌侧切口、背侧切口、桡骨茎突切口。较常用的是掌侧切口和背侧切口。掌侧入路:在桡侧腕屈肌和掌长肌间隙作纵行直切口或倒"L"形切口进入,注意保护桡动脉和正中神经,切开部分旋前方肌,显露骨折端及移位的骨块。术中不必过多破坏旋前方肌和骨膜,显露骨折断端,清除嵌压的软组织后,行骨折复位,复位时重点观察桡骨远端关节面的平整和桡骨茎突高度,并恢复桡骨远端关节面的掌倾角。背侧入路:近端始于桡骨茎突近端 6～8cm,远端达桡腕关节后向背侧呈"T"形切开。在桡侧腕长、短伸肌肌腱与拇长伸肌肌腱之间切开伸肌支持带,将桡侧腕长、短伸肌肌腱向桡侧、拇长伸肌肌腱向尺侧拉开,充分显露桡骨背侧关节面及骨折断端,包括断端近侧 3～5cm 的桡骨,沿此切口可显露桡骨背侧的全部关节面,且可充分探查掌侧的碎骨块。然后在直视下进行骨折复位。

(4)固定方法:对于骨折块较大、较完整的,可选用克氏针、螺钉或可吸收钉固定;粉碎较严重或嵌插大于 4～5mm 的桡骨远端骨折,常选择局部植骨填充后"T"形或"π"形钢板固定,最近出现的 LCP 钢板更适应于严重粉碎性骨折或者伴有严重骨质疏松的患者。手术要严格无菌操作,积极预防感染。一旦感染,往往会给腕关节和手部的功能带来极大的影响。

(5)术后处理:伤口常规放置橡皮引流条,术后 24h 拔除。术后第 1 天开始指间关节和掌指关节主动活动,同时配合肢体静脉泵消肿治疗。术后第 2 天减少伤口敷料,包扎后开始腕关节功能练习,由患者健侧手辅助被动活动逐渐过渡到患侧腕关节的主动活动。到伤口拆线时患侧腕关节应达到正常的活动范围。

5.腕关节镜 近年随着关节镜技术的发展,腕关节镜手术逐渐在临床上应用,在腕关节镜下对桡骨远端关节内骨折进行复位及内固定是发展不久的一项新技术,它作为治疗桡骨远端骨折的一种辅助手段有许多优点:①腕关节镜技术可以在很小的切口内为骨折复位提供极佳的视野,可避免切口过大所造成的组织损伤或切口过小所造成的显露不清,减少术后瘢痕形成而获得较好的腕关节活动度,保留了骨膜的完整以利于术后骨痂形成。②能比其他方法更准确地判断关节面的平整。一般认为,桡骨远端关节面骨折手法复位后残留阶梯状移位超过 2mm 就容易发生创伤性关节炎,而现在一些学者甚至认为临界值应该是1mm,因此关节内骨折解剖复位或接近解剖复位对其功能至关重要。腕关节镜可以观察到整个关节面的情况,在镜下将骨折块复位,尤其适用于桡骨茎突骨折、Barton 骨折等较大的骨折块复位,在 X 线下不能显影的关节内软骨游离体或有潜在危险的软骨骨折在腕关节镜下通常能被发现,同时予以清除或修整。③能观察关节软骨的损伤程度,有助于对预后的判断。④它可以用于早期判断及治疗骨折所造成的腕关节内紊乱征,如舟月韧带、月骨三角骨韧带撕裂等。手术时机一般选在受伤后 4 天,如果伤后 3 天内手术,骨折端的出血可影响操作,而关节镜的冲洗液体也容易外渗至肌间隙中,但超过 7 天手术可能出现镜下复位困难的情况。

6.骨或骨替代物移植　主要适用于桡骨远端粉碎性骨折及伴有严重骨质疏松患者。桡骨远端骨折系松质骨骨折,常存在干骺端骨缺损,植骨可为塌陷提供支撑,促进愈合,减少外固定时间,为尽早开始功能锻炼,减少并发症创造条件。植骨材料大多使用自体髂骨,异体骨、人工骨、可吸收材料等替代品也逐渐应用于临床。

(三)功能训练

早期功能训练是恢复功能的重要措施,在条件允许的情况下,尽早开始主被动功能训练。系统的康复治疗,对于腕关节功能恢复是十分有利的。

六、桡骨远端骨折并发症及预后

桡骨远端骨折处理不当往往会发生诸多并发症。常见的并发症有下尺桡关节脱位、腕管综合征、严重创伤性腕关节炎、前臂筋膜间室综合征、关节僵硬等。下尺桡关节脱位是桡骨远端骨折最易发生的并发症,并且容易忽略。未准确复位和未可靠固定是造成骨折畸形愈合的主要原因。可分为急性期并发症、早期并发症(6周内)和晚期并发症(大于6周)。

1.神经损伤　桡骨远端骨折畸形引起腕管压迫,最常见出现正中神经损伤,Mayo统计536例桡骨远端骨折,其中急性正中神经损伤发生率达13%,慢性正中神经损伤发生率达23%。因此,在患者到医院后,必须检查手部感觉情况,判断有无正中神经损伤。急性正中神经损伤可由过度腕背伸的牵拉、向掌侧成角骨折端的挤压、直接外力的碾压以及切割伤所致,还可因局部血肿、水肿、骨折移位和游离的骨折块的刺激和压迫,引起腕管容积变小,出现腕管综合征。这种损伤一般无需急诊切开探察,通过骨折及时复位,减轻局部压力,而缓解症状。慢性正中神经损伤可由瘢痕粘连、骨块压迫所致,一般观察3个月,如有必要,可行探察松解术或骨块切除术。

尺神经损伤很少见,常见于高能量的开放性损伤,大部分表现为挫伤或牵拉性损伤,通过保守治疗常能好转。

2.肌腱损伤　肌腱损伤可分为原发性和继发性。原发性损伤见于肌腱嵌夹、断裂。腕部的肌腱有时可嵌夹在桡骨远端骨折移位的骨块间,因此导致骨折复位失败并肌腱损伤。继发性损伤多见于桡骨远端骨折后瘢痕粘连,及外伤对肌腱周围血运、营养的影响,使肌腱活动度下降。肌腱营养不良、骨折急性局部增生及肌腱沟不平滑,均可造成肌腱断裂。Lister结节骨折所造成拇长伸肌腱断裂最常见。

3.骨折畸形愈合　常见于不稳定的桡骨远端骨折。手法复位后发生再移位或手法复位不理想,当时又不具备手术条件以及骨折粉碎严重、骨质疏松、内固定未达足够强度或不适当的功能训练等因素都可引起骨折畸形愈合。临床表现:腕关节多有畸形、肿胀持续时间长、腕关节活动受限、疼痛、握力减退、尺腕撞击综合征等。有些病例还可有创伤性关节炎、腕关节废用性骨质疏松等表现。骨折畸形愈合的治疗比较复杂,需要根据畸形的程度和对功能的影响,来制定治疗计划。

总的原则是最大限度地恢复桡腕关节的功能,减轻疼痛症状。治疗方法有:①去除阻挡、压迫;②恢复骨的正常解剖;③挽救性治疗。畸形不严重,桡腕关节和桡尺远侧关节结构关系基本正常者,可通过正确的康复治疗来恢复腕关节功能;畸形严重,影响腕关节功能恢复者,应及时手术治疗,有利于功能的早日恢复。桡骨远端楔形截骨植骨矫形术、尺骨短缩术等均是可行的办法。

4.预后　桡骨远端的骨折并非是一种简单的损伤骨折,因此,需要仔细评估此类损伤的影像学表现,如下尺桡关节、腕骨等损伤情况。仔细判断这些客观表现,有助于综合判断及治疗桡骨远端骨折,改善预后。

虽然传统手法复位仍是治疗桡骨远端骨折的重要方法,它既简单又经济,较容易被人们接受。但对不稳定的关节内骨折以及手法复位后不满意的关节外骨折,通过切开复位,选择合适的"T"形钢板或外固定支架固定,并及早进行功能锻炼。无论是手术或非手术治疗,功能锻炼至关重要,它可以促进消肿、恢复肌肉功能、防止关节僵硬、促进骨折愈合,也可防止骨质疏松。

(张敬堂)

第九节　肱骨大结节骨折

一、概述

肱骨大结节骨折常与肩关节脱位或肱骨外科颈骨折同时发生,系撕脱性骨折。但仅因冈上肌突然收缩所致的单独大结节撕脱骨折则甚为少见。因直接外力作用于大结节所发生的骨折多为嵌入性或粉碎性,移位不显著。结节撕脱骨折在肱骨头复位后常能获得解剖复位,可用非手术方法治疗,伤后用三角巾悬吊患肢 2 周,并尽早开始患肢的功能锻炼。

二、病因和发病机制

肩关节由肩胛骨的关节盂和肱骨头组成,因肱骨头大,关节盂小,并且是椭圆形,仅覆盖肱骨头的 1/3 左右,形成一个杵臼关节,所以在四肢关节中,是活动范围最广泛而灵活的关节。关节盂周围有纤维软骨来维持关节的稳定性,并由喙肱韧带、盂肱韧带及其周围的肌肉来增加其关节的稳定性,而这些韧带和肌肉不仅参与关节的稳定,更重要的是参与关节的活动,特别是肱骨大结节是由冈上肌、冈下肌和小圆肌在肱骨上端汇集成共同的腱袖抵达其上。因为这些解剖特点,在肩关节遭受外伤时,特别是当上肢外展外旋着地时,这 3 个肌肉和肩袖的强烈收缩,极易造成肱骨大结节撕脱性骨折,骨折片多发生严重的移位。虽然这种骨折没有波及肩关节的骨性结构,但肱骨大结节骨折片复位的好坏,直接影响着这些肌肉的长度、张力和弹性以及收缩力的改变,对肩关节的外展、外旋甚至内收、后伸功能都会造成一定的影响。

三、分型

根据致伤的暴力及合并伤可分为 4 种类型:

1.无移位的单纯肱骨大结节骨折　此种骨折多为直接暴力撞击于肱骨大结节,即当跌倒时肩部外侧着地引起骨折,骨折块很少有严重移位或无移位。

2.合并肩关节前脱位的肱骨大结节骨折　此骨折系肩关节前脱位时,大结节撞击于肩胛盂前下缘所致,因大结节与肱骨的骨膜未断裂,当肩关节前脱位整复后,肱骨大结节亦即自行复位。

3.有移位的单纯撕脱骨折　此种骨折多为间接暴力引起,即当跌倒时,上肢外展外旋着地,冈上下肌、小圆肌及肩袖突然猛力收缩牵拉肱骨大结节撕脱骨折,如为完全撕脱骨折,骨折块可缩至肱骨头的关节面以上。

4.合并肱骨外科颈骨折的大结节骨折　多为间接暴力引起,如跌倒时手或肘部着地,暴力沿上肢向肩部冲击,可引起肱骨外科颈及大结节骨折。

四、临床表现及诊断

肩部外侧疼痛,大结节部有压痛和肿胀,患侧上肢不能外展外旋,被动地内旋时则使疼痛加重,上臂外展小于70°。一般根据外伤史、临床表现和X线检查即可诊断。摄X线片如发现肩关节脱位或肱骨外科颈骨折时,应考虑合并大结节骨折。诊断单纯大结节骨折比较困难,须依靠X线片协助诊断。

五、治疗

治疗肱骨大结节撕脱性骨折,首先应争取手法复位,使骨折达到解剖复位,尽量争取避免手术切开复位,因手术切开复位,增加患者的痛苦和感染机会。若不能达到解剖复位时,还是以手术切开复位内固定为好,肩关节功能恢复较好。

1.无移位的肱骨大结节骨折　不需特殊处理,采用三角巾悬吊2周即可,并尽早开始患肢功能锻炼。合并肩关节前脱位者,关节整复后,大结节多同时复位,可按肩关节前脱位治疗。

2.有移位的肱骨大结节骨折

(1)手法复位外固定

1)在血肿内局麻,取坐位,患侧上肢外展90°、外旋60°、前屈40°位。

2)患肢置于外展架上,术者用拇指将冈上肌向肱骨大结节方向推压,使骨折块复位。

3)复位良好者用石膏条将外展架及患肢固定4周。

(2)切开复位和内固定:如有移位的肱骨大结节骨折手法复位失败,或当撕脱的结节移位>1cm时,需要做切开复位和内固定。

不论是大结节或是小结节撕脱骨折,均可采用标准的三角肌-胸大肌切口或肩峰成形术切口,根据骨折块大小、粉碎程度或骨质情况选择螺丝钉、可吸收螺钉、钢丝或缝线小心地将结节整复至其原来位置并固定。若结节部有移位或回缩,同时也明显存在肩袖撕裂损伤的机制,则应仔细辨认和修复肩袖的缺损,才能获得满意的结果。

当大结节骨折是肱骨近端骨折的一部分时,可按Neer分类,按相应原则进行处理。

肩关节的活动范围在四肢关节中是最大的和最灵活的,周围的肌肉韧带较多,因此骨折片复位后不管是用石膏固定,还是外展架固定,固定时间不宜太长,否则会导致肌肉的粘连,张力和弹性下降,韧带的挛缩等,影响肩关节功能的恢复。一般认为固定时间在4~6周,解除外固定后进行X线摄片检查,若无骨痂生长,再用三角巾悬吊前臂,开始肩关节功能练习,若有骨痂生长,应主动积极进行关节功能练习。

(商　科)

第十节　肩锁关节脱位

肩锁关节由锁骨的肩峰端和肩胛的肩峰关节面所构成,为凹面关节,约有半数个体关节呈垂直方向,而另外半数个体该关节有不同程度的向外侧倾斜。关节囊薄弱,肩锁韧带、斜方肌和三角肌腱纤维在其上方加强,下方则有强劲的喙锁韧带(斜方韧带及锥形韧带)维持该关节的稳定性。约20%的个体关节中存在纤维软骨盘。肩锁关节的活动度不大,但却参与了肩部各方向的活动。

肩锁关节脱位为一常见损伤。多发生于青壮年,约占肩部创伤脱位的 12%。

一、创伤机制

跌倒,肩部直接着地致伤最为多见。此外,肩部外上方的直接打击、碰撞也可造成。肩部受力后向下方移位,而锁骨内端受第 1 肋抵触不能继续下移,应力集中在肩锁关节和喙锁韧带,造成该关节的不同程度损伤——挫伤、半脱位或脱位。

二、创伤病理

外伤较轻时仅造成肩锁关节囊及其加厚部分——肩锁韧带的挫伤,纤维结构部分断裂而外观完好,关节内积血,周围组织肿胀。中度创伤会造成关节囊及肩锁韧带完全断裂,而喙锁韧带完好,此时肩锁关节前后方向移动性加大,或出现向上的半脱位。更严重的创伤将进一步造成喙锁韧带断裂以及附着于锁骨远端的斜方肌和三角肌纤维断裂,导致关节完全脱位。有时喙锁韧带完好,而喙突发生撕脱骨折,其结果相同。偶尔,在脱位的过程中发生锁骨肩峰关节面边缘的撕脱骨折。严重的移位可伤及冈上肌或斜方肌。

三、分型

Weaver & Dunn(1972)根据创伤程度及表现将 Alman(1967)的分型扩展为三型:

1. I 型　创伤损伤了关节囊结构,但关节囊及韧带未断裂,表现为肩锁关节部位的肿胀、压痛,无畸形,X 线片无所见。肩应力 X 线片(手持重物)亦无阳性所见,晚期 X 线片可见该部位软组织钙化影。

2. II 型　关节囊及肩锁韧带完全撕裂,而喙锁韧带完好。临床表现为该关节肿胀明显,压痛,活动痛,可见半脱位畸形,按压锁骨远端有浮动感,其前后方向的活动度加大。X 线片上该关节间隙增宽(正常时为 1.1~1.3mm),或出现半脱位(应拍双侧 X 线片对比),如有怀疑,应在手持重情况下摄 X 线片,则半脱位清晰可见。

3. III 型　关节囊、肩锁韧带、喙锁韧带完全断裂,导致关节完全脱位。临床表现为关节部位明显肿胀并波及锁骨下区,关节处有明显压痛,可见明显的台阶状畸形,可触及锁骨肩峰端突出于皮下,锁骨的上下和前后活动度加大并有活动痛,喙突处亦有显著压痛。X 线片上可见锁骨外端显著上移,关节脱位,关节间隙增宽在 5mm 以上。

Rockwood(1984)在此基础上又增加三型而成为六型,所增加的三型均属完全性脱位,只不过程度更重(移位严重向后穿入斜方肌、严重向上脱位至颈部皮下、严重向下脱位至喙突下),在临床上极为罕见。

四、治疗

对 I 型损伤,对症服用活血止痛药物;局部早期冷敷,晚期热敷;外用消肿散瘀药物;颈腕带或三角巾制动,患肢避免运动 1 周。症状消除后开始功能练习,预后良好。

II 型损伤多采用非手术治疗,如黏膏条固定、弹力带固定以及各种加压背带,使在锁骨外端产生向下压力,而在肘部产生向上的压力,以使肩锁关节复位并维持复位位置。通常固定 4 周,以使撕裂的关节囊、韧带愈合。2～3 个月内患肢避免提重物。即使仍遗留有半脱位,也多无症状和功能障碍。

Ⅲ型损伤可采取与Ⅱ型相同的非手术疗法,虽然晚期结果多有畸形存在,但症状和功能丧失常不明显。黄公怡(2000)所报道的 Zero 位牵引治疗也取得较满意的结果,但卧床时间长,须患者的忍耐和配合。

一直存在非手术治疗和手术治疗的争论,Dias 等(1987)比较了肩锁关节脱位保守治疗 184 例和手术治疗 181 例的晚期结果,结果差者保守组为 7 例而手术组为 16 例。所谓结果差即是疼痛、活动受限导致变换工作。Gardon,等也报道了类似的对比结果。Phillip(1998)总结了 24 篇文献,1172 例肩锁关节脱位,结果满意者手术组为 88%,而非手术组为 87%;活动范围正常或接近正常,手术组 86%,而非手术组为 95%;残留疼痛,手术组为 7%,而非手术组为 4%;残留畸形,手术组为 3%,而非手术组为 37%;力量减少,手术组为 13.3%,而非手术组为 8.4%;需进一步手术治疗者,手术组为 59%,而非手术组为 6%。手术的感染率为 6%。

因而多数学者认为保守治疗仍是主要治疗方法,除非手术适应证有了清楚的界定。比较清楚的手术适应证是:肩锁分离超过 2cm 以上而年龄<40 岁;保守治疗结果差须进一步处理者。

手术治疗的方法为数甚多,其手术方式可归纳为以下几类——即肩锁间固定;喙锁间固定;韧带修复或重建;肌肉移位动力重建;锁骨外端切除;肩锁关节融合。近年的趋势是几类方法的联合使用。

比较而言,肩锁关节间固定及修复或重建韧带的方法优于喙锁间固定的术式,后者的失败复发率达 9%。陈旧性肩锁关节脱位和保守治疗失败,疼痛严重者以锁骨远端切除及韧带重建为宜(如 Vladimir Vukov 手术)。

手术方式、方法的众多,恰恰反映出缺乏一个公认的行之有效而结果满意的方法。我们应根据伤者的年龄、合并损伤情况、伤者的要求、技术和设备条件来决定手术方式,贸然手术可能比非手术治疗结果更糟。

(商　科)

第十一节　胸锁关节脱位

胸锁关节由锁骨的胸骨端及胸骨柄的锁骨切迹所构成,为球窝状关节,关节腔被纤维软骨盘分隔为二。关节四周被韧带加强,即前侧的胸锁前韧带,后侧的胸锁后韧带,上方的锁骨间韧带和下方的肋锁韧带。锁骨下肌为动力性稳定结构。该关节虽小,却是上肢活动的轴心,有三轴的运动。前后运动发生在胸锁关节下腔,可使锁骨有前后 10cm 的运动;上下运动发生在关节的上腔,可使锁骨做上下各 20°的运动;旋转活动关节时两腔均参与,可使锁骨有 60°的前后旋转活动。

胸锁关节脱位,临床较少见。在肩部创伤中仅占 0.5%,在各种脱位中其发生率<3%。胸锁关节后脱位更为罕见,仅占各种脱位的 0.1%。

此种脱拉多发生于青壮年,常为激烈运动中肩部的接触、碰撞所造成,好发于橄榄球、曲棍球、足球运动中,也可发生于摩托车事故中。

一、创伤机制

当肩的前外方或后外方受到强大的冲击,应力沿锁骨传导至胸锁关节,使锁骨内端(胸骨端)发生脱位。前外方的应力迫使肩胛沿胸壁急骤内移,同时带动锁骨肩峰端急骤向后,而在锁骨的胸骨端形成向前的分力,造成胸锁关节向前脱位。反之,后外方的应力使锁骨肩峰端急骤前移,在锁骨胸骨端形成向后的分力导致胸锁关节后脱位。

二、创伤病理

轻者关节囊仅部分纤维断裂,仍保持其外观的完整性。关节肿胀,积液,但不发生脱位,关节的纤维软骨盘完好,肋锁韧带完好。重者关节囊及其加强韧带完全破裂,纤维软骨盘撕裂关节完全脱位,局部有明显血肿。向后脱位严重者可伤及上纵隔内的血管、气管等重要组织结构。

三、分型

按其脱位方向可分为:

1.前脱位 最常见,但合并损伤甚少。

2.后脱 位罕见,自 1824～1996 年,文献报道仅百余例,却较前脱位更具危险性,因其合并上纵隔损伤的发生率可高达 25%(Martin,1993)。

Rockwood(1984)按胸锁关节的损伤程度分为三型。

Ⅰ型:关节轻度挫伤,无脱位。

Ⅱ型:关节中度损伤,半脱位。

Ⅲ型:关节严重损伤,完全脱位。

四、临床表现

胸锁关节肿胀、压痛、活动工痛,特别当肩胛沿胸壁内外移动时会引起剧烈疼痛。前脱位时锁骨的内端突出于皮下,极易发现和触及;后脱位时因锁骨内端移位至胸骨柄后侧,该关节触诊空虚,而颈静脉切迹(胸骨上切迹)突出于皮下。

常规 X 线片检查常不易判断,特别是后脱位,极易漏诊。可摄 Hobbs 位或 Serendipitz 位,以清楚地显示胸锁关节。CT 片可显示脱位的方向和程度,对防止漏诊极有意义。

五、治疗

1.Ⅱ型采取保守治疗,预后良好。可于急性期使用冷敷,或使用活血散瘀药物(内服或外敷),伤肢颈腕带或三角巾制动,症状消失后逐渐增加活动。

2.对Ⅲ型损伤应首选闭合复位——如为前脱位,使伤者仰卧,肩胛间以布卷垫起,另一布单绕过胸部以做对抗牵引,肩外展 90°位牵引,于后伸的同时以手指向后压迫脱位的锁骨内端,则可感到复位的声响。如复位后甚稳定,可以 8 字绷带或各种带有锁骨内端加压垫的锁骨带固定 3 周以上。一般而言,前脱位整复容易但极不稳定。非手术治疗的结果常遗留有半脱位或复发性脱位,但晚期功能结果均较好。

3.后脱位的闭合复位方法同前脱位,只是不必按压锁骨内端,如复位困难可给以麻醉,并以巾钳经皮夹持锁骨中段向前提拉多能复位。后脱位整复后均较稳定,可以 8 字绷带固定 3 周。

闭合复位不成功或复发性脱位可以考虑行切开复位内固定术：①修复破裂的关节囊及其加强韧带；利用破损的纤维软骨盘加强关节囊前壁；利用胸锁乳突肌下止点翻转修复并加强前关节囊及肋锁韧带；②固定脱位的骨端，可使用克氏针、螺钉、孔钉钢丝张力带、尼龙绳等。

什么是最有效的内固定尚无定论。克氏针简便，使用最多，但其并发症亦最多，诸如克氏针折断、气胸或克氏针游走穿入肺部、肺动脉主干、心包等时有报道。因此 Asfazadourran（1997）明确反对使用克氏针内固定，而建议以 Burrows 法修复关节囊及肋锁韧带，加强关节囊前壁及骨端缝合治疗此种脱位。

锁骨内端（胸骨端）切除，通常切除 1～4cm。其晚期结果并不理想，常常造成上肢无力。晚期随诊的优良率仅为 60%（Acus，1995），因而也不被多数人所推崇。

（商　科）

第十二节　肘关节脱位

肘关节脱位是肘部常见损伤，多发于青少年，常合并其他损伤，在诊治中应提高警惕，防止漏诊漏治。

一、损伤机制及分类

肘关节脱位多由间接暴力引起，常发生在坠落时上肢外展着地时，是由剪切力造成的。大多数脱位为后脱位。近尺桡关节向后移位时造成桡骨头骨折、桡骨颈骨折和（或）尺骨喙突骨折，外翻的应力还可造成肱骨内上髁的撕脱骨折。

肘关节脱位分类如下：

1.肘关节后脱位　最常见的一型，表现为尺骨鹰嘴向后移位，肱骨远端向前移位的肘关节脱位。

2.肘关节前脱位　较少见的一型，常合并尺骨鹰嘴骨折，表现为尺骨鹰嘴骨折和尺骨近端向前移位。

3.肘关节侧位脱位　常见于青少年，暴力致肘关节侧副韧带和关节囊撕裂，肱骨远端向尺侧或桡侧移位，常伴内或外上髁撕脱骨折。

4.肘关节分裂脱位　极少见的一型，表现为尺骨鹰嘴向后脱位，而桡骨小头向前移位，肱骨远端便嵌插在二骨端之间。

二、临床表现及诊断

明确外伤史，肘关节肿胀，肘关节呈半屈曲状，伸屈功能障碍，肘后三角形骨性标志紊乱。如为肘关节后脱位，尺骨鹰嘴向后明显突出，肘关节后方空虚。如为肘关节侧方脱位，肘关节呈内或外翻畸形。X 线可以明确诊断。需注意仔细检查上肢的神经、血管功能。

三、并发症

1.肱动脉损伤　在肘关节脱位时肱动脉损伤是严重的并发症，较为罕见。血管受到牵拉造成内膜撕裂以致断裂，早期诊断非常重要。如果闭合复位后动脉循环未恢复，则需立即进行动脉修复，通常要用大隐静脉移植修复动脉缺损。如果延迟进行手术治疗，需要切开前臂筋膜防止筋膜间隙综合征的发生。内膜撕裂可导致动脉迟发的血栓形成,肘关节脱位复位后要密切观察患肢循环。

2.筋膜间室综合征　复位后通常有严重肿胀,需严密观测防止筋膜间室综合征的发生。

3.神经损伤　肘关节脱位时可造成神经损伤,多为牵拉伤,经保守治疗可恢复其功能。

4.肘关节不稳　肘关节反复脱位造成肘关节周围组织愈合不良、韧带松弛或复位而未能修复损伤的侧副韧带时可导致肘关节不稳。需手术修复侧副韧带。

四、治疗

1.手法复位　新鲜肘关节脱位或合并骨折的脱位主要治疗方法为手法复位,石膏托固定3周。麻醉下取坐位进行牵引与反牵引,将肘关节屈曲60°～90°,并可稍加旋前,常有复位感。合并骨折时,先复位关节,再复位骨折。超过3周的陈旧性脱位亦可试行手法复位,固定时肘关节要<90°。

2.手术治疗

(1)适应证:①闭合复位失败或不宜进行闭合复位;②合并骨折时,关节复位后骨折不能复位;③陈旧性脱位,不宜进行手法复位者;④某些习惯性肘关节脱位。

(2)开放复位:取肘关节后侧入路,保护尺神经,为防止再脱位,用一枚克氏针固定肘关节1～2周。

(3)关节形成术:适用于肘关节陈旧性脱位、软骨面已经破坏或肘关节已强直者。

3.复杂性肘关节骨折脱位及其治疗

(1)肘关节脱位合并桡骨小头或肱骨小头骨折:手法复位肘关节,如果桡骨小头骨折无移位或复位成功,上肢石膏固定3周。如果桡骨小头粉碎骨折或复位失败,则手术切除桡骨小头。

(2)肘关节脱位合并桡骨干骨折:手法复位效果较满意。肘关节复位后,如果桡骨干骨折再经手法复位成功,则上肢石膏固定4～6周。如果桡骨干骨折复位失败,则手术复位内固定。

(3)肘关节脱位合并肱骨外髁、桡骨颈骨折:采用手法复位,如果肱骨外髁外翻90°,则不能用牵引方法复位肘关节;如果肱骨外髁、桡骨颈骨折复位成功,则上肢石膏固定4～6周;如果肱骨外髁、桡骨颈骨折复位失败,则采用手术复位。

(4)肘关节侧方脱位合并肱骨外髁骨折:如果肱骨外髁无外翻,应手法复位,避免牵引,将肘关节稍屈曲并稍内翻,用鱼际推按尺桡骨近端及外髁骨折块即可复位。如果外髁骨折块未复位,再试用手法复位。如果肱骨外髁复位失败,则采用手术复位。

(5)肘关节脱位合并上尺桡关节分离及肱骨外髁骨折:该损伤较复杂,可行手法复位。

(6)肘关节伸展性半脱位:该损伤少见,因此易于误诊和漏诊。有跌倒手掌着地外伤史,肘关节疼痛、肿胀,肘关节呈超伸展位僵直,不能屈曲活动,伸屈功能障碍X线可以发现肱骨滑车向掌侧明显突出并外旋,尺骨明显后伸,尺骨、肱骨干呈-20°～35°角,鹰嘴关节面离开了与滑车关节面的正常对合关系。牵引下屈曲肘关节即可复位,上肢石膏固定3周。

（商　科）

第十三节　肩袖损伤

肩袖损伤是肩关节外科的常见病,其发病率依据不同的文献报道为5%～39%。作为上肢的活动枢纽,肩关节决定了整个上肢的活动范围和活动的空间精确度。而肩袖肌群作为肩关节空间位置精确控制的主要动力因素之一,对肩关节的功能发挥起着至关重要的作用。因此肩袖损伤会使肩关节产生不同程度的功能障碍并伴有疼痛,严重影响患者的日常生活能力和生活质量。然而,目前在国内对于该疾病的认识还处于相对滞后的阶段。

一、肩袖的解剖和功能

1.解剖 肩袖由前方的肩胛下肌(止于肱骨小结节),上方的冈上肌(止于肱骨大结节的上部),后方的冈下肌(止于肱骨大结节的中部,)和小圆肌(止于肱骨大结节的下部)构成。在接近止点的位置与关节囊相愈着并相互融合形成袖套样结构包绕在盂肱关节的周围。

2.功能 同髋关节相比,肩关节活动度更大,但内在稳定性低。肩袖的存在为肩关节提供了良好的内在稳定性和精确的空间位置控制能力。在进一步谈肩袖的功能前,先来认识一下 Inman 在 1944 年提出并由 Burkhart 在 1993 年进一步完善的力偶平衡理论。力偶平衡包括了两个方面的内容。

(1)在冠状面上的平衡:位于肩关节旋转中心下方的肩袖肌肉,包括肩胛下肌的下部、冈下肌的下部和小圆肌的全部,所产生的力矩能够与三角肌产生的力矩平衡,使合力的方向指向关节盂的中心,抵抗三角肌收缩产生的向上的牵引力,维持了肩关节在上举过程中的稳定。

(2)在轴面上的平衡:指位于前方的肩胛下肌与位于后方的冈下肌和小圆肌的力矩平衡。也即所产生的合力方向指向关节盂的中心。使肩关节能够在活动范围内的任意空间位置保持稳定性。

肩袖的功能就是提供以上两个平面上的力偶平衡,满足肩关节的功能要求。

二、肩袖损伤的病因学

1.撞击 1972 年 Neer 提出了喙肩弓下撞击的概念,并提出通过喙肩韧带的切除和前肩峰成型来治疗。1965～1970 年 Neer 通过这种方法(少数病例加用了肩锁关节的切除)治疗了 50 肩的冈上肌肌腱炎/部分断裂/全层断裂。在获得随访的 47 肩中 38 肩的疗效满意。1986 年 Bigliani 报道了肩峰形态同肩袖断裂的关系。按形态(在肩袖的出口位上)将肩峰分为三个类型:平面型、弯曲型和钩型。在钩型肩峰肩袖损伤的发生率高于前两者。该研究似乎进一步明确了撞击是肩袖损伤的原因。但其他的一些研究表明在不同年龄段的人群中肩峰形态的构成比例是不同的。因此,在肩峰形态是肩袖损伤(肩峰下撞击)的原因还是结果方面,一直存在争论。

2.局部的应力环境、血供以及退变 更多的肩袖部分损伤不是发生在滑囊侧而发生在关节侧。SekiN 等的三维有限元分析表明在肩关节外展的过程中冈上肌腱的最大张力出现于肌腱前部的关节侧(肌腱前部关节侧和滑囊侧的张力分别为 15.0MPa 和 1.8MPa)。而冈上肌腱的前部关节侧正是肩袖损伤最常见的首发部位。肩袖的血液供应来自于旋肱前动脉的外侧升支、胸肩峰动脉的肩峰支、肩胛上动脉以及旋肱后动脉。Codman 在 1934 年就提出了冈上肌腱的最远端 10mm 为缺血区。随后的组织学研究证实了这一缺血区的存在,在这一区域的关节侧只有散在的血管分布,血液供应显著弱于同一区域的滑囊侧。冈下肌肌腱的近止点区域同样也为血液供应缺乏区。而且随着年龄的增长,肩袖的血液供应有降低的趋势。

以上的理论都支持劳损和随着年龄增长的退行性变是肩袖损伤的病因之一。

3.外伤 外伤直接导致的肩袖损伤很少,一般都是在退变的基础上肩袖的强度减低后发生外伤而导致肩袖的断裂。

4.职业因素　从事上肢过头工作及上肢高强度作业的人群容易发生肩袖损伤。一项研究调查了在12个不同工作岗位工作的733名工人肩袖病变的发病情况,发现以下为肩袖病变的职业性危险因素:上臂在大于等于15%的工作时间内屈曲超过45°;上肢高强度作业大于等于9%的工作时间。

5.其他的危险因素　吸烟、遗传因素等。有研究表明临床确诊为肩袖全层断裂患者的兄弟姐妹与对照人群相比其罹患该病变的相对风险为2.42。

三、肩袖损伤的诊断

1.症状

(1)疼痛:运动时疼痛和夜间痛多见。疼痛的评价采用VAS评分。疼痛的量化便于对病情变化和治疗效果的评价。

(2)肌力降低:主要为外展、外旋和内旋力量的减弱。表现为洗脸、梳头、穿衣、拿放高处的物品以及驾驶等日常活动的困难。

(3)活动度降低:主要为上举(包括外展和屈曲)、外旋和内旋活动度的降低。活动度降低的显著特点是主、被动活动度的差异,显示肌力的减低是活动度降低的原因。长时间的活动受限也可以继发肩关节周围软组织的挛缩,但一般认为在肩袖完全断裂的患者一般不容易出现肩关节周围的粘连,因为此时盂肱关节腔已经与肩峰下滑囊相交通,关节滑液会发生组织粘连。

2.体格检查

(1)视诊:冈上肌和冈下肌的萎缩,肩峰下滑囊饱满等。

(2)触诊:"Tenttest",为上臂置于体侧,肩关节略后伸,检查者一手内外旋肩关节,另一手置于肩峰前角的外侧,在冈上肌腱断裂的肩关节可触及三角肌深面的凹陷。该试验诊断肩袖损伤的敏感性和特异性都很高。触痛:大结节、小结节以及结节间沟等部位的触痛。

(3)活动度检查:美国肩肘外科医师学会推荐的检查步骤为屈曲,外展,后伸,内旋,外旋,外展90°位的外旋和内旋。

(4)肌力检查:肩胛骨平面的外展肌力;肩关节中立和外展90°位的外旋肌力;内旋肌力的检查:liftofftest(抬离试验)和bellypresstest(压腹试验)。

(5)撞击实验:痛弧征为在冠状面上肩关节外展60°～100°过程中出现肩关节部位的疼痛;Neer撞击试验为在矢状面上屈曲肩关节,出现肩关节部位的疼痛为阳性;Hawkins撞击实验为肩关节屈曲90°、同时肘关节屈曲90°,在此位置内外旋肩关节,出现肩关节部位的疼痛为阳性。

(6)神经功能检查:与颈椎病、臂丛神经损伤所导致的肌力障碍相鉴别,并明确肩胛上神经的功能状态。

3.X线片　标准的线片包括:肩关节的真正前后位片,标准肩胛骨侧位片(又称为"Y"位)和腋位片。存在肩袖损伤的间接征象为:肱骨头的上移,AHI(肩峰肱骨头间隙)的减小;大结节和肩峰的骨质硬化。关节造影检查可以发现造影剂进入肩峰下滑囊。可以用来鉴别肩袖损伤和冻结肩,后者表现为关节腔容积的缩小,而无造影剂的外溢。

4.超声检查　很多的对照研究显示,对于经验丰富的操作者,超声对于肩袖断裂诊断的敏感性和特异性与核磁相当。而且超声检查的费用低廉而且可以进行实时的动态检查。肩袖断裂在超声图像上的表现为肩袖局部的凹陷和低信号。

5.核磁共振检查　为诊断肩袖损伤的主要检查手段,其敏感性和特异性均很高。肩袖断裂主要依据

T_2 加权像斜冠状面(与肩胛骨平面平行)、斜矢状面(与肩胛骨平面垂直)以及轴面上肩袖的正常信号中断并被液性的高信号取代来诊断。核磁共振造影检查:与传统 MRI 相比,MRI 关节造影能够提高肩袖损伤的诊断的敏感性和特异性,尤其在诊断肩袖的部分断裂方面。

四、肩袖损伤的分类

首先需要明确的是肩袖断裂是部分断裂还是全层断裂。在部分断裂,首先根据断裂的部位分为:关节侧断裂和滑囊侧断裂;而后依据断裂的深度进一步分类:Grade 1(深度<3mm),Grade 2(深度为 3～6mm,或接近 50%的肌腱厚度),Grade 3(深度>6mm,或超过 50%的肌腱厚度)。在全层断裂一般根据断裂的大小来分类:小断裂 small(<1cm),中断裂 Medium(1～3cm),大断裂 Large(3～5cm)和巨大断裂 Massive(>5cm)。

五、肩袖损伤的鉴别诊断

1.冻结肩　肩袖损伤和冻结肩都可能存在肩关节的活动受限。但前者一般被动的活动范围大于主动活动范围;而后者主动、被动活动范围大致相同。

2.肩锁关节病变　肩锁关节病变是肩部疼痛和功能障碍的另一个主要原因。肩锁关节病变的疼痛多发生在肩关节最大上举,水平内收和屈曲内旋时。肩锁关节在上举时的疼痛发生在最大上举时,而肩峰下撞击在上举时的疼痛则发生于上举 60°～100°的范围内(痛弧)。肩关节撞击征的 Hawkins 试验是在屈曲位内旋肩关节来检查的,而在这一内收位置有时也会出现肩锁关节的疼痛。因为后者为静态性的检查,一般不会诱发撞击,因而此检查在肩锁关节病变为阳性,而在肩袖病变/肩关节撞击征则为阴性。

3.肱二头肌长头的病变　肩袖病变的疼痛一般发生在肩关节的外侧,肱二头肌长头的病变的疼痛一般则发生在肩关节的前侧。进一步可以通过 Speed 试验和 Yergason 试验来鉴别。

六、肩袖损伤的治疗

1.保守治疗　肩袖损伤的两个主要问题即疼痛和功能障碍。因而保守治疗的内容也是针对这两个环节。首先针对疼痛可以口服非甾体类抗炎药。局部可以进行肩峰下间隙的注射,应用局麻药、肾上腺皮质激素以及玻璃酸钠。局麻药可以即时缓解疼痛。肾上腺皮质激素可以减轻肩峰下滑囊的炎性反应,但激素的应用次数一般不超过 3～5 次。研究表明局部应用激素超过 5 次会降低肌腱的力学强度,增加肌腱断裂的风险;而且激素应用的效果在 3 次时达到最大,继续应用效果不再明显。玻璃酸钠既有润滑作用,同时又有一定的抗炎作用,因而对于治疗肩袖损伤/肩峰下撞击疼痛的效果很好。

2.手术治疗　对接受系统的保守治疗 3 个月至半年,病情无明显缓解甚至加重的患者需要采用手术治疗。具体手术适应证的选择还要依据患者的年龄、活动要求断裂部位等因素综合考虑。虽然经过系统的保守治疗很多肩袖断裂的患者会保持良好的活动度,但远期的随访发现肩袖断裂的尺寸会逐渐增大,一些原来可以修复的断裂会转变为不可修复的断裂;同时伴有肩峰/肱骨头(AHI)间隙的减小和骨关节炎表现的加重。因此对年轻和活动要求高的患者手术的适应证更强。

(1)开放手术:传统的开放手术包括开放的前肩峰成型和肩袖断裂的修复手术。肩袖修复时于肩袖的原止点区域开槽,采用经骨缝合的方法进行固定。肌腱缝合的方法有很多,其中经生物力学实验证明强度最高的缝合方法是改进的 Mason Allen 缝合。

（2）关节镜下手术：通过标准的前方、后方和外侧通路插入关节镜和器械进行肩峰下减压和肩袖的修复。肩袖缝合采用缝合锚。与传统的开放手术相比，关节镜下的修复术侵袭性小，尤其对于三角肌于前肩峰的起点。缝合方式有单排缝合和双排缝合。后者使肩袖的断端与原止点区域的接触面积更大，会增加肩袖愈合的概率和强度。

（3）Mini-open：结合了上述两者的优点。采用关节镜下的肩峰下减压，避免和对三角肌起点的损伤。之后采用起自肩峰前角的小切口进行肩袖的修复，这种手术的耗时一般要短于关节镜手术。

（4）对于一些不可修复的肩袖损伤的治疗方法：单纯进行清创：对巨大的肩袖断裂无法进行直接修复，而患者肩关节在轴面和冠状面的力偶很好保存的病例。这些患者主要的症状为疼痛，活动度尚满意，因此可以通过清除增生的滑膜和炎性组织来缓解疼痛。

肌腱转移手术：对于巨大的肩袖断裂无法直接修复，同时患者的外旋力量严重减低的患者可以采用肌肉的转位以增强肩袖缺损部位的覆盖同时使患者重新获得部分外旋力量。常用的用来转位的肌肉包括背阔肌和大圆肌。

（商　科）

第十四节　肩关节脱位

创伤性肩脱位为一常见创伤，其发生率仅次于肘关节脱位，约占全身关节脱位的 40％。

创伤性肩脱位虽然可发生于各年龄组，但大数量的统计表明其发生高峰年龄为 20～30 岁及 50～70 岁。男性发生率高于女性。

创伤性肩脱位按其脱位方向可分为四种类型，即肩关节前脱位、后脱位、上脱位及下脱位。

一、创伤性肩关节前脱位

此种最为多见，约占肩脱位的 95％。男性多于女性，其比值为 4～5∶1。

1.创伤机制　当肩关节处于外展外旋位跌倒或受到撞击，轴向的或后伸的暴力经肱骨传导达于肩关节，如暴力足够强大，即可使肱骨头穿破关节囊的前下方造成前脱位。由于致伤力大小的不同，脱位时肩部所处位置的不同，脱位的肱骨头所处位置也有差异——可处于喙突下、盂下、锁骨下甚至穿入胸腔。肌肉的强直性收缩如癫痫大发作、电休克，由于肌肉的强烈牵拉也可造成肩关节前脱位。

2.创伤病理　肩部血肿明显，关节囊的前部或前下部撕裂，撕裂部位多在关节盂的附着部，可以连同关节盂唇一并撕脱。脱位的肱骨头于年轻人处于肩胛颈的前侧，肩胛下肌的深面，肩胛下肌肌腹或其止点均有挫伤。由于脱位时肱骨头的冲顶，该肌自肩胛骨前面有不同程度的剥离；老年人前脱位的肱骨头可以穿破肩胛下肌而处于该肌浅面，靠近喙突。由于肱骨头脱位时的碰撞，可以造成关节盂前部关节面的压缩骨折，或肱骨头后外侧的压缩骨折。大结节常因极度外展位时与肩峰的碰撞或冈上肌、冈下肌、小圆肌的收缩牵拉，而于脱位同时发生骨折。喙肱韧带的断裂、肩袖损伤，时常存在。个别病例发生脱位过程中，肱二头肌长头腱撕裂，其腱鞘从结节间沟中滑脱，处于肱骨头颈的后侧，成为阻碍复位的因素。

由于脱位时肱骨头的急骤牵拉和冲顶，可以造成相邻的臂神经丛、腋部血管的损伤。其中尤以腋神经损伤为多见，此损伤多为牵拉伤，可以自行恢复，断裂者极少见。

如肱骨头脱位时受到的轴向应力过大,可使肱骨头穿破胸壁进入胸腔,造成肺的损伤,此时胸部损伤的严重性远大于脱位。

3.临床表现　伤后肩部迅速肿胀,并出现畸形。肩部固定在轻度外展前屈位,为减缓疼痛,患者以手扶持伤侧前臂。由于肱骨头已自关节盂脱出,肩峰在皮下明显突出,使肩的外形呈方形称为方肩。触诊肩峰下空虚,而于喙突下、锁骨下或腋下可触及脱位的肱骨头。肩关节各方向的活动均受限制,肱骨头相对固定于脱位处,称弹性固定,是与骨折相鉴别的重要体征。将伤肢肘部接触胸前部,则手部不能触及健肩;反之伤肢手部触及健肩时,其肘部不能接触胸前部(Dugas 征),是肩前脱位的重要体征。

如同时存在神经血管合并损伤,则会出现相应的神经血管体征,检查中不要遗漏。

虽然临床体征完全可以诊断肩前脱位,仍应摄 X 线片(正位及腋位),以了解脱位程度及有否合并损伤存在。

4.治疗　急性创伤性肩关节前脱位一经诊断即应及时闭合复位,这不仅可及时减缓伤者痛苦,而且越早处理越易于复位。

一般而言,肩关节前脱位的闭合复位并不需要麻醉。个别肌肉发达复位困难者,可以给以适当麻醉放松肌肉痉挛,使复位易于成功。

常用闭合复位方法如下:

(1)Hippocratis 法:伤员平卧,术者立于伤侧,以与伤者伤侧相同的足跟部蹬于伤者腋下并向上外方蹬推肱骨头,同时术者双手握住伤者腕部持续牵引,并轻轻外旋内收该肢,即可感知复位时的响声和滑动。

与此整复机制相同,牵引复位更为多数医师所喜用——腋下以布巾做反牵引,另一助手在肱骨上端以布巾做向外方牵引,而术者沿畸形方向牵引伤肢即可复位。虽然较费人力,却可避免"足蹬"给伤者和医师带来的尴尬。

(2)Kocher 法:患者坐位或卧位,术者将伤者肘部屈曲 90°。一手握其肘部,一手握住前臂,沿畸形方向持续牵引,保持牵引下徐徐外旋上臂,然后将其上臂内收,使肘部达于伤胸前,此时即可感知复位的响声和滑动;再将上臂内旋,伤侧手可触及健肩(Dugas 征阴性)表明复位成功。此法为借助杠杆力复位,一人即可操作,但操作不当可造成肱骨颈骨折。其要点是外旋时要缓慢并充分外旋,而内收时要快速。骨折多发生在外旋过程。

(3)Stimson 法:悬重牵引复位,安全简便。伤者俯卧于检查台上,伤肢自然悬垂于台侧,于其腕部悬重5～10kg,持续牵引 15～30 分钟,肩部肌肉松弛后多已自行复位。如仍未复位,医师可轻旋伤肢或自腋下推挤肱骨头即可完成复位。

不拘何种方法复位,完成后应将上臂固定于胸壁 3～4 周,以利损伤组织的修复并减少复发性脱位的机会。去除制动后循序练习肩关节活动。

二、创伤性肩关节后脱位

临床十分罕见。其发生率仅占 2‰或 3.8‰,但其实际发生率应该更高,因为此种创伤极易漏诊。

1.创伤机制　多由传导应力所引起,常见为跌倒时上臂于前屈内收内旋位受力,应力沿肱骨轴向传导而致肱骨头冲破后关节囊脱向后侧;肩前方的直接打击、碰撞亦可造成后脱位。

2.创伤病理　肩关节囊在关节盂后缘的附着处撕裂,后侧盂唇可一并撕脱;关节盂的后侧边缘可因肱骨头的撞击形成骨折或肱骨头关节面的前内侧形成凹入骨折;因肱骨头向后方移位,可引起肩胛下肌的牵拉伤或小结节的撕脱骨折。

3.临床分型　Nobel(1962)按脱位肱骨头所处位置将后脱位分为三型：

(1)肩峰下后脱位：最为常见，肱骨头处于肩盂之后，肩峰之下。

(2)肩盂下后脱位：最为少见，肱骨头处于肩盂后下方并交锁于盂下结节处。

(3)肩胛冈下后脱位：肱骨头脱至肩胛冈下方。

4.临床表现　后脱位体征不如前脱位那样明显，故检查应仔细以免漏诊。比较双肩外形，伤侧肩前变平而肩后饱满、膨隆，喙突较为突出。伤肢处于中立位或固定于内收内旋位，不能做外展动作。盂下或肩胛冈下后脱位时上臂固定于轻度外展及明显内旋位，任何方向的运动均引起疼痛。

如常规 X 线片影像有可疑时，应摄 45°位肩斜位片，此时肩关节盂前后缘相重叠，关节间隙清晰可见。如肱骨头影像与肩盂影像相重叠，即为后脱位。因肩外展困难，难于投照腋位相时，可采用身体后仰 30°投照(Bloom & Dbata 改良法)，即可判断脱位方向。

5.治疗　肩关节后脱位均可采用无麻醉下闭合复位——沿畸形位牵引并轻柔外旋上臂，同时于肩后侧向前推挤肱骨头即可整复脱位。个别肌肉发达者可给予麻醉。上臂固定于躯干 3～4 周，以利损伤组织愈合。

（商　科）

第十五节　创伤性肩关节不稳定

创伤性肩关节不稳定，是指创伤后盂肱关节在某些运动方位或运动姿势中出现的复发性脱位或半脱位。可以经常出现或偶尔出现；可无症状或有疼痛症状；脱位方向可向前、向下、向后或前述方向的任意联合。

一、创伤性复发性肩关节前脱位

最为常见的肩关节不稳定，好发于年轻男性。多在急性肩前脱位整复后数周或数月，肩部受外展外旋应力后前脱位复发。其发生率与下列因素相关。

1.年龄　20 岁之前复发率为 95％，20～40 岁复发率为 74％，＞40 岁者复发率为 14％。其平均复发率为 42％。绝大多数在原始脱位两年内发生。

2.原始损伤的严重程度　原始软组织损伤严重其复发率反而低，因为损伤重时修复过程会形成广泛的致密瘢痕，使复发率降低。合并大结节骨折者其复发率仅 5％～10％。复发者几乎都有肩胛盂前缘的骨折。

3.固定时间　原始脱位后固定时间的长短，与损伤组织能否良好修复密切相关。固定时间过短甚至伤后无固定，复发率必然增高。McLaughlin 和 McLellon(1967)认为 3～4 周的固定可减少 10％～15％的复发率。Watson(1985)报道的一组复发性前脱位中，80％原始脱位后无任何固定，20％仅有 3 周固定。Simont、Cosield 分析了 124 例肩关节前脱位的预后，建议固定时间不应少于 6 周，以减少复发率。

创伤病理：复发性前脱位的病理基础如下：

1.关节囊分离　复发性前脱位者 80％～85％存在着前侧关节囊肩盂附丽处的分离或盂唇的撕脱。Brocat 和 Hartmann(1890)最早描述，其后 Perthes(1906)、Bankart(1923)均有论述。Bankart 认为分离的关节囊如能愈合，则复发脱位无由发生。其后即将此种病损称为 Bankart 病损。此种病损造成前侧关节囊的冗长松弛;盂肱韧带的损伤;盂唇的损伤则会导致肩盂前缘的退行变,这些改变都会造成肩关节前侧不稳定。

2.肱骨头上的病损　即为原始脱位时造成的肱骨头后外侧的压缩骨折,由 Curling(1837)首先在尸检中发现。其后 Caird(1887)做了尸体试验,解释了复发脱位的机制。Hill 和 Sachs(1940)、Adams(1950)详细研究后指出,这种病损是脱位时肱骨头与肩盂前缘碰撞所致,这种 Hill-Sachs 病损是复发性脱位的重要原因。各家报道的发生率差异甚大,可能与投照 X 线片时体位、投照技术、经验及是否混淆了创伤与退变的界限等有关。关节镜下直视的观察较为准确,其发生率约 50%。

3.肩胛下肌松弛　为原始损伤的结果,肌肉被牵伸,部分肌肉自肩胛前面剥离,其下缘可能撕裂,也是肩前侧稳定结构松弛的组成部分。肩胛下肌的松弛使得肩在外展外旋时无力限制肱骨头向前侧的移动。Magnusson(1945)早已报道此种现象,dePalma(1967)在手术中以张力计测量后证实。肩胛下肌松弛的发生率约 80%。

4.大结节的作用 Symeonides(1972)　指出,在完全外展、外旋、后伸拉时,大结节后缘恰好牢固地顶住关节盂的后缘,而在此位置肩胛下肌张力最大,两者共同构成一个有效的功能单位稳定肱骨头,防止其向前脱位。如此种平稳破坏(例如肩胛下肌松弛),肩关节将失去稳定性。

5.其他病理因素　Saha(1969)、Dehevoise、Hyatt(1971)指出,肱骨头后倾角增大,在复发性前脱位者中时有发现。头后倾角增大,当肩外展超过 900 时即会转换成较正常增大的肱骨头前倾而易于向前脱出。正常肩盂有 2°~12° 的向后倾斜,复发性前脱位者肩盂后倾角减少甚至成为前倾,使肱骨头易于向前脱出。

临床表现:有急性创伤性肩关节前脱位的病史,以后在没有显著外伤的情况下再度或数度发生肩关节前脱位,即可视为复发性脱位。此种复发性脱位多发生在患者做肩部外展外旋后伸动作时,如穿衣袖、挥举羽毛球拍等。发生复发性脱位时,出现方肩畸形但肿痛不明显。复发频数者可有肩周肌肉萎缩表现。由于恐惧发生复发性脱位,患者常拒绝做该肢的外展外旋上举动作。为确诊而诱发前脱位并不可取,徒然增加患者的痛苦。

投照肩外展 45°,内旋 60° 位正位片能更清晰地显示 Hill-Sachs 病损;腋位 X 线片可判断肩盂的倾斜角度;改良腋位片(WestPoint 位)常可见到肩盂前缘的半月形钙化影(Bankart 病损的结果)。

可于 X 线片上测量盂肱关节指数,借以判明该关节的发育状况。

盂肱关节指数＝肩盂最大横径×100/肱骨头最大直径,其正常值为 57.6＋5.6,小于此值则关节有不稳定倾向。

治疗:手术治疗迄今已不下数十种。一方面反映出人们对复发性肩脱位认识的不断深化,不断设计出新的术式;另一方面也表明各种术式有其严格适应证。只有准确判断复发脱位的病理因素,有针对性地选择术式才能取得最佳效果。手术分为以下几类:

1.修补撕脱的前侧盂唇和关节囊　手术针对 Bankart 病损,具代表性的手术为 Bankart 术式。其优点是不影响肩外旋运动。改良 Bankart 手术(Zarins & Rowe1989)还增加了前侧结构的重叠紧缩,复发率较低。

2.针对 Hill-Sachs 病损的手术　如肱骨头后外侧存在缺损,当肱骨外展外旋时缺损处转至前方,因不能抵住肩盂而向前侧脱出。此种情况可行 Connoly 手术,即将冈下肌止点移至肱骨头部缺损处,不仅填充了缺损也以冈下肌拉住肱骨头,防止脱位。

3.加强肩胛下肌手术　以 Putti-Platt 手术为代表,将肩胛下肌腱重叠缝合以加强关节前侧稳定性,恢复大结节—肩胛下肌功能单位的平衡,防止复发脱位。手术简便,复发率较低。术后肩关节的外旋运动受一定程度的限制,但因此也适用于肱骨头有缺损者。Magnuson 手术也是同一原理,不同处是将肩胛下肌腱的止点外移而不做重叠缝合。Boytchev 手术则以喙突截骨连同联合腱穿过肩胛下肌深面重新固定于喙突,增强了肩胛下肌。

4.骨挡　此类手术是在肩盂前侧植骨,不仅加大了盂肱关节指数,也在关节前侧对脱位加以机械性阻挡。如:Eden-Hybbinett 手术是以髂骨骨块植于肩盂前侧;而 Bristow 和改良 Bristow(May)手术则以带有肱二头肌短头和喙肱肌止点的喙突移植于肩盂前方。改良的 O-I-Yamamoto 手术是植骨于喙突和联合腱,以增加肩前的阻挡。

5.肩胛颈截骨术　针对肩盂后倾角减少或前倾者,Mayer-Burgdorff 手术于肩胛颈后侧做楔形截骨以恢复后倾角。Sen 则在肩胛颈前侧做截骨并植以楔形骨块。

6.肱骨上端旋转截骨　目的是改变肱骨头的后倾角。Saha-Des 手术用于肱骨头后倾角＞35°时,截骨后使肱骨远端内旋以减少肱骨头的后倾,加强关节的稳定性。而 Weber 手术恰好相反,截骨后外旋肱骨远端加大肱骨头后倾,减少肱骨头外旋,以免肱骨头后外侧的缺损转至前侧而造成脱位。两种手术虽然相反,但效果不相上下。Langes 的肩盂前下缘截骨植骨以抬高该处盂唇,防止脱位复发。

7.悬吊手术　以肌腱或筋膜条作为悬带,将肱骨头固定防止其脱位,如 Nicola 手术(以肱二头肌长头腱为悬带),Henderson 手术(以游离的腓骨长肌腱为悬带),Gallie-LeMesurier 手术则是取游离筋膜条穿过肱骨颈前侧,将肱骨头固定于肩胛颈和喙突。前两者结果不佳,已很少应用。

Watson 曾比较了各类手术的复发率,很难说哪种手术效果好。临床医师应根据患者的不同情况、不同病理特点、自身经验和设备条件来选择术式。不拘何种手术,术后都应有足够的制动时间,年龄愈轻制动时间愈长,以减少术后复发率。统而言之,软组织手术不少于 4 周制动,而骨性手术不少于 6 周。

近年来关节镜下的手术发展较快,如镜下缝固离断的前关节囊、前关节囊的紧缩加强等,取得了初步疗效(优良率 92％,Richard),相信随着技术的进步将会进一步降低其复发率,而成为重要的治疗手段。

二、创伤性复发性肩关节后脱位

创伤性复发性肩关节后脱位和半脱后仅占创伤性肩关节不稳定的 3％,是由于原始后脱位时损伤的组织结构未能良好修复,成为复发的病理基础。如后关节囊附着点的分离、后侧盂唇的分离、肩盂后缘的骨折、肱骨头关节面前内方的沟状缺损、肩胛下肌自小结节的撕脱、冈下肌松弛等。

临床表现:当患者做肩关节外展、内旋、前屈运动时即可发生后脱位。出现的症状、体征较原始脱位时为轻,且常因患者自行活动肩部或摄 X 线片时变换体位而自行复位。复发频繁者肩部肌肉可有萎缩。

X 线片上肱骨头关节面上的缺损、肩盂后缘的扁平、肩盂后倾角的加大,有助于诊断的确立。有时为了确诊可于麻醉下诱发脱位。

治疗:取决于复发脱位的频数及症状的严重程度。脱位次数较少可以暂行保守治疗,防止肩的外展内旋动作,加强肩部肌肉锻炼以增加肩的动力稳定机制;频繁发作,症状较重者可选择以下术式进行手术治疗。

1.反 Bankart 手术　Rowe(1956)报道,将分离的后关节囊和盂唇缝固于肩盂后缘。

2.反 Putti-Platt 手术　当冈下肌松弛,尤其后关节囊显著松弛时可将关节囊和冈下肌腱重叠缝合。术后将影响肩的内旋。

3.后关节囊缝合及肱二头肌长头腱移位术　将肱二头肌长头腱附着点切下,绕过肱骨头固定于肩盂后缘以加强后侧结构。

4.反 Eden-Hyffinette 手术　取髂骨骨块植于肩胛颈后侧并以螺钉固定,冈下肌及后关节囊短缩重叠。

如重叠不大于 2cm,肩的内旋受限轻微。

5.肩胛颈或肱骨颈截骨术　肩胛颈截骨减少后倾而加大前倾角度,肱骨颈旋转截骨减少肱骨头后倾角。

由于病例数量少,难于区分各术式的效果,多数人认为反 Eden-Hyffinette 手术较满意。

三、创伤性复发性肩关节前侧半脱位

近年来,由于众多学者的工作,使我们认识到了一种轻型的以变异形式出现的创伤性复发性肩关节半脱位。它表现为当肩部运动到某一特定方位时,突然出现持续数秒的剧烈疼痛。这种不稳定现象可能是发生了半脱位,也可以并未发生。创伤性复发性半脱位可以向前或向后,也可脱向前下或后下方,以向前侧半脱位为多见。

创伤病理:创伤机制与创伤性肩关节前脱位相似,即肩在外展外旋后伸位受力,因应力较小未造成前脱位而仅造成前侧关节囊和盂唇的损伤。约 50％的患者肩盂前缘变平;约 24％～40％患者肱骨头有类似 Hill-Sachs 病损的切迹征;71％患者肩盂前缘有半月形钙化影。这些病理改变是造成肩前侧不稳定的基础,当肩做外展外旋后伸动作时,肱骨头极易向前滑脱,形成瞬间的半脱位然后自动复位。

临床表现:绝大多数患者在肩关节做外展外旋后伸动作的某一瞬间,突然发生剧痛,疼痛约持续数秒。少部分患者并无剧痛而觉得关节"出槽"了。疼痛剧烈者觉得该臂麻痹瘫痪有如"死胳臂",此时手中持物可以失控跌落。发作后数小时内该臂酸软无力,肩前可有轻压痛。

恐惧试验(Rowe,1980)可判断此种不稳定——检查者将患者肩部外展并做最大外旋,同时以手向前推挤肱骨头,此时患者会感觉疼痛和"出槽",因而发生恐惧并抗拒检查。

X 线片上肩盂前缘平坦、半月形钙化影、肱骨头切迹征对诊断有所裨益。肩关节镜检查及关节造影也有助于确诊。

治疗:发作频率不高可暂行保守治疗,加强肩部肌肉锻炼,特别是内旋肌力以增加关节的动力稳定作用。保守治疗无效而发作频繁时,可做 Bankart 或改良 Bankart 手术修补盂唇并紧缩前侧关节囊。

(商　科)

第十六节　肱骨远端骨折

肱骨远端前后扁平,其末端为滑车和肱骨小头关节面。滑车关节面的上方有两个凹陷,前侧为冠状突窝,屈肘时容纳尺骨的冠状突;后侧为鹰嘴窝,伸肘时容纳尺骨鹰嘴突。有时两者可以相通。窝的两侧骨质坚实形成叉状支柱,终止于肱骨内外上髁,支撑着肱骨小头-滑车联合体。侧面观,肱骨远端向前凸出,肱骨小头,滑车联合体处于肱骨轴线的前侧,与肱骨干成 45°角。

肱骨远端是骨折的好发部位,发生率占所有骨折的 15％,儿童及少年时期尤然。

一、肱骨内上髁骨折

肱骨内上髁骨折多见于儿童,内上髁骨骺尚未闭合前,骺线处为薄弱部位,易于受到损伤。

1.创伤机制　多为伸肘位跌倒,手撑地致伤。由于携带角的存在,使轴向传导应力转换为外翻应力,前臂屈肌的强烈收缩而致内上髁撕脱。极少数情况是因掰手腕用力过猛或运动中前臂屈肌的强烈收缩所致。

2.创伤病理　　肘内侧皮下存在血肿,内上髁骨折块被前臂屈肌总腱及内侧韧带向前下方牵拉移位。如外翻应力甚大,可以撕裂内侧关节囊使骨折块嵌入关节,形成关节的半脱位。更强大的应力可造成肘关节的后外方完全性脱位,此时关节囊及其内外侧的加强韧带即被广泛损伤,尺神经可能有牵拉伤,但断裂者鲜见。

按损伤程度,Watson-Jones 将肱骨内上髁骨折分为四度。

Ⅰ度:无显著移位。

Ⅱ度:内上髁折块向前下方移位,达关节水平。Ⅲ度:内上髁折块嵌入关节,关节半脱位。Ⅳ度:关节完全脱位。

3.临床表现　　伤后肘内侧肿胀、疼痛,肘关节伸屈或用力握拳时疼痛加重。内上髁部位有明显压痛,可以于皮下触及移位的内上髁折块。应检查尺神经的感觉、运动功能有无异常。伴有脱位时则出现肘后突畸形、肘后三点关系异常(内、外上髁和鹰嘴突三点伸肘时呈一直线而屈肘时成等腰三角形),弹性固定于半屈曲位,肘后方可触及脱位的鹰嘴突和桡骨头。

X 线片影像可确定损伤情况。应仔细阅读儿童片,以免判断错误。

4.治疗　　Ⅰ度骨折、Ⅱ度骨折均可屈肘 90°,前臂旋前位(放松屈肌腱)长臂石膏后托固定 3 周。去除固定后练习肘关节活动,预后良好。

Ⅲ度骨折可伸肘、前臂旋后、背伸腕部、加大肘外翻,利用屈肌腱的牵拉拉出嵌夹的折块,然后按Ⅱ度骨折处理。

Ⅳ度骨折时随着肘关节脱位的整复,内上髁骨折即成Ⅱ度。整复中应保持前臂屈肌紧张,以免复位过程中内上髁折块嵌夹于关节内。整复完成后按Ⅱ度骨折处理。

有些人强调了肱骨内上髁复位的必要性,认为不复位则尺神经沟不平滑,会造成迟发性尺神经炎;不复位则尺侧副韧带松弛,会造成肘关节不稳定。因而提出Ⅱ度及Ⅱ度以上骨折应手术切开复位并以丝线、克氏针等内固定。但多年及大量的临床观察结果,很难支持上述观点。嵌入关节而不能复位的Ⅲ度骨折,或患者强烈要求复位的移位骨折可行切开复位内固定术,术后长臂石膏托制动四周。

二、肱骨外上髁骨折

此种骨折较为少见,多发生于成人。

外上髁是前臂伸肌总腱的附丽处,当该肌强烈收缩时可造成外上髁的撕脱骨折。骨折块小呈月牙形,可向前下方移位。但临床最多见者为合并于肘关节脱位,乃外侧副韧带牵拉所造成的撕脱骨折。

骨折后肘外侧方肿胀、疼痛,做握拳、伸腕、旋前等收缩伸肌的动作会加重疼痛,局部有压痛。X 线片可明确诊断。

移位不显著者可行颈腕带或三角巾悬吊。有移位者可以石膏托功能位制动 3 周,有分离的折块多不会愈合,但无显著功能影响,因而亦无手术必要。

三、肱骨髁上骨折

肱骨髁上骨折好发于儿童,占儿童肘部骨折的首位。

1.创伤机制　伸肘位跌倒手部撑地致伤,传导应力作用于髁上部位形成剪切,造成骨折,此种损伤占95%,最为常见;另一损伤机制为跌倒时肘关节屈曲着地,也可造成髁上骨折,此种损伤仅占5%。

2.创伤病理　骨折局部有血肿,伸肘致伤者骨折近段向前侧移位,前侧骨膜破裂而后侧骨膜虽有剥离但多保持连续(伸直型),骨折移位过程中的嵌压碰撞可造成近折端内外侧骨皮质压缩,导致整复后折端不稳定,内侧骨皮质的压缩更易造成肘内翻;屈肘致伤者,骨折远段向前侧移位,后侧骨膜断裂而前侧骨膜完好(屈曲型)。严重移位的骨折端,特别是伸直型骨折可以伤及肱动脉、桡神经和正中神经。肱肌、桡神经、正中神经、肱动脉亦可嵌夹于移位的骨折端间。屈曲型骨折移位严重者有时可损伤尺神经。严重移位的骨折,软组织损伤重,前后方骨膜均已断裂,骨折失去稳定性。

3.临床表现　伤后肘部迅速肿胀、疼痛。肘后突畸形,局部有压痛及异常活动。移位严重者可于肘前发现骨折近端穿入皮下形成的皮肤皱褶,并可触及骨折端。肘后三点关系正常。关节主、被动活动均因疼痛而受限。此种损伤应注意检查桡动脉的搏动及手部血运,并应检查正中神经、桡神经的损伤体征。

摄肘关节的正侧位 X 线片可以明确诊断并了解骨折细节,借以制订治疗方案。

错位型骨折应尽早进行闭合复位,复位应在血肿内麻醉后透视下进行,首先伸肘位牵引,纠正侧方移位和折端间的旋转,然后保持牵引下纠正前后移位并同时屈肘,利用后侧完好的软组织"合页"使复位的位置得以维持。确认位置良好后以长臂石膏后托固定 3 周。固定时前臂宜旋前位,经 Abraham(1982)动物实验证实可减少错位型髁上骨折的肘内翻发生率。

屈曲型骨折整复方法相似,但固定于伸肘位。

大部分病例不需手术治疗,但闭合复位时应力求纠正内翻及内旋畸形,以免造成肘内翻的后遗症。复位固定后也应密切观察肿胀情况、疼痛情况、皮肤颜色、手指的感觉和活动以及桡动脉搏动,及时给予处理,以免造成前臂缺血挛缩的严重并发症。

4.手术适应证

(1)开放骨折,清创后内固定。

(2)合并神经、血管损伤者,探查处理的同时内固定。

(3)折端明显分离,或肘前皮肤出现皱褶并于皮下触及骨折端,疑有软组织嵌夹,应切开探查并内固定。

(4)整复失败,或整复后折端不稳定难于维持者(如Ⅱb 或Ⅲ型骨折)。应行经皮交叉克氏针固定。

发生于成年人的通髁骨折,其发生机制与髁上骨折相似,但骨折线稍低,且远折端向前侧移位者多见,干骺端处可以发生粉碎骨块。此种骨折多能闭合复位,整复后长臂石膏后托制动 3~4 周。去石膏后进行功能练习。

四、肱骨外髁骨折

肱骨外髁骨折在肘部骨折中居第二位,约占肘部骨折的 6%~7%,仅次于肱骨髁上骨折。好发于儿童,以 4~8 岁最为多见。实际上儿童的外髁骨折为Ⅳ型骨骺损伤。

1.创伤机制　多为伸肘位跌倒手撑地致伤,传导应力经桡骨头作用于肱骨小头,并经尺骨半月嵴作用于中央沟,加之肘携带角的存在,更增加了外翻力而造成肱骨外髁骨折。

2.创伤病理　为关节内骨折,关节积血,骨折块可以很大,包括外上髁、肱骨小头、小头滑车沟和滑车的桡侧唇。骨折块可以分离、偏斜或旋转。分离较大者常有肌肉嵌夹其间,伸肌筋膜、骨膜断裂,关节囊破裂。若外翻应力甚大时,内侧关节囊及副韧带可被牵拉伤,甚至断裂而致关节脱位。有时桡神经可被移位骨折块挫伤。

3.骨折分型　按损伤程度和移位情况可分为以下四型。

(1)无移位:骨折无移位,筋膜骨膜完好。

(2)侧方移位:折端分离,视分离程度筋膜和骨膜有不同程度损伤甚至断裂。

(3)旋转移位:折端分离,折块有矢状轴或冠状轴上的旋转,筋膜骨膜断裂。

(4)骨折合并脱位:折端分离,折块旋转,关节脱位,内侧关节囊及韧带断裂。

4.临床表现　伤后肘部迅速肿胀、疼痛,肘的主被动活动因疼痛而受限。移位严重者可出现肘外翻畸形。外髁部位压痛明显,可触及移位的骨折块。伸肌的收缩如伸腕、前臂旋前等动作可引起疼痛。肘后三点关系异常。

应仔细阅读关节正侧位 X 线片,其所显示的仅是儿童的肱骨小头骨化中心和干骺端的折片,而大部分软骨并未显影,实际上骨折块甚大,可占肱骨远端关节面的一半。

5.治疗　此处骨折为骨骺骨折也是关节内骨折,原则上要求解剖复位,以免造成发育障碍和关节功能障碍。

对无移位的Ⅰ型骨折可以长臂石膏后托中立位固定 3 周,去除石膏后进行功能练习。对Ⅱ型骨折可试行闭合复位,如能成功则按Ⅰ型骨折处理;如复位失败应手术切开复位并以两枚克氏针内固定(克氏针较细对骨骺损伤小),针尾可以外置。术后长臂石膏后托固定四周,去除石膏后练习肘关节活动,克氏针的拔除不应少于 6 周。Ⅲ型、Ⅳ型骨折应手术切开复位克氏针内固定。对年龄较大者或成人的外髁骨折可使用细螺钉或可吸收钉(PGA、PLLA 钉)内固定,如固定牢固,术后可不使用外固定,便于早期活动关节。

儿童时期的肱骨外髁骨折即使良好复位,其骨折线所经滑车处骨骺常会早期闭合,以致中央沟加深使肱骨远端关节面呈鱼尾状畸形,但其功能多不受影响。

儿童期失治的肱骨外髁骨折,会导致不愈合,进而影响外髁的发育并逐渐形成肘外翻畸形,造成迟发性尺神经炎。

五、肱骨内髁骨折

肱骨内髁骨折的发生率远低于外髁骨折,约占肘部骨折的 1%～2%。可发生于任何年龄,而儿童相对多见,此时为Ⅳ型骨折。

1.创伤机制　多为伸肘位跌倒手撑地致伤,应力经尺骨鹰嘴关节面的半月嵴作用于肱骨的滑车沟而致肱骨内髁骨折。这样说理由有二:一是骨折线常与半月嵴相对;二是手术中常可见到鹰嘴半月嵴软骨面有碰撞痕迹。有时内髁骨折线可起于小头滑车沟,此类骨折致伤机制显然与桡骨头的撞击有关,毕竟伸肘致伤中尺骨所传导的应力远小于桡骨,仅为桡骨传导应力的 16%。比较内髁与外髁骨折,两者的发生机制相似,若内翻应力较大可能造成内髁骨折,而外翻应力较大则造成外髁骨折,由于携带角的存在,使外髁骨折明显多于内髁骨折。

肘屈曲位跌倒,肘后着地致伤亦可造成肱骨内髁骨折,此时鹰嘴半月嵴有如利斧劈向滑车中央沟而致内髁骨折。此种受伤机制中并无桡骨的应力作用。

2.创伤病理　此种骨折为关节内骨折,关节积血,骨折有不同程度的分离、偏斜或旋转,可以有肌肉嵌夹。随着移位程度的增加,内侧关节囊、骨膜、屈肌筋膜的损伤逐渐加重,直至完全断裂。若内翻应力较大,可以损伤外侧关节囊和外侧韧带结构,而致关节脱位。有时尺神经可以有顿挫伤。

3.骨折分型　按损伤及移位程度可分为三型:

（1）骨折无移位，筋膜及骨膜完好。

（2）骨折分离并向尺侧偏移，屈肌筋膜、骨膜有部分损伤。

（3）骨折分离明显并伴有旋转（矢状轴和（或）冠状轴），筋膜和骨膜断裂，关节可向尺侧脱位。

4.临床表现　伤后肘部迅速肿胀，疼痛。可以出现肘内翻畸形，肘部主被动活动均因疼痛而受限。内髁部压痛明显，肘后三点关系异常。注意检查尺神经有否损伤。

肘关节正侧位 X 线片可以明确诊断，X 线片上，内髁骨折块甚大，由内上髁通达滑车中央沟，甚至可通达小头滑车沟。若系儿童，其滑车骨化中心可以不止一个，不要误读。

5.治疗　对 I 型无移位骨折可于中立位以长臂石膏后托固定 3～4 周，去固定后练习关节活动，预后良好。II 型骨折可试行闭合复位，如能成功按 I 型骨折处理，如复位失败或固定中再度错位，应采取切开复位内固定（儿童使用克氏针，成人使用螺钉或可吸收钉），；如内固定牢固，可不使用外固定而早期活动关节。III 型骨折软组织损伤重，极不稳定，应手术复位内固定。

与肱骨外髁骨折相同，儿童期的内髁骨折可留有鱼尾状畸形。

六、肱骨小头骨折

此种骨折较为罕见，在肘部骨折中只占 0.5%～1%，亦称肱骨半小头骨折。Coopeer(1841)首次报道，其后 Hahn(1853)、Steinthal、Kocher、Lorenz(1956)等均有论述。

1.创伤机制　伸肘位跌倒，间接的传导应力经桡骨传导，桡骨头撞击肱骨小头而致肱骨小头前半部分骨折。

2.创伤病理　为关节内骨折，关节积血，肱骨小头折块可以是较小的骨软骨骨折，折块向肱骨近侧移位；折块也可以是完整前半个肱骨小头，甚至还包括滑车桡侧唇的前部或整个滑车关节面的前半部分。滑车折块内侧常有软组织相连，因此折块向肱骨近侧移位时桡侧多而尺侧少，呈倾斜状。骨折块可以是完整的一块，也可以破碎。内侧副韧带常有损伤。如果伤力较大可同时发生肘关节脱位。

3.骨折分型　Grantham(1981)将此种骨折分为三型：

I 型：肱骨半小头骨折或带有滑车前部的骨折，折块大，也称完全骨折或 Hahn-Steinthal 骨折。

II 型：小块的肱骨小头骨软骨骨折，也称为部分骨折或 Kocher-Lorenz 骨折。

III 型：同 I 型，但折块破碎。

4.临床表现　伤后肘关节肿胀、疼痛，肘关节的主、被动活动均因疼痛而受限。肘后三点关系正常。肘前区压痛明显，因肿胀显著很难触及骨折块。

正位 X 线片因折块与肱骨远端相重叠，如观察不细、经验不足，不易作出正确判断。侧位 X 线片显示较清楚，对确诊极为重要，如系 III 型骨折，其破碎骨片可以上下分布，也可以水平排列。判断有困难时，CT检查极有帮助。

5.治疗　虽然 Watson-Jones、Kleiger 等倡导手法复位，但事实上闭合复位的成功率极低。闭合复位的方法是伸肘内翻位牵引，以手指在肘前由近侧向远侧推挤折块，如能复位则屈肘 90°位长臂石膏托固定四周。

II 型骨折骨块小，极难闭合复位且难于愈合，应手术切除该骨软骨块，或经关节镜摘除骨块，尽早活动关节会获得良好功能结果。II 型和 III 型骨折究竟是手术内固定还是切除骨块有过争论，1975 年 Alvarez收集了 170 例各种治疗方法的结果，经比较骨块切除者优良率为 77.6%；闭合复位者优良率为 61.3%；手术内固定者优良率仅为 51.2%；未经治疗者结果最差。

我们认为,手术内固定结果不理想的原因可能是内固定不牢固,术后尚需外固定维持骨折位置而不能早期活动关节所致。因此对Ⅰ型和Ⅲ型骨折应视能否牢固的内固定,如能牢固固定则可早期活动关节或使用持续被动运动器(CPM);如不能则应切除骨块,早期活动关节以取得较好结果。

常使用的内固定物有螺钉及可吸收钉,克氏针不可取,因其不能达到牢固的目的。

七、肱骨髁间骨折

肱骨髁间骨折好发于中老年,为肘部较严重的创伤,如肱骨远端关节面损伤严重,则预后较差,常遗留关节功能障碍。

1.创伤机制　为强大暴力所致。多见于伸肘位或屈肘位跌倒致伤,传导应力作用于肱骨远端,造成该部位的 T 形或 Y 形骨折。骨折后应力的继续作用及骨折块间的相互作用,形成多样性的骨折形态。

2.创伤病理　肘部血肿显著,关节内外沟通,骨折部位基本为肱骨干骺端、内髁和外髁三个部分,各部又可继续发生裂纹骨折或分离成数块。内外髁骨折块可向背侧移位(伸肘受伤时),也可向前侧移位(屈肘受伤时),两者也可发生冠状轴和(或)矢状轴上的旋转。关节囊多有不规则的破裂,移位严重者骨膜多已破裂。干骺端两侧骨皮质,外侧常较内侧保持完好。尺神经可被牵拉或嵌夹。

3.骨折分型　按损伤及移位程度,Riseborough & Radin(1969)分之为四型。

Ⅰ型:骨折无移位。

Ⅱ型:骨折轻度移位。

Ⅲ型:骨折移位、分离、旋转。

Ⅳ型:骨折分离、旋转,关节面粉碎。

4.临床表现　伤后肘部迅速肿胀、疼痛。常见肘内翻畸形。主、被动活动均疼痛而受限,肘后三点关系异常,两髁及髁上有明显触压痛,有时可触及异常活动和骨擦音。注意检查尺神经有否损伤,其损伤率可达 15%。

X 线片可确定诊断,要详细了解各骨块的情况可做 CT 三维成像,便于确定治疗方案。

5.治疗　肱骨髁间骨折由于关节面损伤而预后欠佳。手术或非手术治疗一直存在争论。其所以如此,是因为两者治疗结果不相上下,且都不十分理想。

以往使用的非手术疗法有闭合复位石膏固定、牵引以及功能疗法等,虽然骨折愈合位置多不良,但功能结果并非都差;手术切开复位内固定多能获得较好的位置,但也不一定得到良好的功能结果。

治疗方法的选择应根据骨折移位程度、关节面损伤情况、医师的个人经验、医院的设备条件综合考虑后再做决定。获得良好肘关节功能的关键是,关节面的良好复位和关节的早期活动,二者缺一不可。

笔者意见是:Ⅰ度骨折,石膏制动 3～4 周,然后进行积极的功能康复。Ⅱ度、Ⅲ度骨折应切开复位内固定.术后不使用外固定,早期活动关节。为达此目的,必须恢复或重建肱骨远端的叉状结构,以支撑肱骨小头—滑车联合体。临床上外侧骨皮质常较完整,其后侧亦平坦,可使用小钢板或重建钢板螺钉固定;而内侧骨皮质常有楔形块,钢板较难应用,可使用长螺钉或螺纹钉斜行固定于对侧骨皮质,如此即可恢复叉状结构的稳固性。肱骨小头.滑车联合体关节面骨折应精确复位(小片游离碎片宜去除),以螺钉或克氏针横贯固定。手术切口应避免切断肱三头肌的后入路,使用经尺骨鹰嘴截骨的入路或双侧侧方入路,术后可早期活动关节,有利于关节功能的恢复。Ⅳ度骨折关节面粉严重者,内固定难于牢固,术后应短期使用外固定。

（商　科）

第十七节　尺桡骨近端骨折

尺桡骨近端包括桡骨头、桡骨颈和尺骨鹰嘴突。此部位骨折也是常见骨折，约占全身骨折发生率的 2010。

一、桡骨头骨折

桡骨头骨折为成人常见的损伤，约 40% 病例发生于 50～60 岁，60 岁以上仅占 17%。

1.创伤机制　多为伸肘位跌倒，受轴向传导应力及外翻应力的作用，桡骨头与肱骨小头撞击的结果。另一造成桡骨头骨折的机制是肘关节后脱位时，桡骨头与肱骨外髁后缘撞击所致。

2.创伤病理　局部形成血肿，劈裂骨折多在桡侧缘，可以移位倾斜，亦可发生粉碎或压缩骨折，但环状韧带多保持完好。外翻应力较大时，可合并发生内侧副韧带损伤或肱骨小头骨折。

3.骨折分型　Mason(1934)分为三型，Delee(1984)又增加了第四型。

Ⅰ型：桡侧边缘劈裂骨折，无移位。

Ⅱ型：桡侧边缘移位骨折，可有倾斜和压缩。

Ⅲ型：整个桡骨头的粉碎骨折。

Ⅳ型：合并于肘关节后脱位的骨折。

4.临床表现　伤后肘的外后方肿胀、疼痛。外上髁、桡骨头和鹰嘴顶部所构成的三角区有明显压痛。主动伸屈特别是旋转前臂会引起疼痛。肘后三点关系正常。

无移位或移位轻微的桡骨头骨折，症状轻微，极易漏诊。

X线片应仔细阅读，无移位的桡骨头骨折不易辨识。为提高诊断率 Greenspan & Norman(1982)曾建议摄桡骨头肱骨小头位片(RHC)，但 Manns(1990)指出：RHC 位片不必作为常规，因其并不能增加诊断率，反可造成误诊。如有怀疑，做 CT 检查是有益的。

5.治疗　桡骨头骨折无移位或移位在 2mm 之内者可行非手术治疗，石膏托制动 2～3 周，去固定后进行康复练习，预后良好。Ⅱ型移位较重者，可行手术内固定(微形螺钉)，早期活动关节，可获得满意功能结果。对Ⅲ型粉碎性骨折，以前多做桡骨头切除术(早期或晚期)。Geel(1990)指出：除严重粉碎者外，不应切除桡骨头，特别是伴有尺骨近端骨折、肘内侧副韧带损伤、下尺桡关节分离者。虽然 Hirvensalo(1990)报道了以 PGA 钉内固定治疗桡骨头粉碎性骨折取得良好结果，但以可吸收钉固定一粉碎骨折其难度可想而知，所幸近年开展的人工桡骨头置换解决了这一难题。Ⅳ型骨折在脱位整复后按上述原则处理。

二、桡骨颈骨折

桡骨颈骨折好发于成人，儿童发生率不足成人的 1/6。

1.创伤机制　多见于跌倒，伸肘位手着地致伤，外翻应力使肱骨小头压挤桡骨头，造成桡骨颈骨折。

2.创伤病理　局部血肿，桡骨头不同程度向桡侧倾斜，折端有不同程度的嵌入，骨膜常有一定的连续性。如移位严重可造成环状韧带破裂，方形韧带多保持一定的连续性。外翻应力过重时可合并内侧副韧带损伤或韧带完好而内上髁撕脱骨折，或有尺神经牵拉伤。偶有尺骨鹰嘴突顶部的骨折，是因冲顶鹰嘴窝而致。

3.骨折分型　按损伤及移位程度 Judet 分之为四型：

Ⅰ型：无移位或轻度移位骨折。

Ⅱ型：侧方移位不超过骨直径的 1/2，桡骨头倾斜＜30°折端嵌入。

Ⅲ型：桡骨头倾斜在 30°～60°，折端仍有接触。

Ⅳ型：桡骨头完全移位，头倾斜在 60°～90°，环状韧带断裂。

4.临床表现　伤后肘的外后方肿胀、疼痛，桡骨头处明显压痛，伸屈肘及旋转前臂均能引起疼痛，肘后三点关系正常。注意检查内上髁、鹰嘴突及肘内侧副韧带部位，因为可以伴随发生内上髁、鹰嘴突骨折或内侧副韧带损伤。注意尺神经有否损伤。

肘关节正侧位 X 线片可明确诊断。

5.治疗　Ⅰ型和Ⅱ型骨折移位不著，头倾斜在 30°内，折端并有嵌入，行保守治疗。以颈腕带或三角巾悬吊患肢 2～3 周，之后进行功能练习，预后良好。

Ⅲ型骨折应行手法闭合复位——即伸肘内翻位牵引，于透视下旋转前臂确定桡骨头倾斜的方位，以拇指向上内方向推挤倾斜的桡骨头，使之复位。由于折端间的嵌入，推挤常需较大力量。手法失败可经皮穿入克氏针撬拨复位，但应注意无菌操作并避免损伤桡神经。

Ⅳ型骨折和复位失败的Ⅲ型骨折应行手术切开复位术，注意保护尚有连接的骨膜，一般不需内固定。如环状韧带断裂不必修复，因骨间膜斜索及方形韧带的存在，上尺桡关节不至于分离。术后长臂石膏后托制动 3～4 周。

成年人Ⅳ型骨折若无肘内侧结构的损伤，无尺骨近端骨折，无下尺桡关节的不稳定，可以行桡骨头切除。

儿童的桡骨颈骨折因系骨骺损伤，事关发育，只能复位不能切除。

三、尺骨鹰嘴骨折

尺骨鹰嘴骨折好发于中老年人，Gartsman（1981）报道其平均年龄为 57 岁。国人各地报道不同，但集中在 40～55 岁年龄段。

1.创伤机制　直接暴力、间接暴力均能造成尺骨鹰嘴骨折。

直接暴力多见于跌倒，肘部直接着地致伤；亦可为肘后部直接打击、碰撞的结果；在治安不良地区，鹰嘴骨折常为利器砑削所致，形成特殊的斜形开放骨折。

间接暴力引起的尺骨鹰嘴骨折，见于伸肘跌倒，手撑地致伤，肱三头肌的强烈收缩造成尺骨鹰嘴的撕脱骨折。

两种力量的联合作用（如间接暴力引起骨折后，肘部又直接触地），则会造成粉碎而又明显分离的骨折。

2.创伤病理　直接暴力引起的骨折常无明显的移位，骨折线可为横形、短斜形亦可为粉碎骨折。骨折周围软组织损伤轻，骨膜常有部分连续，关节囊及其加强韧带（肘外侧副韧带的后部纤维、内侧的 Bardinet 韧带和 Cooper 韧带）完好。但如骨折线位置低，靠近冠状突水平而暴力较大则可造成肘关节前脱位，此时后关节囊破裂，尺骨近端骨膜断裂，折端分离明显，局部形成较大血肿，尺神经亦可出现牵拉性损伤。利器切削所致的开放骨折，骨折常呈斜形或长斜形，折端分离，关节开放，软组织创缘较整齐，常合并尺神经、桡神经深支的切割性损伤，甚至合并桡骨上端和肱骨远端的切削骨折。

间接暴力引起的撕脱骨折,其特点是折块较小而分离明显。骨折可以是关节外鹰嘴顶部肱三头肌附丽处的小片撕脱骨折,折片被肌肉牵拉而分离,但三头肌腱的扩展部、深筋膜多保持完好,局部可形成小血肿;也可以是较大的撕脱折块,横形折线波及关节面,折端分离,三头肌腱扩展部和筋膜断裂。

骨折分型:Delee(1984)改良了以往的分类,将移位骨折分为四型。

无移位骨折必须具有以下条件:①折块分离小于2mm;②肘关节屈曲90°时,分离无增加;③可以主动抗重力伸肘。

有移位骨折:①Ⅰ型,A.撕脱骨折——关节内;B.撕脱骨折——关节外;②Ⅱ型,横形或斜形骨折;③Ⅲ型,粉碎骨折;④Ⅳ型,靠近冠状突水平骨折,常伴前脱位。

3.临床表现　伤后肘后部肿胀、疼痛,如系直接暴力引起则肘后皮肤常有挫伤痕迹。鹰嘴局部有明显压痛,有时可触及骨擦音和折块分离的间隙。主、被动活动肘关节均能引起疼痛。肘后三点关系正常。应注意检查能否抗重力伸肘(可决定治疗方案)。如伴有前脱位,则肘部肿胀明显,并出现畸形。注意检查有否尺神经损伤体征。

肘正侧位X线片可以明确诊断,并根据骨折类型和分离情况决定治疗方案。

4.治疗　Cabanela将治疗的目标归结为:避免关节面的不平整;恢复伸肘力量;恢复肘关节的稳定性;保持关节的活动度;避免并发症。为达到以上的治疗目的,应根据骨质情况、骨折移位程度、病人的功能要求和期望来选择治疗方法。

对无移位骨折应进行短期的制动,虽然Rowe建议仅使用颈腕带,但如能给以长臂石膏后托中立位制动三周,会减少患者的不适。然后进行功能康复,预后良好。

移位性骨折采取非手术治疗早有报道,但结果并不理想。骨折的对位不良,不仅削弱了肱三头肌力,也会造成创伤性关节炎。此外,伸肘位固定的结果必将导致肘屈曲功能受损。因此,非手术治疗不应是移位性骨折的首选,除非病人有手术禁忌证存在。

移位性骨折手术切开复位时,对关节外撕脱骨折(ⅠB型)可将回缩的肌腱连同撕脱骨片缝回原处,但该骨片常不愈合,切除骨片直接缝合肌腱可能更简便。ⅠA型骨折克氏针钢丝张力带固定是适宜的。使用于移位性骨折的其他内固定物尚有螺钉、钩形钢板等,可视个人的经验与偏爱而应用。鹰嘴骨折外固定器使用简便,可用于有移位而非粉碎骨折。

粉碎严重的移位性骨折,可考虑折块切除,将肱三头肌腱重新固定在鹰嘴残端上,特别适用于高龄患者,可保留良好的关节功能。

(商　科)

第十八节　锁骨骨折

锁骨位于胸廓的顶部前方,全长位于皮下,为上肢带与躯干连接的唯一骨性结构。易发生骨折,在儿童时期尤为多见。据资料统计,锁骨骨折占全身骨折的5.98%。

一、病因及机制

摔伤是锁骨骨折的主要原因。以儿童最为多见。大约50%的锁骨骨折发生于7岁以下的儿童。

直接外力,如从前方打击、撞击锁骨,或摔倒时肩部直接着地均可造成锁骨骨折。摔倒时手掌着地,外力通过传导至肩,再传至锁骨,遭受间接外力和剪切应力也可造成骨折。

婴幼儿锁骨骨折多是从床上、椅子上、平地摔伤所致。常为不全的青枝骨折。骨折部位弯曲成弓形。有时需与骨代谢疾病所致锁骨弯曲畸形相鉴别。

产伤是新生儿锁骨骨折的常见原因,占产伤的第一位,发生率为 2.8%～7.2%。产伤所致锁骨骨折与很多因素有关。如胎儿的重量、产式、产妇分娩的体位、医师的经验等。剖宫产很少引起锁骨骨折。

成人锁骨骨折多由间接外力引起,但有相当多的病例是由接触性竞技运动和高能量交通外伤引起。更多发生多发损伤。

近年来一些报道和研究表明,锁骨骨折绝大多数是直接外力引起。而伸展位摔倒,经传导外力所致骨折只占极少数。认为摔倒时,手掌虽首先着地,但是由于患者的体质量和摔倒时的速度,肩部也会直接着地,因此造成锁骨骨折的最后外伤机理仍为直接外力所致。

此外,当肩部受到直接外力时,造成锁骨中 1/3 与第一肋骨相顶触撞击,从而可造成锁骨中 1/3 螺旋骨折。

除创伤因素外,非外伤原因也可造成锁骨骨折。锁骨本身发生病理改变时,在轻微的外力作用下即可发生骨折。如当锁骨骨髓炎、良性及恶性肿瘤放射治疗时,颈部淋巴结清除术后。也可发生锁骨应力骨折。

二、骨折分类

锁骨骨折一般按骨折部位分为外 1/3 骨折、中 1/3 骨折和内 1/3 锁骨骨折。

1.中 1/3 锁骨骨折　最为多见,占锁骨骨折总数的 75%～80%。中 1/3 移位骨折发生典型的移位。骨折可为横行、斜行或粉碎性。

2.锁骨外 1/3 骨折　较为少见,占锁骨骨折总数的 12%～15%。根据喙锁韧带与骨折部位相对关系,可再分为几种类型:

Ⅰ型:骨折位于喙锁韧带与肩锁韧带之间,或位于锥形韧带与斜方韧带之间。韧带未受损伤,因此骨折断端相对稳定,骨折无明显的移位。是外 1/3 骨折中最为常见的类型。

Ⅱ型:锁骨外 1/3 骨折,喙锁韧带与内侧骨端分离。可再分为 A、B 两型。

ⅡA 型:锥形韧带和斜方韧带与远骨折段保持连接,近骨折块不与喙锁韧带相连,并向上移位。

ⅡB 型:骨折线位于锥形韧带与斜方韧带之间,锥形韧带断裂,斜方韧带与骨折远段仍保持联系。

锁骨外 1/3Ⅱ型骨折,由于近骨折段失去喙锁韧带的稳定作用,又因受胸锁乳突肌和斜方肌的牵拉,发生向上向后方的移位。而远骨折段由于受肢体的重力作用以及胸大肌、胸小肌、背阔肌的牵拉,向下向内移位。肩关节活动时可带动骨折远端一起活动。因此这种类型的骨折难以复位和维持复位,易发生骨折不愈合。

Ⅲ型:为锁骨外端关节面的骨折,喙锁韧带保持完整。如骨折没有移位,早期诊断有一定困难。有时易与Ⅰ度肩锁关节脱位相混淆。必要时需行 CT 检查才能诊断。

Ⅳ型:主要发生于 16 岁以下的儿童。由于青少年骨与骨膜连接较松,因此锁骨外端骨折后,骨与骨膜易发生分离,骨折近端可穿破骨膜袖,受肌肉的牵拉向上移位。而喙锁韧带仍与骨膜袖或部分骨块相连。易与Ⅲ度肩锁关节脱位、远端Ⅱ型锁骨骨折相混淆。因此有时称为假性肩锁脱位。

Ⅴ型:见于老年人,为楔型骨折或粉碎性骨折。喙锁韧带与远、近两主骨折块失去连接,但保持与主骨块之间的小骨块的连接。

3.内 1/3 锁骨骨折　最为少见。占锁骨骨折总数的 5%～6%。可进一步分为 3 型。

Ⅰ型:骨折线位于肋锁韧带附着点的内侧,韧带保持完整,骨折无明显移位。

Ⅱ型:肋锁韧带损伤,骨折有明显移位。

Ⅲ型:锁骨内端关节面骨折。易形成晚期胸锁关节退行性变。

由于骨骺板强度较骨与韧带结构弱,因此同样的外力作用,在青少年时期,锁骨内端更易发生骨骺分离。当锁骨内端骨骺尚未骨化时,X 线片诊断易误诊为胸锁关节脱位。

三、临床表现及诊断

成人及较大年龄的儿童能以主诉病史及症状,因此一般诊断困难不大。临床表现为锁骨骨折处局部肿胀、畸形。骨折近段上翘,上臂连同肩下坠。儿童常因肩部疼痛将患侧上臂靠在胸壁上,或以健手托住患侧肘部。患儿头常倾斜向患侧,以缓解因胸锁乳突肌牵拉引起的疼痛。触诊时骨折部位压痛,可触及骨擦音及锁骨的异常活动。

诊断锁骨骨折的同时,应除外其他的合并损伤,如气胸、胸部、肩部的骨折以及神经、血管损伤。邻近肩锁关节及胸锁关节部位的骨折,应注意与关节脱位、骨骺分离相鉴别。

疑有锁骨骨折时需拍 X 线片确定诊断。一般中 1/3 锁骨骨折拍摄前后位及向头倾斜 45°斜位片。拍摄范围应包括锁骨全长,肱骨上 1/3、肩胛带及上肺野,必要时需另拍 X 线胸片。前后位片可显示锁骨骨折的上下移位。45°斜位片可观察骨折的前后移位。

婴幼儿的锁骨无移位骨折或青枝骨折有时原始 X 线片难以明确诊断,可于伤后 5～10d 再复查 X 线片,常可表现有骨痂形成。

外 1/3 锁骨骨折中Ⅰ型及Ⅱ型损伤一般可由前后位及向头倾斜 40°位 X 线片做出诊断。有时需拍摄双肩应力 X 线片,以帮助诊断喙锁韧带是否损伤。拍摄应力 X 线片时,患者直立位,双腕各悬 4.5kg(10磅)重物,放松上肢肌肉,拍摄双肩正位片。喙突与锁骨近骨折段距离明显增宽时,说明喙锁韧带损伤。锁骨外端关节面骨折,常规 X 线片有时难以做出诊断,常需行断层 X 线片或 CT 检查。

锁骨内 1/3 前后位 X 线片与纵隔及椎体片重叠,不易显示出骨折。拍摄向头倾斜 40°～45° X 线片,有助于发现骨折线。有时需行 CT 检查。

四、合并损伤

邻近的骨与关节损伤可合并肩锁、胸锁关节分离、肩胛骨骨折。当锁骨骨折合并肩胛颈移位骨折时,由于上肢带失去骨性的支撑连接作用,骨折端明显不稳。

第一肋骨可发生骨折。高能量损伤时可发生多发肋骨骨折。

机器绞伤可造成锁骨骨折合并肩胛胸壁间分离,造成广泛的软组织损伤,肩胛骨向外移位,可造成臂丛神经及腋动脉损伤。

胸膜及肺损伤:由于锁骨邻近胸膜的顶部和上肺叶,移位的锁骨骨折可造成气胸及血胸。合并气胸的发生率可高达 30%。

臂丛神经损伤:锁骨骨折移位时可造成臂丛神经根的牵拉损伤。损伤部位常在锁骨上,颈椎横突水平,或神经根自脊髓分支处。

骨折块的移位也可在局部造成臂丛神经的直接损伤,构成尺神经的分支常易受累及。

血管损伤:锁骨骨折合并大血管损伤者较为少见。可见于较大暴力、骨折明显移位时。偶也见于锁骨成角畸形或青枝骨折时。常易受累的血管有锁骨下动脉、锁骨下静脉和颈内静脉。腋动脉及肩胛上动脉损伤也有时发生。血管损伤的病理改变可为撕裂伤、血管栓塞、血管外压迫或血管痉挛等。

血管造影对诊断损伤的部位和损伤的性质都有很大的帮助。确定诊断后应及时手术治疗,修复损伤的血管。采用血管结扎术是不可取的,由于肢体侧支循环不足,对老年患者尤有较大的危险。

五、鉴别诊断

成人锁骨骨折X线片诊断较为明确,但有时需注意病理骨折的诊断。在不同年龄的儿童中,锁骨骨折有时需与一些其他病损相鉴别。

1.先天性锁骨假关节　为胚胎发育中锁骨内、外两个骨化中心未能正常融为一体所致。新生儿表现为锁骨中外交界处有假关节活动和包块。多发生在右侧锁骨。随年龄增长,局部畸形加重。应与产伤所致锁骨骨折相鉴别。X线表现为锁骨中外 1/3 处假关节形成,两骨折端接近并表现为鳞茎状的团块。不产生临床症状和功能障碍。长期随访对锁骨长度的发育、肩锁、胸锁关节均无影响。一般无需特殊治疗。

2.锁颅发育不全　为家族遗传性膜内成骨发育异常的疾患。可累及锁骨、颅面骨以及骨盆、脊柱、手、脚骨的发育,造成相应的畸形。临床表现为锁骨全部或部分缺如。X线片与先天性锁骨假关节不同,骨两端有较大的间隙,骨端逐渐变细。同时伴有颅骨、骨盆环缺失,面骨发育小等畸形。

3.锁骨内端骨骺分离　锁骨内端骨骺骨化较晚,闭合最迟。因此幼儿及青少年锁骨内端外伤时,较少发生胸锁关节脱位或骨折,而更易发生骨骺分离。骨骺分离在X线片上表现为胸锁关节脱位的征象。

4.肩锁关节脱位　儿童的锁骨外端骨折在临床上及X线片有时也难与肩锁关节分离相鉴别。必要时需用断层X线片或CT检查。

六、治疗

锁骨骨折的治疗方法很多,主要应以非手术治疗为主。非手术治疗虽然难以达到解剖复位,但骨折均可达到愈合。非手术治疗骨折不愈合率仅为 0.1%～0.8%。而手术治疗骨折不愈合率可高达 3.7%。

(一)婴幼儿及儿童锁骨骨折

新生儿及婴儿锁骨骨折,由于骨折愈合很快,皮肤细嫩,不需特殊固定,以免损伤皮肤。只需注意避免压迫,活动锁骨即可。

对于因疼痛不敢活动患肢的假性麻痹患儿,用软棉垫将腋窝及上臂保护好,患肢屈肘 90°,将上臂固定于胸侧。2 周后去除固定。由于疼痛症状消失,患儿即恢复使用上臂,如患儿仍不能使用上臂,则可能合并有臂丛神经损伤所致。

幼儿的锁骨骨折后,由于骨塑形能力很强,因此一定的畸形在生长发育过程中可自行矫正。无必要为取得较好的复位而反复整复。更不宜随意采用手术治疗。

对青枝骨折和无移位的骨折,只需用颈腕吊带保护,限制患肢活动即可。6 岁以下儿童移位的锁骨骨折,一般不需特别复位,可用 8 字绷带固定 3 周即可。注意固定不要过紧,以免压迫皮肤导致坏死或造成肢体循环障碍。

年龄较大的儿童或 10 余岁的少年锁骨骨折时,由于患儿活动量较大,因此需严格制动。一般骨折复位后以 8 字绷带固定,必要时需以石膏加固。一般制动 4～6 周。伤后 3～4 个月内避免剧烈运动。

对于儿童的锁骨内端或外端骨折,可用吊带保护。外端骨折即使有较大的移位,一般骨膜仍保持联系,因此骨折易于愈合。

(二)成人锁骨骨折

成人的锁骨骨折常由较大的外力引起,因此骨与软组织损伤较重。而且骨愈合能力及塑形能力减弱,因此需重视骨折的复位与固定。

1.锁骨远端1/3骨折　切开复位内固定的手术指征是近端骨折块因喙锁韧带撕裂或关节内移位而出现上翘。Ⅰ型及Ⅲ型无移位的锁骨远端骨折主要使用吊带及对症治疗。传统的"8"字绷带不适用于远端1/3骨折。对Ⅱ型骨折及很少移位的Ⅲ型骨折采用切开复位内固定。远端骨折的手术切口位于锁骨远端前缘。骨折可用T形板或钩形接骨板固定。Ⅱ型骨折采用非手术治疗时,有症状的骨不愈合发生率较高。

2.锁骨中段及近端1/3骨折　可采用手法复位及"8"字绷带制动(固定肩部远端)。双侧回缩后,"8"字绷带会因牵拉而松弛,因此最初数日内每天早晨均应收紧绷带。第1周内,用吊带悬吊前臂。4～5周后,骨折开始愈合,此时无需继续制动。

锁骨中段及近端1/3骨折行一期切开复位内固定的指征包括:骨折块存在穿透皮肤的风险、骨折的初始短缩超过2cm、骨折移位难以复位(如锁骨近端骨折块)、神经血管损伤、开放骨折、合并肩带其他部位损伤(如关节盂颈部有移位的关节外骨折及肩胛胸分离)。锁骨的显露切开位于锁骨表面。采用最少6孔的3.5cm LC-DCP板,或重建钢板塑形后置于锁骨的扁平面。解剖型锁定钢板可省去手术中塑形的步骤。对于粉碎骨折、存在失活骨块或丧失连续性的骨折,建议行自体松质骨植骨。术后用吊带悬吊前臂4周直至出现骨痂形成迹象。

(三)手术治疗的参考指征

绝大多数锁骨骨折采用非手术治疗可望得到满意的治疗结果。但在某些情况下,一些类型的骨折需采用手术治疗。以下为手术治疗的参考指征。

1.合并神经、血管损伤。

2.开放锁骨骨折。

3.锁骨外1/3Ⅱ型损伤以及部分Ⅴ型损伤。

4.锁骨骨折合并同侧肩胛颈骨折,形成浮动肩。需手术固定锁骨以稳定肩胛颈骨折。

5.锁骨粉碎骨折,骨块间夹有软组织影响骨愈合,或有潜在顶破皮肤的危险不能闭合复位时。

6.多发损伤,肢体需早期开始功能锻炼时。

7.少数患者不愿接受畸形愈合的外形,而要求手术治疗,愿意承受骨折不愈合的风险。

8.患者并发有神经系统或神经血管病变,如帕金森病等,不能长期忍受非手术制动时。

(四)手术治疗的注意事项

锁骨骨折采用手术治疗时,应注意减少创伤和骨膜的剥离。新鲜骨折应首选髓内针固定。可采用Knowles针或粗克氏针固定。采用克氏针固定时针尾必须折弯,以免克氏针移位。为减少不愈合的发生,最好同时行自体松质骨植骨。术后以三角巾或吊带保护6周。8～10周骨折初步愈合后,可拔除内固定。

对于粉碎的锁骨中段骨折,也可采用钢板螺钉固定。可用小型动力加压钢板、小型重建钢板或解剖型锁定钢板。钢板至少应有6～7孔,以保证固定效果,钢板最好置于锁骨上方。

钢板固定虽能获得满意的解剖学复位,但由于骨膜剥离和应力遮挡,拆除钢板后1～2月内应做一定的防护,剧烈用力有发生再骨折的风险,必须引起足够的重视。

也有使用小型Hoffmann外固定架治疗锁骨骨折的报道。可用于新鲜锁骨骨折和骨折不愈合的治疗。

(秦　航)

第十九节　肩胛骨骨折

肩胛骨为一扁宽形不规则骨,位于胸廓上方两侧偏后。肩胛骨平面与胸廓冠状面呈 30°～40°角。肩胛骨对稳定上肢以及发挥上肢的功能起着重要的作用。肩胛骨骨折较为少见,多发于肩胛骨体部和颈部,常见于多发伤。

一、解剖与功能

肩胛骨包括体部、肩胛冈、肩峰、喙突、肩胛颈以及肩盂。

初生时,肩胛骨体部及肩胛冈形成一骨化中心,而其他部位仍是软骨。生后 3 个月至 1 岁半时,在喙突中部开始出现一骨化中心。在 7～10 岁时,喙突的基底连同盂上 1/3 部位出现另一骨化中心。有时称之为喙突下骨。14～16 岁时喙突骨骺与基底部融为一体。同时在喙突的内侧顶端出现一包壳状的骨化中心。18～25 岁时与喙突体融合。不同时期骨化中心的出现,不要误认为骨折。

喙突是喙肱肌、肱二头肌短头及胸小肌的起点。腋动脉及臂丛神经位于胸小肌腱深层,经喙突的内下方通过。喙突基底的内侧、肩胛骨的上缘部分是肩胛切迹。切迹上有肩胛横韧带桥架相连。肩胛上神经在肩胛横韧带下通过肩胛切迹走向背侧。肩胛上动脉在该韧带上方通过。

肩胛冈的外端为肩峰,在肩峰部位,14～16 岁时可出现 2～3 个,甚或 4 个骨化中心。19 岁时彼此相互融为一体。至 20～25 岁时才与肩胛冈融合。有时在 25 岁以后,在肩峰端仍有一骨化中心未与肩胛冈相融合,X 线片显示为一单独的骨块,称之为肩峰骨,双侧同时发生率为 60%。应与肩峰骨折相鉴别。

肩胛骨下角骨化中心 15 岁时出现。约加岁时与体融合。肩胛骨脊柱缘骨化中心 16～18 岁时出现,25 岁时融合。肩胛体和颈发育障碍可形成肩胛骨骨孔,较为常见,无临床意义。

盂窝有 4 个骨化中心相继出现。肩盂下极骨骺在 20～25 岁时最后与体部相连,盂窝发育变深。肩胛颈、肩盂发育异常可使肩胛颈变短,合并肩峰、肱骨头发育不正常。

肩峰与锁骨形成肩锁关节,从而使肩胛骨通过肩锁关节、锁骨、胸锁关节连接。此外肩胛骨通过肌肉与躯干形成软组织连接。肩胛骨的稳定主要由肌肉连接来完成。上臂上举过程中,1/3 的活动发生于肩胛胸壁间。肩胛胸壁之间虽不具备典型的关节结构,但却提供相当于关节功能的活动。肩关节的活动是盂肱关节和肩胛胸壁之间协调一致的活动,肩胛骨旋转到外展位。以便于上臂前屈、内收、上举、外展活动。肩胛骨的活动限定于胸壁的床内。肩胛骨骨折后,肌肉、软组织瘢痕粘连、骨折畸形愈合,可影响肩胛骨的协调运动,从而可使肩关节的活动范围受限。

肩胛骨虽然扁薄,但是周缘部位骨质明显增厚,因此加强了肩胛骨的强度。而且肩胛骨被丰厚的肌肉包绕,形成完整的肌肉保护垫。外力首先作用于软组织,不易造成骨折。此外肩胛骨在胸壁上有一定的活动度,作用于肩胛骨的外力可以得到一定的缓冲。因此肩胛骨骨折发生率较低。

肩胛骨骨折多为严重暴力引起。高能量、直接外力是造成肩胛骨骨折的主要原因。汽车事故占 50%,摩托车事故占 11%～25%。因此常合并有多发损伤。

肩盂骨折多因外力直接作用于肱骨近端外侧,因肱骨头撞击盂窝所致。直接外力撞击也可造成肩胛骨骨突部位的骨折。如肩胛冈、肩峰或喙突骨折。

部分肩胛骨骨折可由间接外力引起,当上肢伸展位摔倒时,外力通过上肢的轴向传导可造成肩盂或肩胛颈骨折。

　　此外当肩关节脱位时,可造成盂缘的撕脱骨折。拮抗肌不协调的肌肉收缩,如电休克时也可造成骨突部位的撕脱骨折。

二、骨折分类

　　肩胛骨骨折的分类有多种不同方法。

　　1.按解剖部位分类　一般即可分为肩胛骨体部骨折、肩胛冈、肩盂、喙突、肩峰骨折等。体部骨折最为多见,占肩胛骨骨折的49%～89%。其次为肩胛颈骨折。

　　2.根据骨折与肩盂相关的位置及肩关节整体的稳定性分类　将肩胛骨骨折可分为稳定的关节外骨折、不稳定的关节外骨折和关节内骨折三种。

　　(1)稳定的关节外骨折:包括肩胛体骨折和肩胛骨骨突部位的骨折。肩胛颈骨折,即使有一定的移位,常相当稳定,也属关节外稳定骨折。

　　(2)不稳定的关节外骨折:为肩胛颈骨折合并喙突、肩峰或合并锁骨骨折。此种类型骨折使整个肩关节很不稳定,可形成漂浮肩。

　　(3)关节内骨折:为肩盂的横行骨折或大块盂缘骨折,常合并肱骨头脱位或半脱位。Zdravkovic和Damholt将肩胛骨骨折分为三种类型。Ⅰ型为体部骨折;Ⅱ型为骨突部位的骨折,如喙突、肩峰骨折;Ⅲ型为肩胛骨的外上部位的骨折,即指肩胛颈、肩盂的骨折。Ⅲ型骨折是肩胛骨骨折中最需要特殊治疗和最难以治疗的部位。移位的或粉碎的Ⅲ型骨折只占全部肩胛骨骨折的6%左右。肩盂骨折中只有10%有明显的骨折移位。

　　3.根据盂的骨折部位和损伤程度分类　Ideberg将肩盂骨折分为如下几种类型:

　　(1)Ⅰ型:骨折是盂缘骨折。盂前缘骨折为Ⅰa型。盂后缘骨折为Ⅰb型。

　　(2)Ⅱ型:骨折是外力通过肱骨头,斜向内下方撞击盂窝,造成自盂窝至肩胛体的外缘骨折。形成盂窝下半骨块移位。

　　(3)Ⅲ型:骨折是外力通过肱骨头斜向内上方撞击盂窝,造成盂窝外上部分骨折。骨折块可包括盂内上部关节面和喙突,骨块向内上方移位,常合并有肩峰、锁骨骨折或肩锁关节脱位。

　　(4)Ⅳ型:骨折是肱骨头撞击盂窝的中央,骨折线横行通过盂窝,并通过肩胛体部直达肩胛骨内缘。肩胛骨连同盂窝横向分裂为二,上方骨块较小,下方骨块较大。

　　(5)Ⅴ型:骨折是Ⅱ、Ⅲ、Ⅳ型骨折的组合损伤。其主要损伤是从盂窝至肩胛骨内缘的横行骨折。是由更加复杂、强大的外力引起,可分为三种类型。

　　1)Ⅴa型是Ⅱ型和Ⅳ型损伤的组合。即有肩胛骨横行骨折再加一自盂窝至肩胛体外下缘的骨折线,形成一附加盂下方的分离骨块。

　　2)Ⅴb型是Ⅲ型和Ⅳ型损伤的组合,即再附加一盂上方分离的骨折块。

　　3)Ⅴc型是Ⅱ、Ⅲ、Ⅳ型损伤的组合,即盂上、下方各增加一附加的骨块。

　　(6)Ⅵ型:骨折是盂窝严重的粉碎骨折。

　　4.喙突骨折的分类　喙突骨折占全部肩胛骨骨折的2%～5%。Eyres根据损伤机理及骨折部位及范围将喙突骨折分为五种类型。

　　(1)Ⅰ型为喙突顶端或骺的骨折。

　　(2)Ⅱ型为喙突中部骨折。

（3）Ⅲ型为喙突基底骨折。

（4）Ⅳ型为波及肩胛体上部的骨折。

（5）Ⅴ型为波及肩盂的骨折。

三、临床表现、诊断及合并损伤

肩胛骨骨折后上臂处内收位，肩关节活动时疼痛加重。

体部骨折时，由于血肿的刺激可引起肩袖肌肉的痉挛，使肩关节主动外展活动明显受限，临床上表现为假性肩袖损伤的体征。当血肿逐渐吸收、肌肉痉挛因素消除后，肩主动外展功能也即恢复。应与神经损伤和真正的肩袖损伤相鉴别。

喙突骨折或肩胛体部骨折，当深吸气时，由于胸小肌和前锯肌带动骨折部位活动可使疼痛加剧。

移位的肩胛颈或肩峰骨折，肩外形变扁。骨折严重时，可见肩部软组织肿胀，皮下淤血斑，并有触压痛，有时可触到骨折部位的异常活动及骨擦音。

诊断骨折的同时，应注意检查肋骨、脊柱以及胸部脏器的损伤。

由于肩胛骨骨折多由高能量直接外力引起，因此合并损伤发生率高达 35%～98%。多发损伤患者或怀疑有肩胛骨骨折时，应常规拍摄胸部平片。由于肩胛骨平面与胸廓冠状面有一定角度并且相互重叠，因此一般胸正位片肩胛骨显示不清。根据需要尚需拍摄肩胛正位、肩胛侧位、腋位和穿胸位 X 线片。肩胛正位可清楚显示盂窝的骨折，腋位片可显示盂前后缘的骨折，并可确定肱骨头是否有半脱位。向头倾斜 45°前后位片可较清楚显示喙突骨折。

对肩盂骨折常需行 CT 检查，必要时可在麻醉后，在透视的条件下进行动态的检查，确定肩关节及骨折的稳定性。关节镜检查也可用于确定关节面骨折移位情况以及决定治疗方案。

四、治疗

肩胛骨骨折中绝大多数病例采用非手术方法治疗，由于血液循环丰富，骨折愈合较快。只有少数病例需行手术治疗。

（一）体部及肩胛冈骨折

一般可采用非手术治疗。伤后 2d 内，局部采用冷敷、制动，以减轻局部出血及肿胀的程度，可减轻疼痛症状。可用三角巾或吊带保护患肢。伤后 1 周内，争取早日开始肩关节钟摆样功能锻炼，以防止关节粘连。随着骨折愈合的进程，疼痛症状的减轻，应逐步恢复关节的正常活动范围，并逐步开始进行肩部肌肉力量的锻炼。

（二）肩胛颈骨折

对无移位或轻度移位的肩胛颈骨折，可采用非手术方法治疗。可用三角巾保护患肢 2～3 周。伤后 1 周内开始肩关节功能锻炼。

对有明显移位的肩胛颈骨折可采用尺骨鹰嘴牵引 3～4 周，再改用三角巾保护治疗。也可行手法整复，再以肩"人"字石膏固定 6～8 周。

肩胛颈骨折合并同侧锁骨骨折时，由于失去锁骨的支撑稳定作用，使得颈部骨折移位明显而且很不稳定，形成漂浮肩。应采用手术复位锁骨，并以钢板固定。锁骨骨折复位固定后，肩胛颈骨折也即得到大致的复位，并可获得相对的稳定。

（三）肩峰骨折

大多数肩峰骨折位于肩锁关节以外，一般移位不大。应注意与肩峰骨相鉴别。此外在诊断骨折的同时，应注意位于其深层的肩袖组织损伤的可能，可为急性损伤或慢性损伤。如有损伤应行相应的治疗。

肩峰的无移位骨折采取保守治疗。因骨折可能移位，故在最初 3 个月内应严密随诊。骨折显著移位时，因撞击肩袖造成盂肱关节活动障碍。对移位骨折，行切开复位，用螺钉或张力带固定。

（四）喙突骨折

喙突骨折常发生于基底部位，骨折线可延及肩胛上切迹、肩胛骨的上面或肩盂的上 1/3。有时需与骨化中心之间的骺线相鉴别。

Ⅰ～Ⅲ型喙突骨折一般可行非手术治疗，可用三角巾保护 3 周。Ⅳ型及Ⅴ型的移位骨折多需手术复位以松质骨螺钉固定。喙突骨折合并臂丛神经受压迫或通过肩胛切迹部位的骨折合并肩胛上神经损伤，经肌电图检查证实有冈上肌和冈下肌麻痹时，应行手术探查。

此外喙突骨折合并肩锁关节Ⅲ型损伤时，锁骨外端明显上翘，喙锁间隙保持正常时，有时易于漏诊喙突骨折。此种损伤，造成肩部不稳，应行手术治疗，固定肩锁关节，喙突骨折则不必行手术固定。

（五）肩盂骨折

肩盂骨折只占肩胛骨骨折的 10%，而其中有明显骨折移位者占肩盂骨折的 10%。对大多数轻度移位的骨折可用三角巾或吊带保护。早期开始肩关节活动的练习。一般制动 6 周，去除吊带后，继续进行关节活动及逐步开始肌肉力量的锻炼，并鼓励使用患肢。

1.盂缘的小片撕脱骨折　一般是肱骨头脱位时由关节囊、唇撕脱所致。前脱位时发生在盂前缘，后脱位时见于盂后缘。肱骨头复位后，采用三角巾或吊带保护 3～4 周。

2.Ⅰ型骨折　如骨折块波及盂前 1/4 关节面或盂后 1/3 关节面，且有 1cm 的移位时，将会影响肱骨头的稳定并引起半脱位现象。因此应行手术复位，以松质骨螺钉或以皮质骨螺钉采用骨块间加压固定。如肩盂骨块粉碎，则应切除骨碎片，取髂骨植骨固定于缺损处。

3.Ⅱ型骨折　如果出现台阶移位 5mm 时，或骨块向下移位伴有肱骨头向下半脱位，应行手术复位固定。可采用肩后方入路，复位盂下缘骨折块，以拉力螺钉向肩胛颈上方固定。也可采用易调整外形的重建钢板，置于肩胛颈的后方或肩胛体的外缘固定。

4.Ⅲ型骨折　如果移位达 5mm 时，上方骨块向侧方移位或合并喙突-喙锁韧带-锁骨-肩锁关节-肩峰等所谓肩上方悬吊复合体损伤时，应采用后上方入路复位骨折块，采用拉力螺钉，将上方骨折块固定于肩胛颈下方主骨上。如果肩盂上部骨块粉碎，不能固定时可修复固定肩上方悬吊复合体，可以达到间接改善关节的稳定及关节面的对合关系。

5.Ⅳ型骨折　关节面台阶移位 5mm 时，上下两骨块明显移位时，也应采用切开复位治疗。采用后上方入路，复位骨折块，以拉力螺钉自肩胛颈的上方至肩胛颈的下方固定。

6.Ⅴ型骨折　关节面移位＞5mm，或伴有肱骨头向下半脱位、肩上方悬吊复合体损伤时，均应行修复术治疗。

（1）Ⅴa型骨折：手术入路、复位、固定可根据Ⅱ型骨折的方法。肩盂内下方部分可不特殊处理。

（2）Ⅴb型骨折：手术入路、复位和固定可根据Ⅲ型骨折的方法处理。肩上方悬吊复合体如有损伤，应采用手术复位、固定。肩盂内上部分可不处理。

（3）Ⅴc型骨折：采用后上方入路。上、下盂的骨折块行复位、拉力螺钉固定。肩上方悬吊复合体严重损伤时，同时应复位、固定。

7.Ⅵ型骨折　由于盂窝严重粉碎，不论骨块移位与否或有无肱骨头半脱位的表现，都不宜行切开复位。

如果肩上方悬吊复合体有严重损伤,可行手术复位、固定,如此可间接改善盂窝关节面的解剖关系。对Ⅵ型骨折可采用三角巾保护,早期开始肩关节活动锻炼。也可采用尺骨鹰嘴牵引,肩关节活动锻炼。或用外展支架保护,并在支架保护下进行关节活动练习。

(刘晓丹)

第二十节　肱骨近端骨折

肱骨近端骨折是指包括肱骨外科颈在内及其以上部位的骨折。临床上较为多见。据国内资料统计约占全身骨折的2.15%,国外资料统计占全身骨折的4%~5%。肱骨近端骨折的发生率与骨质疏松有明显关系。因此随着人类平均寿命的延长,流行病学调查显示该部位骨折的发生率有进一步增高的趋势。肱骨近端骨折中,年龄在40岁以上的患者占76%。女性患者发病率为男性的2倍。统计资料表明,与髋部骨折相似,老年患者、骨质疏松是肱骨近端骨折发生率较高的主要原因。

肱骨近端骨折大多数病例可采用非手术方法治疗,并可望得到较为理想的结果。但少数损伤严重、移位较大的骨折,治疗上仍有很大困难。

一、解剖

1.骨关节结构　肱骨近端包括肱骨头、大结节,小结节及肱骨干骺端组成。大小结节之间形成结节间沟。肱二头肌腱长头在沟内通过,因此也称为肱二头肌腱沟。在发育过程中,肱骨上端有三个骨化中心。肱骨头骨化中心于出生后4~6个月开始骨化。大结节骨骺于3岁时开始骨化。小结节骨骺于5岁时开始骨化。6~7岁时三个骨化中心融为一体。20~22岁时肱骨上端骨骺与肱骨干融合。

在肱骨头与大、小结节之间有一很短的相对稍狭窄的部分称为肱骨解剖颈。在大、小结节之下的部分称为肱骨外科颈。肱骨外科颈是临床上常发生骨折的部位,由于骨折两端均有血液供应,因此骨折易于愈合。肱骨解剖颈骨折较为少见,近骨折块多因损伤失去血循环供应,因此预后较差,易发生肱骨头缺血坏死。

在冠状面上,肱骨头与肱骨干有130°~135°角。有的报道颈干角为143°。在横断面上肱骨头向后倾斜,与肘关节横轴相交20°~30°。肱骨头与肩胛骨的肩盂成关节,是盂肱关节骨性组成部分。

肩峰是肩胛冈向外延续的终端,位于肩部的外侧,对盂肱关节上方有保护作用。三角肌部分纤维起于肩峰。而且肩峰为三角肌的功能提供有效的机械杠杆作用。

肩峰与喙肩韧带及喙突共同形成喙肩弓。喙肩弓为一坚强的骨韧带结构。肱骨上端、肩袖和肩峰下滑囊皆位于其下方。肩峰下滑囊在三角肌下面的部分又称为三角肌下滑囊。是由滑膜组织包绕的囊性结构。其顶部紧贴附于喙肩韧带、肩峰及三角肌深层。其底部与肩袖及大结节相连。滑囊也向肱骨上端前、后伸延,形成一有利于肱骨近端在喙突肩峰弓下滑动的装置。

肱骨近端或肩峰骨折时,可损伤此滑囊结构。造成滑囊壁纤维增厚和粘连。从而可影响盂肱关节的活动。

此外肱骨近端移位骨折,有可能损伤喙肩弓底面的光滑,产生骨性阻挡撞击症状。也可影响盂肱关节的功能。

盂肱关节的活动主要与肩袖、三角肌和胸大肌三组肌肉有关。

肩袖结构由肩胛下肌、冈上肌、冈下肌及小圆肌组成。二头肌长头也是协同肩袖功能的一个重要组成部分。肩胛下肌的作用是使肱骨头下降,在一定的位置时也可使肱骨头内旋。冈上肌可使肱骨头外展,冈下肌和小圆肌是外旋肌。

肩袖肌肉止于肱骨大、小结节。了解肩袖肌肉的起止点及其功能,对于了解肩部骨折后的创伤解剖以及骨折移位的规律都有指导作用。例如大结节骨折时,受冈上肌及小圆肌的牵拉,骨折块皆向后上方移位。而小结节骨折时,由于受肩胛下肌的牵拉,骨块向前、内移位。肱二头肌腱长头止于盂上粗隆。对肱骨头起下压稳定的作用。肱二头肌腱可作为手术时解剖入路的标志,以便区分大、小结节以及肩袖结构。

三角肌是盂肱关节活动的主要肌肉。起于锁骨的外 1/3、肩峰和肩胛冈。止于肱骨的三角肌粗隆。主要功能是外展上臂。前部纤维帮助屈曲和内收上臂,后部纤维帮助后伸和外旋上臂。

胸大肌是肩关节内收活动的主要肌肉。起于胸骨和锁骨、上方的肋骨和胸肋区域,止于肱二头肌腱沟外唇的下部分。肱骨外科颈骨折时,由于胸大肌的牵拉,远骨折端常发生向内移位。除内收功能外,当肩关节外展 90°以上时,胸大肌的锁骨部分位于肱骨头中心的上方,此时该部分肌肉纤维收缩则可产生外展肩的活动。

大圆肌及背阔肌也有辅助肩内收的功能。而且当肩关节处于外展、外旋位时,其内收作用表现更为明显。正常肩关节活动时,肩部肌肉的活动是相互协调,相互作用的。随肩关节的不同位置,肩部肌肉的活动可有相应的改变。肩关节的活动不是以某一肌肉为单位单独活动,而是整体协调发挥作用。三角肌外展肩关节的活动必须是在肩袖肌肉协调收缩作用下,也即通过肩袖肌肉的收缩,将肱骨头稳定在肩盂内,形成一个活动的支点时,三角肌才能更有效地发挥其外展肩的功能。因此临床上当冈上肌腱或肩袖损伤时,肩关节的外展功能有明显的受限。

2.肩关节的血液供应　了解肱骨头的血循环供应对分析决定肱骨近端骨折的治疗和判断预后是很重要的。

肱骨头的供血动脉主要来自旋肱前动脉的分支。旋肱前动脉来自腋动脉。旋肱前动脉沿肩胛下肌下缘水平方向走行向外,于喙肱肌深层通过,到达二头肌腱沟处,并发出一分支,在大结节的水平进入到骨内。在骨内弯曲走行通向后内,供应头部的大部血运。在头内弯曲走行的血管称为弓形动脉。这是由 Laing(1956 年)使用尸体标本灌注首先证实并命名的。

此外通过大、小结节肌腱的附着,干骺端的血管以及旋肱后动脉的分支——后内侧血管,肱骨头也能由此得到部分血液供应。

在肱骨近端四部分骨折后,旋肱前动脉的分支、大、小结节以及干骺端动脉的血管吻合都被损伤。此时如果肱骨头连同内侧颈部为一完整骨块时,则经由后内侧动脉的供血以及在头内与弓形动脉的吻合支,使肱骨头有免于坏死的可能。

肩袖血循环一般来自六个主要动脉的分支。分别为旋肱前、旋肱后、肩胛上、胸肩峰、肩胛下和肱骨上动脉。分别对肩袖的不同部位及肱二头肌腱长头提供血液供应。

3.肩关节的神经支配　与近端肱骨有密切关系的神经有腋神经、肩胛上神经、桡神经和肌皮神经。

腋神经由第 5、6 颈神经根组成,由后束发出,沿肩胛下肌前面下缘走行,经内侧盂肱关节囊下缘绕向肱骨上端后方通过四边孔。在四边孔露出后发出一分支到小圆肌。然后又通过外侧绕向肱骨前方,并发出前、后两支。后支支配三角肌后半部肌肉,而且发出外上皮神经支,支配肩外侧皮肤的感觉。前支支配三角肌的中部及前部纤维。由于腋神经在后束分出和进入三角肌处活动范围较小,位置较为固定,因此肩脱位或肱骨上端明显移位的骨折可造成对腋神经的牵拉损伤。腋神经在走行过程中与盂肱关节前下关节囊关系紧密,因此在前脱位或在骨折脱位切开复位时,也易遭受损伤。

肩胛上神经由第5、6神经根组成。起自臂丛上干。向外走行在肩胛舌骨肌深层和菱形肌前缘,在肩胛上切迹与肩胛横韧带之间通过进入冈上窝。在此发出运动分支至冈上肌和至肩关节的关节支。主支延续绕过肩胛冈外缘到冈下窝,并发出分支至冈下肌,同时发出分支至肩关节和肩胛骨。肩胛上神经在走行过程中有两处固定点。一是在其上干的起点处。另一点在肩胛横韧带下方与肩胛上切迹间通过处。在上述两部位易遭受牵拉损伤。

肌皮神经是臂丛外侧束的唯一的分支,由第5、6颈神经根组成,有时也包括第7颈神经根的纤维。在胸小肌水平斜向走行向远侧通过喙肱肌,在二头肌与喙肱肌之间下行,并发出分支支配这些肌肉。肌皮神经进入到喙肱肌的部位高低有一定变异。自喙突下距离为3.1~8.2cm。平均为5.6cm。因此一般认为喙突下5~8cm的距离为安全区是不可靠的。在肩关节前方手术入路需游离切断喙肱肌时应注意到此处的解剖变异特点,以免误伤肌皮神经。该神经的终支为前臂外侧皮神经。肌皮神经常因穿刺伤及肩脱位和肱骨颈骨折移位所损伤。

桡神经为臂丛神经后束的延续,由第6、7、8颈神经根和第一胸神经根组成。主要为运动神经,支配三头肌、前臂旋后肌、伸腕、伸指、伸蹬肌。肱骨干骨折时易受累及。但肩关节脱位及肱骨颈骨折时也偶可损伤。

二、损伤机制

同样的外力作用于肱骨近端,由于年龄因素以及骨与关节囊韧带结构的强度不同,可发生不同类型的损伤。正常的肱骨上端由较致密的网状松质骨骨小梁构成。其强度大于关节囊及韧带的强度。因而在青壮年时期,肩部外伤更易发生肩关节脱位,较少发生肱骨上端骨折。除非遭受严重创伤,可造成严重的肱骨上端骨折脱位。儿童时期,肱骨上端骺板是解剖上最薄弱的部位,因此外伤易造成肱骨上端骨骺分离。较少发生关节脱位。在年老的患者,肱骨上端骨质变疏松,骨强度大大减弱,因此较为轻微的外力即可造成骨折。因此肱骨近端骨折常发生于老年人。

造成肱骨近端骨折最常见的外伤机制是上肢伸展位摔伤所致。造成骨折的外力多较轻微或为中等强度。而发生骨折的内在因素是骨质疏松、骨强度减弱。年轻患者遭受严重的外力,可造成严重的损伤,常表现为骨折伴盂肱关节脱位。有时可发生多发损伤,如初期有意识丧失时,因肩部骨折位置较深,常易漏诊。造成延误诊断,影响治疗效果,应提起临床医师警惕。

造成肱骨近端骨折的另一种外伤机理是上臂过度旋转,尤其在上臂外展位过度旋转时,肱骨上端与肩峰相顶触时易于发生。常见于骨质疏松的老年患者。

第三种外伤原因是肩部侧方遭受直接外力所致。可造成肱骨大结节骨折。

造成肱骨近端骨折的其他少见原因和外伤机制是癫痫发作或电休克治疗时,由于肌肉痉挛性的收缩可造成肱骨近端的骨折脱位。

此外肿瘤、转移性病变,可使骨质破坏,骨强度减弱,遭受轻微外力即可发生骨折。肱骨上端是病理骨折好发部位之一。

三、骨折分类

理想的骨折分类系统应当是在解剖及创伤解剖基础上,借助于X线片将骨折进行分类,并能指导治疗和判断预后。

　　肱骨近端骨折中,轻度移位骨折占80%～85%,绝大多数均可采用非手术方法治疗。而其余的15%～20%移位骨折,根据骨折的部位不同,有的需行手术治疗。因此好的分类方法,应能充分区别和体现出肱骨近端骨折的这些特点。

(一)历史上的分类

　　肱骨近端骨折提出的分类方法很多。有按骨折的解剖部位、损伤的机制、骨折块的数目以及接触面的大小,骨折块的血循环情况等分类系统。

　　Koeher(1896年)首先提出按解剖部位分为解剖颈、结节部位、外科颈骨折等。但没考虑骨折移位程度的大小以及骨折数目的因素。因此造成诊断上的混乱和治疗上的困难。

　　Watson-Jones根据外伤机制分为内收型及外展型骨折。因为肱骨近端骨折均有向前成角畸形,当肩内旋时表现为外展型损伤,而肩外旋时又表现为内收型损伤。因此分类标准不够严格准确,容易对治疗形成错误引导。Codman(1934年)提出将肱骨上端分为四部分骨折块的概念。大致按骨骺的闭合线将肱骨上端分为解剖颈、大结节、小结节和肱骨干骺端四部分。所有不同类型的骨折是上述四部分骨块不同的组合结果。Codman分为四部分骨折块的概念为目前国际通用的Neer分类系统奠定了基础。

　　当今国际上广泛采用的分类方法有Neer分类和AO分类。

(二)Neer分类

　　Neer(1970年)在Codman的四部分骨块分类基础上提出新的分类方法。此种分类方法包含有骨折的解剖部位、骨块移位的程度和不同组合等因素在内。可概括肱骨上端不同种类的骨折,并可提供肌肉附着对骨折移位的影响和对肱骨头血循环状况的估计。从而可更加准确地判断和评价肱骨近端骨折的预后,以便指导选择更合理的治疗方法。

　　Neer分类方法考虑到骨折的部位和骨折的数目。但分类的主要依据是骨折移位的程度——即以移位>1cm或成角畸形>45°为标准进行分类。

　　肱骨上端骨折,只要未超过上述的明显移位的标准,说明骨折部位尚有一定的软组织附着连接,尚保持一定的稳定性。这种骨折为轻度移位骨折,属一部分骨折;二部分骨折是指某一主骨折块与其他三个部分有明显的移位;三部分骨折是指两个主要骨折块彼此之间以及与另两部分之间均有明显的移位。四部分骨折是肱骨上端四个主要骨折块之间均有明显移位,形成四个分离的骨块。此时肱骨头成游离状态并失去血液供应。

　　Neer对肱骨近端骨折脱位的诊断有明确、严格的定义。真正的骨折脱位是骨折伴有肱骨头脱出盂肱关节,而不能将肱骨近端骨折时伴有的肱骨头向下半脱位(关节内)或肱骨头的旋转移位混为一谈。

　　根据脱位的方向可分为前脱位、后脱位。根据骨折移位的数目又可分为一部分骨折脱位、二部分骨折脱位、三部分骨折脱位和四部分骨折脱位。肱骨头的劈裂骨折和关节面嵌压骨折是特殊类型的肱骨近端骨折。根据肱骨头关节面嵌压的范围大小可分为<20%、20%～45%和>45%三种。肱骨头劈裂骨折可参照上述标准分类。

(三)AO分类

　　在Neer分类的基础上,AO分类是对Neer分类进行改良,分类时更加重视肱骨头的血循环供应状况,因为肱骨头的血循环状况与缺血坏死的发生和骨折治疗的预后有密切关系。根据损伤的程度,AO分类系统将肱骨近端骨折分为A、B、C 3种类型。

　　1.A型骨折　是关节外的一处骨折。肱骨头血循环正常,因此不会发生肱骨头缺血坏死。

　　(1)A1型骨折:是肱骨结节骨折。再根据结节移位情况分为3个类型。

　　A1-1:结节骨折,无移位。

A1-2:结节骨折,伴有移位。

A1-3:结节骨折,伴有盂肱关节脱位。

(2)A2 型骨折:是干骺端的嵌插骨折(外科颈骨折)。根据有无成角及成角方向也分为三个类型。

A2-1:冠状面没有成角畸形。侧位前方或后方有嵌插。

A2-2:冠状面有内翻成角畸形。

A2-3:冠状面有外翻成角畸形。

(3)A3 型:是干骺端移位骨折,骨端间无嵌插。分为三个类型。

A3-1:简单骨折,伴有骨折块间的成角畸形。

A3-2:简单骨折,伴有远骨折块向内或向外侧的移位,或伴有盂肱关节脱位。

A3-3:多块骨折,可有楔形骨折块或伴有盂肱关节脱位。

2.B 型骨折　是更为严重的关节外骨折。骨折发生在两处,波及肱骨上端的三个部分。一部分骨折线可延长到关节内。肱骨头的血循环部分受到影响,有一定的肱骨头缺血坏死发生率。

(1)B1 型骨折:是干骺端有嵌插的关节外两处骨折。根据嵌插的方式和结节移位的程度可分为 3 个类型。

B1-1 型:干骺端骨折有嵌插,伴有大结节骨折。

B1-2 型:干骺端骨折嵌插,伴有轻度的内翻畸形和肱骨头向下移位。合并有小结节骨折。

B1-3:干骺端骨折有嵌插,侧位有向前成角畸形,同时伴有大结节骨折。

(2)B2 型骨折:是干骺端骨折无嵌插。骨折不稳定,难以复位。常需手术复位内固定。

B2-1:干骺端斜行骨折伴有移位及结节骨折移位。

B2-2:干骺端横断移位骨折,肱骨头有旋转移位。伴有结节移位骨折。

B2-3:干骺端粉碎移位骨折,伴结节移位骨折。

(3)B3 型骨折是关节外两处骨折伴有盂肱关节脱位。

B3-1:干骺端斜行骨折,伴盂肱关节脱位。虽然只有一骨折线,但通过结节及干骺端。

B3-2:与 B3-1 型相似,伴有结节骨折及盂肱关节脱位。

B3-3:于骺端骨折伴盂肱关节后脱位及小结节骨折。

3.C 型骨折　是关节内骨折,波及肱骨解剖颈。肱骨头的血循环常受损伤,易造成头缺血坏死。

(1)C1 型骨折:为轻度移位的骨折,骨端间有嵌插。

C1-1:肱骨头、结节骨折。颈部骨折处有嵌插,成外翻畸形。

C1-2:肱骨头、结节骨折,颈部骨折处有嵌插,成内翻畸形。

C1-3:肱骨解剖颈骨折,无移位或轻度移位。

(2)C2 型骨折:是肱骨头骨折块有明显移位,伴有头与干骺端嵌插。

C2-1:肱骨头、结节骨折,肱骨头与干骺端在外翻位嵌插,骨折移位较明显。

C2-2:肱骨头、结节骨折,肱骨头与干骺端在内翻位嵌插。

C2-3:通过肱骨头及结节的骨折,伴有内翻畸形。

(3)C3 型骨折:是关节内骨折伴有盂肱关节脱位。

C3-1:为解剖颈骨折伴有肱骨头脱位。

C3-2:解剖颈骨折伴有肱骨头脱位及结节骨折。

C3-3:肱骨头和结节粉碎骨折,伴有肱骨头脱位或肱骨头的部分骨折块脱位。

尽管 Neer 分类和 AO 分类系统是目前国际上广为应用的分类方法。但是由于肱骨近端骨折复杂、组合多变,X 线片上骨折块的影像重叠以及在 X 线片上准确测出 1cm 的移位或 45°成角畸形有一定困难。因此不同医师对同一 X 线片可能做出不同的分类结果。

四、临床表现及诊断

肱骨近端骨折的分型诊断必须依赖 X 线片。但是详细的病史和体检对分析判断损伤的性质、合并损伤的诊断是非常重要的。决不能只靠 X 线诊断而忽视病史和体检。否则易漏诊严重的合并损伤或造成延误诊断。例如癫痫发作或电休克治疗后,主诉肩部疼痛,活动受限时,应考虑有肩脱位或骨折脱位的可能。

一般肱骨近端骨折均有明显的外伤史。伤后患肩疼痛、肿胀、活动受限。外伤 24h 以后肩部可出现皮下淤血斑,范围可延及胸背部。由于肩部肿胀,局部畸形可不明显。但主动、被动活动时均可引起疼痛加重。有时可感到骨擦音。

诊断骨折的同时必须排除有无神经、血管的损伤。肱骨近端骨折时,也应注意对肩胛骨、锁骨以及胸部的检查。此外也需注意肩袖损伤、病理性骨折的鉴别诊断。

肱骨近端骨折伴盂肱关节脱位应与近端骨折伴肱骨头在关节内向下半脱位或称假性脱位相鉴别。肱骨近端骨折后,由于关节内创伤出血或反应性积液,可使关节腔膨胀,使肱骨头与肩盂间隙加大。肢体重量使肱骨头向下移位,正位 X 线片有类似向下方脱位的表现。但在液体吸收后,半脱位现象可自行消除。不要将此种现象误诊为肱骨头脱位。

此外肩部骨折时,由于制动,三角肌可发生废用性萎缩,失去正常的张力。由于持续的重力作用,肱骨头可发生向下半脱位的现象。一般当肩部肌肉通过康复锻炼恢复张力后,半脱位现象即可消失。

标准的 X 线片拍照位置和高质量的 X 线片是肱骨近端骨折正确诊断、分型的必要条件,也是决定治疗方案和总结评价治疗效果的重要依据。

目前对肱骨近端骨折诊断通常采用创伤系列拍照方法。包括肩胛前后位、肩胛侧位及腋位。三个拍照平面相互垂直,可以从不同角度显示骨折线、骨折块的移位方向。因此可比较准确地评价骨折的分型。

肩胛骨平面与胸廓的冠状面之间有一夹角,通常肩胛骨向前倾斜 35°~40°。因此盂肱关节平面既不在冠状面,也不在矢状面上。通常的肩关节正位片实际是盂肱关节有一定倾斜角度的投影。肱骨头和肩盂有一定的重叠,不利于对骨折线的观察。而肩胛正位片是盂肱关节的真正前后位的投影。避免了骨与骨的重叠,因此影像清晰。拍摄肩胛正位片时,需将患侧肩胛骨平面贴向胶片,对侧肩向前旋转 40°,X 线光束垂直于 X 线胶片。正位片上颈干角平均为 143°,是垂直于解剖颈的线与平行肱骨纵轴线的交角。此角随肱骨外旋而减小。随内旋而增大,可有 30°的变化范围。可用来测外科颈骨折时的成角畸形。

肩胛侧位片也称肩胛骨切线位或 Y 形位片。拍得照片影像类似英文大写字母 Y。其垂直一竖是肩胛体的侧位投影,上方两个分叉分别为喙突和肩峰的投影。三者相交处为肩盂所在。正常肩关节肱骨头的投影位于 Y 形三个臂的中央,也即在盂内。肱骨头脱位时,头可移向前方或后方。侧位片上颈干角数值平均为 25°。

拍摄肩胛侧位片时,将 X 线片匣放于患肩前外侧,对侧肩向前旋转 40°位,X 线线球管在背后平行于肩胛冈。垂直于底片拍摄即可获得肩胛侧位片。在可能时应力求拍摄腋位 X 线片能为盂肱关节的前、后脱位、肱骨近端骨折的前后移位及成角畸形提供最为清晰、明确的影像。

新鲜损伤后,由于患肩疼痛,外展活动受限,拍摄腋位片会有一定的困难。但仰卧位,患肩外展达 30°时,片匣放于肩上,球管自腋下方向上拍照即可拍得腋位片。

此外也可采用 Velpeau 腋位拍摄。患者可不去除颈腕吊带或三角巾,可站位或坐位身体向后倾斜 45°

底片放在肩下方,X 线球管由肩上方向下垂直拍照。腋位 X 线片示肩后脱位。

穿胸位片对诊断盂肱关节骨折脱位也有一定价值。但由于与肋骨胸部重叠,影像多不清晰。

其他旋转体位拍片对某些特定骨块移位大小的判断有一定帮助。断层摄影、CT 检查时对判断头关节面骨折的范围以及骨折移位的程度有很大帮助。

五、治疗

肱骨近端骨折的治疗原则是争取理想的复位,尽可能保留肱骨头的血循环供应,保持骨折端的稳定,并能早期开始功能锻炼。但也要认识到肩关节是全身活动范围最大的关节,因此一定程度的畸形,由于活动范围的代偿,一般不会造成明显的功能障碍。因此在决定治疗方案时,除根据骨折的移位,成角的大小及骨折的解剖部位等因素外,尚需考虑患者年龄、全身状况、合并损伤、医疗技术条件等因素综合分析判断。

肱骨近端骨折中轻度移位骨折占 80%～85%,一般可采用非手术方法治疗。大多数二部分骨折也可应用非手术方法治疗。明显移位的结节骨折常需手术复位固定。而三部分骨折、四部分骨折及骨折脱位和肱骨头的劈裂骨折多需手术治疗。

(一)一部分骨折

由于骨折块间没有明显的移位和成角畸形,骨块间仍留有一定的软组织联系,因此骨折比较稳定。一般不需再复位。初期治疗是适当的制动,保持患者舒适与骨折的稳定。早期开始肩关节的功能锻炼,一般皆可取得满意的治疗结果。对有一定移位或成角的骨折,也可给予适当的整复,采用相应的方法制动。

一般可使用颈腕吊带、三角巾将患肢保护于胸侧,腋窝部垫一棉垫。也可采用绷带、棉垫将患肢包扎固定于胸侧。以达到制动、止痛舒适的效果。制动 7～10d 后,当肿胀开始消退、疼痛减轻,骨折端相对更为稳定后,即可开始肩关节功能锻炼。功能锻炼期间需间断拍摄 X 线片,复查骨折有无移位,以便指导功能锻炼的进程。

功能锻炼的活动范围和强度应由小到大、循序渐进。初期主要为被动活动,增加活动范围为主。随着软组织的修复及骨折的愈合进程,逐渐转变为主动的,增进肌肉力量的锻炼和抗阻力功能锻炼。一般每天可练习 3～4 次。每次持续 20～30min。锻炼前局部可先行热敷 20min,以使软组织松弛。初期锻炼时可配合应用止痛药物,有条件者可在理疗医师指导下制定康复锻炼计划和进行功能锻炼。

(二)二部分骨折

1.二部分解剖颈骨折　解剖颈骨折较为少见。由于肱骨头的血循环受到破坏,因此肱骨头易发生缺血坏死。对于年轻患者,早期仍建议采用切开复位内固定。术中操作应力求减少软组织的剥离,减少进一步损伤肱骨头的血循环。尤其肱骨头后内侧仍连有部分干骺端的骨折块时,肱骨头有可能经由后内侧动脉得到部分供血而免于坏死。此外有碎骨块或解剖复位有困难时,可接受一定的骨折移位,不必强求解剖复位而增加更多的软组织剥离。内固定应力求简单有效,多采用克氏针螺钉或用钢丝张力带固定,以减少手术创伤。

如果肱骨头骨折块较小,难以行内固定,或老年患者,可行一期人工肱骨头置换术。

2.二部分外科颈骨折　移位的外科颈骨折原则上应首选闭合复位治疗。闭合复位应在满意的麻醉下进行。全麻效果较好,以保证肌肉松弛,易于手法操作及复位。复位操作应轻柔,根据创伤解剖及移位的方向按一定的手法程序进行。不要盲目、反复、粗暴地进行复位。否则不仅增加损伤,而且使骨折端磨圆滑,影响骨折端的稳定。有条件者可在 C 形臂监视下进行复位。

移位的外科颈骨折可分为骨端间成角嵌插、骨端间完全移位以及骨端间粉碎移位三种类型。

骨端间嵌插成角畸形＞45°者,应予手法矫正。外科颈骨折侧位片上多有向前成角畸形,正位常为内收畸形。整复时需先行轻柔牵引,以松动骨干与近骨折端间的嵌插,然后前屈和轻度外展骨干,矫正成角畸形。整复时牵引力不要过大,避免骨端间的嵌插完全解脱,否则会影响骨端间的稳定。复位后用颈腕吊带或绷带包扎固定。也可以采用石膏夹板固定。

骨端间移位的骨折,近骨折块因大、小结节完整,旋转肌力平衡,因此肱骨头有旋转移位。远骨折段因胸大肌的牵拉向前、内侧移位。整复时应先沿上臂向远侧牵引,当骨折断端达到同一水平时,轻度内收上臂以中和胸大肌牵拉的力量。同时逐渐屈曲上臂以使骨端复位。最好能使骨端复位后正位片上呈轻度外展位。整复时助手需在腋部行反牵引,并以手指固定近骨折块同时帮助推挤骨折远端配合术者进行复位。复位后如果稳定,则可以吊带及绷带包扎固定或以石膏固定。如果骨折复位后不稳定,可行经皮穿针固定。骨折复位后,自三角肌止点以上部位进针斜向内上至肱骨头。一般以两枚克氏针固定。然后再从大结节部位进针斜向内下以第三针固定。最好在 C 形臂监视下操作。核实复位固定后,将克氏针尾剪断并折弯留于皮下。必要时可在前方经远骨折端向头方向以第四枚针固定。术后以三角巾保护,早期进行肩关节功能锻炼。术后 4~6 周,可拔除固定针。

有时骨端间由于软组织嵌入,影响骨折的复位。肱二头肌长头肌腱夹于骨块之间是常见的原因。此时只能采用切开复位内固定治疗。手术操作应减少软组织的剥离。可以松质骨螺钉、克氏针、钢丝缝合固定或以钢板螺钉固定。

粉碎型的外科颈骨折,如果移位不明显,可以复位后以吊带、绷带或以石膏夹板固定。有时也可采用肩“人”字石膏固定或应用尺骨上端骨牵引维持复位。上臂置于屈曲,轻度外展位。待骨折处相对稳定或有少量骨痂时,可去除牵引以三角巾保护,并开始肩关节功能锻炼。

如粉碎骨折移位明显,不能行闭合复位或很不稳定时,则需行切开复位内固定。一般可用钢板、螺丝钉固定。如内固定后仍不能达到骨端稳定时,则需加用外固定保护。

近年来,采用闭合复位、肱骨近端髓内针治疗移位外科颈骨折取得良好效果,此法具微创、稳定的特点,利于术后尽早功能锻炼。

3.二部分大结节骨折　移位＞1cm 的大结节骨折,骨折块向后上方移位,肩外展时与肩峰撞击,影响盂肱关节的功能。因此应采用手术治疗,缝合固定。

盂肱关节前脱位合并大结节骨折发生率较高。一般应先行闭合复位肱骨头,复位后大结节骨块多也即复位,可采用非手术方法治疗。如骨块不能复位时,则需行手术复位固定。

4.二部分小结节骨折　单独小结节骨折极为少见,常合并于肩关节后脱位。骨块较小,不影响肩关节内旋时,可行保守治疗。如骨块较大且影响内旋活动时,则应行切开复位、缝合固定。

(三)三部分骨折

三部分骨折原则上应行手术治疗。手法复位难以成功。由于肱骨头的血循环受到部分损伤,因此肱骨头有缺血坏死的可能,有报道其发生率为 3%~25%。手术的关键是将移位的结节骨块与肱骨头及干骺端骨块复位固定,无需力求解剖复位而剥离更多的软组织,以免增加损伤肱骨头的血循环。内固定以克氏针、钢丝、不吸收缝线固定为主,不宜采用钢板、螺钉固定。有报道经钢板固定治疗者,肱骨头坏死率高达 34%。

年老、严重骨质疏松者,难以行内固定维持复位时,可行人工肱骨头置换术。

(四)四部分骨折

四部分骨折常发生于老年人、骨质疏松者。比三部分骨折有更高的肱骨头缺血坏死发生率。有的报道高达 13%～34%。一般应行人工肱骨头置换术。只在年轻患者,如果肱骨头骨折块没有脱位,并保留有一定的软组织附着条件下,可试行切开复位,以克氏针、钢丝等较小创伤的内固定物固定。人工肱骨头置换术首先由 Neer 在 1953 年报道。在此之前肱骨近端的严重粉碎骨折只能采用肱骨头切除术或肩关节融合术治疗。人工关节的应用改进了肩部骨折的治疗效果。1973 年 Neer 重新设计出新型人工肱骨头(Neer Ⅱ型)。经过几十年的应用和改进,目前人工肱骨头置换术治疗肱骨近端骨折已达 83% 的优级结果。

(五)骨折脱位

二部分骨折脱位:盂肱关节脱位合并结节移位骨折时,应先复位肱骨头,关节脱位复位后,结节骨块也多可复位,复位后以吊带或绷带固定患肩。肩脱位复位后,如果结节骨块仍有明显移位时,则需手术复位固定结节骨折块。

肱骨头脱位合并解剖颈移位骨折时,多需行人工肱骨头置换术。

肱骨头脱位合并外科颈移位骨折时,可先试行闭合复位肱骨头,然后再复位外科颈骨折。如闭合复位不成功,则需行切开复位内固定。

三部分骨折脱位:一般均需切开复位肱骨头及移位的骨折。选择克氏针、螺钉、钢丝缝合固定。术中注意减少组织剥离。

四部分骨折脱位:由于肱骨头失去血循环,因此应行人工肱骨头置换术。

(六)肱骨头嵌压和劈裂骨折

肱骨头嵌压骨折一般是关节脱位的合并损伤。肱骨头压缩面积<20% 的新鲜损伤,可行保守治疗。后脱位常发生肱骨头较大面积的压缩骨折,如果压缩面积达 20%～45% 时,由于肩关节不稳,可发生复发性后脱位。需行肩胛下肌及小结节移位至骨缺损处,以螺钉固定。压缩面积>45% 时,需行人工肱骨头置换术。

肱骨头劈裂骨折或粉碎骨折多需行人工肱骨头置换术。年轻患者,如果肱骨头骨折块连有较长的颈骨片时,肱骨头骨折块可能仍保留有一定血循环供应,可行切开复位内固定。

六、并发症

1.血管损伤　肱骨近端骨折合并血管损伤者较为少见。一般以腋动脉损伤发生率最高。有报道在移位骨折者中损伤率为 4.9%,多为高能量损伤骨折移位所致。老年患者由于血管硬化、血管壁弹性较差,较易发生血管损伤。动脉损伤后局部形成膨胀性血肿,疼痛明显。肢体苍白或发绀、皮肤感觉异常。有些病例由于侧支循环,肢端仍有血循环供应。动脉造影可确定血管损伤的部位及损伤的性质,证实诊断后,应尽早手术探查。固定骨折,同时修复损伤的血管,可行大隐静脉移植或人造血管移植。

2.臂丛神经损伤　肱骨近端骨折合并臂丛神经损伤发生率为 6.1%。有的报道高达 21%～36%。以腋神经最多受累,肩胛上神经、肌皮神经和桡神经损伤也偶有发生。腋神经损伤时,肩外侧皮肤感觉丧失,但测定三角肌纤维的收缩更为准确、可靠。腋神经损伤时,可采用肌电图观察神经损伤恢复的进程。绝大多数病例在 4 个月内可恢复功能,如伤后 2～3 个月仍无恢复迹象时,则可早期进行神经探查。

3.胸部损伤　高能量所致肱骨近端骨折时,常合并多发损伤,应注意除外肋骨骨折、血胸、气胸等。

4.肩关节僵直　主要由于关节囊韧带和肩部滑囊粘连以及肌肉挛缩所致。治疗方法主要应采用理疗及功能锻炼。骨折已经愈合后,如功能锻炼进展不大。可在麻醉下行手法松解,但操作必须轻柔,以免造成骨折。也可考虑行关节镜检查,清除松解关节内的粘连。

5.骨折畸形愈合　肱骨外科颈骨折常发生向前成角畸形愈合,可影响上举的功能。畸形严重,需行截骨矫正成角畸形。采用较牢固的内固定,达到能以早期活动的效果。

6.大结节移位骨折畸形愈合　可因与肩峰相撞击影响肩外展活动。可将大结节重新复位固定。必要时同时行肩峰成形及喙肩韧带切除。

7.肱骨头缺血坏死　肱骨头缺血坏死可使肩关节活动受限、疼痛。需行人工肱骨头置换术。如果肩盂关节面也已破坏,则需行全肩关节置换术。

8.骨折不愈合　较为少见。多因移位明显,骨块间夹有软组织以及治疗不当所致。外科颈骨折不愈合多需采用切开复位。钢板螺丝钉内固定,同时加植骨。因骨质多有疏松改变,而且近侧骨折块较小,内固定很难达到牢固固定的程度,因此术后多需肩人字石膏保护 6～8 周,或以外展支架保护。如果骨质疏松明显,螺钉难以固定时,可以钢丝穿过肌腱附着处固定。如骨块有吸收、头骨折块很小难以复位固定时,可行人工头置换术。高龄体弱患者也可采用保守治疗。

9.骨化性肌炎　可见于骨折脱位的病例。应以主动功能锻炼为主,禁忌被动关节活动。手术治疗困难,效果不肯定。

七、肩关节功能评价标准

目前国际上最常采用 Neer 标准用为评定肩关节功能结果。Neer 评定标准总分为 100 分。疼痛占 35 分,功能使用情况占 30 分,活动范围占 25 分,解剖位置占 10 分。总分＞89 分为优;＞80 分为满意;＞70 分为不满意;70 分以下为失败。

(高爱东)

第二十一节　肱骨干骨折

肱骨干骨折一般是指肱骨外科颈以下 2cm 至肱骨髁上 2cm 之间的骨折。约占全身骨折总数的 1.31%。

一、损伤机制

1.直接暴力　致伤暴力直接作用于肱骨干,是造成肱骨干骨折的最常见原因,如棍棒或锐器的直接打击、汽车撞伤、机械的挤压、高处坠落伤、火器伤等。这类骨折常表现为开放性骨折,而且骨折多为横骨折或粉碎性骨折,肱骨上、中 1/3 更为常见。

2.间接暴力　致伤暴力通过力的传导作用于肱骨干而引发骨折。如摔倒时肘部或手掌着地、两人之间强力掰腕子等,甚至猛烈的肌肉收缩也可造成肱骨干骨折,如运动员投掷标枪、垒球时。多发生在中下 1/3 处,骨折类型常为斜形或螺旋形。骨折端的成角和移位取决于引发骨折的暴力方向、骨折的水平、两骨段所受到的肌肉牵拉作用的复合影响。

二、骨折的分类

同其他骨折的分类一样,肱骨干骨折可依据不同的分类因素构成多种分类方式。根据骨折是否与外环境相通可分为开放性和闭合性骨折;因骨折部位不同可分为三角肌止点以上及三角肌止点以下骨折,由于骨折程度不同可分为完全骨折和不完全骨折;根据骨折线的方向和特性又可分为纵、横、斜、螺旋、多段和粉碎型骨折;根据骨的内在因素是否存在异常而分为正常和病理骨折等。

AO(Muller 1990)的骨折分类,将所有的骨折予以统一的标准化分类,基本原则是:每一骨折先分做三类,然后将每类再分为三组,而每一组又再分为三个亚组。一共有 3 类、9 组、27 个亚组。在用于其他部位的骨折时也有相似的分类形式。A1 表示最简单的骨折、预后好,而 C_3 表示骨折最为复杂且预后最差。肱骨骨折属长管状骨折。

三、临床症状和体征

同其他骨折一样,肱骨干骨折后可出现疼痛、肿胀、局部压痛、畸形、反常活动及骨擦音等,骨科医师不应为证实骨折的存在而刻意检查骨擦音,以免增加伤者的痛苦和桡神经损伤。对于不完全或无移位的骨折,单凭临床体检很难判断,所以对可疑骨折的患者必须拍 X 线片。拍片范围包括肱骨的两端、肩关节和肘关节。对于高度怀疑有骨折的患者,即使在急诊拍片时未能发现骨折也不要轻易下无骨折的结论,可用石膏托暂时固定两周后再拍片复查,若有不全的裂纹骨折此时因骨折线的吸收而显现出来。

若骨折合并桡神经损伤,可出现垂腕、手部掌指关节不能伸直、拇指不能伸展和手背虎口区感觉减退或消失。肱骨干骨折的患者应当常规检查患肢远端血运的情况,包括对比两侧桡动脉搏动、甲床充盈、皮肤温度等,必要时可行血管造影,以确定有无肱动脉损伤。

四、治疗方法

根本原则是:有利于骨折尽早愈合,有利于患肢的功能恢复,尽可能减少并发症。

(一)闭合治疗

近几十年来的骨科著作中,均强调绝大多数的肱骨干骨折可经非手术治疗而痊愈,国外的文献报道中其成功的比例甚至可高达 94% 以上。但在临床实际工作中能否达到如此高的比例仍值得商榷。此外,现代的就医人群已对骨科医师提出了更高的要求,即不仅要获得良好的最终治疗结果,而且希望治疗过程中尽量减少痛苦,在骨折愈合期间有相对高的生活质量,甚至仍能够从事一些工作。那种令患者在石膏加外展架上苦撑苦熬数个月、夜间无法平卧的传统治疗方式很难被多数患者所接受。依现代的治疗观点,闭合治疗的适应证应结合患者的具体情况认真审视后而定。

1.适应证 可供参考的适应证为

(1)移位不明显的简单骨折(AO 分类:A1、A2、A3)。

(2)有移位的中、下 1/3 骨折(AO 分类:A1、A2、A3 或 B1、B2)经手法整复可以达到功能复位标准的。

2.闭合治疗的复位标准 肱骨属非负重骨,轻度的畸形愈合可由肩胛骨代偿,其复位标准在四肢长骨中最低,其功能复位的标准为:2cm 以内的短缩、1/3 以内的侧方移位、20°内的向前、30°以内的外翻成角以及 15°以内的旋转畸形。

3.常用的闭合治疗方法

(1)悬垂石膏:应用悬垂石膏法治疗肱骨干骨折已有半个多世纪的历史,目前在国内外仍有相当多的骨科医师在继续沿用。此法比较适合于有移位并伴有短缩的骨折或者是斜形、螺旋形的骨折。悬垂石膏应具有适当的重量,避免过重或过轻,其上缘至少应超过骨折断端 2.5cm 以上,下缘可达腕部,曲肘 90°,前臂中立位,在腕部有三个固定调整环。在石膏固定期间,前臂需始终维持下垂,以便提供一向下的牵引力。

患者夜间不宜平卧,而采取坐睡或半卧位(这是使用悬垂石膏的不便之处)。吊带需可靠地固定在腕部石膏固定环上,向内成角畸形可通过将吊带移至掌侧调整,反之向外成角则通过背侧的固定环调整。后成角和前成角,可利用吊带的长短来调整,后成角时加长吊带,而前成角则缩短吊带。使用悬垂石膏治疗应经常复查拍 X 线片,开始时为 1~2 周,以后可改为 2~3 周或更长的间隔时间。石膏固定期间应注意功能锻炼,如握拳、肩关节活动等,减少石膏固定引起的副作用。对某些患者,如肥胖或女性,可在内侧加一衬垫,以免由于过多的皮下组织或乳房造成的成角畸形。当骨折的短缩已经克服、骨折已达到纤维性连接时,可更换为 U 形石膏。

悬垂石膏曾成功地治愈过许多患者,但也不乏骨折不愈合或迟延愈合的例子。故治疗期间应注意密切观察,若固定超过 3 个月仍无骨折愈合迹象,已出现废用性骨质疏松时,应考虑改用其他方法,如切开复位内固定加自体植骨,不要一味地坚持下去,以避免最后因严重的废用性骨质疏松导致连内固定的条件都不具备,丧失有利的治疗时机。对中老年患者更应注意这点。

(2)U 或 O 形石膏:多用于稳定的中下 1/3 骨折复位后,或应用其他方法治疗肱骨干骨折后的继续固定手段。所谓 U 形即石膏绷带由腋窝处开始,向下绕过肘部再向上至三头肌以上。若石膏绷带再延长一些,使两端在肩部重叠则成为 O 形石膏。U 形石膏有利于肩、腕和手部的关节功能锻炼,而 O 形石膏的固定稳定性更好一些。

(3)小夹板固定:对内外成角不大者,可采用二点直接加压方法(利用纸垫),对侧方移位较多,成角显著者,常可用三点纸垫挤压原理,以使骨折达到复位。不同骨折水平的骨折需用不同类型的小夹板,如:上 1/3 骨折用超肩关节小夹板,中 1/3 骨折用单纯上臂小夹板,而下 1/3 骨折需用超肘关节小夹板固定。其中尤以中 1/3 骨折的固定效果最为理想。

(4)功能支具:是 1977 年由 Sarmiento 介绍的,是肱骨干骨折非手术治疗的重大进步,使许多患者无需手术即获得良好的功能。功能支具可作为最初治疗,但更多用于损伤发生 1~2 周后,患者已接受非手术或手术治疗情况下的后续治疗。功能支具因其简单易行且具有多种功能而被广泛接受。Sarmiento 等通过回顾性研究对这种方法作了更为深入的介绍。功能支具起于肩部,止于肘上,由两片预先塑形并加衬垫的塑料夹板组成,一片位于内侧,一片位于外侧。通过可调节的 Velcro 绑带连接在一起。支具可定做,或采用预制组件。工作原理是重力牵引及软组织挤压作用。因此,支具必须与上臂紧密贴附,并要随着肿胀的消退定期调整。支具无法完全消除骨折端的所有运动。发生在骨折端的微动能够刺激骨痂形成。和其他保守方法一样,可以接受轻度成角,并能获得满意的功能。功能支具的优点是避免肘关节僵硬。为了获得良好的功能,患者必须能够行走、合作并参加康复锻炼。这种方法不适用于肥胖及卧床患者。

(5)其他治疗方法:采用肩人字石膏、外展架加牵引或鹰嘴骨牵引等治疗肱骨干骨折,虽在某些情况下仍偶有应用,但多数情况下已经较少使用。

(二)手术治疗

如果能够正确掌握手术指征并配合以高质量手术操作,绝大多数的肱骨干骨折可以正常愈合。同时可以减少因长期石膏或小夹板等外固定带来的邻近关节僵硬、肌肉萎缩和废用性骨质疏松等不利影响,甚至可在固定期间从事某些非负重性工作,其间的生活质量相对较高。不利的方面是:所花费用较多,需二次手术取出内固定物,手术本身具有一定的风险。

1.手术治疗的适应证

(1)绝对适应证

1)保守治疗无法达到或维持功能复位的。

2）合并其他部位损伤，如同侧前臂骨折、肘关节骨折、肩关节骨折，伤肢需早期活动的。

3）多段骨折或粉碎性骨折（AO 分型：B3、C1、C2、C3）。

4）骨折不愈合。

5）合并有肱动脉、桡神经损伤需行探查手术的。

6）合并有其他系统特殊疾病无法坚持保守治疗的，如严重的帕金森病。

7）经过 2～3 个月保守治疗已出现骨折迟延愈合现象、开始有废用性骨质疏松的（如继续坚持保守治疗，严重的废用性骨质疏松可导致失去切开复位内固定治疗的机会）。

8）病理性骨折。

（2）相对适应证

1）从事某些职业对肢体外形有特殊要求，不接受功能复位而需要解剖复位的。

2）因工作或学习需要不能坚持较长时间的石膏、夹板或支具牵引固定的。

2.手术治疗的方法

（1）接骨板固定：接骨板或许是肱骨骨折固定的"金标准"，具有骨折愈合率高等优点。骨折部位易于显露，通过稳定骨折产生的加压来准确恢复力线。如有必要，还可同期植骨来促进骨折愈合。根据需要直视、游离并修复桡神经。术后允许早期活动相邻关节，避免关节僵硬。功能恢复快，肌肉萎缩较轻。接骨板技术的指征包括：骨折合并神经血管损伤、肱骨远端骨折、螺旋骨折或斜形骨折、假体周围骨折。接骨板骨折存在一定的缺点。破坏了软组织包鞘，延长骨折的愈合时间。掀起骨膜及组织的操作会妨碍骨折愈合。为此，必须减少软组织的剥离，采取轻柔的软组织操作技术。并发症包括不愈合、神经血管损伤及内固定失败。术后感染罕见，但仍应预防性应用抗生素。

骨折段的显露取决于骨折的部位及类型。多采用前外侧入路（沿肱二头肌外侧缘劈开肱肌）来显露骨折。此外，Gerwin 等（1996）介绍的向内侧牵开肱三头肌的改良后方入路对肱骨的显露优于劈开肱三头肌的传统后方入路。采用 4.5mm 系列宽 LC-DCP。接骨板的螺钉孔应交错排列。骨质疏松患者最好采用锁定接骨板。应根据骨折的类型选择恰当的接骨板及螺钉。

（2）髓内钉：随着髓内钉在治疗下肢骨折中获得成功，它也用于治疗肱骨干骨折。髓内钉具有接骨板所不具备的生物力学优点：髓内钉的位置靠近机械轴线，承受的机械应力较小；对皮质骨的应力遮挡较轻；无需剥离软组织包鞘；出血较少；感染风险较低。但应注意避免骨折端分离。

髓内钉固定的指征包括：粉碎骨折、节段骨折、病理骨折及骨质疏松性骨折。位于肱骨干下 1/5 的骨折不适合髓内钉固定。小结节下方的骨折建议采用特殊设计的髓内钉而不是标准的肱骨髓内钉。螺旋骨折及斜形骨折最好采用接骨板固定。放置髓内钉的操作本身可能进一步加重神经血管的损伤，因此合并桡神经麻痹或血管损伤时最好采用接骨板固定。

髓内钉的类型：最初的髓内钉系统为简单的非交锁弹性髓内钉。随后逐步发展为刚性交锁髓内钉。非交锁系统的缺点是不宜用于刚性髓内钉，同时无法控制扭转。

弹性髓内钉：包括 Rush 钉及 Ender 钉。Rush 钉为不同型号的直针，一端带钩，便于取出。Rush 针放置方便，但强度低，易移位。因此不再推荐使用。Ender 钉为弹性针，一般同时使用 2～3 根。Ender 钉的固定强度高于 Rush 钉，并具有一定的抗扭转作用。两种髓内钉均可顺行穿钉或逆行穿钉。

刚性髓内钉：应用最广的是刚性髓内钉。所有产品均遵循相同的原理，可扩髓或不扩髓。标准的锁定方式为近端远端均用螺钉锁定。Seidel 钉采用不同的锁定设计，即远端用可膨胀弹簧锁定于肱骨远端皮质。这种锁定方式易发生松动，造成并发症。因此，最好用螺钉锁定。对更靠近端的骨折，采用特殊设计的近端锁定方式，即将螺钉锁定于肱骨头内。

可膨胀髓内钉系统：与依靠锁定螺钉来获得轴向及旋转稳定性的传统髓内钉系统不同，最新髓内系统的钉壁充满整个髓腔。这类髓内钉更适合于骨质较差的患者，并发症少，骨折愈合满意，功能愈合良好。

弹性交锁髓内钉：这种弹性髓内钉可以顺行穿钉或逆行穿钉并静态锁定。穿钉时不剥离肩袖，避免损伤肱骨头的关节面。顺行穿钉的入钉点远离肩峰，位于肱骨干的外侧或前外侧。插入弹性髓内钉后，用克氏针锁定，或用螺钉在近端或远端锁定。这种方法避免了经结节穿钉所致的肩部并发症。但是，对髓腔直径不超过 8mm 的患者，应慎用这种髓内钉。

对于接骨板和髓内钉固定孰优孰劣的争论一直存在。两者均有有力的支持证据，但每种方法均有一定的并发症。顺行穿钉时，肩部疼痛及功能障碍的发生率较高。经后方入路接骨板固定后，肘部疼痛及僵硬的发生率较高。需要进一步的前瞻研究来解答这一问题。

(三)血管损伤

肱骨干骨折合并血管损伤是一种紧急情况，需积极地予以及时、恰当处理。在急诊中遇到肢体远端有缺血表现，如皮温低、甲床充盈欠佳、桡动脉搏动减弱或消失，应考虑到有肱动脉损伤的可能。

血管造影对判断损伤的有无和损伤的水平有较大的参考价值，但在急诊情况下，并非每所医院都具备此种检查条件，因而不必完全依靠该项检查结果。与桡神经损伤不同，对肱动脉损伤的处理应当非常积极，一旦怀疑有血管损伤，就应做好手术探查的各方面准备。动脉修复前先行骨折内固定，动脉损伤修复的办法应根据损伤的部位和类型，动脉壁裂伤短而洁净的可直接吻合；断端有挫伤、参差不齐者，则需修整、部分切除后再行吻合。吻合时血管张力不应过高，否则应行自体静脉或人造血管移植。

对于动脉损伤后呈现痉挛状态而无阻塞和裂伤者，可行动脉周围普鲁卡因浸润，以解除动脉痉挛。有些病例也可行星状神经节封闭，对于痉挛持续存在者，应行手术探查。

(四)迟延愈合与不愈合

肱骨干骨折迟延愈合或不愈合的发生率相对较高仅次于胫骨，原因主要是局部因素，但全身性因素也应在考虑之列：如肾功能衰竭、糖尿病、贫血、严重营养不良、甲状旁腺功能亢进等疾患，以及某些药物如抗凝、抗癫痫、非甾体类抗炎止痛药、四环素、氟化物等药物可影响骨折的愈合；维生素 D 缺乏可影响钙盐沉积。影响骨折愈合的局部因素包括：

1.骨折位置 肱骨干骨折发生部位以中段为最多，又以中下 1/3 骨折不愈合率为更高。由于肱骨干中段骨折，尤其是中下 1/3 交界处的骨折易于招致滋养动脉的损伤。肱骨干的主要动脉大多数只有一支，直接由肱动脉分出，通常在肱骨中下 1/3 交界处或中点附近的前内侧进入骨内，并在骨皮质内下行，并发出分支。该滋养动脉的损伤直接影响骨折断端的血运，易于导致迟延愈合与不愈合。

2.粉碎性骨折 例如高能量的 B3、C1、C2、C3 骨折，属比较严重的粉碎骨折，较 A 型骨折更容易发生迟延愈合和不愈合。

3.开放性骨折 开放性骨折多为直接暴力致伤，软组织损伤严重，局部血运差，骨折类型也多为粉碎性，固定难度较大，而且开放的伤口容易发生感染，易于发生骨折不愈合。

4.手术治疗的干扰 内固定治疗可以达到解剖复位，正确使用可以缩短愈合时间并减少邻近关节僵硬。但手术本身也可以增加软组织损伤，骨膜的剥离使本来就已缺血的骨端又失去了从骨膜来的部分血运。尤其是那种为获得较好的显露而过于广泛剥离骨膜和周围的软组织。应当强调手术的操作质量，尽量减少不必要的显露，除骨断端 2～3cm 范围内。其他部分只要推开骨干周径的 1/2 即可，钢板固定钻骨孔时对侧的保护可通过限制钻头的长度来完成(在钻对侧骨皮质时导钻上方仅留下 0.5cm 的余量)，不必在对侧放置一金属物，以减少组织的剥离。尽可能不要使粉碎性骨折块完全游离，保留一定的血供。

5.缺乏可靠的固定措施 从理论上讲，只要有可靠的固定措施，绝大多数骨折都能愈合。由临床实际情况看,多数骨折不愈合或迟延愈合都能够找到医源性的原因。内固定方面:使用的内固定器材不当,如将 Rush 针作为髓内针使用,而未附加其他固定措施,造成骨断端分离;使用四孔钢板甚至较薄的葫芦形钢板固定强度不够,出现松动、弯曲、断裂;内固定手术质量不高、骨折复位欠佳,出现较大的缝隙或较严重的粉碎性骨折未能一期植骨。国内有学者统计,肱骨干骨折手术后发生迟延愈合或不愈合的病例中,有50%以上属技术性原因,包括使用的钢板、螺钉不当和骨折复位质量不高。外固定方面:小夹板或石膏固定期间未能适时地加以调整,骨断端之间没能达到骨愈合所需的稳定状态,如使用悬垂石膏固定,当骨折短缩已经克服已达到纤维性连接时,没有及时更换为 U 形或 O 形石膏。

6.伤口感染　感染可增加骨折端的坏死,延长了局部充血的时间并一直持续到感染被控制时方停止。因此骨断端的坏死吸收更加明显,形成断端之间的缺损,血管再生和重建血运的爬行替代过程延长,骨痂的形成和转化过程也相应受到影响,骨折愈合时被迟延,最终导致不愈合。感染的病例不必急于对骨折不愈合进行手术,应先处理感染,包括:引流、清创、局部灌洗、合理应用抗生素(全身和局部),有条件的可试用抗生素珠链。待伤口愈合3~6个月后再通过植骨加内固定或外固定架治疗不愈合。

影响肱骨干骨折不愈合的因素很多,其中手术治疗中的粗暴操作和内固定质量不佳是影响不愈合的重要因素。因此应强调严格掌握手术指征,在条件不具备或缺乏必要的手术经验情况下,不要滥用手术治疗。倘若需手术处理,应注意尽量减少骨膜剥离和损伤骨营养动脉的可能。严格选择内固定物,正确使用,保证达到坚强固定、骨折断端之间无异常活动,有条件的可选用带锁髓内针、有限接触动力加压钢板(LC-DCP)或外固定架。如为粉碎性骨折。可在一期植足量的自体松质骨,以增加骨折端之间的接触面积,并可通过松质骨块内的骨髓细胞成分刺激成骨。

(五)晚期并发症

1.关节僵硬　同其他部位的骨折一样,长期的制动可造成邻近关节的活动受限。主要是肘关节和肩关节,尤其是采用保守治疗的中老年患者。因此在选择治疗方案时就应考虑的发生此种情况的可能。治疗过程期间尽可能缩短肩肘关节的制动时还应向患者强调功能锻炼的重要性,以减少关节活动障碍的程度和持续的时间。

2.骨化性肌炎　骨化性肌炎的确切病因并不十分清楚,一旦发生很难处理。下列几点被认为是有关因素:伤后局部血肿、骨膜剥离或破裂及年龄(儿童发生的可能性较小)。与肘关节损伤相比,肱骨干骨折后骨化性肌炎的发生率相对较低。骨化性肌炎重在预防,治疗中注意避免反复多次的粗暴手法复位,关节功能锻炼时禁忌粗暴的被动屈伸肘关节。

(张敬堂)

第二十二节　肱骨髁上骨折

肱骨髁上骨折是指肱骨远端内外髁上方的骨折,为儿童常见肘部损伤,发生率占肘部骨折首位。多发生于10岁以下儿童,6~7岁为发病高峰。

此损伤并发症颇多,可原发或继发血管神经损伤,前臂肌肉缺血挛缩,治疗不当容易导致肘部畸形或关节僵硬。根据近年国内文献报道,无论保守或手术治疗肘内翻发生率仍颇高,Volkmann 缺血性肌挛缩与关节僵硬等严重并发症仍时有发生。因此,儿童肱骨髁上骨折的治疗至今对临床医师仍是个富有挑战性、值得重视和需要提高的课题。

一、创伤机制与骨折分类

肱骨髁上骨折有两种分类方法,一种按受伤机制而分,另一种按骨折移位程度,两种分类均与临床治疗有密切关系。

(一)按受伤机制分类

可分伸展型与屈曲型,伸展型骨折多见,占90%以上,屈曲型只占2%～10%。

1.伸展型骨折　由于肘过伸、手撑地跌倒致伤,尺骨鹰嘴向前施加杠杆应力而引起干骺端骨折。多为斜行骨折,折线自前下向后上,远折段向后倾,近断端向前下方移位。前侧骨膜断裂,后面近侧骨膜剥离。近断端可刺破肘前端肌肉及神经血管。移位严重骨折常有肌肉或血管神经夹于两断端间。

伸展型骨折又根据侧方受力不同分为尺偏(内收)型与桡偏(外展)型,尺偏型骨折外侧骨膜断裂,内侧骨膜大多保持完整,远折段通常内旋,向尺侧移位,内侧皮质较薄常有压缩骨折,容易内翻位愈合;桡偏型骨折创伤病理与尺偏型相反,内侧骨膜断裂,远折段外旋,向桡侧移位。外侧皮质较内侧坚固,压缩骨折少见。

2.屈曲型骨折　常为高处跌下,屈肘位尺骨鹰嘴碰地致伤,暴力经肱尺关节向上传递而致髁上骨折,骨折线方向与伸展型相反,自后下向前上。远折段前倾或向前移位,近断端可刺入肱三头肌内或挫伤尺神经。

(二)按骨折移位程度分类

1959年Gardand把伸展型骨折分为三型,Ⅰ型骨折无移位;Ⅱ型骨折远折段后倾,或同时有横向移位,后侧皮质仍完整;Ⅲ型骨折断端完全移位,皮质无接触。1988年Pirone等对此分类略加修改,把Ⅱ型骨折分两个亚型,Ⅱa型骨折单纯远折段后倾,后侧皮质完整;Ⅱb型骨折有横向移位,或兼有远折段倾斜,断端仍有接触。

二、临床表现与诊断

伤后肘部弥漫性肿胀,或呈枪托样双曲畸形,肱骨干骺端明显压痛,或有异常活动,患肢抬举与肘关节活动因痛受限。偶见肘前皮肤有局限性紫斑或皮肤皱缩陷窝,后一体征乃近骨折端穿透肘前肌肉与深筋膜进入真皮层尚未退出的表现。骨折移位大时可使神经血管挫伤或受压,伸展型骨折容易挫伤桡神经与正中神经,屈曲型骨折易损伤尺神经。

损伤严重患者延误治疗或处理不当可出现前臂缺血症状,表现为肢痛难忍、桡动脉搏动消失、皮肤苍白、感觉异常和肌肉无力或瘫痪,即所谓"5P"征。手指伸直引起剧烈疼痛为前臂屈肌缺血早期症状,很有参考价值,但若神经缺血同时存在则此征可为阴性。

急性前臂屈肌缺血常因患肢严重创伤出血,或外固定包扎过紧使筋膜间室压力升高而致组织微循环障碍所致,又称间室综合征。由于肱动脉挫伤断裂,血流受阻引起的前臂缺血相对较少。单纯由于微循环受阻引起的组织缺血,桡动脉搏动有可能存在。

当腕部肿胀明显,手测脉搏不准确,应使用多普勒仪测量,并可用其探测骨折部位肱动脉搏动轨迹,若动脉搏动已从前方转到肱骨后面,则肱动脉有被夹于骨断端可能。此项也可用超声双功血管诊断仪进行检测。

肱骨髁上骨折一般通过临床检查多能作出初步诊断,放射学检查有助了解骨折类型和移位情况,裂纹骨折有时需照斜位片才能看清楚骨折线。

通过 X 线片测量判断髁上骨折对位情况有三个指标：

1.肱骨小头角，又称小头前倾角，在侧位片测量，此角由肱骨小头化骨中心近侧边缘与肱骨干纵轴的垂线相交而成。通常此角 35°～40°，但个体差异大（24°～65°），年龄越小差异越大，因此判断此角是否正常必须与健侧对比。

2.在肘侧位片上沿肱骨干前缘划一纵轴线，正常此线远段通过小头骨化中心中 1/3 与后 1/3 交界部位。通过以上测量可以区分Ⅰa与Ⅰb型骨折，或判断骨折复位可否接受。临床屡见不少极似无移位骨折经过对比测量竟发现小头前倾角较健侧减少 20°～30°，若不手法矫正将会留下肘后翻。

3.鲍曼角在前后位片测量，由肱骨小头骺线或外侧于骺缘平行线与垂直于肱骨干轴线的横线相交而成，正常为 10°～20°，此值与携带角不相等，但二者呈正相关系。鲍曼角改变 2°约相当于携带角改变 5°，判断鲍曼角是否正常须参考健侧此角大小。骨折复位不充分或拍照角度偏斜＞20°都会使此值失真。3 岁以下幼童由于真正骺板尚未形成，骨化中心尚未出现平直骨板，测量易出误差。

三、治疗

（一）伸展型骨折的治疗

1.Ⅰa型骨折 无移位或远段有 5°以内后倾，可不必整复，使用长臂石膏后托固定患肢于屈肘 90°～120°，前臂旋转中立位 2～3 周。

2.Ⅰb型骨折 无移位，远段后倾 5°～20°，断端张开间隙＜1mm，此型骨折有移位趋势，要求固定于稳定位置，即尺偏型骨折需固定于屈肘 120°，前臂最大旋前位，桡偏型骨折固定于屈肘 90°～100°，前臂旋后 90°位。远段后倾角度须矫正。

早在 1930 年 Bohler 便发现前臂旋前位固定可防止远骨折段内倾，减少肘内翻产生。1982 年 Abraham 利用猴骨折标本解剖动态观察，发现此稳定机制是通过侧副韧带与肱尺关节自身生物力学效果完成。前臂旋前时肱尺关节外展，尺侧副韧带紧张，向下牵拉远折段，同时肱尺关节尺侧张开而桡侧关节面紧密接触，压力通过关节向上传递使张开的桡侧两断端靠拢，对远段骨块起复位与稳定作用。前臂旋后位则作用相反，可见桡侧副韧带紧张，向下牵拉远折段，而肱尺关节变为尺侧接触紧密，推远折段向上，使内侧骨折间隙闭合，对桡偏型骨折起稳定作用。

为控制前臂旋转，石膏固定远侧应过腕关节，肘部深层绷带应"8"字形缠绕，使肘窝前留有空间。锐角屈肘固定者应以颈腕带悬吊患肢于适当位置，保持上臂垂于体侧，肩前屈 0°～30°。

3.Ⅱa型骨折 移位 0～2mm，远段后倾≥20°或内侧皮质压缩，或骨折间隙＞1mm。此型仅后侧皮质保持连续，手法复位要轻柔，以免失去稳定。内侧皮质压缩明显者，单靠前臂旋前固定难以防止肘内翻或闭合复位经皮穿针固定。

4.Ⅱb型骨折 移位明显，侧移＞2mm，两断端仍有接触，软组织损伤较Ⅲ型骨折轻，若为横断性或内侧皮质无压缩的稳定骨折，可在麻醉下闭合复位石膏固定，尽可能屈肘＞90°，若条件不容许可暂时固定在 90°位，一周后肿消再换石膏，加大屈曲角度，或先牵引 3～5d 消肿后再行整复。若为长斜骨折或内侧皮质有压缩可根据具体情况选择闭合复位经皮穿针固定或牵引治疗。

5.Ⅲa型 骨断端完全移位，仅旁侧皮质有接触，重叠移位＜2cm，或旋转移位＞1.5cm，断端仍有很小接触。若无合并损伤处理原则与Ⅱb型骨折相似，因软组织损伤较Ⅱb型重，骨折不稳定潜势也较前者大，更适于牵引或内固定治疗。

6.Ⅲb型　两断端横向分离大，其间夹有软组织；或旋转移位＞1.5cm，两断端无接触。此型骨折容易产生原发或继发性血管神经并发症，手法复位难度大，有风险。处理前应详细检查和记录有无神经血管损伤症状，复位过程需注意脉搏变化。由于软组织损伤重，肢体肿胀显著，骨折大多不稳定，复位成功应以克氏针固定，若无闭合穿针条件，选择牵引治疗较为适宜。许多有经验专业医师推荐切开复位内固定治疗Ⅲb型骨折，尤其是合并神经损伤或有血运窘迫征兆的病例。手术治疗可使骨折充分复位，肘前筋膜间室高压得到缓解，避免了闭合复位可能引起的各种严重并发症。由于断裂肌肉得到修补，有利于早期关节功能锻炼。

牵引技术通常采用 Dunlop 牵引，根据年龄、体质量选择皮肤或骨牵引。鹰嘴骨牵引针应在屈肘90°位、距鹰嘴尖2～3cm（相当于桡骨头水平）自内侧向外钻入，进针前向前推开肌肉，以免损伤尺神经。牵引体位以肩外展60°、前屈20°为宜。为避免患儿身体上下移动而致牵引体位改变与克氏针内外滑动，宜将枕头定位并与床单固定。牵引重量1.36～2.26kg（3～5磅）。前臂皮牵引屈肘不宜太大（20°～60°），否则牵引力量小。在骨折平面近侧加一悬重布带，利用下压力量协助和维持骨折复位，并起调控屈肘角度效果。牵引3～5d内床边拍片复查骨折对位情况，调整牵引重量，必要时辅以手法整复。皮牵引两周后可练屈肘，骨牵引须持续3～4周，去牵引后开始活动肘关节。

闭合复位方法全身麻醉使肌肉完全放松，并有影像增强，C形臂机配合是复位成功的关键。助手握持上臂近段反牵引，并保持在旋转中立位，术者握持前臂旋后位牵引，开始半屈肘牵引，随牵力增加逐渐伸直，先克服重叠移位，后矫正旋转与侧方移位。尺偏型骨折常伴远折段内旋，加大前臂旋后角度便可矫正。透视前后位对位满意则术者一手持续牵引，另手四指放近折端前面，拇指放在尺骨鹰嘴后面。

在加大牵引力同时，分别施加向前推与向后压剪力矫正断端前后移位，并屈肘致前臂充分旋前，屈肘角度视肢体肿胀程度和脉搏消失角大小而定。透视复位满意用长臂石膏托固定。

对软组织张力大、重叠位移难以克服的横断骨折可用"折顶"办法复位，即过伸远折段使两断端后缘相触或靠近，然后以此为支点双手分别握持并稳住两断端用力向后反折，借助杠杆力克服后侧软组织拉力而使骨折端对合。

判断髁上骨折复位可否接受主要观察远折段有无前后与侧向倾斜，恢复对线比对位重要，对位不良可通过骨膜再生功能重新塑形。成角的矫正依赖于邻近骨骺的纵向生长潜力，肱骨远端骨骺在四肢长骨中生长潜力最小，因而矫正成角畸形能力最低，不论肘内翻或过伸，超过20°～30°则很难完全自动矫正。

自影像增强C形臂机问世后，闭合复位经皮穿针固定治疗髁上骨折在世界范围得到推广。早期病例由于缺少经验，采用交叉穿针固定法并发尺神经症状颇多，为避免此并发症亦有改用外侧两针固定法，以外侧两针平行或两针在骨外交叉进骨后张开的模式固定效果较好。外侧两针固定方法较安全，适于专科实践经验较少的医师采用。

手术治疗：对于成人不稳定型肱骨髁上骨折，多采用切开复位内固定手术治疗。一般采用双柱固定，包括外侧柱单钢板加内侧柱长螺钉、Y型钢板或双侧钢板。生物力学研究表明垂直放置双钢板有较高的生物力学稳定性，利于早期功能锻炼。近年来，采用后外侧解剖型钢板加内侧柱支撑钢板组合取得非常满意的疗效。推荐后正中切口三角肌两侧间隙入路。

（二）屈曲型骨折的治疗

按伸展型骨折的分类原则，屈曲型骨折亦可简单分为三型：

Ⅰ型骨折无移位或移位很小，肱骨小头前倾角在可接受范围内。可用长臂石膏前后托适当伸肘位固定，7～10d换石膏适当加大屈肘角度。伸肘位固定时间太长容易引起屈肘障碍。

Ⅱ型骨折远段向前倾，前侧皮质尚保持连续，或为完全骨折断面仍有部分接触。单纯远折段前倾者，伸肘位缓慢牵引多可矫正,若伸肘复位不完全可在屈肘位手扶患者前臂向后推,直至小头前倾角恢复正常,然后再伸肘稳定骨折,复位后可用长臂前后托固定或使用伸肘位 Russeu 牵引。7~10d 换石膏,适量增加屈肘度数,3 周后去除固定积极练屈肘活动。部分侧向移位骨折稳定性差,复位成功宜经皮穿针固定。否则容易导致肘内翻或畸形愈合。

Ⅲ型骨断端完全移位,远折段向前移,近折段移向后下,容易挫伤尺神经。由于前臂屈肌牵拉,闭合复位困难而且不稳定,复位成功应经皮穿针固定,复位失败则手术治疗。偶见近骨折端穿出肱三头肌,牵引不能解脱而需切开复位。移位大的屈曲型骨折保守治疗效果不满意,容易导致肘内翻或屈肘受限。

四、并发症

1.肘内翻畸形　为髁上骨折最常见并发症,尺偏型骨折发生率高达 50%。由于内侧皮质压缩和未断骨膜的牵拉,闭合整复很难恢复正常对线;其次,悬吊式石膏外固定或牵引治疗均不能防止远骨折段内倾和旋转移位;骨折愈合过程成骨能力不平衡,内侧骨痂多,连接早,外侧情况相反,内、外侧愈合速度悬殊使远段内倾进一步加大。

预防措施:①闭合复位后肢体应固定于有利骨折稳定位置,伸展尺偏型骨折应固定在前臂充分旋前和锐角屈肘位;②通过手法过度复位骨折,使内侧骨膜断裂,消除不利复位因素;③骨折复位 7~10d 换伸肘位石膏管型,最大限度伸肘,同时手法矫正远段内倾;④不稳定骨折或肢肿严重不容许锐角屈肘固定者,骨折复位后应经皮穿针固定,否则牵引治疗;⑤切开复位务必恢复骨折正常对线,携带角宁可过矫,莫取不足。内固定要稳固可靠。

轻度肘内翻无须处理,肘内翻>15°畸形明显者可行髁上截骨矫形。通常用闭合式楔形截骨方法,从外侧切除一楔形骨块。术前先描出患肢前后位片 X 线图,沿骨骼边界剪下上肢长骨轮廓,按需矫正角度在图上画出截骨模式,确定截骨位置,截除骨块大小和楔形基底宽度。远侧截骨平面内缘应在内上髁骨突基底近侧,中部距尺骨鹰嘴 0.5~1.0cm(伸肘位测)。设计图纸上矫形后的肱。尺角应与健侧携带角一致。

手术取外侧入路,在肱三头肌外缘切开骨膜,向前后适当剥离显露干骺端,按设计图样截骨,保留内侧楔尖皮质及皮质下薄层松质骨并修理使具有适度可塑性,缓缓闭合截骨间隙使远近截骨面对合,检查携带角符合要求,肘无过伸或屈曲畸形,然后用两枚克氏针固定,闭合切口前拍正侧位片观察。为了美容效果,皮肤宜用皮内缝合法。术后伸肘位或轻度屈肘位长臂前后石膏托固定,卧床休息 1~2 周,然后下地活动,以免石膏下滑使携带角减小。

2.Volkmann 缺血性肌挛缩　为髁上骨折最严重并发症,可原发于骨折或并发血管损伤病例,发病常与处理不当有关。出血和组织肿胀可使筋膜间室压力升高,外固定包扎过紧和屈肘角度太大使间室容积减小或无法扩张是诱发本病至关因素,由于间室内压过高直接阻断组织微循环,或刺激压力感受器引起反射性血管痉挛而出现肌肉神经缺血症状,故又称间室综合征。

前臂屈肌缺血症状多在伤后或骨折复位固定 24~48h 内出现,此期间宜住院密切观察,尤其骨折严重移位病例。门诊患者应常规交代注意事项,预约 6~12h 内返诊复查血运。

间室综合征出现是肌肉缺血挛缩的先兆,主要表现肢痛难忍,皮温低,前臂掌侧间室严重压痛和高张力感,继而手指感觉减退,屈肌力量减弱,脉搏可存在。一旦出现以上症状应紧急处理:去除所有外固定,伸直肘关节,观察 30~60min 无好转使用带灯芯导管测量间室压力,临界压力为 30mmHg,压力高于此值或高于健侧应考虑手术减压。无条件测压者亦可根据临床症状作出减压决定,同时探查血管,为争取时间术前不必常规造影,有必要时可在术中进行。

3.神经损伤　肱骨髁上骨折并发神经损伤比较常见,发生率5%～19%。大多数损伤为神经传导功能障碍或轴索中断,数日或数月内可自然恢复,神经断裂很少见,偶发生于桡神经。正中神经损伤引起运动障碍常局限于掌侧骨间神经支配的肌肉,主要表现为拇指与食指末节屈曲无力,其他分支支配肌肉不受影响。

移位严重的Ⅲ型骨折闭合复位有误伤神经血管危险,或使原有神经损伤加重,恢复时间延长和因瘢痕增生而致失去自然恢复机会。因此,许多学者对合并神经损伤的Ⅲ型骨折主张切开复位治疗。

儿童神经损伤的早期处理主要为支持疗法,被动活动关节并保持功能位置。伤后2～3个月临床与肌电检查皆无恢复迹象应考虑手术松解。成年患者合并神经损伤,尤其是桡神经损伤者一般建议在作切开内固定的同时作神经探查。

4.关节活动障碍　大多数患儿愈后肘关节功能不受影响,或只有轻微屈伸受限。少数患儿由于组织挛缩近期可有20°～30°屈伸障碍,随着生长发育都会有所改进。个别患儿由于骨折端严重重叠愈合,在关节线水平有较大骨突向前隆起,妨碍锐角曲肘。每屈肘到受限角度时便有机械阻挡感觉或响声,此刻拍肘侧位片可见前臂骨近端与隆起的肱骨近断端骨突相触,确立诊断后对已无自矫能力的大龄儿童可考虑切除骨突,改善屈肘范围和外观。但术前必须排除由于肱三头肌挛缩或关节内因素所致的屈肘障碍。

关节活动严重障碍常见于并发前臂缺血挛缩和部分切开复位治疗患者,偶见于曾被多次手法复位和暴力抻拽活动关节的病例。

切开复位采用创伤较大的后侧入路,手术操作粗暴,对正常组织剥离太多,由于止血不充分而术后关节内积血,外固定时间太长以及粗暴的被动关节康复活动等等都是导致关节活动障碍的重要因素,应该注意避免。

（秦　航）

第二十三节　孟氏骨折

伴有桡骨头脱位的尺骨骨折在所有前臂骨折里是少见的,发生率小于5%。1814年,Monteggia描述了这种尺骨近1/3骨折合并桡骨头前脱位的损伤(即孟氏骨折)。在1967年,Bado建议称之为Monteggia损伤,指出Monteggia的最初描述是尺骨近1/3到鹰嘴之间骨折伴有桡骨头前脱位。

大多数类型的Monteggia骨折包括成人和儿童,根据文献报告对成人每个类型的发病率作出估定是困难的。Speed和Boyd在1940年报道了当时最常见的桡骨头前脱位。Jupiter等强调后方的损伤比原先的更常见,而且如果损伤机制和治疗的潜在并发症未引起足够重视,治疗将出现问题。

一、损伤机制

Evans认为Ⅰ型损伤的损伤机制是前臂被迫旋前造成。在他的Ⅰ型损伤病例中既没有显示在尺骨皮下的挫伤也没有显示任何在直接打击损伤中看到的骨折碎块,所以他假定了这一机制。Evans更进一步用实验研究支持他的理论。他通过用钳固定尸体肱骨并且慢慢旋前臂产生了伴有桡骨头前脱位的尺骨骨折。尺骨骨折而外力继续存在前臂继续旋前,桡骨头被迫从稳定的肘关节囊里向前脱出。

Ⅱ型损伤在1951年被Penrose所描述。在观察骨折这一变化后,他将一个带有弯曲肘的尸体肱骨固定,并且施加力量到远端桡骨,引起肘的后脱位。然后他通过在尺骨近侧钻孔使尺骨强度变弱,并再一次在远端桡骨上直接加力,随后引出了 Bado Ⅱ 型损伤。即产生前面带有粉碎块向后成角的尺骨骨折和带有桡骨近端关节面边缘骨折的桡骨头后脱位。他从这些结果得出结论,Ⅱ型损伤是在肘内侧韧带破裂之前尺骨骨干变弱后肘脱位的一种变化。

Ⅲ型损伤被 Mullick 描述,他假定作用在肘上的主要力量是外展力。假如前臂旋前,则桡骨头向后外侧脱位。

Bado 认为 Ⅳ 型损伤是 Ⅰ 型损伤伴有桡骨干骨折。

二、影像学表现

移位的尺骨骨折及任何上肢损伤一定要包括肘部真实正位和侧位的 X 片。肘部真实正位只有肱骨和前臂平放在 X 线片夹上时才可获得;肱骨和前臂横置于 X 线片夹上屈曲近 90°,无论前臂是否旋前、旋后或中立位,都可获得真实肘的侧位 X 片。

桡骨头脱位和尺骨骨折在 X 线片上极易判断,但孟氏骨折的漏诊率却出乎意外的高。其原因首先是 X 线片未包括肘关节;其二是 X 线机球管未以肘关节为中心,以致于桡骨头脱位变得不明显;其三是体检时忽略了桡骨头脱位的发生,以致读片时亦未注意此种情况;其四是患者伤后曾做过牵拉制动,使脱位的桡骨头复了位,以致来院检查时未发现脱位,但固定中可复发脱位。

三、分类

1967 年 Bado 将其归纳为 4 型:

Ⅰ型:约占 60%,为尺骨任何水平的骨折,向前侧成角,并合并桡骨头前脱位。

Ⅱ型:约占 15%,为尺骨干骨折,向后侧(背侧)成角,并合并桡骨头后脱位。

Ⅲ型:约占 20%,为尺骨近侧干骺端骨折,合并桡骨头的外侧或前侧脱位,仅见于儿童。

Ⅳ型:约占 5%,为桡骨头前脱位,桡骨近 1/3 骨折,尺骨任何水平的骨折。

四、临床症状

症状和体位与骨折类型有关,第 1 型可于肘前窝触到桡骨头,前臂短缩,尺骨向前成角。第 Ⅱ 型可于肘后触及桡骨头,尺骨向后成角。第 Ⅲ 型可于肘外侧触及桡骨头和尺骨近端向外侧成角。第 Ⅳ 型桡骨头处于肘前,尺桡骨骨折处有畸形及异常活动。所有 4 型骨折,肘关节及前臂均有明显肿胀,疼痛、压痛。病人不能活动肘关节和旋转前臂。桡神经深支损伤为最常见的合并症,应检查相应的神经功能。

五、治疗

儿童 Monteggia 骨折,闭合复位治疗是满意的,但如何治疗成人孟氏骨折,存在着争论。Speed(1940年)发现大多数人孟氏骨折经闭合复位治疗,其结果并不满意,因而主张切开复位并内固定尺骨,同时重建环状韧带(以筋膜条为主)。Evans(1949 年)则主张旋后位复位并维持 6~8 周。Bado(1967 年)同意 Evans 观点,认为保守治疗是新鲜的成人 Monteggia 骨折的最好治疗办法。Boyd 和 Boals(1969 年)建议以加压钢板或髓内针做尺骨的坚强内固定,但桡骨头应闭合复位,除非闭合复位失败,否则并无切开复位的指征。

当桡骨头有明显骨折时他们建议切除桡骨头,他们治疗的病例优良率达77%。经过多年的争论,趋于一致的意见是桡骨头脱位并无手术的必要。如尺骨内固定坚强,亦无必要重建环状韧带。

对Ⅰ型、Ⅱ型、Ⅲ型骨折过去习惯于采取闭合复位的治疗方法。近年来随着对前臂旋转功能认识的深化,对尺骨复位要求严格。凡闭合复位不能达到要求时应切开复位,坚强内固定,以期获得更好的治疗结果。对Ⅳ型骨折,无疑更应早期切开复位,尺桡骨骨折均行坚强内固定。

闭合复位需于臂丛阻滞下进行,牵引该患肢,并于脱位的桡骨头处加压(Ⅰ型向后,Ⅱ型向前)即可整复桡骨头脱位,此时尺骨骨折多已复位,如仍有成角及侧方移位应加以纠正。整复完成后以长臂前后石膏托固定。Ⅰ型固定于前臂旋后,屈肘110°位;Ⅱ型固定于前臂旋后,屈肘70°(半伸直位)。直至尺骨愈合后,去除石膏,进行功能锻炼。

早期未治疗,或治疗不当而致畸形愈合或不愈合者,应视情况分别加以处理。如果仅是轻度尺骨成角畸形愈合、桡骨头脱位,而仅切除桡骨头。如为中度的尺骨成角畸形、桡骨头脱位,行桡骨头切除,尺骨骨突切除及骨间膜松解术,当可改善前臂的旋转功能。如为严重的尺骨成角畸形愈合、桡骨头脱位,应做尺骨的截骨复位内固定术及桡骨头切除术,术中同时松解骨间膜。当尺骨不愈合,桡骨头脱位或半脱位,应行尺骨内固定植骨术,桡骨头同时切除。

桡骨头虽能复位,而尺骨骨折位置不良时应切开复位,钢板或髓内针内固定。有时破裂的环状韧带妨碍桡骨头的复位,或桡骨头的脱位是自近端穿过环状韧带,交锁于肱骨外上髁处,此时切开复位宜采用Boyd切口,可以兼顾两者。手术内固定治疗者,术后应用长臂石膏托制动4～6周。Ⅰ、Ⅲ、Ⅳ型骨折固定于前臂旋转中立位,屈肘110°位;Ⅱ型骨折固定于屈肘70°位。

合并桡神经深支损伤为一常见合并症,桡骨头复位后几乎都能自行恢复,不需要手术探查。

1.手法复位　应用手法治疗新鲜闭合性孟氏骨折是一种有效而简便的治疗措施。尤其小儿肌肉组织较纤弱,韧带和关节囊弹性较大,容易牵引分开,桡骨头也易还纳。尺骨近端无移位者,复位更加容易。

2.手术治疗

适应证:①某些经手法复位失败者,多系青壮年;②陈旧性损伤,肘关节伸屈功能受限及前臂旋转障碍。

手术治疗的目的在于矫正尺骨畸形及维持桡骨头稳定性并恢复功能。

开放复位和骨折内固定:手法复位失败者宜早施行开放复位,某些陈旧性损伤,但时间尚短,桡骨小头尚可复位者(3～6周内)。

尺骨畸形矫正,桡骨头复位及环状韧带重建术,适用于陈旧性损伤,尺骨骨折愈合畸形严重及桡骨头脱位者。以成人多见。

3.特殊治疗

(1)不能复位的桡骨头:假如对桡骨头闭合复位不成功,将行切开复位。可通过Boyd切口显露肘关节。复位常见的障碍物是桡骨头前方的关节囊或环状韧带。桡骨头复位后,可考虑修复关节囊或环状韧带。

(2)桡骨头骨折:如伴有桡骨头的严重骨折,可先行桡骨头切开复位内固定,假如骨折不能修复重建则行桡骨头切除术。假如桡骨头切除危害肘关节稳定性时,应考虑行人工桡骨头假体置换。

(3)术前桡神经损伤:对于损伤时伴有桡神经或骨间背侧神经瘫痪且桡骨头很容易复位的病人,不推荐这次手术时探查桡神经或骨间背神经。通常这只是神经失用,对于大多数患者来讲,其功能将在损伤后6～12周恢复。假如神经在3个月后仍无恢复,应进行诊断检查,根据结果决定是否行神经探查术。

(4)开放骨折:开放骨折作为急性损伤,假如伤口允许,应早期切开复位和钢板固定。一期可以不关闭皮肤,但应彻底清创。外固定仅用于严重污染不能钢板固定的骨折。

累及到鹰嘴的尺骨干广泛粉碎骨折可能存在恢复尺骨解剖长度的问题。假如桡骨头复位后稳定,将促进尺骨长度的复原以便它可在正常解剖长度被钢板固定。假如桡骨头不稳定,则应打开肘关节,确保在直视下将桡骨头复位。尺骨长度是重要的,应以1或2个被塑形的3.5mm有限—接触动力加压钢板固定近端粉碎的尺骨骨折,使之与鹰嘴外形相符。假如需要,一条经过鹰嘴顶端的张力带金属丝经过钢板的一个孔,与之绑成一体,有助于进一步稳定骨折。

对于Bado Ⅳ型损害(桡骨和尺骨的双骨折),宜首先固定尺骨,在桡骨骨干骨折切开复位前复位桡骨头,如果桡骨头复位困难,既可通过桡骨进路也可通过尺骨进路打开肘关节。但两个骨干应分别应用两个切口进入。

4.治疗结果　Anderson等对前臂骨折的治疗评估标准如下:

优秀:骨愈合伴有肘和腕屈曲/伸展小于10°的损失。

良好:骨愈合伴有肘和腕屈曲/伸展小于20°的损失;和前臂旋转小于50%的损失。

不满意:骨愈合伴有肘和腕屈曲/伸展大于30°的损失;和前臂旋转大于50%的损失。

失败:畸形愈合,不愈合或无法解决的慢性骨髓炎。

应用这些标准,Anderson等和Chapman等报告超过90%的被调查者获得满意结果。不满意的结果归因于冠状突畸形愈合、近端桡尺骨骨性连接、尺骨畸形愈合和疼痛性近侧桡尺关节病。对Monteggia损伤治疗的最具挑战性的问题是有关冠状突和桡骨头的处理。

5.手术后的处理　术后应用长臂石膏托固定4~6周,Ⅰ、Ⅲ、Ⅳ型骨折固定于前臂中立位,曲肘110°位,Ⅱ型骨折固定于屈肘70°位。石膏去除后行功能锻炼。Robin认为包扎和石膏在5~7天去除并以长臂支具代替较好。根据在手术时稳定性的评估,如果病人合作且手术中骨折经完整范围的运动仍稳定,则7~10天后可允许病人去除后侧支具,并在医师指导下做增加肘关节主动活动度训练。

如手术时骨折处稳定性或桡骨头稳定性有问题,当病人仍处于麻醉时,应确定稳定范围。术后应用长石膏,在7~10天后使用支具,在先前确定的稳定范围内允许运动。在最初3周内每周拍X线片,然后每月拍摄直到尺骨骨折愈合。

六、预后

如果早期正确诊断,正确处理,其预后是良好的,近年来文献报道使用手术治疗坚固内固定者优良率甚高。如为严重开放损伤,或合并感染,则预后较差。

(刘晓丹)

第二十四节　儿童锁骨骨折

一、锁骨干骨折

【概述】

与下颌骨相同,锁骨是人体最先骨化的骨,而且是唯一以膜性成骨方式骨化的长骨。

锁骨骨化始于中内 1/3 两个骨化中心,胚胎 6～7 周时两个骨化中心即融合成一体。锁骨长度增加主要依靠两端的骺,其中 80% 来自内侧骺生长板。

【功能解剖】

锁骨是上肢带骨与躯干之间以关节相连的唯一骨结构。最薄弱点为中外 1/3。儿童锁骨的骨膜韧厚、血运丰富,与骨皮质表面附着疏松。附着于锁骨的韧带强度远大于锁骨骨膜的附着力和骨骺,故很少损伤。锁骨的肌肉附丽及与邻近血管神经的关系与成人无异。儿童锁骨同成人一样具有相当的活动度,以适应上肢的活动。锁骨以胸锁关节为轴,可向上、下、前、后运动,并可沿长轴有少量旋转。

【病因病理】

1.损伤机制　最常见的是跌倒,肩部侧方直接触地。直接暴力可作用于锁骨,如对抗性运动中的冲撞,是造成大龄儿童锁骨骨折的另一常见原因。骨折发生后,骨折近端在胸锁乳突肌作用下向上移位,骨折远端在胸小肌作用下向下移位,锁骨下肌的作用使锁骨短缩、断端重叠移位。

2.分型　最常用的分型为 Allman 分型,即第 1 型为中 1/3 骨折,此型最为常见,约占全部锁骨干骨折的 80%;第 II 型为远端至喙锁韧带间的骨折;第 III 型为内侧 1/3 骨折。

3.病理　儿童常见锁骨干的青枝骨折即只发生形状弯曲,而至少有一侧骨皮质仍连续。在断端移位的骨折中,由于儿童骨膜厚而附着相对松,断端突破骨膜鞘,呈"剥皮香蕉"状,骨膜鞘连续性仍得以保持为骨折愈合中的成骨提供了良好条件。

【临床表现】

新生儿与婴幼儿的锁骨骨折,常因其无主诉而被忽略,待发现肩部包块,方始就诊。故一旦发现自腋下抱持婴幼儿时即引起哭闹,则应考虑到锁骨骨折的可能。双侧锁骨对比触诊有助于发现压痛,血肿或骨擦感。儿童可有明确主诉,并表现以健侧手固定患侧上肢以减轻患肢重力作用缓解疼痛。对任何可疑或明确的上肢损伤,均应自锁骨开始检查,以防漏诊。另外在检查中要注意除外锁骨邻近血管神经损伤及肺尖损伤。

影像学检查:普通 X 线正位平片,可以显示大多数锁骨干骨折。斜位片有助于发现中 1/3 无移位骨折,方法为患侧肩向管球方向旋转 45°,且管球向头侧倾斜 20°。为避开肋重叠影像,可拍摄脊柱前凸位片,方法为使患儿平卧,管球向头侧倾斜 35°～40°。

阅片时除了注意骨形态改变之外,还应注意软组织变化,如血肿影像。正常时平行于锁骨上缘可见一软组织阴影,如一侧阴影消失,提示骨折。必要时拍双侧以利对比。

【治疗】

锁骨具有很强的愈合能力,在没有外来骚扰的条件下几乎 100% 可以愈合。儿童锁骨骨折愈合后具有很强的再塑形能力,完全移位的骨折一般在 6～9 个月最多不超过 2 年可得到完全塑形。所以锁骨骨折的治疗原则应该以保守治疗为主,尽量减少干扰。

最常用的治疗方法为 8 字绷带固定,现在有市售锁骨带,原理同 8 字绷带,并带预置弹性衬垫,使用方便,固定可靠。固定时间通常 4 周,即可见连续外骨痂,届时去除外固定,保护下功能训练,3～4 个月后骨性愈合,方可恢复体育运动。也有学者指出,8 字绷带除了给患儿造成不适之外,并无固定作用。锁骨骨折的治疗仅需颈腕吊带制动患肢即可。

对于手术治疗一定慎重对待。手术的干扰,包括闭合复位经皮穿针,常常导致迟延愈合甚至不愈合。手术适应证包括:开放损伤需要清创;骨折压迫神经血管需要探查;骨折端有刺破皮肤的危险。

【并发症】

1.血管神经损伤　尤以血管损伤值得重视。远端的动脉搏动并不能除外锁骨下动脉的部分损伤,如发现患儿血肿迅速扩大,或血压变化,血红蛋白进行性下降,应在有效的抗休克措施下果断手术探查。

2.迟延愈合和不愈合 在正常情况下儿童锁骨骨折几乎没有不愈合。常见的迟延愈合和不愈合几乎全部是过度治疗所致。不愈合一旦发生,往往需要植骨和坚强内固定,且仍有不愈合可能。故重在预防,取得患方合作,避免过度治疗。

二、锁骨内侧端骨折及胸锁关节脱位

【概述】

儿童锁骨内侧端骨折非常少见,约占锁骨骨折的1%。胸锁关节脱位更为罕见。

锁骨内侧端骨骺二次骨化中心出现很独特,出现晚且不规律,在18～20岁出现,是长骨的二次骨化中心中出现最晚的骨骺。Ogden报告锁骨生长的80%,发生于锁骨内侧骺生长板。

【功能解剖】

胸锁关节由锁骨内侧端、胸骨和第一肋骨组成,为一双腔关节。关节面为纤维软骨所覆盖,膨大的锁骨端与胸骨锁骨切迹间形状差异大,因而使该关节缺乏骨性稳定性,一系列韧带和较坚韧的关节囊从各方面加强关节的稳定性。关节囊附着于骨骺,骺板位于关节囊附丽以外,由于儿童韧带的强度高于骺生长板的强度,故骺生长板则成为消纳暴力的薄弱区,这就是儿童锁骨内侧多见骺损伤而罕见脱位的原因。

【病因病理】

1.损伤机制 直、间接暴力均可造成锁骨内侧端损伤。此类损伤最常见于对抗性体育运动如足球、橄榄球比赛。直接暴力常可造成无移位或后移位骨折。

2.锁骨内侧端损伤可分为三种类型

(1)骺损伤:最常见多为Ⅰ、Ⅱ型损伤,骺生长板生长带留于胸骨一侧,干骺端发生移位,其中前移位最常见,但后移位会危及纵隔内结构,需引起特别重视。

(2)干骺端骨折:较骺损伤少见。依骨干侧骨折端移位方向进一步分型。

(3)胸锁关节脱位:与前二者最大的病理学区别在于:在骺损伤和干骺端骨折当中,骨折断端间骨膜连续性仍存在,骨干一侧骨折端呈"剥皮香蕉"状移位;而胸锁关节移位则为关节囊及韧带损伤,脱位的关节间无骨膜。

【临床表现】

锁骨内侧端及胸骨端位置浅表,一旦损伤局部表现明显。如肿胀压痛,多可触及移位的骨突。骨擦音罕见。应特别注意有无纵隔损伤的表现,如静脉怒张、动脉搏动减弱、呼吸困难、吞咽困难等,一旦发现应立即采取措施。

影像学检查:锁骨内侧端靠近中线,由于脊柱、胸骨、肋骨重叠显影,容易掩盖锁骨端的改变。普通X线正位平片有时可发现双侧锁骨位置不对称。有一种称作"意外发现位"的特殊投照体位,有助于显示锁骨内侧向前后移位情况。方法是患儿仰卧,球管向头侧倾斜40°,拍摄正位,使锁骨不与肋骨重叠,其成像效果类似切线位。CT扫描、CT三维重建或断层摄影可较好的显示骨折线及向后移位的骨折端与纵隔的关系。

【治疗】

锁骨内侧端是锁骨纵向生长的主要部位,具有很强的愈合和再塑形能力,故此区域内的骨折不愈合和延迟愈合都很少见。

无移位的骨折只要以吊带制动即可。向前移位的骨折或脱位可行闭合复位。对此型损伤不予复位亦可接受,待愈合后通过再塑形改善外观,功能一般不受影响。切开复位内固定是完全没有必要的。向后移位的骨折、脱位如压迫纵隔应立即行闭合复位,复位时用巾钳经皮钳住骨干向前提拉,一旦复位多可获稳定,8字绷带固定3～4周即可。

三、锁骨外侧端骨折与肩锁关节脱位

【概述】

锁骨外侧端骨折与肩锁关节脱位很少见于儿童,但其发生率高于锁骨内侧端损伤,约占儿童锁骨损伤的10%。

锁骨外侧端有没有骨骺说法不一。一种说法是锁骨外侧端有骨端软骨而没有二次骨化中心,偶有呈现称之为假骨骺。另一种说法认为锁骨外侧端确有骨骺,锁骨外侧端骨骺的二次骨化中心在19岁左右出现,在普通X线片上很难发现,该骨化中心只存在很短时间即与骨干融合。Ogden报告锁骨的生长仅2%发生在外侧端。

【功能解剖】

锁骨外侧端形状扁平,与肩峰相关节,由肩锁韧带及喙锁韧带加强,与成人相同。喙锁韧带附着于锁骨外端软骨周围,与锁骨外侧骨膜管交织延续。锁骨外侧端骨膜坚厚,尤以后侧及下方喙锁韧带附丽部尤为坚强。

【病因病理】

1.损伤机制　前冲侧倒时作用于肩部的暴力是常见的致伤原因,肩胛骨下移的同时锁骨向上突破骨膜鞘,此机制作用于儿童多造成骺损伤或干骺端骨折,作用于青少年则可能发生与成人相同的真正的肩锁关节脱位。

2.病理改变　由于儿童锁骨外侧端存在骨端软骨且骨膜坚厚。儿童锁骨外侧端损伤具有如下特点:①骨折发生于骨干,突破骨膜鞘呈"剥皮香蕉"状,骨膜鞘保持连续,损伤不累及肩锁关节;②喙锁韧带保持完整与骨膜鞘保持连续;③肩锁韧带保持完整与远端骨折块(外侧端骨端软骨)相连。

3.骨折分型　儿童锁骨外侧端损伤的分型是根据锁骨损伤的部位和伴随的骨膜损伤程度及是否伴随韧带损伤来分型。Dameron和Rvekwood将儿童锁骨外侧端和肩锁关节损伤分成6型:

Ⅰ型:肩锁韧带轻度撕裂,无骨膜剥离,锁骨远端稳定,X线片正常。

Ⅱ型:锁骨背侧骨膜部分剥离伴一定程度的锁骨远端不稳定,X线片示肩锁关节间隙轻度增宽而喙锁间隙不变。

Ⅲ型:较大范围的背侧骨膜剥离伴明显的锁骨远端不稳定,X线片示锁骨远端上移。喙锁间隙较健侧增加25%～100%。

Ⅳ型:类似Ⅲ型,锁骨远端后移,突破斜方肌嵌顿于肌纤维中,正位X线片显示肩锁关节间隙增宽,锁骨轻度上移。轴位片显示锁骨端后移。

Ⅴ型:锁骨背侧骨膜完全剥离,骨端上移至皮下,常伴有三角肌和斜方肌附丽撕脱。喙锁间隙增宽,较健侧增加100%以上。

Ⅵ型:锁骨远端前移并嵌顿于喙突以下。

Ⅰ、Ⅱ、Ⅲ型之间常易混淆,喙突基底骨折和顶端撕脱骨折常归入锁骨远端损伤。普通X线片难以辨认,依靠Stryker切迹投照体位或锁骨轴位。

【临床表现】

锁骨外侧端及肩峰位置浅表,损伤后肿胀、疼痛、压痛表现局限。轻柔仔细的触诊已探及锁骨移位及稳定情况。Ⅳ型损伤应特别注意,锁骨端嵌顿于斜方肌中,加之肿胀,使触诊困难。

影像学检查:普通 X 线正位片经常难以显示锁骨外侧端结构。必须时采用轴位或 20°头侧倾斜位,即球管向头侧倾斜 20°锁骨正位。应力像有时亦有助于发现肩锁区不稳定,方法是投照时患侧上肢垂于体侧,腕部悬挂 2～4kg 重物。为判断喙锁间距变化,需拍摄双侧对比片。怀疑喙突骨折时,应拍摄 Stryker 切迹位,方法是使患侧手置头顶拍摄肩正位片。普通正位 X 线片无法充分表现后移位,须借助特殊投照体位或 CT 扫描。

【治疗】

儿童锁骨外侧端损伤中骨膜鞘大多完整,故具有很强的愈合和塑形能力。保守治疗在绝大多数病例中可获得满意结果。部分学者认为Ⅳ、Ⅴ、Ⅵ型损伤应行切开复位克氏针或钢丝缝合固定以减少外观畸形。大部分学者主张保守治疗闭合复位后用"8"字带或上臂 O 形石膏加压固定 3～4 周。如再塑形不充分造成外侧 Y 形畸形,可二期切除骨突。

(孙占辉)

第二十五节　儿童肱骨近端骨折和骺损伤

一、概述

肱骨近端骨折包括肱骨近端骺损伤和肱骨近端干骺端骨折,肱骨近端骺分离(Salter-Hams Ⅰ型损伤)只见于新生儿与婴幼儿,非常少见。儿童期与青春期的肱骨近端骨折绝大多数为 S-H Ⅱ型骺损伤,少数为干骺端骨折。肱骨近端骺损伤与肱骨近端干骺端骨折的损伤机制、治疗、预后都颇为相似。肱骨近端骺损伤的发生率 Neer 与 Horowitz 的报道为 3%,北京积水潭医院小儿骨科的统计为 2.52%,占全部上肢骨折及骺损伤的 3.12%。

妊娠第 5 周肱骨软骨原基形成,第 6～7 周关节盂与肱骨之间腔化形成盂肱关节的雏形,第 42 周时 B 超可以显示肱骨近端骨化中心出现。生后 3 个月以前普通 X 线平片一般不能显示骨化中心。肱骨近端骨骺由三部分组成。肱骨头二次骨化中心于生后 3～6 个月出现,大结节二次骨化中心于 2～3 岁时出现,小结节二次骨化中心出现于 4～5 岁,5～7 岁时大小结节骨骺二次骨化中心融合,7～14 岁时与肱骨头骨骺二次骨化中心融合成完整的肱骨近端骨骺。Dameron 等报告肱骨近端骺板闭合的时间存在性别差异,男性是 16～18 岁,女性是 14～17 岁。

二、功能解剖

新生儿肱骨近端骺生长板的形状是盘状的,中央稍高。随生长干骺端中央部分向近端隆起形成帐篷形,顶点位于肱骨头中心的后内侧。肩关节的关节囊在肱骨头内侧沿解剖颈附着,骺生长板的后侧部分位于关节囊内,使一部分干骺端也位于关节囊内,而外侧关节囊则附着于三部分原始骨骺融合处的骺间沟骨骺上,所以肱骨近端倒 V 形骺生长板的外侧是在关节外。此种解剖特征,保证了肱骨近端骺损伤后,仍有充足的血供,有极好的愈合与再塑形能力,不会出现肱骨头的缺血坏死现象。干骺端骨膜的后内侧相对较厚而附丽坚强,再加上肱二头肌长头与胸大肌的作用,临床上的肱骨近端骨折,远骨折端总是向前外侧移位,几乎看不到向后内侧移位的现象。肱骨解剖颈的轴线与肱骨干的轴线之间存在一类似的股骨颈干角的夹角约 140°,通过大结节顶点与肱骨头边缘的切线与肱骨干轴线之间的夹角为肩关节骺干角 130°~140°,小于 130°为肱内翻,大于 140°为肱外翻。肱骨颈轴线与肱骨额状面之间存在 20°后倾。肱二头肌长头肌腱通过肩关节腔内。肱骨近端干骺端(相当于外科颈)主要由松质骨构成,外覆较薄的皮质骨。以上的解剖特征,生长发育期的肱骨近端形态与骨发育成熟之后几乎没有改变,此点与股骨近端不同。肱骨的生长潜力 80%位于肱骨近端,决定其具有活跃的生长塑形改造能力。

三、病因病理

1.损伤机制　绝大部分肱骨近端骨折是由间接暴力所致。最常见的机制是向后跌倒上肢处于内收后伸位,肘关节伸直,腕关节背伸,手掌撑地,或肘关节屈曲,肘部直接撞击地面,暴力沿肱骨干向近端传导,使干骺端(骨折远端)向前、外及头侧移位,同时造成前外侧成角。来自肩部后外侧的直接撞击,由于肱骨近端附着肌肉的拉力相互作用,也可造成类似的损伤。

2.病理改变及骨折分型　肱骨近端损伤的病理改变和损伤机制决定了损伤的类型,临床常用两种分型方法,即 Salter-Hams 分型和 Neer-Horowitz 分度。

Salter 和 Hams 提出的骺损伤分型方法以骨折线与骺生长板的关系为病理解剖基础,非常适用于肱骨近端骺损伤。Ⅰ型损伤常见于新生儿和婴幼儿。Ⅱ型损伤最多见于儿童与青少年,积水潭医院的统计资料显示肱骨近端骺损伤好发于 9~13 岁年龄段,峰值在 12 岁。Ⅲ、Ⅳ型骺损伤在肱骨近端极罕见,多见于直接暴力造成的开放性复合伤。多需手术治疗,易导致骺早闭。Ⅴ型损伤即骺板生长层压缩性损伤而无骨折移位,目前尚无明确报告,但据对肱内翻原因的探讨推测,在Ⅰ、Ⅱ型损伤中可能合并Ⅴ型损伤的压缩机制,导致部分骺早闭。

Neer-Horowitz 依据骨折的移位程度将肱骨近端骨折分为四度,尤其适用于干骺端(外科颈)骨折,因干骺端骨折多为横行或小斜行。

Ⅰ度:骨折移位小于 5mm,包括青枝骨折;

Ⅱ度:骨折移位小于骨干宽度的 1/3;

Ⅲ度:骨折移位小于骨干宽度的 2/3;

Ⅳ度:骨折移位大于骨干宽度的 2/3 或完全移位。

四、临床表现

患儿伤后表现取决于骨折严重程度,疼痛,肿胀,肩关节避痛性活动受限是完全骨折的典型表现。值得注意的是一些大龄儿童的干骺端青枝骨折后可能仅有疼痛和轻压痛,甚至可有一定范围的主动活动,但绝不能抗阻力。对此类患儿应拍 X 线平片甚至健侧拍片对照,以防漏诊。

影像学检查:生后 6 个月以上患儿,肱骨头骨化中心已显影,依据 X 线拍片可对大部分病例作出诊断。肩关节穿胸位的投照方法是人体额状面与射线平行,患肩靠近片盒,健侧上肢上举,必要时拍健侧对比。对肱骨头尚未骨化的小婴儿可采用 B 型超声波检查。

五、治疗

肱骨近端的生长塑形潜力巨大,骨折愈合能力强,故对此部位的骨折的治疗并非不要求复位,但不必过分追求解剖对位对线,以闭合复位为主的措施是主要的治疗手段。骨折对位对线可以接受的程度依年龄不同而异(表 14-1)。

表 14-1　肱骨近端骨折复位参考标准

年龄	成角程度	移位程度
<5 岁	≤700	100%
5～12 岁	≤450	50%
>12 岁	≤250	30%

常用的固定方法为颈腕吊带,Velpeau 躯干固定,U 型或 O 型石膏,外展支具,肩人字石膏,尺骨鹰嘴骨牵引。

对于青枝骨折,可采用颈腕吊带制动即可,多用于有自制能力可配合治疗的大龄儿童。对于无自制力或不能配治疗的小龄儿童可采用 Velpeau 躯干固定。

对移位的骨折,可行闭合复位,如条件允许最好在麻醉下进行,将患肩外展 90°,前屈 45°,适当外旋,屈肘位牵引。术者于肩前外侧触及移位的骨折远端,采用加压为主的手法,使骨折端复位。然后,在控制下将肩关节放至正常位,感觉其是否稳定。对于稳定的骨折可采用 Velpeau 躯干固定、U 型或 O 型石膏固定,不稳定骨折可使患肢仍处于敬礼位,即整复时的位置以外展支具或肩人字石膏固定。仍不能维持对位对线效果时可采用卧床尺骨鹰嘴牵引,患肢置于敬礼位,牵引力方向平行于肱骨干,维持 2 周左右,待纤维愈合后再改用其他固定方式。外固定一般维持 4 周即可见连续外骨痂形成,大龄儿童可能需要 6 周,届时可去除外固定,保护下功能训练。

关于手术治疗,有学者认为只要肱骨近端骺板还存在一年保持开放的时间,就有足够的潜力使骨折愈合部位得到充分的塑形。所以在闭合骨折中即使肱二头肌腱嵌入骨折端,只要能维持基本对线也不必切开复位。唯一的手术指征就是开放性损伤中需要清创,同时行骨折复位内固定。多发骨折中,肱骨近端骨折不稳定影响其他骨折的治疗,是切开复位的相对指征。对那些存在肱二头肌腱嵌入或骨折远端刺入三角肌,且延误了闭合复位的最佳时机的病例是切开复位内固定的适应证。手术方法可采用麻醉下闭合复位,X 线透视下经皮穿入克氏针交叉固定,或经 Henry 切口复位、交叉克氏针固定,对有较大干骺端骨块的Ⅱ型骺损伤也可采用干骺端拉力螺钉固定。

尚未见到肱骨近端骨折不愈合的报道。骨折畸形愈合后的再塑形能力是惊人的。笔者的经验认为直到 13 岁亦可通过再塑形得到完全矫正畸形。对于角度畸形的塑形能力,在 13 岁以前不会少于 40°。由于肩关节有很大的代偿能力。即使有残留的成角畸形也不会导致活动受限,很少引起患儿和家长的注意,说明其对日常生活能力影响甚微。

并发症:如前所述,肱骨近端骨折很少有由骨折引起的并发症。

1.肱内翻　　可见于 5 岁以前的骺损伤或受虐儿童,可导致进行加重的肩外展上举受限及肱骨短缩。需行手术矫正。

2.肢体不等长　　肱骨骨折后可有过度生长,但一般不超过 1cm。骨折重叠移位造成的肱骨短缩是导致上肢不等长的唯一原因。但临床所见不等长多为 1cm 左右,患儿或家长很少主观发现,无临床治疗意义。

3.手术亦可造成并发症　　如关节活动受限、皮肤瘢痕、伤口感染、内固定物松动、骺早闭等。

(孙占辉)

第二十六节　儿童肱骨干骨折

一、概述

小儿肱骨干骨折是指胸大肌肱骨止点上缘至肱骨髁上嵴之间的骨折。在儿童中相对少见,Sanders等描述其发生率小于小儿肱骨骨折的1/10,仅占小儿全部骨折的2%～5.4%,多见于3岁以下与12岁以上年龄段。产伤新生儿肱骨骨折更为罕见,仅为0.035%～0.34%。北京积水潭医院小儿创伤急诊1992～1996五年间登记统计肱骨干骨折只占全部肱骨骨折的5.8%,占全部小儿骨折与骺损伤的1.78%。

肱骨的骨化始于胚胎后期与胎儿初期,自胚胎形成8周血管长入肱骨软骨原基开始,出现一次骨化原始骨领,至出生时骨干与干骺端已全部骨化,远近端骨骺仍为骺软骨。

二、功能解剖

儿童肱骨的骨干外形及肌肉附丽与成人近似。肱骨干远端前侧有时可见先天形成的突起,称为髁上突,出现率约为1%。髁上突尖端至内上髁之间存在纤维索带,正中神经和肱动脉可由此索带下方通过,有时会形成嵌压,该部一旦发生骨折移位则有可能造成血管神经损伤。

三、病因病理

损伤机制:肱骨干骨折可由直接暴力所致,如钝物打击、撞击、重物压砸等,多造成横行、短斜行或粉碎骨折。间接暴力如上肢伸展位跌倒在以手或肘部着地同时身体发生扭转,间接的扭曲应力造成肱骨干骨折,骨折多为螺旋形或斜行骨折。偶尔也可见到因投掷运动导致的螺旋形骨折。此种损伤机制多见与大龄儿童。肱骨病理骨折如骨囊肿可在微小力作用下造成病理骨折,多为横行、嵌插骨折或短斜行骨折,在儿童中并不少见。

四、临床表现

肱骨干骨折时由于骨折远端肢体重量相对较大,故疼痛明显,无法启动肩肘关节任何动作,局部有明显肿胀、压痛、畸形,并有异常活动及骨擦音。伴有桡神经损伤时可见相应体征,检查者控制肘关节位置后,患儿不能主动伸腕、伸拇、伸指。病理骨折时局部症状体征较轻,甚至仍可主动活动肩、肘关节,只是局部轻度肿胀、局限压痛,容易漏诊。

五、诊断

根据暴力作用病史、临床表现及放射学所见诊断一般没有困难。侧位投照需旋转肩关节有困难,可拍摄经胸侧位片,切不可强行旋转骨折远端,以免造成患儿痛苦和加重损伤。从正侧位X线片上,除观察骨折端形态、成角、移位方向外,还应时刻警惕病理骨折存在的可能,如骨折端表现皮质突然变薄,透亮度增加、相邻部位有囊性改变、骨折端嵌插或骨折端无明显移位等。要特别注意是否合并神经损伤及病理骨折的诊断。骨折诊断分型适用普通骨折分型方法,如横骨折、斜骨折、螺旋骨折、粉碎骨折、病理骨折等。

六、治疗

儿童肱骨干骨折中大部分为单一闭合骨折,非手术方法是主要的治疗手段。对无明显成角移位的骨折,仅采用外固定制动3～6周即可。对于有明显成角移位的骨折,应先行复位。复位要求以恢复对线为主,完全移位重叠短缩不超过1.5cm是可以接受的。Beaty据患儿的年龄提出了可接受的复位参考标准。

手法复位应根据骨折成角移位情况依照以远端对近端的原则进行,以相对轻柔的力量牵引然后纠正移位,最好采用麻醉可减少患儿痛苦、争取合作、提高整复成功率。需要注意的是应避免过度牵引造成骨折端分离,骨折端分离时会有软组织嵌入,嵌入的软组织很难再退出,会造成骨折延迟愈合甚至不愈合。据临床实践,肱骨干骨折的整复相对容易,维持却相对困难,整复成功后行外固定的过程中以及肿胀消退后外固定松动均可导致成角移位复发,故应首先尽可能维持对位,于伤后1～2周骨折端纤维愈合后再移位的可能减小后,紧缩或更换外固定物进一步矫正成角畸形,维持至临床愈合。

儿童肱骨干骨折的固定方法视患儿合作程度、骨折部位及稳定性可有多种选择。最简单的方法为颈腕吊带加胸壁固定,即用绷带将上臂固定于胸壁,适用于能合作的年长儿无成角移位的骨折或青枝骨折以及3岁以下新生儿、婴幼儿。小夹板适用于骨干中段的横行或短斜骨折,但需经常检查远端血运及调理松紧度,以防筋膜间隔综合征等并发症。悬垂石膏是治疗肱骨干骨折的经典方法,自上臂至掌指关节用石膏管形将患肢固定于肘关节屈曲90°前臂中立位,利用石膏管形及骨折远端肢体重量对骨折端进行牵引复位同时有制动作用,但需经常行X线检查,以防发生过度牵引。U形石膏夹板兼有小夹板及悬垂石膏的优点,以一条石膏带自上臂内侧腋下经肘反折至上臂外侧至肩,由于开口向上可有患侧悬垂石膏的牵引作用。缺点是随着肢体消肿,石膏易松动而下坠。减低固定可靠性。O形石膏是在U形石膏基础上将石膏带越过肩关节固定,且固定时以绷带越过肩关节上部8字绕行于对侧腋下,可有效防止石膏下坠且对肩关节有制动作用。以上几种方法均需使肩位于中立位,且均合用颈腕吊带。对于在肩中立位不稳定的骨折则需应用肩人字石膏管形将患侧上臂置于外展前屈位,这是唯一可有效控制旋转的方法。尺骨鹰嘴骨牵引或上臂皮牵引亦适用于不稳定骨折,但需卧床2周,待骨折端稳定后可改用其他方式固定。

手术治疗只适用于开放损伤需要清创探查和合并血管损伤的病例。固定物可采用弹性髓内针或外固定架,前者优点在于术后护理简单便于早期康复训练。后者优点在于固定可靠,一旦发生感染,固定作用受到的影响小。此两种方法有时需要术中X线监测复位情况。采用钢板螺丝钉内固定时要考虑到二次手术取内固定物时损伤桡神经的可能性,应谨慎应用。

七、并发症

1.神经损伤 最常见为桡神经损伤,多见于肱骨中下1/3骨折,患儿表现伸肌瘫痪,垂腕、垂指畸形并伴有感觉障碍,单纯闭合骨折合并的神经损伤多为牵拉嵌压所致,神经外膜连续性尚在,多可自行恢复。恢复多始于12周之内由感觉恢复开始。观察至12周以上无临床恢复征象时应行肌电检查,必要时手术探查松解。

2.骨折不愈合和/或迟延愈合　肱骨干骨折一般需 4～6 周即可达到临床愈合,如果 X 线检查显示：①骨端硬化,髓腔封闭;②骨端萎缩疏松,骨折间隙较大;③骨端硬化,形成杆臼或假关节;临床检查肿胀消失但仍有异常活动,即为骨折不愈合,唯有采取手术治疗。

3.畸形愈合　患肢残留永久的畸形且成角小于 30°,长度差不超过 2cm,家长和患儿很难主观察觉,说明对外观及功能影响不大。内旋畸形小于 10°不会造成功能障碍。评估畸形愈合的临床意义应着重在外观和患儿的主诉,而并非根据 X 线所见。即使失代偿的畸形对患儿产生些许不同于正常人的影响,如不能正常参与某些体育运动,仍应谨慎评估矫形手术的临床意义,切不可贸然采取手术治疗。

（孙占辉）

第二十七节　儿童肱骨髁上骨折

一、概述

肱骨髁上骨折是儿童肘部最常见的骨折。发病高峰年龄在 5～8 岁之间,左侧多于右侧,男孩多见,合并神经血管损伤及造成后遗症的几率同样占肘部损伤中的首位。

二、功能解剖

儿童肱骨远端解剖结构独特,呈扁宽状,承重部分在肱骨远端的内、外侧柱上。内、外侧柱之间为前方的冠状突窝和后方的鹰嘴窝,中间仅为菲薄的骨质,在较小儿童中此部分甚至仅为一层膜状组织。由于此部位力学结构上的薄弱,导致极易发生骨折。同样因为其解剖结构致使很不容易获得满意的复位,即使是切开复位时也难于获得和维持骨折断端的解剖复位。

三、病因病理

1.损伤机制　当儿童摔倒时肘部可以是过伸位,也可处于半屈曲位。尺骨近端对肱骨髁上部位的机械撞击以及肘部肌腱、韧带和关节囊等软组织因素在损伤瞬间所处的位置决定发生伸直型或屈曲型的骨折。绝大部分间接应力造成伸直型损伤,此时骨折线的走行方向是从前下方向后上方的,远骨折端向后上方移位。确定骨折的移位方向是决定治疗方案和整复手法的重要基础。总体来讲,使儿童容易发生肱骨髁上骨折的三个主要因素分别是韧带松弛、过伸位关节结构的相互关系以及肱骨髁上区域的骨性结构。

2.损伤分型　出于治疗上的考虑,骨折分型可使医生确定相应的治疗方案并提供必要的预后转归,同时便于医生之间描述病情和交流治疗经验,所以分型应当是相对简单的。

临床上通常根据远骨折端移位方向分为伸直型和屈曲型。伸直型中包括伸直尺偏型和伸直桡偏型,伸直型占 97.7%,而屈曲型只占总发病人数的 2%左右。

另外,Gartland 依据移位程度将此骨折分为三型：

Ⅰ型：骨折无移位和成角。

Ⅱ型：肱骨远端前侧骨皮质断裂,后侧皮质及软组织合叶保持完整,可发生成角畸形。

Ⅲ型：骨折断端完全分离移位。

四、诊断与鉴别诊断

根据受伤史、症状、体征及 X 线片综合考虑,做出明确的诊断并无困难,但是对于无移位髁上骨折的诊断需要提高警惕,此时的诊断依据主要基于跌倒的损伤史和髁上部位的局限性压痛,X 线片可能仅仅显示出阳性的"脂肪垫"征。如移位严重并且近骨折端穿透肱肌则极易产生较大的血肿,此部位的皮肤皱褶或小凹陷形成通常表示近骨折段的一个尖端已经穿透到真皮层内,此体征警告医师骨折可能很难用单纯手法整复来获得复位。诊断的同时也应当注意对其他部位合并骨折以及上肢的神经血管功能进行必要的判断。统计表明约 5%～8% 的病人合并有同侧肢体损伤,如肱骨外科颈骨折和桡骨远端骨折。鉴别诊断方面,三岁以下的幼儿需要与肱骨远端全骺分离相区分,青少年需要与肘关节脱位鉴别。此外,还应与肱骨内上髁Ⅳ度骨折及肱骨外髁骨折脱位相鉴别。以上损伤均可致肘部严重肿胀、疼痛、肘后三角关系无法触摸,用是否存在骨擦音来鉴别髁上骨折和肘关节脱位是很不妥当的,骨擦音往往很难得出,一方面肢体明显肿胀使得触摸不清,另一方面这种检查操作所导致的剧烈疼痛会使得患儿极为抗拒。此时拍摄标准而且清晰的肘关节正侧位 X 线片就显得非常重要,根据肱桡、肱尺关节是否改变以及相互关系可以区别出以上骨折。

五、治疗

1.无移位骨折　屈肘 90°,前臂中立位石膏制动 3～4 周。

2.部分移位骨折　根据成角的程度及整复后的位置可有两种选择。

(1)手法整复、石膏制动:通过整复矫正成角并获得了满意的位置,凹侧软组织合叶保持完整时可行石膏制动,时间仍然是 3～4 周。

(2)闭合复位、经皮穿针:如果整复后的位置不稳定或发生再移位,为防止继发肘内翻畸形可积极地采用经皮穿针固定结合石膏制动。

3.完全移位　肱骨髁上骨折治疗的重点集中在这类完全移位的骨折类型上,相应地出现合并症导致疗效不佳的病例大多数为此类骨折。需要给予高度的重视。

(1)手法整复、石膏制动:为各种治疗方法中的首选,多年的临床实践证明如果复位满意,石膏松紧适宜,复查位置及时,绝大多数病人痊愈后没有出现不可接受的功能和外观障碍。但是随着病人及家属对治疗效果要求的提高,临床上为防止肘内翻畸形而逐步采用经皮穿针固定结合石膏制动的方法替代手法整复方法。

(2)闭合复位、经皮穿针:若移位较大、整复不成功或复位后的位置不稳定,以及复查中发现原整复位置丢失时,可放弃石膏外固定,改用在手术室麻醉下闭合复位、经皮穿针固定。其优势在于治疗过程无痛苦、复位后的位置不会再次丢失、很短的住院时间、特别是避免了再移位引起的一系列问题。目前,此方法逐渐成为国内外小儿骨科医生推崇的治疗方式。

(3)牵引:主要指尺骨鹰嘴骨牵引方法。当较大年龄的儿童和青少年遭受较严重暴力而造成肱骨髁上粉碎性骨折时,既无法闭合复位石膏固定,又不可能经皮穿针固定,此时可采用尺骨鹰嘴骨牵引。此方法需要住院治疗,卧床时间较长,需及时拍片并调整位置,每日观察牵引是否失效及针孔是否感染。

(4)切开复位、内固定：基于切开复位手术可能导致关节僵硬以及骨化性肌炎，此种治疗方法应当慎重使用！只有在以下两种情况下具备切开复位的指征：开放骨折和明确的血管损伤需要探查甚至修补。肱骨髁上骨折切开复位内固定是一次损伤较大、技术要求很高的操作，需要对儿童肘部解剖关系非常清楚的相当年资的骨科医生来进行手术。如果粗暴操作、显露过度、内固定选择不当则使手术变为关节内骨折的切开复位，极易导致术后肘关节活动受限。神经功能障碍并不是急诊手术探查的指征，单纯为追求解剖复位而行手术内固定显然是不妥当的，应当尽量避免。

儿童肱骨髁上骨折的治疗方法众多，文献中不断地有各种治疗方法相关效果的报道。但是无论医生采取何种方法治疗都不可能达到100％满意的结果，这是肱骨髁上骨折本身的损伤性质所决定的。不应当片面地强调某一种方法的效果，从而误导病人家长，治疗前需要与病人家长充分地沟通，详尽的解释并且使他们能接受这样的事实即治疗可以争取到他们的孩子肘关节功能的良好结果，但可能会有美观上的不如意。

并发症：肱骨髁上骨折的并发症较多，诱发原因既有损伤较重骨折本身移位大的因素，也有医生处理不当和疏忽观察的失误，大致分为早期和晚期两大类别。

1.早期出现的并发症

(1)血管损伤：骨折断端直接切割血管致断裂，血管嵌入骨折断端直接导致内膜损伤及血栓形成等均为需要及时处理的严重损伤。临床上以上情况比较少见，如临床检查发现桡动脉搏动减弱，手指末端毛细血管反应时间延迟时，可立即松解过紧的外固定石膏及绷带，改变肘部位置以缓解缺血症状，此时不应急于切开探查，以避免不必要的损伤。但是如果以上措施无效，肘部及前臂出现持续性加重的剧烈疼痛和肿胀，特别是手指被动牵拉痛明显时，应积极地手术探查血管并行肘前及前臂屈侧的筋膜切开减压，最大限度地保存肌肉神经功能，避免长时间缺血而使肌肉和神经组织产生不可逆的损伤。

(2)神经损伤：文献报告肱骨髁上骨折合并神经损伤的发生率为7％～10％。损伤多数为骨折近端对神经的机械刺激。如伸直尺偏型骨折中多见桡神经损伤；伸直桡偏型骨折中多见正中神经损伤；屈曲型则多发生尺神经损伤。单纯神经损伤不是手术探查的指征，绝大多数可随着骨折复位、机械刺激因素的消除而逐渐自行恢复功能。医生此时应当密切观察，可辅助神经营养药物以促进其恢复过程。

(3)骨筋膜室综合征：这是一种严重影响上肢功能的合并症。一旦造成前臂肌肉和神经的不可逆损伤，则后期无论采取何种补救方法均无法恢复正常的功能。治疗的关键是及时发现前臂缺血改变，给予准确、彻底的减压处理。手术中减压范围应充分，可从肘关节前部直至腕关节，深筋膜甚至肌膜均应松解，皮肤切口留待二期缝合。

2.晚期并发症

(1)肘内翻：是肱骨髁上骨折最常见的并发症。性质上是一种外观畸形，多数不影响肘关节的功能活动。形成原因为骨折畸形位愈合，而非生长障碍所导致。肱骨远端内侧柱的塌陷、整复后遗留尺偏畸形、远骨折端的旋转都是形成肘内翻的重要原因。绝大部分病人肘关节内外侧的生长机制并没有遭受破坏。

(2)骨化性肌炎：多数情况是由于粗暴地多次手法整复、切开复位术中的广泛剥离线路、强力的被动牵拉活动所引发。根据骨化发生的位置和骨化程度不同分为异位骨化和骨化性肌炎，禁忌行手术松解，可通过主动功能锻炼配合理疗康复而期望恢复功能。

（孙占辉）

第二十八节　儿童尺桡骨骨折

一、概述

涉及尺桡骨的骨折与骺损伤占儿童骨折、骺损伤、关节脱位总数的 40%，是儿童最常见的损伤部位。其发生率为 17.48%，占肢体损伤的 21.56%。仅次于肱骨髁上骨折，居第二位。绝大多数为闭合损伤，开放损伤只占极小数。

二、病因病理

1.受伤机制

(1)间接暴力：绝大多数为间接暴力损伤，儿童在奔跑、追逐、耍闹中摔倒以手撑地，暴力先传导至桡骨，再经骨间膜传至尺骨，造成桡骨或尺桡骨双骨折，骨折线多为斜行，桡骨骨折水平高于尺骨，或于同一平面。

(2)直接暴力：少数为直接暴力，如碰撞、击打、车祸、高能损伤。多数为闭合骨折，少数为开放骨折，骨折线可表现为横行、蝶形、甚至多段骨折。

(3)其他损伤：被机器传送带绞压或车轮轧伤所致的尺桡骨双骨折，往往同时合并严重的软组织损伤。这类损伤多为开放性损伤，处理中要考虑到它的多样性和复杂性。

2.分类　儿童尺桡骨骨折与成人有很大的区别，分类比较简单。根据骨骼损伤的程度，可分为青枝骨折、隆突骨折、完全骨折。青枝骨折按骨折后畸形成角的方向，可分为旋前型与旋后型。向掌侧成角为旋后型，损伤整复后应制动于旋前位，向脊侧成角为旋前型损伤，整复后应制动于旋后位。根据骨折部位可分为上 1/3 骨折、中 1/3 骨折、下 1/3 骨折，如尺桡骨双骨折同时合并肱骨骨折，称为"漂浮肘"。

三、临床表现

诊断并不困难，有明确外伤史，局部肿胀、畸形、疼痛、活动障碍、局部压痛、甚至活动时可触及骨擦音，拍照 X 线片后可以明确诊断。轻微的青枝骨折有时畸形很不明显，胀肿也比较轻，只表现疼痛与活动受限，特别是旋转活动受限，此时一定要拍照 X 线片除外骨折以免漏诊。除骨折外，一定要正确评估软组织损伤，有无血液循环障碍、神经损伤、软组织肌肉受损的程度。特别是要除外前臂缺血性挛缩。

影像学表现：X 线照片一定要包括肘关节与腕关节，必须拍照前臂全长片。照片上显示骨折端远、近段弧度不一致，尺桡骨之间距离突然改变，骨折端骨干直径不一致，皮质骨厚度有差异，髓腔宽度有改变时，说明骨折端之间有旋转错位存在。

在观察 X 线片过程中，一定要记住一些特殊位置的骨性标记，有助于诊断及指导整复。前臂中立位侧位像桡骨结节向后突出最明显，旋后 30°位桡骨结节后突变小，旋后 60°位桡骨结节与桡骨近端完全重叠，旋后 90°位桡骨结节稍向前突。

正位片前臂旋后 90°位时，桡骨颈与桡骨干近端之间的弓形弧线——旋后弓最明显，桡骨结节最突出。

前臂旋前 30°位时，桡骨结节与桡骨干近端完全重叠。

　　观察侧位 X 线片尺桡骨远重叠状态也有助于判断前臂远端的旋转位置。此种情况在成人照片中比较明显，而在小儿 X 线照片中只能供参考。因为小儿尺桡骨远端存在骨骺二次骨化中心，其形态因年龄有所不同，桡骨远端骨骺的形态发育分为 10 期，至第 4 期以后才显示出桡骨茎突，尺骨远端骨骺的形态发育分为 7 期，尺骨茎突出现于第 2 期。小儿尺桡骨远端有比较多的软骨成分，判断起来比较困难，只能以成人的表现作为参考。成人旋后 60°位时，尺骨小头与桡骨远端尺骨前切迹重叠 1/2，旋前 30°位时重叠 1/3，中立位时微重，旋后 30°位时下尺桡关节间隙最清楚。旋后 60°位时，桡骨远端与尺骨小头方形重叠。旋后 90°位时呈三角形重叠。

四、治疗

　　儿童尺桡骨骨折不论在治疗上与预后上与成人骨折都有很大的区别，儿童有很大的生长塑形能力，保守治疗是儿童尺桡骨骨折首选的治疗方法，儿童尺桡骨远端骺损伤是涉及生长机制的损伤，处理不当会导致继发的生长发育畸形，均有其特殊性。

　　尺桡骨骨折治疗的目的就是要恢复前臂旋转功能。尺桡骨双骨完全骨折后一定存在旋转错位，闭合或切开整复时必须矫正旋转畸形。尺桡骨青枝骨折是否就不存在旋转畸形只存在成角畸形呢？小儿尺桡骨青枝骨折，特别是单骨青枝骨折后，往往一侧骨皮层仍保持连续性，就骨折端本身而言不存在旋转错位，但存在旋转应力与旋转畸形。譬如前臂中 1/3 青枝骨折向背侧成角，手处于旋前位，整复后应将前臂置于旋后位。相反，掌侧成角是旋后畸形，整复时应放置于旋前位。克服了旋转应力才能较好的纠正成角，恢复骨骼的顺列。

　　儿童前臂尺桡骨的成角畸形对旋转活动到底有多大的影响，小儿有多大的生长塑形矫正的能力，直接关系到判断闭合复位后位置是否可以接受的问题。轻度的成角对于小龄儿童而言并不构成威胁。在尽力矫正的前提下，残留 15°成角是可以接受的。

　　儿童前臂青枝骨折后，通过手法复位完全矫正成角畸形有时是非常困难的，矫正后在石膏固定过程中极易再出现，即使注意克服旋转应力，也并不排除成角畸形再出现的可能。临床上经常碰到前臂青枝骨折是不是要先将其做成完全骨折再整复的问题。支持者认为不折断保持连续一侧的骨皮质，整复难以到位，制动过程中畸形复发。反对者认为保持一侧皮层连续不仅可保持骨折端稳定，且不会在骨折端发生旋转移位。学者建议具体情况具体分析，不同情况分别对待。年龄偏大、整复时弹性比较大的青枝骨折，即使勉强靠外固定矫正成角，最终仍有遗留不能接受成角畸形的可能，年龄偏大的儿童再塑形能力也差，不如先做成完全骨折后再整复，可采取加大成角折顶的方法，保持该侧骨膜的连续性，而不要采用过度矫正的办法，过度矫正的办法容易造成原来仍保持连续侧骨膜的断裂。只要保持连续侧骨膜完整，不会出现明显的移位，不会出现骨折端明显的旋转与再移位倾向。对年龄偏小、整复时反弹力不是特别大的青枝骨折，特别是单骨如桡骨青枝骨折，允许制动于旋前位矫正向掌侧成角，制动于旋后位矫正向背侧成角的病例，就没有必要将青枝骨折先做成完全骨折。当然此种情况要求整复后外固定必须可靠，要密切随诊观察，伤后 1 周局部肿胀消退后要及时更换外固定物，甚至采用逐渐矫正成角畸形的办法。

　　前臂尺桡骨双骨或单骨完全骨折要在良好麻醉肌肉松弛条件下进行闭合复位。儿童前臂完全闭合骨折绝大多数是有可能通过闭合复位石膏制动达到治疗目的的。甚至某些骨折端刺穿有小的开放伤口的开放骨折，也可以通过严格消毒还纳后闭合复位石膏制动。前臂双骨完全骨折后近骨折端的旋转是由于骨完整性破坏后，旋转肌肌力失去平衡所致，近骨折端的旋转是无法控制的，只能将远端放在相应的旋转位置去对近骨折端,要根据骨折平面,X线照片的提示进行判断。在此位置上牵引纠正骨折断端的重叠、成角。整复后前3天要严密观察患肢血运与手指活动,1周、2周定期复查骨折对线与对位情况,4周、6周复查骨折愈合情况。长臂石膏屈肘位制动期间还要注意前臂悬吊的位置,上臂石膏固定不充分,颈腕悬吊(应悬吊前臂而不应颈腕悬吊),有发生骨折端向尺侧成角的倾向,应引起注意。

前臂尺桡骨上1/3骨折是指骨折线发生在旋前圆肌止点以上的骨折,骨折后由于旋后肌与肱二头肌的作用,桡骨近端处于旋后位。整复时应将前臂远骨折段放在旋后位,整复后也制动于前臂旋后位,应从整复后X线照片判断尺桡骨生理弧线是否连续,骨折端骨直径是否一致,骨皮层厚度、髓腔宽度是否对称,桡骨近端与下尺桡关节是否位于同一旋转角度。

前臂尺桡骨中1/3骨折由于残留于近骨折端的旋前圆肌附着的基本上可以与旋后肌的作用保持均衡,一般近骨折端多数位于中立位,整复时应将远骨折段放在中立位。个别情况要根据伤后的X线照片进行判断。前臂中1/3骨折在整复中要特别注意分骨,因为前臂中立位时骨间膜最紧张,不注意分骨容易丧失桡骨干向桡侧的弓形弧线——旋前弓,影响旋前肌肌力的发挥。

前臂尺桡骨下1/3骨折前臂近骨折段可于不同程度的旋前位,整复时一般将远骨折段放在旋前位,先持续牵引,牵引下以拇指按压加大成角然后利用腕关节的位置纠正成角。如为单纯桡骨骨折,同时保持腕关节尺侧倾,以保持桡骨远骨折端的力线。

前臂尺桡骨完全骨折切开复位内固定的适应范围近年来有明显扩大的趋势。其原因有以下两点:家长对解剖复位的要求越来越高,生活水平提高经济承受能力提高;医生缺乏对小儿创伤特殊性的了解,不恰当的套用成人骨折的治疗。随着内固定技术的改进并发症有所减少。但是,应当切记切开复位仍是造成骨折不愈合、延迟愈合、骨感染的重要原因。

内固定方法的选择各有不同,最常用的方法是钢板螺丝钉内固定和髓内针内固定,此外还有应用外固定架的方法。局部应用螺丝钉或交叉穿针的方法,现多已废弃。加压钢板内固定是临床上采用最多的方法,但是由于钢板的屏蔽不利于骨折晚期骨的修复,去除钢板后有发生再骨折的可能。为减少对骨折端血运的影响,也可采用点接触钢板螺钉内固定。髓内针以石膏外固定也是小儿尺桡骨骨折比较多采用的手术治疗方法。优点是切口小,对骨折端干扰小,如具备G形臂或C形臂X线机,还可不切开骨折端采取闭合复位髓内针固定的方法。应用髓内针固定不会影响骨折晚期的修复,骨折愈合后取出也很方便。缺点是无法维持解剖复位,不能控制扭曲应力,入针处还有损伤骺生长板的可能性。近年来北京积水潭医院小儿骨科采用弹性髓内针固定的方法,克服了髓内针固定不足的缺憾,取得了良好的结果。

五、并发症

1.再骨折　即便愈合过程顺利也有发生再骨折的可能。常发生在6个月内,再骨折后往往畸形明显加重。所以小儿尺桡骨骨折愈合后半年内都应当注意保护预防再损伤。切开复位钢板内固定术后取除内固定时间不宜早于术后1年,取内固定后半年内应注意保护。

2.肢体缺血　整复后石膏外固定物压迫,创伤后肌间隔内压力增加,骨折同时合并血管损伤,都是造成肢体缺血的原因。整复后患肢剧痛(缺血早期剧痛,晚期感觉丧失或活动能力丧失),明显肿胀,颜色苍白或发绀、手指感觉丧失或活动能力丧失,都是肢体缺血的表现,特别是当被动伸指时剧痛是肌膜间隔综合征Volkman缺血挛缩的早期表现。此时宁可失去整复位置也必须松解石膏,必要时还须做筋膜切开减张。

3.神经损伤　小儿前臂尺桡骨骨折同时合并正中神经、尺神经、骨间背侧神经损伤的病例均有过报道,多数为一过性神经损伤，以后多可恢复。但是，如果为神经断裂或严重牵拉碾挫伤，由于缺血所造成的继发损伤，或由于医源性的神经损伤，如在行髓内固定桡骨骨折，在进针入口处损伤桡神经浅支，则往往为永久性损伤，除非及时处理，否则难以恢复。

4.活动受限　前臂的轻度旋转受限往往患儿与家长并不特别重视，特别是 30°以内的旋前受限，患儿可以通过外展或内旋肩关节而代偿。旋后受限不能被肩关节活动代偿，一旦存在，患儿家长容易察觉。

5.尺桡骨融合　这是前臂骨折最严重的并发症之一，损伤本身有可能导致尺桡骨交叉愈合，手术切开复位也是有可能造成的原因。如果病人需要切开复位，应选择两侧独立切口完成，手术中注意不要让尺桡骨骨折各自的血肿融为一体。

6.感染　切开复位过程中污染是造成感染最常见的原因，创伤也可以造成局部的缺血停滞，导致创伤性骨髓炎。严重的骨感染会造成大块骨吸收坏死，造成骨不连。

（孙占辉）

第十五章　下肢创伤

第一节　髋关节损伤

髋关节属杵臼关节,股骨头大部分为骨性髋臼所覆盖,周围有宽厚的韧带、关节囊和肌肉包绕,结构稳定,能满足其负重功能的要求。因此,外伤性髋关节脱位需较大暴力,多发生于交通事故、建筑物倒塌等高能量损伤时,常伴有股骨头或者髋臼骨折。30%～40%的病人伴有其他部位损伤。髋关节脱位诊断并不困难,但因周围软组织丰厚而容易漏诊。

股骨头坏死或者骨关节炎的发生往往同髋关节的原始损伤有关,因此,髋关节脱位即使及时准确地复位,亦难免有发生创伤性骨关节炎或者股骨头坏死的可能。最严重的并发症是股骨头坏死,髋关节脱位后的发生率约为15%,晚期退行性骨关节炎的发生率约为75%。

治疗包括早期解剖复位、重建髋关节的稳定性、去除关节内游离骨片、防止股骨头坏死和创伤性骨关节炎的发生。

一、相关解剖

髋关节的骨性结构由髋臼和股骨头两部分组成,是典型的杵臼关节。股骨头呈约2/3圆球形,几乎全部包含在髋臼内,除股骨头凹外均为关节软骨所覆盖。髋臼关节面呈马蹄形,称月状面,覆以关节软骨。月状面之间为髋臼窝,为脂肪组织及股骨头韧带所占据。髋臼周围有纤维软骨构成的髋臼唇,更增加了髋臼的深度。

关节囊坚韧而紧张,其近侧附着于髋臼及盂唇周缘,远侧向前可达转子间线,而后面仅包绕股骨颈内侧2/3。关节囊外面由多条韧带加强。前面为髂股韧带,呈倒V形,起于髂前下棘和附近的髋臼缘,向下分为两股,分别止于转子间线的上部和下部。两股之间较薄弱,仅有髂腰肌肌腱覆盖其上,髋关节前脱位易由此薄弱区脱出。耻股韧带位于髋关节前下方,由耻骨上支等处发出,向外下与关节囊前下壁融合。其主要作用是限制髋关节过度外展、外旋。坐股韧带较为薄弱,位于关节后方,起自髋臼的后下部,经股骨颈后方,止于大转子根部,可限制髋关节的内收、内旋。股骨头韧带连于髋臼横韧带与股骨头凹之间,外覆滑膜,内含营养股骨头的动脉。

髋关节周围肌肉粗大有力,增加了髋关节稳定性,可分为屈、伸、内收、外展、内旋和外旋等肌群。

髋关节主要由臀上、下动脉和旋股内、外侧动脉供血,股深动脉和阴部内动脉也有关节囊支分布至此。其中,股骨头颈的血供具有重要的临床意义,髋关节脱位或股骨颈骨折时,易发生股骨头缺血性坏死等并发症。股骨远端的血供以旋股内侧动脉为主,部分来自于旋股外侧动脉。两动脉在囊外形成动脉环,并发出颈升动脉分支,进入关节囊后形成囊内动脉环,最后进入骨质。旋股内侧动脉构成动脉环的内、后和外侧部分,旋股外侧动脉仅组成环的前部。股骨头圆韧带动脉来源于闭孔动脉的髋支,仅供应股骨头凹附近骨质的血运。股骨干滋养动脉供给部分股骨颈血供,多不与股骨头内动脉吻合。

髋关节前方有股神经和闭孔神经,后方有坐骨神经经过,其中以坐骨神经与髋关节的关系最为重要,髋关节脱位易损伤此神经。坐骨神经解剖具有一定变异,各文献报道不一。多数为一单干,经梨状肌下孔穿出,行走于上、下孖肌,闭孔内肌及股方肌后面。股骨头向后脱位时易使此神经受压迫或牵拉。若复位不及时,将造成坐骨神经永久性损伤。闭孔神经与其伴行的闭孔动脉经闭孔的前下方,髋关节前脱位有时可损伤此神经。

二、损伤机制

髋关节脱位多发于交通事故或高处坠落等高能量损伤,重物砸伤腰背部也可发生髋关节脱位。

髋关节后脱位常发生于髋关节屈曲、内收、内旋时。膝关节被撞击后,暴力经股骨传导到髋关节,股骨头经髋关节囊后方脱出。典型的损伤机制是司机或乘客屈髋屈膝坐位时,车辆突然减速使其膝部撞击于前方仪表盘或椅背,造成髋关节后脱位。髋关节屈曲及内收、内旋程度越大,越易发生单纯脱位,反之则易造成髋关节骨折脱位。股骨头前倾角度与脱位发生也有一定关系,前倾角度减小,如髋内旋,使头位置靠后,更易发生单纯脱位,而不易发生骨折。

髋关节前脱位发生于髋关节在外展外旋位遭受暴力时。髋关节屈曲程度决定了前脱位的类型,伸直位易发生耻骨上脱位,而屈曲时易发生闭孔前脱位。

三、分类

髋关节脱位的分类方法较多,多根据脱位的方向及伴随的损伤进行分类,但这些分类方法尚难以对预后做出准确的预测。

根据股骨头相对髋臼的位置,可分为后脱位、前脱位和中心性脱位。髋关节后脱位发生率最高,约为前脱位的9倍。前脱位和后脱位两者以 Neleton 线(髂前上棘与坐骨结节连线)为界。髋关节中心性脱位多伴有髋的中心骨折,向内脱至盆腔,较少发生。

一般来讲,前脱位预后较好,较少发生股骨头坏死,其次是后脱位,中心性脱位预后最差。

前脱位仅占所有创伤性髋关节脱位的 10%~15%。Epstein 将其分为向上脱位(Ⅰ型)与向下脱位(Ⅱ型)两种类型。每型根据是否伴有股骨头或髋臼的骨折再分为 A、B、C 三个亚型:

Ⅰ型:向上脱位(包括耻骨位及髂前下棘位)。

ⅠA型:单纯脱位不伴骨折。

ⅠB型:伴股骨头骨折(伴有或不伴有股骨颈骨折)。

ⅠC型:髋臼骨折。

Ⅱ型:向下脱位(闭孔位)。

ⅡA型:单纯脱位不伴骨折。

ⅡB型:伴股骨头骨折(伴有或不伴有股骨颈骨折)。

ⅡC型:髋臼骨折。

其中,伴有股骨头损伤者约占 85%。

前脱位较少发生股骨头坏死，但几乎所有病人最终都有退行性骨关节炎的发生。

后脱位是最常见的一种类型。Thompson 和 Epstein 将其分为五型：

Ⅰ型：脱位，伴或不伴微小骨折。

Ⅱ型：脱位，伴髋臼后缘的单一大骨折块。

Ⅲ型：脱位，伴髋臼后缘的粉碎性骨折，有（或无）一主要骨折块。

Ⅳ型：脱位，伴有髋臼壁的骨折。

Ⅴ型：脱位，伴股骨头的骨折。

Stewart 和 Milford 考虑复位后是否稳定这一因素，共分为四型：

Ⅰ型：单纯骨折脱位。

Ⅱ型：脱位伴髋臼缘骨折，复位后髋臼能提供确实的稳定。

Ⅲ型：脱位伴髋臼缘骨折，复位后臼不稳定。

Ⅳ型：脱位伴股骨头或颈骨折。

Levin 提出的分类方法，可同时适用于髋关节前或后脱位：

Ⅰ型：能够复位并稳定。

Ⅱ型：难复位，不伴骨折。

Ⅲ型：复位后不稳定。

Ⅳ型：伴髋臼骨折，须修复。

Ⅴ型：伴头或颈的骨折。

根据股骨头骨折有无伴髋关节脱位，将股骨头骨折分为两型：

Ⅰ型：无脱位。

ⅠA型：头的压缩骨折。

ⅠB型：多块或粉碎性骨折。

Ⅱ型：伴脱位。

ⅡA型：前脱位。

ⅡB型：后脱位（即 PipkinⅠ～Ⅳ型）。

单纯股骨头骨折较少见，绝大多数均伴有髋关节脱位，因此，Pipkin 将髋关节脱位 Epstein 分型中的第Ⅴ型又进一步分为四类：

A型：髋关节后脱位伴股骨头骨折，骨折线在卵圆窝远侧。

B型：髋关节后脱位伴股骨头骨折，骨折线在卵圆窝近侧。

C型：A 或 B 伴股骨颈骨折。

D型：A 或 B 伴髋臼缘骨折。

中心性骨折脱位，多伴髋臼内侧壁或负重区骨折，股骨头向内侧脱位，预后差。

Rowe 和 Lowell 等根据骨折累及髋臼组成部分的不同，将其分为四型，较为复杂，后经 Carnesale 修改，分为三型，如下：Ⅰ型：中心性脱位，未累及髋臼负重区。

Ⅱ型：中心性脱位，累及髋臼负重区。

Ⅲ型：髋臼暴裂，多伴后方半脱位。

四、临床表现

1.临床表现　伤后患髋明显疼痛，并伴有典型的体征：髋关节后脱位者，患髋呈内收、屈曲、内旋畸形；

髋关节前脱位者患髋呈屈曲、外展、外旋畸形;而前上脱位者患髋呈伸直伴外旋或旋转中立位畸形。

脱位的股骨头可在臀部(后脱位时)或闭孔、耻骨处(前脱位时)触及。同时由于大转子内移,与健侧相比患侧大转子处有空虚感。脱位后患肢多伴有短缩畸形,但前上脱位(耻骨上型)可伴有患肢延长畸形。

患髋主动活动丧失,被动活动使患髋疼痛加重,由于关节脱位及保护性肌挛缩,活动度减小或消失。

髋关节后脱位诊断并不困难,但由于病人常伴有其他损伤,因病人意识丧失或其他部位疼痛掩盖了髋部损伤,或者由于伴有同侧股骨干或股骨颈骨折,造成畸形,使髋关节脱位漏诊,应在检查诊断时加以注意。

2.影像学表现　影像学检查的目的包括:①明确诊断,确定脱位类型和伴随损伤,尤其是头或臼的骨折;②了解复位情况,决定是否有手术指征;③根据检查确定手术方案;④估计预后。

X线平片是最常用和首选的检查方法,CT扫描及三维重建技术的应用,对于明确移位方向和所伴随的骨折情况具有重要意义。

摄片时,应将球管对准骨盆中心,以利于双侧对比。如有条件,应加摄股骨全长片和髋关节侧位片,排除同侧股骨颈和股骨干骨折。

骨盆正位片上,股骨头与髋臼失去正常对合关系。后脱位时,股骨头后移,影像较健侧为小,由于患肢内旋,使小转子影像也减小。典型的后脱位的X线表现是较健侧小的股骨头与髋臼重叠,偶尔后脱位的股骨头位于原位置的正后方,正位片可见头臼仍存在正常的对合关系,此时头影像变小可协助诊断,加摄侧位或CT扫描即可明确诊断。前脱位的股骨头可移至闭孔前方或耻骨上等处,股骨头影像较健侧增大,小转子也因外旋使影像较正常增大。

髋关节脱位复位后,应再行骨盆斜位或侧位以及CT扫描等检查,了解复位情况及详细的髋臼和股骨头骨折情况,指导治疗。由于病人常伴有多发性损伤,上述检查可能难以完成。当病人需要行头颅或腹部CT时,应借机同时进行髋部扫描。CT分辨率高,可观察到较小的关节内骨折碎片、股骨头及髋臼的微小骨折以及复位后头与臼的匹配程度等。正常双侧髋臼CT断层扫描具有典型的牛眼征,如头与前壁距离较健侧大0.5mm,也说明有半脱位。Fairbairn发现,在16例髋关节复位病人中,13例(81%)CT扫描可见髋关节内有气泡,此气泡多由于髋关节受牵拉,髋关节内产生负压所形成。

进行髋关节CT扫描的另一重要作用是明确髋关节的稳定性。在后脱位中,后壁骨折块的大小及程度是影响髋关节复位后稳定的重要因素。Keith等通过尸体截骨试验证实,小于20%的后壁骨折髋关节相对稳定,而大于40%则失去稳定性。Calkins等引入髋臼骨折指数评价髋臼骨折的稳定性。其影像学评价与临床结果相符,具有较高的实用性。髋臼骨折指数是以患侧残留髋臼弧度与健侧正常的弧度比值的百分比来计算的,其中的髋臼弧度指髋臼的前缘与后缘到股骨头旋转中心的夹角。临床表明,髋臼骨折指数小于34%时,髋部不稳定,若髋臼指数大于55%时,髋关节则基本稳定。复位后的髋关节与健侧对比,股骨头与髋臼关节面平行,且关节间隙与健侧相等。

MRI对于股骨头坏死具有重要的诊断价值,但在急诊髋关节脱位中应用较少。股骨头坏死在损伤后6~8周方有明显的病理改变,因此,早期髋关节脱位中MRI诊断价值不大。

五、治疗

1.治疗原则　早期复位,恢复关节面正常对合关系,重建髋关节稳定性,避免并发症的发生。

2.早期复位　创伤性髋关节脱位是一种真正的骨科急症,早期复位能够减少股骨头缺血性坏死和神经不可逆损伤的发生率。但在复位前应做仔细全面检查,尤其是脊柱、骨盆及同侧股骨、膝关节有无合并损伤。并优先处理危及生命的创伤和并发症。伴全身多发性损伤者,待生命体征稳定后,再尽早处理髋关节损伤。

单纯髋关节脱位或稳定的臼壁骨折,以及 Pipkin Ⅰ和Ⅱ型髋关节脱位伴股骨头骨折,可采用非手术治疗。如手法复位失败,应行切开复位和同时行骨折内固定治疗。复位应争取在伤后 12~24 小时内完成,也有学者认为应于 6 小时内完成,否则股骨头缺血性坏死发病率将大大增加。

复位需要在麻醉下进行,使肌肉完全松弛,并尽量在手术室内进行。复位前应仔细阅读 X 线片,认清脱位类型。复位时应注意其他损伤对体位选择的影响,如腹部脏器或头颅外伤病人不宜俯卧,而颈椎损伤不宜侧卧。髋关节复位需要较大力量并借助麻醉克服肌肉及软组织紧张形成的阻力,牵引应持续,缓慢,用力均匀。应避免使用突发的瞬间暴力,以防造成骨折或加重软组织损伤。

Allis 法:麻醉满意后,病人仰卧。一助手双手固定患者骨盆,术者于病人患侧双手握患膝,沿患肢畸形方向牵引,并逐渐屈膝屈髋至 90°,缓慢内旋外旋髋关节,多可感到有弹响感后患髋畸形消失,被动活动恢复,示复位成功。

Bigelow 法:麻醉后病人仰卧位,助手双手按压双侧髂前上棘固定骨盆作为反牵引,术者先沿患髋畸形方向牵引,并使髋内收、内旋屈曲,然后外展、外旋,并伸直髋关节,使股骨头利用杠杆作用撬入髋臼中。在左髋,复位时膝部运动轨迹如"?",而右髋相反,如反"?"。

Stimson 法:其机制类似于 Allis 法,病人俯卧于检查台上,患髋悬空,助手固定骨盆,患髋、膝各屈曲 90°,术者一手握患踝,一手向下推压膝部,并内外旋患髋,使髋关节复位。

以上三种复位方法最为常用,其余多由上述方法改进而来。Bassi 等采用固定骨盆后,屈曲内收并沿股骨长轴方向牵引复位。Heruig-Kempers 和 Veraart 介绍了一种简单的复位方法,由 Stimson 法演变而来,并不需麻醉就可进行。病人俯卧于检查台上,患者屈髋屈膝,术者一手持患踝,并将膝部置于患者伤膝的后方,借助体重逐渐加压,获得复位,但此法仅适用于无胸部等损伤的患者。

复位后,患髋保持伸直、外旋位,并行骨盆正位、侧位、斜位 X 线片及 CT 扫描检查,观察复位情况,以及股骨头、髋臼的骨折情况,关节内有无游离骨折块,并确定髋关节稳定性及是否需要手术治疗。Pipkin Ⅰ型股骨头骨折及较小髋臼骨折块,不影响负重关节面,游离骨块多不影响关节对合关系,可同单纯关节脱位一样处理。也可在透视下,患髋呈屈曲、内旋内收位,沿股骨颈轴线向臼推压,摄 AP 片及斜位片,如头臼对合关系有所改变,说明髋关节半脱位,不稳定,应行手术切开复位内固定。CT 显示髋臼后壁骨折>35% 多为不稳定骨折,也应行手术切开复位内固定。

前脱位复位方法:Waler 描述了一种前下脱位的复位方法,由 Allis 法改进而来。沿股骨长轴牵引并轻度屈髋,一助手从股内侧向外推挤股骨头,同时内收内旋时髋关节可复位。如为前上脱位,则应先牵引股骨头至髋臼水平然后再轻度内旋,使之复位。复位成功时,多数可感到复位时的弹响,髋部畸形消失。术者经验不足时,不要盲目采用手法复位,切忌多次重复暴力复位。有报道不当的手法复位导致股骨颈骨折,甚至股骨头被挤压进入盆腔。手法复位失败,或合并股动脉、股神经损伤,应早期切开复位。

3.手术治疗

(1)适应证:手法复位失败或复位后 X 线片、CT 显示头臼关系不完全匹配,未达到解剖复位;复位后髋关节存在不稳定;复位后骨折块移位大于 2mm;复位后出现进行性坐骨神经症状;合并股骨颈骨折;股骨头负重区骨折。

(2)术前准备:术前试行复位或患肢牵引,如果为陈旧性骨折、脱位,牵引持续 1~2 周,尽可能使脱位的股骨头下降至髋臼水平。

(3)手术入路:后侧入路便于髋臼后壁骨折的处理,且不影响旋股外侧动脉升支的血供,如果骨折块较小仅须切除时,亦选用本切口。对于伴有股骨颈骨折须行空心钉内固定者,后外侧入路较方便。

(4)手术方案的选择:约 2%～15% 的髋脱位由于梨状肌、关节囊、关节唇、较大骨块阻碍,难以闭合复位,须早期切开复位。术前行 CT 扫描可明确诊断,并制定详细的手术步骤。如果发现骨折块位于关节面间,影响对合,应行切开复位并同时清理关节囊内碎片。

股骨头骨折 ⅠA 型如负重面累及小于 25%,可行松质骨植骨,如负重面受累大于 50%,则应行人工股骨头置换或全髋关节置换术。ⅠB 型多须行人工全髋关节置换术。ⅡA 型累及股骨头 >25% 须植骨,累及股骨头 >50% 则行全髋关节置换术。

对于 ⅡB 型即股骨头骨折伴髋关节脱位,Pipkin Ⅰ型应行手术切开复位内固定,无法固定则去除骨折碎片。Ⅱ型多须固定,伴骨缺损应植骨。对于 Pipkin Ⅲ、Ⅳ型骨折,年轻病人选择手术内固定,老年人则可选择全髋关节置换术。

如果骨折块在非负重区,即使骨折块较大,也应手术切除,避免骨折块发生缺血坏死。如果骨折块在负重区,应解剖复位,用松质骨螺钉或可吸收螺钉固定。

内固定术后早期即开始髋关节不负重功能锻炼,半年内禁止髋关节负重。半年后骨折愈合无股骨头坏死征象可开始负重行走。如果发生骨折不愈合、骨折块缺血坏死或股骨头缺血坏死,可行人工股骨头置换或全髋关节置换术。

六、并发症

1.股骨头缺血性坏死　髋关节后脱位时股骨头坏死发生率文献报道不一,由于创伤程度不同,其发病率从 6%～40% 以上不等。髋关节前脱位引起股骨头坏死的发生率远较后脱位为低。是否发生坏死主要取决于损伤程度及复位时间,因此,早期复位是减少股骨头坏死发病率的重要因素之一。6 小时内复位者,股骨头缺血坏死的发病率为 0%～10%。一项研究显示,12 小时以后复位者,股骨头缺血性坏死发病率高达 52%,而 12 小时内复位者,发病率仅为 22%。Dreinhofer 等于 1994 年对 43 例单纯髋关节后脱位的病人在 3 小时内复位,并进行了长达 8 年的随访,仅有 2 例病人发生股骨头缺血坏死。尽管如此,仍有学者并不同意"6 小时内复位便有良好预后"这一看法。

对于复位后开始负重的时间尚有争议。一般认为,延期负重尽管对缺血坏死的发病率并无影响,但可减轻股骨头坏死发生后的塌陷程度。

2.神经损伤　创伤性髋关节脱位或骨折脱位可伴有神经损伤,以坐骨神经损伤最多见,其中腓总神经更易损伤。成人髋关节脱位或骨折脱位伴神经损伤者约 10%～15%,而小儿仅为 5%。可能因小儿髋关节较易脱位,为低能量创伤,因而伴神经损伤者较少。Schlonsky 和 Hiller 报道了 17 例儿童髋关节脱位患者,仅 1 例伴坐骨神经损伤,而且是交通事故(高能量)所致,其余不伴坐骨神经损伤者皆为低能量损伤。

坐骨神经损伤可由于股骨头或髋臼骨折片的直接压迫、骨折片的刺穿或切割等损伤。复位时的过度牵拉也可引起坐骨神经损伤,晚期则可能由于瘢痕愈合或大量异位骨化引起。由于髋关节脱位病人多伴有颅脑等处损伤,神经损伤易被忽略。其临床表现包括疼痛、麻痹、支配区域的感觉或运动丧失。可行电生理检查明确诊断。

髋关节脱位如伴有坐骨神经损伤,应及早复位,解除压迫,防止造成永久性损伤。对于脱位引起的神经损伤,手术探查的时机有不同意见,数周后或数月后各不相同。对于由于瘢痕或异位骨化引起的晚期损伤,多数学者建议手术探查。

大约 60%～70% 的患者,神经功能可完全或部分恢复。Epstein 认为,可能预后同髋臼骨折的严重程度有关。在他随访各型骨折伴神经损伤的患者恢复情况中,髋关节骨折脱位 Epstein Ⅱ 型的恢复率为 86%,Ⅲ 型为 47%,Ⅳ 型为 33%,Ⅴ 型为 67%。

3.创伤性关节炎　创伤性关节炎是外伤性髋关节脱位或骨折脱位的晚期并发症。据统计,约 1/3～ 1/2 的髋关节前脱位患者可发生创伤性骨关节炎。单纯髋关节脱位者发生率约为 16%,而伴有严重髋臼 或股骨头骨折的髋关节脱位患者,其发生率可高达 88%。

创伤性骨关节炎的发生主要与关节软骨损伤、股骨头或髋臼骨折、股骨头坏死等因素有关。上述因素 使髋关节面失去平整、正常的对合关系,最终导致骨关节炎的发生。脱位时的初始损伤是决定晚期是否发 生骨关节炎的重要因素,早期复位尽管重要,但并不能防止这一并发症的发生。

早期病人多进行保守治疗。髋关节镜可对关节内骨折碎片进行清理,修整软骨,但难度较大。年轻病 人可考虑关节融合术及转子间截骨矫形等手术治疗。人工关节置换具有较好的疗效,但在中、青年患者中 的应用受到较大的限制。

4.同侧股骨干骨折　髋关节脱位合并同侧股骨干骨折主要见于后脱位,发病率较低,但漏诊率很高,常 在 50% 以上,甚至可达 80%。漏诊原因主要是股骨干骨折的症状和体征非常明显,而掩盖了髋关节后脱位 的症状和典型体征,X 线摄片又可能未包括髋关节。因此,对高能量所致的股骨干骨折,应特别注意髋关 节的情况,检查时应充分暴露患髋及下肢,注意髋关节是否有屈曲内收内旋畸形、肿胀、瘀斑及叩压痛,腹 股沟或臀部可否触及股骨头,髋关节被动活动是否受限,尤其在股骨髁上牵引后或股骨干骨折内固定术 后,患肢仍有内收内旋畸形时,更应高度怀疑并立即摄片,以做出诊断。

对于髋关节脱位合并同侧股骨干骨折的处理顺序,一般以先处理髋关节脱位为宜。多数情况下徒手 牵引、同时推挤股骨头可以获得复位。陈旧性脱位一般应行手术治疗。股骨干骨折多主张行内固定治疗。

(张敬堂)

第二节　髋臼骨折

髋臼骨折主要发生于年轻人,常常由高能量创伤引起,移位的髋臼骨折造成股骨头软骨和髋臼软骨非 同心圆而导致不匹配,造成股骨头和髋臼接触面积显著减少,假如髋臼骨折在移位情况下愈合,负重造成 关节软骨快速破坏而导致创伤性关节炎的发生,而股骨头快速磨损破坏往往被误诊为股骨头坏死。外科 治疗髋臼骨折的目标为恢复髋臼解剖形状、接触面积和关节内压力分布。

一、髋臼解剖

髋臼形状犹如半球形窝,倒马蹄形的关节面围绕着无关节面的髋臼窝,作为无名骨的一部分,它位于 髂骨、坐骨和耻骨三方软骨的交接点,这三块软骨融合最后形成无名骨,骨科医师根据这一特点将髋臼和 无名骨分为髋臼前柱和后柱,髋臼前柱包括髂嵴、髂棘、髋臼前半和耻骨上支。髋臼后柱由坐骨部分构成, 包括坐骨大、小切迹,髋臼后半和四边形体的大部以及坐骨结节,髋臼前后柱的概念用于髋臼骨折分型,是 讨论骨折类型、手术入路和内固定的核心,外科医师必须熟悉髋臼解剖骨性标志和无名骨轮廓。

髋臼顶系支持股骨头关节面负重部分,髋臼骨折治疗目的是恢复髋臼和股骨头的同心圆匹配,四边形 面是髋臼的内侧壁组成真骨盆外侧面,髂耻隆起是直接位于股骨头上方的前柱部分。四边形面和髂耻隆 起均较薄并邻近股骨头,限制了这一区域的内固定类型。

出入骨盆的所有神经和血管均可能发生于髋臼骨折原发性损伤及在手术治疗时发生医源性损伤。坐骨神经于梨状肌下方出骨盆,常在髋臼后壁、后柱骨折和股骨头后脱位时损伤;臀上动脉和神经经坐骨大切迹穿出,被各式筋膜固定于髂骨面,累及坐骨大切迹骨折可造成大出血,可能需行血管造影和栓塞。近年来位于髂腹股沟区的 Corona Mortis 血管逐渐引起骨科医师注意,该血管变异较大,Corona Mortis 血管行径于耻骨支或髂耻隆起上面,几乎垂直地下行于髋臼内壁或耻骨支后面,经闭膜管出盆腔。术中若发生 Corona Mortis 动脉或静脉损伤,断端吻合血管回缩至盆腔或闭膜管,其止血将非常困难。采用髂腹股沟手术入路治疗髋臼以及骨盆骨折应特别注意此血管存在的可能。

二、髋臼影像学检查

髋臼骨折初步诊断常由骨盆前后位 X 线平片作出。然后行 45°髂骨斜位和 45°闭孔斜位片检查(通常所说的 Judet 位),再行骨盆及髋臼 CT 扫描及三维重建。

正确读片取决于对正常髋臼 X 线片显示的各条放射学线的理解,髋臼各条放射学线的破坏代表髋臼骨折累及范围,髋臼骨折关节面的移位可由各条线的破坏推断出。

(一)前后位片

髂坐线下 3/4 代表骨盆缘及髋臼前柱,上 1/4 代表四边形体及坐骨大切迹。髂坐线代表四边形体后部因而是髋臼后柱放射学标志;泪珠线(“U”形线)由内外支构成,外侧支代表髋臼前壁的上面,内支代表髋臼闭孔管及四边形体前下面。由于泪珠线和髂坐线均为四边形体的一部分投射形成,因此两者在正位片上相重叠的,该线中断代表半骨盆环旋转或四边形体骨折;髋臼顶线,代表髋臼负重区,为髋臼上缘软骨下骨投射形成,该线中断代表骨折累及髋臼负重区;髋臼前缘线,是髋臼前壁外侧缘和耻骨上支下缘邻近,该线中断提示髋臼前壁或前缘骨折;髋臼后缘线起自髋臼外上角,自下延伸续于坐骨外缘线,该线代表髋臼后缘,该线中断代表有后壁骨折。

(二)45°闭孔斜位片

患者仰卧,伤侧抬高 45°,X 线球管中线对准腹股沟区,该方法可最大程度显示闭孔、髋臼前柱、髋臼后缘及臼顶。髂耻线可得到显示并与骨盆缘一致,髋臼后缘也能得到最好显示,能较好显示髋臼后缘骨折,股骨头轻微的半脱位也能得到准确显示。

(三)45°髂骨斜位片

患者仰卧,健侧抬高 45°,X 线球管中线对准伤侧腹股沟区,该方法可最大程度显示髂骨最大尺寸,坐骨大、小切迹以及髋臼前缘轮廓,累及髋臼坐骨大、小切迹的后柱骨折在髂骨斜位片上能得到最好显示,前柱骨折伴髂骨翼横断同样显示明显。

髂骨斜位片和闭孔斜位片都能显示髋臼臼顶,臼顶为髋臼上缘软骨下骨投射形成,虽然这样,但骨盆是旋转的,因而髋臼臼顶在不同投射时显示不一样。

(四)髋臼骨折 CT 扫描

在大多患者可根据平片进行适当分类,平片常用于评价股骨头和髋臼的一致性,而 CT 扫描对评价不同区域的骨折较为有用,CT 对轻微移位的髋臼骨折也能得到较好显示,而这类骨折在骨盆平片中极易漏诊,CT 能显示在骨盆平片中不易显示的经过四边形面骨折。髋臼后缘压缩骨折以及关节内碎片在 CT 检查中得到良好显示。

CT 对显示位于髋臼与股骨头之间游离骨碎片最佳,但由于 CT 扫描存在容积效应,仍可造成位于臼顶和股骨头之间的细微骨碎片不能显示,特别以大于 5mm 每层扫描,目前常用的 CT 薄层或螺旋扫描可明显提高阳性率。

近年来CT技术得到了迅猛的发展,CT扫描及其三维重建在充分显示骨盆或髋臼骨折细节的基础上能够立体反映出骨盆的形态,指导手术方法的设计,内固定物的选择,并提供了非常有益的三维影像的判断。CT下动脉造影及其三维重建能准确评价骨折块与血管的关系,并能了解髂内动脉及其臀上动脉是否存在损伤或栓塞,指导手术方案设计。

(五)快速成型技术与CT结合在骨盆和髋臼骨折中的应用

快速成型技术是国外20世纪末期发展起来的一门新兴技术,是指在计算机的控制下,根据物体的CAD模型或CT等数据,通过材料的精确堆积,制造原型的数字化成型技术,集中体现了CT、CAD、激光加工和新材料开发等多学科、多技术的综合应用。

由于CT扫描的数据表示与快速成型数据格式的极其相似性,通过对CT数据转化,实现骨骼表面轮廓的反求,可以精确地复制骨盆模型。在CT扫描数据基础上运用快速成型(RP)技术制作三维骨盆模型能立体、详尽、精确地显示骨盆三维解剖结构及相互关系,为准确了解和掌握病情并制定合理的手术治疗计划提供了极为重要的依据。同时在三维实体模型上进行手术设计,术中有的放矢,大大缩短了手术时间,提高手术效果。快速成型制作的三维模型提供了可视化的患者骨盆结构,其骨折或畸形部位的所有细节多可以清晰的复制表现出来。利用三维模型,对患者完成精确的三维测量和准确的临床诊断,在此基础上,针对畸形或骨折及缺损的具体情况进行了不同的手术设计和模拟,包括骨块截断移动、固定部位的确定、钛合金固定钢板的预弯塑形等。

三、髋臼骨折创伤机制和内固定力学稳定性

(一)髋臼骨折创伤机制

髋臼骨折损伤类型取决于受伤时髋关节内股骨头相对位置以及暴力的大小、方向和作用速度,尤其是股骨头的位置最为重要,髋关节在屈伸、内收、外展、旋转等不同状态时,股骨头在髋臼内位置不同,受到暴力时造成髋臼骨折类型也不同。

1.膝关节前部暴力　常见于交通事故,高速行驶的汽车相撞或急刹车,膝关节和髋关节处于屈曲90°～100°,膝关节前部撞击汽车的仪表盘或前排座椅,暴力通过股骨向后传到至股骨头,这就是所谓的"仪表板损伤"。根据下肢的不同收展位置,可产生不同形式髋臼损伤。当下肢内收位时,可仅造成股骨头脱位,而不损伤髋臼或仅髋臼后缘骨折;下肢轻度外展或处于中立位时,髋臼后壁可有骨折,并且可合并髋关节后脱位;下肢外展大于10°～15°时,常造成后柱骨折和股骨头后脱位。对于这类损伤,髌骨和后交叉韧带常同时伤及,在临床工作中应引起注意。

2.股骨大转子外侧部暴力　常见于侧方暴力损伤,暴力来源有2个:一是失足跌倒时髋关节外侧着地,暴力沿股骨头传到至髋臼;二是暴力直接作用于股骨大转子外侧部。作用于大转子外侧部的暴力几乎可产生所有类型的髋臼骨折。

3.腰骶区后部暴力　该型损伤比较少见,损伤时髋关节固定于屈曲位,股骨头作为一个铁砧,暴力从后方直接作用于腰骶部,该类型主要产生髋臼后部骨折。

(二)内固定力学稳定性

近来许多学者研究表明髋臼横形骨折同样改变髋关节内负荷分布,早期结果显示臼顶复位不良、台阶状移位将明显改变同心圆匹配和应力分布。Vrahas等报道72例髋臼横形骨折对关节负荷影响较少,这些研究提供髋臼机械性能新的信息。虽然这样,也仅能反映髋臼骨折以及内固定术后急性期情况,读者更应

注意这些数据和病人的护理和康复有关,因为这些受内固定情况影响而不能准确反映愈合情况,同样髋关节在愈合时的改型能力仍然未知。

Goulet 等比较不同方法重建髋臼后壁骨折,髋臼后壁骨折合并横形粉碎骨折以 3.5mm 钢板固定明显较螺钉固定稳定,钢板结合骨间螺钉固定稳定性高于单一钢板固定。后壁骨折合并同中心的粉碎性骨折以钢板固定或加用弹性钢板固定,加用弹性钢板固定并不能增加在初期负荷的修复强度,但是,钢板加用弹性钢板固定将明显增加内固定稳定性。

Sawaguchi 等对髋臼横形骨折不同内固定方法进行比较,以髋臼前柱拉力螺钉固定结合后柱钢板固定最为坚强。对髋臼"T"形骨折不同内固定方法进行比较,在低负荷时各种内固定方法无明显差别。同样对髋臼后柱骨折不同内固定方法进行比较,各种内固定方法也无明显差别,而目前使用双钢板或一块钢板结合拉力螺钉固定髋臼后柱仍为最常用的方法。

四、髋臼骨折分类

(一)Judet-Letournel 髋臼骨折分类

Judet-Letournel 按骨折解剖部位将髋臼骨折分为 2 种基本类型:简单型和复杂型,每个类型又包括 5 种亚型。这种分类方法在临床上应用最为广泛,但按解剖部位进行分类,不包括那些影响预后的重要因素,即骨折移位程度和方向、骨折粉碎程度、是否累及髋臼负重面及是否合并髋关节脱位等,而这些因素对骨折处理和判断预后均十分重要。在解剖分类中,任何类型都可以是简单的(如无移位),也可以是复杂的(骨折粉碎或移位)同一类型的骨折,损伤程度可以完全不同。因此,对分析同一组资料的不同调查者来说,这些信息的缺乏导致难以进行正确的比较。

1.简单型骨折

(1)后壁骨折:骨折仅涉及髋臼后缘及一部分髋臼的关节面,一个常见的表现是关节软骨可有压缩。容易合并坐骨神经的损伤以及股骨头后脱位,较大骨折块可以包括整个髋臼后壁,甚至涉及坐骨大、小切迹或坐骨结节。X线平片示:髋臼后缘线中断、不连续或明显分离,一般不能显示关节软骨压缩情况。CT扫描可清楚显示后壁骨折以及关节软骨压缩情况。

(2)后柱骨折:骨折仅包括坐骨部分,骨折线从坐骨大切迹起,经过髋臼,延伸至坐骨支和耻骨下支交界处,整个髋臼后关节面与后柱一起移位。X线平片示:髂坐线中断,髂骨斜位片显示最为清楚。

(3)前壁骨折:骨折仅涉及前柱的中间部分,而耻骨支没有骨折,单纯前壁骨折少见。前后位或闭孔斜位片可见髂耻线的完整性破坏。

(4)前柱骨折:前柱骨折的起点,可高可低,高至髂嵴,低可起于髂前下棘下部,累及髋臼前半,延伸至耻骨支。X线平片见:骨盆的边缘、髂耻线中断和移位。闭孔斜位显示最为清楚。

(5)横形骨折:骨折线通过髋臼窝上缘,有时候偏上或偏下,从而将半骨盆分为上、下两部分。X线平片示:髂耻线和髂坐线中断、移位,股骨头轻度内移或完全性中心脱位。

2.复杂型骨折

(1)后柱伴后壁骨折:由后柱骨折与后壁骨折组成。CT扫描可明确该类诊断。

(2)横形伴后壁骨折:在横形骨折基础上合并后壁骨折。

(3)前柱伴后半横形骨折:T形骨折的变异,CT或三维CT显示最为清楚,该型骨折与 T 型骨折的区别仅在于前者的前柱骨折线起点高,而后者前方骨折线近水平。

(4)T形骨折:T形骨折在横形骨折的基础上,髋臼下半部分被垂直骨折线分离。典型的 T 形骨折,垂直骨折线通过闭孔,合并耻骨下支骨折,有时候也可涉及闭膜管或坐骨。

(5)双柱骨折:双柱骨折是髋臼骨折类型中最为复杂的一种,主要特征是前柱上有一裂缝在冠状面上与其下方的髂骨分离;后柱在髂骨的骨折线上分离,其位置正好位于髋关节上方,经髂骨冠状面将两柱分开;骨折线的形态呈"T"形,横形骨折线在髋臼上水平的冠状面劈裂髂骨,垂直骨折线经过关节面。因为关节面不再与中轴骨相连续,有人称双柱骨折为"飘浮髋"。在所有的双柱骨折中,股骨头和前柱一起向前半脱位。在闭孔斜位片上可呈"马刺征"。即髂骨翼的后部与内移的髋臼相反,较为突出,是双柱骨折的特征表现。

(二)AO 髋臼骨折分类

AO 学派根据骨折的严重程度提出了髋臼骨折的字母与数字分型系统。从 A、B 到 C,程度相应加重。Tile 在 AO 分类的基础上,又将影响预后因素包括在内,形成了目前通用分类系统,与 Judet-Letournel 分类有一定的相通性。该分类最大缺点是复杂、烦琐、难以记忆。

1.A 型骨折　A 型骨折仅一柱和(或)相应的壁被累及,常合并股骨头向前或向后脱位,合并相应的壁或柱骨折。这一类型骨折中股骨头坏死相当常见。

A1 型为后壁骨折:①通常为屈膝关节撞击所致;②髋关节后脱位常见,后壁骨折时,几乎都合并存在,股骨头坏死与坐骨神经损伤的发生率明显上升。分为 3 个亚型。

A1.1:单纯骨折—脱位型,一个骨折片。复位容易但不稳定,需要牵引来维持复位,手术相对简单。

A1.2:单纯骨折—脱位型,多个骨折片。后壁粉碎骨折.复位及固定难度加大。

A1.3:单纯骨折—脱位型合并臼缘压缩骨折。

A2 型为后柱骨折:该骨折在髋关节复位后 CT 扫描常存在明显台阶移位,往往需要手术治疗。

A2.1:骨折线通过坐骨。

A2.2:骨折线通过闭孔。

A2.3:后柱联合后壁骨折。

A3 前柱或(和)前壁骨折:

A3.1:前壁骨折。

A3.2:前柱骨折(高位型),前柱骨折线达髂嵴。

A3.3:前柱骨折(低位型),前柱骨折线低于髂前下棘。

2.B 型骨折

B1 型为横形骨折:

B1.1 型:臼顶下型,属低位横形骨折,可非手术处理,因骨折线低于负重的臼顶,负重面得以保存完整。

B1.2 型:臼顶下缘型,骨折线恰恰经过髋关节面与髋臼窝上缘的交界处。

B1.3 型:经臼顶型,属高位横形骨折,骨折线横过主要的负重的臼顶区,因此预后最差。

B1 型横形骨折+后壁骨折:在通用分型系统的 B 型中,后缀"a"表示联合后壁骨折。

a1:单纯横形骨折。

a2:后壁骨折,一个骨折片。

a3:后壁骨折,多个骨折片。

a4:后壁骨折,多个骨折片合并臼缘压缩骨折。

B2 型为"T"形骨折:在横形骨折基础上,髋臼垂直分裂。由于 T 形骨折通常由高能量创伤引起,股骨头中心脱位更常见。

B2.1 型:臼顶下型。①垂直骨折线位于闭孔后侧,不累及闭孔;②垂直骨折线经过闭孔;③垂直骨折线位于闭孔前侧,不累及闭孔。

B2.2 型:臼顶下缘型。①垂直骨折线位于闭孔后侧,不累及闭孔;②垂直骨折线经过闭孔;③垂直骨折线位于闭孔前侧,不累及闭孔。

B3.3 型:经臼顶型。①垂直骨折线位于闭孔后侧,不累及闭孔;②垂直骨折线经过闭孔;③垂直骨折线位于闭孔前侧,不累及闭孔。

B2 型 T 形骨折+后壁骨折:在通用分型系统的 B 型中,后缀"a"表示联合后壁骨折。见上文。

B3 型为前柱伴后半横形骨折-T 形骨折的变异,CT 或三维 CT 显示最为清楚。

B3 型可以根据前壁骨折的不同水平而分亚型。后缀"a"表示前柱骨折的粉碎程度。

B3.1 型:前壁骨折。

B3.2 型:前柱骨折(高位型)。

B3.2 型:前柱骨折(低位型)。

后缀"a"如下:

a1:前柱一处骨折。

a2:前柱两处骨折。

a3:前柱超过两处骨折。

3.C 型骨折　C 型骨折为髋臼双柱骨折、关节完全破坏,骨折线位于髋臼上的水平,髋关节不再与中轴骨相连,所以归属完全关节骨折。尽管 C 型骨折骨折十分严重,但一些病人前柱、后柱可以围绕股骨头继发二次匹配,使髋臼关节面得到较好复位。根据髂骨骨折水平,分型如下:

C1 型:双柱骨折,高位型。

C1.1:每柱均有一处骨折。

C1.2:后柱有一处骨折,前柱两处或多处骨折。

C1.3:后壁及后柱同时存在骨折。

C2 型:双柱骨折,低位型。前柱骨折线低于髂嵴,通常位于髂前下棘的上部或下部。

C2.1:每柱均有一处骨折。

C2.2:后柱有一处骨折,前柱两处或多处骨折。

C2.3:后壁及后柱同时存在骨折。

C3 型:双柱骨折,累及骶髂关节。

C3.1:后柱一处骨折。a1:高位前柱骨折一处;a2:低位前柱骨折一处;a3:高位,多处骨折;a4:低位,多处骨折。

C3.2:后柱多处骨折,前柱高位骨折。

C3.3:后柱多处骨折,前柱低位骨折。

五、髋臼骨折治疗

髋臼骨折是关节内骨折,由于是下肢的主要负重关节,需要准确地恢复关节面的完整性及连续性,以保证术后关节良好活动度和无疼痛。目前对髋臼骨折,特别是有明显移位的髋臼骨折,手术治疗已成为共识。许多学者认为,高质量的复位是获得良好功能的基础。Matta 还指出,虽然解剖复位和差的复位的早期临床结果可能没有明显的区别,但随着时间的延长,解剖复位的优势便日渐显露。他认为要获得长期良好的临床功能,解剖复位是基础。因此,对髋臼骨折的治疗,应该同其他关节内骨折的治疗原则一样,尽可能做到解剖复位。有无合并损伤是影响治疗效果的重要因素,尤其是合并股骨头损伤,无论是软骨磨损还是剥脱,均容易在早期发生创伤性关节炎。但是,股骨头软骨损伤在术前的 X 线平片甚至 CT 扫描片上很难发现,所以,在术前对预后进行判断时应考虑这一未知因素。许多骨折类型相同,但临床结果差别很大可能与这一原因有关。另外,坐骨神经损伤以及同侧下肢的合并伤均对结果有明显影响。因此,对合并损伤采取积极有效的治疗也是获得最佳疗效的关键。

(一)手术时机

手术时机对于疗效的好坏也起重要作用。应考虑行急诊手术的情况为:伴有不能闭合复位的髋关节脱位、进行性神经损伤、合并重要血管损伤以及开放性骨折。对于未合并其他部位损伤且全身情况较好的患者,可在伤后 2~6 天手术。对于复合伤患者,伤后前 6 天应以处理合并伤及稳定全身情况为主,伤后11~21 天将进入免疫抑制期,不利于患者恢复,因此伤后 6~10 天为手术的"有利时期"。

髋臼骨折的复位质量是决定术后髋关节功能优劣的重要因素之一,髋臼周围有广泛的肌肉组织附着,周围骨质几乎全部为松质骨,血液循环丰富,骨折后局部出血多,伤后短时间内很容易形成骨痂及畸形愈合,使手术复位及固定的难度增大,从而影响最终疗效。Letournel 等指出,髋臼骨折的最佳手术时机为伤后 4~7 天。理论上超过 7 天,骨折表面形成新的骨痂,断端内填充瘢痕组织,使手术暴露、复位、内固定等都变得困难,增加手术难度。超过 15 天,骨折面重塑,各断端失去解剖匹配,与骨折片相连的肌肉也会因失去拮抗力而变短,必须行更广泛的显露,以期正确复位。超过 3~4 周,由于髋臼及其周围血供丰富,骨痂生长迅速,X 线片中仍有相当"清晰"的骨折线,在术中已很难辨认,更难以判断骨折在三维方向上的旋转情况,手术难度明显增加,如欲在直视下复位,应清除大部分骨痂,这将增加术中失血.且往往仍难以取得完善的复位。3~4 个月以上未做过任何治疗或首次手术失败的陈旧性骨折,基本上已失去切开复位的机会,应选择其他治疗如全髋关节置换术。

(二)保守治疗的适应证

髋臼骨折的治疗方法应根据病情的具体特征而制订,能以保守治疗获得满意疗效的简单骨折应选择保守治疗,但如保守治疗未能达到目标或虽已整复仍不能维持复位,应果断地决定手术治疗。保守治疗的指征:根据影像学检查,包括 CT 三维重建图像。①关节间隙正常,髋臼无移位或移位小于 3mm,断端稳定,无移位倾向者;②虽有移位骨折但距臼顶负重区较远,顶弧角大于内 30°、前 40°、后 50°(按 Matta 顶弧角标准);③双柱骨折分离移位小于 3mm,且彼此间与股骨头对应关系尚好或软组织交锁使其包容状态逐渐恢复者,即 Letournel 等所谓的"双柱二次匹配";④合并骨质疏松的老年患者宜考虑牵引复位或采用人工关节置换术;⑤部分累及前柱的髋臼内壁骨折;⑥有明确手术禁忌证或合并全身多发伤者。

(三)髋臼骨折手术适应证

①按 Matta 顶弧角标准,移位骨折累及髋臼负重顶;②股骨头与髋臼对位不佳(即股骨头未处于负重顶下方),股骨头脱位造成关节失稳;③关节腔内有游离碎骨片、软组织剥脱或软组织交锁;④复合伤或合并同侧肢体损伤时护理需要;⑤严重移位的粉碎性骨折;⑥合并坐骨神经损伤需早期手术探查术。

量化的髋臼骨折手术指征为:①髋臼后壁骨折缺损面积大于 40%;②骨折移位大于 3mm,经复位后效果不佳;③移位骨折累及髋臼顶(Matta 顶弧角标准)小于内 30°、前 40°、后 50°(顶弧角即 X 线平片上通过髋臼几何中心画一条经过臼顶的垂线,再做该几何中心和臼顶骨折断端的连线所成的交角。在闭孔斜位片、正位片、髂骨斜位片上相应地测得前顶弧角、内顶弧角、后顶弧角),即臼顶负重区受累;④髋臼顶弧和股骨头的几何中心之间的距离大于 3mm,即对位不佳。

切开复位内固定治疗髋臼骨折已成为共识,但对于移位并波及关节面的髋臼骨折,伴有髋关节脱位骨折、广泛粉碎性骨折、压缩性骨折、股骨颈或股骨头骨折的髋臼骨折往往效果不良,若复位不良、髋臼或股骨头骨软骨缺损、外伤引起软骨吸收和股骨头或髋臼缺血坏死等,髋关节不可避免地发生严重的创伤性髋关节炎,最终必须行全髋关节置换术来改善关节功能。

(四)髋臼骨折手术入路

1.腹股沟入路　Letournel 于 1960 年发展了髂腹股沟入路作为髋臼及骨盆的前方入路用于治疗髋臼前壁、前柱以及骨盆骨折。不能显露髋臼的关节面是它的缺点。然而,这个切口提供了从耻骨联合到骶髂关节前面髂骨内板的显露,手术中常采用其中的一段进行显露。包括四边形体和耻骨支的上下表面。髋关节的外展肌肉未受到干扰,使术后尽早康复成为可能。髂腹股沟入路可以应用于后柱移位较小的横行骨折和双柱骨折、前柱合并后半横行骨折等复杂骨折。该入路术中仅需剥离髂肌,术后异位骨化发生率低,并能联合后侧入路治疗任何类型的髋臼骨折。但该入路对后柱暴露有限,复位技术要求较高,不能很好地控制关节内的复位情况。该入路解剖结构相对复杂,术中注意保护相关间隙的血管、神经、精索或子宫圆韧带等结构。

2.髂股骨入路　Letournel 改进了 Smith-Peterson 切口或称髂股骨入路。髂骨内侧壁的肌肉被推开以便直接获得髋臼前柱的显露。

手术方法(Letournel 和 Judet):切口始于髂嵴中部,向前越过髂前上棘,然后向远端沿缝匠肌的内侧缘到达大腿中段 1/3 处。切开浅、深筋膜,分离阔筋膜张肌与缝匠肌的间隙,显露股直肌。从髂前上棘处切断缝匠肌的附着点。分离股外侧皮神经的外侧分支。从髂嵴上切开腹部肌肉组织并将它们向内侧牵开。下一步,推开髂肌以显露髂窝。保护股神经、股血管及股外侧皮神经的其余分支,通常它们在分离平面的内侧。切断股直肌的两个起点,并将肌肉拉向内侧,可显露髋关节囊的前表面及髋臼的前柱。髂腰肌肌腱可以被切断,提供髋臼前柱的显露。髂股骨入路可以提供包括后方骶髂关节至前侧的耻骨上支的显露,但不包括耻骨联合。

3.后侧入路　Kocher-Langenbeck 的后侧入路,提供髋臼后壁及后柱的显露。其缺点是对前柱暴露欠佳,有损伤坐骨神经、臀上动脉的风险,术后下肢外展肌力将受影响,异位骨化的发生率也高于髂腹股沟入路。

4.扩展型的髂股入路　同时显露髋臼的前后柱需要分别使用前后切口入路,有些医生采用扩展型的髂股入路,从而避免分别从前、后路进行显露。扩展型髂股入路提供了髂骨内外板、髋臼及前后柱的完全显露。它需要从髂嵴和大转子上切断臀中肌与臀小肌的起点与止点。注意避免臀上血管的损伤,防止髋外展肌的缺血坏死。术前 CT 下动脉血管造影(CTA)是必须的,当动脉造影显示存在坐骨大切迹骨折合并臀上血管损伤时,不能采用该入路。扩大的髂股入路:该入路能暴露几乎整个半骨盆,有利于解剖复位,缺点是剥离和创伤较大,可能损伤臀上动脉,术后异位骨化的发生率相当高。如损伤臀上动脉,可能导致外展肌缺血坏死。尽管如此,仍有不少学者推荐此入路治疗超过 14 天的陈旧性骨折及"T"形骨折、横行合并后壁骨折和双柱骨折等严重的髋臼骨折。

5.改良髂股入路　Reinert 等对扩展型髂股入路做了改良。通过截骨松解外展肌的起点与止点。使肌肉坚强的"骨对骨"的再附着,减少术后早期康复失败的风险。要注意避免臀上动脉的损伤,防止外展肌坏死。在施行手术时,可以采用同一皮肤切口入路的全部或一部分。

手术方法(Reinert 等):髂前上棘后方 2cm 切开皮肤,向后沿髂嵴切开 8~10cm。在切口中部,大腿的外侧向远端作弧形切开,形成一个"T"形切口,切开远端,止于大转子远侧 15cm 处,在深筋膜外皮下游离直至髂前上棘、缝匠肌与阔筋膜张肌肌间隙,形成前侧皮瓣。同样方式形成后侧皮瓣。术中注意保护股外侧皮神经。屈曲髋关节 45° 并外展。从大转子的中点向远端纵行切开阔筋膜到阔筋膜张肌止点远端 2cm 处。然后切开臀筋膜,沿臀大肌纤维方向钝性分离臀大肌,直至臀下神经及血管。于阔筋膜张肌附着点以远

2cm 横向切开阔筋膜的前部。松解臀大肌股骨止点的近侧部分。钝性扩大阔筋膜张肌与缝匠肌的间隙。向深部解剖阔筋膜张肌的前后侧面，将其与缝匠肌和股直肌分开。在切口的近端结扎并切断旋股外侧动脉的升支。从髂骨板推开腹肌和髂肌，向后方延伸解剖，显露骶髂关节和坐骨大切迹。髂前上棘截骨，将附着的缝匠肌和腹股沟韧带与腹肌和髂肌一起向内侧翻折。用骨刀由髂嵴内侧面开始截除一块三面皮质骨的髂嵴长约 10～12cm,高 1.5cm。保留外展肌群附着于骨块上，向外侧翻开此肌骨瓣。在翻开过程中骨膜下将外展肌群由髂骨外板上推开。注意保护好臀上神经和血管。行大转子截骨术，将外展肌群由髋关节囊上分开，向后方小心翻开外展肌和附着的大转子。从大转子上松解短外旋肌群，保留股方肌以保护旋股内侧动脉的升支。找出并保护坐骨神经。如果需要进一步前方暴露，则松解开股直肌的直头和反折头。在髋臼盂唇处环形切开关节囊。在关闭切口时，在髂前上棘打孔，并用粗线将股直肌缝合在髂前上棘上。用拉力螺丝钉修复所有截骨骨块，将髂肌及外展肌重新固定于髂嵴上。

6.三叉形扩展型入路 提供了对髋臼、前后柱、髋骨内壁及髂骨的外侧面的显露。Y 型入路：该入路能提供和扩大髂股入路相似的暴露，且能避免扩大髂股入路可能损伤臀上动脉的风险。但该入路术后异位骨化发生率则高达 52.6%。

7.联合入路 扩大的髋臼手术入路虽可同时暴露前后柱，但对双柱的显露均不彻底。对严重的双柱骨折或陈旧性骨折，可联合应用 K-L 入路和髂腹股沟入路。复杂髋臼骨折采用前后联合入路有明显优点，骨折显露良好，且髂骨外板骨膜下剥离范围明显少于任何单一后侧入路，术中解剖复位率高，适合于任何复杂髋臼骨折，术后异位骨化发生率与单一 K-L 入路基本一致。前后联合入路可以很容易地对后柱和前柱行丽块重建钢板固定，或后柱钢板＋前柱拉力螺钉固定。Shazar 等研究表明：双柱同时固定优于单柱固定，而后柱钢板＋前柱拉力螺钉能达到最为坚固的内固定。但联合入路需做 2 个切口，创伤大，增加了手术时间、出血量、感染机会等，并对髂骨、臀肌的血供影响较大。

髋臼骨折切复内固定术是对失去连续性的髋臼前、后柱行解剖复位后再予坚强内固定，以恢复其力学传导和对股骨头的包容等功能。一个成功的髋臼骨折手术需要良好的手术暴露和合适内固定的选择。手术入路的选择是髋臼骨折治疗中的关键点，对于单纯的髋臼前壁、前柱或后壁、后柱骨折，手术治疗相对简单。对于髋臼横形骨折、"T"形骨折和双柱骨折这类复杂性髋臼骨折，选择恰当的手术入路有助于减少手术创伤，减少手术并发症，有利于骨折的复位；相反，则不但使手术创伤加大，增加手术危险性，还有可能导致骨折复位困难甚至不能达到解剖复位而影响日后关节功能。

（五）各型骨折的治疗

髋臼骨折手术治疗难度较大。在涉足这一领域之前，我们强烈建议参加一个现有的综合训练课程，包括尸体解剖和切开复位内固定操作训练班。髋臼骨折的最佳治疗需要专门的骨盆器械、内固定器材和设备，包括可透视的骨折床、所有型号和长度(最长达 110mm)的螺钉，能三维塑型以适应髋臼特殊形状的重建钢板。AO/ASIF 组织为骨块复位设计的骨盆钳尤为有用。

1.后壁骨折和后柱骨折 髋臼骨折最常见为后壁骨折。后壁骨折多数累及关节面，且易合并髋关节脱位，骨折常位于髋臼后上缘，且向后方移位，易发生坐骨神经损伤。患者取俯卧位或侧卧位。对于单纯后壁骨折，最好采用俯卧位，因为肢体的重力有助于股骨头复位，这样也便于骨折片的复位，经 Koher-Langenbeck 入路，用拉力螺钉和一块重建钢板沿坐骨、髋臼后面到髂骨外侧面固定。如骨折块向上延伸进入髋臼顶，可行转子截骨以增加显露。手术暴露骨折时，应注意保护骨折片血供，术中切勿将后壁骨折块从后关节囊上剥离，以防发生后壁缺血性坏死。如 CT 扫描提示关节内存在骨折片，应设法取出。GouLet 等建议加用弹性钢板以加强粉碎性骨折的稳定性。这些钢板是用 1/3 管形钢板制作的，在其最后的孔眼处切割或折断，残端弯成鱼叉状，以把持难以用螺钉固定的骨折块。弹性钢板应略微过度塑形，如此在重建钢板放在弹性钢板上固定时,能牢固维持所把持骨块的位置。我们发现此手术方法对多块骨折和很靠近髋臼缘的骨折非常有用。

对于髋臼边缘关节软骨面嵌压需引起特别注意,髋臼边缘关节软骨面嵌压是指髋臼边缘的部分关节面及软骨下骨由于其下方骨小梁的压缩骨折所致的移位,术前X片检查往往不能发现,术前CT检查及其三维重建可明确提示该类骨折,术中常发现后壁复位后股骨头和髋臼的不匹配,对于该类骨折术中以股骨头为模具将嵌压关节软骨面撬起进行复位,遗留的空间以松质骨填塞作为支撑,术后予以牵引治疗6周。

尽管后壁骨折是最易复位的骨折类型,但文献报告的骨折后远期结果却不尽相同。伴随的髋关节脱位易造成的股骨头缺血性坏死、边缘嵌压、粉碎性骨折和股骨头骨软骨损伤都会对这些骨折的预后产生不良影响。

单纯后柱骨折比较少见,常伴有股骨头后脱位,更常见的情况是后柱骨折伴后壁骨折,后柱骨折块因受到骶结节韧带和骶棘韧带的牵拉常常发生内旋,股骨头移位也造成骨折块向后、向内移位。术中屈曲膝关节,后伸髋关节,以保护坐骨神经,同时减少股二头肌、半腱肌、半膜肌的张力,有助于髋臼后柱的复位。常规采用Koher-Langenbeck入路,根据需要决定是否行转子截骨。除纠正移位外,还必须同时矫正旋转畸形:在使用复位钳复位骨折时,用Shanz螺钉打入坐骨以控制旋转。典型的固定是1枚拉力螺钉,辅以1块沿后柱放置的塑形重建钢板。复位程度可以通过髋臼后表面和股骨头相匹配的关节软骨来评估。对于四边形区检查技术,这需要切断骶棘韧带暴露坐骨大、小切迹,以食指伸入骨盆内检查四边形区的复位程度。对于后柱骨折伴后壁骨折,首先复位后柱骨折,沿后柱缘置放1块短重建钢板,用另1块钢板固定后壁骨折,用穿过这块钢板的螺钉维持后柱骨折块的旋转复位。

2.前壁和前柱骨折 对于此类骨折患者采用仰卧位。前柱骨折可分为高位前柱骨折或低位前柱骨折,前者累及髂嵴前部或髂前上棘,可导致头臼匹配不良,往往需要手术治疗;而后者仅累及髂前下棘或耻骨上支骨折向上延伸,不引起明显的头臼匹配不良,非手术治疗常常能取得较好的疗效。需行手术治疗的骨折可经髂腹股沟或髂股入路,以支撑钢板固定。前柱骨折可采用类似入路,沿骨盆缘用1块塑形重建钢板固定。在髂耻转子水平,髋臼内壁薄,一般不宜在该部位放置螺钉。经髂骨翼高位裂开的前柱骨折还需沿髂嵴固定。

3.横行骨折 这类骨折尽管看起来简单,但也存在一系列的困难,治疗的关键在于选择合适的入路,如果骨折块主要的旋转和移位方向在前方,尤其是骨折线前高后低的横形骨折,应该采用髂腹股沟入路,经后入路复位主要向前方移位的骨折非常困难。对骨折块主要的旋转和移位方向在后方,建议采用经Koher-Langenbeck后入路。横过臼顶的骨折或发生在髋臼窝上方的骨折预后最差,准确复位十分重要。臼顶旁骨折,是指发生于髋臼窝与关节面交界处的骨折,通常也需要复位,而髋臼顶下的骨折,常可采用非手术治疗。

横行骨折复位采用后方入路,以Farabeuf钳复位骨折时,用固定于坐骨的Schanz螺钉控制旋转。通过牵引肢体,并经坐骨大切迹触摸四边形骨面的复位情况,可直接评价关节内的复位。后方入路固定方法是沿后柱放置支撑钢板,前方固定采用1枚6.5mm空心拉力螺钉从髋臼上方插入前柱。拧入前方拉力螺钉时,需小心谨慎,避开附近的髂血管。经髂腹股沟入路,可通过不同的方法进行复位。前柱采用1块重建钢板沿骨盆缘固定,后柱以至少用1~2枚拉力螺钉固定。对于复杂的横行骨折可采用联合手术入路。术中应行髂骨斜位和闭孔斜位检查,确保骨折复位及螺钉位置满意。

对于横行骨折伴后壁骨折,后壁骨折通过Koher-Langenbeck入路后方显露,术中行转子截骨可增加显露,尤其是后壁骨折块大、且用来判断复位的完整的后柱皮质面很小或甚至没有时。前柱骨折可经髂腹股沟入路复位,因而对于横行骨折伴后壁骨折通常需行联合入路,根据骨折的特点和所用的入路而选用不同的固定方法。

4."T"形和前柱-后半横行骨折　"T"形骨折是较难处理的一类骨折,非手术治疗这种骨折疗效不佳,而手术治疗又很难达到解剖复位,由于髋臼"T"形骨折可被认为是由相对独立的前柱骨折和一个相对独立的后柱骨折所构成,术前 CT 扫描及其三维重建对选择合适的手术入路及其内固定方式十分必要。对轻微后移位的"T"形骨折类似于前柱后半位横行骨折,后者通过仅有轻微的后方移位,可通过髂腹股沟入路治疗这两型骨折。沿骨盆缘放置塑型钢板固定,将拉力螺钉拧入后柱,如果"T"形骨折有明显的后方移位和轻微的前方移位,单纯后入路可能足以显露,通常置入前柱的拉力螺钉。如果骨折的前后两部分均有明显移位,通常需采用可延伸的或联合入路。有时,在这类骨折和其他骨折类型中,出现一个分离、移位和粉碎的内壁骨块。如果该骨块很靠近端而影响稳定性,可在前柱钢板下安放 1 块弯曲 $100° \sim 110°$ 的弹性钢板,维持此骨折块的复位。

5.双柱骨折　双柱骨折为髋臼全部关节面累及骨折,又称"浮动髋",这种骨折的主要特征是在前柱上有一裂隙,这条裂隙在冠状面上与其下方的髂骨分离。这种骨折常常在关节外,在闭孔斜位片上呈现"马刺征"。从骨折线形态看是"T"形骨折,只不过是横形骨折线高于髋臼顶而已,因而这类骨折有时被描述为经过髋臼上方的"T"形骨折。令人感到惊奇的是,在 CT 和三维重建片上看,许多双柱骨折的股骨头与髋臼匹配良好,也就是髋臼的二次匹配,如果头臼匹配良好,可以采取保守治疗,老年患者更应该如此,保守治疗有希望获得较好的临床效果。骨折的粉碎程度各异,治疗可能极为复杂和困难。双柱骨折的术前计划非常重要,通常在手术前将髋臼骨折模型复制到骨盆标本上,便于制定合适的手术入路和内固定方式。许多双柱骨折可通过髂腹股沟前入路治疗,但对于累及骶髂关节的骨折,明显的后壁骨折,或需在直视下复位的关节内粉碎骨折,则需采用后侧或可延伸的入路显露。一般而言,复位从骨折的最近端开始,逐渐向关节方向进行。每个小骨折块均需解剖复位,因为骨折上方的髂骨略有错位,在关节水平就会放大。有些人提议前后联合入路,以减少扩大入路的并发症。固定方式根据骨折类型和所用入路而定。

6.如何避免螺钉进入髋关节　螺钉进入髋关节可能会损伤关节软骨,术中骨科医师对螺钉长度和方向的把握,是防止这种并发症的关键。同时也需要影像增强器检查以防止螺钉进入关节腔或盆腔。Anglen 和 DiPasquale 对髋臼螺钉固定进行临床和实验研究,认为术中活动髋关节并进行听诊,可以准确判断螺钉是否进入关节腔。Ebraheim 等强调行髋臼骨折螺钉固定时,骨科医生应熟悉髋臼的解剖变异,同时包括骨盆前后位像、入口位像、髂骨斜位像和闭孔斜位像在内的透视影像应非常好,一般以术中 C 臂机透视下进行。总而言之,在病人离开手术室之前,临床和影像学检查要确认所有螺钉都没有进入关节内。术后 CT 扫描及其三维重建对判断螺钉是否进入关节腔十分有用,且临床广泛使用的钛合金螺钉比不锈钢螺钉 X 线伪影少。

7.人工关节置换　但对于新鲜髋臼骨折是否需要一期行全髋关节成形术仍有争议,但普遍认为 45 岁以上合并股骨头、股骨颈骨折、骨折严重粉碎合并髋臼或股骨头软骨广泛毁损,预计复位内固定后创伤性关节炎仍不可避免者,骨折前存在严重的 OA、骨质极度疏松、合并严重内科疾病者应早期行全髋关节成形术。

(六)术后处理

术后应用闭式吸引引流,抗生素使用 $48 \sim 72h$,术后第 $2 \sim 3$ 天开始髋部被动活动。病人是否能够早期柱拐杖部分负重下地活动取决于病人自身情况以及手术后内固定的稳定性。最好在水肿消退,伤口初步愈合后,才开始步行,髋关节和下肢的被动活动,可由理疗师指导下进行或使用 c 型臂机。患者疼痛减轻后,全身和局部情况允许,可部分负重 15kg,并行完整步态和足跟-足尖行走运动,部分负重要持续 $8 \sim 12$ 周,12 周后根据 X 线片情况决定是否完全负重行走。经 Koher-Langenbeck 和可延长切口显露后,外展肌群的康复非常必要。深静脉栓塞和异位骨化的预防参见并发症部分。

手术完成后,对骨折复位及内固定位置的判断常规需行闭孔斜位片、髂骨斜位片和前后位片检查,术后 CT 扫描及其三维重建对判断骨折复位情况和螺钉是否进入关节十分有用。

髋臼骨折复位程度将明显影响临床疗效,髋臼骨折复位的评定以前后位和 45°髂骨、闭孔斜位 X 片上关节面的最大移位来判断。①解剖复位指最大移位 0～1mm;②满意复位指最大移位 1～3mm;③不满意复位是指最大移位＞3mm。

六、髋臼骨折并发症及防治

1.早期休克及合并内脏损伤 移位髋臼骨折是骨盆骨折的一种,常伴有胸腹、骨盆和盆腔脏器的复合伤。密切观察患者神志、血压、呼吸、心率、尿量及全身状况,对判断早期休克、脂肪栓塞及合并尿道、膀胱和直肠损伤有重要意义。

2.感染 髋臼骨折术后感染与合并伤、手术入路、应用抗生素、皮肤坏死和血肿等多种因素有关。对于髋臼骨折合并腹部脏器损伤,特别是膀胱、尿道和直肠等损伤,将明显增加术后的感染机会。髋臼手术时间长、创伤大、周围软组织广泛剥离,术后感染发生率高。髋臼骨折常合并局部软组织严重损伤,有时皮下脂肪从深筋膜撕脱下来,形成明显凹陷,并在深筋膜与皮下组织间积存渗液、血肿和液化坏死的脂肪,当这种损伤位于大转子之上时称"Morel-Lavalle 损伤",可以使几层软组织缺血或失去血供,是一种严重损伤.术后感染发生率相当高,对于该类损伤术前或术中必需清理皮下积血、积液和坏死组织,术后放置引流管。对于已经发生的感染与一般感染处理相同,要求早期扩创、清理坏死组织、引流彻底。

3.神经损伤 髋臼骨折易合并坐骨神经损伤,在股骨头脱位和髋臼后壁骨折中发生率较高,坐骨神经的预后主要与以下因素有关:①损伤类型及损伤程度。神经挫伤、神经内血肿瘀斑者恢复差;神经嵌夹在骨断端和股骨头之间或骨折片压迫者,手术解除压迫一般能取得满意结果;神经被骨断端穿透或切割伤者,手术后常可获得部分的功能恢复;神经根性撕脱者治疗效果差;合并胫腓神经同时损伤者,胫神经损伤预后好,腓神经损伤预后差。②手术时间。早期手术,复位固定骨折,探查松解神经,早期功能锻炼,可促进坐骨神经的功能恢复。医源性损伤与手术入路和神经牵拉有关,术中应保持膝关节屈曲和髋关节过伸,减少坐骨神经牵拉,以降低坐骨神经的损伤率。一旦发生坐骨神经损伤,应使用踝足支具,伤侧有望部分或全部恢复。Kocher-Langenbeck 手术入路可能影响坐骨神经的腓侧支,广泛牵拉臀中肌可造成臀上神经损伤,臀大肌向内分离太多可损伤臀下神经,术后步态明显跛行。前方髂腹股沟手术入路可损伤股神经和股外侧皮神经,在分离不同的腔隙时应注意保护。

4.血管损伤 髋臼骨折片移位造成股血管损伤、臀上血管损伤和 Corona Mortise 血管损伤。髂腹股沟手术入路损伤前方股动、静脉和 Corona Mortise 血管,国内报道 Corona Mortise 血管损伤发生率高达60%,只是临床上没有引起足够的认识,该血管断裂,断端回缩至闭膜管,造成难以控制的大出血。髋臼后方入路可损伤臀上血管。臀上血管断裂可回缩至盆腔使止血相当困难。后侧入路还可能损伤旋股内侧动脉的外侧骨骺动脉,从而造成股骨头缺血性坏死。

5.深静脉血栓形成 髋臼骨折造成软组织损伤,血液呈高凝状态,患肢制动血流缓慢,以及创伤造成血管损伤,这三者结合造成深静脉血栓形成。Stannard 等发现,随着病人年龄增加及伤后时间推移,深静脉血栓的发生率明显增高,间隙性下肢微动气压泵治疗可明显减少深静脉血栓形成。Tile 建议对所有髋臼骨折患者预防性抗凝治疗,尤其对年龄大于 60 岁、过度肥胖或既往有深静脉血栓史的高危患者更应如此。

6.压疮 长期平卧容易导致患者发生压疮,对于一侧髋臼骨折的患者,由一人托住患肢踝部,作对抗牵引状,保持身体处于同一转轴,向健侧翻身,两腿中间夹一软枕,检查尾骶部并用含红花的酒精按摩,每2h 1次。对于两侧均有骨折的患者,应协助抬臀,指导双手垫托臀部,避免大幅度翻身,以防加重骨折移位。并保持皮肤干燥,每天温水擦浴,擦爽身粉,以减少汗液刺激。

7.创伤性关节炎(TOA) 髋臼骨折术后TOA的发生率较高,复位不良是继发TOA的主要因素。可能导致TOA的因素有骨折复位不良、股骨头软骨损伤、内固定物进入关节内及合并股骨头脱位等。其中复位不良是TOA发生的主要原因。Letournel报告的一组髋臼骨折手术治疗病例中,TOA发生率为17%。有资料表明切开复位内固定并不能重建髋臼的天然特性。①暴力在造成髋臼骨折的同时也造成了严重的软骨损伤。但是,股骨头软骨损伤在术前的X线平片甚至CT扫描片上很难发现,所以,在术前对预后进行判断时应考虑这一未知因素。许多骨折类型相同,但临床结果差别很大可能与这一原因有关。②软骨下骨作为软骨的基础,在遭受巨大暴力损伤后会影响软骨的正常修复机制,而软骨下骨自身修复所形成的凹凸不平的硬化表面也直接削弱了软骨的适应能力。③非解剖复位遗留的骨折移位>3mm、台阶移位>1mm便可影响髋关节的接触面积和局部的接触压力。Malkani的研究表明台阶状移位1mm,关节接触压将增加20%;移位2mm,接触压即增加50%。这种髋关节对应关系改变,头臼吻合机制的紊乱需要关节软骨的代偿,超过此代偿能力即不可避免地继发TOA。对于TOA的治疗目的是消除疼痛、延缓软骨退变、减轻炎症、恢复或保留关节功能。对于髋臼骨折术后已发生TOA者行全髋关节成形术应是理想的治疗方法。

8.异位骨化 异位骨化是指关节周围骨化或关节周围新骨形成,严重影响患者的髋关节功能;据Moed等报道100例髋臼骨折,异位骨化的发生率高达34.0%。异位骨化的发生与以下因素有关:①不同的手术入路;②广泛软组织损伤;③手术骨膜剥离范围,特别是髂骨外面的剥离;④伤后延期手术。扩大髂股入路与Kocher-Langenbeck切口的异位发生率较高,改良的扩大髂股入路虽然减少了对外展肌的影响,但未能降低术后异位骨化的发生率。而髂腹股沟手术入路则几乎不发生异位骨化。McLaren报告,吲哚美辛对于降低髋臼骨折术后异位骨化的发生很有效;Letournel等指出,小剂量放疗对于降低异位骨化的发生率也有效,但有许多学者反对使用放疗,因为放疗对人体(尤其是年轻人)的长期影响结果尚未知。关于异位骨化的手术治疗,目前尚有争论,但由于异位骨化而引起严重功能障碍者则需考虑手术治疗。

9.股骨头坏死 股骨头坏死是严重影响临床结果的并发症,多发生在合并有股骨头脱位的髋臼骨折中。股骨头坏死可能与以下因素有关:关节囊内环行血供障碍;关节囊切开复位影响血供;后侧手术入路损伤起自旋股内动脉的外侧骨骺动脉,以及手术广泛剥离髋臼后壁等。Letournel等报告,髋臼骨折后股骨头坏死率为7.5%,并强调对于合并后脱位的髋臼骨折,首先对脱位进行闭合复位,如果闭合复位失败,则是急诊手术的适应证。

10.关节僵硬 虽然复位和固定均满意,但临床功能差,主要是早期对术后处理比较保守,许多患者术后8~10周才开始功能锻炼,最终导致活动受限。所以,髋臼骨折强调早期功能锻炼很重要。

(张敬堂)

第三节 股骨颈骨折

约90%的股骨颈骨折见于老年人,骨折不愈合率高,易发生股骨头缺血性坏死,并发症多,伴有一定的死亡率,是骨折治疗中长期面临的一个难题。年轻人股骨颈骨折约占3%~5%,常系高能量损伤引起,创伤大,治疗上面临的困难可能更甚于老年人。

由于股骨颈骨折的治疗困难和预后较差,在 19 世纪 50 年代,Dichson 将其称之为"未解决的骨折"。近年来有学者认为,应将股骨颈骨折称之为"无法解决的骨折",并认为关节置换是最好的解决办法。

据 Hedlund 等的研究,30 岁以后的女性,每 5 年髋部骨折的发生率可增加一倍,85 岁以后其发病率可达 1.8%。在美国,从 20 世纪 60 年代至 80 年代,股骨颈骨折发病率增加了 3 倍,每年超过 300 万例,伴随而来的是每年 1000 亿美元的医疗费用。

一、相关解剖

股骨颈与股骨干所构成的角度,称为颈干角。在成人,颈干角在 110°～140°,平均 127°。颈干角大于 140°,称为髋外翻;小于 110°时,称为髋内翻。颈干角与髋部稳定性和下肢长度密切相关,股骨上段骨折治疗时,应注意恢复与维持正常颈干角。

正常股骨头与股骨干不在同一个冠状面上,股骨颈向前倾斜,与股骨内外髁后方切面形成前倾角,正常约 10°～15°,若股骨头前倾减少,将较正常人更易发生髋关节后脱位。

股骨上端骨小梁排列方向与其所受的应力有关,可分为五组:①主要抗压力骨小梁:股骨头上方负重面至股骨颈内下方;②主要抗张力骨小梁:由股骨头下部及颈的上部,弯曲至股骨干外侧;③次要抗压力骨小梁:由大转子至小转子;④次要抗压力骨小梁:位于第 2 组下方;⑤大转子部骨小梁。在诸组骨小梁之间,有一低骨密度区,称为 Ward 三角。

股骨距是位于股骨颈干连接部内后方、由多层致密骨构成的纵行骨板,实际上是股骨干后内侧皮质的延伸,向上与股骨颈的后侧皮质骨衔接,向下与小转子下方的股骨干内后侧骨皮质衔接。股骨距的存在,加强了颈干连接部对应力的承受能力,具有重要的临床意义。在内固定时,应使内固定物紧贴股骨距,使内固定获得坚实的支托。而在人工关节置换术时,维护和保留股骨距,可减少股骨假体松动或下陷。

股骨颈前方完全由关节囊包绕,后方大部分位于关节囊内,仅后外侧一小部分露于囊外,因此,股骨颈骨折属囊内骨折。

二、损伤机制

股骨颈骨折除少数由高能量损伤引起者外,约 90% 为平地摔倒所致,这更常见于平衡能力下降且伴骨质疏松的老年人。髋部骨折的发生常具有如下因素:摔倒(肌肉收缩与髋部撞击);保护性反应不足;局部组织能量缓冲不足;局部骨强度不足。

发生骨折的可能机制有三:其一是由于摔倒,直接撞击大转子部引起。其二摔倒时引起的旋转暴力所致。由于股骨头固定于髋臼中,下肢相对于躯体的扭转使股骨颈后方同髋臼撞击,或骨折部向前成角,造成股骨颈后方粉碎性骨折。据 Scheck 报道,70% 移位股骨颈骨折可见后方粉碎性骨折。第三种可能机制是由于自发性疲劳骨折,骨折后再引起摔倒。

年轻病人股骨颈骨折多见于交通事故或高处坠落伤,需较大暴力,骨折移位及软组织损伤严重。暴力由股骨向上传导,在股骨颈部形成剪切暴力而造成骨折。此时如髋处于外展位,多造成股骨颈骨折,如处于内收位,可引起髋关节骨折脱位。

三、股骨颈骨折分类

1.根据骨折线的解剖部位,可分为:

(1)头下型:临床常见,骨折线位于股骨头下,股骨颈完全位于骨折远端。此型股骨头血运破坏最大,极易发生股骨头坏死。

(2)头颈型:最为常见,骨折线一部分位于头下,另一部分则位于股骨颈。骨折部的剪切应力大,因而稳定性差。

(3)经颈型:较少见,骨折线完全经股骨颈。

(4)基底型:骨折线位于股骨颈基底部,血运破坏相对较小,骨折不愈合及股骨头坏死发生率较小。

Pauwel 分型由 Pauwel 于 1935 年提出,即根据骨折线与髂前上棘连线的夹角(Pauwels 角)大小分型。因以骨盆为标志,不可靠。Linton 于 1944 年提出 Linton 角,以股骨干纵轴的垂线与骨折远端骨折线的夹角作为分型依据:

Ⅰ型:Linton 角<30°,骨折处主要遭受压力,较稳定。

Ⅱ型:Linton 角在 30°~50°,骨折处遭受较大的剪切力,不利于骨折愈合,不稳定。

Ⅲ型:Linton 角>50°,骨折处遭受明显的剪切力,极不稳定。

α 为 Pauwels 角。

β 为 Linton 角。

上述分型仅依据正位 X 线片,由于远近骨折端多有旋转,往往使骨折线难以准确判断,且此分型未能考虑股骨颈后方的粉碎骨折,其临床应用受到一定限制。

2.Garden 分型　此分型最为常用。按 Garden 所描述,正常髋关节的正位片中,主要抗压骨小梁与髋臼骨小梁呈一直线,与股骨长轴(或股骨干内侧皮质)夹角约为 160°,而侧位片由股骨头至股骨颈的骨小梁应与股骨长轴平行呈 180°角。上述角度称为 Garden 指数,并被应用于 Garden 分型中。Garden 认为,不同类型的股骨颈骨折代表同一骨折移位发展过程的不同阶段。

Ⅰ型:不完全骨折,或外侧皮质骨嵌插,正位片 Garden 指数>160°,较稳定。

Ⅱ型:完全骨折,无移位,正位片 Garden 指数约 160°。

Ⅲ型:完全骨折,移位<50%,骨折远段外旋而近段内收内旋,股骨头内侧骨小梁与髋臼顶部小梁不再成一直线,Garden 指数<160°。

Ⅳ型:完全骨折,移位>50%。

3.其他分类　根据骨折端之间的关系可将骨折分为三种类型:外展型骨折、内收型骨折和中间型。外展型骨折指骨折块呈外翻移位,股骨头小梁与内侧皮质角度增大,接近 180°。内收型骨折则相反,上述角度变小,骨折端呈内收移位。中间型骨折移位介于上述两者之间。

在股骨颈骨折行人工关节置换时发现,约 70% 病人伴有股骨颈后内侧的粉碎性骨折。颈后方粉碎性骨折对骨折本身及内固定的稳定性均有很大影响。但上述各种分类中对这一因素却未能顾及。Caviglia 等所提出的分型将骨折的稳定因素一并考虑在内,共分六型,每型再按稳定程度分为两个亚型:

0 型:疲劳骨折。

Ⅰ型:稳定骨折。

ⅠA:不完全骨折。

ⅠB:完全骨折,嵌插于外展位。

Ⅱ型：完全骨折，未移位或部分移位，Linton 角＜50°。

ⅡA：单纯骨折。

ⅡB：伴颈后方粉碎骨折。

Ⅲ型：完全骨折，Linton 角＞50°，不稳定。

Ⅳ型：完全移位骨折，损伤重，Linton 角＜50°。

Ⅴ型：完全移位骨折，Linton 角＞50°。

分类中的 Linton 角是指正位片上骨折线与股骨纵轴垂线的交角。

四、临床表现及诊断

病人多有外伤史，摔伤后髋部疼痛，不能站立，主动活动受限。患肢可有明显的屈曲、外旋和短缩畸形。腹股沟中点有明显压痛，患侧大转子叩痛和跟部纵向叩击痛。有明显移位的股骨颈骨折诊断多无困难，X 线片多可明确诊断。X 线摄片时，应包括患侧髋关节的正侧位片和骨盆片，侧位片往往可证实正位片上并无移位甚至不能清楚显示的股骨颈骨折，且能显示骨折后内侧有无嵌插或粉碎。而骨盆片可排除骨盆疾患，并有利于同健侧对比。

应引起重视的是无移位的嵌插骨折，病人可能疼痛并不严重，甚至仍可行走，而易于发生漏诊。对于老年摔跤后髋痛病人应仔细检查，摄质量良好的 X 线片并认真阅读，如未能确诊，仍怀疑有股骨颈骨折者，可卧床休息两周后，复查 X 线片加以排除。MRI 检查有助于新鲜骨折的诊断。

疲劳骨折、原发或继发肿瘤引起的病理性股骨颈骨折，应详细询问病史，必要时行 CT 或 MRI 检查，以明确诊断。半数以上的股骨颈骨折发生在骨质疏松的基础上，实质上也是一种病理性骨折，在病人出院之前，应对骨质疏松进行必要的评估，并给予相应的治疗。

五、非手术治疗

髋部骨折常见于老年女性，主要病因之一就是绝经后骨质疏松。非手术治疗将延长卧床和伤肢不负重时间，将使骨质疏松迅速加重。

股骨颈骨折大部分需手术治疗，即使无移位的 Garden Ⅰ、Ⅱ型骨折，如果不采用内固定，也可能因继发性失稳而发生移位。采取非手术治疗的病人多由于以下原因：①病人或家属选择非手术治疗，国内往往与其经济状况相关；②病人全身状况差不能耐受手术：如严重的心脏病、脑卒中、肾功能衰竭、晚期癌症等；③骨折前伤肢即因脑卒中等原因而瘫痪，手术无助于改善功能。

对 Garden Ⅰ型、Ⅱ型或 Linton 外展型骨折，有人采用卧床休息，同时行牵引或防旋鞋制动等保守治疗方法，但更多的医生主张早期内固定治疗，以达到早期功能锻炼，早期离床活动，防止并发症的目的。

有人认为，如做嵌插性无移位骨折内固定手术有可能在术中引起骨折嵌插部分离，导致移位和增加股骨头坏死的发生率。但非手术治疗至少有 10％～15％甚至更多的再次移位机会，一旦发生移位，即使再行整复和内固定，预后也将受到显著影响。

对于嵌插骨折，并不推荐使用牵引治疗。首先，位置良好的嵌插骨折无必要进行牵引；其次，长时间牵引病人常难以忍受，并发症也将显著增加；第三，有更简易的保持伤肢位置、同时进行一定被动和主动锻炼的治疗方法。

非手术治疗可分为两个阶段：早期在适当固定伤肢的同时，应注意防止各种并发症，如肺炎、褥疮、深静脉血栓、尿路感染等。后期骨折已部分愈合，可逐渐增加康复训练。

患肢应轻度外展和保持旋转中立位或轻度内旋，可使用防旋鞋或海绵制成的 U 形支具。骨折早期病人以卧床为主，应防止骶尾部、转子部及足跟等处出现褥疮。病人应定时做 30°左右的翻身，于足跟加环形软垫使足跟部悬空。病人可交替平卧和半卧位，鼓励咳痰，必要时做雾化吸入等辅助治疗，防止出现坠积性肺炎。在内科或血管外科医生指导下，适当使用抗凝药物，防止深静脉血栓或肺血栓的形成。应尽早开始下肢肌肉的等长收缩以及健侧下肢各关节及伤侧足踝关节的主动伸展活动。早期病人疼痛较重，可口服少量镇静剂或止痛剂，但不能过量，以免增加肺炎或褥疮的发生。长期卧床势必加重骨质疏松，应口服双磷酸盐、雷洛昔芬(女性)，肌内注射或鼻喷降钙素(密钙息)等有效的抗骨质疏松药物。

大约 6 周后，如 X 线片复查未见骨折移位，可进一步增加不负重主动功能锻炼，以恢复髋、膝、踝关节关节活动肌的肌力。8～12 周以后，在肌力有所恢复、X 线复查有愈合迹象的基础上，在医生、理疗师或家人的帮助下使用拐杖、助步器等下床做不负重行走。

显然，严格的非手术治疗对医师、病人及其家属的要求甚至比手术治疗都要高得多，三方面均须以足够的信心和毅力相互配合，而其效果却逊于手术治疗。Rauymakers 等报道，早期功能锻炼后负重的嵌插型股骨颈骨折，约有 86％的骨折部愈合不佳。Hanser 则报道，Garden Ⅰ型骨折病人行非手术治疗后，约 50％因骨折移位需要接受手术。因此，只要条件许可，各种类型的股骨颈骨折，均以手术治疗为宜。

如果是 Garden Ⅲ或Ⅳ型骨折，病人及家属拒绝手术治疗，或病人身体条件不允许手术，或伤前便已瘫痪或已有严重畸形，即使手术治愈骨折也无重建伤肢功能的可能时，非手术治疗的目的是使病人尽早坐起和使用轮椅下床活动，早期可用软枕固定伤肢以减少疼痛。由于非手术治疗不可能使 Garden Ⅲ或Ⅳ型骨折愈合，因而任何长期卧床、牵引、石膏或长夹板固定等治疗都是没意义而且对全身情况有害的，病人应尽早离床用轮椅活动，无需顾虑骨折是否进一步移位。治疗的目标应该是保全生命和在一定程度上改善生命质量，减轻身心痛苦。

六、手术治疗

1.骨折复位　股骨颈骨折闭合复位方法较多，可将其分为屈曲位复位或伸直位复位两种，但其原理基本相同，多为通过牵引恢复骨折对线，然后内旋肢体保持复位。

病人麻醉后取仰卧位，伸直、外展位牵引患肢，然后内旋以达到复位。亦可在患侧髋、膝各屈曲 90°行牵引，然后股骨内旋 45°，同时使患髋外展并伸直。如复位理想，术者手托患侧足跟时，患髋不再自发外旋。在屈髋屈膝沿股骨纵轴牵引的同时，可增加向外的牵引力，使牵引合力方向与股骨颈方向一致。然后内旋并伸髋以保持复位。

以上复位手法，特别是屈曲位牵引复位，有可能进一步损伤股骨头残存的血供。本节学者常规在病人入院后行伤肢骨牵引，病人送入手术室后不再手法复位，而在麻醉后立即仰卧固定于骨科手术床上，健侧肢体于轻度外展伸直位固定，会阴部加一立柱进行对抗牵引。患肢固定在手术床牵引架上，于外展、伸直位牵引，然后内旋患肢，几乎均能满意复位。若术前发现股骨颈后方粉碎性骨折并引起股骨头后倾(骨折部向前成角)，则可在牵引下从前方按压股骨头及骨折部位加以整复。

2.复位评价　良好的复位可以提供骨折的初始稳定，并保护股骨头的血供。而不良的复位将直接导致内固定失败率升高、骨折不愈合和股骨头缺血性坏死，因此，精确地评价复位结果至关重要。

McElvemy 将复位结果分为三类：解剖复位、复位不足和过度复位。复位不足即股骨颈两骨折端位于内翻位，骨折极不稳定。过度复位时两骨折端较正常位置外翻，使股骨颈内侧皮质抵在近端内侧皮质的内下方,即所谓的帽-钩位置,或因过度牵引导致骨折端分离。过度外翻和骨折端分离均可能引起关节囊紧张并造成血管进一步扭曲和损伤,增加股骨头坏死的发病率。

Garden指数除用于股骨颈骨折的诊断和分型外,在股骨颈骨折复位评价中也具有重要价值。在正位片上,股骨头主要压力骨小梁与股骨干内侧皮质正常夹角为160°,而侧位片上两者夹角为180°。Garden等认为,如上述两角度值位于155°~180°,复位结果可以接受。

尽管Garden指数简单明确,但在手术中多通过透视进行观察,无法获得清晰骨小梁图像,使其应用受到限制。Lowell体外研究认为,无论髋关节位置如何,在正或侧位片,股骨头与颈的轮廓都应呈一光滑的S形。因此,如复位后仍无光滑的S形曲线,则说明复位欠完全。这一征象亦可用于股骨颈骨折的诊断。

尽量避免反复、粗暴的牵引复位,以免增加对股骨头血供的破坏。在连续2~3次闭合复位失败后,应该行切开复位或改行人工关节置换。切开复位可采用Watson-Jones入路,切开前关节囊进行复位,以免过分影响股骨头血供。如能在术前进行预备牵引,并掌握一定的术中复位技术,几乎不存在切开复位的需要。

3.闭合复位内固定　骨折愈合需要良好的力学环境。即需要建立骨折部良好的机械稳定性,又要保持骨折部一定的应力刺激。在安放内固定时,应尽量保护骨折端的血供及骨结构。由于股骨颈特殊的解剖形态及复杂的力线关系,增加了骨折固定的难度。

闭合复位和内固定是股骨颈骨折治疗的首选方法,如应用得当,80%以上的患者可获骨折愈合,股骨头缺血坏死的发生率各家报告不一,约为15%~40%。何况,即使发生股骨坏死,只要尚未引起严重的创伤性骨关节炎,并不一定立即需要再次手术。

内固定并不能直接降低股骨头缺血坏死的发生。但是,有些学者认为,由于早期行内固定,减少了由于再次移位引起的股骨头血供再次损伤,从而降低了股骨头坏死的发生。无移位的嵌插骨折引起的血管损伤仅限于骨折处,如果发生骨折移位则可引起关节囊周围血供的进一步破坏。

手术方法选择的首要标准是并发症的发生率,如骨折不愈合、股骨头缺血坏死或其他全身并发症,其次是手术难易程度、创伤大小和治疗费用。

(1)手术时机:早期手术对于减少股骨头缺血坏死的发生率具有重要意义。手术可以降低关节囊内压力,减少股骨头血供的进一步破坏。但有些学者发现,延迟手术(6~7天内)对骨折不愈合等并发症等的发生并无影响,而早期手术(24小时内)死亡率反而增加。早期手术仅限于年轻病人及全身情况许可的老年病人,对耐受力较差的老年病人并不适合。如选择人工股骨头或全髋关节置换,更无必要过早行手术。

(2)空心加压螺钉固定:空心加压螺钉是股骨颈骨折最常用的内固定器,多用于无移位或复位后位置良好的股骨颈骨折,对于较年轻和骨量较好的病人常可获得较好的效果。

手术方法:闭合复位满意后,经正侧位透视确定股骨颈的前倾角及导钉的进针位置、方向。钻入定位导针,经正、侧位透视确认定位导针位置正确。经定位导针放置定位器,经定位器外周三角形分布的三个孔打入另三根导针,其深度以达到关节面下5mm左右为度。拔出中央定位导针,按三根导针的长度分别测算出空心螺钉的长度。使用4.5mm空心钻沿导针钻孔。于骨折远端皮质骨及干骺端处丝锥攻丝,拧入空心螺钉,螺钉的螺纹应超过骨折线全部进入骨折近段。必要时可于螺钉尾端下放置垫圈,以防止螺钉尾部陷入骨质内。三枚螺钉拧入并透视证实位置正确后,放松牵引,并再次拧紧螺钉。以上的全部手术过程也可在导航系统的指引下完成。后者只需首次X线透视,以后即可完成手术全程的实时导航,显著减少了放射线接受量,并保证了手术精度。

空心加压螺钉的数目、进针点、方向及位于股骨颈内的位置等问题上,尚存在争议。多数学者建议使用三根螺钉,通常呈一倒三角形分布。Swionthonski 等研究认为,无论四或五根空心螺钉或附加其他钉,在抗弯曲应力方面,并无明显区别,并只能恢复原来股骨颈的 3/4 弯曲刚度。然而 Kauffman 等研究发现,四根空心螺钉在固定有后方粉碎性骨折的股骨颈骨折的模型中,与三根空心螺钉相比,尽管只使初始稳定有较小的提升,但却具有统计学意义。

钉的布局十分重要,应符合三点固定原则,即空心钉通过股骨近端的压力和张力骨小梁,并分别在股骨颈内侧皮质及股骨距获得支持,尽量避开骨结构疏松的颈中心及 Ward 三角区。第一根进针点应位于外侧小转子水平下方 1～1.5cm,并紧贴股骨颈内侧皮质。钉尖位于股骨头下 1/3 区域内,其侧位应位于股骨颈中央部分。另外两根则分别紧贴前及后侧皮质。

钉尖应距离关节面约 5mm,使钉尖与较致密的软骨下骨接触。空心加压螺钉较之动力髋螺钉更容易穿透关节面,如发生此种情况,应更换位置重新打入而非单纯更换一枚短的螺钉。

年轻病人使用三根空心加压螺钉的位置建议使用倒品字形,即一根螺钉贴近股骨距,另两根螺钉在此螺钉上方并相互平行,这种方法固定可以提供较大的压缩力。而老年病人则推荐使用正品字形的放置,即两根平行螺钉靠近股骨距,上方只有一根平行螺钉,尤其骨质疏松严重的患者更应如此,以增强颈内侧的抗压与抗弯压力。

(3)动力髋螺钉内固定术:自 20 世纪 50 年代开始,Richard 即开始设计并使用髋部螺钉系统,以后逐渐完善,形成现代的滑动加压螺钉 Richard 钉和动力髋螺钉(DHS)。其基本组成是一个圆头、粗大的宽螺纹螺丝钉,一个套筒接骨板和加压螺丝钉。DHS 目前主要应用于股骨转子间骨折,亦可应用于股骨颈基底骨折。如果应用于头下型股骨颈骨折,螺钉在骨折近端太少,内固定容易失效,因此不宜使用。

多项临床研究表明,DHS 治疗股骨颈骨折与空心钉相比,手术时间长、创伤大、骨折不愈合率高。DHS 的股骨颈螺钉较粗,直径通常为 12～14mm,对股骨头血供破坏较大,防旋螺钉的使用更加大了血供的破坏。对股骨头血供的动态测量显示,DHS 固定后,股骨头血供比原来减少了 3.5 倍。

DHS 是结构坚固的可伸缩内固定装置,允许骨折端在装置上滑动,为骨折端提供了静力及动力性加压,以取得自身的稳定。由于滑动的存在增加了骨面,尤其是内侧皮质的接触,降低了 DHS 所承受的张应力,有利于骨折端特别是压力侧的愈合,这将进一步降低 DHS 的负荷,使骨折获得更加良好的力学环境。DHS 的可滑动性使髋螺钉不易切出股骨头,适合骨质疏松患者,同时有利于骨折端相互靠拢,增加了系统的稳定性。对于股骨颈后外侧粉碎,骨折端缺乏复位后骨性支持者提供可靠的支持。

在应用 DHS 内固定时,头钉置放的位置对于疗效的影响非常关键。Baumgaertner 认为,股骨头螺钉(以下简称头钉)置放于股骨头颈中心最为牢固,不易发生头钉切割,并提出 TAD 值的概念。在正位与侧位片上分别测定头钉尖端与股骨头顶点之间的距离,股骨头"顶点"是指股骨头颈中轴线与股骨头关节面的交点。正、侧位测量值之和,称为尖顶距(TAD)。$TAD = [X_{ap} \times (D_{ap}/D_{true})] + [X_{lat} \times (D_{lat}/D_{true})]$ Baumgaertner 和 Solberg 的研究发现,TAD 值小于 20mm 时无一例发生切割。而 TAD 值大于 50mm 时,切割率高达 60%。有人主张头钉的位置应在股骨头颈中下 1/3(正位)、偏后(侧位)。股骨头中下 1/3 偏后部位骨质较密,头钉置入后不易发生切割。Hartog 等人的尸体标本实验结果认为,偏心位固定抗旋转力较差,主张以中心位固定为佳。但内上方固定应该避免,这是因为股骨头内上方骨质薄弱,内固定欠牢固,切割发生率较高。且外侧骺动脉位于股骨头上方偏后,该动脉供应股骨头大部分血运,头钉进入内上方极易损伤外侧骺动脉而引起股骨头缺血坏死。关于内固定物进入股骨头的深度,目前一致认为应距离股骨头关节面至少 5mm 为宜。

DHS 抗旋转能力差,文献报道失败率为 5%,因此,许多学者建议在头钉的上方再拧入一枚加压螺钉以防止旋转。另外,在使用 DHS 时,必须注意套筒的长度不能越过骨折线,并有足够的滑行余地,否则会阻止骨折端的嵌插。

(4)γ钉和PFN内固定术:γ钉具有半闭合操作、髓腔内固定、靠近负重力线、能有效传递负荷等优点。AO学派在γ钉的基础上研发出了股骨近端髓内钉(PFN),其近端加设防旋螺钉,有利于防止骨折端间持续旋转不稳定,且股骨颈内双钉承载,平均力臂较γ钉小,抗拉及抗压能力亦有提高,减少了应力集中,从而降低了股骨头切割等并发症的发生。

γ钉和PFN主要应用于股骨转子部骨折。对于靠近基底部的股骨颈骨折,尤其是粉碎性骨折,由于其特有的髓内固定优点,往往可以获得良好的固定效果,但术中扩髓和打钉时应避免造成或加重骨折部位的分离移位。无移位或移位较小的股骨颈骨折,不建议使用PFN,因术中扩髓时可能造成或加重骨折部位的分离移位。

(5)人工关节置换术:对于绝大多数新鲜股骨颈骨折,首先考虑解剖复位、坚强内固定。多数学者报道股骨颈骨折应用当代先进的内固定技术,不愈合率低于5%,晚期即使发生股骨头缺血坏死,也只有不到50%因症状明显而需进一步治疗。股骨颈骨折的病人内固定治疗后,如骨折愈合而未发生股骨头缺血坏死,其关节功能评分明显高于人工关节置换者。

许多学者认为,应用人工关节置换术的最大优点,是术后病人可以尽早进行肢体活动及部分负重,有利于迅速恢复功能,防止骨折的发生,降低老年人股骨颈骨折的死亡率。因此,应用人工关节置换术治疗股骨颈骨折的指征近年有所扩大。但是,随着内固定的设计和技术的不断发展,内固定的效果也在不断提高。

Russell对应用人工关节置换术治疗新鲜股骨颈骨折提出了相对适应证和绝对适应证:

1)适应证

①相对适应证

A.病人生理年龄在65岁以上。由于其他疾病,预期寿命不超过10~15年。

B.髋关节骨折脱位,主要是指髋关节脱位合并股骨头骨折,特别是股骨头严重粉碎骨折者。

C.股骨近端严重骨质疏松,难以使骨折端牢固固定。事实上,如严重疏松的骨质难以支撑内固定物,同样也难以支撑人工假体。如应用人工假体,常需应用骨水泥。

D.预期无法再离床行走的病人,其目的主要是缓解疼痛并有助于护理。

②绝对适应证

A.无法满意复位及牢固固定的骨折。

B.股骨颈骨折内固定术后数周内固定失败。

C.髋关节原有疾患已适应人工关节置换。如原来已有股骨头无菌坏死、类风湿关节炎、先天性髋脱位、严重的髋关节骨性关节炎等;并曾被建议行人工关节置换术。

D.恶性肿瘤。

E.陈旧性股骨颈骨折,特别是已明确发生股骨头缺血坏死塌陷者。

F.失控的发作性疾病病人,如癫痫、帕金森病等。

G.股骨颈骨折合并髋关节完全脱位。

H.估计无法耐受再次手术的病人。

I.患有精神疾患无法配合的病人。

2)置换选择:人工髋关节置换术包括单极或双极人工股骨头置换术和全髋关节置换术(THR)。不少学者认为应以THR为主,理由是,THR技术目前已成熟和普及,而且其10年优良率已经超过90%。人工股骨头置换包括双极人工股骨头置换,不仅与THR同样有发生各种并发症的可能,还有其特有的并发症,即髋臼软骨的磨损和股骨头中心性突出移位。Beckenbaugh 等 1977 年报告约 38％的病人,术后 3 年即发现髋臼软骨磨损,关节间隙变窄,并产生腹股沟区疼痛。LaBelle 等 1990 年对一组随访 7 年半的双极股骨头置换术病人观察发现,约 51％的病人出现关节间隙变窄。Whittaker 观察,不论是单极或双极人工股骨头置换术后,都会出现股骨头向髋臼中心突出移位的现象,1～5 年之内仅 5％左右,随着时间的推移,发生率逐年增多,术后 5～15 年则上升到 24％左右。如果再加上柄的松动及下沉等并发症,并发症发生率高于THR,其 10 年优良率则低于 THR。但上海交通大学附属九院所作的随访显示,人工双极股骨头置换的并发症和不良疗效明显低于国外报道,而其手术创伤和出血量少于 THR,如预期手术后活动量不大,伤前无严重骨关节炎,或年龄超过 80 岁并有人工关节置换指征的骨折患者,以行人工股骨头置换为宜。

七、并发症

1.股骨头缺血性坏死

(1)发生率与发生机制:股骨头缺血性坏死是髋部损伤如股骨颈骨折、髋关节脱位等常见的并发症之一,前者更为常见。髋关节脱位引起股骨头坏死发病率文献报道不一,由于创伤程度不同及是否伴有骨折,其发病率从 6％～40％以上不等。移位的股骨颈骨折发生股骨头缺血坏死的发病率约为 15％～30％,而无移位的股骨颈骨折的发病率仅为前者的一半。股骨颈骨折病人约 20％～36％需再次手术,其中11％～19％是由于股骨头缺血性坏死。股骨头缺血坏死后,由于力学性能变化,遭受外力后发生股骨头塌陷,进而诱发骨关节炎,严重影响髋关节功能。

股骨颈骨折引起的股骨头血供破坏是引起股骨头缺血坏死的最主要原因。旋股内侧动脉发出下干骺端动脉(内侧颈升动脉)、后颈升动脉和上干骺端动脉(外侧颈升动脉),此动脉供应股骨头和股骨颈的大部分血液,一旦损伤极易导致股骨头缺血性坏死。另外,由于骺板的屏障作用,股骨头与干骺端在骨内没有血管吻合支,也是股骨头更易发生坏死的原因。另一主要原因是关节囊内出血引起关节内压力升高,超过股骨头供给血管内的压力,导致股骨头缺血坏死。即所谓"填塞作用"。据文献报道,髋关节内积血压力在髋关节外展、内旋位置时,最高可达 150mmHg。Bonnaire 等通过超声作血肿定位后进行测量,骨折后 7～24 小时内,压力可高达 88mmHg,在骨折后第二周,髋关节内压力仍有明显升高。

(2)临床表现与诊断:X 线平片是临床首选检查方法,一般常规摄双侧髋关节正位和蛙位片。虽然 X线平片对股骨头坏死的早期诊断敏感性较低,但对中晚期股骨头坏死基本上能明确诊断。平片也是分期和疗效评价的基本方法。

1)形态和大小:中晚期股骨头缺血性坏死,可有不同程度的股骨头形态改变,以股骨头残缺及扁平为主。关节软骨破坏时出现关节间隙变窄、软骨下骨破坏、出现缺损,严重时可累及全关节产生半脱位。

2)死骨与新生骨:由于骨组织血运障碍发生骨坏死,形成死骨区,该区在 X 线片上相对密度增高,可见到骨小梁结构,比周围活骨小梁粗且清晰,此时很难鉴别出死骨与活骨。以后可见少量骨小梁被吸收或出现疏松区,这时死骨的边缘便可确定。当无肉芽组织伸入死骨区时,骨纹结构正常,骨小梁保持原有架构。坏死区塌陷,股骨头缺血性坏死后,软骨下发生囊变和新月征,新生肉芽组织伸入死骨区,将死骨裂解。如发生在负重区,可出现阶梯状塌陷。死骨呈密度增高,无骨小梁结构而呈棉絮状、索条状、无规律骨硬化区,周围无吸收带。

3)骨坏死征象:①早期改变:在股骨头表面变薄、关节面消失处,出现微小下陷即应考虑到骨坏死。如在这些区域出现骨小梁减少,边缘有少量的新生骨,即可确定死骨的边缘;②囊状透亮区:小的囊状区内可有小块死骨,多发性囊状区可伴有大块死骨;③核心型骨坏死:死骨呈杏核样,在股骨头正中呈球形,周围有环形透亮吸收带,外围有高度骨硬化环;④半月形、楔形骨坏死:可见三角形、锥形、楔形死骨,其头大底小,上宽下窄,即雪帽征。多塌陷,常有壳状骨折片游离在关节间隙。⑤弥漫性骨坏死:多发性骨坏死灶和囊变区内散布有大小不等的死骨块,股骨头长时间密度不均。

4)骨坏死后吸收征象:主要为囊变和疏松带,其表现由轻微到明显,由单一到复杂的骨密度不均,中心大块骨坏死吸收后形成大的囊变区。

5)骨坏死后修复征象:股骨头缺血性坏死后,死骨边缘或中心吸收,出现疏松带和囊变区,在外围有高密度无骨纹结构的新生骨形成硬化带,提示骨坏死修复。在修复过程中可发生以下情况:髋臼唇盂骨化、股骨颈滑膜下骨质增生、股骨头关节缘增生变形、髋臼窝滑膜下增生等。

6)骨坏死后改建征象:骨坏死后,经过组织吸收修复,出现新的关节形态,这一过程相当长,修复和改建是以适应关节功能而缓慢进行的,常见以下方式:关节软骨下壳状死骨片,或经吸收而消失,或肉芽组织包绕长时间存在,形成新的关节面;关节软骨广泛骨坏死,经软骨下吸收,关节面缺损由来自骨髓内的新生骨充填,或由关节软骨修复,形成新的关节面;股骨头大块缺损,可由骨髓内大量新生骨逐渐向前推进弥补,但股骨头变形不能复原,可由软骨覆盖在凸凹不平的关节面上,虽不平坦,但表面光滑,仍可有良好的功能。

股骨头坏死的 CT 表现可分为早、中、晚三期。早期主要反映股骨头坏死形成的最后阶段,表现为股骨头外形正常,股骨头内有斑点、条形或斑片状密度增高影,星芒征(股骨头横断面的中心层面上,正常骨小梁表现为从中心向外周放射状排列)稍变形;中期即修复期,表现为股骨头稍变形,骨皮质中断,其内出现裂隙及散在囊状低密度影,骨小梁增粗并融合,星芒征变形或消失;晚期即愈合期,表现为股骨头碎裂、塌陷、变形,髋臼缘骨质增生硬化。

CT 的优点在于能够清晰显示骨结构,如骨坏死范围、皮质骨或软骨下微小骨折等,对各期股骨头坏死均有很高的诊断价值,但早期诊断股骨头坏死的敏感性不如 MRI。

CT 表现的特点是:股骨头内不规则分布的斑点状、条形或斑片状高密度影,股骨头内骨小梁增粗、融合,星芒征变形,股骨头内散在囊状低密度影,股骨头碎裂、变形,股骨头骨性关节面中断。

磁共振成像(MRI)是一种安全、无射线损害的新成像技术。与 X 线检查、核素扫描等方法相比,磁共振是根据完全不同的物理学原理测定接收信号的强弱,以判断组织坏死是否存在及其程度。当股骨头血供中断 2~5 天后,骨髓脂肪细胞坏死,即可显示股骨头信号减弱。在坏死的早期阶段,坏死区内仍含有脂肪性骨髓,表现为高信号带(图像上呈白色);而围绕坏死区的硬化带表现为低信号(图像上呈黑色),形成坏死的早期特征,称为双线征。MRI 是目前早期诊断股骨头坏死最敏感的方法,脂肪抑制 T_2WI、STIR 序列和冠状切面尤为重要。MRI 还可测量坏死区面积及占负重区的比例,以此推测临床预后。增强 MRI 所显示的增强区域为有存活能力的组织,无增强则为坏死骨髓或骨组织,其定位和分区更精确,尤其动态增强 MRI 对股骨头灌注状况的评估,能准确预测股骨头缺血坏死的发生。

核素扫描(^{99m}Tc 等)主要用于股骨头坏死早期检查。与 MRI 比较,敏感度高,特异度则明显低于MRI。核素扫描可确定坏死区大小,判定组织活性和坏死区血管再生情况,提示股骨头坏死临床预后和反映股骨头坏死的不同发展阶段。

早期股骨头坏死可无任何临床表现,甚至在 X 线片出现股骨头塌陷等明显改变后,病人临床表现仍不典型。臀部、腹股沟甚至股骨近端的疼痛不适是股骨头坏死病人最常见的症状,常随股骨头坏死塌陷呈进行性加重。病人由于疼痛出现跛行和髋关节活动障碍,甚至出现畸形。

通过"出现钉痕、股骨头高度递减和硬化透明带"三个间接指征,能够较原有的 X 线片诊断大大提前。

（3）预防与治疗

1）预防：股骨颈骨折病人手术前应避免将髋关节置于伸直内旋位，以防止髋关节囊内的压力过高，进一步影响股骨头血运。髋关节屈曲位牵引可以明显地降低髋关节囊内压力，并可以使骨折复位并保持复位。关节囊内血肿穿刺的疗效尽管仍有争议，但是多项研究表明，穿刺可使股骨头血运增加。为防止股骨头坏死，应早期解剖复位并进行坚强内固定。手术放置内固定物时应防止将其安放于股骨颈的后上部，以避免进一步损伤股骨头血供。抗凝治疗对防止股骨头坏死也有一定的效果。

2）非手术治疗：只用于股骨颈骨折已愈合的病例。如头坏死伴骨折不愈合，则应考虑手术治疗。

①避免负重：主要适用于股骨头缺血坏死早期防止股骨头塌陷，避免负重有利于股骨头在塌陷前修复坏死的区域。

②药物治疗：部分学者应用药物扩张血管减低髓内压力，防止股骨头缺血坏死，国内也有学者报道应用丹参等药物治疗股骨头缺血坏死，但疗效有待进一步观察。

③电刺激疗法：实验发现，电刺激可促进骨发生及死骨的再血管化。国外已有很多医疗机构应用此疗法治疗股骨头缺血坏死。通常有三种方法：非侵袭性的电磁刺激、局部的侵袭性电磁刺激、股骨头减压后电容器刺激。

④冲击波疗法：冲击波可刺激新骨形成从而促进骨折愈合，国外报道此法治疗早期股骨头坏死成功率可达 70%～80%。目前国内此项治疗刚刚开始，尚未有完整的临床总结报道。

3）手术治疗：在骨折已愈合的前提下，可考虑以下治疗。

①髓芯减压并单纯骨移植术：髓芯减压术是经股外侧切口，透视下自大转子下方向股骨头颈方向钻孔，通过坏死区中心直至软骨下。其目的是降低股骨头内压力，改善静脉回流，促进血运重建。然而，单纯髓芯减压术可使软骨下骨的机械支撑力减弱，因而，不少学者主张对早期头坏死的病人在髓芯减压的基础上进行骨移植，手术简单，并可推迟青壮年患者人工关节置换的年龄。

②带血管的骨膜移植术：带血管的髂骨骨膜移位治疗股骨头缺血性坏死的手术方法，是将带血管蒂骨膜植入头坏死区，以改善血运，骨膜生发层细胞可转化为成骨细胞，促进成骨。应用带旋髂深血管蒂骨膜移植治疗成人股骨头缺血性坏死，可以重建股骨头的血液循环，提供大量的具有成骨作用的细胞。经传导或诱导作用，在坏死的小梁表面形成新骨，带蒂骨膜的内层细胞可以分化为成骨细胞，能促进坏死股骨头的修复。

③带肌蒂或血管蒂的骨瓣移植术：带血管蒂髂骨骨瓣移位、吻合血管的骨瓣移植术、带血管的大转子移位术重建股骨头，不仅提供了新的血供来源，带入丰富的成骨效应细胞和骨诱导因素，还起到头颈减压、机械性支撑作用。

④截骨术：截骨术治疗股骨头缺血性坏死的原理是通过改变股骨头的负重部位，将坏死区从负重区旋转到非负重区，防止股骨头塌陷，为其修复创造条件。

⑤股骨头表面置换：手术具有操作简单、股骨头骨质切除少、不需要截骨、软组织损伤小、术后可早期活动等优点，即使手术效果欠佳，日后行人工髋关节置换仍和初次手术一样简单。Nelson 等报道，采用股骨头表面置换治疗股骨头缺血性坏死，经过 5 年以上的随访，优良率为 82%（Harris 评分平均 87 分）。认为股骨头表面置换手术可以替代股骨头置换、双极股骨头置换及全髋关节置换，对青少年特别适合。

⑥全髋关节置换术。

2.内固定失败和骨不连　由于股骨颈骨折存在巨大的剪切应力和骨折周围缺乏骨质的支撑，尽管有上百种内固定物用于股骨颈骨折的固定，尚没有一种内固定物能获得完美的结果。股骨颈骨折病人内固定术后，固定的维持时间和骨折愈合便开始一场竞赛，其中骨折类型、骨质量和骨折愈合能力是重要的决定因素。医生在这中间所起的作用有限,只能对骨折提供尽可能有效的复位和初始固定。

由于年轻患者多由于高能量损伤造成股骨颈骨折,而老年患者由于骨质量差,股骨颈骨折多由低能量创伤引起,二者发生内固定失败的机制也略有不同。

年轻患者股骨颈骨折后治疗不当导致股骨头坏死或者骨折不愈合等并发症的后果更为严重,因此,年轻病人应进行充分的术前评估和准备。复位不充分是引起内固定失败的重要原因之一。复位时应防止过分地牵引和旋转,以免股骨头血供遭受进一步损伤。如闭合复位无法满意,应考虑切开复位。股骨颈骨折合并同侧股骨干骨折增加了骨折复位的难度,在治疗顺序上也存在争议,多数学者主张先治疗股骨颈骨折,毕竟股骨颈骨折的并发症较股骨干骨折为多。

内固定松脱、滑移伴骨折明显再移位的病历,再行复位内固定的机会多数已不存在,应改行全髋或半髋置换术。如骨折无移位但未愈合,年龄在 55 岁以上,或伴有股骨头缺血坏死者,宜做关节置换术。年龄在 55 岁以下者,可考虑做跨越骨折线的肌蒂或血管蒂骨瓣移植术,更换或不更换原有的内固定。

老年病人骨折周围骨质量和术后的功能锻炼(包括负重时间)是影响内固定失败的重要原因。Singh 等根据 X 线片评估股骨颈部位的骨小梁,并据此将病人股骨上段的骨质量分为六级。Singh 指数在Ⅳ～Ⅵ级的病人有较好的骨质量,可考虑选择内固定治疗;Singh 指数在Ⅰ～Ⅲ级者骨质量较差,内固定失败的可能性明显增加。股骨颈骨折术后负重时间目前仍有争议,据文献报道,术后早期负重组(术后 12 周内)和晚期负重组(术后 12 周后)的股骨头坏死塌陷率并没有明显差异。患者什么时候开始下地负重很难控制,并且即使不负重,在床上进行的坐起、使用坐便器等动作也可使股骨上段遭受的巨大压缩、剪切和弯曲应力。反之,早期有保护地使老年病人进行部分负重功能锻炼,往往能改善局部血运,减少卧床并发症,降低死亡率。

(秦　航)

第四节　股骨转子周围骨折

股骨转子周围骨折包括股骨转子下骨折和股骨颈基底骨折,是老年人常见的骨折,随着年龄的增长、骨质疏松的发生,其发病率明显增加。早期手术治疗已被人们广泛接受,因它能显著降低死亡率,使患者早期下床活动,减少因长期卧床引起的并发症。目前的治疗方法较多。一方面,需要简单可靠的操作技术,便于各级医生掌握,减少并发症;另一方面,由于损伤情况、年龄、骨折类型和骨质情况不同,又要求采用不同的内固定物。

一、流行病学

流行病学调查发现,股骨转子周围骨折是老年人常见的骨折。Joseph 报告,美国每年发生 25 万例髋部骨折,其中 50 岁以上的病人占 90%。随着人口老龄化,到 2040 年,估计发生数超过现在两倍。国内的数字欠完整,李晨通过 426 例髋部骨折的流行病学调查发现,髋部骨折男性分布高峰在 70～80 岁,女性在 60～80 岁;50 岁以上年龄组男女髋部骨折分布比为1∶1.33,转子间骨折与股骨颈骨折分布比为 1∶1.51。有学者等通过回顾性调查发现,女性 50 岁以后髋部骨折明显增加,其峰值较男性提前 10 年,高龄女性以股骨颈骨折为主,男性以转子间骨折多见。目前认为,骨质疏松是引起老年人髋部骨折的主要影响因素,股骨近端的骨量的定量测定对于预测髋部骨折的危险性有一定价值。

二、骨折分型

1.AO 分类

A1:转子周围简单骨折。

A1.1:股骨颈和转子接合部的骨折。

A1.2:经转子部的骨折。

A1.3:转子干部的骨折。

A2:经转子部多块骨折。

A2.1:有一个中间骨折块。

A2.2:两个中间骨折块。

A2.3:两个以上的中间骨折块。

A3:转子间骨折。

A3.1:反向简单骨折。

A3.2:横行简单骨折。

A3.3:伴有内侧骨皮质骨折。

2.Evan 分类　　分为顺转子间骨折和逆转子间骨折两大类。

(1)顺转子间骨折:

Ⅰ型:骨折无移位,为稳定骨折。

Ⅱ型:骨折部分移位,大小转子完整。

Ⅲ型:小转子游离,骨折移位、内翻畸形。

ⅢB 型:大转子游离为单独骨块。

Ⅳ型:除转子间骨折外,大小转子均成为单独骨折块,内翻畸形。

(2)逆转子间骨折:骨折线自大转子下方斜向内上方,到达小转子上方。

顺转子间骨折约占转子间骨折的 80%,其中不稳定骨折据文献报告为 87.6%。逆转子间骨折中不稳定骨折只占 12.4%。

三、治疗

1.保守治疗　　适应证:对于伴有严重的内脏疾患,本人不愿意手术的病人,包括各种类型的骨折,可牵引 8~12 周,然后至少扶拐患肢免负重 12 周,直至骨折完全愈合才能完全负重,以防发生髋内翻。

要求:

(1)初始牵引重量要足够:达到体重的 1/7,否则易出现髋内翻。

(2)髋内翻校正后,仍需保持牵引重量为体重的 1/7~1/10。

(3)牵引时间要充分:一般在 8~12 周,16 周后可逐渐负重。

2.手术治疗

(1)适应证:股骨转子周围骨折多发生于老年人,国内外多数学者认为非手术治疗死亡率高,而倾向于手术治疗。国外文献报告,65 岁以上老年人髋部骨折保守治疗,只有 50% 能恢复独立生活,恢复到伤前功能能水平的仅 25%,而手术治疗者 80% 以上的患肢功能恢复满意。北京友谊医院总结 203 例股骨转子周围骨折的情况,手术治疗死亡率 0.83%,保守治疗死亡率 3.6%。因此,股骨转子周围骨折在条件许可下应尽可能采用手术治疗,并积极治疗伴发病和并发症,可取得满意的疗效。

(2)手术方法:手术方法分为内固定和外固定两类,根据医生的习惯和经验及不同的医疗条件,目前采用的方法较多。内固定是主要的手术方法,主要有接骨板螺钉和髓内钉两类。接骨板螺钉类主要有 Richard 钉和角钢板等,髓内钉主要有 Gamma 钉和 Ender 钉等,均可取得满意的疗效,也均存在一定的问题。

1)Richard 钉:又称滑动髋螺钉、DHS 钉,1967 年在美国首先开始应用。该钉设计合理,性能牢固,具有较好的生物力学性能。Laskin 测量其抗静力负荷为 330kg,王福权报告其抗弯能力为 280kg。

该固定可早期下床活动,减少卧床并发症,提高生活质量,是老年股骨转子间骨折较为理想的治疗方法。王福权报告 106 例病人,骨折全部愈合,无髋内翻畸形,2 例发生迟发性感染。术后 2~3 天坐起,对稳定性骨折,2~3 周扶拐下地,对不稳定性骨折,8~10 周下地活动,功能满意率 92%。对于内侧骨皮质缺损的不稳定性骨折可采用内移穿钉,亦可取得满意效果。

Richard 钉应用也存在一定问题,如接骨板螺钉松动、近端拉力钉退出或切出股骨头。文献报告,早期负重病例髋内翻畸形发生率为 10%,如早期不负重活动,髋内翻畸形发生率明显降低。手术要点及固定机制见本章第五节。

2)Gamma 钉:1989 年,法国 Grosse 教授首先应用 Gamma 钉治疗股骨转子周围骨折。其后,香港梁国穗教授根据亚洲人股骨的特点进行特殊改进,制成亚太型 Gamma 钉,在国内取得满意效果。

Gamma 钉的特点:①将股骨头颈部与股骨干牢固固定;②允许骨折部嵌插从而增加稳定,促进骨愈合;③通过髓腔固定,缩短了力臂,减少了弯距,能有效控制短缩和旋转,确保术后功能练习,减少卧床并发症;④手术技术标准化,易于掌握;⑤手术时间短,创伤小,出血少。

Gamma 钉能承受大部分股骨近端尤其是经股骨距的载荷,这显然有利于骨折早期愈合。但 Gamma 钉的远端锁钉外侧有明显的应力集中,钉体远端处股骨干骨折是其最严重的并发症,也限制了 Gamma 钉的应用。赵广跃等研究发现,Gamma 钉远端使用一枚锁钉不影响股骨近端的应力分布,且不增加锁钉部位的应力集中,故远端使用一枚锁钉是可行的。

自 1993 年 12 月至 1997 年 10 月,北京友谊医院应用国产亚太型 Gamma 钉治疗股骨转子周围骨折 96 例(97 髋)。其中稳定性骨折 40 例,不稳定性骨折 56 例(57 髋),平均随访 12 个月。骨折愈合率 98%,髋关节功能优良率 90.2%。并发症为股骨干骨折、拉力螺钉切出股骨头及退出各 1 例,迟发感染 3 例。学者认为,Gamma 钉可用于各种类型的股骨转子周围骨折,具有操作简便、手术损伤小、出血少、固定牢固等优点,是治疗股骨转子周围骨折的理想方法之一。熟练掌握 Gamma 钉技术,术中认真细致操作,有些并发症是可以避免的。

(3)麦氏鹅头钉:在 Richard 钉和 Gamma 钉应用于临床以前,麦氏鹅头钉是一种常见的治疗股骨转子间骨折的方法。属于钉板结合式内固定,钉板结合处靠尾螺钉固定,此处应力过于集中,易发生尾螺钉松动和断裂,造成内固定失败。这种设计缺陷造成了较高的失败率,因此已逐渐被其他的内固定方式取代。

(4)角接骨板:胥少汀等通过生物力学试验方法,测试了 130°角接骨板固定不稳定性股骨转子间骨折的稳定性,同时对内固定自身的应力状态进行观察。结果表明,300 次循环加载后骨折的稳定性受到一定程度的破坏。应变值显示,接骨板自身存在着较严重的应力集中现象,说明接骨板的力学状态欠合理。因此,使用角钢板固定不稳定性股骨转子间骨折,常不能取得满意的效果。角接骨板适用于固定稳定性股骨转子间骨折,且要避免早期负重。

（5）Ender钉:Ender钉自股骨远端插钉,具有手术创伤小、出血少、操作简便等优点。对超高龄并有重要脏器功能不全者,采用Ender钉是比较理想的内固定方法。但Ender钉属于弹性固定,不能提供足够的强度控制旋转及位移。对于不稳定性骨折,不宜应用Ender钉固定。Moon等为克服Ender钉的缺点,在Ender钉治疗股骨转子间骨折时,联合采用空心钉内固定,取得了满意的疗效。共应用23例,无髋内翻发生和内固定失败,具有良好的稳定性。

（6）外固定架:现在使用的外固定架有孟氏力臂式外固定架、单臂多功能外固定架和AO外固定架等。其优点是创伤小、出血少、可早期活动、死亡率低。缺点是不易于护理、易于针道感染、不适于不稳定性股骨转子间骨折的治疗。但对于高龄、全身状况较差的病人可考虑采用。

（张敬堂）

第五节　股骨转子部骨折

一、病因及发病机制

股骨转子下骨折是转子周围骨折的一个特殊类型,大多数学者将这一骨折定义为发生于小转子至股骨干峡部之间的骨折,约占所有髋部骨折的10%～30%。患者年龄呈双峰分布、损伤机制不同。老年患者大多由低速损伤引起,而年轻病人多因车祸等高能创伤所致。

二、分类

股骨转子下骨折有多种分型系统。

Seinsheimer根据骨折块的数量、位置及骨折线的形态提出了下面的分型系统:

Ⅰ型:骨折无移位的或移位小于2mm。

Ⅱ型:二分骨折。

Ⅱa型:横行骨折。

Ⅱb型:螺旋形骨折,小转子位于近端骨折块。

Ⅱc型:螺旋形骨折,小转子位于远端骨折块。

Ⅲ型:三分骨折。

Ⅲa型:三分螺旋形骨折,小转子是第三个骨折块的一部分。

Ⅲb型:三分螺旋形骨折,第三个骨折块为蝶形骨折块。

Ⅳ型:具有4个或4个以上骨折块的粉碎性骨折。

Ⅴ型:转子下-转子间骨折。

Johnson在1988年提出按区域分型概念,并建议根据骨折的部位选择适当的治疗方案。

Russell和Taylor根据影响骨折治疗的2个主要因素,即小转子的连续性、骨折线向后方在大转子上的延伸是否累及梨状窝,提出了一种分型系统(图15-1):

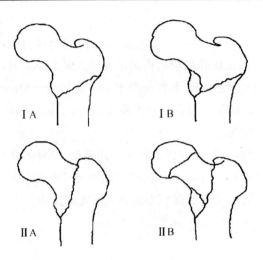

图 15-1   Russell-Taylor 分型

Ⅰ型:骨折其骨折线未延伸至梨状窝。

Ⅰ A 型:骨折小转子完整。

Ⅰ B 型:骨小转子发生骨折。

Ⅱ型:骨折累及梨状窝。

Ⅱ A 型:骨折自小转子经股骨峡部延伸至梨状窝,但小转子无显著的粉碎或较大的骨折块。

Ⅱ B 型:骨折,骨折线延伸至梨状窝,同时股骨内侧皮质有明显的粉碎,小转子的连续性丧失。

三、临床表现

股骨转子下骨折患者多有明显的外伤史,老年患者往往只是一个轻微的外伤史,比如摔倒,年轻人常合并伤,需仔细排除。患肢肿胀明显伴有剧烈疼痛,股骨上段有反常活动,可闻及骨擦音,不能行走,患肢短缩畸形。

四、诊断

病人多有明显的外伤史,大腿上段剧烈疼痛,活动受限,不能负重行走或站立。患肢短缩畸形,多伴有下肢的外旋畸形。体检时可见大腿上段反常活动,局部肿胀明显,可见瘀斑,局部压痛明显,纵向叩击患肢大腿上段疼痛明显。拍片可见股骨转子下骨折线,可以根据 X 线片分型。

五、治疗

1.非手术治疗   非手术治疗,包括骨牵引、夹板固定、石膏固定等,适用于一些转子下不全骨折,或无法耐受手术者。非手术治疗者,患肢需长期制动,会出现患肢肌肉萎缩、髋膝关节僵硬、褥疮、尿路感染等并发症;若骨折复位不佳,会出现畸形愈合,下肢短缩或外旋畸形。

2.手术治疗   由于非手术治疗治疗效果不佳,并发症多,对于完全性转子下骨折患肢,只要条件允许,均主张手术内固定治疗。手术内固定现包括 2 大类:钢板系统和髓内钉系统。钢板固定属于偏心固定,应力分布于一侧,失败率较高。但钢板内固定具有操作简便,可以对骨折端加压的优点,然而有创伤大,手术出血多、骨折端血供破坏多的缺点。而髓内系统的优点在于保留了骨折块的血运、减少手术失血、对骨折处周围组织破坏小。且髓内钉在股骨髓腔内应力均匀分布，对骨折端很少产生应力遮挡，可以促进骨折愈合。若对于一些合并有梨状窝严重粉碎骨折患者，髓内钉固定失败率也不低。

钢板系统包括：动力髋螺钉，解剖钢板，角钢板等。动力髋螺钉适于治疗合并股骨内侧皮质能稳定的转子下骨折，但骨折线向远端不能延伸过长。这样，动力髋螺钉系统可以提供坚强内固定。若动力髋螺钉用于合并有内侧不稳、及逆转子骨折的转子下骨折，会出现髋内翻畸形，进而导致内固定失败。解剖钢板和角钢板都属于侧方固定，对于不合并转子间骨折患者都可以提供坚强固定，具有操作简便的优点，对骨折块可以加压。但不适宜用于合并有严重转子间骨折的患者。

现代的重建钉大大提高了疗效、简化了转子下骨折的治疗。手术指征也从以前的位置较高的转子下骨折以及延伸至转子下区域的转子间骨折，扩展到了低位转子下骨折或股骨近端骨折。这些系统的一个潜在的并发症是晚期在内固定器的尾端发生股骨骨折，但当髓内钉的远端已达到股骨远侧干骺端则可减少此问题出现。梨状窝是该系统的入口处，即使受累也不是手术的禁忌证，但给植入加大了难度。转子下区的病理性骨折病人最好使用 Gamma 钉或 PFN、PFNA，它能保证整个股骨的稳定。

3.外固定支架固定 对于一些内固定术后感染的，或有严重污染的开放性骨折可选择外固定支架固定。Ilizarov 外固定支架可以提供一定的骨折端的稳定，并可以很好的控制颈干角，防止髋内翻畸形。长期外固定支架固定会出现钉道感染、松动等并发症，需加强护理。

总之，股骨转子下骨折治疗方案的选择是基于梨状窝是否受累。当大、小转子均完整时，可选用常规的交锁髓内钉。当骨折累及小转子时，可以使用闭合穿钉、Gamma 钉及或 PFN、PFNA（一些老年骨质疏松的患者选用 PFNA）固定。从股骨远端 1/5 至小转子稍远处的大多数股骨骨折可用常规交锁髓内钉固定，骨折延伸至小转子时，可选用 Gamma 钉或 PFN、PFNA 的加长型。在伴有大转子粉碎的转子下骨折中，带锁定套筒的加压髋螺钉可有效地控制股骨头旋转，但不应通过钢板再拧入螺钉固定近端骨折块，否则顶端的螺钉仅起中立位钢板的作用。钢板螺丝钉内固定可能最适用于股骨近端存在畸形、有内固定（如髋关节融合或髋关节置换术后的病人）骨折病人。对于一些内固定术后感染的，或有严重污染的开放性骨折可选择外固定支架固定。

4.PFNA 手术方法 术前对健侧股骨摄 X 线片，以估计合适的髓内钉直径、和所需髓内钉的长度。PFNA 的直径为 9～12mm，颈干角 125°和 130° 2 种，PFNA 标准型长度 240mm，PFNA 小型 200mm，PFNA 超小型 170mm，PFNA 长型有 340mm、380mm、420mm 3 种型号。髓内针的长度应满足近端与大转子平齐或位于其下方 1cm 以内，远端超过骨折线 10cm 以上。通常采用全身麻醉，必要时亦可行腰麻或硬膜外麻醉。

病人取仰卧位，健肢外展，躯干和患肢内收，患髋屈曲 15°，保持"脚跟对脚尖"样姿势，通过骨牵引针或特殊的足固定器牵引。旋转患肢足部，恢复正常旋转对线，此时在影像增强 C 臂机透视下应可见髋部前倾角恢复正常。常规方法铺单及准备影像增强 C 臂机。手术步骤如下：

（1）患者体位：将患者仰卧于牵引床或透光手术台，未受伤的腿固定在支架上，并且尽可能远离，以方便术中检查，患肢与躯干保持 10°～15°内收并固定，以暴露髓腔。

（2）测量颈干角：术前健康肢体摄正位片，用模板测量颈干角。

（3）骨折复位：在摄片帮助下，闭合复位，如果效果不满意则切开复位，切口常采用股骨上段外侧切口。

注意：准确解剖复位及将患者安全固定在手术台上能使复位操作简便且效果理想。

（4）测量所需 PFNA 的直径：术前将模板在正位 X 光下，在 C 型臂机帮助下选择合适长度的髓内钉，将标尺上的方框置于峡部。如果髓腔过于狭窄，可以选择小一个型号的 PFNA，或者通过扩髓，使髓腔至少比所选用的大1mm。

注意：如果选用的PFNA型号太大,则可能导致复位丢失或医源性骨折。

(5)手术入路：在大转子顶端以上约5～10cm做一个5cm切口,平行切开筋膜,钝性按肌纤维方向分离臀中肌。如果使用PFN插入把手,则需要适当向远端延长切口。

(6)选择PFNA进钉点并插入导引钢针：在前后位上,PFNA进钉点通常位于大转子顶点或稍外侧,插入导引钢针。主钉6°外偏角的设计可以很好匹配髓腔的构型。这也意味着要将3.2mm导针插入后向髓腔延伸时也需要保持6°的外偏。在侧位片上,明确导针是否位于髓腔中央并且没有发生弯曲。

经皮微创技术：在插入点安放20.0/17.0mm保护套筒及17.0/3.2mm钻头套筒。经保护套筒及钻头套筒插入导针。移除钻头套筒。

注意：正确的插入点及角度,对于手术效果非常关键。

(7)打开股骨皮质：沿导针通过20.0/17.0mm保护套筒插入17.0mm空心钻头。使用带T型手柄的通用接口钻至保护套筒上的限深处,移除保护套筒及导针。

注意：建议使用动力工具高速打开股骨皮质,为了避免骨折块的移位,不要过分轴向加压和外偏。

(8)安装PFNA工具并插入PFNA：将连接螺丝通过插入手柄拧入合适直径的PFNA尾端,用六角形扳手拧紧。在X光设备辅助下,插下PFNA,轻微摆动手柄可以更好插入。可以用锤子轻轻击打插入手柄上的保护片,帮助插入PFNA。透视下预计PFNA螺旋刀片可以插入股骨颈的下半部分时,PFNA插入的深度就足够了。否则会导致PFNA螺旋刀片位置不正确。

注意：确认连接螺丝,插入手柄及PFNA三者紧固一体,避免在PFNA螺旋刀片插入时分离。暂不要安装瞄准臂。

(9)插入导针：安装130°瞄准臂,将其和插入手柄牢固连接。用电钻钻入导针,如果是非常不稳定的骨折,可以再插入一个导针防止旋转。使用C臂机可更好控制在股骨头内插入的3.2mm导针的位置。将金色16.0/11.0mm支持螺母牢固安装在PFNA螺旋刀片保护套筒上。准备插入时先将支持螺母旋至标记处,将金色11.0/3.2mm钻头套筒经保护套筒插入。如果在股骨头内需要再插入防旋针,步骤相同。

注意：轴向观察,防旋针只能接近螺旋刀片尖端但不能接触。防旋针仅临时固定股骨头,在插入螺旋刀片后需移除。

(10)测量所需PFNA螺旋刀片长度：测量前应正侧位确定导针的位置,将3.2mm导针测量器沿导针插至保护套筒,并且选择所需要的螺旋刀片长度。测量装置所显示的是导针在骨内的准确长度,确保PFNA螺旋刀片和导针尾端平齐。PFNA螺旋刀片的正确放置位置是关节面下5～10mm,保证PFNA螺旋刀片位置正确。

(11)钻孔：小心移除金色11.0/3.2mm钻头套筒,但不要改变导针的位置。沿3.2mm导针推动11.0mm空心钻头。钻至限深处,此时就打开了外侧皮质。

(12)安装PFNA螺旋刀片(插入PFNA螺旋片刀)：PFNA螺旋刀片是锁定状态下包装的。可以逆时针轻轻旋转将插入器插入选定的PFNA螺旋刀片,确认固定牢靠。这一过程同时也解锁了PFNA螺旋刀片,现在刀片可以自由旋转,使PFNA螺旋刀片处于插入的准备状态。沿3.2mm导针将螺旋刀片及插入器一起经保护套筒插入。由于PFNA螺旋刀片的特殊设计只能由特定方向通过保护套筒(见保护套筒上的标记)。同时按动保护套筒上的按钮。握住插入器的金色把手,沿导针尽可能深的将螺旋刀片插入股骨头。然后用锤子轻轻敲击插入器底部直至限深处。用C臂机检查PFNA螺旋刀片的位置。

注意：将螺旋刀片插入至限深处很重要。当插入器和保护套筒卡住发出咔声后即可,插入时不应使用过大的力。

(13)锁定 PFNA 螺旋刀片:顺时针旋转插入器(按<lock>标记方向)。现在 PFNA 螺旋刀片处于锁定状态。确认 PFNA 螺旋刀片术中已被锁定。当间隙都关闭时 PFNA 螺旋刀片即被锁定。如果 PFNA 螺旋刀片不能锁定,可将其移出用一个新的 PFNA 螺旋刀片代替。按动保护套筒上的按钮,移出插入器。移出并且妥善处理导针。

注意:需保证 PFNA 螺旋刀片表面光滑。

(14)远端锁定:在远端皮肤刺一小口。插入预装好的远端锁定钻头套筒,包括、绿色 11.0/8.0mm 保护套筒、绿色 8.0/4.0mm 钻头套筒及绿色 8.0mm 套管针,经瞄准臂上标记为的孔插至骨皮质。移除绿色套管针,使用 4.0mm 钻头钻穿两层皮质。钻头尖端应突出 2~4mm,以及保护套筒应该和骨直接接触。根据钻头上的读数直接选择所需要的交锁钉长度。拧入锁定螺钉。

注意:始终确保术中进行远端锁定时没有出现皮质分离。否则会导致延期愈合。始终需确保 PFNA、插入手柄及瞄准臂三者连接牢靠,否则远端交锁钉钻孔时会损坏 PFNA。

(15)插入尾帽:如果主钉尾端已经位于大转子顶部则可选择 0mm 延长尾帽。将带钩导针穿过选定的尾帽,经导针在尾帽上插入 4/11mm 六角形改锥杆。尾帽和改锥杆为自持式。将空心尾帽安放在主钉尾端。使用 11mm 扳手旋紧尾帽,将尾帽完全置入主钉内。最后几圈旋紧时阻力增大,继续旋紧直至尾帽上的限深装置接触到主钉的尾端。这样可以防止尾帽松脱。移除六角改锥杆,扳手及导针。

六、并发症

转子下骨折早期并发症主要有股动脉损伤、坐骨神经损伤或并发其他部位的骨折。转子下局部血运丰富,大腿又有丰富的肌肉,在遭受较大暴力后所致的骨折,常出血量较大,闭合骨折出血在 1000~1500ml,开放骨折更多,故有创伤性休克可能。骨折后髓腔开放,股骨周围的静脉破裂,髓内脂肪有进入静脉可能,早期应注意脂肪栓塞综合征可能。

在治疗过程中,不同的术式并发症不尽相同。动力髋螺钉固定系统治疗股骨转子下骨时,当植入物放置的位置不当时可导致固定失败并发生髋内翻。在骨质疏松的患者中由于对植入物不能旋转而存在失败的危险。若病人过早的负重活动,可由于转子下的应力高度集中而导致内固定的断裂。与技术有关的最常见并发症是骨折内翻对线不良,股骨颈穿透以及肢体外旋和短缩畸形。有报道骨不连率高达 16%。而采用髓内钉固定的方法并发症主要有骨折复位不良,近端交锁螺丝钉放置错误,内固定物断裂,以及髓内钉远端股骨骨折可能,骨不连和感染发生率都较钢板固定发生率低。转子下骨折后伴发的髌骨和膝关节旁骨折,以及软组织损伤可以导致膝关节功能丧失,而髋关节周围的异位骨化则会导致髋关节活动功能的丢失。

转子下骨折晚期并发症主要有股骨延迟愈合和骨不连,再骨折。股骨转子下骨折延迟愈合通常与骨折未能得到稳定的固定和创伤或手术造成的局部血运障碍有关。治疗时必须改善固定方式,以维持骨折端的稳定,并鼓励病人做肌肉收缩活动来改善局部血液循环。若有骨缺损,则需植骨。

转子下骨折治疗中,并发感染患者也会出现。对于具有窦道的感染,使用敏感抗生素的同时,进行局部扩创,并予以持续灌洗是必要的,有时感染严重需拆除内固定,改为外固定支架固定。引流管需放置时间尽量延长,一般确信感染骨创面不再有新的脓液生成,一般引流量在每天 10ml 以下时,可考虑拔除引流管。若培养细菌为金黄色葡萄球菌时,可以在不关闭窦道的情况下,暂不拆除内固定,等骨痂明显生长后再拆除内固定,并行局部扩创加持续灌洗。

(高爱东)

第六节　股骨干骨折

　　股骨干骨折是临床上常见骨折之一,约占全身骨折6%,男多于女,呈2.8:1。多发生于20~40岁的青壮年,其次为10岁以下的儿童。股骨是体内最长、最大的骨骼,且是下肢主要负重骨之一,如果治疗不当,骨折可引起长期的功能障碍及严重的残疾。股骨骨折治疗必须遵循恢复肢体的力线及长度,无旋转,尽量保护骨折局部血运,促进愈合;采用生物学固定方法及早期进行康复的原则。目前有多种治疗股骨干骨折的方法,骨科医师必须了解每一种方法的优缺点及适应证,为每位患者选择恰当的治疗。骨折的部位和类型、骨折粉碎的程度、病人的年龄、病人的社会和经济要求、以及其他因素均可影响治疗方法的选择。

　　股骨干骨折应包括小转子下5cm的转子下骨折,骨干骨折及股骨髁上部位的骨折,此3个组成部分的解剖及生物力学特点各有不同,诊断治疗前,应考虑到各个部位的解剖特点。股骨是人体中最长的管状骨。骨干由骨皮质构成,表面光滑,后方有一股骨粗线,是骨折切开复位对位的标志。股骨干呈轻度向前外侧突的弧形弯曲,其髓腔略呈圆形,上、中1/3的内径大体一致,以中上1/3交界处最窄。股骨干为三组肌肉所包围,其中伸肌群最大,由股神经支配;屈肌群次之,由坐骨神经支配;内收肌群最小,由闭孔神经支配。由于大腿的肌肉发达,股骨干直径相对较小,故除不完全性骨折外,骨折后多有错位及重叠。股骨干周围的外展肌群,与其他肌群相比其肌力稍弱,外展肌群位于臀部附着在大转子上,由于内收肌的作用,骨折远端常有向内收移位的倾向,已对位的骨折,常有向外弓的倾向,这种移位和成角倾向,在骨折治疗中应注意纠正和防止。否则内固定的髓内钉、钢板可以被折弯、折断,螺丝钉可以被拔出。股动、静脉在股骨上、中1/3骨折时,由于有肌肉相隔不易被损伤。而在其下1/3骨折时,由于血管位于骨折的后方,而且骨折断端常向后成角,故易刺伤该处的动、静脉。

一、发病机制

　　股骨干骨折多为高能创伤所致,如撞击、挤压、高处跌落。另一部分骨折由间接暴力所致,如杠杆作用、扭转作用等。前者多引起横断或粉碎性骨折,常合并多系统损伤,后者多引起斜面或螺旋形骨折。儿童的股骨干骨折可能为不全或青枝骨折。

　　股骨干上1/3骨折时,骨折近段因受髂腰肌,臀中、小肌及外旋肌的作用,而产生屈曲、外展及外旋移位;远骨折段则向后上、内移位。

　　股骨干下1/3骨折时,由于膝后方关节囊及腓肠肌的牵拉,骨折远端多向后倾斜,有压迫或损伤动、静脉和胫、腓总神经的危险,而骨折近端内收向前移位。

二、分类

根据骨折的形状可分为:

Ⅰ型:横行骨折,大多数由直接暴力引起,骨折线为横行。

Ⅱ型:斜形骨折,多由间接暴力所引起,骨折线呈斜行。

Ⅲ型:螺旋形骨折,多由强大的旋转暴力所致,骨折线呈螺旋状。

Ⅳ型:粉碎性骨折,骨折片在3块以上者(包括蝶形的)。

Ⅴ型:青枝骨折,断端没有完全断离,多见于儿童。因骨膜厚,骨质韧性较大,伤时未全断。

Winquist 将粉碎性骨折按骨折粉碎的程度分为 4 型:

Ⅰ型:小蝶形骨片,对骨折稳定性无影响。

Ⅱ型:较大碎骨片,但骨折的近、远端仍保持 50% 以上皮质接触。

Ⅲ型:较大碎骨片,骨折的近、远端少于 50% 接触。

Ⅳ型:节段性粉碎骨折,骨折的近、远端无接触。

最严重的粉碎或节段型骨折也可分为 3 种类型:①为单一中间节段骨折。②短的粉碎节段骨折。③为长节段多骨折块的粉碎骨折。节段骨折意味着节段骨折块区有中度缺血,为不稳定骨折,内固定治疗更为复杂。

从治疗观点来看,分类上最有意义的是骨折的部位。在中段骨折,骨的直径相对一致,容易用髓内钉固定,同样也适合于牵引治疗。由于有肌肉包绕及软组织合页的作用易于维持骨折甚至粉碎骨折的稳定。而股骨远近端较宽,皮质结构较差,并有可造成畸形的肌肉附着即造成内固定和牵引维持位置的困难。

三、临床表现及诊断

一般有受伤史,受伤肢体剧痛,活动障碍,局部畸形肿胀压痛,有异常活动。结合 X 线片一般诊断并不困难。特别要注意以下几点:①股骨骨折常出血量较大。闭合性骨折据估计约在 1000~1500ml,开放性骨折则更多,由于失血量较大及骨折后的剧烈疼痛,须注意发生创伤性休克的可能。②股骨干骨折病人局部往往形成较大血肿,且髓腔开放,周围静脉破裂。在搬运过程中常又未能很好制动,髓内脂肪很易进入破裂的静脉,因而在股骨干骨折的病人,应注意脂肪栓塞综合征的发生。③由交通伤等强大暴力导致股骨干骨折的病人,在做出股骨干骨折诊断之后,应注意有无其他部位的损伤,尤其是在髋关节部位,须排除髋关节骨折脱位,股骨颈及转子间骨折。因在有股骨干骨折情况下,髋部损伤常失去典型畸形。X 线应包括上下髋膝关节。④常规的远端血运及运动检查排除神经血管的损伤。在股骨髁上骨折时应注意股动脉损伤的可能。有时骨折本身并没有引起神经损伤,但如伤后肢体处于外旋位,腓骨头最易受压,常可发生腓总神经麻痹。⑤由挤压伤所致股骨干骨折,有引起挤压综合征的可能性。

四、治疗

(一)石膏固定

成人股骨干骨折很少能够手法复位并用石膏固定。股骨干周围有强大的肌群包绕,能在骨折块部位产生成角应力。因而,成人股骨骨折早期石膏固定后,常导致移位、成角及不能接受的位置;这与其在较小儿童中的应用不同。

Connolly 等、Sarmieto、Mooney 等和其他学者推广了股骨干骨折的股骨管型支具治疗。该方法的确消除了石膏固定的许多缺点,可更早地活动、减少了并发症;获得较好的功能结果及较高的愈合率;但仍存在肢体短缩和成角畸形等问题。

Scudese 介绍穿针石膏技术治疗股骨骨折,53 例股骨干骨折采用经皮螺纹针联合管型石膏固定治疗,病人早期负重(图 15-2)。全部骨折均获得愈合,并保留了较好的膝关节功能。由于现在有更好的内、外固定方法可以利用,这种固定方式很少得到运用。当一些老年患者不能进行内固定或不能耐受骨牵引时。穿针石膏技术可以是一个选择。

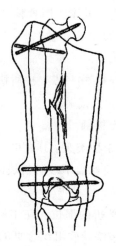

图15-2　穿针石膏技术治疗股骨骨折

（二）骨牵引疗法

骨牵引方法常用于股骨干骨折其他终极治疗的前期阶段,单独牵引治疗由于需长期卧床,住院时间长,并发症多,目前已逐渐少用。

牵引的要求与注意事项:①将患肢放置于带副架的托马架上或波朗架上,以利膝关节活动及控制远端旋转。②经常测量下肢长度及骨折的轴线。③复位要求无重叠,无成角,横行移位不大于1/2直径,无旋转移位。治疗期间功能锻炼:从第2天开始练习股四头肌收缩及踝关节背伸活动;第2周开始练习抬臀;第3周两手吊杆,健足踩在床上,收腹,抬臀,使身体大、小腿成一直线,加大髋膝活动范围;从第4周开始可扶双拐行走,直至X线片检查骨折愈合为止。

（三）外固定器固定

大部分开放性股骨干骨折,特别是对于大面积污染的骨折,采用外固定器是确实有效的治疗方法。伤口覆盖后,早期(2周内)将外固定器换成髓内固定可减少感染的发生率。另外在一些骨折不稳定的、严重多发伤的病人,特别是存在失血性休克的患者,外固定器固定可以迅速的临时固定。外固定可一直维持到骨折愈合,但这与髓内钉比较常导致膝关节活动范围减少。常用6针单平面单侧或多平面单侧外固定架,均放在大腿外侧。若单用外固定治疗,每隔3~4周摄X线片,一般在3~6个月内可达到骨折愈合,如发生迟缓愈合,可暂时去除骨外固定器的连接杆行植骨术。外固定架的最常见并发症是钉道感染,轻度感染可加强局部护理和口服抗生素,严重感染时,针可在骨内松动,须取出后重新在附近部位穿针固定。

（四）手术治疗

近年来,由于内固定器械的改进,手术技术的提高以及人们对骨折治疗观念的改变,股骨干骨折现多趋于手术治疗。成人长骨干骨折的治疗,包括股骨的治疗,在20世纪90年代,治疗理论从AO坚强内固定,向BO生物学接骨术转变,虽然对生物学接骨术的内容还无统一认识,但原则是尽量使骨折愈合按照骨折后生物自然愈合过程来进行,骨外膜和软组织在骨折愈合过程中起主要作用,骨髓内血供也是重要因素,因此生物学接骨术的涵义应当包括不剥离或尽少剥离骨外膜,不扩髓,尽量采用髓内固定,以容许骨折上下关节早日活动,提高骨折愈合率。

1.钢板螺丝钉固定　对于股骨干粉碎性骨折,骨折块间加压及钢板螺钉固定可获得非常精确的复位。这种治疗允许早期活动,并可获得较好的功能。这种手术不需要骨科手术床及X线影像增强器。对于儿童股骨骨折由于髓内钉固定会影响骨骺而应采用钢板固定,其他不适应髓内固定患者均可使用钢板螺丝钉固定。

自 60 年代以来,瑞士 AO 学组的外科医生一直在使用钢板内固定治疗股骨干骨折。他们的方法具有很多的支持者。但是股骨骨折是否适合钢板内固定仍有一定争议。Ruedi 和 Luscher(1979 年)对 123 例病人的 131 侧股骨粉碎性骨折采用 AO 钢板内固定。他们报告其中 92% 功能结果良好或非常好。Magerl 等(1979 年)报告 63 例 67 侧股骨干骨折钢板固定的治疗结果,出现过多的并发症,这包括 7 例钢板折弯和折断,2 例再骨折,2 例深部感染。Cheng 等对 32 例股骨干骨折进行了 3 年随访,其中 6% 为 GustiloI 级开放性骨折,结果发现植入物失败率为 6%,再骨折率为 3%,骨折不愈合率为 3%。Ruedi 和 lascher 建议常规在内侧植骨,他们注意到如果未能达到坚强的内固定和骨折块间加压等手术目的,其并发症就很多;如果成功地达到了上述目的,则并发症很少。在最近的钢板治疗股骨干骨折的临床研究中,Thompson 等报告了 77 例骨折 3 年的随访结果,其中 12% 为 Gustilo Ⅰ 级开放性骨折。植入物失败率为 7%,8% 需再手术,8% 需继续管型石膏固定或牵引。对小于 60 岁的股骨干骨折病人,他们认为钢板固定是最佳治疗方法,并建议如未能达到坚强的内固定则应植骨。Mast 和其他学者建议在钢板固定粉碎性股骨干骨折时,对中间骨折块采用间接复位,保留软组织在骨的附着,特别是内侧的附着,最后进行加压。他们在钢板固定股骨干粉碎性骨折时,保留了内侧软组织的附着,虽未行内侧植骨,仍获得了极佳的治疗效果。钢板固定治疗股骨干骨折需要经验和判断,这种方法的滥用将会产生比其他方法更差的结果。

钢板固定应遵循 AO 技术原则,选择动力加压钢板,以不同角度拧入螺钉,在有蝶形骨块情况下,应以拉力螺钉方式固定。钢板应放置在张力侧,也即在股骨的外后侧。每一个主要骨折块须固定 8～10 个皮质,以达到足够的稳定。在钢板对侧有骨缺损,必须植骨。伤口内应放置引流。术后 4 周,足趾着地,部分负重,根据耐受情况逐步增加负重,直至完全负重,钢板不应在 18 个月以前取出;取出钢板后 3～4 个月避免过度负重,4～6 个月不参加体育活动。

目前 AO 固定原则,四肢长骨干治疗中不再强调骨折解剖复位和绝对坚强内固定,目前比较重视生物学的接骨板固定方法,如 LOP(锁定加压接骨板),手术方法也逐渐改进。钢板固定保留了骨内膜的血供,但钢板下的骨皮质则失去生机。AO 学组发明了新型低接触型动力加压钢板,这种钢板有一个弧形的内面,能更多地保留骨膜的血供,这些钢板的临床经验仍仅是初步的。

2.髓内钉固定 髓内钉的发展从梅花髓内钉、扩髓髓内钉,到不扩髓髓内钉,现在的髓内扩张自锁钉,内固定的设计要求更符合生物学接骨术的原则。

梅花型髓内钉为 20 世纪 40 年代出现的,亦有称之 Kuntcher 髓内钉,由于其固定作用来自髓内钉与髓内腔壁紧相嵌所产生摩擦力,从而控制骨折端旋转和剪力,因此对于髓腔峡部的横行、短斜行或短螺旋形骨折最为适合,而峡部的粉碎性、长斜行及长螺旋形骨折,以及髓腔较宽的远 1/3 骨折,则非梅花钉所胜任的。

现在这些类型的骨折已采用改良的髓内器械——交锁髓内钉治疗。交锁髓内钉具有一定弧度,以适应股骨干前弓结构,远近端都有锁孔。配套器械为打入器及锁钉导向器,用于髓内钉打入,并确保锁钉能顺利通过锁孔。交锁髓内钉固定骨折处于骨干的中轴线上,通过横穿的锁钉使之与长骨形成一个整体,力臂从骨折延伸到骨干两端,具有很大稳定性,可闭合穿钉对骨折部位干扰小。交锁髓内钉取出手术也较钢板的损伤小,同时交锁髓内钉亦克服普通髓内钉手术适用证窄,扩大到粉碎性骨折、多段骨折、骨缺损等。

交锁髓内钉面世以来经过了数代的改良:标准带孔髓内钉通过横行和(或)斜行贯穿拧入锁钉螺钉以控制近端和远端的主要骨折段。改良的第一代交锁钉,如 Grosse-Kempf 钉,近端有一个管状部分用以增进和近端螺钉交锁。Russell-Taylor 交锁髓内钉属于第二代交锁钉,其型号标准与精细的三叶状横切面密切相关。较小直径的髓内钉(三角钉),随着直径减小而壁的厚度逐渐增加,在锁孔平面横切面改变为圆三角形可达到最大的切面模量,这样增加了内植物的抗疲劳寿命。不仅如此,每个孔最终都经过了冷膨胀处理,这大约可使张力强度增加35％。由于交锁髓内钉在功能上属于均分负荷型器械,这些改良在增加强度和疲劳极限方面非常重要。最新设计的第三代股骨髓内钉是由钛合金制造,包括空心 AM 股骨钉和实心 AO 不扩髓股骨钉。制造股骨髓内钉的材料究竟是不锈钢还是钛合金更好,对此仍有不同观点。

交锁髓内钉远、近端的锁钉具有防治短缩和旋转作用,这种固定方式亦称之为静力固定,对于横形及短斜形股骨骨折只固定远端或近端,另一端不固定,骨折端可以沿髓内钉产生微动及纵向压力,形成嵌插和利于骨折愈合,从而形成动力固定。有些骨折的早期需静力固定,但骨折愈合到一定程度后,可先拔出一端锁钉,改为动力固定。

交锁髓内钉治疗股骨骨折,已广泛用于临床并取得满意的效果,由于其结构特点,仍存在应力集中,近4％患者发生锁钉或髓钉断裂,另外术中需要 X 线透视机等设备,为克服以上不足,李健民设计髓内扩张自锁钉,使股骨骨折治疗变坚强内固定为生物学固定,简化了治疗。髓内扩张自锁钉结构特点:由外钉及内钉两部分组成,外钉为一直径9mm 不锈钢钉,钉的两侧为"燕尾"形"轨道",下端两侧为15°～20°坡形滑道,以便髓内钉插入后,其下端两翼向两侧张开。钉体前后有浅槽,具有股骨平均解剖弯曲的弧度。其横截面为卷翼"工"字梁形。内钉截面为等腰三角形,其上端沿三角形高的方向增宽成宽刃状,其下端制扁平1.6mm 之矩形截面,形成向两侧扩张之两翼,该结构构成两对称,其上端连接有供打入、拔出螺纹。内钉插入外钉后,其上端为嵌于股骨上端松质骨之宽刃(约3mm),中部内钉侧刃凸出外钉约1mm、1.5mm、2mm不等,以适应不同的髓腔宽度,并嵌于髓腔狭窄部及股骨上下端的松质骨内,其下端扁平两翼沿外钉坡道伸出,插入股骨髁中,主要是控制骨折部位的旋转移位,并将扭矩分散,避免应力集中。髓内扩张自锁钉固定机制及生物力测试结果:髓内扩张自锁钉是一个多钉固定系统,其中外钉有较强的刚度,内钉韧性好,含有侧刃,外钉直径较小,靠与侧刃宽度不等的内钉组合来适不同髓腔宽度,并与髓腔内壁相嵌,并切入管状骨端松质骨中,与内钉下部分分开的双翼共同抵抗扭转,与带锁钉的横钉相比,扭矩分散,无应用集中现象。内、外钉体组合一起,其抗弯强度与较粗髓内钉相当,靠主钉顶部防短缩螺帽与内钉下部分开的交叉翼结合,有良好的防短缩功能。髓内扩张自锁钉临床应用,骨折愈合率90.9％,内固定失败率2.1％,肢体功能恢复率97.7％。此方法优点:骨外膜损伤小,闭合穿钉则不切骨外膜或开放复位少破坏骨外膜;不扩髓:骨髓腔有较长范围的接触固定;无骨端锁钉,应力不集中,内外钉之间有一定弹性,抗折弯,抗扭转应力大,有中等抗短缩能力,还符合骨折端的生理压力,比较符合生物学固定。

髓内扩张自锁钉仍有待大量临床验证。目前临床运用的主流仍是交锁髓内钉,收到了较好的临床结果,但是仍有一些未定论的问题。

(1)闭合和开放穿钉的问题:闭合穿钉有利于减少感染和提高愈合率,有关报告中闭合性股骨骨折切开穿钉的感染率接近10％,但闭合性骨折闭合穿钉的感染率则不超过1％;开放性股骨骨折采用闭合扩髓穿钉的感染率为2％～5％。缺点是闭合穿钉要求技术较高,手术者接触 X 线较大,当闭合穿钉有困难时,可做小切口,尽量少剥离软组织,用骨膜起子撬拔复位,顺入导钉,不少报道认为,这种小切口复位方法,结果与闭合髓内钉效果相仿。

(2)扩髓和不扩髓的问题:应用髓腔挫扩大髓腔,有利于使用较粗的髓内钉,可增加钉与髓腔壁的接触面,从而加强骨折稳定性,避免髓内钉疲劳断裂,有利于早期锻炼负重。但是 Pratt 等的研究结果显示:成人股骨扩髓后,当髓腔扩大至12mm 时,其抗扭转强度将减少37％,而当髓腔扩大至15mm,抗扭转强度将减少63％。髓腔扩大至12mm 抗旋转强度如此大幅度的降低,难以用去除这样少量的骨质来解释;他们推测可能是扩髓过程中骨质产生了微小损害。他们注意到当峡部扩髓至股骨直径的48％时,其强度明显减少(65％),同时也认为扩髓延长了手术时间、增加了失血量、加重骨折的粉碎和蔓延效应。在对骨愈合的影响方面,支持扩髓的学者认为扩髓时破坏的髓内血供能迅速的重建,扩髓挫下的骨屑可以促进骨愈合,临床也能看到扩髓后的骨折端骨痂更丰富。不支持扩髓的学者则认为扩髓破坏的髓内血供,增加感染机会,特别是开放固定时,挫下的骨屑也会丢失,不利骨折愈合。一些研究认为扩大髓腔可增加脂肪栓塞的风险,Wenda等发现在扩髓的时候,可在右心房见到"暴风雪样"栓子,尽管如此,多年来,一直认为扩髓髓内钉是一种安全的手术,这些骨髓栓子的临床意义尚不清楚。

由于扩髓可能产生不利影响,不扩髓髓内钉逐渐受到重视。支持不扩髓髓内钉的医生称不扩髓可以保留髓内血供,减少骨不愈合机会,并能减少感染机会。但由于不扩髓,使用的髓内钉直径相对较小,可能导致增加内固定折断风险及骨折固定不够稳定的问题。目前为止,临床研究显示不扩髓髓内钉只是取得和扩髓髓内钉相似的临床疗效,尚没有足够证据显示不扩髓髓内钉优于扩髓髓内钉。

(3)是否动力化的问题:骨干骨折除非有很好的稳定性,一般均使用交锁髓内钉为好。不稳定性骨折用动力性或无锁髓内钉固定后的并发症包括肢体短缩(平均2cm)和旋转对线不良,常需再手术。为了证实静态交锁钉固定的愈合情况,防止非交锁钉固定不稳定性骨折的并发症,Brumback等对100例股骨骨折前瞻性地全都采用静态交锁的Russel-Taylor钉治疗,并不考虑骨折粉碎程度。所有骨折都愈合,仅2例需动力化以促进骨折愈合。随后,Brumback等继续报告指出:去除静态交锁钉及螺钉后没有发生再骨折;静态交锁只会产生很小的应力遮挡,经过干骺端的残余螺钉孔并没有明显的应力增加。

(4)开放性和闭合性骨折手术的最佳时机问题:关于髓内钉治疗开放性及闭合性骨折的最佳时机仍有争论。争论主要集中在骨愈合和感染率上。根据Lam的观点,股骨干骨折延迟至伤后1～2周再行切开复位内固定,骨折不愈合率明显减低。这是因为:①术前骨折部位的血肿已经机化。②皮肤和软组织的损伤已愈合。③手术创伤之前骨折部位的血运已增加。然而,Bone、Behrman、Fabian、Kudsk和Taylor等证明股骨骨折24h内固定比延迟至48h之后可明显降低并发症的发生率;多发伤病人并发症的发生率差异尤为明显。以往认为必须延迟插钉以防止感染,但最近的有关报告指出,开放性股骨骨折即刻插钉并不明显增加感染的危险性。目前资料支持对大部分股骨骨折应早期(伤后24h之内)采用髓内钉治疗。

(5)髓内钉粗细的选择:Bogu等最近回顾比较了小直径髓内钉(10～11mm)和大直径髓内钉(超过11mm)治疗99例股骨骨折的结果。两组之间在骨折愈合时间、允许完全负重时间、需第二次手术的机会、肺部并发症等方面没有明显的差异,无1例发生髓内钉折断。有专家认为小直径髓内钉可以安全地用于股骨骨折的固定。

(6)顺行和逆行穿钉的选择:对于病态性肥胖者、同侧股骨颈和股骨干骨折、同侧股骨和胫骨骨折(浮膝损伤)以及多发性创伤等,最近提倡采用逆行髓内钉固定治疗。Sanders和Gregory等均报告了通过股骨内髁入口插入股骨钉在技术上存在问题。目前建议采用髁间切迹入口插钉。Moed和Watson报告22例股骨骨折应用不扩髓的逆行髓内钉固定,无感染或内固定物折断的情况发生,但有3例骨折不愈合(13.6%)和1例旋转对线不良(4.5%),除1例并发膝关节脱位外,其余膝关节活动范围均达到正常。Herscovici和Whiteman报告逆行股骨钉治疗45例股骨骨折,无感染发生,2例骨折不愈合(2.2%),2例旋转对线不良(4.4%),1例膝部皮肤缺损,膝关节平均屈曲范围为12%。近来,Ricci等对293例股骨干骨折用顺行和逆行股骨钉治疗进行比较,两组的愈合率、延迟愈合率和畸形愈合率接近,顺行组出现髋痛者较多,占9%,而逆行插钉组出现膝前痛者较多,占36%。

(五)并发症

1.钢板疲劳弯曲折断及松动　若骨折的类型是粉碎或有骨缺损时,在骨折粉碎或缺损区必须早期植骨,以获得因骨愈合而得到骨性支撑,防止钢板应力集中而发生疲劳弯曲和折断。Rozbtuch 1998年报道钢板治疗股骨干骨折,内固定失败率(钢板或螺丝钉断裂、弯曲)为11%,内固定物松弛(螺钉失去术后原位置及发生松动)约为5%,失败原因及预防措施如下:

(1)适应证选择不当:首先是患者本身情况,在骨折部骨质疏松情况下,不应选用普通钢板内固定,可选用锁定钢板。其次考虑到目前常用 AO 技术的局限性,在高能量损伤导致骨折,AO 的核心技术-折块间加压固定却难以达到预期作用。应从既往较单一生物力学着眼,转变为生物学为主,更加强调保护局部血运,应用锁定钢板进行桥接固定,尽量微创,不损伤骨折端血运。对具体骨折缺乏分析,不考虑条件,例如对蝶形骨折,仍以加压钢板固定。其实此类骨折应按支撑固定原则,选用中和(平衡)钢板进行非加压固定。另外严重粉碎骨折,严重开放骨折也往往没有条件或不宜采用加压钢板固定。

(2)方法错误:违反钢板技术的应用原则:

钢板张力侧固定原则:从生物力学角度分析,肢体于负重时或承受载荷时,骨干某一侧承受的应力为张应力,是张力侧。如承受肢的股骨干,因在单肢负重时,身体重力必将落于该肢的内侧,因此股骨干的外侧(严格地说,因股骨颈有前倾角,应为后外侧),股骨干骨折用钢板固定时应置于外侧,错置于前侧者钢板极易失败。

钢板对侧骨结构的解剖学稳定原则:钢板固定既来自钢板本身性能和固定技术,同时也必须恢复骨折部骨骼稳定性,即"骨骼连续性和力学的完整性",因此每当钢板固定之对侧存在缺损时,如粉碎骨折片,或因内固定而出现的过大间隙,都需要给予消除,植骨是其重要手段,否则,即会因不断重复的弯曲应力,致使钢板产生疲劳断裂,这是钢板固定失败常见原因。如蒋协远报道 102 例钢板治疗股骨干骨折失败原因中,有 84 例原手术复位固定后骨折端有超过 2mm 间隙或骨折部位内侧有骨缺损,且未植骨,结果招致内固定失败。另外,植骨后,于 6 周左右能形成连续两骨折端骨痂,产生一个生物接骨板效应,于 6～10 周即可发挥作用,从而减少钢板所承受的应用,减少钢板失效。

钢板固定原则:各种内固定物应用均有其固定方法与步骤,如果对方法不熟悉,图省事无故简化,或设备不全勉强使用,都可以使固定物的固定作用失效。例如:AO 螺钉固定时,与普通钢板根本不同是具有充足的把持力。AO 加压螺钉之所以能使骨折块之间形成加压,是依靠宽螺纹对远侧折块的把持力和借助螺钉在近侧折块钻孔内的滑移作用获得。皮质骨螺钉为非自攻式螺钉,其螺钉与螺纹径的差距较大(常用的皮质骨螺钉 4.5mm,螺径仅为 3mm),必须在钻孔(钻头 3.2mm)后,选用丝锥攻丝,再顺势徐徐旋入螺钉,否则势必将钻孔挤压形成无数微骨折,从而使螺钉把持力大大削弱,实践中,此类错误仍不少见。动力性固定是依靠球形螺帽沿钢板钉孔之固定轨道旋转滚动下移,带动加压侧之骨块向骨折部移动,以产生折块间加压。加压侧之加压螺钉入骨的位置必须准确。因此,在钻孔时需用专门的偏心导钻。如果凭肉眼瞄准,很难不差分毫,如此则易造成螺钉无法滚动下滑直达底部。螺帽卡在钉孔边缘,不能完成加压。

(3)术后未能正确功能锻炼和过早完全负重:蒋协远等报道 102 例钢板固定失效者,其中 56 例(54.9%)钢板固定后不稳定,术后加用外固定或骨牵引,导致膝关节屈伸活动受限,在功能锻炼时增加了骨折端应力,造成钢板固定失效。开始功能锻炼的时间以及锻炼的方法决定于患者体重,术前膝关节活动情况和术中内固定稳定程度等因素。绝不能因钢板本身材料强度高,而骨折端未获加压就过早、过多地活动,反之,邻近关节处于正常活动范围,可以减少骨折端应力,起到间接保护钢板的作用。另外患者在术后 3 个月内完全负重,也是导致钢板失效原因。文献报道:股骨新鲜骨折的平均愈合时间为 14～15 周,近 4 个月。所以 3 个月内避免负重。另外,指导病人部分负重逐步过渡到完全负重。主要依据骨折愈合进展情况,只有在临床和 X 线都证实骨折已愈合时,才能完全负重。

2.髓内钉固定失败　髓内钉固定术是本世纪治疗骨折取得的最大进展之一,而带锁内钉是近 30 年来,由于生物力学发展,X 线影像增强设备的改进及推广,手术器械更新及骨科手术技术的完善,给这个古老方法注入活力成为目前治疗股骨骨折主要方法之一,但内固定松动或失效率仍高达 8%～10%。主要原因如下:

(1)适应证选择不当:带锁髓内钉治疗股骨干骨折较普通髓内钉使用范围明显扩大,适用于小转子以下,距膝关节间隙9cm以上各种类型的股骨干骨折。但在适应证选择上,必须考虑锁钉的位置,由于近端锁钉通过大小转子,因此大小转子必须完整,否则近端锁钉起不到固定作用。同时,骨折线不能太靠近股骨远端,否则远端锁钉控制旋转及短缩能力减弱。尤其靠近骨折远近端的裂纹骨折,普通X线片显示不清,有可能造成内固定失效。因此,对此类病人,术前可做CT检查,确定骨折范围,以免适应证选择不当,造成手术失败。

(2)术中内固定置入错误:

1)近端锁钉放置失败:近端锁钉的植入因有定位器及其相适应的器械,一般无困难,但当瞄准器松动或反复应用瞄准器变形,锁钉也有可能从主钉锁孔的前方或后方穿过,不能起到固定作用。Shifflett等报道,84例股骨干骨折中有2例近端锁钉未穿过锁钉孔,预防方法:放置近端锁钉前一定要拧紧主钉与定位器的连接杆,以免松动造成定位器不准;在放置锁钉前,正位透视下主钉近端的锁孔内、外缘应各有一半月形切迹,若锁钉穿过主钉的锁孔,半月形切迹消失。侧位透视,锁钉与主钉应完整重叠,见不到锁孔。

2)远端锁钉放置失败:因目前尚无理想的远端锁钉的定位器,故远端锁钉的放置是手术中较困难的一步。Wiss等报道了112例粉碎性骨折干骨折中有1例远端锁钉未通过锁钉孔;有文献报道95例股骨转子下骨折,用G-K钉固定亦有3例远端锁钉未通过锁钉孔。预防方法:主钉在打入髓腔过程中,钉体可能会发生轻微的扭曲、变形,造成锁钉孔相应发生改变。在正常情况下,用C型臂机、X型机侧位观察远端锁钉孔,钉孔呈正圆时,髓钉放置比较容易,否则应适当调整C型臂机,X型机与股骨远端的角度,或改变肢体的位置,以使钉孔在荧光屏上呈现正圆时为止,经验少的医生应特别注意。目前文献报道放置远端锁钉方法比较多,均可参考使用,学者认为应以徒手尖锥法较实用,即C型臂机X线机监视下,当锥尖放到圆的中心时,垂直敲,这时助手固定位患肢,以免因肢体晃动造成锥尖移位。

3)术后主钉的断裂及锁钉的退出或断裂:

①主钉断裂:髓内钉是通过股骨中轴线固定,应力分布比较均匀,应力遮挡作用小,主钉断裂的机会相对比较少,股骨发生骨折后,其外侧为张应力,内侧为压应力,带锁髓内钉虽然通过股骨中轴线固定,但在骨折端,钉受到向内弯曲应力的影响,尤其粉碎性骨折者,钉体受到应力较大,另外受钉的质量影响及术后过早负重均易造成主钉断裂。预防方法:手术时尽量减少对骨折端血循环的破坏;若为萎缩性骨折不愈合应植骨;用普通髓内钉固定失败后改用带锁髓内钉内固定时应选较前者粗1mm髓内钉;对于粉碎骨折或第二次手术的骨折应适当延长不负重时间,应在骨折端出现桥形骨痂后逐渐增加负重;选择动力型或静力型固定一定要适当。

②髓钉的退出及断裂:近端锁钉是通过大、小转子固定的,和肢体承重方向有一定夹角,虽退出可能性不大,但有可能发生断裂。发生螺钉断裂和退出原因:过早负重,螺纹和主钉锁孔缘卡件,负重时锁钉易发生断裂,锁钉退出均发生在远端锁钉,其原因是安放远端锁钉时遇到困难,反复钻孔,造成骨孔过大,锁钉松动。预防方法:无论动力型或静力型固定,没有达到骨性愈合前,患肢不能完全负重,以防锁钉断裂;主钉要有足够长度,应在股骨远端安置远端锁钉。

3.感染

(1)原因:较复杂,术后发生深部感染都是严重的并发症。内固定的感染率闭合骨折约为0.5%,开放骨折术后的感染率为2%~3%。在开放损伤时,由于治疗时间过晚,或清创不彻底往往发生局部感染。闭合骨折感染的原因虽多为医源性,如手术过程中及使用器械或敷料消毒不严密,手术时间及创伤严重,都可成为感染因素,但确定比较困难。

（2）临床表现

急性期：是指内固定术后 2 周内出现感染。疼痛和发热是常见症状。血沉和 C 反应蛋白升高，X 线片没有明显变化。

亚急性期：2 周后临床症状消失，患者诉含糊的深部搏动疼痛，可局限在骨折部位。可存在 2 种形式：手术切口处发热和剧痛，炎症的症状很少或仅有轻度疼痛。实验室检查血常规、血沉和 C 反应蛋白异常。X 线片在内固定的螺钉周围有明显透亮区，骨折端经常可以看到骨质吸收，皮质骨溶解等骨髓炎的早期征象。

慢性期骨不连：感染性不愈合可持续数月甚至数年，伤口慢性流脓、骨折端疼痛、内固定失效。X 线片表现典型的不愈合征象，骨折端分离，髓内固定物明显松动。

慢性期骨愈合：骨折已愈合但感染仍存在。

（3）辅助检查

1）实验室检查：急性反应期如血沉及 C 反应蛋白升高，若感染长期存在则可出现白细胞计数升高并出现贫血。在张力最大或炎症部位穿刺培养可明确诊断。

2）放射学检查：在 X 片上看到髓腔的变化最早也需要几周时间。开始是在骨折部位皮质密度轻微减低，随着感染的发展，在内固定物和锁定螺丝周围可看到透亮区，以后在骨折部位可出现皮质骨内膜呈扇形溶解，骨膜反应可延伸到骨折端的一定距离，常与骨痂或骨膜新生骨相混淆，更严重的骨吸收提示深部感染。

（4）治疗：股骨干骨折术后感染的外科治疗原则如下：①所有骨和软组织炎性组织必须清除。②稳定的固定是控制感染和骨愈合关键。③内固定容易被多糖蛋白复合物所覆盖，这种复合物中可隐藏细菌并促进生长，因此取出内固定可看成是去除感染源。④如果是髓内钉固定，整个髓内钉在髓腔的位置及锁定螺钉周围皆属于感染灶，因此取钉后用小的髓腔挫行髓腔清创是有效的。⑤使用足量的细菌培养敏感的抗生素。股骨干骨折术后感染的外科治疗分阶段进行，具体方法如下：

急性期：积极的治疗可保证骨的存活和固定物的稳定。手术切口或炎症最重要的部位的引流是第一步，同时静脉使用抗生素。髓内钉感染可考虑使用髓腔减压，在骨折端或其他部位切开清创，如果脓性分泌物多可进行灌洗，取出远端的 1 枚锁定螺钉，使液体从骨折端和钉孔流出来，之后螺丝钉重新置入。实心髓内钉应在钉周围冲洗。所有伤口均应敞开二期愈合。松动的髓内钉及螺钉必须更换以提供足够的稳定性，因为骨折部位稳定性对愈合和控制感染是重要的。若髓腔感染仍无法控制则可考虑拆除髓内钉改用外固定支架等固定。静脉给予敏感的抗生素，直到感染得到控制，通常需 2～4 周，之后再口服抗生素 1 个月。

亚急性期：在亚急性期主要问题是早期骨髓炎及骨愈合不完全。一些患者临床和放射学征象少，单独应用静脉抗生素就有效，但大部分患者需要进一步治疗。固定牢固的骨折应清创，静脉应用抗生素 2～4 周或直到临床症状消失，继续口服抗生素一段时间。固定不牢固、有明显放射学变化的骨折通常有明确感染，应行清创，取出固定物，留置冲洗引流管。髓内感染要全长扩髓，通常扩大直径 1～2mm 或在髓腔挫的沟槽中可看到正常的骨屑，然后重新置入髓内钉和锁定螺钉，骨折断端的切口应开放延迟闭合。也可以在扩髓后用外固定架，对于严重扩散的髓腔感染和需对骨广泛清创的骨折来说，外固定架比髓内钉更佳，并同时局部应用抗生素。静脉抗生素持续 6 周后改口服。

慢性期骨不连：治疗的基本原则是：骨与软组织彻底清创，固定骨折，促进愈合，根治感染。

慢性期骨愈合：小块骨感染仅需取内固定物、简单的髓腔冲洗，不必长期应用静脉抗生素；广泛的髓腔感染则应取出内固定物、冲洗和静脉抗生素。

4.延迟愈合和不愈合　延迟愈合和不愈合是高能量的骨干骨折后常见的并发症。近来越来越多的报道以不扩髓髓内钉来治疗高能量的骨干骨折，它可提供足够的机械稳定性，对软组织和骨内血供损伤最小。但一部分文献指出常需再次手术植骨促进愈合。

(1)原因：延迟愈合和不愈合是骨折治疗中常见的并发症，其原因可分为两方面：①局部创伤因素：软组织损伤严重，骨血供受损，如三段或粉碎性骨折等。②医疗因素：主要的为内固定物的松动、弯曲和断裂，原因有内固定物选择不当、手术技术不合要求、内固定物质量差、强度不够、缺乏合理功能锻炼。

(2)临床表现：延迟愈合和不愈合的临床表现，肢体局部水肿持久存在，压痛长期不消失，甚至在一个时期反而突然加重。X线片上可显示软骨成骨的骨痂出现晚而且少，并长期不能连续，骨折端的吸收更为明显，间隙增宽，边缘因吸收而模糊。在骨膜断裂的一侧，骨端变圆。至于不愈合，除临床上有骨折端之间的异常活动，X线片上显示：骨端硬化，髓腔封闭；骨端萎缩疏松，中间存在较大间隙；骨端硬化，相互成杵臼状假关节。

(3)治疗：延迟愈合通常与骨折未能得到稳定的固定和创伤或手术造成的局部血运障碍有关。治疗时必须改善固定方式，以维持骨折端的稳定，并鼓励病人做肌肉收缩活动来改善局部血液循环。若钢板对侧有骨缺损，则必须植骨。股骨的不愈合治疗则取决于它的病理特点。肥大型的骨折不愈合，表明骨折区有良好的血运和成骨能力，骨折不愈合是由于固定不良造成，改善固定条件是绝对必要，往往可采用加压内固定的方式使骨折达到稳定的固定骨折即可愈合。萎缩型骨折不愈合，常由于感染所致，局部血运和成骨能力极差，除须牢固的固定外，植骨是绝对必要的。对于具有窦道的感染性骨折不愈合，通常采用先闭合伤口的方法，待感染稳定半年后再重新内固定和植骨。目前由于抗菌技术的进展，也可采用更为积极的治疗方法，在扩创的同时局部植入直径小于5mm的松质骨块或骨条。骨折常用外固定架固定，能闭合伤口者，可用灌洗的方法来控制感染，不能闭合伤口者可开放换药，直至伤口闭合，骨折常在3～6个月愈合，有文献报告20余例均取得成功。在有大块骨缺损的情况下，可采用大块植骨加松质骨植骨，或可采用Ilizallov骨节段移位和延长方法，文献报告有较多成功病例，值得推荐。

5.畸形愈合　股骨畸形愈合很常见，通常是由于不对称肌力的牵拉，重力作用造成的成角畸形，最常见的是向前外成角，形成向内翻的弧度，其原因是由于外展肌和屈髋肌的牵拉接近骨折端向前外移位，内收肌的牵拉将远骨折端向内移位所造成。骨折畸形愈合常见于用石膏或牵引治疗的方法，尤其再骨折牢固愈合前负重极易发生。一般骨折有向前15°成角尚可接受，可由髋膝活动来代偿，而向外弧度则不能接受，膝关节将承受过度的不正常的负荷。成角畸形在骨折尚未牢固愈合前可用石膏楔形切除或折骨术来纠正，过大的畸形则须手术来纠正和内固定。下肢短缩不应超过2cm，否则步行将出现明显的跛行。

6.膝关节功能障碍　股骨干骨折后的膝关节功能障碍是常见的并发症，其发生的主要病理改变是由于创伤或手术所致的四头肌损伤，又未能早期进行四头肌及膝关节的功能锻炼，膝关节长期处于伸直位，以至在四头肌和骨折端间形成牢固的纤维性粘连。术中可见股中间肌瘢痕化，且与股骨间形成牢固的粘连。粘连之股中间肌纤维在膝关节伸直位时处于松弛状态，屈曲时呈现明显紧张。其他病理改变有膝关节长期处伸直位固定而造成四头肌扩张部的挛缩。关节内的粘连则常由于长期制动造成浆液纤维素性渗出所致，粘连主要位于髁间窝和髌上囊部位，有时甚至是膝关节功能障碍的主要原因。治疗主要通过伸膝装置粘连松解。伸膝装置松解术适应证：股骨干骨折后膝关节僵直1年，非手术无效者，如超过2年以上者效果较差，注意患者对膝关节屈曲活动能满足维持正常步态，但从坐位至直立位双膝必须有110°屈曲功能。伸膝装置松解术，主要是解除关节内、外粘连及解决股四头肌特别是股中间肌底挛缩，达到功能恢复的目的。

手术中和手术后应注意以下几点：

(1)切口选择：髌前直切口位,易发生术后切口裂开,可以改用髌前S形延长切口,或髌骨内外侧切口,减少张力,同时间断采用粗丝线缝合。

(2)彻底松解粘连：对关节外粘连,除非股直肌确实短缩和严重影响屈膝,不要轻易延长,但对挛缩的股中间肌可以采用髌骨止点切断或多段切开,挛缩严重的可切除;对股内、外侧肌挛缩,可以从髌骨止点切断,后移缝在股直肌上,不切断股内外侧肌止点,术后伸膝力恢复较好,可保持屈膝90°,扩张部呈横行切开至胫腓侧副韧带为止,术后翻转部分肥厚扩张部,封闭关节腔。对关节内粘连主要采用手法松解,徐徐松解至最大限度,最好达到140°,最低达到90°～100°,这样术后一般能保留85°左右。

(3)止血、防止再粘连：有的学者主张尽可能不用止血带,避免术中遗留小出血点,引起术后血肿。学者采用气囊止血带控制下,无血操作,锐性解剖,移除止血带后,彻底电凝止血,术后加压包扎,负压引流48h。

(4)改善关节功能：术中股骨前部注意保留一层纤维或骨膜,必要时可置入生物膜衬垫,将创伤组织隔开,避免粘连,以改善术后关节功能,医用生物膜是一种稳定无生活力的高分子聚合物组织材料,其光滑面与组织不相粘连,粗糙面与组织愈合良好,防止粘连已取得满意结果,另外注意扩张部应尽可能在屈曲位缝合。

(5)功能锻炼：术后采用持续被动活动(CPM),强调缓慢持续而逐渐增大膝关节的屈曲度,使膝关节修复后的新生组织逐渐松弛,符合弹性延伸的生物力学原则,也可以使纤维化的组织在持续的张应力下逐渐松弛,从而防治手术创面形成新粘连和再挛缩,克服术后膝关节回缩现象。CPM使用每日至少4～8h,可分2次或3次进行,一般前3天控制在40°～70°,第4天后逐渐增加至最大范围,持续1周左右。1周后应该开始主动运动锻炼,进行主动肌肉收缩及膝屈伸活动锻炼,以防肌肉萎缩及最大限度恢复关节屈伸活动。

7.再骨折　文献报告约在9%～15%,防止再骨折的有效措施是逐渐增加骨折部位的应力,使骨小梁结构能按所受应力方向排列,得到良好塑性。在骨折牢固内固定后,由于应力遮挡或钢板下血运障碍所致的骨质疏松,该部位骨的修复往往须较长时间,根据临床和实验观察表明,内植物取出通常须在18个月以上,取出钢板处骨组织再按所受应力塑性。为防止钢板取出后再骨折应有2～3个月的保护,避免激烈运动,以防再骨折。再骨折的治疗:Carr报告6%是闭合方法,1%用开放方法治疗,由于它是一种应力骨折,用负重石膏支具或单纯内固定维持对线即可,无须植骨。

(六)儿童股骨干骨折的治疗

儿童股骨干骨折由于愈合迅速,自行塑性能力较强,牵引和外固定治疗常不易引起关节僵硬。因而儿童骨折应行保守治疗。儿童股骨干骨折后的塑性能力,年龄越小,骨折部位越近于干骺端,其畸形方向与关节轴活动一致,塑性能力为最强,而旋转畸形难以塑性,应尽量避免。儿童股骨干骨折的另一个重要特点是,常因骨折的刺激可引起肢体生长过速,其可能的原因是由于在骨折后邻近骨骺的血液供应增加之故。至伤后2年,骨折愈合,骨痂重新吸收.血管刺激停止,生长即恢复正常。在手术内固定后,尤为髓内钉固定患肢生长也可加速,因此在骨骺发育终止前,应尽可能避免内固定。

Shapiro观察74例13岁以下儿童股骨干骨折,从伤后3个月骨愈合时至骨发育成熟节段做了临床及X线测量,学者发现股骨平均过度生长是0.92cm(0.4～2.7cm),82%的患儿有胫骨过度生长,平均是0.29cm(0.1～0.5cm)。78%患儿过度生长发生在伤后18个月,85%的患儿在3年6个月终止,但仍有9%过度生长可持续至骨生长期终止,一般在骨折18个月后,过度生长较为缓慢。根据以上儿童股骨干骨折的特点,骨折在维持对线情况下,短缩不超过2cm,无旋转畸形,均可被认为达到功能要求,避免采用手术治疗。手术适应证严格限制在下列范围:①有明显移位和软组织损伤的开放骨折。②合并同侧股骨颈骨折或髋关节脱位。③骨折端间有软组织嵌入。④伴有周身其他疾病,如痉挛性偏瘫或全身性骨疾病。⑤多发性损伤,为便于护理。儿童股骨干骨折的治疗方式,应根据其他年龄、骨折部位和类型,采用不同的治疗方式。

1.小夹板固定法 对无移位或移位较少的新生儿产伤骨折,将患肢用小夹板或圆形纸板固定2~3周。对移位较多或成角较大的骨折,可稍行牵引,再行固定。因新生儿骨折愈合快,自行矫正能力强,有些移位、成角均可自行矫正。

2.悬吊皮牵引法 适用于3~4岁以下患儿,将患儿的两下肢用皮肤牵引,两腿同时垂直向上悬吊,其重量以患儿臀部稍稍离床为度。患肢大腿绑夹板固定。为防止骨折向外成角,可使患儿面向健侧躺卧。牵引3~4周后,根据X线片显示骨愈合情况,去掉牵引。儿童股骨横行骨折,常不能完全牵开而呈重叠愈合。开始虽然患肢短缩,但因骨折愈合期,血运活跃,患骨生长加快,约年余下肢可等长。

3.水平皮牵引法 适用于5~8岁的患儿,用胶布贴于患肢内、外两侧,再用螺旋绷带包扎。患肢放于枕上小型托马夹板上,牵引重量为2~3kg。如骨折重叠未能牵开,可行两层螺旋绷带中间夹一层胶布的缠包方法,再加大牵引重量。对股骨上1/3骨折,应屈髋、外展、外旋位,使骨折远端对近端。对下1/3骨折,需尽量屈膝,以使膝后关节囊、腓肠肌松弛,减少骨折远端向后移位的倾向。注意调整牵引针方向、重量及肢体位置,以防成角畸形。4~6周可去牵引,X线片复查骨愈合情况。

4.骨牵引法 适用于8~12岁的病人。因胫骨结节骨骺未闭,为避免损伤,可在胫骨结节下2~3横指处的骨皮质上,穿牵引针,牵引重量为3~4kg,同时用小夹板固定,注意保持双下肢股骨等长,外观无成角畸形即可,患肢位置与皮肤牵引时相同。

(张敬堂)

第七节 股骨头骨折

单纯股骨头骨折比较少见,常为髋关节损伤的一部分,例如髋关节后脱位并发股骨头骨折。

【损伤机制】

摔跌时髋关节处于屈曲内收位,膝部着地,外力沿股骨干传向股骨头,可冲破后侧关节囊向后脱位。如冲击时髋关节屈曲仅60°或更小,股骨头更多地与髋臼后上方坚固的骨质碰撞,则将引起髋臼骨折或股骨头部骨折。上述头部骨折系由剪切、压缩暴力引起。此外尚可能是圆韧带撕脱骨折。

如膝部着地时股骨处于外展和外旋位,股骨上端有如一根杠杆,将股骨头向前撬出髋臼窝,并可能并发髋臼前缘或股骨头骨折。

由于致伤机制不同,其骨折类型差别甚大,并可伴有股骨颈骨折,甚至同时有髋臼骨折者。

【诊断】

外伤暴力大且伴典型的受伤姿势有助于诊断。所有髋关节脱位的患者均应考虑合并股骨头骨折的可能。髋关节正位片有助于明确诊断。侧位片能较好地显示股骨头和髋臼的前后缘,但在髋关节后脱位时常难以拍摄,应在复位后再摄正侧位片以排除股骨头骨折。必要时,应加做CT及三维图像重建,以明确骨折片的移位情况。

引起股骨头骨折的暴力往往较大,应注意检查有无其他部位的复合伤,以及周围神经和血管情况。

【分类】

(一)髋关节后脱位伴股骨头骨折

对于髋关节后脱位伴股骨头骨折分类,最常使用Pipkin分类法:

1.Ⅰ型   股骨头骨折伴后脱位,骨折部位于中央凹的远侧。

2.Ⅱ型   股骨头骨折伴后脱位,骨折部位于中央凹的近侧。

3.Ⅲ型   Ⅰ型或Ⅱ型损伤伴股骨颈骨折。

4.Ⅳ型   Ⅰ型或Ⅱ型损伤伴髋臼边缘骨折。

(二)Giebel 分类法

包括了所有的股骨头骨折:

1.Ⅰ型   骨折不伴脱位。

(1)头部压缩骨折。

(2)多块或粉碎性骨折。

2.Ⅱ型   骨折伴髋脱位。

(1)骨折伴前脱位。

(2)骨折伴后脱位(PipkinⅠ-Ⅳ型)。

【治疗】

1.非手术治疗   不伴有髋脱位的骨折患者,若骨折块没有明显移位或压缩,可行非手术治疗。患者卧床休息 3 周后,用双拐下地,伤肢不负重。Giebel 认为应避免长期牵引,否则易导致关节软骨的缺血性坏死和关节僵硬。伴有脱位的骨折,应立即复位。复位时麻醉应充分,避免使用暴力,力争一次复位成功。如连续两次失败,即应考虑手术。复位后摄片了解复位情况,做 CT 检查以明确骨折块位置、大小和移位情况。

2.手术治疗   骨折块明显塌陷、移位、嵌入关节间隙、伴脱位而手法复位失败或合并神经损伤时,应立即行切开复位。

根据骨折块位置选择前外侧或后外侧入路,显露髋关节并使股骨头脱出髋臼。若骨片较小,可予切除。如骨折块较大,应予复位并做螺丝钉固定。骨折块较大、较厚时,可经股骨头的关节外部分逆行置入松质骨拉力螺钉。如有困难只能顺行钻入可吸收螺钉,并使螺钉头低于软骨面。骨折部塌陷者,应将其撬起,并以自体松质骨衬垫。如塌陷范围超过关节负重面一半、粉碎性骨折难以施行内固定、或合并股骨颈骨折时,应考虑关节置换术。术毕缝合前应反复冲洗,避免遗留软骨或骨碎片,留置负压引流 24～48 小时。

【并发症】

1.股骨头或骨折片缺血性坏死。

2.继发性骨关节炎。

上述并发症发生后可做对症处理,如导致明显疼痛或功能障碍,则需考虑全髋关节置换术,年轻的骨关节炎患者可考虑先做表面置换术。

(陈　亮)

第八节　股骨转子下骨折

【病因及发病机制】

股骨转子下骨折是转子周围骨折的一个特殊类型,大多数学者将这一骨折定义为发生于小转子至股骨干峡部之间的骨折,约占所有髋部骨折的 10%～30%。患者年龄呈双峰分布、损伤机制不同。老年患者大多由低速损伤引起,而年轻病人多因车祸等高能创伤所致。

【分类】

股骨转子下骨折有多种分型系统。

Seinsheimer 根据骨折块的数量、位置及骨折线的形态提出了下面的分型系统:

Ⅰ型:骨折无移位的或移位小于 2mm。

Ⅱ型:二分骨折。

Ⅱa 型:横行骨折。

Ⅱb 型:螺旋形骨折,小转子位于近端骨折块。

Ⅱc 型:螺旋形骨折,小转子位于远端骨折块。

Ⅲ型:三分骨折。

Ⅲa 型:三分螺旋形骨折,小转子是第三个骨折块的一部分。

Ⅲb 型:三分螺旋形骨折,第三个骨折块为蝶形骨折块。

Ⅳ型:具有 4 个或 4 个以上骨折块的粉碎性骨折。

Ⅴ型:转子下-转子间骨折。

Johnson 在 1988 年提出按区域分型概念,并建议根据骨折的部位选择适当的治疗方案。

Russell 和 Taylor 根据影响骨折治疗的 2 个主要因素,即小转子的连续性、骨折线向后方在大转子上的延伸是否累及梨状窝,提出了一种分型系统(图 15-3):

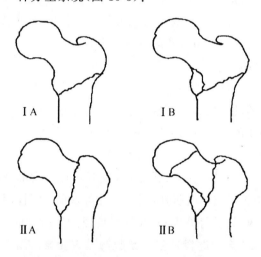

图 15-3　Russell-Taylor **分型**

Ⅰ型:骨折其骨折线未延伸至梨状窝。

ⅠA 型:骨折小转子完整。

ⅠB 型:骨小转子发生骨折。

Ⅱ型:骨折累及梨状窝。

ⅡA 型:骨折自小转子经股骨峡部延伸至梨状窝,但小转子无显著的粉碎或较大的骨折块。

ⅡB 型:骨折,骨折线延伸至梨状窝,同时股骨内侧皮质有明显的粉碎,小转子的连续性丧失。

【临床表现】

股骨转子下骨折患者多有明显的外伤史,老年患者往往只是一个轻微的外伤史,比如摔倒,年轻人常合并伤,需仔细排除。患肢肿胀明显伴有剧烈疼痛,股骨上段有反常活动,可闻及骨擦音,不能行走,患肢短缩畸形。

【诊断】

病人多有明显的外伤史,大腿上段剧烈疼痛,活动受限,不能负重行走或站立。患肢短缩畸形,多伴有下肢的外旋畸形。体检时可见大腿上段反常活动,局部肿胀明显,可见瘀斑,局部压痛明显,纵向叩击患肢大腿上段疼痛明显。拍片可见股骨转子下骨折线,可以根据 X 线片分型。

【治疗】

1.非手术治疗　非手术治疗,包括骨牵引、夹板固定、石膏固定等,适用于一些转子下不全骨折,或无法耐受手术者。非手术治疗者,患肢需长期制动,会出现患肢肌肉萎缩、髋膝关节僵硬、褥疮、尿路感染等并发症;若骨折复位不佳,会出现畸形愈合,下肢短缩或外旋畸形。

2.手术治疗　由于非手术治疗治疗效果不佳,并发症多,对于完全性转子下骨折患肢,只要条件允许,均主张手术内固定治疗。手术内固定现包括 2 大类:钢板系统和髓内钉系统。钢板固定属于偏心固定,应力分布于一侧,失败率较高。但钢板内固定具有操作简便,可以对骨折端加压的优点,然而有创伤大,手术出血多,骨折端血供破坏多的缺点。而髓内系统的优点在于保留了骨折块的血运、减少手术失血、对骨折处周围组织破坏小。且髓内钉在股骨髓腔内应力均匀分布,对骨折端很少产生应力遮挡,可以促进骨折愈合。若对于一些合并有梨状窝严重粉碎骨折患者,髓内钉固定失败率也不低。

钢板系统包括:动力髋螺钉,解剖钢板,角钢板等。动力髋螺钉适于治疗合并股骨内侧皮质能稳定的转子下骨折,但骨折线向远端不能延伸过长。这样,动力髋螺钉系统可以提供坚强内固定。若动力髋螺钉用于合并有内侧不稳、及逆转子骨折的转子下骨折,会出现髋内翻畸形,进而导致内固定失败。解剖钢板和角钢板都属于侧方固定,对于不合并转子间骨折患者都可以提供坚强固定,具有操作简便的优点,对骨折块可以加压。但不适宜用于合并有严重转子间骨折的患者。

现代的重建钉大大提高了疗效、简化了转子下骨折的治疗。手术指征也从以前的位置较高的转子下骨折以及延伸至转子下区域的转子间骨折,扩展到了低位转子下骨折或股骨近端骨折。这些系统的一个潜在的并发症是晚期在内固定器的尾端发生股骨骨折,但当髓内钉的远端已达到股骨远侧干骺端则可减少此问题出现。梨状窝是该系统的入口处,即使受累也不是手术的禁忌证,但给植入加大了难度。转子下区的病理性骨折病人最好使用 Gamma 钉或 PFN、PFNA,它能保证整个股骨的稳定。

3.外固定支架固定　对于一些内固定术后感染的,或有严重污染的开放性骨折可选择外固定支架固定。Ilizarov 外固定支架可以提供一定的骨折端的稳定,并可以很好的控制颈干角,防止髋内翻畸形。长期外固定支架固定会出现钉道感染、松动等并发症,需加强护理。

总之,股骨转子下骨折治疗方案的选择是基于梨状窝是否受累。当大、小转子均完整时,可选用常规的交锁髓内钉。当骨折累及小转子时,可以使用闭合穿钉、Gamma 钉及或 PFN、PFNA(一些老年骨质疏松的患者选用 PFNA)固定。从股骨远端 1/5 至小转子稍远处的大多数股骨骨折可用常规交锁髓内钉固定,骨折延伸至小转子时,可选用 Gamma 钉或 PFN、PFNA 的加长型。在伴有大转子粉碎的转子下骨折中,带锁定套筒的加压髋螺钉可有效地控制股骨头旋转,但不应通过钢板再拧入螺钉固定近端骨折块,否则顶端的螺钉仅起中立位钢板的作用。钢板螺丝钉内固定可能最适用于股骨近端存在畸形、有内固定(如髋关节融合或髋关节置换术后的病人)骨折病人。对于一些内固定术后感染的,或有严重污染的开放性骨折可选择外固定支架固定。

4.PFNA 手术方法　术前对健侧股骨摄 X 线片,以估计合适的髓内钉直径、和所需髓内钉的长度。PFNA 的直径为 9~12mm,颈干角 125°和 130° 2 种,PFNA 标准型长度 240mm,PFNA 小型 200mm,PFNA 超小型 170mm,PFNA 长型有 340mm、380mm、420mm 3 种型号。髓内针的长度应满足近端与大转子平齐或位于其下方 1cm 以内,远端超过骨折线 10cm 以上。通常采用全身麻醉,必要时亦可行腰麻或硬膜外麻醉。

病人取仰卧位,健肢外展,躯干和患肢内收,患髋屈曲15°,保持"脚跟对脚尖"样姿势,通过骨牵引针或特殊的足固定器牵引。旋转患肢足部,恢复正常旋转对线,此时在影像增强C臂机透视下应可见髋部前倾角恢复正常。常规方法铺单及准备影像增强C臂机。手术步骤如下:

(1)患者体位:将患者仰卧于牵引床或透光手术台,未受伤的腿固定在支架上,并且尽可能远离,以方便术中检查,患肢与躯干保持10°～15°内收并固定,以暴露髓腔。

(2)测量颈干角:术前健康肢体摄正位片,用模板测量颈干角。

(3)骨折复位:在摄片帮助下,闭合复位,如果效果不满意则切开复位,切口常采用股骨上段外侧切口。

注意:准确解剖复位及将患者安全固定在手术台上能使复位操作简便且效果理想。

(4)测量所需PFNA的直径:术前将模板在正位X光下,在C型臂机帮助下选择合适长度的髓内钉,将标尺上的方框置于峡部。如果髓腔过于狭窄,可以选择小一个型号的PFNA,或者通过扩髓,使髓腔至少比所选用的大1mm。

注意:如果选用的PFNA型号太大,则可能导致复位丢失或医源性骨折。

(5)手术入路:在大转子顶端以上约5～10cm做一个5cm切口,平行切开筋膜,钝性按肌纤维方向分离臀中肌。如果使用PFN插入把手,则需要适当向远端延长切口。

(6)选择PFNA进钉点并插入导引钢针:在前后位上,PFNA进钉点通常位于大转子顶点或稍外侧,插入导引钢针。主钉6°外偏角的设计可以很好匹配髓腔的构型。这也意味着要将3.2mm导针插入后向髓腔延伸时也需要保持6°的外偏。在侧位片上,明确导针是否位于髓腔中央并且没有发生弯曲。

经皮微创技术:在插入点安放20.0/17.0mm保护套筒及17.0/3.2mm钻头套筒。经保护套筒及钻头套筒插入导针。移除钻头套筒。

注意:正确的插入点及角度,对于手术效果非常关键。

(7)打开股骨皮质:沿导针通过20.0/17.0mm保护套筒插入17.0mm空心钻头。使用带T型手柄的通用接口钻至保护套筒上的限深处,移除保护套筒及导针。

注意:建议使用动力工具高速打开股骨皮质,为了避免骨折块的移位,不要过分轴向加压和外偏。

(8)安装PFNA工具并插入PFNA:将连接螺丝通过插入手柄拧入合适直径的PFNA尾端,用六角形扳手拧紧。在X光设备辅助下,插下PFNA,轻微摆动手柄可以更好插入。可以用锤子轻轻击打插入手柄上的保护片,帮助插入PFNA。透视下预计PFNA螺旋刀片可以插入股骨颈的下半部分时,PFNA插入的深度就足够了。否则会导致PFNA螺旋刀片位置不正确。

注意:确认连接螺丝,插入手柄及PFNA三者紧固一体,避免在PFNA螺旋刀片插入时分离。暂不要安装瞄准臂。

(9)插入导针:安装130°瞄准臂,将其和插入手柄牢固连接。用电钻钻入导针,如果是非常不稳定的骨折,可以再插入一个导针防止旋转。使用C臂机可更好控制在股骨头内插的3.2mm导针的位置。将金色16.0/11.0mm支持螺母牢固安装在PFNA螺旋刀片保护套筒上。准备插入时先将支持螺母旋至标记处,将金色11.0/3.2mm钻头套筒经保护套筒插入。如果在股骨头内需要再插入防旋针,步骤相同。

注意:轴向观察,防旋针只能接近螺旋刀片尖端但不能接触。防旋针仅临时固定股骨头,在插入螺旋刀片后需移除。

(10)测量所需PFNA螺旋刀片长度:测量前应正侧位确定导针的位置,将3.2mm导针测量器沿导针插至保护套筒,并且选择所需要的螺旋刀片长度。测量装置所显示的是导针在骨内的准确长度,确保PFNA螺旋刀片和导针尾端平齐。PFNA螺旋刀片的正确放置位置是关节面下5～10mm,保证PFNA螺旋刀片位置正确。

(11)钻孔:小心移除金色 11.0/3.2mm 钻头套筒,但不要改变导针的位置。沿 3.2mm 导针推动 11.0mm 空心钻头。钻至限深处,此时就打开了外侧皮质。

(12)安装 PFNA 螺旋刀片(插入 PFNA 螺旋片刀):PFNA 螺旋刀片是锁定状态下包装的。可以逆时针轻轻旋转将插入器插入选定的 PFNA 螺旋刀片,确认固定牢靠。这一过程同时也解锁了 PFNA 螺旋刀片,现在刀片可以自由旋转,使 PFNA 螺旋刀片处于插入的准备状态。沿 3.2mm 导针将螺旋刀片及插入器一起经保护套筒插入。由于 PFNA 螺旋刀片的特殊设计只能由特定方向通过保护套筒(见保护套筒上的标记)。同时按动保护套筒上的按钮。握住插入器的金色把手,沿导针尽可能深的将螺旋刀片插入股骨头。然后用锤子轻轻敲击插入器底部直至限深处。用 C 臂机检查 PFNA 螺旋刀片的位置。

注意:将螺旋刀片插入至限深处很重要。当插入器和保护套筒卡住发出咔声后即可,插入时不应使用过大的力。

(13)锁定 PFNA 螺旋刀片:顺时针旋转插入器(按<.lock.>标记方向)。现在 PFNA 螺旋刀片处于锁定状态。确认 PFNA 螺旋刀片术中已被锁定。当间隙都关闭时 PFNA 螺旋刀片即被锁定。如果 PFNA 螺旋刀片不能锁定,可将其移出用一个新的 PFNA 螺旋刀片代替。按动保护套筒上的按钮,移出插入器。移出并且妥善处理导针。

注意:需保证 PFNA 螺旋刀片表面光滑。

(14)远端锁定:在远端皮肤刺一小口。插入预装好的远端锁定钻头套筒,包括、绿色 11.0/8.0mm 保护套筒、绿色 8.0/4.0mm 钻头套筒及绿色 8.0mm 套管针,经瞄准臂上标记为的孔插至骨皮质。移除绿色套管针,使用 4.0mm 钻头钻穿两层皮质。钻头尖端应突出 2～4mm,以及保护套筒应该和骨直接接触。根据钻头上的读数直接选择所需要的交锁钉长度。拧入锁定螺钉。

注意:始终确保术中进行远端锁定时没有出现皮质分离。否则会导致延期愈合。始终需确保 PFNA、插入手柄及瞄准臂三者连接牢靠,否则远端交锁钉钻孔时会损坏 PFNA。

(15)插入尾帽:如果主钉尾端已经位于大转子顶部则可选择 0mm 延长尾帽。将带钩导针穿过选定的尾帽,经导针在尾帽上插入 4/11mm 六角形改锥杆。尾帽和改锥杆为自持式。将空心尾帽安放在主钉尾端。使用 11mm 扳手旋紧尾帽,将尾帽完全置入主钉内。最后几圈旋紧时阻力增大,继续旋紧直至尾帽上的限深装置接触到主钉的尾端。这样可以防止尾帽松脱。移除六角改锥杆,扳手及导针。

【并发症】

转子下骨折早期并发症主要有股动脉损伤、坐骨神经损伤或并发其他部位的骨折。转子下局部血运丰富,大腿又有丰富的肌肉,在遭受较大暴力后所致的骨折,常出血量较大,闭合骨折出血在 1000～1500ml,开放骨折更多,故有创伤性休克可能。骨折后髓腔开放,股骨周围的静脉破裂,髓内脂肪有进入静脉可能,早期应注意脂肪栓塞综合征可能。

在治疗过程中,不同的术式并发症不尽相同。动力髋螺钉固定系统治疗股骨转子下骨时,当植入物放置的位置不当时可导致固定失败并发生髋内翻。在骨质疏松的患者中由于对植入物不能旋转而存在失败的危险。若病人过早的负重活动,可由于转子下的应力高度集中而导致内固定的断裂。与技术有关的最常见并发症是骨折内翻对线不良,股骨颈穿透以及肢体外旋和短缩畸形。有报道骨不连率高达 16%。而采用髓内钉固定的方法并发症主要有骨折复位不良,近端交锁螺丝钉放置错误,内固定物断裂,以及髓内钉远端股骨骨折可能,骨不连和感染发生率都较钢板固定发生率低。转子下骨折后伴发的髌骨和膝关节旁骨折,以及软组织损伤可以导致膝关节功能丧失,而髋关节周围的异位骨化则会导致髋关节活动功能的丢失。

转子下骨折晚期并发症主要有股骨延迟愈合和骨不连,再骨折。股骨转子下骨折延迟愈合通常与骨折未能得到稳定的固定和创伤或手术造成的局部血运障碍有关。治疗时必须改善固定方式,以维持骨折端的稳定,并鼓励病人做肌肉收缩活动来改善局部血液循环。若有骨缺损,则需植骨。

转子下骨折治疗中,并发感染患者也会出现。对于具有窦道的感染,使用敏感抗生素的同时,进行局部扩创,并予以持续灌洗是必要的,有时感染严重需拆除内固定,改为外固定支架固定。引流管需放置时间尽量延长,一般确信感染骨创面不再有新的脓液生成,一般引流量在每天 10ml 以下时,可考虑拔除引流管。若培养细菌为金黄色葡萄球菌时,可以在不关闭窦道的情况下,暂不拆除内固定,等骨痂明显生长后再拆除内固定,并行局部扩创加持续灌洗。

(陈　亮)

第九节　股骨髁上骨折

【发病机制】

股骨髁上骨折是指发生在腓肠肌起点 2~4cm 范围内的骨折,在 75 岁以上的女性和 15~24 岁男性发生率最高。随着交通运输业及工农业的发展,由高能量损伤造成的此类损伤正不断的增多,而且并发症多,伤残率高,是难治的骨折之一。直接暴力或间接暴力均可造成股骨髁上骨折,膝关节僵直而骨质疏松者,由于膝部杠杆作用增加,也易发生此骨折。

【分类】

股骨髁上骨折根据受伤时的暴力方向及膝关节所处的位置可分为屈曲型和伸直型,而屈曲型较多见。屈曲型骨折的骨折线呈横行或短斜面形,骨折线从前下斜向后上,其骨折远端因受腓肠肌牵拉及关节囊紧缩,向后移位。有刺伤腘动脉的可能。骨折近端向前上可刺伤髌上囊及前面的皮肤。伸直型骨折也分为横断及斜行 2 种,其斜面骨折线与屈曲型者相反,从后下至前上,骨折远端在前,骨折近端在后重叠移位。此种骨折病人,如腘窝有血肿和足背动脉搏动减弱或消失,应考虑有腘动脉损伤。

股骨髁上骨折 AO 组织分型中属于股骨远端骨折的 A 型,可分为:A1,单纯的股骨髁上骨折;A2,单纯的股骨髁上骨折,仅伴有 1 个游离的骨折块;A3,单纯的股骨髁上骨折,伴有 1 个以上的骨折块。

【临床表现及诊断】

一般病人都有外伤史,伤后大腿下段剧烈疼痛,膝关节活动障碍,局部肿胀压痛明显,有反常活动,患肢短缩畸形。有时伴有患肢足背动脉减弱或消失,足趾活动感觉障碍,需排除腘动脉或坐骨神经损伤。X线片检查可明确诊断股骨髁上骨折,并可以根据骨折线分型。血管 B 超检查有助于判断有无腘动脉损伤,若怀疑有腘动脉损伤,应加强观察肢端血循,也可动态行小腿血管 B 超检查,必要时行 DSA(数字减影血管造影)检查。

【治疗】

股骨髁上及髁间骨折的治疗历来较为困难,这些骨折常是不稳定的和粉碎性的,且多发生于老年人或多发伤的病人。由于这些骨折靠近膝关节,可能难以完全恢复膝关节的活动度和功能。在许多报告中,畸形愈合、不愈合及感染的发生率相对较高。对已行膝关节成形术的老年患者,其治疗可能更为复杂。

(一)非手术治疗

1.石膏外固定　适用于无移位骨折及儿童青枝骨折。用长腿石膏管型屈膝 20°,固定 6 周开始锻炼膝关节活动功能。

2.骨牵引整复、超关节夹板固定法 适用于有移位的股骨髁上骨折、屈曲型骨折,可用股骨髁冰钳或克氏针牵引法;伸直型骨折,采用胫骨结节牵引,只要牵引恰当,加以手法,可以复位。

(二)手术治疗

手术的目的主要是恢复骨折端的稳定性和股骨的力线。股骨髁上骨折手术治疗主要有钢板内固定和髓内钉两大类。钢板类髓外固定主要有动力髁螺丝钉(DCS)、"L"形髁钢板、桥式接骨板、解剖钢板、LISS锁定钢板等,虽可以提供骨折段的解剖复位,但钢板固定力线上属于偏心固定,钢板螺钉受弯曲应力大,不够牢固,无法进行有效的膝关节早期功能锻炼,更无法早期负重。采用双钢板固定虽然可以提供相对坚强的固定,但手术创伤增大,感染机会增多。髓内钉类有国产股骨髁上交锁钉、AO 的股骨远端髓内钉(DFN)。传统股骨髓内钉,中下段有向前 8°的弧度,适合从股骨近端向远端固定,若从远端逆行打入,不符合股骨的生理曲度,且股骨远端不易加锁,易造成骨折端的移位或骨折的畸形愈合。而 AO 股骨远端髓内钉 DFN,钉尾较粗,在保证足够的强度下,主钉符合股骨的生理曲度,特别是远端锁钉的螺旋刀片设计,有利于骨折端复位后的稳定。

1.钢板螺钉固定 瑞士的 AO 学组设计的角钢板,是用于治疗股骨远端骨折并得到广泛接受的最早的钢板螺钉内固定器械之一。虽然它对大部分骨折提供了牢固的固定,但此固定方法在技术要求较高,并且存在包括感染在内的早期问题以及对骨质疏松者难以达到充分固定、钢板去除后再骨折等情况。

最近,间接复位技术、最少的软组织剥离及轻柔牵引等更符合生物学的钢板固定技术受到提倡。采用股骨撑开器或外固定架以恢复骨折部位的长度及对线,对于干骺端粉碎性骨折,可将其保持在原来的位置,不必试图将骨折碎块解剖复位。由于软组织相对未受干扰,故很少需要植骨。Bolhofner 报告了 57 例股骨髁上和髁间骨折的前瞻性研究,绝大多数用角钢板固定及生物学复位技术治疗,结果优良率为 84%,均无需植骨治疗,也没有 1 例发生骨折不愈合,而仅发生 1 例深部感染及 1 例畸形愈合。

2.动力性髁螺钉固定 比角钢板技术要求相对要低的是髁部动力性螺钉。插入角钢板需要在三个平面同时准确定位,髁部动力螺钉在屈、伸平面不受限制。该螺钉固定成功的条件是:自髁间窝以上至少4cm 的股骨髁未粉碎。动力螺钉固定的主要缺点是在插钉时需去除的骨量较大,将使可能进行的翻修手术变得困难。

Ostrum 和 Geel 对 30 例股骨远端骨折,采用间接复位技术及动力性髁螺钉固定治疗,未行植骨。87%的病人获得了极好的或满意的结果;发生 1 例骨折不愈合,1 例骨折固定失败。结果较差者均发生在伴有关节内粉碎性骨折的老年骨质疏松患者中,因此,有学者认为该方法不适用于骨质疏松病人。

Harder 等比较动力性髁螺钉和髁钢板的生物力学特性,无内侧缺损时两种固定装置轴向负荷的力学特性相似。然而,当存在内侧缺损时,用髁钢板固定的骨折块间移动度较用动力性髁螺钉固定者大。其结论为:髁间窝以上 4cm 的股骨髁骨折选择髁上固定时,可选择动力性髁螺钉。

3.LISS 锁定钢板 在采用 LISS 钢板时,采用股骨撑开器或者外固定架以恢复骨折部位的长度及对线,对于干骺端粉碎性骨折,可将其保持在原来的位置,不必试图将骨折碎块解剖复位。再将钢板置于股骨的一侧,起到一个内置的外固定支架作用,这样可以最大限度的保护骨折块的血循,可以有效的降低骨不连的发生率。LISS 钢板优势在于螺钉和钢板锁定为一体,且螺钉有瞄准器可经皮打入。

角钢板及髁部动力螺钉不适于膝关节上 3～4cm 内的股骨髁骨折,及合并关节内大量粉碎的骨折。对于这些骨折,髁部支撑钢板(如 LINK 解剖钢板)是最常用的内固定物,此类钢板的远端有多个钉孔,允许多枚螺钉直接拧入粉碎的骨折块。然而,髁部支撑钢板不能提供如角钢板或髁部动力螺钉那样的坚强固定;伴有内侧支撑部位粉碎的骨折、或节段性的骨缺损、或极低位的经髁骨折,使用支撑钢板固定后,钢板螺钉在其接触界面间的活动可以引起骨折的内翻成角。锁定钢板可以将螺钉锁在钢板上,这可以增加内固定结构的稳定性。异丁烯酸甲酯也可用于增加螺钉对周围疏松骨质的固定。如果外侧应用支撑钢板后出现内侧不稳，则建议加用内侧支撑钢板。Jazrawi 等介绍了一种带锁的双钢板技术，较单纯的双钢板技术提供了更强的稳定。然而，双钢板的应用使人们注意到骨和伤口愈合的问题，因此，Bolhofner 等提倡经皮固定钢板。他们治疗了 57 例股骨髁上骨折，通过开放复位，间接方法固定钢板，骨折均愈合，用 Schatzker 评分方法，他们报告结果优良为 84%，并承认术者的手术技巧是一个影响因素，作者认为这是一个连接严重粉碎性骨折的好的技术，它可从股骨的内侧或外侧操作。

最近，带有可锁在钢板上的特殊螺钉的髁钢板正在应用。这些钢板提供了类似髁钢板螺钉的稳定性，且避免股骨内髁缺损引起的内翻成角。此固定可以不用内侧股骨钢板，其有效性正待临床证实。此方法的初步经验一直在推广应用。

4.髓内钉　最近髓内钉治疗股骨远端骨折逐渐受到重视。这种内固定器械比钢板获得更接近"生物学"的固定，因为它是均分负荷型而不是遮挡负荷型内固定物，且软组织保护更好，很少需要植骨。生物力学测试证明，髓内钉固定治疗股骨远端骨折的主要缺点是固定稳定性不如钢板。顺行髓内钉固定治疗股骨髁上骨折稳定性不足，会导致骨折的畸形愈合、内固定断裂等并发症。经髁间窝逆行插入股骨髓内钉已成为治疗股骨髁上骨折的常用方法。像顺行髓内钉一样，这些"髁上"和"膝部"髓内钉具有理论上的优点：均分负荷型内固定器械、所需软组织剥离较少、不常需要植骨。带髋关节假体的股骨远端骨折，或髁间窝开放设计的全膝假体上方骨折，也可以有效地用逆行髓内钉固定。逆行穿钉也可用于远端股骨骨折合并同侧髋部骨折的固定，允许髋部骨折另用器械固定。

逆行髁上髓内钉的设计也有潜在的缺点，关节内入口有可能引起膝关节僵硬和髌股关节问题，以及如果骨折部位感染则可导致化脓性膝关节炎。髓内钉的近端钉尖一般位于股骨干的中部或远端，会在这个区域产生应力梯度，如果近端锁钉时钻了废孔，将使应力集中的问题加重。较短设计的髓内钉不允许用于固定延伸至远端股骨干的骨折。在对 GSH 髁上髓内钉的最初设计进行的早期研究中，报告了相对较高的内固定物折断率。此后，锁钉的直径由 6.4mm 减至 5.0mm，并减小了螺钉孔的直径，从而大大减少了这种并发症。最近 AO 的 DFN 在股骨髁部采用螺旋刀片来锁定，及相对粗大的钉尾，进一步减少了骨折端的不稳定及断钉等问题。目前逆行钉的主要并发症是畸形愈合和钉对膝关节的影响。

通过模拟单腿站立进行力学测试，Frankle 等对有骨性接触和没有骨性接触的股骨干骨折用顺行和逆行髓内钉固定并进行比较。他们发现对稳定骨折，两种方法无差别；但对于不稳定性骨折，钉的大小决定稳定性，并非与插入的方法有关。David 等检查了髁上钉和 95°动力加压螺钉的稳定性，他们发现：带有多向固定模式的动力加压螺钉具有更大扭矩强度，在轴向负重时吸收更多的能量。Ito 等也比较了髁上钉与髁角钢板，结论是：除了扭矩负荷更大外，髁上钉提供的稳定性与钢板相类似。生物力学试验显示逆行髁上髓内钉不能提供如 95°动力性髁螺钉与侧方钢板那样坚强的固定。Firoozbakhsh 等在一个合成骨的截骨术模型中发现，95°钢板在外翻弯曲及扭转时更坚固，但在内翻弯曲和屈曲时两者无明显差异。Koval 等应用经药物防腐处理的股骨标本，将 95°髁螺钉侧钢板复合器械与逆行 GSH 钉及顺行 Russell-Taylor 钉进行了比较，他们发现 95°钢板在扭转、内外侧弯曲以及前后侧弯曲时最为坚固。Russell-Taylor 钉和 95°钢板的断裂载荷高于 GSH 髁上钉。这些生物力学研究的临床实际意义尚不清楚。

逆行髁上髓内钉的初步报告显示了可接受的结果。在数篇报告中，骨折愈合率为 90%～100%，需植骨者为 0%～44%，感染率为 0%～4%，畸形愈合率为 0%～8%，膝关节活动范围平均均为 100°～116°。Iannacone 等应用带 6.4mm 锁孔螺钉的旧式髓内钉固定骨折，报告髓内钉折断率及骨折不愈合率为 9.8%。Gellman 等报告应用带 5mm 锁孔螺钉的新式髓内钉固定治疗 24 例骨折，无髓内钉折断发生；有 0%～8%的病人在髓内钉的顶部发生新骨折，但只要骨折无移位，均可采取非手术治疗。髓内钉撞击髌骨的发生率为 0%～12%,骨折愈合后常需将髓内钉拔除。术中将髓内钉适当地向下凿进些许可避免此并发症,这在开放手术比经皮入路更容易施行。

5.外固定　严重开放性股骨远端骨折,特别是合并血管损伤者,外固定可作为暂时性或终极性固定治疗。如果骨折有严重的髁间结构损伤,外固定架应跨膝关节固定。由于存在针道感染及关节僵硬的潜在危险,这种方法只用于最严重的开放性骨折。为使多发伤患者活动,使用此方法以提供局部牵引。此方法也可使股骨远端骨折更好地进行 CT 检查。转换成内固定的手术必须在针道感染前的 14 天内完成。如果患者已行撑开外固定架固定,在安全时间段内不允许用髓内钉固定时,可将固定架换成小的钢丝固定或混合固定。Hutson 和 Zych 报告 16 例广泛软组织损伤伴开放性股骨骨折的治疗结果。所有骨折均愈合,但有 2 例需延迟植骨,1 例形成化脓性关节炎,1 例形成骨髓炎,5 例患者膝关节活动小于 90°。Ali、Saleh 和 AraZl 等和 Mohr 等在各自的研究中发现类似的结果,用 Ilizarov(环和小钢丝固定)外固定方法。此方法仍作为严重创伤的一种治疗方法。其感染率为 1%～10%,并有明显的膝关节僵硬,这些均为损伤性质决定,并非固定方法所致。

6.LISS 锁定钢板手术方法

(1)术前内植入物的选择:使用国际内固定研究学会 AO/ASIF 术前计划模板来决定 LISS 接骨板的长度和螺钉的位置。注意所有的模板图像均按平均放射像成像率放大 10%。当然,图像可以根据需要有所改变,术前必须对拉力螺丝钉的放置有所计划。

(2)患者的体位:患者仰卧于可透 X 线的手术台上,患肢必须可以自由移动。对侧肢体可以固定于手术床的腿支架上。膝关节置于手术床铰链的略微远端,这样能在手术中屈曲膝关节,避免完全伸直膝关节和产生过强的牵拉力量,由于腓肠肌的作用力会引起股骨远端骨折块向腹侧旋转,这样会对骨折复位造成困难,也会威胁腘动静脉。当远端骨折块较短时,推荐小腿屈曲大约 60°,这样可以减轻腓肠肌的牵拉力量。

(3)复位:在关节内骨折,首先应复位重建并固定整个关节。图中显示股骨髁部可以打入拉力螺丝钉的位置。注意必须确保这些拉力螺丝钉不会阻碍以后从 LISS 钢板螺钉的拧入。使用暂时的跨膝关节的外固定支架或牵开器对骨折进行复位。手术中应使用 X 线摄片或 X 线影像增强仪检查骨折复位的情况。内外向打入的斯氏钉对于股骨远端的手法复位非常有帮助。

(4)手术入路:对于关节外和关节内骨折推荐的手术入路有所不同。在关节外骨折,从 Gerdy 结节向近侧做一长度约 80mm 的皮肤切口,沿纤维走向分开髂胫束,打开骨膜和股外侧肌之间的间隙。在远端,股外侧肌主要附着于股骨嵴,在骨与外侧骨膜没有肌肉的附着点。内固定器可以沿骨膜和肌肉间隙插入。

在关节内骨折,前外侧关节切口可以为复位提供良好的显露。通过该切口能够插入内固定器,并能从内侧拧入了拉力螺丝钉。

(5)LISS 接骨板的插入:使用装配好的插入导向手柄在骨膜和股外侧肌之间插入 LISS 接骨板,并应确保接骨板近端与骨始终接触。接骨板的远端贴伏于股骨外髁。可以向近侧和远侧移动、调整 LISS 接骨板的位置,直至接骨板能够很好地贴附与股骨髁。有时插入导向手柄的近侧端及软组织可能影响接骨板的插入,这时可以取下透光手柄的近侧部分。由于重量作用,插入导向手柄容易向背侧倾斜。如果患者处于仰卧位,插入导向手柄的方向与地面平行,那么内固定器会处于外旋位置,接骨板与股骨外髁无法平整地贴附。固定螺栓的方向必须与髌骨关节方向平行。因此插入导向手柄应该处于内旋 10°的位置。在 X 线影像增强仪后前位 AP 相上可以看到该影像。内固定器必须与股骨髁完全贴附以确保其与骨面的理想接触。一旦 LISS 接骨板与骨面有良好的贴附,从 B 孔取下钻套和锁定螺栓。在接骨板最近端的孔通过钻套插入穿刺器做一微小的刺切口,将钻套和穿刺器推至 LISS 接骨板。可以使用克氏针或直接通过触诊来检查 LISS 接骨板在骨面上的位置是否正确。通过插入导向手柄的外侧螺丝拧紧钻套,用固定螺栓来替换穿刺器。将固定螺栓拧入 LISS 接骨板来闭合固定框架。由于软组织的限制,所以固定螺栓一旦被拧入,再调整改变接骨板或手柄的位置将非常困难。

(6)LISS 接骨板的初步固定:通过固定螺栓和锁定螺栓使用 2.0mm 的克氏针对内固定器进行初步固定。仔细检查 LISS 接骨板的位置和患肢恢复后的长度。也可以使用克氏针瞄准装置在内固定的背侧和腹侧打入克氏针。一旦骨折复位成功完成,LISS 接骨板位于正确位置,就可以拧入 LISS 锁定螺丝钉。

【并发症】

股骨髁上骨折的早期并发症主要有腘动脉、腓总神经、胫后神经损伤和肺栓塞,股骨髁上骨折失血量在 800～1200ml 左右,而且多发于老年人或合并其他部位损伤,故常常并发失血性休克。术前骨牵引中会并发钉道感染,若护理不当会出现褥疮、尿路感染、坠积性肺炎等并发症。若采用钢板固定可能出现感染、畸形愈合,骨不连,内固定松动、断裂,膝关节活动障碍;而采用髓内钉固定并发症主要有感染、肢体断缩、畸形愈合、骨不连、创伤性关节炎、膝关节活动障碍,及由于顶尖应力集中所致的股骨中段骨折等。因此,股骨髁上骨折术后,应该及时的指导患者行膝关节活动功能锻炼,以尽量恢复膝关节的屈伸活动功能。

(陈　亮)

第十节　股骨髁骨软骨骨折

股骨髁骨软骨骨折是指创伤后关节软骨损伤合并软骨下骨发生的骨折。股骨髁骨软骨骨折以股骨外髁常见,其他部位少见。多见于急性运动损伤,以及膝半屈位时小腿强力旋转或跨越动作时的直接暴力、间接暴力或旋转暴力作用于关节面产生。骨折块游离于关节腔严重影响关节功能,但其处理一直是关节损伤治疗的难题。

股骨髁骨软骨骨折临床一般表现为关节血肿,伤后立即出现关节功能障碍,部分患者关节交锁,通常合并其他关节内损伤,临床表现多样。若骨折块小,有时仅出现关节疼痛、肿胀,无明显交锁症状,由于软骨在 X 线上不显影,在 MRI 出现之前,常会漏诊或误诊。对一些怀疑有股骨髁骨软骨骨折的患者应该常规检查 MRI 以明确诊断。

股骨髁骨软骨骨折常需和剥脱性骨软骨炎相鉴别。剥脱性骨软骨炎为关节软骨及其下的骨质限局性、慢性缺血坏死及软化脱落性病变。剥脱性骨软骨炎好发于膝关节股骨内髁关节面,外髁发病少见,病因不清,一般认为外伤为主要原因,是多次反复的轻度外伤引起局部血运障碍所致,多为慢性起病,X 线检查剥脱骨块边缘清楚规整,周围骨质呈反应性硬化,晚期可游离于关节内;而骨软骨骨折有急性损伤病史,突然发生,骨块边缘不整齐,且 MRI 检查显示骨折区髓内水肿,易与剥脱性骨软骨炎鉴别。

股骨髁骨软骨骨折均需要手术治疗,新鲜骨折根据骨折块的不同可采用游离小骨块取出术、粗丝线缝合固定、细克氏针固定、钢丝固定、普通螺钉固定、可吸收螺钉固定、Hrbert 螺钉固定等方法;陈旧骨折需摘除游离骨块,再予以行软骨移植术。

股骨髁骨软骨新鲜骨折手术均采用硬膜外麻醉,气囊止血带下手术。闭合骨折采用膝关节内侧切口显露关节腔,开放骨折尽量利用原伤口或做适当延长。固定骨软骨骨折块时尽量保留骨折块与关节面的相连部分,保护关节面软骨不与骨折块分离。骨折复位前应修复缺损区周缘创损,使其尽量恢复创伤前解剖形状。复位时采用压配方式,以植骨棒轻轻打压嵌入,平整后进行内固定。

1.缝合线或钢丝固定　提前于骨折块相应位置用克氏针钻孔,股骨由两侧髁上钻孔,细钢丝借助硬膜外导针牵出,粗丝线由细钢丝通过硬膜外导针牵出。

2.克氏针固定　由骨软骨折块表面直接向关节外钻出,钻出皮外后由对侧用钻拔出,针尾留于软骨下。

3.螺丝钉、可吸收螺钉及 Herbert 螺钉固定　复位后先用专用钻尽量直向钻孔,利于加压,必要时攻丝,再旋入普通螺丝钉或较小骨折块用手外科微型螺钉、可吸收螺钉或 Herbert 螺钉,普通螺钉和可吸收螺钉须轻微扩大外孔,以将钉头陷入软骨下,检查关节面是否平整。

以Ⅰ号丝线连续缝合修复关节囊滑膜层,缝合皮下组织及皮肤。若有膝关节韧带或半月板损伤,则同时修复。开放性损伤需留置引流管,术后除细克氏针固定者需石膏固定 6 周外,其他固定方式者均早期进行间歇被动和主动活动。

股骨髁骨软骨骨折常会并发膝关节创伤性关节炎,特别是软骨下骨较少时,软骨块常在关节液的浸泡下,骨折常难以愈合,软骨会被吸收。若骨折块固定不牢固,骨折块脱落成为关节内游离体,相对应的关节面磨损加重,引起关节疼痛,可行关节镜下游离体摘除,对于小于 2cm 的软骨损伤行钻孔术,大于 2cm 的软骨缺损需行软骨移植术或软骨细胞培养后种植修复术。另外,一些漏诊的病人,由于膝关节的长期疼痛而导致膝关节活动度丢失,致关节僵硬。一些股骨髁骨软骨陈旧骨折的老年病人,可行膝关节表面置换术,以便早期恢复膝关节活动度及行走功能。

（陈　亮）

第十一节　股骨髁间骨折

一、发病机制

股骨髁间骨折是一种关节内骨折,其骨折机制多为股骨纵向骨折。垂直暴力的轴,向下压股骨髁,服从胫骨髁间嵴的方向上的反作用力,如楔,使内部和外部股块并将其断裂两侧。股骨髁间骨折多由高能损伤所致,骨折块多粉碎。有时骨折块向后移位损及腘动脉、腓总神经、胫神经,伤后应注意观察肢端感觉血循,以便及时发现血管神经损伤。

二、分类

股骨髁间按骨折线的形状可以分为"Y"形和"T"形,亦可为粉碎性。AO 分类中属于股骨下段骨折中的 C 型:C1,完全关节内骨折,关节及干骺端简单骨折;C2,完全关节内骨折,关节内简单骨折,干骺端粉碎骨折;C3,关节内粉碎骨折。

三、临床表现及诊断

受伤后,膝盖肿胀疼痛,不能活动,血液积聚在关节内。X 线检查可显示髁突骨折移位,如单髁骨折多向后移位,双髁"Y"形骨折,髁向两侧分离,股骨干如一楔子,插入两髁之间。CT 平扫及三维重建可明确骨折块形态及移位情况。如伴有腘动脉损伤,膝关节肿胀严重,并伴有剧烈疼痛,足背动脉搏动减弱或消失,行血管 B 超检查可以明确动脉血循。仔细检查肢端感觉可以早期发现有无神经损伤。

四、治疗

髁间骨折属于关节内骨折,若治疗效果不佳,会导致膝关节功能障碍。主要原因如下:

1.对于牵引复位闭合复位困难的患者,解剖复位困难。创伤性关节炎的解剖学基础是遗留下来的。

2.髌囊或四股骨头和股骨的滑动装置发生骨折移位和出血。牵引或石膏固定后容易发生关节粘连,导致膝关节功能紊乱。

3.切开复位,若不坚固内固定,仍需外固定,不能早期膝关节锻炼,膝关节粘连。

4.长期外固定后会发生膝关节软骨退变,膝关节疼痛和功能障碍。

可以看出,关节面不解剖复位内外粘连对股骨髁间骨折的疗效不佳的主要原因。因此,治疗股骨髁间骨折需要早期手术,恢复关节面,清除瘀血和骨碎片,牢固地加强内固定,恢复关节面的完整和正常的关节关系。负压引流预防关节内血液积聚。术后镇痛用于锻炼膝关节屈伸功能,防止关节粘连和僵硬。

(一)非手术治疗

非手术治疗包括石膏托外固定、骨牵引等,仅适用于无明显移位(关节面移位小于2mm)的、且稳定的股骨髁间骨折,或无法耐受手术的患者。但长期的牵引或外固定会导致膝关节粘连、膝关节活动功能障碍。没有解剖复位的关节面会导致创伤性关节炎的发生。

(二)外固定支架治疗

外固定术是外科手术与非手术治疗之间的一种半侵入性手术。固定方法,因操作方便,伤口小,可溯源。骨折复位、固定、致密端密度调整及早期功能活动这样的优势是有利的。近年来,特别是许多学者都在增强他们的精神。改善外固定后的活动性和稳定性,应用于高能损伤或火器损伤所致的股骨髁间开放粉碎骨折,加上抗生素的使用,感染率有了明显的下降。然而,股骨髁间粉碎性骨折伴外固定的膝关节内骨折要解剖复位,常需要固定的膝关节,加上股骨髁间针不方便且易松动,针道感染率高,限制了外固定架的广泛应用。因此,现代创伤学者往往更积极地进行手术固定,除非结合其他部位或器官严重损伤,才能挽救生命,用于早期治疗创伤或骨折的首要目的,考虑采用外固定、临时治疗或有限内固定结合使用。

(三)手术治疗

股骨髁间骨折手术治疗的目的是重建关节面解剖结构,旋转和轴的恢复,稳定髁突到股骨干,以及术后早期功能锻炼。现在的手术治疗技术已转变为微创接骨术(MIO),MIO包括:①治疗关节内骨折的经关节的关节重建和逆行钢板接骨术(TARPO),该术式具有较好的手术显露、关节内骨折的正确处理、骨折愈合快、功能恢复效果好等优点;②治疗关节外骨折的微创经皮钢板接骨术(LISS),骨折部位不予广泛暴露,只需皮肤的小切口。

随着内固定器材的发展和完善,AO角钢板、动力髁螺钉(DCS)、锁定钢板、AO股骨髁上髓内钉(DFN)的相继出现,并得到了广泛的应用,股骨髁间骨折的疗效有了较大的提高。

1.经关节的关节重建和逆行钢板接骨术　TARPO技术由于1996年提出,在治疗股骨髁间骨折时,这项技术着力解决了两个问题:①完全的关节面显露(和复位、固定)的困难;②干骺端的失活的大手术切口的问题,以及存在的问题和潜在感染,骨折不连。TARPO技术髌骨外侧入路,髌骨半脱位或外翻,可完全显露股骨远端关节面,开放性骨折解剖重建关节面,常采用松质骨螺钉固定,也可采用小皮质骨螺钉按"拉"方式进行;对骨干或干骺端骨折,闭合复位,和改进的软组织片植入保护骨折周围的软组织没有广泛的暴露骨折部位。

2.双钢板固定　对股骨髁间严重粉碎骨折,为了获得旋转和轴线的恢复,一般不推荐DCS、角钢板固定

（单一钢板固定易引起内翻塌陷），而采用双钢板固定。双钢板一般不推荐 CP、DCP，可采用外侧解剖钢板加内侧的支撑钢板固定，若采用双侧锁定钢板固定效果更佳。Jazeawi 等采用锁定双钢板加植骨治疗 C3 型股骨髁间骨折，获得了满意疗效。对股骨远端关节内骨折模型进行了实验研究。在循环加载前后的生物力学测试中，锁定钢板结构比传统的双钢板结构能显著提高固定稳定性。因此，该技术特别适用于股骨远端粉碎性骨折和骨质疏松性骨折。它提供了一个简单的选择，以提高固定稳定性，避免了潜在的应用骨水泥。

此手术常采用内外侧入路，先采用 TARPO 技术，髌骨外侧切口完全显露股骨远端关节面，并在关节面骨折直视下进行解剖重建。采用松质骨拉力螺钉固定，侧侧股骨解剖钢板固定；再在膝内侧切一辅助切口，从肌肉下插入一支撑钢板固定。术中对骨折块可以采用间接复位技术，尽量保护骨折块的血循。术后关节内放置负压引流，术后应用镇痛泵，术后第一天就开始进行膝关节屈伸活动功能锻炼。

3.AO 角钢板、DCS　一些 C1、C2 型股骨髁间骨折可以采用 AO 角钢板、DCS 固定，但 AO 角钢板、DCS 固定需注意控制股骨髁间骨折的旋转和轴线。这两类钢板的手术方法在上文已有详细描述。此类内固定术后第一天即可进行膝关节的活动功能锻炼。

4.股骨髁上髓内钉（DFN）　近年，随着髓内钉的改进，特别是 DFN 应用于一些股骨髁间骨折 C1 和 C2 型骨折的治疗，取得了满意的结果。特别是关节镜技术的成熟，关节镜辅助下 AO 股骨远端髓内钉 DFN 治疗股骨下段骨折，具有膝关节创伤小、感染率低、内固定坚强可靠、骨折愈合率高、允许膝关节早期功能锻炼和负重的优点，并且符合 21 世纪外科治疗微创化的优点，是治疗股骨下段骨折的理想选择。

（1）手术方法：术前患者应拍带标尺的股骨全长片，以便选择合适的 DFN 髓内钉；手术可以采取连续硬膜外麻醉或全身麻醉，患侧大腿下方垫枕成屈膝 45°位，大腿上段上气囊止血带；关节镜从标准的前方和外侧进入道路，口长约 0.5cm，常规内、外半月板、十字韧带及髁间骨折无骨折探查，清理关节内血肿，在克氏针辅助下采用间接复位技术，予以骨折复位，以克氏针临时固定（注意避开 DFN 钉道），并在膝关节外侧切一 3cm 切口，用 1～2 枚拉力松质骨螺钉固定（注意螺钉应适当偏后，以免影响髓内钉的进入），再从髌韧带正中切一个约 3cm 的创口，在关节镜引导下，在股骨髁间后交叉韧带止点前方约 0.5～1cm 处，钻入导针 10～15cm，髌韧带套筒保护下，直径 13.0mm 钻头扩髓至 3～4cm，取出保护套和导针，不再使用导针，取出骨和软骨碎片，彻底冲洗关节腔，插入髓内钉，然后在髓内钉远端安装锁钉，拔出克氏针。所有患者术后第一天开始，进行膝关伸屈活动功能锻炼，术后 2 周内屈膝可达 90°以上。

（2）注意问题：术前膝关节应垫高 45°位，为了便于骨折复位和膝关节入髓内钉；在股骨髁手术前，应常规探查膝关节，了解股骨下段骨折是否与交叉韧带、关节软骨及半月板损伤相结合；交锁髓内钉进针点应在髁间窝后交叉韧带止点前方约 1cm 两髁中点，以防造成膝内外翻畸形，偏后则容易造成股骨髁间劈裂骨折；扩髓时应注意髌骨的保护，膝关节间隙应注意保留一些前髌下脂肪垫，减少术后膝前痛的发生；要记住微创外科的原则，保留骨膜，对骨折端的解剖复位完全不坚持，在为了减少血液循环损坏碎片，促进骨折愈合；术中钉尾需埋入软骨面下 1～3mm，过浅则易导致屈膝时与髌骨相撞击，导致膝关节疼痛，过深则不易拆除；DFN 安装完毕应常规再次清理关节腔，以免术后关节内异物形成；对一些年龄大的骨质疏松的患者，髓内钉远端应选用螺旋刀片锁定。

五、并发症

股骨髁间骨折属于关节内骨折，由于血肿的刺激，及血肿机化导致膝关节内外粘连，关节面的不平整会导致创伤性关节炎。骨折有时会并发膝关节内韧带或半月板的损伤，膝关节外韧带的损伤，有时因为外伤后膝关节肿胀严重,容易漏诊而导致膝关节功能障碍;有时虽然早期发现,但担心修复的韧带再次断裂而膝关节长期制动,导致膝关节僵直。故在和患者充分沟通下,术后应早期进行功能活动锻炼,但在4周内膝关节活动度应控制在0°～90°。另外,由于一些内固定方式选择的不当,可出现膝关节内翻畸形,会导致膝关节退变的早期出现。选用非锁定钢板治疗一些骨质疏松严重的患者,会出现螺钉的松动,进而导致内固定的失败。不论是何种手术方式,都存在感染的可能,一旦出现感染将是灾难性的,会导致膝关节功能的完全丧失。

（王　斌）

第十二节　股骨髁骨折

一、股骨单髁骨折

股骨单髁骨折属于完全关节内骨折,多由于膝部砸伤所致,或屈膝位的纵向暴力所致。股骨单髁骨折后,移位的关节面不平整,可导致创伤性关节炎;内外髁的不平衡致膝内翻或膝外翻,使下肢失去正常的力线,会继发膝关节和髋关节的退变。另外,股骨单髁骨折常伴有膝关节内外韧带损伤及半月板损伤。

股骨单髁骨折分型在AO组织中属于股骨远端骨折中B型:B1,外髁矢状面的部分关节内骨折;B2,经内髁矢状面的部分关节内骨折;B3,经股骨髁额状面的部分关节内骨折。

股骨单髁骨折常伴有外伤史,膝关节肿胀疼痛明显,拍X线片可以发现骨折线,可以明确诊断,但有时仅拍常规的正侧位片很难发现后髁的骨折,就需要行CT检查。另外,行MRI检查可以发现韧带和半月板损伤及一些隐性骨折。

无移位的股骨单髁骨折可以行非手术治疗;移位的股骨单髁骨折需要手术治疗,以防出现轴线对线不佳、创伤性关节炎、膝关节僵直以及膝关节不稳等并发症。非手术治疗包括牵引治疗和石膏固定治疗,行牵引治疗者应该将患肢置于托马架上,在牵引中活动膝关节。行长腿石膏固定治疗,对于一些合并有侧副韧带损伤的患者不失是一种好方法,但固定时间不可长于4周。去石膏后练习活动膝关节。移位的股骨单髁骨折需要手术治疗,通常采用松质骨拉力螺钉固定即可提供足够的稳定,但骨质疏松者常需支撑钢板固定。术后应早期进行膝关节屈伸活动功能锻炼。

二、内髁骨折

股骨内髁骨折无移位可以保守治疗,有移位则需行手术治疗。手术采用硬膜外麻醉,大腿上段上止血带,切开复位采用膝关节内侧切口,直视下予以骨折块解剖复位,保留骨折块残留的骨膜,克氏针临时固定,根据骨折块的大小,采用1～3枚松质骨拉力螺钉固定,也可采用可吸收螺钉固定,埋头处理,常规术中探查膝关节内半月板和前后交叉韧带组织,半月板损伤需一期处理,交叉韧带损伤可一期或二期重建。若条件允许可采用膝关节镜辅助下经皮螺钉固定术。骨质疏松严重者需切开复位内侧支撑钢板固定。术中常规放置引流管,术后第一天即可进行膝关节的屈伸活动功能锻炼。

三、内髁后部骨折

内髁后部骨折手术时若采用内侧切口,则无法予以正确的拉力螺钉技术固定,常需采用膝关节后侧切一辅助切口予以从后向前攻入拉力螺钉,为避免下一次的手术创伤,常可采用可吸收螺钉固定。

四、外髁骨折

外髁骨折手术时,若采用切开复位,采用膝关节外侧入路,采用克氏针辅助下复位,尽量保护骨折块的血供,用松质骨拉力螺钉固定时埋头处理。股骨外髁表面软组织较少,尽量采用经皮螺钉固定技术。若能配合膝关节镜一起使用可以监视关节面复位情况,及膝关节内损伤情况,疗效更佳。

(余庆华)

第十三节　膝关节骨软骨损伤

膝关节损伤大都会造成不同程度的关节软骨损害。软骨的创伤可以是软骨的直接损伤,如手术操作中器械对软骨的创伤,但更多见的是间接损伤所致,关节内骨折、半月板损伤和交叉韧带损伤等大多伴有关节软骨面的损伤。由于关节透明软骨在结构与功能上的特殊性,使得关节软骨面的修复成为近年来活跃的研究课题。关节镜对关节面损伤的直接观察可以比包括 X 线片、CT、MR 等任何其他的检查手段更明确地评价关节面损伤的程度,并可以在关节镜下直接进行必要的手术处理或是在关节镜辅助下进行切开手术,以更小的创伤和更准确地修复关节软骨。

一、诊断与处理原则

关节镜检查是关节面损伤最好的诊断方法。通过关节镜术不仅可以对损伤或病灶的部位、大小、骨软骨块的形态和是否已发生坏死等情况做出准确的评价,还可以通过关节镜技术将正常的骨软骨块在局部清创后复位并进行镜下内固定或将游离体和已坏死的骨软骨块去除并进行病灶基底的清创,以促进关节软骨面的修复。

此外,高分辨率的 MR 也可获得准确的诊断信息。对伴有软骨下骨的损伤或骨折的病例,X 线片、CT 有明确的诊断价值。

骨软骨骨折的整复要通过手术治疗。如果是儿童骨折且没有移位,可试用保守疗法。如为成人,游离骨片通常要切除。骨软骨骨折的骨片通常来自股骨外髁或髌骨内侧面,手术目的是为了防止由于内部紊乱而致关节进一步损伤。若骨片很大,应尽可能地修复。一般骨软骨骨片很小,无法将其固定在原位,当骨软骨片较大时,可使用沉头螺丝钉固定,固定时不要使钉头突出关节面而进入关节内再造成损伤。如果诊断和手术都被延误,骨片的边缘和缺损已成为钝圆形,则不可能达到恢复原位的要求。骨片切除时,切除处的松质骨面应该是光滑的。锐性切除、分离磨损的软骨边缘,以斜形削除为佳,不要影响负重面。

对于关节软骨面的划伤、割伤和轻度挫伤一般不需特殊处理。通过减少负重和使用 CPM 训练,以及适当的对症处理可获得满意疗效。

二、不同类型关节骨软骨损伤的评价与治疗

对临床骨科医师而言,许多软骨损伤在没有关节镜的观察和诸如 MR 等高分辨率辅助诊断结果的帮助下是难以获得准确诊断的。在关节镜下对关节软骨损伤的描述可按照软骨划伤和挫伤、软骨裂伤或软骨骨折、软骨缺损及关节内骨折的分类进行。

1.软骨挫伤　　软骨挫伤是关节软骨损伤的最常见的类型。在急性或亚急性的关节损伤中,膝关节镜下可发现损伤的软骨出现表浅的缺损和明显的摩擦痕迹,较长时间后可以发现局部的软骨发生纤维化或瘢痕软骨修复。在半月板破裂的病例中,几乎均可以观察到在与半月板破裂的部位相应的股骨和胫骨的关节面有程度不等的软骨挫伤与磨损。同样,在交叉韧带断裂或慢性膝关节不稳定的病例中,也都有类似的表现。

对未达全层的软骨挫伤和划伤,可在关节镜下进行局部的修整使其成为光滑的表面,去除可能成为游离体的软骨片,并处理同时存在的膝关节内其他病损。

2.软骨划伤(割伤)　　软骨的划伤经常由膝关节的开放或关节镜下手术操作所致。在关节镜操作过程中,使用任何金属器械的粗暴动作,包括镜头移动不慎均可造成关节软骨面的划伤,轻微的划伤在关节镜下可以见到表浅的划痕和 1 条被掀起的较薄的膜状软骨,关节镜下将其去除后一般不致引起症状。而较深大的划伤则可导致术后恢复期延长和损伤软骨的瘢痕化。

3.软骨裂伤(软骨骨折)与软骨缺损　　软骨裂伤或软骨骨折以及由其引起的关节软骨面的缺损是较严重的关节软骨损伤,通常由较大的直接或间接暴力造成。关节镜观察可发现关节软骨裂伤、掀起、软骨下出血,有时软骨骨折片脱落成为关节内游离体,而关节面出现软骨缺损。值得注意的是,对关节损伤的病例,当关节镜下发现有较大的软骨缺损时,一定存在软骨的游离体,而软骨片在 X 线片上并不显影,术前难以定位,一定要仔细寻找软骨的骨折片,并将其形态、大小与关节面缺损区加以对照,因为 1 个较大的关节面缺损可能存在数个软骨的骨折碎片。对新鲜的软骨骨折可考虑在开放或镜下复位与固定,而对后期的软骨缺损则需要通过局部清创、磨削或以骨软骨、骨膜或软骨膜进行二期修复。

4.关节内骨折　　关节内的骨折不可避免地影响到关节软骨,部分闭合性的关节内骨折如交叉韧带的胫骨止点的撕脱骨折、胫骨平台骨折或陈旧性关节内骨折都伴有关节软骨的损伤。在处理骨折和韧带撕裂时需考虑到关节面的重建。对已通过 X 线片明确了关节面骨软骨骨折的病例,如果骨折块直径大于 10mm,且位于功能区,则可以通过切开手术的方法进行内固定。通常采用前内侧切口获得良好的显露,将骨折基底清除后,将带有软骨面的骨软骨块复位,以沉头螺钉固定,注意使螺钉尾部沉入关节软骨平面以下。将复位后的软骨面与正常软骨面的结合缘修整光滑。早期病例采用克氏针固定常见并发症是克氏针断裂,即使用石膏固定也可发生克氏针断裂。此外,皮肤上克氏针针眼的感染也十分常见,目前普遍提倡用沉头空心螺丝钉后手术并发症日趋减少。术后患者须扶拐避免完全负重 8 周,以防止损伤胫骨关节面,并结合 CPM 操练及相应的康复训练。

5.关节面软骨骨折性游离体　　关节面软骨的剥脱可导致关节内游离体的产生。而较大的软骨性游离体将产生诸如交锁等体征。游离体可能存在于髌上囊、髁间窝、内外侧沟甚至滞留在腘窝内。

三、关节面缺损的修复手术

如关节软骨面较大和较深的创伤未获得及时处理,脱落的骨软骨块已坏死,关节面可能残留缺损,并

将因此出现明显的临床症状和体征。时间久后必然将导致创伤性骨关节炎的结果。近年来,相继有学者报道了各种不同的手术方法修复关节软骨面负重的缺损。

1.关节内自体骨-软骨移植 Muller、Yamashita 等采用取自同侧膝关节带正常关节软骨的自体骨-软骨移植修复膝关节负重面缺损的方法已经被膝关节外科医师广泛接受。Matsusue 等报道了使用关节镜进行移植手术的技术。目前被认为是解决膝关节负重区中等范围缺损的较理想的方案。应该注意的是,大块的骨软骨移植,其软骨面将发生退变。

手术方法:无论是开放手术或关节镜手术,其移植物获取和植入方法均相同。以特制的直径5~7mm的环形取骨器获取外侧髁前外侧缘或髁间凹前上缘带软骨面的圆柱状自体骨软骨块;在缺损区用相对应直径的打孔器打孔,使与移植物相匹配。将移植物紧密嵌入使移植的软骨面于关节面相平或稍低。对较大的缺损,可使用几个移植物充填。

2.自体骨-骨膜移植 骨膜移植诱导透明软骨再生已经动物实验和临床实践所证实。问题是骨膜移植在修复膝关节骨软骨缺损时存在的技术上的问题如缺损深度的充填和骨膜的固定等尚难以解决,吴海山等报道采用取自胫骨上端的自体骨-骨膜移植修复膝关节骨软骨缺损的技术也获得了满意的疗效。

手术方法:
(1)前内侧入路显露膝关节,取出游离体,暴露缺损区。
(2)将缺损区清创并修凿成标准的几何形状,精确测量其大小与深度。
(3)在切口远端的胫骨干骺端凿取带骨膜的骨块,并精确修整使其与缺损区相匹配。
(4)以紧密嵌入法将骨膜-骨移植物植入缺损区,使骨膜面稍低于正常关节软骨面,也可采用环锯法和矩形凿法准备手区和获取移植物,以得到更紧密的固定。

(张敬堂)

第十四节 髌骨骨折及脱位

一、髌骨在膝关节生理运动中的主要作用

1.传导并增强股四头肌的作用力。
2.维护膝关节的稳定。
3.保护股骨髁,使其免受直接外伤性打击。

移位的髌骨骨折损害伸膝装置的功能,造成伸膝受限和无力,髌骨关节面的严重移位或位置不良会引起髌骨关节的退行性变,髌骨骨折的治疗目标是获得完全的解剖矫正愈合,以恢复膝关节的正常功能,而绝非简单的恢复伸膝装置的连续性。

二、发病机制与分型

髌骨骨折的发生率约1%,以青壮年多见,大多数髌骨骨折发生在屈膝时用力收缩股四头肌的创伤事件或膝前遭受的直接打击,如由汽车仪表盘撞击或棒球杆打击也会引起髌骨骨折。通常,骨折时髌骨受力越大,粉碎越严重,切开复位和内固定的难度越大。

髌骨骨折的分类根据其受伤机制可分为 4 个基本类型:横断型、粉碎型、纵型和撕脱型。

三、临床表现

通常在创伤事件后患者会有膝部疼痛。常可见擦伤和肿胀。大多数患者由于伸膝装置不完整而不能主动伸膝,在移位的髌骨骨折处,常可在骨折块之间摸到缺损。

多块髌骨骨折可有骨擦感,但没有骨擦感不能除外骨折。如果膝部肿胀明显,穿刺抽吸有助于缓解疼痛,并可向关节内注射麻醉剂以便进行膝韧带的彻底检查。

髌骨骨折应拍摄前后位、侧位及轴位 X 线片,对骨折进行影像学检查和评估。横形骨折在侧位 X 线片上最清楚,而垂直型骨折、骨软骨骨折及关节面不平最好在轴位 X 线片上观察。有时需要对比观察对侧膝关节的 X 线片,以便将急性髌骨骨折与二分髌骨鉴别开来,二分髌骨是由于髌骨上外侧部分未融合所致,一般为双侧。

四、治疗

Bostrom 认为,骨折分离 3～4mm 及关节面不平 2～3mm 以内可以接受非手术治疗。非手术治疗包括:应用从踝关节至腹股沟的长腿管型石膏将膝关节伸直位固定 4～6 周,固定期间在可忍受的限度内允许负重。

合并伸肌支持带撕裂的骨折、开放性骨折、以及超过 2～3mm 的移位或关节面不平的骨折,最好采用手术方法治疗。髌骨骨折最佳的治疗方法仍有不同的观点。可接受的方法包括以下 3 种:

1.各种钢丝张力带技术 对于髌骨骨折的固定,AO 学组已经应用并且推广了张力带钢丝固定原则。通过将钢丝置于适当的位置,可将造成骨折块移位的分离力及剪切力转换为骨折部位的压应力,这可使骨折更快地愈合并允许膝关节术后立即活动及功能锻炼。先用两根平行的 1.6mm 克氏针进行初步复位。然后,在克氏针后方用 1.0mm 或 1.2mm 环扎钢丝穿过肌腱和韧带,钢丝可绕成简单的环形,也可绕成 8 字,但前者能够获得更大的稳定性。用硬膜外穿刺针引导有助于将钢丝穿过韧带和肌腱,再沿钢丝抽出导管,这时就可以拧紧钢丝了。将克氏针的一端弯成 120°,然后旋转使得折弯部能够压住张力带钢丝,在最终拧紧环扎钢丝后,再将克氏针打入至骨内。如果必要,可将对侧剪短,以防止内固定突出。固定骨折后,用粗的可吸收线修补支持带的撕裂。

2.螺丝钉固定 对骨质较好或纵裂的髌骨简单骨折病人,可采取拉力螺钉固定或拉力螺钉结合钢丝固定。

3.部分髌骨切除术、全髌骨切除术 如果骨折粉碎及关节面损害的程度非常严重,已不能保留整个髌骨,则有行髌骨部分或完全切除的指征。但对髌骨切除术目前存有异议,故在行髌骨部分或完全切除时要绝对慎重。只要存在 25% 长度以上的髌骨,伸膝装置的功能就能够接受。髌骨完全切除术会造成伸膝力量的严重丧失。因此,只要可能,就应避免完全切除髌骨。如果确实不能保留部分髌骨,应切除骨块并修补支持带,完全切除髌骨会造成伸膝装置变长,因此在修补时应将支持带重叠缩短以避免伸膝无力。

五、并发症和结果

1.疼痛与股四头肌无力 只有获得准确的解剖复位和稳定的内固定时,髌骨骨折的治疗才能得到最好的结果,髌骨骨折后的慢性疼痛或股四头肌无力并不少见,尤其是骨折分离>2mm或关节不平整>1mm时。这些慢性症状是复位不良的结果还是由于创伤造成不可逆的软骨损伤的结果目前还不清楚。

2.感染 闭合性髌骨骨折中感染的发生率少于2%,可以通过应用预防性抗生素并严格遵守无菌操作来减少发生率。

3.不愈合 如果骨块分离得不宽,髌骨不愈合很少见,在切开复位和内固定过程中应减少对骨折块的剥离。切除小的粉碎骨块可以减少这种并发症,因为这些骨折块常已失活,对骨折愈合没有帮助。不愈合引起的严重症状常可通过稳定的内固定或髌骨部分切除来改善。

4.内固定不适 内固定引起症状是常见的并发症,因为大多数人髌骨旁的软组织很少,所以钢丝或缝线常常突出。必须牢记骨折的稳定固定是最重要的,通常可以在术后12个月,愈合和重塑完成后取出突出的内固定,但如果可能,术中应将克氏针剪短以避免突出,环扎钢丝的扭结不应位于髌骨前方,否则无法避免钢丝结的突出。

5.创伤性关节炎 关节面有较大的台阶时,髌骨骨折会造成创伤性关节炎,但多大的台阶不会引起关节退行性病变还不清楚。

(高爱东)

第十五节　膝关节外伤性脱位

与膝关节其他损伤相比,脱位相对少见;然而,有些膝关节脱位,由于在就诊前多自行复位而永远得不到诊断。急性膝关节脱位,因为畸形、疼痛和肿胀,诊断常显而易见。在有自发性复位的肥胖患者和多发伤的患者,诊断可能更难。不能正确诊断膝关节脱位会减少腘动脉损伤的诊断率,造成灾难性的并发症。

一、分类

对膝关节脱位有不同的分类,包括开放或闭合、高速或低速和可复位或不可复位的。还根据胫骨相对于股骨的位置分类(前、后、内、外或旋转)。

二、血管损伤

创伤性膝关节脱位的诊断和治疗首要任务不是韧带,而是四肢血管。在膝关节脱位中,腘动脉血管损伤较为常见,尤其是在腘动脉前脱位时,由于牵张相对固定,导致内膜破裂和继发性血管堵塞。在文献中报告的腘动脉损伤的发生率接近25%。损伤后6~8h内手术修复血管效果最好,但8h后试图修复血管则有86%的截肢率。当首次接诊时,如患者肢体的周围循环减弱,应尽快将脱位复位,然后再仔细评价肢体的循环状态。在伤后头48~72h,应密切注意,肢体可能因内膜撕裂而加重,并导致血栓形成。对任何血循环有疑问或外周无脉搏的患者均应尽快行股动脉造影或多普勒检查。

三、其他伴随损伤

除了腘血管外膝周其他结构的损伤可能是广泛和严重的。在所有的报告中均涉及到常常发生的髁间嵴骨折和其他的骨软骨骨折、半月板撕裂和腓神经损伤。若没有前后交叉韧带的损伤可能也不发生膝关节脱位；然而，在膝伸直位向前或后脱位的患者，一定的内侧和外侧的稳定性可能还会保留，因为股骨髁上的交叉韧带被干净地剥离时，关节囊和副韧带还会附着，当复位时，又回到原位。膝关节脱位累及 ACL 的接近 50％，多发生于股骨附着和胫骨附着处。膝关节脱位时 75％ PCL 从其股骨附着撕脱，其次是韧带中部撕裂和胫骨附着处的撕脱。

膝关节脱位伴神经损伤占 16％～40％。通常为腓神经损伤，接近一半的神经损伤导致永久的神经功能缺陷。Montgomery 等报告 43 例膝关节脱位的患者中，发生腓神经和胫神经损伤的占 30％。

四、治疗

对确诊的膝关节脱位患者，现在大多数主张早期行韧带修复或重建，积极的康复，尤其是年轻活动多的患者。

膝关节复位后，应该对其不稳定性做出判断，需要仔细观察复位后的 X 线相，确定复位为解剖复位。有时后外侧脱位复位时，内侧关节囊和胫侧副韧带结构被嵌在关节内。X 线相会提示轻度的非解剖复位，常沿着内侧关节线出现小的凹陷、皱纹或沟，需要立即切开复位。其他需要立即手术的指证包括动脉损伤、开放性损伤和小腿的筋膜间室综合征。

当闭合解剖复位成功后，在最稳定的位置用后石膏托固定膝关节；最好采用屈膝 30°～45°，因为这时后关节囊、后外侧和后内侧角的结构靠拢，消除腘血管的张力。避免用管型石膏，以便密切观察神经血管状态。如 72h 后血管状态保持稳定，建议用手术方法修复或重建所有破裂的关节囊、副韧带和交叉韧带。对常坐位的生活方式的老年人和对肢体生理要求很少的患者，用闭合的保守方法可达到满意的结果，但对要求最大稳定功能的年轻人采用早期修复或重建破裂的结构是有益的。

经血管造影证实及异常循环损伤，即刻修复腘动脉损伤可挽救肢体。的想法能够提供足够的外周循环由于非手术治疗或期望周围侧支循环的接头是一个风险。在 6h 内进行血管修复的截肢率接近 6％。在 8h 内进行修复的截肢率升为 11％，延迟到 8h 后修复的截肢率为 86％，血管损伤不修复的截肢率为 90％。需要修复腘血管时，建议不同时进行广泛的韧带重建。当显露腘动脉时可简单地缝合几针后关节囊，但广泛的修复和重建应予推迟。副韧带和关节囊结构的修复和交叉韧带的修复或重建可在血管修复 2 周后安全有效地进行。那时以前的手术切口应已愈合，腘动脉已完整的建立，韧带组织的质量仍可满意进行重建或修复。一般来说，早期修复损伤较外侧和后外侧延迟重建的效果更好。

（王　斌）

第十六节　膝关节韧带损伤及不稳定

一、膝关节韧带与关节囊韧带的作用

以前交叉韧带（ACL）和后交叉韧带（PCL）为核心,结合内侧副韧带（MCL）、外侧副韧带（LCL）以及关节囊韧带构成关节囊韧带网,成为维持膝关节稳定的基本条件。它不仅限制了膝关节活动的范围,而且能根据固定的规律引导膝关节,这就是所谓的指导。

1.限制作用　它限制韧带内有髓神经纤维的存在。当运动进行时,韧带被拉伸,这反映了相应的肌肉收缩。限制或 antagones 膝关节的稳定性,保持反向活动。它被称为韧带肌反射。如果肌肉控制失败,只有韧带的机械效应。韧带与相关的肌肉以及韧带的结合是协同的。至于各组韧带所限制的方位,认识尚有出入。表 15-1 可供参考,表中所列起限制作用的韧带不仅在主次方面,而且是否参与限制作用方面均在不同程度上有所争议,或尚有未列入者,例如弓形韧带。此表请结合诊断一节病史中的内容分析思考。

2.制导作用　交叉韧带和半月板的指导作用与前交叉韧带纤维及内侧半月板前角是前横韧带紧密相连,外侧半月板的连接,外侧半月板后角有半月板韧带（wrisburg 或汉弗莱韧带）和并行后交叉韧带。这样,两个半月板和前交叉韧带和后交叉韧带在膝关节形成一个 8 型结构。再加上内侧关节囊韧带中 1/3 与内侧半月板紧密连接,半月板髌骨韧带附着于内、外侧半月板前缘,半膜肌、腘肌又分别附着于其后缘,这些组织共同保持膝关节在三个轴相上按照一定的规律稳定地运动。

表 15-1　膝关节韧带的限制作用

应力	膝关节位置	起限制作用的韧带（依作用主次排列）
外翻	伸直	1.MCL;2.ACL;3.M Caps L;4.PCL
	屈曲	1.MCL;2.ACL;3.PCL
内翻	伸直	1.ACL;2.LCL;3.PCL
	屈曲	1CL
过伸		1.ACL;2.PCL;3.POL
前移		1.ACL;2.MCL
后移		PCL
外旋	屈曲	1.MCL;2.ACL,LCL;3.M Caps L
	伸直	1.ACL,MCL
内旋	屈曲	1.ACL,PCL;2.LCL
	伸直	1.ACL;2.LCL;3.PCL

注:MCL:内侧副韧带;M Caps L:内侧关节囊韧带;LCL:外侧副韧带;ACL:前交叉韧带;PCL:后交叉韧带。

作为动态稳定因素,肌肉和韧带作为静态稳定因素稳定膝关节。肌肉和韧带的稳定性因子根据其位置,分为前后结构和横向结构。主要有:①前侧结构:股四头肌及其扩张部、髌韧带。②内侧结构:半膜肌

（内侧附着部）、鹅足（pes anserinus 半腱肌、缝匠肌和股薄肌的联合腱）及腓肠肌内侧头、内侧副韧带和内侧关节囊韧带。③后侧结构：腓肠肌及腘肌、腘斜韧带及弓形韧带。④外侧结构：股二头肌、腘肌和腓肠肌外侧头、髂胫束和外侧副韧带。

二、韧带损伤引起的不稳定

韧带损伤后，其导向和约束作用被破坏。如果不能及时修复或修复，或在一组韧带失效后，由于长期的慢性牵引和二次韧带松弛，膝关节可能在某些活动状态下不稳定。基本上分为两大类：直向及旋转不稳定如表 15-2。直接不稳定又分为横向直向和正向前不稳定，分别表示前表面和矢状面异常活动。1968 年，Slocum 提出膝内侧韧带损伤后引起胫骨内髁向前半脱位的概念，称之为前内侧旋转不稳定。此后，旋转不稳定分为内侧、外侧、后外侧和内侧旋转不稳定。此时，旋转轴（垂直轴）必然会相应移动。

表 15-2 膝关节不稳定的分类

不稳定性质	方位	表现方式
直向不稳定	内侧直向	外翻
	外侧直向	内翻
	前直向	前移
	后直向	后移
旋转不稳定	前内侧	胫骨内髁向前半脱位
	前外侧	胫骨外髁向前半脱位
	后外侧	胫骨外髁向后半脱位
	后内侧	胫骨内髁向后半脱位

不稳定经常是复合的，较常见的复合形成有前-前内、前-前内-前外、后-后外等。

对各种不稳定因素的认识和对创伤的解剖有许多不同之处。但是，要注意旋转范围的增大与旋转不稳定的区别。一组韧带可以引起旋转范围的增加，但不一定引起旋转不稳定。

损伤造成新鲜韧带损伤，导致早期不稳定或不稳定，或急性不稳定。但在临床上，常被称为直接韧带损伤而不是不稳定。临床表现可能受疼痛、肌肉痉挛等因素的影响，创伤解剖应清晰明了。但 Hawkin 等人的实验证明，交叉韧带在骨折前发生了拉伸变形。手术探查中肉眼难以辨认，易被忽视，为术后松弛和后期失稳奠定了基础。

受伤后数周、数月或数年的不稳定性是晚期不稳定或慢性不稳定。有的是早期漏诊或误诊，有的因早期治疗不当或疗效不佳而遗留下来，有的是后期发展形成的。当一组韧带损伤，早期可能表现不稳定，但由于对韧带损伤的组合的整体稳定，特别是图 8 结构损伤，膝关节运动失去了平滑和精确的规律性，加重了其他受伤的韧带和半月板的负担，甚至多次异常拉一些韧带和关节囊逐渐二松弛，半月板破裂，导致临床上先进的不稳定性。例如，ACL 损伤后早期并不一定出现临床不稳定现象，继外侧结构牵拉松弛后形成前外侧旋转不稳定。事实上，一组单独的韧带损伤是少见的，ACL"单独"损伤，常有其他韧带和关节囊小，在临床诊断中很难同时存在损伤，如果没有合理的治疗，现有组织的轻微损伤更容易继发性松弛，甚至破裂。

三、临床体征的检查方式

对膝关节不稳的临床诊断方法包括临床检查、应力X线片、关节造影术和关节镜。临床体征基本。为了便于描述不稳定的特征和不同的认识,对不稳定的诊断依据,先将临床体征的检查方式介绍如下:

(一)侧方应力试验

在额状面上的检查。膝关节放置在0度,然后放置在30度的位置。外翻和内翻应力试验分别与健康侧进行,是否有超出正常范围的活动。如果外翻应力试验(ABD ST)是积极的,它被称为内侧直向不稳定。另一方面,加st是正的,称为横向直接不稳定性。要做到这一点,检查时应注意不要使患者髋关节屈曲,放松腿筋。结果在0度和30度上是不同的,说明不同结构的损伤。这个符号经常需要与清晰定义的应力X射线胶片进行比较。

(二)前后应力试验

矢状面检查。旧的考试方法只是一种抽屉测验。在未来,Lachman试验和轴移试验更准确。

1.矢状面上抽屉试验的检验 在仰卧床上,病人必须屈膝90度,使髋部弯曲45度,双脚平放在床上。助手固定骨盆,检查者坐在床上,病人轻轻按压,双脚固定,或两肘应用于病人的脚。拇指和其他四个手指分别置于推拉前后患者膝前、后侧。当向前拉动时,前抽屉测试(ADT),如健康侧异常活动,称为向前直不稳定。当抽屉试验后的助推器(PDT),如超常活动的出现,称为垂直不稳定。抽屉试验应在三个位置进行,即旋转中性位置,外旋转15度和内部旋转30度。内旋30度,侧结构紧张。外旋15°内侧结构紧张,十字韧带相对松弛。当在中性位置做ADT时,也要注意胫骨是否有向前和向外旋转的外观,以及内侧内侧空间是否有扩大。三个位置的结果应与侧向应力试验结果相结合。

有时不易区分异常活动是向前抑或向后,注意观察对比双侧胫骨结节前突的高度可有所帮助。例如可屈髋、屈膝各90°,检查者以手托患者双足,如发现胫骨上端后沉,胫骨结节低于对侧,则为后沉试验阳性,相当于PDT(+)。

有时PDT(+)也会被误认为是ADT(+),其原因是,在自然姿势下,或伴有屈伸肌张力,胫向摔倒,处于PFT(+)。而以此为起点做ADT时,胫骨上端由后沉被拉回正常位,似乎是ADT(+)。因此,有必要对两侧胫骨结节的高度进行观察和比较,以避免误解。

也有人在检查抽屉的位置时,即使病人仰卧,双腿在床侧下垂,检查座椅,双腿用脚夹住,做推拉检查。但这种方法有时由于肢体下垂时韧带的被动张力而产生假阴性。

对于检查过程中肌肉松弛不充分的患者,也可以采用测量患者活动收缩肌的方法。患者仰卧卧位90度,检查手用足固定,膝关节或膝关节锻炼来做。此时,由于足部固定,患者不能形成90度伸展或曲西的实际动作。应力作用于胫骨上部。(伸展膝盖)使前面或(曲西)向后移动,可以与健侧相比作出诊断。

2.Lachman试验 患者躺在平坦,膝盖弯曲,从15度到20度,和脚放在床上。检查者一手抓住患者股骨下端,抓住胫骨上端相反的方向。如果有一个向前运动超过健康的一面,它应该被认为是积极的。但一定要注意差异是从正常回落还是确实向前冲。本试验旨在检测前交叉韧带的位置,尤其是前交叉韧带或后束束损伤。

KT-1000膝关节韧带测量尺或其他类型的检测器,是一种测量ACL失效后关节松弛程度的工具。当手柄的手柄使胫骨上端向前移动时,向前的数据可以通过指示器读取。如果与对侧比较大于3mm,则具有诊断意义。

3.轴移试验(PST)　称为轴移位,不是用来描述某种病理状态,而是主观感觉膝关节突然脱位。病人经常抱怨,当他们的膝盖从20度到30度弯曲时,他们突然出现在膝盖周围。它们很疼,而且感觉很不安全。所以他们很害怕。轴位移试验是通过物理检查检查轴位移再现的一种方法。实质是胫骨外髁突前半脱位,股骨外侧髁滑到胫骨外侧髁的后斜面。

轴移试验的方法很多,如MacIntosh试验、Jerk试验、ALRI(前外侧旋转不稳定)试验和Losee试验等。

(1)MacIntosh试验:患者平卧,检查者将一只手放在病人膝关节外侧,另一只手抓住脚,使内旋和膝外翻。当膝关节0度逐渐屈曲时,从"锁"开始,胫骨平台开始逐渐向半脱位移动,当屈曲时正负20度时,胫骨突然复位,动态误差。

(2)ALRI试验:为改良的MacIntosh试验。患者采用60度斜位,检查侧在上,内足放在床上,检查者放在膝上,分别给予外翻应力。以下操作是Macintosh测试。

(3)Losee试验:与前者相反。膝关节从屈位逐渐伸展。当达到20度时,突然脱位,胫骨外髁向前移动,检查者常常感到外髁向后移动。继续完成膝关节伸膝,锁定机构,但逐渐复位。如果膝盖弯曲0度,测试怎么样。

(4)Jerk试验:它基本上与Macintosh测试相同。但从膝盖到膝关节伸直,首先引起了混乱,然后逐渐复位,这是黄土试验相同。

在所有这些测试中,突然脱位或突然复位的发生。屈伸时,先在20度脱位,然后逐渐复位;在完全锁定机制下,完全复位。膝关节逐渐脱位,20度突然下降。因此,从0度到20度,无论脱位或复位都是逐渐达到的,当膝关节为20度时,无论脱位或复位,都是突然形成的。

(5)Bach试验:病人躺在平坦的膝盖弯曲和外展,小腿是中立的。检查人员站在受影响的肢体的外侧,双手抓住腿的上部。在受影响的肢体的肌肉完全放松,小腿被提高到使膝关节屈曲30度,和膝关节外翻应力逐渐扩展和温和的轴向压缩条件下。在大约20度时,胫骨髁突脱位实际上是向前半脱位,然后膝盖又回到膝盖。

MacIntosh和Galway在1972年提到,旋转脱位是由于ACL的失败。对这一迹象的解释是,四个肌肉和髂胫束导致膝关节外侧髁的半脱位,而当膝盖弯曲时,髂胫束滑到膝关节的中心,成为胫骨外髁的牵引。

学者根据在新鲜尸体上的观察,轴移的机理,在正常的膝关节伸展过程结束时,由滑动变为滚动,外侧和内侧股胫关节前,最后完成锁。除了骨骼结构的特点外,ACL在运动的引导和控制中起着非常重要的作用。胫骨外侧髁在矢状面呈凸状,股骨髁稍凸,平直的前端在直端,两个凸点之间相当,没有稳定性;半月板楔状填充不足以稳定股骨髁运动。只靠ACL完成滚,张力,就像爬到锁,得到最后的稳定。如果ACL失败,当侧胫腓关节的方法来滚动和股骨外侧髁开始向上爬升,ACL是无法控制的。股骨外髁突然向后滑动到胫骨后倾,导致半脱位。在持续矫直的过程中,骨骼结构的特点是使股骨外髁在胫骨上旋转,并抵消胫骨外髁的内旋以达到复位。

4.反轴移试验及反Jerk试验

(1)反轴移试验(PRST):与PST的区别只有膝盖以外。胫骨外侧髁的外侧半脱位在从屈伸至20度时呈阳性。逐渐减少显示后外侧破坏。

(2)反Jerk试验(Jerk ER):挺举和膝盖之间的区别也在膝盖之外。检查者放在膝的后面,胫骨向前推,另一只手握住脚踝使小腿向外转动并逐渐伸展。试验显示,直位半脱位,30度突然复位。Jark ER(+)失败后角前交叉韧带损伤。试验常阳性Lachman,ADT和反射(IR)。

(三)旋转试验

将双侧膝关节置于膝关节屈曲和被动内外旋转90度,测量双侧膝关节旋转度的差异。然后在45度和0度重复。如果有差异,它显示了旋转范围的变化,但这并不意味着有旋转不稳定。两者都可以同时并存,但概念却不尽相同。

从新鲜尸体实验研究获得的结果表明:单独的 MCL、ACL 或 PCL 的断裂会导致旋转范围的增加,而单个 ACL 或 MCL 断裂不会导致旋转不稳定。换句话说,旋转不稳定仅发生在旋转轴移位时,而 ACL 或 MCL 的断裂本身并不导致旋转轴移位,因此没有旋转不稳定性。

在临床实践中,必须仔细区分旋转范围的增加和旋转的不稳定性。如 ADT,如旋转现象,应确定是否伴随着向前旋转,否则只能考虑旋转范围的变化。

四、各向不稳定形成的因素

1.外翻应力作用于膝关节内侧,不稳定,内侧间隙开放。临床检查方法为 Abd ST。当 0°位 Abd ST(＋)时,损伤部位包括内侧韧带(MCL 或 Caps L,或两者均在内)和交叉韧带(主要为 ACL)。如仅为内侧结构损伤时,则 0°位(－),而 30°位(＋)。

2.当膝关节受到内翻应力时,外侧直接进入不稳定状态,外侧空间是开放的。临床检查方式为 Add ST 0°及 30°位。如 LCL 断裂,则无论 0°或 30°位均为(＋),ACL 损伤会加重此体征。但单独外侧关节囊的损伤,即使在 30°位也不会出现(＋)。

3.胫骨上两个髁的同时在胫骨上部应力的异常向前运动。其临床检查方式为 ADT。ADT 中立位(＋)时、表明除了 ACL 断裂外,还有内侧或外侧结构的损伤。所以还必须结合外旋位及内旋位的 ADT 结果来分析。ADT 中立位(＋)总是和另一体位的 ADT(＋)并存的。单独 ACL 断裂在急诊期很难查出ADT(＋)。

4.当胫骨上部的应力受到来自前方的应力时,胫骨的两个髁部同时向后移动。临床上用 PDT 来验证。只有 PCL 断裂,才有可能出现 PDT(＋),而且 PDT 中立位(＋)总是和外旋位(＋)同时存在,对这一现象的理解和解释则有所不同(见后)。

5.在内侧内旋胫骨内侧髁的前旋转半脱位(AMRI):称为 AMRI,和其旋转轴移前外侧的轴。临床上检查手段和诊断依据主要为 ADT,即在中立位和外旋位均为(＋)。但 Slocum 认为在中立位的 ADT,胫骨显示一个外部的旋转,也就是说,胫骨内侧髁有一个比外侧髁更明显的向前运动。Kennedy 则认为,必须是内侧髁开放同时内侧内侧髁开放,才能视为 AMRI。但在临床 ADT 中,同时判断外旋是不容易的。特别是要注意简单旋转范围的增加之间的差异。有时须借助应力 X 线片。因此,诊断主要依靠旋位ADT(＋),中立位 ADT 也必然为(＋),Abd S T 也多为(＋)。AMRI 形成的因素是内侧结构和 ACL 的损伤。

6.前外侧旋转不稳定(ALRI):胫骨外侧髁的外侧半脱位和旋转轴的内侧移位。有两种不同类型的ALRI:一种是临床上表现为内旋位 ADT(＋),往往同时有 Add ST(＋);另一种更为常见,表现为 PST(＋)。这两种体征并不一定同时存在。双方是否反映同一件事仍有待讨论。但是,最基本的因素是共同的,即 ACL 失效。而前一种则应该同时存在横向结构(LCL 或 L L)的损伤。后者大多处于后期不稳定状态。横向结构主要是次松弛。

7.后外侧旋转不稳定(PLRI):胫骨外侧髁的外侧半脱位向后旋转,其旋转轴向后移动。临床取决于外部旋转 PDT 和外旋过伸试验。测试是为了抓住脚趾的脚会抬膝过伸外旋内翻。

8.后内侧旋转不稳定(PMRI):胫骨髁内侧髁半脱位是向后的,其旋转轴向后移动。它在临床上依赖于 PDT 内部旋转。

对后侧的旋转不稳定,争论有很多。Hughston 认为,当 PCT 断裂时,膝关节失去了以 PCT 轴旋转的运动,不能旋转,而是膝关节脱位。同时,又提出在 PCL 完整的条件下,可以出现 PLRI,但不可能有 PMRI。Kennedy 等人则认为 PLRI 及 PMRI 均存在,其形成的主要因素是 ACL 和外侧结构或内侧结构断裂,同时 PCL 也可能有损伤。根据我们的临床观察和尸体实验,在 PCL 的情况下,任何后抽屉测试,无论是中性或旋转,都不能提取,而凡是外旋位 PDT(+)者,其中立位 PDT 也必然为(+)。因此,PCL 的损伤仍应是 PLRT 及 PMRT 形成的基本因素。ACL 损伤,而无 PCL 损伤,后部不会发生任何内部或横向结构的损坏,但后部没有旋转不稳定,但旋转范围可能会发生变化。当 PCL 断裂合并部分 ACL 损伤时,三个方位的 PDT 可全部呈现(+)。

不稳定常常是复杂的,既有直动旋转不稳定,又有不同旋转和复杂的不稳定,其临床表现复杂多变。部分韧带损伤和复合局部损伤在临床表现上较为复杂。在诊断方面作了进一步的讨论。

五、诊断

(一)病史

了解创伤的机理、外力的方向等是非常重要的。受伤的原因和不稳定和受伤的原因之间通常有一定的规律。虽然有些疾病的历史并不清楚,这一规律并不是绝对不变的,但疾病的历史往往能给人一些启发,可以帮助分析判断。损伤机制大体可归为以下四点:

1.最常见的损伤是屈曲、外展和外旋 外力来自膝盖外侧或腿部,或身体转向对面时扭伤。内侧韧带首先损伤,后交叉韧带和半月板。外展力可以结合胫骨髁骨折。ACL 骨折大多附着于股骨髁部。

2.过伸损伤 一般认为组织参与简单的损伤主要是前交叉韧带断裂,后囊撕裂,然后牵引或 PCL 部分损伤。Norwood(1977)、Muller(1938)皆先后对此进行过描述,认为过伸时股骨髁间窝顶部抵至 ACL 中部纤维而使至断裂。我们的病历不一样。一是过伸损伤 PCL 是首当其冲,PCL 断裂能出现,和前交叉韧带是完整的。另一个是过伸损伤,常伴有内收内旋损伤。参与组织主要 PCL、拼箱、lcaps L 和弓状韧带。有时为腓骨头撕脱骨折,甚至腓总神经损伤。过伸应力造成的损伤究竟首先涉及 ACL 抑或 PCL?可能和来自前方的着力点有关。如果在过伸应力的点在胫骨上端的前面,它不仅是延长,但也有背应力。PCL 首当其冲的机会是更大。学者以四具新鲜全下肢标本进行实验观察。两端固定在支架上,中间施加压力,使其逐渐延伸。两个应力点在股骨下端,另两个在胫骨上端。结果发现 MCL 首先遭破坏,然后是 ACL 或 PCL;后关节囊始终保持完整。而交叉韧带之断裂确与应力作用点相关(表 15-3)。

表 15-3 过伸应力造成的韧带损伤

应力作用点	韧带
作用力在股骨下端	1.MCL;2.ACL
作用力在胫骨上端	1.MCL;2.PCL

3.前后移位损伤 膝关节屈曲位受到来自前方的暴力可造成 PCL 的断裂,但反向暴力造成 ACL 断裂的情况几乎不存在。

（二）体检

除去肿胀及压痛部位可提供诊断的线索外，更主要的仍是前述的特殊检查方式。为了便于理解和临床应用，将实验及临床中所得到的损伤部位和体征之间的关系，以及造成不稳定的主要韧带因素归纳为下列四表（表15-4～表15-7），以供参考。其中尤其是部分损伤的临床表现很容易引起混淆。

体格检查可能因紧张、疼痛和肌肉痉挛而导致假阳性。因此，除了进行其他检查外，常常需要在麻醉或手术开始前检查。正确的操作检查也会影响身体体征的充分显示，所以我们必须熟悉体检的要点。检查方法本身也有不尽合理之处，其显示的阳性率自然也会有差异。以 ADT、Lachman T 和 PST 三种方法比较，据翟桂华报道，新鲜 ACL 损伤中，ADT（＋）为 72.4%。膝关节前向不稳定者（陈旧性）中，ADT（＋）占 78.43%，Lachman T（＋）占 80.39%，相差无几。PST 则仅有 58.18% 为阳性。但前两种检查均有较高的假阳性率，而 PST 的假阳性率为 0°换言之，凡 PST（＋）者，均肯定有 ACL 失效。出现这种现象的原因，显然和检查者掌握检查方法的熟练程度有关。因此，体征提供的现象必须综合分析，决不可只依靠个别现象做出诊断。

表 15-4　前交叉韧带组合断裂的体征

离断的韧带组	前抽屉试验			侧方应力试验	
	内旋位	中立位	外旋位	0°位	30°位
ACL	－	－	－	－	－
MCL＋M caps L	－	－	－	－	＋
ACL＋MCL	－	＋	＋	＋	＋
ACL＋M caps L(中 1/3)	－	＋	＋	±	＋
LCL	－	－	－	＋	＋
L caps	－	－	－	－	－
ACL＋popl	－	－	－	－	－
ACL＋popl＋L caps(中 1/3)	＋	＋	－	－	－
ACL＋LCI	＋	＋	－	＋＋	＋＋

注：ACL：前交叉韧带；MCL：内侧副韧带；M caps L：内侧关节囊韧带；LCL：外侧副韧带；L caps：外侧关节囊韧带；popl：腘肌腱。

表 15-5　后交叉韧带组合断裂的体征

离断的韧带组	后抽屉试验			侧方应力试验	
	内旋位	中立位	外旋位	0°位	30°位
PCL	－	＋	＋	－	－
PCL＋popl	－	＋	＋＋	－	－
PCL＋MCL	＋	＋	＋	＋	＋
PCL＋M capsL	－	＋	＋	－	－
PCL＋MCL＋M caps L	＋＋	＋	＋	＋＋	＋＋
PCL＋M caps L(后 1/3)	－	＋	＋	－	－

表 15-6　韧带部分断裂的体征

离断的韧带组		抽屉试验0°			侧方应力试验	
		内旋位	中立位	外旋位	0°位	30°位
ACL	MCL	−	+	+	+	+
	M caps L	−	+	+	±	+
ML*	ACL(前内束)	−	+	+	−	+
	ACL(后外束)	−	−	−	+	+
PCL**	ACL(前内束)	+	+	+	−	−
	ACL(后外束)	−	+	+	−	−

注:*:ML 为内侧韧带,包括 MCL 及 M caps L;**:此组体征为后抽屉试验。

表 15-7 造成膝关节各向不稳定的主要韧带损伤因素

直向不稳定	内直向	MCL+ACL 或 MCL+PCL 或 M caps L(中 1/3)+ACL
	外直向	LCL
	前直向	ACL+MCL 或 ACL+M caps L(中 1/3)
	后直向	PCL
旋转不稳定	前内旋转	MCL+ACL 或 M caps L(中 1/3)+ACL
	前外旋转	ACL+LCL 或 ACL+Lcaps(中及后 1/3)
	后外旋转	PCL
	后内旋转	PCL+MCL 或 PCL+ACL(前内束)

(三)影像学诊断

1.X 线平片　X 线平片可显示因韧带牵拉而造成的撕脱骨折块。ACL 的胫骨隆突部附着区,PCL 的胫骨后髁附着区,MCL 股骨内髁部的附着区,LCL 的腓骨头附着区。

2.应力 X 线片　应力 X 线片十分重要,往往在体征上有所怀疑或混淆时,通过应力 X 线摄片,可以做出明确诊断。侧向应力片在膝关节 0°位施加内外翻应力摄正位片,测量其内外侧间隙的改变。前后应力片应在屈膝 90°位摄侧位片,以股骨髁后缘之切线为基线进行测量。也可将下肢置于支架上,以重量悬垂进行被动应力摄片,或主动收缩应力摄片。

应力 X 线摄片可更加精确地判断是否有不稳定以及其严重程度。

3.膝关节造影　对内侧结构损伤可以有较好的显示,通过造影剂的渗漏可观察到关节囊韧带的破损所在,而对交叉韧带损伤则不易判断。

4.B 超检查　对交叉韧带损伤诊断的价值如何,经验不多。而对内侧结构的损伤诊断有肯定作用。B超检查是一种经济、实用、可重复、无损伤的检查手段。

5.CT 及 MRI 检查　对韧带损伤虽可有助于明确诊断,但价格昂贵,尤其是在具备关节镜的条件下,很少有需要再进行此项检查。

(四)关节镜检查

1.关节镜检查有助于诊断急性创伤性关节血肿时不确定,或当特殊体征阴性。例如,除了关节肿胀外,ACL 骨折的急性期常有阴性征象。x 线片不显示骨折,关节镜检查应明确诊断。2.当急性复杂损伤特别涉及 ACL 和内侧结构,如果怀疑高度半月板损伤,损伤侧可以明确界定关节镜。O'Donogue 损伤的三联症为 MCL、ACL 和内侧半月板撕裂。事实上,有更复杂的情况,如 MCL,ACL 和外侧半月板,甚至双侧半月板撕裂。

3.ADT 和 PDT 分辨不清,甚至前后应力 X 线片也不肯定时,可通过镜检明确诊断并可同时手术。

（五）手术探查

1.在手术过程中,应进一步发现隐蔽性损伤。

(1)内侧结构中,MCL 在胫骨的附着面是否撕裂? 有时需将鹅足掀起才能发现。M Caps L 的损伤,须分清是股骨一半月板韧带,抑或胫骨一半月板韧带断裂,以及内侧半月板和它的关系。

(2)ACL 及 PCL 中,滑膜下的损伤,往往需要切开附于其上的滑膜才能发现。股骨髁附着处滑膜的研究有时是必要的。PCL 的后部损伤不易发现。它可以用探针钩从前面拉动。慢性病患者也常常依赖于检查他们的紧张状况做出推论。

(3)外侧结构中,除 LCL 外,对腘肌腱的股骨外髁附着点,弓形韧带都应探查。

(4)半月板:韧带损伤伴半月板撕裂是不少见的机会,不仅应判断无损伤和任何一侧,而且要找出损伤的具体情况,决定如何处理。手术应该尽可能做。

无论是关节镜检查还是手术探查,麻醉后应反复进行体格检查,以便获得证据或便于术后分析。往往在麻醉下重复体检可使假阴性率大为降低。据杜莉如报道,有或无麻醉的体征阳性率对比可归纳如表15-8。

表 15-8　无麻醉及麻醉下体征阳性率(%)

	门诊	麻醉		门诊	麻醉
ADT	55	82	PST	59	98
Lachm T	98	100	KT1000*	94	100

注:* 双侧对比>3mm 为(+)。

(5)晚期不稳定的临床表现与早期不同,创伤体征与解剖结构的关系尚不清楚。其中一个重要原因是:陈旧损伤,特别是牵拉松弛者,其创伤解剖在术中不易判断清楚。如果在手术中韧带(主要是十字韧带)完好无损,就应该用探针钩来测试韧带。测试时必须十分注意膝关节保持在正常位,否则将产生误解。例如,PCL 松弛时,如在屈膝90°,胫骨上端已后沉至半脱位的位置上,以探钩牵拉测试,则会误认为 PCL 的张力是正常的。

2.韧带损伤的原因在不同的研究者之间有所不同,临床医生,有时在相同的体征和手术探查情况下,会有不同的解释和结论(无论是新鲜的还是陈旧的),以及由于不同的韧带损伤的不同意见。

（六）并发损伤

1.半月板损伤　半月板损伤最为常见,其原因主要是半月板与交叉韧带形成一完整的 8 字结构以共同维持膝关节的稳定。即使在急性损伤中并未涉及半月板,日后也更易于继发。反之,当半月板损伤后,交叉韧带损伤的机会也会增多。与内侧结构及 ACL 并发的内侧半月板损伤较多见,但此种损伤组合绝非固定,前已论及。杜莉如报道 100 例新鲜 ACL 损伤者,合并半月板损伤率高达73%。

2.骨折　交叉韧带附着区的撕脱骨折自然毋庸讳言。由于以内、外翻为主的应力造成的韧带损伤,其相应的胫骨平台骨折也时有漏诊者。如内翻应力导致的 PCL 加外侧结构损伤,既有胫骨内髁骨折,也有腓骨头撕脱骨折的可能。但更易发生漏诊者则是同一肢体的骨干骨折。如英国 Szalay 等曾报道,对 110 例股骨干骨折患者进行 3.9 年的随诊,发现有 27% 存在膝关节松弛,而 33 例同一肢体的股骨干合并胫骨干骨折者,竟有 53% 存在膝关节松弛。因此,对此类患者应尽可能及早发现其膝关节的韧带损伤状况。Rosen 等通过 MRI 观察 75 例 ACL 损伤的膝关节,在伤后 3 周,竟发现 85% 的患者存在隐性骨损伤,大部分是股骨外髁和胫骨外髁,认为膝交叉韧带损伤伴有广泛的骨、软骨损伤的可能性是极大的,值得注意。国内也有个别报道。

3.神经血管损伤　后外侧损伤多为过伸加膝内旋所造成,有可能造成腓总神经牵拉伤。而伴有腘血管损伤者也仅在以 PCL 断裂为主的损伤中可见到。为此,对 PCL 急性断裂者当予以注意。

六、急性韧带损伤的治疗

韧带损伤很容易发生在运动员、舞蹈演员、杂技演员,和其他工作人员和非体育的原因并不罕见。一旦形成不稳定,给病人带来的影响或困难往往日益增加。时间愈久,治疗愈困难,效果也愈不理想。因此,积极而合理的早期治疗极为重要。既往除诊断方面的认识欠缺以外,往往对预后也过于乐观,对问题的严重性估计不足,治疗多偏于保守。

急性韧带损伤的治疗包括早期不稳定及潜在不稳定的治疗。它的前提是:①任何晚期不稳定的修复都要比急性期修复困难得多,而且疗效也远不及后者肯定;②任何在早期尚未引起明显不稳定的韧带损伤都极可能发展成为晚期的不稳定;③成功的治疗最重要的基础是准确的诊断,早期损伤的创伤解剖远较晚期者易于识别。

因此,韧带损伤的治疗原则可概括为:确切诊断、早期处理、全面修复。

不能及时做出确切诊断,则无法早期处理,更做不到全面修复。遗留的损伤也必然是潜在的不稳定因素,可导致继发的松弛,甚至进一步的损伤。

只有少数韧带损伤患者可以保守治疗,主要是指韧带的不完全断裂,不会引起急性不稳定。完全断裂和暂时不稳定,如 ACL 的单一损伤,或韧带的一组断裂,如 ACL 前束,后斜韧带断裂等,不应以保守治疗作为首选。诊断明确排除韧带完全断裂后,仍需保护韧带作为韧带损伤,长腿石膏固定在膝盖上至 30 至 60 度。同时,应尽快开始锻炼股四股四头肌和腘绳肌。MCL 或 M 型 L 是韧带损伤保守治疗的主要损伤。

(一)周缘韧带及关节囊韧带修复

以内侧结构损伤最为多见,其修复有一定难度,尤其是在后斜韧带(POL)及其与 MCL 之间往往撕裂严重,甚至难以修复。

1.内侧结构修复　最常见的类型是 MCL 自胫骨附着区横断,M caps L 的中 1/3 及后 1/3 斜向撕裂,其次为二者均自股骨内上髁撕裂。

(1)M caps L 断裂处应行间断缝合,然后修复 MCL。如 MCL 断裂接近胫骨附着区,则可用齿状钉板将断端固定于胫骨上。若断裂在关节间隙区,则应间断缝合。自股骨附着区撕脱者也可用齿状钉板固定,或用 AO 螺钉加垫圈固定。

(2)移位缝合:韧带损伤严重,原位修复或缝合困难,需要利用邻近的健康组织进行移动和修复。方式不同。只能根据具体情况而定。取附近健康组织必须考虑的,不应因健康组织而引起的另一种不稳定、功能障碍或其他性质。腓肠肌内侧、半膜肌前移,修复内侧结构撕脱后内侧结构缺损。

(3)内侧结构的严重损伤往往合并有交叉韧带损伤,以及半月板撕裂,故在行内侧结构修复前,必须掌握关节内损伤之情况,以考虑如何全面修复以及修复的程序。

2.外侧结构修复

(1)LCL 可自股骨附着区、体部或腓骨头附着区断裂或撕脱。如近股骨附着区,可自股骨外髁斜向内上钻孔至股骨内髁穿出,利用尼龙线将断端引入骨隧道口,在对侧固定。如与腘肌腱同时撕脱,则应将该腱同时引入固定。

(2)LCL 在体部断裂时,可按 Bunnell 缝合法缝合。

(3)如为腓骨头附着区撕脱,Bunnell 缝合或利用撕脱骨片以尼龙线固定于腓骨头上。

(二)交叉韧带修复

根据断裂的部位不同,以及是否带有撕脱骨折块,选择不同的修复方式。

1.ACL 修复　ACL 修复有三种主要的断裂方式,即:①自胫骨附着区撕脱,往往带有较大的骨块。既往对向上方移位较少者,有人采用以伸直位石膏固定,使骨块接近的方法。此法实不可取,因伸直位石膏极不舒适,甚至会引起腓总神经牵拉而出现麻痹;而且将来会因骨折位置不良而造成伸膝障碍。因此,解剖复位实属必要。②股骨髁附着区无撕脱,无骨撕脱。撕脱伤的断端大多是斜的,即断端至少部分从根部断开。这种断裂的末端有时被外周滑膜的完整性所覆盖。如果你注意检查,你会发现滑膜中有血。当滑膜被切开时可以清楚。③自体部断裂多参差不齐。

(1)自胫骨附着区撕脱带有骨块者:应解剖复位。从胫骨结节内侧斜向外,用粗 Kirschner 钢丝经两个通道撕下骨床,将前交叉韧带由牙根向尼龙或钢丝穿过骨床后,分别从两条钻孔线中取出,在胫骨前牢固结扎。在同一方法拧紧后,游离脂肪垫在 ACL 表面覆盖缝合。

(2)自股骨附着区撕脱者:当 ACL 存在残端的情况时,应将其断端与残端吻合。如果没有残留可以用,要用锋利的刮匙或附件区粗钻开骨床。然后进针约 0.5cm 处从尼龙线 0 端,这是从断端分离,均匀地分散到韧带直径的点。再以多根 0 号尼龙线自近端约0.5cm处入针,自断端穿出,均匀分散在韧带径之各点。再将其分为两束集钻。自骨床向股骨外髁外侧面钻通两个通道(或以定位器反向钻通),将两束缝合线分别引出,拉紧后在骨外侧面结扎。

(3)MacIntosh 过顶术:采用上述方法缝合股骨附着区断端,无骨孔穿刺。相反,它们被导向后方,在后关节囊上穿孔,然后穿过股骨外侧髁的顶端,固定在股骨外侧髁的厚软组织上。这样可以避免在附加区域钻进等一系列困难。

(4)端-端缝合术:对体部断裂者,如果可能的话,直接缝合,可以按照两端分别通过缝合肌腱吻合,结合断端出来,然后从对侧骨导致骨钻,逆张力。此方法不可行,必须由其他组织增强,如 iliostibie 束、股薄肌和半腱肌。

(5)半月板代 ACL:当 ACL 断裂严重,而无法行任何术式的自体修复时,有人乐于用内侧半月板替代。充分认识半月板在膝关节功能中的重要作用,不可随意排除。因此,半月板只有在同一时间被破坏,不能保留,其余部分的剩余部分可由十字韧带替代,因此可以作为移位修复。这种机会十分难得。

2.PCL 修复　PCL 修复与 ACL 断端相似,自胫骨附着区撕脱者,有时带有较大的骨块,而自股骨附着区撕脱者,骨块极罕见。自股骨撕脱之断端,如被拖向后方,则仅见股骨内髁附着区呈现的骨床,需将 PCL 自后方牵出才能修复。而自胫骨附着区撕脱者有时会拥聚于髁间窝前方,需从膝前方进入关节才能探查到。

(1)自胫骨附着区撕脱带有骨块者,骨块往往较大,多可用松质骨拉力螺钉固定。经 X 线片证实确有骨块者,不必自前方探查,而应直接采取后侧入路。将骨块复位后以一枚松质骨螺钉固定,或以钢丝通过钻孔牵拉骨块使之紧贴骨床。

(2)PCL 自胫骨附着区撕脱不带有骨块者,先自前内侧入路显露关节,或在关节镜下进行探查,再行后内切口,屈膝 90°,将腓肠肌内侧头牵引后充分暴露胫骨附着区,和 PCL 撕脱断端收紧和尼龙线缝合通过拼接。从前方插入导钻,自前向后平行钻孔直达后方胫骨附着区,其高度宜在关节面以下 0.5cm 处。将 PCL之贯穿缝线分别由导引器经两平行孔道牵向胫骨前方拉紧结扎。导钻之后放护板可防止钻孔时误伤腘部血管,如无导钻,则必须在后方切口置入一宽拉钩以保护之。

(3)PCL 自股骨内髁附着区撕脱,参见 ACL 之同类情况者。

(三)增强术式

为强化修复或晚期重建的韧带性能,近年来日益强调增强术式的应用。Kipfer 等在 10 年间共进行了 ACL 的一期修复 241 例,有 156 例平均随诊 5.5 年。其中 23％于修复同时附加髌胫束(过顶或经骨隧道)以增强之。该学者发现附加增强术者,其膝关节稳定性明显强于未加者,如轴移试验在前组为0％,而在后组则为 50％。从而认为急性 ACL 损伤加以增强术,可有效地保护二级韧带的控制作用,以及半月板。

增强术式可有三种形式:①原位 ACL 修复,加一种组织的移位增强;②两种自体组织同时移位,相互增强;③一种自体组织移位加人工韧带重建 ACL。可用做增强之组织为髌韧带中 1/3、髂胫束、半腱肌及股薄肌等。带有骨块之 ACL 损伤一般不需增强。

1.髌韧带中 1/3 增强 ACL 术。

2.半腱肌增强 ACL 切断半腱肌的肌腱交界下备用。从胫骨结节内侧的胫骨结节内侧关节,韧带在胫骨附着区后钻孔,然后半腱肌引入或通过股骨隧道,或在顶部拧紧固定。

3.人工韧带增强 ACL 人工韧带种类众多,特点各异,Kennedy 所设计的 LAD 是专门用以增强自体组织的移植物。

七、膝关节不稳定的治疗

陈旧性损伤和关节不稳的治疗应根据具体情况和不同人群来决定。不稳定轻,活动性不强,能增强肌肉,特别是股四头肌和股四头肌四股,以增强膝关节的控制能力。但单纯依靠强化肌肉力量控制的长期效果并不理想。

不稳定时间越长,它就越困难。运动员、演员等活动要求较高,往往不能适应突然转身、突然停止、起跳、落地和下坡。手术治疗首先要考患者的实际困难、病因和程度不稳定,然后考虑关节面的情况。此外,还应考虑肌肉状况。韧带修复后,没有良好的肌肉控制,很难获得满意的功能。

手术修复的方式有两大类:静力修复和动力修复。静态修复是指膝关节周围的其他组织,如筋膜、肌腱、半月板等,而不是损伤的韧带,或收紧受损韧带以恢复其张力。如果使用得当,可以在早期获得较好的稳定性。但由于生物力学特性和韧带本身,这些组织移位后长时间仍能出现松弛。还有人造韧带和真皮修复。动态修复是通过肌腱的位移和肌肉的动力作用来控制关节的稳定性。动态修复后,需要一定的训练和适应,以更好地恢复效果,而应力测试在放松时仍然是积极的。

一旦确定了操作,无论是静态的还是动态的修理,都必须进行综合修理的原则。在所有韧带的修复中,十字韧带是核心,必须首先得到保证。由于大多数损伤是复杂的,导致不稳定的原因不仅仅是韧带的一组,因此常常需要进行复合修复才能达到目的。从不同方向的旋转不稳定性入手,介绍了手术的要点、特点及存在的问题,尤其是外科手术设计的思路,以供读者参考。

（一）前向不稳定

1.前内侧旋转不稳定（AMRI）　基本病损是 ACL 和内侧结构,修复当以 ACL 为主。用于修复 ACL 的组织虽多,但以髌韧带应用最广泛。其依据是髌韧带的生物力学性能足以代替 ACL,强度为 ACL 的 168%,刚度约为 3.6 倍。其次,就地取材,易于转移。手术始创于 Jones(1970),以后有多种改良方法。

由于髌韧带的血供来自其后方的脂肪垫,因此曾有人试图在重建转移时,尽少剥离后方组织以维护血运,但未成功。

在 Jones 的改良术式中,骨-韧带-骨术则是当前应用最广泛的一种。髌韧带中 1/3 两端各带有 5cm 之骨块,借助螺钉或可吸收的螺钉将骨块分别嵌挤于股骨和胫骨隧道内,可获得理想的固定效果。如在内侧呈现松弛者,可将内侧副韧带及关节囊韧带于股骨髁的附着部连同一方形骨块凿下,上移拉紧,以一枚细拉力螺钉固定。也有反向紧缩者。

Slocum 鹅足成形术是一种常用的辅助手术。即将鹅足的下 2/3 切开,下缘游离向上翻转缝合固定。目的是加强内旋小腿的作用,以抵抗外旋位的前移趋势。

2.前外侧旋转不稳定（ALRI）　基本病损是 ACL 伴外侧结构失效。治疗的根本仍然是 ACL,同时应加强外侧的控制力,限制胫骨外髁向前旋转半脱位的趋势。近年来采用过顶术式(over the top)较多。

（二）后向不稳定

基本病损为 PCL,如 PCL 完整,不会出现任何后直向不稳定,但旋转范围可增加。由于一些学者片面地认为 PCL 失效所造成的困难远不及 ACL 所造成者严重,长期以来,PCL 损伤后的处理未受到应有的重视。加上 PCL 修复上的难度较大,静力修复后的效果多不满意,更加重了这种偏见。Hughston 曾强调对 PCL 损伤务必尽早处理,否则难以收拾。从一组病例看,因交叉韧带失效遗留问题而求治者,ACI 与 PCL 之比约为 2∶1。PCL 损伤后形成的后向不稳定,所造成的困难主要表现在上下楼或行走于坡道。即使患者在若干年内仍可代偿使用,但由于关节不稳定而造成的载荷传导紊乱,日久后很难避免引起膝关节的退行性变。Clancy Jr(1983)报告这一组陈旧性 PCL 损伤患者,于重建术时观察其股骨软骨的退变。达到 Larson Ⅲ、Ⅳ度者竟占 48%,而 X 线片有表现者则为 31%。时间愈长,退变之发生率愈高。柴本甫的实验研究(1988)也证实了这一点。

PCL 的静力修复所用组织均同于修复 ACL 者,动力修复则仍少见于 ACL 之重建。动力重建后其体征仍同术前,但当患者已学会运用移位之动力结构主动控制关节时,则不仅体征可于检查时呈阴性,而且在运动中可保持关节的稳定。因此,术后的自我训练十分关键,而且需要时日。动力重建 PCL 据报道疗效较肯定者有:①髌韧带中 1/3 移位术;②腓肠肌内侧头移位术;③改良腘肌移位术。

表 15-9　PCL 损伤后股骨软骨退变发生与时间的关系

手术距受伤时间（月）	例数	股骨内髁软骨退变（Ⅲ、Ⅳ度）	%	X 线片显示
1～11	10	0	0	0
12～23	6	2	33	1
24～47	7	5	71	4
48～246	10	9	90	5
共计	23	16	48	10

1.Augustine 术　将髌韧带中 1/3 自胫骨结节附着部离断,游离至髌尖部,经髌韧带中间之切开间隙纳入关节内,再穿经 ACL 在胫骨平台附着区前方之胫骨隧道引出缝合固定之。伸膝装置和 PCL 有协同作

用。此外,在下楼时,因 PCL 失效而需伸膝装置拮抗重力的同时,增强控制以避免股骨髁在胫骨平台上向前滑移。当髌韧带中 1/3 移位术后,伸膝装置收缩的同时,可通过此束控制住胫骨平台,以达到消除滑移的作用。如移位于胫骨平台上之固定点偏后,或在完全伸直拉紧,容易造成伸屈受限。

2.Hughston 术 将腓肠肌内侧头之内 2/3 自股骨内髁附着部离断,分离至肌腱肌腹交界处,经后关节囊进入关节,再自 PCL 在股骨内髁的附着部引入骨隧道牵出固定。

3.改良 McCormick 术 将腘肌之股骨外髁附着部带小骨片离断,游离至相当于腓骨颈部,紧贴胫骨平台后缘穿过后关节囊中央部分,然后引向股骨内髁之钻孔穿出固定。学者改良之处有三:①自股二头肌前方间隙进入,不显露腓总神经,不凿断腓骨头,而既安全又直接;②腘肌腱经过缝合关节囊,使动态重构;③在这种方法中,腓肠肌外侧头首先被切断,闭合的伤口向前移动,固定到股骨的外侧髁侧。因此,此后的强稳定效应消失了。腘肌与 PCL 具有协同效应,其本身是近关节肌,其作用是使原有关节稳定,被转移到光滑,因此,这种重建的动态稳定性很容易形成。通过一组患者术后超过一年的肌电图可见:当患膝放松时,PCL 仍为(+),此时股四头肌及腘肌均无收缩;而当患膝用力维持稳定时,PDT 转为(-),此时只有移位的腘肌(而非股四头肌)强力收缩,证实其动力稳定作用确已形成。

凡是 PCL 断裂,其 PDT 中立位及外旋位均必然呈(+),表明后直向及外侧旋转不稳定同时存在。因此,加强对外旋的控制以防止胫骨外髁向后旋转半脱位,作为重建 PCL 的辅助手段,实属必要。至于 PCL 断裂合并后外角损伤者,当然更为需要。

(三)术后处理

以长腿石膏将患膝固定于屈曲 20°～30°位,一般需 6 周。在此期间应特别强调股四头肌和腘绳肌的等长收缩练习。瑞士学者认为,膝关节在 30°～60°范围内的屈伸活动不会造成缝合处的张力。因此,可利用一带铰链的分段石膏或支具将膝关节的活动限制在此范围以内。

进行动力修复者,在医生的监督下应该学会如何使用移位的肌肉来控制它的不稳定性。

(四)影响治疗效果的原因

早期治疗效果明显优于晚期手术修复。近年来,一些学者提倡延迟运行。人们认为早期的人容易产生粘连并影响功能。实际上并非完全如此。术后早期在支具保护下进行有限度的(30°～60°)活动,可以防止。晚期手术修复的原因并不十分清楚。此外,创伤解剖学还不十分清楚,任何动、静态修复都不能达到其原有的功能和其他原因,也存在操作问题。应注意避免或改进。

1.未作全面修复:例如 AMRI,只做了关节外的修复而未顾及 ACL 的修复,术后短期虽可见一定成效,但是由于潜在的不稳定,仍然会进而演变成新的可见的不稳定。因此长期疗效不佳。近年来,有些文献报道,对 ACL 与内侧结构的联合损伤,在早期只需修复 ACL,而不必修复内侧结构,以石膏固定即可。从临床病例可以看出,即使是全面修复,术后侧方应力试验在 0°位(-),而在 30°位尚且有(+)者,表明仍然会存在侧方直向不稳定。因此,全面修复而非重点修复仍是合理的。

2.如果韧带的位置被固定不当,如 PCL 的修复,当缝线收紧时,胫骨仍处于向后脱位的位置,并且由于松弛而失败。在修复 ACL 和 PCL 的同时,在缝合固定时,注意膝关节是否处于正常位置,既不向前也不向后脱位。

3.手术结束时石膏固定石膏时最常见的错误是人工向前或向后移动。例如,在石膏修复后 ACL 保持 20 度的膝关节屈曲度。在膝盖后面放一个垫子或用手握住垫子,支撑垫应该放在膝盖上。反之则等于做抽屉前的测试,但可以打开缝合固定的组织。

4.在手术结束时石膏石膏最常见的错误是人工向前或向后移动。例如,在石膏修复后,ACL 保持 20

度的膝关节屈曲。在膝盖后面放一个垫子或用手握住垫子,支撑垫应该放在膝盖上。另一方面,它相当于抽屉前面的测试,但它可以打开缝合和固定的组织。

八、非维护膝关节稳定的组织重建膝关节韧带

任何组织重建都存在受区与供区双方面的问题。膝关节韧带损伤的修复,用于重建的组织,无论是静力还是动力重建,都是就地取材,来自与患膝有关的周围组织。髂胫束、髌韧带、半腱肌、腓肠肌、腘肌乃至半月板等无一不是。牺牲一组健康的与维护膝关节稳定有关的组织,去补偿一组更为重要的稳定结构,尤其是交叉韧带,即使得大于失,但总归是有代价的。如一旦重建不理想甚至失败,自然是得不偿失。因此,有必要寻找一种较理想的围膝关节以外的组织,或代用品,以维护存留的原有的稳定结构。这也是近年来多方研究探索的一个方向。

(一)腓骨长肌转移重建膝关节韧带

腓骨长肌不参与维护膝关节稳定。它起于腓骨头,腓骨外侧面上 2/3,深筋膜和肌间隔,在中上 1/3 部,出现腱组织,至中下 1/3 移行为完全腱性组织。由于长度充足,因此,更适合于修复复合性不稳定中多组韧带的重建。例如,前内—前外不稳定的 ACL 及内、外侧结构,前外—后外的 ACL、PCL 及外侧结构。但和其他组织一样,也应考虑增强术的必要性。

腓骨长肌的功能是使足外翻,并维护足的纵弓和横弓。为避免因腓骨长肌转移而导致足外翻力弱及足弓塌陷,应将腓骨长肌自足外侧切断,保留其足底部分肌腱,并将其与腓骨短肌相吻合。经随诊十年以上者尚未发现上述问题。

(二)跟腱移植重建 ACL

韩国的 Seo-JG 等(1993)报告 21 例以自体跟腱重建 ACL 两年以上的随诊报告,早期效果相当满意,优为 75%,良为 10%,总评分从 56.7 提高到 89.5 跟腱移植的优点是长度充分,弹性模量理想,并发症少。所取宽度不足原韧带的 1/2。通过 MRI 证明在术后一年内,供区又恢复原有的体积,从未发生断裂。显然这组报告观察时间仍属有限,但不失为一项有希望的方法。

(三)异体组织重建交叉韧带

1.Xenotech 韧带　　由 Mcmaster 发明,20 世纪 80 年代初开始在欧美临床试用。由牛肌腱制成,直径 8mm,经戊二醛固定,冷冻消毒保存使用。其拉伸强度可达 2531N。置入方式为等距固定,而且隧道直径必须与代用品一致才能长牢。实验观察,可见到自体组织的长入。临床应用已逾千例,短期效果良好,尚未见有明显的排异反应。有断裂者多与非等距重建有关。

2.同种异体组织韧带　　和对人工韧带的要求一样,同种异体的胶原性移植物同样需要具备一定的强度、弹性,能允许自体组织长入,并得到改建。此外还要求低抗原性。可用的材料有髂胫束、跟腱、髌韧带等。其中髌韧带的强度最理想,为正常 ACL 的 1.5～2.0 倍。同种异体移植物处于生存过程中,原始强度的 50% 丢失,因此,髌韧带移植最为合适,B-PT-B 术式也便于固定。从目前少量临床报道看,问题尚多,仍需进行更多的研究改进。

九、人工韧带的应用

基于前节阐述的同一理由,膝关节韧带假体的近二十年来日渐有所发展,主要是前交叉韧带假体

(PACL)。但争论也与日俱增。

(一)永久性人工韧带

植入人体后生物力学和生物化学方面都不发生降解。理想的 PACL 其寿命应与受者的寿命等同。可能有组织长入,最终甚至可承受部分载荷。

1.Gore-Tex 韧带　由膨化的聚四氟乙烯(PTFE)纤维织成,体积的 75％为空气,由一根长纤维折叠成股,三股织成辫状,两端塑化成环形。这种结构有利于组织的长入。人工韧带过顶术式置入,两端以皮质骨螺钉固定,本身的最高强度可达 5000N,即刻拉伸强度可达 1800N。当关节内段及骨隧道内段组织长入,达到生物固定后,去除螺钉,其强度为 1400N。临床应用报告,随诊两年的早期效果是肯定的。此方法的优点除可节省自体组织外,最主要的是操作简便,可在术后早期即可使用患肢。

2.Meadox 韧带　由被涤纶拉绒织物包裹的四条高强度涤纶编织带构成,前者有利于组织的长入,后者则提供强度。可用过顶式或钻孔式置入,两端以 U 形钉固定。8mm 宽的人工 Meadox 韧带,本身强度可达 3200N。组织虽能长入,但胶原纤维始终处于非功能排列状态。在有两年随诊的一组 130 例报告中,优良率达 84％,断裂占 3.8％,1 例松弛,无其他合并症。

3.Leeds-Keio 韧带　由英国 Leeds 和日本 Keio 大学研究人员共同研制。以涤纶单丝纤维织成管状,直径 1cm,一端开口,一端封闭但留有侧口。以特制器械在股骨和胫骨钻隧道,取下长 20～25mm,直径 9.5mm 之骨块,分别在韧带两端套入其内,随韧带置入而打回原隧道内形成固定。外露之韧带两端再以 U 形钉加强固定。必须以等距重建的方式置入,否则易导致失败。韧带的本身的强度 2000n,在织物的网格可以成长为自体组织,逐步形成了一个类似的韧带周围组织。组织学观察正常肌腱细胞,胶原纤维排列平行。最初的设计是混合韧带。从理论上讲,聚酯材料随时间减少到身体,但最近几年的中期结果令人失望。

4.Kennedy 韧带增强装置(LAD)　由 9 股聚丙烯纤维编织而成,宽 6mm,厚 1mm,强度近似人体 ACL 者。它实属一种用以增强自体组织的植入物。由于任何一种组织在重建 ACL 后都需经过存活、再血管化、强度降低,渐转向胶原增加、纤维再排列、成熟、强度提高的改建过程。使用 LAD 的目的在于保护自体组织在愈合早期,即在术后 12～18 个月,免受过度应力,并在改建过程中逐步承担作为 ACL 所应承受的载荷。手术将股四头肌腱、髌前腱膜及髌韧带中 1/3 切开成形,LAD 包于其中,远端缝于肌腱上。以 Maclntosh-Marshall 过顶式穿出后关节囊,绕过股骨外髁顶部,以螺钉将 LAD 之另一端固定于股骨髁。由于高蠕变性能,避免了应力遮挡效应,使自体组织的应力逐渐增大。LAD 与未使用 LAD 疗效比较(5 年以上),前者明显好于后者。

为达到同样目的,可以有三种方式:①将人工制物与自体组织编织成一体,两端均固定在骨上,以后在适当时间取下一端固定物;②仅将人工制物一端固定于骨上;③利用可降解材料的人工制物与自体组织编织。

5.国产涤纶编织 ACL 假体　沈惠良(1993)设计的国产涤纶编织物经动物实验证明具有较好的生物相容性。此前,此类材料已用于制作人工血管并在临床应用十余年。采用适当结构和强度的 PACL 可以具有与正常 ACL 相近的力学特性。其两端制成环状,容螺丝钉固定于骨上,可获得较理想的固定效果,远期可见到生物固定的形态学依据。但由于 PACL 植入后缺乏功能性组织长入,可能难以持久。在临床上少数病例试用效果良好,无明显关节反应。但仅属短期随诊,尚不能做出结论。

(二)降解性人工材料

能维持其结构与强度直至长入的人体组织足以承受应承受的载荷而将其取代。其本身最终失去原来的完整性,并逐渐被清除。若是力学性降解,则渐断裂成小颗粒,并被迁徙至他处。若是化学性降解,则渐被水解吸收。

1.碳素纤维韧带　最初于1997年由英国Jenkins提出。在发现碳素纤维刚度大,易折断,且有大量纤维碎屑扩散于关节内后,于是改在纤维表面,以聚乙酸内酯涂层予以保护。随着自体组织的长入,涂层材料被吸收,碳素纤维从力学上降解,折断,新生组织胶原纤维渐增加,按受力方向排列而至成熟。纤维断裂后的小颗粒被迁徙至局部淋巴结。如在带有涂层的纤维之外再以髂胫束包被,效果较好。此类人工韧带临床应用虽已有大量报道,但褒贬不一,尚难形成定论。

2.聚羟基乙酸-涤纶韧带　Rodkey于1985年设计的一种混合构成件。聚羟基乙酸(PGA)在人体内5周左右被水解吸收,吸收后遗留的空隙有利于自体组织的长入,而由存留的涤纶支架提供强度。但两种材料的比例必须合适,这一难题尚有待研究解决。

(三)人工韧带存在的问题

1.刚度与应力集中　刚经历了大量的弹性变形,很难适应正常的关节运动。交叉韧带为多轴结构,植入韧带为单柱状结构。荷载不能均匀分布。压力集中在人口上。容易引起疲劳。

2.磨损　PACL与股骨隧道开口缘,髁间窝之间难以避免出现磨损,既影响PACL的强度,也易产生碎屑引起滑膜炎。此外,在PACL内单根纤维之间也会发生磨损。组织的长入可缓冲纤维间的内磨损,而纤维与骨之间的外磨损则不易受到长入组织的保护。因此,往往需行隧道口锐缘平整术,股骨髁间窝骨赘清除术是一种回避矛盾的措施。尽管它是一种非等距重建,当屈膝至45°以后会出现松弛,但由于下肢的主要功能是行走,而行走时在负重期,负重肢只需有5°～30°的伸屈范围,因此,它完全可以满足人在运动中的主要需要。

3.应力遮挡　韧带的修复过程中,生理拉伸应力必须在韧带最终完成之前持续。而聚氯化铝的强度太高,组织中的胶原纤维不受应力刺激,和功能修复不能完成。这是韧带修复中的一个根本性的矛盾。

(四)对人工韧带的评估

术后评估,特别是Lysholm评分和Tegner评分表明人工韧带置换初期明显增加,一些人逐渐消退后的两年或三年。并发症的影响对人工韧带的临床应用几乎是致命的。

对前景评估大约有三种不同的估计。

1.失败率高,虽经多年改进,进步不显著,前景暗淡。

2.在某些情况下仍有其应用价值。例如有不稳定而又急需参与运动者。体力劳动要求一般或允许重复置换者。

3.仍属实验研究阶段,相信今后会有所进展。

学者认为总体评估是短期效果较为肯定,约两三年后渐现弊端。这和自体组织移植后的疗效演变过程相近似。材料制备技术和置人方式的改进无疑将使人工韧带应有的疗效得到提高。以自体组织作为人工韧带关节段外层的包裹,其疗效已见端倪。从人工关节置换术发展的过程可以得到一定的启发,轻易否定一项技术也许会带来无谓的损失。

十、交叉韧带损伤的解剖学重建

交叉韧带(十字韧带)是膝关节的核心结构。它既有引导膝关节的生理运动,又有限制其非生理运动的双重作用。交叉韧带损伤导致膝关节不稳定,意味着膝关节的物理运动和伴随的负荷传导障碍的某些丧失。因此,它必须被修复或重建。多年来重建的重点主要是基于生物力学的需要,而较少考虑解剖重建的重要性。除了缺乏理解外,交叉韧带本身的功能解剖结构极其复杂,重建难度很大。以 ACL 为代表加以说明如下:

(一)ACL 功能解剖学的特点

1.韧带在股骨髁和胫骨平台上的连接不是同一平面,股骨是矢状面,胫骨是水平面。股骨附着区最大纵径(BD)长 20.9mm,最大横径(AC)长 11.2mm。胫骨附着区分别为 17.5mm 和 11.0mm。

2.自股骨附着区至胫骨附着区,由许多走向分明的纤维束相连,各束纤维的长度不同,方向不同。来自股骨 BC 区的纤维束止于胫骨附着前内部;AD 区的纤维止于胫骨区的后外部。其前内及后外缘的长度相差一倍以上。

表 15-10　ACL 前内缘与后外缘纤维长度变化(mm)

膝关节位置	前内缘(BB')	后外缘(DD')
0°	40.5+4.8	17.7+2.9
90°	40.0+4.0	16.5+2.0

3.膝关节处于 0°位时,ACL 呈扁平带状,但有 90°的扭转。随着屈曲的增加,ACL 纤维的扭转也逐渐加大。至屈曲 90°位,扭曲又增加 90°。ACL 的全部纤维均随着膝关节的运动依次处于紧张状态,以维持膝关节的稳定。位于股骨附着区边缘的纤维在膝关节运动中变化的幅度较中心者为大,Furman 等将 ACL 分为前内束和后外束,而 Norwood 等又认为其间还有中间束,是为三束。实际上 ACL 并无组织学上的分束,而是外观上的区别,尤其是在屈膝位。至于在不同伸屈位出现的紧张度变化,也绝非前内束与后外束之间简单的转换。

(二)如何满足解剖学重建的要求

从上述描述可以看出,ACL(PCL)的解剖学特点是极其特殊而复杂的。从目前在临床上推行的各种手术看,由于条件限制和本身的难度,远远达不到解剖学重建的要求。尤其是移植物在两个附着区的附着面积不及原 ACL 者,而膝关节在伸屈运动时,其横轴又是不固定的,其轨迹为一条渐曲线,因此,重建者不可能始终保持紧张,从而在某个范围内失稳。近年来,虽已对此问题日渐重视,但其措施也只是模拟式的,带有很大的局限性。例如:

1.双束重建术　用髌韧带中 1/3 重建 ACL 的"前内束",而以半腱肌重建"后外束"。在股骨外髁的隧道是分开的,以便形成较大面积的附着,兼有模拟的扭转。

2.扭转重建 ACL　将用以重建 ACL 的髂胫束、髌韧带等在股胫面附着部之间加以 90°的扭转固定。

3.等距重建术　即使再粗大的重建物,也只能在附着区占有很小的面积,更无法重现纤维连接的特殊走向。因此,在两个连接区域中只能得到两个连接点,使两个点之间的距离在膝关节伸屈过程中保持等距,即等距点,等距点的重建是等距离重建。ACL 的中心纤维连接可能是最接近等距连接的。

对于等距点的位置,根据不同方法的测定,有不同的认识,Odensten 认为等距点均位于股骨和胫骨附着区的中心,两点之间相接的纤维即等距纤维。Amis 等则认为 ACL 纤维束内无等距纤维,设想的等距点应在中间束附着处偏前上方,股骨外髁近髁间窝顶部。ACL 附着区中心点相连接的纤维在膝关节伸屈范围为 30°～120°时,可保持紧张;而在 0°～30°可依靠移植物本身的弹性,适应其伸缩变化的需要而维护关节的稳定。如是,两中心点可以视为重建的"等距点"。

(三)定位导向器是等距重建术必不可少的工具

为修复或重建 ACL 或 PCL 已设计出多种导向器,基本上是 C 形臂,单隧道的导向钻。他们难以完成等距重建的定位引导要求。根据中国人标本,测量设计等距重建 ACL 的定位导向器,经实验测量及临床观察,有其实用价值。

1.定位导向器的主要操作步骤　维持屈膝 90°位,将定位针紧贴髌骨内下缘(以髌骨为时钟,左膝自 7 点,右膝自 5 点)刺入,方向与股骨干纵轴完全平行,直抵 ACL 股骨附着区中心(盲穿或关节镜直视均可)。套装定位器,此时导钻的位置即确定。先后用细、中、粗三号钻头自胫骨钻入,经关节自股骨外髁顶部前方穿出,形成直线通道。注意此导钻之胫骨入点与一般导钻之入点不同,后者在胫骨结节旁,而前者则再向内后约 12mm,否则易滑入股骨髓腔内而导致股骨上的出口过高。

2.通过等距点的准确度　利用定位导向器形成的隧道必须在两个方面满足要求,其一即为穿经股、胫骨附着区等距点。从 12 例临床应用观察,其结果如下(表 15-11):

表 15-11　钻孔点与等距点之差

距差距(mm)	0	1	2	3
股骨附着点	11		1*	
胫骨附着点	9	1	1	1*

注:* 为同一例,因股骨附着区留有 ACL 之残端而影响定位。

表 15-12 显示,穿经股骨和胫骨均能准确通过等距点。

3.股、胫隧道与关节内三段之间的夹角变化　利用定位导向器形成的隧道必须满足的第二个要求是,移植物置入后,股骨隧道段(A 段)、关节内段(B 段)及胫骨隧道段(C 段)三段之间在膝关节伸屈运动中产生的弯曲应力和扭转应力尽可能小。从 10 例新鲜尸体的 X 线片测量结果如下(表 15-12):

表 15-12　骨内段与关节内段在不同伸屈位时的夹角变化

膝关节位置	冠状面		矢状面	
	AB 段	BC 段	AB 段	BC 段
0°	10°	10°	55°	15°
30°	6°	8.5°	50°	10°
60°	4°	3°	20°	5°
90°	0°	0°	0°	0°
120°	0°	−3.5°	−2.5°	−8°

上表说明,三段之间的夹角变化在冠状面很有限;在矢状面上,BC 段也不明显,仅 AB 段者较大。这可解释为何移植物,尤其是人工韧带容易在股骨隧道口磨损而断裂。但由于人体下肢最根本的功能是行走,而行走时负重肢在负重期的膝关节伸屈活动范围仅需 5°~30°。在此范围内,AB 段只有 5°的夹角变化(55°~50°),移植物应力所受的弯曲应力实际上很少。此外,应力只发生在一个平面上,不会造成明显的扭转应力。这些都有利于延长移植物的寿命。

4.关节镜下重建交叉韧带　只有具备了准确的定位器,才能在关节镜下进行交叉韧带的等距重建。应先将 ACL 存留的残端清除,在定位导向器指引下钻通两骨的隧道,维持 90°屈曲位,以引导针将移植物穿过隧道,两端固定于骨外。

(王　斌)

第十七节　半月板损伤

1784年,William Hey将影响膝关节正常运动的机械性紊乱笼统地称为"膝关节内扰乱",这一概念被长期延续下来,但范围则愈来愈局限于尚未查明原因的膝关节内的功能紊乱。1887年,Annandale首先将撕裂的半月板切除。由于半月板损伤十分常见,一旦撕裂后又往往造成明显的影响,而在切除后一般在近期内较少发现有严重的后遗症。加之手术不复杂,因此,半月板切除术已成为十分普通而常见的手术之一,甚至以切除半月板作为诊断半月板损伤的一种手段。

半月板切除后发生退行性关节炎这一问题早已为人所知,但对术后造成膝关节不稳定和引起退行性关节炎的真正原因,只是近年才有所认识。这种进展首先是从生物力学方面加深了对半月板功能的了解,从而在很大程度上改变了半月板损伤的治疗原则。

一、半月板的功能

1.维持关节稳定　当膝关节被拉伸时,胫骨关节的接触点向前移动,而半月板是被动的,一方面是因为股骨髁在矫直过程中被推挤和推动。同时,随着髌骨向前移动,半月板通过半月板韧带向前穿过半月板韧带。当膝关节屈曲,胫股关节接触点后移,同时,将股骨髁半月板移到后方,同时,半膜肌附着于内侧半月板后缘附于腘肌外侧半月板可以拉向后方。此动作可防止股骨髁前半月板过度滑移或滑动,而外侧半月板的角度非常接近,但也不象内侧半月板和内侧囊韧带紧密相连,因此,移动大于内侧,两者是2:1。当膝关节的外旋(股骨髁在胫骨内侧髁)时,外侧半月板向前移动,内侧向后移动,而内旋则相反,形成扭转。

膝关节的全面半月板运动可以看出,半月板的运动是随着股骨的运动而移动的。虽然有股骨、拉伸和弯曲中半月板之间有很大的联系,楔形的运动是一个楔形填充稳定股骨髁在任何屈曲及伸展。

半月板是膝关节内8字结构的组成部分,但它的作用是次要的,首先肌肉和韧带的动静态稳定作用。Hsieh和Walke是通过尸体标本观察。当交叉韧带完好无损时,半月板被切除而不增加不稳定性。当交叉韧带切除和半月板切除时,不稳定性显著增加。因此认为,在交叉韧带失效后,半月板在维持膝关节稳定上起着一定的作用。

此外,半月板通过附着的关节囊,承受关节内的压力、剪切力和扭转应力,通过滑膜关节和关节囊输入承受反射神经收缩。

2.协调润滑接头　充满了半月板的楔块,扩大了股骨的接触面,使润滑液能够接触胫骨和胫骨表面。MacConail发现切除半月板后,股胫关节的摩擦系数增加了20%。

二、半月板损伤机制及类型

在日常生活中,膝关节的各种运动使半月板继续承受传导载荷的垂直压力、旋转时的水平拉力和旋转时的剪应力。由于年龄、职业和运动条件的不同,半月板在日常生活、劳动和锻炼中也受到机会、损伤、特征或类型的损害。比老师受伤的机会更多的运动员和舞者;而长期蹲的矿工,半月板损伤是由不同的球员;青年半月板厚,弹性好,很强的吸收振动力,半板撕裂造成的创伤是垂直的;而老年人因为半月板变性和变薄,边缘往往有灵活性差,粘连,活动度差,横向撕裂剪切应力引起的磨损或更多。但是年轻人比老年人活跃得多,所以这种疾病的发病率比后者高。

损伤的机制在于膝关节运动引起的半月板的矛盾(矛盾)和膝关节运动的突然变化(突)。例如,当膝关节屈曲,同时在旋转的过程中,即使内部和外部,要完成动作的屈伸运动,半月板移位完成换班,加上被动,外翻运动,会有半月板挤压矛盾的股骨髁和胫骨平台之间,在垂直压力下的同时,又遭遇拉伸或剪切。这种矛盾的运动常常是由膝盖运动的突然变化引起的。例如,踢足球踢球时,突然引起膝关节伸直,半月板常挤在股骨和胫骨髁之间,或形成反向牵拉在角间,由横裂或前角撕裂引起。行走时,撞上了树桩,踢足球,右脚出现屈曲、旋转和翻转。内侧半月板被拉到中心,被髁突突出的股骨挤压。当膝关节继续伸直时,会导致纵向骨折或边缘撕裂。机构与损伤类型之间的规律并不总是固定的,特别是应力主要是复合的。因此,基于机理的半月板损伤分类是困难的。一般按损伤的解剖特点进行分类。参考依据形状、位置、大小和稳定性,分为退化、水平、径向、垂直(垂直)和横向。

三、诊　断

据临床半月板损伤病例分析,年龄自 8～53 岁,其中以青年居多数,成人男女之发病率约为 1.15∶1,左右侧约为 0.88∶1,内外侧约为 1∶2。

诊断主要依靠临床体征,约 15%～20% 的患者需借助关节造影乃至关节镜进行确诊。

(一)病史

1.外伤史:据我院病例只有近 2/3 的患者有明确外伤史,往往是膝关节突然旋转(内或外)扭伤或跳起落地时扭伤,伤后立即出现疼痛,且渐肿胀,部分患者此后多次扭伤发作肿痛,并引起其他症状。据 Smillie 1955～1974 年 6000 例半月板撕裂病例分析,无明确外伤史而发病者,由 24% 增到 53%。因此,应注意其他因素,如病人的职业。长期蹲着的工人,比如矿工,通常没有急性创伤史。韧带损伤、关节不稳,尤其是前内侧旋转不稳也可引起内侧半月板撕裂。

2.在感觉神经末梢,半月板没有疼痛,机械性刺激或关节症状的干扰时,关节囊,但 byknn 等人。通过实验观察,发现有大量有髓和非半月板的神经束由有髓神经纤维组成,分布在体表和角周的周围。因此,受伤的疼痛也可能是由自身的牵拉刺激引起的,患者往往主诉一侧(内或外侧)疼痛,或背部疼痛,有的患者有固定位置,屈伸活动到膝关节处疼痛,如接近伸展,不能完全伸展。当疼痛伴随着矫直障碍物和抛射物时,疼痛消失,可以完成矫直运动。半月板损伤的可能性很大。

3.腿部肌肉无力,无法控制关节,经常会突然出现下跪的趋势,尤其是在楼梯下面,或是走在平坦的道路上。其原因是膝关节不稳定,股骨头四头的肌力较弱。

4.少数关节突关节患者在活动中突然出现,但常常屈曲。在摇晃或摆动受影响的肢体后,突然弹跳或跳跃,然后恢复。这种现象是由于关节内半月板破裂造成的。

(二)体征

1.股四头肌萎缩　常可见到,以股内侧头最明显。

2.压痛　在关节间隙压痛,压痛点固定而局限,如多次检查位置不变,局限于间隙某一范围内,则有诊断意义。应特别注意区别股骨髁部的压痛。紧贴髌韧带两侧深部的压痛则以脂肪垫炎的可能性大。

3.过伸或过屈痛　做过伸或过屈试验检查是否引起疼痛。做过伸试验时,一手托足跟,一手置胫骨上端前方下压,不应放在髌骨上,以免误与髌骨压痛相混淆。过屈试验还可将足控制在外或内旋位检查。

4.旋转挤压试验　McMurray 于 1949 年发表的半月板的检查法陆续为广大骨科医师所采用。他的方法是让病人仰卧。检查者一只手握着脚跟,使膝关节先达到最大屈位,然后外旋延长小腿,逐渐伸伸膝关节。在屈伸过程中,内侧半月板的任何一段将被夹在股骨和胫骨关节之间。股骨在上面滑动,引起疼痛和噪音。相反方向的检查,即内旋内收小腿自屈而伸,如不出现响声,即可断定内侧软骨的后部正常。由此可见,McMurray 虽然也提到在内收内旋位检查外侧半月板,但其方法主要是为诊断内侧半月板损伤的。在临床上,当按照 McMurray 试验做外展外旋位屈曲检查时,既可能在内侧也可能在外侧出现疼痛和(或)弹响。因此,不能只根据固定的模式,依据检查时小腿的位置来判断损伤侧,而必须以何侧出现体征和(或)症状作为依据。尤其在欧美国家,外侧半月板损伤远较内侧者少见,对外侧半月板损伤认识不足。

旋转挤压试验是学者在 McMurray 试验的基础上加以改良的一种方法。下肢将置于内收(或外展)和内(外)旋转位置。极端屈曲将逐渐伸展,以检查疼痛,铃声和动态的感觉过程中。检查者一只手抓住脚后跟,另一只手放在膝前。拇指和手指分别置于膝和眼,以体验动感。所谓动态感觉是指手指从关节空间向外伸出,倾听患者是否有杂音,是否有疼痛感。

RS 试验共有四个方位,即内收内旋、内收外旋、外展外旋、外展内旋。其结果不应简单地列出(+)或(-),而应具体标明在何侧(内或外)出现何种体征或症状,以供分析判断。记录应如下式:

内收(外展)内(外)旋位自屈而伸至××位,外(内)侧出现××及××。

应注意疼痛与耳鸣和动态运动的时间关系。一般的疼痛通常发生在铃声和动态运动之间。当声音或动作被唤醒时,疼痛就会立即解除。但有时它会在接近直线位置时引起疼痛,不能进一步伸展至完全伸展,疼痛也不会消失。此时,半月板损伤的可能性仍然值得高度怀疑。RS 检测是一种非常重要的检测手段。当疼痛、情绪紧张、肌肉松弛等原因不满意,我们应该找时间去检查,或检查一次又一次。有时它可以使病人在一段时间内更加活跃,然后再检查一遍。

RS 试验是一项十分重要的检查手段。当因疼痛、情绪紧张、肌肉不放松等等原因而检查不满意时,应另找时间重新检查,或反复检查。有时可令患者在一段时间内加强活动,然后再做检查。

5.负重下 RS 试验　卧位行 RS 试验有可疑而不肯定时,可令患者站立,双膝屈约 45°同时向同侧扭转,检查者仍按卧位 RS 试验时之方式,以手指感觉,同时聆听响声,并了解患者当时的疼痛感。

(三)影像学诊断

1.X 线　平片不仅对骨软骨损伤、关节松动、骨肿瘤等方面的鉴别诊断有参考价值,而且对决定手术与否有重要意义。例如,骨关节炎是一种严重的膝关节,一般不适合手术。必要的方式应基于髌骨切割线排除髌骨关节紊乱。

2.关节造影　关节造影也是一种常用的诊断方法,但无需作为常规。关节内注入气体作为阴性对比造影的方法已渐被淘汰。因其对比很弱,容易漏掉较小的损伤。注入碘水作为阳性对比的方法,其显示半月板损伤的效果很好。自髌骨外上缘穿刺,注入 35%～50%的有机碘制剂,稍加活动使造影剂分布均匀后摄前后位及后前位的中立、外旋、内旋位 X 线片各三张,以判断不同部位的半月板损伤。但碘水造影往往会覆盖了较表浅的软骨疾患,如髌骨软骨软化,其他软骨面的退行性变等,用气-碘水双对比造影法则可充分显示出表浅的软骨疾患。它只有一薄层造影剂覆盖软骨上,而且和注入的空气形成强烈的对比。双对比造影法也采用髌外侧穿刺,先注入 5ml 造影剂,再注入 30～40ml 空气。注入后作轻柔缓慢的伸屈活动两三次,使其分布均匀。再在髌上部以弹力绷带绑扎以减少髌上囊内的造影剂。

3.MRI　其诊断价值至 20 世纪 90 年代已渐明确,但费用过高。

(四)关节镜检查

关节镜的发明和推广给膝关节镜手术的诊断和手术治疗带来了极大的好处。但它不应该被其他检查完全取代。半月板损伤,只有在临床怀疑和体格检查、X 线血管造影无法确认或排除,有体检和影像之间的矛盾,不知道半月板损伤会导致长期的半月板,不明原因的疼痛或其他症状,左,关节镜。关节镜下观察,关节镜下放大,磨损有时会有边缘半月板退变的横向裂纹是错误的。水平和胫骨表面的磨损有时很难检测到,应该使用插入探针来辅助诊断。在检查半月板时,应注意髌骨的存在、股骨髁关节软骨的退变和交叉韧带的损伤。

近年来,关节镜技术在国内正进一步发展,从单纯用于诊断到诊治兼顾,使关节镜检的适应证大大拓宽。

四、治疗

急性损伤很少考虑手术治疗。如发生关节交锁,可利用内外翻加旋转予以解锁,但切忌暴力,尤其是强迫伸直,容易造成韧带损伤。在试行解锁无效的情况下,应行小重量皮牵引,有时在肌肉痉挛缓解,疼痛减轻的情况下,患者自己稍加活动患膝,交锁即有可能解除。只有在牵引后再试行手法解锁仍无效时,才应手术探查。以往对半月板损伤已造成明显症状,影响生活乃至劳动者,往往行切除术。但近年来,由于对半月板功能的重要性有了较深入的了解,治疗原则有了很大的转变,对全切除采取了极其慎重的态度,而对早期手术却转为积极。半月板只有外缘约 10%～30% 有血液供应,因此,除了近边缘部的撕裂外,其他很难愈合。近年来有人发现断裂如通至边缘,也有愈合的可能。如果损伤的半月板既不能愈合,又因其破碎严重而造成膝关节明显的功能紊乱,则仍应考虑全切除。但半月板很难在一次急性损伤中造成严重的断裂,它可以是横裂、纵裂、桶柄裂、水平裂等,而较复杂的混合型、多发裂以及较大面积的磨损则几乎毫无例外地都是在反复损伤后积累而成的。因此,及早诊断、及早治疗可使半月板全切除的机会减少到较低限度。而且早期治疗的效果要比晚期者满意得多。当损伤严重的半月板经过较长岁月,其本身已变性,且已对关节软骨造成一定程度的磨损破坏后,再行半月板切除,将有可能使症状更加明显。

(一)半月板修复

红-红区及红-白区撕裂在妥善的修复后均可愈合。最理想的是合并前交叉韧带断裂的急性边缘性半月板撕裂。修复的方式有四种:①开放式;②关节镜下全封闭式;③关节镜下自外而内式;④关节镜下自内而外式。在修复前应先将撕裂之两缘扩创,以利愈合。缝合的方式可归纳为垂直褥式、垂直分层式、水平褥式、结式和在关节镜下全封闭式修复所用的直接缝合。

凡是在关节镜下进行的修复术,均需专用的镜下缝合器械。自外而内者在相应之部位做切口,将穿刺针(可用腰穿针)自关节囊外刺入,穿经半月板裂口,行结式缝合,拉紧固定,每针间隔 3～4mm,邻近的两根缝线在囊外连接结扎。也可用水平褥式缝合。自内而外者,其皮切口在相应的后内或后外侧,自内而外穿出的缝线均备好后,再全部拉紧,分别结扎于关节囊外。应注意勿将隐神经血管扎入。

修复术造成的神经血管损伤虽很少,但文献已有报道,并特别强调无论是自内而外,抑或自外而内均应将所经关节囊部显露清楚。在内侧甚至需将隐神经游离。

近年来,对无血运区的半月板撕裂也有尝试修复者,并获得出人意料的效果。31 例合并前交叉韧带断裂,26 例修复,其半月板裂伤也全部愈合。仅 8 例裂伤未愈合。这组观察有力地说明了无血运区裂伤并非不能修复,重要条件是在裂伤区提供血运,以及消除因前交叉韧带失效带来的不稳定因素。在 Horibe 等(1995)报告的 132 例二次镜检的结果中,愈合率达 73%,但 17% 的不完全愈合者中也几乎都存在前交叉韧带失效。Warren(1990)在此前已提出过二者之间的重要联系,半月板与前交叉韧带同时修复,半月板之愈合率高达 90%,否则仅及 40%。其理由是关节稳定性增进和手术造成血凝块的作用。因此,二者的同时修复变得格外重要。Eggli 等(1995)报告的 52 例长期随诊(平均 7.5 年),临床分析认为最有利于修复的条件是:①伤后 8 周内;②30 岁以下;③裂伤<2.5mm;④外侧半月板之撕裂。它反映了早期修复的重要性。

(二)半月板切除

鉴于半月板功能的重要性,现已取得共识,尽量不将半月板完全切除。在无条件行半月板修复的情况下,可以只做半月板部分切除,例如,纵型的桶柄部分,放射型的鸟嘴部分,水平型的股或胫骨面部分,横型的横裂局部。前面已阐明,只有早期诊断、早期处理才有可能争取部分切除。

关节镜技术和手术器械的不断改进,不仅为半月板部分切除提供了更多的可能性和可靠性,而且大大减少了半月板切除术患者的手术创伤,而且比关节镜手术快得多。术后往往只需数日即可下地负重,2～3 周即可完全复原。但镜下手术操作不仅需要相当熟练的技术,而且更需要对镜下组织有精确识别及诊断的能力。

半月板完全切除术早期效果满意,数年后满意度逐渐下降。主要有以下三方面的问题:

1.关节退行性病变　半月板切除侧的股胫关节在术后数年即开始有所表现,关节间隙狭窄,胫骨髁硬化以及股骨髁扁平等,而外侧者多较内侧者明显。有些患者甚至出现髌股关节的退行性变。由于外侧半月板载荷传导的作用较内侧者明显。因此,外侧半月板切除术后退行性关节疾病的机会和时间要早于内侧切除术。

2.不稳定半月板　切除术后膝关节不稳定是由于楔形填充物的稳定性造成的。它可能引起韧带或关节囊韧带的继发性松弛和不稳定。但必须在手术时注意探查交叉韧带是否已有损伤,以便及时修补,避免在切除半月板后使不稳定明显化。

术后发生关节积液,除非张力很大,一般均不宜穿刺抽液,而应加强股四头肌的抗阻力等长收缩,避免做膝伸屈运动,晚负重。如处理不当会长期积液而很难消失。

半月板部分切除术是否能减少甚至消除晚期全切除术的不良后果,90 年代以来文献逐渐得到反映。伊格 Edgar 的变体等。对 284 例半月板部分切除患者,术后 53.5 个月随访结果显示,部分切除的患者中有38% 的患者有明显的骨关节炎,24% 的患者有明显的骨性关节炎。40 岁以上的人更为突出。显然,即使部分切除也不是一个结论,仍然需要长期随访和严格的分析。

(王　斌)

第十八节　Pilon 骨折

　　1905 年 Lambott 曾报道胫骨踝上骨折开放复位内固定。1911 年法国放射科医生 Destot 将胫骨远侧干骺端的外形描述为"似药师的杵",而 Pilon 在拉丁语中指捣碾用的杵,由于胫骨远端和 Pilon 形似,因此 Pilon 骨折的名词一直使用至今。1950 年 Bonin 报道胫骨远端关节面横型骨折,使用 plafond 骨折的名词,意指胫骨远端穹窿部关节面似"天花板"样骨折。

　　就 Pilon 骨折的含义,Rockwood(1996 年)解释为:"踝关节和胫骨远端的干骺端骨折,常伴踝关节关节面的粉碎性骨折、内踝骨折、胫骨前缘骨折、胫骨后面横形骨折"。Bartlrtt 等(1999 年)则认为,Pilon 骨折的特征:涉及胫骨远端踝关节面上干骺端骨折,有不同程度的嵌插;呈粉碎、不稳定性,关节软骨损伤,关节表面不平;可涉及内、外、后踝骨折;75%～85%可伴有腓骨骨折。

【发病机制】

　　胫骨轴向暴力或者下肢的扭转暴力是胫骨远端关节面骨折的主要原因。引起 Pilon 骨折的轴向作用力是高能量暴力,多伴有关节面严重分离、干骺端粉碎性骨折以及软组织损伤,并且大部分同时有腓骨骨折,主要见于车祸、工业事故伤等。而低能量的扭转暴力使胫骨远端骨折线呈螺旋形,关节面分离;干骺端粉碎性骨折及 Pilon 骨折典型的软组织肿胀较少见,腓骨骨折不一定出现,此类骨折主要见于运动伤(如滑雪、滑水等)。受伤时踝关节的位置与骨折类型密切相关:踝关节处于跖屈位时,暴力直接冲击胫骨远端关节面的后部,导致大的游离骨折块;处于中立位时,向上的垂直暴力使整个关节面破坏或前后踝为大游离骨块的 Y 形骨折;处于背伸位时,距骨宽大的前部刚好进入踝穴内,致使胫骨前部压缩和骨折,经常会有一大的骨折块;处于外翻位时,扭转暴力可使胫骨远端外侧骨折;处于内翻位时,则可出现内侧骨折。扭转暴力可使骨折端不稳定。当轴向暴力和扭转暴力联合作用时,踝关节可脱位、关节面嵌插,同时伴有干骺端粉碎性骨折,关节变得极不稳定。胫骨远侧干骺端骨折嵌插愈严重,越有可能发生踝关节的轴性脱位。

【分类】

(一)AO 分型

　　根据骨折部位及关节面骨折移位和粉碎程度分型。

　　A 型:踝关节外的胫骨远端骨折(A1 型:单纯的胫骨远端骨折;A2 型:粉碎性胫骨远端骨折;A3 型:严重的粉碎性胫骨远端骨折)。

　　B 型:骨折线经踝关节面的胫骨远端骨折(B1 型:单纯的经关节面劈裂骨折;B2 型:经关节面劈裂骨折伴有轻微的压缩骨折;B3 型:经关节冠状面劈裂骨折,后踝有大的游离骨折块)。

　　C 型:骨折线经踝关节面并且伴有干骺端骨折的胫骨远端骨折(C1 型:单纯关节面和干骺端骨折;C2 型:单纯关节面骨折伴有干骺端粉碎性骨折;C3 型:关节面和干骺端粉碎性骨折)。

(二)Ruedi 和 Allgower 分型

　　根据关节面及骨折移位程度分型是目前最常用分型,将胫骨远端骨折分 3 个类型:

　　Ⅰ型:累及关节面无移位劈裂骨折。

　　Ⅱ型:累及关节面有移位劈裂骨折,但骨折移位轻。

　　Ⅲ型:累及干骺端及关节面粉碎骨折。

【临床表现与诊断】

　　外伤后踝关节周围可以很快出现明显的软组织肿胀、疼痛,不能站立或行走。检查时可见踝关节畸形,肿胀及压痛明显。叩击足跟部引起患处剧烈疼痛。常规的踝关节正侧位以及显示胫骨前内侧和后外侧关节面的外旋45°位X线平片,可以很好地显示骨折情况。对侧踝关节X线平片既可以排除骨折的存在,又可以作为复位的模板。CT片能够很好地显示骨折的形态、骨折块的数量以及移位的程度,矢状位和冠状位重建图像能够显示出事实上更为复杂的骨折情况。在评价骨折的移位程度、术前制订治疗方案以及指导手术治疗方面,CT较普通X线片有明显的优势。

【治疗】

胫骨远端骨折,是最难治的骨折之一,治疗方法争议较多。

(一)治疗方法选择

1.对于AO分型中A1、B1和C1型,或者Ruedi和Allgower分类Ⅰ型,无移位累及关节面骨折,可采用石膏固定,或者可采用小切口,用3.5mm或4.0mm螺丝钉做有限内固定,并辅以石膏外固定,如果骨折有不稳定可能,可用外固定架代替石膏。

2.对于AO分型中A2、A3、B2、B3、C2、C3各型或Ruedi和Allgower分类Ⅱ、Ⅲ型有移位骨折仍首选手术治疗。

3.对于胫骨远端严重粉碎及关节面难以复位骨折,可以考虑用外固定架固定,以维持其对位对线而获得骨性融合;晚期,如果病人有明显症状可行关节融合术。对于合并胫骨及距骨关节面软骨广泛缺损、严重开放性损伤,亦可考虑初期关节融合术,外固定架固定。

(二)手术治疗

1.手术治疗原则 先整复和固定腓骨;显露和复位固定胫骨下端关节面;胫骨骨折支撑固定;干骺端缺损植骨。

2.手术时机 关于手术时机尚有争论,Sirkin等提出,骨折急诊手术或暂时维持距骨中立位,在伤后7~10天软组织肿胀消退后再施行手术。但Patterson等认为伤后应急诊行腓骨固定,择期行胫骨固定。伤后8~12h内,是骨折断端的血肿,而这之后多是真皮下水肿,直接影响伤口的愈合。因此,软组织条件良好,骨折损伤的程度轻微,特别是低能量损伤,手术应该在伤后8~12h内进行。对软组织损伤严重的或粉碎性骨折,其手术时机,应做两步处理:第一步稳定软组织,跟骨牵引,或有限固定腓骨并外固定支架固定,维持肢体的长度,防止软组织挛缩,等待肿胀消退、软组织条件许可再行第二步;第二步行胫骨切开复位内固定,时间多在5天至3周之间为宜。合并有其他部位复合伤者则可暂行外固定架固定,时机成熟行Ⅱ期手术。

3.手术方法

(1)复位固定腓骨骨折:踝关节外侧切口,沿腓骨后缘做与腓骨平行切口,切开皮肤、皮下,将腓骨骨折解剖复位并用钢板和拉力螺丝固定,以恢复骨折的胫骨远端长度。

(2)显露胫骨下端关节面及临时固定:踝关节前内侧切口,沿内踝前缘距胫骨嵴外侧1cm,由远端向近端做前内侧直切口,注意与踝外侧切口之间保留一约7cm宽前侧皮桥。切开皮肤、皮下及伸肌支持带,并深达骨膜,不做皮下分离,在胫前肌与前侧筋膜之间内侧切开,分离至骨膜,显露胫骨下关节面,复位并暂时用克氏针固定。胫骨关节面复位时,注意以下几个问题:首先是胫骨外侧关节面复位,尤其是在合并腓骨骨折时,随着腓骨长度的恢复,胫骨外侧关节面的骨折块经常被下胫腓韧带牵拉发生进一步移位,且其位置较深,容易造成复位困难。第二,由于骨折后胫骨干骺端发生压缩及粉碎,缺乏明显复位标志,因此应利用距骨顶作为对照。第三,因胫骨远端关节面整体压缩,术中对胫骨关节面复位情况经常估计不足,应当适当"过度"复位,必要时术中进行X线检查监测。

(3)骨移植胫骨干骺端松质骨嵌压后缺损,可采用取髂骨移植充填。要注意对植骨有适当压力,量足够,以促进愈合及防止畸形。

(4)胫骨干骺端固定:选择应用内固定时,应根据软组织条件、骨折类型、术中情况选择不同方式,如拉力螺钉、T 形钢板、三叶钢板及 4.5mm 动力加压钢板等。固定中应强调:①不论何种情况,都应优先考虑使用期限,简单内固定如螺丝钉或异形钢板以减少骨与软组织损伤,降低其并发症发生;②对严重干骺端粉碎骨折,应使用标准 AO 技术,将选择钢板固定于胫骨内侧面,以防止出现内翻畸形;③当前侧皮质粉碎且后侧骨块较大时,可在前面用小的 T 形钢板固定,以提供稳定的前侧支撑。术后可用胫骨及距骨外固定架固定或石膏固定。

(5)开始功能锻炼时间:采用三叶形钢板固定,因固定坚强,术后 1 周开始功能锻炼。螺丝钉内固定加石膏外固定者,术后 6~8 周开始进行功能锻炼。单纯应用外固定架者,一般在术后 4 个月拆除外固定架方可行锻炼。

【预后】

1.Pilon 骨折复位放射学评价标准

(1)解剖复位:无内、外踝向内侧或外侧移位;无成角移位;内外踝纵向移位小于 1mm;后侧碎片向近侧移位小于 2mm;无距骨移位。

(2)复位可:无内、外踝向内侧或外侧移位;无成角移位;外踝向后移位 2~5mm;后侧碎片向近侧移位 2~5mm;无距骨移位。

(3)复位差:任何内、外踝向内侧或外侧移位;外踝向后移位大于 5mm 或后踝移位大于 5mm;距骨移位。

2.Pilon 骨折临床治疗结果评价标准　主要从有无疼痛、踝关节活动范围和有无成角畸形等三方面来评价 Pilon 骨折临床治疗结果。

(1)优:无疼痛;背屈大于 5°,跖屈大于 40°;成角畸形小于 3°。

(2)良:间隙性疼痛,可用非类固醇药缓解;背屈 0°~5°,跖屈 30°~40°;外翻成角畸形 3°~5°,内翻小于 3°。

(3)可:疼痛已影响日常生活,需用麻醉药缓解;背屈-5°~0°,跖屈 25°~30°;外翻 5°~8°,内翻 3°~5°。

(4)差:顽固性疼痛;背屈小于-5°,跖屈小于 25°;外翻大于 8°,内翻大于 5°。

3.并发症　早期的并发症主要是皮肤坏死,伤口闭合困难,伤口感染。伤口问题是这类骨折治疗失败的主要原因,大多是手术时机不当或处理不及时,粗暴剥离软组织及切口之间距离过短,造成的局部张力太高与引流不充分。使用有限内固定,软组织剥离少,血运破坏小,这问题能得到较好的解决。

其晚期并发症主要是骨折延迟愈合,不愈合,关节僵硬、畸形愈合,创伤性关节炎,感染迁延所致的慢性骨髓炎。产生的原因除骨折部位的解剖及损伤特点外,还有骨折造成的骨缺损、手术剥离太广、内固定不牢靠、术后伤口感染等。其次是创伤性关节炎。骨折的初期移位和碎裂程度并非是创伤性关节炎的决定因素,关节面解剖重建的精确度和骨折固定的稳定是关键。术后功能锻炼是改善关节功能的有效措施,可防止关节强直,促进关节面的再塑形。

(陈　亮)

第十九节　腓骨骨折

【解剖概要】

腓骨体呈三棱柱形,有三缘及三面。前缘及内侧嵴分别为腓骨前、后肌间隔的附着部。骨间缘起于腓骨头的内侧,向下移行于外踝的前缘。骨间缘向上、下分别与前缘及内侧嵴相合,有小腿骨间膜附着。腓骨体后面发生扭转,上部向后,下部向内。外侧面也出现扭转,上部向外,下部向后。

腓骨体有许多肌肉附着,在上 1/3,有强大的比目鱼肌附着,下 2/3 有长屈肌和腓骨短肌附着;另外在腓骨上 2/3 的前、外、后侧有趾长伸肌、腓骨长肌和胫骨后肌包绕,而下 1/3 则甚少肌肉附着。这样,腓骨上、中 1/3 交点及中、下 1/3 交点均是两组肌肉附着区的临界点,也是相对活动与相对不活动的临界点,承受的张应力较大,在肌肉强大收缩下,可能容易使腓骨遭受损伤。

腓骨滋养孔多为 1 个,可为多孔(2~7 个),滋养动脉起自腓动脉,多为 1 支,次为 2 支,多为 3 支,其行走斜向下或水平向外,进入腓骨滋养孔。

腓骨四周均有肌肉保护,虽不负重,但有支持胫骨的作用和增强踝关节的稳定度。骨折后移位常不大,易愈合。腓骨头后有腓总神经绕过,如发生骨折要注意此神经损伤的可能性。

【致伤原因】

单纯腓骨骨折较少见,常发生于与胫骨骨折的混合性骨折中。

1.直接暴力　腓骨干骨折以重物打击、踢伤、撞击伤或车轮碾扎伤等多见,暴力多来自小腿的前外侧。骨折线多呈横断形或短斜形。巨大暴力或交通事故多为粉碎性骨折。骨折端多有重叠、成角、旋转移位等。因腓骨位于皮下,所以骨折端穿破皮肤的可能性极大,肌肉被挫伤的机会也较多。如果暴力轻微,皮肤虽未穿破,如挫伤严重,血运不良,亦可发生皮肤坏死,骨外露发生感染。较大暴力的碾挫、绞扎伤可有大面积剥脱皮肤,肌肉撕裂和骨折端裸露。

骨折部位以中、下 1/3 较多见,由于营养血管损伤、软组织覆盖少、血运较差等特点,延迟愈合及不愈合的发生率较高。

2.间接暴力　为由高处坠下、旋转扭伤或滑倒等所致的骨折,骨折线多呈斜行或螺旋形;腓骨骨折线较胫骨骨折线高,软组织损伤小,但骨折移位,骨折尖端穿破皮肤形成穿刺性开放伤的机会较多。

骨折移位取决于外力作用的大小、方向。小腿外侧受暴力的机会较多,肌肉收缩和伤肢远端重量等因素,因此可使骨折端向内成角,小腿重力可使骨折端向后侧倾斜成角,足的重量可使骨折远端向外旋转,肌肉收缩又可使骨折端重叠移位。

儿童腓骨骨折遭受外力一般较小,加上儿童骨皮质韧性较大,多为青枝骨折。

【类型】

1.单纯腓骨骨折　单纯腓骨干骨折较少见,多由直接暴力打击小腿外侧所致。在骨折外力作用的部位,骨折线呈横行或粉碎。因有完整的胫骨作为支柱,骨折很少移位。但腓骨头下骨折时,应注意有无腓总神经损伤。一般腓骨骨折如不影响踝关节的稳定性,均不需复位,用石膏托或夹板固定 4~6 周即可;如骨折轻微,只用弹力绷带缠紧,手杖保护行走,骨折即可愈合。

2.腓骨应力性骨折

(1)病因:腓骨应力性骨折多见于运动员、战士或长途行走者,多位于踝关节上部。

(2)发病机制:为多次重复的较小暴力作用于骨折部位,使骨小梁不断发生断裂,但局部修复作用速度较慢,最终导致骨折。

(3)临床症状与诊断:运动或长途行走之后,局部出现酸痛感,休息后好转,运动、长途行走或工作后则加剧。局部可有肿胀、压痛,有时可出现硬性隆起。X 线片上的改变出现较晚,一般在 2 周后可出现不太清晰的骨折线,呈一骨质疏松带或骨质致密带,继而陆续出现骨膜性新骨形成和骨痂生长。

【治疗方法】

根据骨折类型和软组织损伤程度选择外固定或开放复位内固定。

1.手法复位外固定　适用于单纯的腓骨中上段骨折或无移位的腓骨下段骨折。应力性骨折多无移位，确诊后停止运动、患肢休息即可。症状明显时，可用石膏托固定。

2.开放复位内固定　腓骨骨折是踝关节骨折的一部分，通常在固定内、后、前踝之前，先将外踝或腓骨整复和内固定。做踝关节、前外侧纵形切口，显露外踝和腓骨远端，保护隐神经，如骨折线呈斜形，可用1～2枚拉力螺丝钉由前向后打入骨折部位，使骨片间产生压缩力，螺丝钉的长度必须能钉穿后侧皮质，但不要向外伸出太多以致影响腓骨肌腱鞘。如果为横行骨折或远侧骨片较小，可纵行分开跟腓韧带纤维，显露外踝尖端，打入长螺丝钉，也可用其他形式的髓内钉经过骨折线打入近侧骨片髓腔中。手术必须要达到解剖整复，保持腓骨的长度。如果骨折位于胫腓下关节之上，整复后可用一块小型半管状压缩接骨板做内固定。如果用髓内钉则应小心，不要使外踝引向距骨，髓内钉的插入部位应相当于踝部尖端的外侧面。如果髓内钉是直线插入，外踝就能被引向距骨，这样就造会造成踝穴狭窄，踝关节的活动度减小，因此应事先将髓内钉弯成一定的弧度以避免发生这种错误。

3.开放性腓骨骨折的处理　小腿开放性骨折的软组织伤轻重不等，可发生大面积皮肤剥脱伤、组织缺损、肌肉绞轧挫灭伤、粉碎性骨折和严重污染等。早期处理时，创口开放或是闭合，采用什么固定方法均必须根据不同伤因和损伤程度作出正确的判断。小腿的特点是前侧皮肤紧贴胫骨，清创后勉强缝合，常因牵拉过紧造成缺血、坏死或感染。因此，对 Gustilo Ⅰ 型或较清洁的 Ⅱ 型伤口，预计清创后一期愈合无大张力者可行一期愈合；对污染严重，皮肤缺损或缝合后张力较大者，均应清创后开放创面。如果骨折需要内固定，也可在内固定后用健康肌肉覆盖骨折部，开放皮肤创口，等炎症局限后，延迟一期闭合创面或二期处理。大量临床资料证实，延迟一期闭合创口较一期缝合的成功率高。

【常见并发症】

筋膜间室综合征，感染，延迟愈合，不愈合或畸形愈合。

（陈　亮）

第二十节　小腿应力性骨折

胫骨应力骨折多发生于新兵军事训练和运动员体育运动中，约占所有应力骨折的半数以上。

【发病机制】

骨组织如同任何物质一样，有一定的内在特性，当力作用于骨组织时，不论是压力还是张力，骨内均受到应力作用。骨的形状因应力作用产生的变化称为应变。在一定的范围内应力越大则应变越大，当应力去除后，由于骨组织的弹性特点而恢复原来的长度或形状；当应力过大即可使骨组织发生不可逆形变，在压力作用下骨产生塌陷，在张力作用下骨产生裂开。反复作用的、较小的外力与一次大的外力同样会引起骨折，并随着负荷次数增加、显微骨折逐渐明显而出现症状或骨折裂开。

应力骨折的发生与骨所受的应力，与产生的应变，以及骨的几何形状等有关。胫骨为支撑负重骨，行走时两腿交替单独承受全身的重量，加上落地时的冲击力和肌肉的收缩力，其承负应力可达体重的数倍。在长时间反复进行某一项运动时（如负重行军、长跑等），过多应力首先引起小腿肌肉疲劳，使其失去吸收应力的作用，使应力直接作用于胫骨。胫骨在受到应力性损伤后，可通过其内部结构的改建逐步适应应力的变化，多数情况下并不会导致骨折。因此，也将仅出现骨膜下骨增生而无明显骨折线的一类称作应力性骨膜炎。除骨的应力反应外，应力性骨膜炎也可能与肌肉和骨间膜的牵拉有关，实际上这也是应力骨折的一种类型。但损伤若得不到休息而继续训练，局部的成骨过程远远跟不上破骨过程，就会发生不同程度的应力骨折。

【分类】

应力骨折有 2 种类型：一种是疲劳性骨折，原因是具有正常弹性和抵抗力的骨质受到异常应力或扭力的作用；另一种是功能不全性骨折，为正常的应力作用于弹性和抵抗力均有缺陷的骨质所致。胫骨应力骨折的发病部位因运动项目的不同而各异，如行军训练的新兵群体多发生在近段胫骨的后内侧，中长跑运动员则好发于胫骨中下段的后侧，而体操运动员及舞蹈演员则易所生在胫骨中段前侧。

【临床表现及诊断】

有长跑、竞走、行军等过度使用性操作史。起始症状隐匿，仅在下肢负重时有局部疼痛，以后疼痛逐渐加重，休息后亦不能完全消失。可伴有逐步加重的局部肿胀及压痛。除个别造成完全性骨折外，肢体活动往往不会受限。检查可见局部肿胀，有明显的压痛点和骨干纵向叩击痛，晚期可触及梭形骨质增厚。如已出现明显的骨皮质断裂或已发展为完全骨折，则表现为一般骨折的症状和体征。由于应力骨折是反复微小损伤积累所致，早期 X 线无阳性表现，加之基层医务人员对其缺乏认识，故早期常被诊断为一般软组织损伤，其中一部分经休息后好转而漏诊，另一部分骨损伤继续加重、病程较长后才得以确诊。应力骨折诊断的最终确立应符合以下 3 点：一是有过度使用性损伤病史；二是有较典型的临床表现；三是后期 X 线片出现阳性征象，或其他辅助检查提供诊断依据。

【鉴别诊断】

1.暴力所致的不完全骨折　除与应力骨折的病史不同外，一般多合并较明显的软组织损伤。X 线表现主要为不全骨折线，而不同时出现骨痂等骨修复征象。

2.骨髓炎　应力骨折虽然也可有局部肿胀、发热等表现，但一般程度较轻，亦无全身中毒症状。虽 X 线表现两者均有骨膜反应，但骨髓炎同时可有局灶性骨破坏，而应力骨折为不全骨折线。

3.骨肿瘤　应力骨折误诊为骨肿瘤、甚至行手术治疗者屡见不鲜，主要原因是对病史缺乏详尽的了解，对体征、X 线表现未做连续的比较分析所致。

【治疗】

骨折多为不完全性骨折，且骨破坏与骨修复同时进行，故一般只须休息 3～6 周即可痊愈，期间可配合局部热敷和理疗。有主张局部行普鲁卡因加泼尼松龙封闭治疗，可起到止痛及消肿作用。对局部体征较重，X 线表现骨折线明显者，可行石膏外固定，这样有利于局部制动修复，并可防止再损伤而发展为完全性骨折。对已发展为完全骨折并有移位者，应按一般骨折治疗，必要时行骨折内固定。

（陈　亮）

第二十一节　小腿开放性骨折

胫腓骨由于部位的关系，遭受直接暴力打击、压轧的机会较多。又因为胫骨前内侧紧贴皮肤，所以开放性骨折比较多见。严重外伤、创口面积大，骨折粉碎，污染严重，组织遭受挫灭伤为本症的特点。因此，控制感染，使创口顺利愈合，并使骨折愈合不受影响，恢复小腿功能，是处理小腿开放性损伤的关键所在。

【发病机制】

1.直接暴力　胫腓骨干骨折以重物打击、撞击伤或车轮碾扎伤等多见，暴力多来自小腿的前外侧，因胫骨前面位于皮下，所以骨折端穿破皮肤，导致小腿开放性损伤的可能性极大，肌肉被挫伤的机会比较多。

较大暴力的碾挫、绞轧伤可有大面积皮肤剥脱,肌肉撕裂和骨折端裸露。

骨折部位以中、下 1/3 较多见,由于营养血管损伤,软组织覆盖少、血运差等特点,延迟愈合及不愈合的发生率比较高。

2.间接暴力 为由高处坠下、旋转暴力扭伤或滑倒所致的骨折,特别是骨折线多呈斜形或螺旋形,骨折移位后,骨折尖端穿破皮肤形成穿刺性开放伤的机会比较多。

【分类】

为了提示预后和进行比较研究,已经发展出许多以损伤的严重性为依据的分类方法。Gustilo 和 Anderson 根据皮肤软组织损伤,以及骨折的类型,把开放性骨折按严重性递增的次序分成 3 型:

Ⅰ型:①皮肤创口小于 1cm。②清洁创口。③骨折不粉碎。

Ⅱ型:①皮肤创口大于 1cm。②软组织损伤不广泛。③没有皮肤撕脱。

Ⅲ型:①高能量损伤累及广泛软组织损伤。②严重的挤压伤。③有需要修复的血管损伤。④严重污染,包括在农田的损伤。⑤骨折粉碎、节段性骨折或骨缺损而不管皮肤创口大小。并根据污染程度,骨膜剥离和骨骼暴露的范围,以及有无血管损伤增添了 3 个亚型:Ⅲa 型,尽管软组织损伤广泛,但骨骼仍有足够的软组织覆盖。Ⅲb 型,软组织广泛损伤合并骨膜剥离、骨暴露创口污染严重。Ⅲc 型,开放性骨折合并需要修复的血管损伤。

【治疗】

(一)处理原则

小腿开放性损伤的处理的最终目的是使伤肢早期恢复正常的功能,这取决于软组织完全康复及创口早期愈合,骨折在解剖位置上愈合,以及避免发生并发症。处理原则有以下几条:①预防感染。②软组织愈合和骨连接。③解剖恢复。④功能恢复。

(二)治疗措施

达到上述目的需要一个规范、符合逻辑、连续的治疗过程。

1.清创术 清创的目的是使开放污染的伤口通过外科手术转变为接近无菌创面,从而为组织修复和骨折治疗创造条件。因此,正确掌握清创技术是开放性骨折早期处理的关键。

手术清创要求仔细切除所有坏死和失活的组织。清创从外开始,逐渐向内进行,明显坏死和碾挫的皮肤应当切除。有存活可疑的皮肤可以安全的留待第二次检查。损伤的皮下脂肪应当切除,并做充分的筋膜切开术。失去活力的肌肉如不彻底清除,极易发生感染,在很短的时间内,就能导致灾难性后果。但清创时对肌肉失活情况不易正确判断,Sally 提出对肌肉颜色、循环情况、收缩力和肌肉韧性等方面的观察,为我们提供了重要的方法,即色泽鲜红,切割时切面渗血,钳夹时有收缩力,肌肉有一定韧性,是肌肉保持活力的良好标志。如色泽暗红无张力,切时不出血,钳夹不收缩,表示无生机,应予以清除。但如有外伤性休克和局部组织严重挫伤时,往往只有肌肉颜色是较为可靠的指标,其他三项并不绝对可靠,术时应仔细辨认。肌肉清创要较其他组织更加彻底,撕裂端的肌腹,更应注意中心部位的清创,直至有活动性出血为止,以防发生厌氧菌感染。污染严重失去生机的肌腱,应给予切除,如为整齐的切割伤,应一期缝合,因为肌腱断裂后如不缝合,肌肉可因回缩丧失功能。主要的血管、神经结构应予保留,必要时加以修复。骨折端应刷净,并清除髓腔内任何异物和骨碎片。应舍弃已完全剥离、没有血供的碎骨片。一般认为,按 Gustilo 分类法的Ⅰ型及较清洁的Ⅱ型创口可一期缝合,污染及损伤损伤严重的Ⅱ型和Ⅲ型创口均应留待二期处理。

2.抗生素的应用 早期合理应用抗生素对防止感染十分重要。如在急诊输液时即输入大量广谱抗生素,清创术时仍持续静脉滴注,可使用药时间比手术后用药至少提早 3～5h,并能在药物有效控制下清创,以提高抗生素效果。抗生素的选择取决于潜在的细菌污染。第一或第二代头孢菌素类药有很广的抗菌谱,适用于大多数创口。大的创口,还应加用氨基糖苷类抗生素。

3.小腿骨折的固定　小腿开放性Ⅰ型损伤的骨折可以用类似闭合骨折的同样方法来治疗。Ⅱ型和Ⅲ型开放性骨折,移位和不稳定几乎是不可避免的,这些特征往往要求手术固定。简单稳定的固定可以在创口内顺利进行软组织手术,并且有利于伤肢的生理活动。总之,骨折的解剖学复位和固定,为软组织的修复和康复提供最有利的环境和条件。理论上,这些因素可改善宿主对抗细菌的防御机制,从而减少感染的危险。

小腿开放性骨折时,骨折固定的价值毋庸置疑,但是,方法的选用仍有争论。有效的方法包括:用接骨板、髓内钉内固定和外固定,或者这些方法的联合使用。必须权衡稳定固定与进一步损伤局部血液供应和发生并发症的风险之间的利弊。实践中,每一个病例都必须分别评估。考虑的因素包括骨折的解剖部位和特点、周围皮肤和软组织的情况、创口位置大小、污染程度、合并的其他损伤,以及病人的全身情况。胫骨干骺端骨折常常能通过创口放置的接骨板加以固定。胫骨干骨折应根据部位、骨膜剥离的程度和软组织的状况,采用髓内钉、接骨板和外固定器固定。外固定既能提供相对稳定的骨折固定,又不扰乱创伤的范围,直接对骨折进行手术处理时,外固定器显得特别有用,当创口很脏且污染严重时,外固定器往往是首选的器械,可用作初期和暂时的固定方法,待以后再更换。肤覆盖和软组织重建,创口开放超过 7 天,感染的危险增加,软组织的修复是一个从最简单到最复杂,逐级上升的重建手术阶梯,可以用局部皮瓣成形、植皮、带蒂肌皮瓣来覆盖创口。

腓肠肌的两个头适合于覆盖小腿的近侧 1/3。由腓肠肌内侧头的远侧部携带的球拍样皮肤可以覆盖小腿近中 1/3 交界处的缺损。顺行比目鱼肌肌瓣用于修复小腿中 1/3 处宽而短的软组织缺损。胫骨内侧或前侧长而窄的缺损只需基底在近侧的内侧半比目鱼肌肌瓣。小腿远侧 1/4 的小腿缺损用足趾的屈肌来修复,基底在近侧的比目鱼肌肌瓣一般用于覆盖远侧小腿 1/3 的近侧部分。基底在远侧的比目鱼肌内侧半的带蒂肌瓣,能够覆盖除踝上区域以外整个小腿的远侧 1/3。踝上皮瓣是修复小腿远侧 1/4 的一个既快又可靠的手术方法。

6.骨重建　开放性骨折比闭合性骨折更经常发生骨延迟连接和不连接,而且和创伤的严重性成正比。骨重建可与软组织重建一起做,也可待软组织愈合后再做。大多数情况下植松质骨,但大的特别是超过 6cm 的节段性骨缺损,可能需要游离腓骨移植、游离复合组织移植,或者应用骨转移技术。此时可以根据骨缺损修复的方法,对骨骼的临时固定进行调整。

7.功能恢复　早期进行骨折固定和软组织重建手术,其优越性在于避免关节和软组织的制动,便于早期活动,以达到功能恢复的目的。

【并发症】

1.感染　胫骨开放骨折,清创后行钢板内固定者,感染率最高,其原因是开放骨折,软组织已有损伤,再行 6 孔以上钢板固定。剥离骨膜软组织太多,又破坏了供养胫骨骨折处血供,因而感染率高。因此,对于胫骨开放性骨折,Ⅰ度可行髓内钉固定;Ⅱ度者清创闭合创口,伤口愈合后再行髓内钉固定;Ⅲ度者视软组织修复情况,先用外固定器固定,伤口闭合后,换髓内钉固定。

2.筋膜间室综合征　骨折延迟愈合,不愈合,畸形愈合等详见胫腓骨骨折愈后。

(陈　亮)

第二十二节　胫骨踝骨折

　　胫骨髁骨折较为常见,多为关节内骨折波及负重关节面,还可合并有半月板及关节韧带损伤。治疗时必须针对不同损伤类型,采取不同的治疗方法,以获得良好的效果。

一、临床表现和诊断

　　胫骨髁骨折的症状和体征随骨折的严重程度而有所不同。非移位骨折的症状轻微,骨折部位的临床检查常常被清楚地压缩,可以用 X 光片进行诊断。流离失所,严重骨折血肿,进入关节腔及周围的肌肉,在膝关节和大腿筋膜及皮下组织,引起严重的肿胀,伴有广泛的瘀斑。由于严重肿胀,可产生张力性皮肤水疱。骨折移位可见局部畸形,有时甚至可触及骨擦音。

　　体检中应注意膝关节韧带损伤是否合并。肿胀和外侧副韧带压痛往往受伤,但有时异常外翻可通过骨折塌陷和缺乏支持股骨的力引起的,这并不一定表明侧副韧带损伤。因此,临床检查应结合起来考虑。膝关节在 15°位做 Lachman 试验,过度松弛应视为交叉韧带损伤的综合征。半月板损伤在急性损伤时往往不易诊断,只有在手术探查时才清楚。

　　X 线片能清楚地诊断和了解骨折的类型和严重程度,骨折的实际损伤往往比 X 线片更为严重。除常规术前及侧位摄片外,应进行内外斜位,以确定骨折,尤其是塌陷部位位于髁前或后髁。由 X 线片来估计骨折塌陷的程度常可有 2~3mm 的误差。因胫骨髁关节面向后倾斜约为 11°,将球管中心与胫骨平台呈 105°角位摄 X 线片,以利更精确测量塌陷程度。CT 片则更有利于判断骨折块粉碎及塌陷程度和部位,可作为选择手术方式的参考。膝关节造影有助于诊断半月板撕裂。对病人进行切开复位内固定是必要的。这种检查通常是不必要的,不应作常规检查。在局麻或全身麻醉下消除疼痛,在伸直位或 15 度弯曲时进行内外应力试验,以确定副韧带损伤。

二、分类和受伤机制

　　胫骨髁骨折有很多分类方法,至今任何一种分类均不能包含临床上所见的各种不同现象。下述三种分类方法较常为采用。

　　1.Hohl 将胫骨髁部骨折分为 6 个类型　①无移位骨折;②局部压缩骨折;③劈裂压缩骨折;④整个髁压缩骨折;⑤劈裂骨折;⑥粉碎骨折。

　　2.近年来 Moore 提出一种新的分类方法,将骨折分为两大类

　　(1)平台骨折:①轻度移位;②局部压缩骨折;③劈裂压缩骨折;④全髁压缩;⑤双髁骨折。此主要阐明骨的损伤。

　　(2)骨折脱位:①内髁冠状面劈裂骨折;②累及髁间嵴的内髁或外髁骨折;③边缘撕脱骨折;④边缘压缩骨折;⑤四部骨折。此类损伤主要考虑到软组织产生的不稳定,绝大部分病例需手术治疗。

　　3.目前最广泛应用的一种为 Schatzker 分类法　Ⅰ型骨折外侧平台;nojoints 地面沉降发生在年轻人的骨密度;Ⅱ型:外侧平台劈裂塌陷,应力和纵向荷载引起的侧向屈曲,通常发生在 40 岁或以上的Ⅲ型

的人;简单的平台;侧向倒塌在关节表面的任何部分发生,但常见的塌陷区中心;Ⅳ型:内侧平台塌陷,和轴向力引起的内翻,往往为中或高能量损伤;Ⅴ型:有不同程度的关节面塌陷、位移双髁骨折,往往是外髁劈裂或劈裂骨折我的组合 N 髁状突;Ⅵ型:合并干骺端骨折是常见的高能量损伤或跌倒损伤断裂两侧,X 线检查往往是"突发"。以前的胫骨髁骨折被认为是一种"保险杠或挡泥板"的损伤,通常是由高处坠落或扭转损伤引起的。对 900 例损伤进行了再分析,其中 17％例为高处坠落伤,52％例为一例步行损伤。骨折主要由外展、内收或垂直压缩引起。Sahulak DJ 和 Gunn DR 描述了导致骨折和韧带损伤的机制。

三、治疗

治疗胫骨髁骨折有多种方法。学者们持不同观点,有的学者主张保守治疗。也有人认为骨折应通过解剖复位和修复半月板、韧带等受损结构,恢复关节功能,防止畸形,维持关节稳定。最后的功能应该达到膝关节完全伸展和至少 120 度屈曲的范围。从年龄、一般情况、皮肤状况、合并损伤、骨折类型和严重程度等因素考虑,应选择具体的治疗方案。

1.无移位或轻度移位和塌陷骨折　无移位的骨折,均主张保守治疗,有明显关节血肿的,可先抽取积液然后加压包扎,用石膏托制动 4～6 周即可,去除石膏后即开始做膝关节活动,但负重行走应不早于 8 周。轻度移位和塌陷骨折,一般认为塌陷不超过 5～8mm,侧方移位不超过 1cm 者,若膝关节无侧向不稳定也可行保守治疗。用石膏固定 4～6 周,负重应迟至 3 个月,以免在骨未坚固愈合之前,加重塌陷,造成膝内外翻畸形。也可采用牵引治疗,我院常做胫骨中下 1/3 骨牵引,将小腿置于 Thomas 架和副架上,通过牵引来控制小腿内外翻位置,并可早期进行膝关节活动,但应注意副架与 Thomas 架的结合点应恰在膝关节屈伸运动轴处,变动后应给予调整。轻度移位或塌陷骨折,若有韧带损伤导致膝不稳定,则应修复韧带,骨折也考虑切开复位内固定。

2.如果骨折塌陷超过 8mm,膝关节外侧不稳定,伴有韧带损伤,就会出现塌陷或分裂骨折。劈裂块较大,影响加载面,操作后不能获得满意的复位效果。我们应该考虑切开复位内固定。骨折类型往往是两者并存,有的劈裂骨块较大,而塌陷区较小;有的则反之。凡塌陷区在复位后均存在有空腔,须用松质骨、人工骨等物充填,起到支撑作用。内固定方式则应根据骨折类型而定:

(1)劈裂塌陷骨折:以劈裂骨块为主则可用松质骨螺钉,双端螺纹松质骨加螺钉或骨栓固定。

(2)塌陷劈裂骨折:以塌陷为主的骨折,则以支撑性钢板,在塌陷部复位后,下方空腔应用松质骨或人工骨充填。

3.双髁骨折　通常内髁骨折较少塌陷,则外侧用较大支撑钢板,内侧辅以小钢板固定。

4.胫骨近端粉碎骨折　先恢复关节面的平整,骨折块用螺钉固定,然后用单边的外固定架跨越膝关节及骨折端做临时支撑固定,以利抬高患肢,在 2～3 周后可改用膝下支架或再行内固定,这样可开始膝关节运动。有时此种骨折,可用小螺钉固定骨折块后,尽可能恢复关节面平整,配合胫骨下端的骨牵引,置患肢于 Thomas 架及副架上,以利早期膝关节活动。由于骨折呈严重粉碎,在局部早期行松质骨植骨,这样有助于骨折愈合。

5.关节镜下骨折切开复位内固定　胫骨髁的塌陷骨折,可通过关节镜进行监测,了解骨折塌陷的部位,有无韧带损伤及半月板撕裂和软骨损伤。手术可在关节外经骨折线或开窗进行塌陷骨折的撬拨复位,通过关节镜可了解复位情况,关节面是否平整。在塌陷骨折复位后其下方空腔可用松质骨及人工骨充填,骨折的固定可在关节外用螺钉或支撑钢板。在关节镜下手术,减少了对关节的创伤,将创伤反应降低到最小限度,有利功能康复。若在术中发现有半月板损伤须作部分或完全切除,同时可做损伤韧带的修复。

6.陈旧生胫骨髁骨折的治疗　陈旧性胫骨髁骨折的治疗,不仅可造成下肢负重力线的改变,也常是造成膝关节不稳定的骨性因素。在此情况下,若仅做损伤韧带的修复,常不能取得理想效果。对单髁塌陷造成的膝内外翻畸形,常可做单髁截骨矫正,缺损区须嵌入植骨,起支撑作用,同时做内固定。有韧带损伤,重建手术须在Ⅱ期进行。若双髁骨折膝内外翻畸形,可做胫骨上端高位截骨来矫正畸形。

7.胫骨嵴骨折　若骨折块移位较大,常可使交叉韧带松弛,且前嵴撕脱骨块移位可使膝伸直受限,应做手术切开复位,以骨折块大小决定用螺钉或钢丝固定。

8.韧带和半月板损伤的处理　患者的韧带损伤,韧带的早期修复应尽早完成,除了骨折的治疗。治疗应根据损伤部位和性质来决定。早期损伤时膝关节不稳定,根据损伤的不同病理特点进行损伤韧带重建。如果半月板损坏,不能保存,很明显,手术场可以暴露,可以被删除。只有前角、后角或周围撕裂的半月板一般不主张切除。必要时可沿半月板边缘分开,暂时打开,以便更清楚地显示关节面。骨折复位后,回到原处,缝合周围组织。半月板保留覆盖胫骨平台骨折表面保护股骨关节,且效果优于毫无保留。

四、预后

若早期恢复胫骨髁关节面骨折,阻滞骨折固定,术后早期采用持续被动运动(CPM)膝关节屈曲锻炼,四头肌力强,韧带结构有待修复,关节稳定,效果满意。

胫骨髁主要由松质骨和周围附着的软组织组成。具有良好的血供和成骨作用,骨折易愈合。有时平台中部骨折呈明显塌陷移位时,可能与周围组织完全分离,但后期发生缺血坏死者少见。为恢复关节功能,应坚持关节早期活动的原则,但负重应在骨愈合牢固的基础上开始,以免骨折再塌陷,造成膝内外翻畸形,一般负重应在手术3个月后开始。

胫骨髁骨折是关节内损伤。的纤维素性渗出性血肿伤口和较长的制动将不可避免地导致关节粘连和僵硬。在坚强内固定的基础上,CPM可用于膝关节功能锻炼或牵引治疗,牵引架上的膝关节屈伸活动常可防止这种并发症的发生。早期活动也利于粗糙的平台关节面的重新塑造,骨缺损处最初由肉芽组织充填,逐渐转化为纤维和软骨组织,甚而转化为透明软骨。从后期尸体检验和关节造影均可证明骨折缺损区得到重新修复。

它不仅可能导致创伤性骨关节炎,而且会导致膝关节不稳定。关节稳定性越差,骨关节炎的形成越快、越严重。因此,胫骨髁骨折早期复位、固定及术后正确的康复是取得良好效果的必要条件。

（王　斌）

第二十三节　半月板与盘状软骨损伤

半月板损伤是膝关节常见的损伤,尤其是膝关节运动中的半月板撕裂。与研究功能半月板损伤和修复机制和深入,尤其是关节镜技术在半月板手术区域的发展,重新审视传统的膝关节退变的半月板切除术方法出现晚等一系列问题,半月板手术已成为膝关节外科的一个重要内容。

一、半月板的功能解剖与创伤机制

1.半月板的功能　膝关节正常功能的发挥依赖于正常半月板的参与。半月板有吸收纵向冲击和振荡的功能,半月板的形态对关节活动时胫股关节面的匹配也具有重要的生物力学意义。此外,半月板在关节活动和负荷时还具有交流滑液、使其均匀分布以润滑和营养关节软骨的作用。因此,传统的对损伤半月板的全切除几乎不可避免地会导致关节的退变。半月板的损伤与其本身的结构与外伤的力学因素有关,并常因退变使半月板易受损伤。

2.半月板撕裂的创伤机制　膝关节由屈曲向伸直运动时,同时伴有旋转,最易产生半月板损伤。最常见的是后半月板损伤,最常见的是纵向骨折。撕裂的长度、深度和位置取决于后角与胫骨髁间的关系。在半月板周围囊肿形成或者原先就有半月板损伤或者半月板疾病存在,则轻微损伤即可使半月板撕裂。半月板的先天性异常,特别是外侧盘状软骨可能倾向于退变或损伤而撕裂。这是亚洲人种外侧半月板撕裂病例较多的原因之一。先天性关节松弛,以及其他内部疾病,很可能会大大增加半月板损伤的风险。

因为半月板的形状、弹性和附着特点倾向于保持它们向关节中心运动,当半月板在膝关节部分屈曲的同时遭受旋转的力量时,改变了股骨髁和与半月板之间的关系,限制了两髁之间的半月板的运动。因此,股骨髁能伤及向关节中心运动的半月板。由于内侧半月板的边缘与关节囊完全固着,且膝关节的旋转是以内侧髁为中心的活动方式,因此真正的运动伤造成的半月板撕裂以内侧为多。在我国的资料统计中,外侧半月板损伤的概率大于内侧,但根据之前的资料,除去外侧盘状软骨,在有明确外伤病史的病例中,仍以内侧半月板撕裂多见,尤其是内侧半月板后角的纵形撕裂。

另一方面,半月板的胶原纤维的特殊排列方式也与半月板的损伤类型有关。半月板由水平向、纵向及放射状3种纤维结构交织而成-,这种特殊的纤维结构使得半月板具有极好的弹性、韧性和对抗各种方向应力的能力,但同时也是半月板水平状撕裂、纵向和放射状撕裂的结构基础。

根据Smillie同样的机制,内侧半月板前、中1/3连接部很少有不完全横形撕裂。因为半月板的弹性允许半月板的边缘有某种程度的伸直,从而也可发生边缘的撕裂。同样,也可能产生外侧半月板后边缘纵形撕裂。膝关节部分屈曲时,股骨在胫骨上强力的旋转,也可能损伤外侧半月板。因外侧半月板的易移动性和结构特点,不易产生篮柄状撕裂。由于有明显的弯曲,完全不受腓侧副韧带的牵制,外侧半月板比内侧半月板更易遭受不完全的横形撕裂。

二、半月板损伤的分类

半月板撕裂的分类有助于医生在检查过程中对半月板损伤进行书面诊断,选择合理的半月板手术方式,包括全切除、次全切除、部分切除、清创缝合。

半月板撕裂有许多不同的分类方法,O'Connor分类法是较合理明确的分类方法。

三、半月板损伤的诊断

对半月板撕裂引起的膝关节内紊乱的诊断并非十分简单。仔细地询问病史,详尽准确的物理检查,结合站立位 X 线片,特别是 MR 和关节镜检查,可以使半月板撕裂的误诊率可能保持在 5% 以下。

(一)病史与临床表现

年轻患者较正常的半月板产生撕裂通常伴有明显的创伤,屈膝时半月板陷入股骨和胫骨髁之间,膝关节伸直后发生撕裂。而本身已有退变的半月板撕裂,则可能完全无法获得外伤史的主述,此类患者总是因为关节交锁或疼痛就诊。交锁通常仅发生在纵形撕裂,在内侧半月板的篮柄状撕裂中也较常见。关节内游离体和其他的一些原因也可能引起交锁。当患者无交锁症状,诊断半月板撕裂可能是困难的。

常见的临床表现包括:局部疼痛后半月板损伤,关节肿胀,股骨头断裂和连锁四,肌肉萎缩,腿部无力,关节间隙或半月板的部分压痛。

弹响、交锁和关节间隙的压痛是半月板损伤的重要体征,关于膝关节周围肌肉的萎缩,特别是股内侧肌萎缩,提示膝关节有复发的病症,但不能提示是何原因。

(二)物理检查

1.压痛　最重要的物理检查是沿关节的内侧、外侧间隙或半月板周围有局限性压痛。除了边缘部分,半月板本身没有神经纤维,所以压痛或疼痛是与邻近关节囊和滑膜组织的牵拉痛或局部的创伤反应。

2.操作检查 mcmarray 试验、Apley 研磨试验是最常用的操作方法检验　在 mcmarray 试验,在仰卧位的患者,膝关节的强烈屈曲,检查到关节的内侧缘,内侧半月板的控制;另一方面,保持膝关节屈曲时,胫骨内翻外旋,慢慢伸展膝关节,可听到或感到弹或跳跃;然后手的联合控制,侧缘外侧半月板,腿内旋外翻,慢慢伸直膝盖,听到或感觉到抢购或反弹。在检查过程中患者的突然疼痛的 McMurray 试验对半月板撕裂的位置有一定的意义。膝关节屈曲度介于 90 度之间。常见的原因是半月板后的边缘撕裂。当膝关节处于伸展位置时,关节间隙有一个清晰的卡嗒声,表明半月板的中部或前部撕裂。但 mcmarray 试验阴性并不能排除半月板撕裂。做 Apley 研磨试验时,患者俯卧位呈 90 度弯曲,大腿的前侧固定在检查台上,脚和小腿都向上抬起,关节分离和旋转,和拉力在韧带旋转时,在韧带撕裂,有在实验中有明显的疼痛。从那时起,膝关节在同一位置向下压转关节,脚和小腿向下压,关节慢慢屈曲和伸展。半月板撕裂时,膝关节间隙可能有明显的耳鸣和疼痛。其他有用的测试包括"蹲式测试":重复的完全蹲下动作,足和内旋转和外旋的脚和小腿引起振铃和疼痛。疼痛仅限于内侧或外侧关节。内旋转疼痛提示外侧半月板损伤和外旋痛提示内侧半月板损伤。侧位可通过小膜的重力挤压关节间隙,反复伸膝动作。它也有助于测定膝关节盘状软骨的重力实验。

膝关节的操作必须通过双膝关节控制来检查,以避免半月板损伤造成膝关节的物理错位。

(三)X 线片检查

前后位、侧位以及髌骨切线位的 X 线片,应作为常规检查。摄片不是为了诊断半月板撕裂,而是排除骨软骨游离体、剥脱性骨软骨炎和可能类似于半月板撕裂的其他膝关节紊乱。站立位的膝关节前后位片可提示关节间隙情况,在层次清晰的 X 线片上有时能反应盘状软骨的轮廓。关节造影术是提供分析膝关节疾病的有价值的辅助措施。常用气碘双重造影技术。对有经验的医师来说,在各种应力位拍摄的造影片可以获得半月板撕裂、交叉韧带断裂等较准确的信息。但由于现代 MR 等非侵入性和高准确性的检查手段,造影技术目前已较少应用。

(四)MR 和其他影像学诊断

MR 是迄今为止阳性敏感率和准确率最高的影像学检查手段。在使用 1.5T 的 MR 机并使用肢体线圈的条件下,适当地控制检查条件,可使其对半月板、交叉韧带等结构病损的诊断准确率达 98%。对半月板撕裂的 MR 诊断根据 Lotysch-Crues 分级的Ⅲ度标准,即低信号的半月板内线状或复杂形状的高信号贯穿半月板的表面。其他的影像学诊断方法如膝关节高分辨率超声、高分辨率 CT 等对膝关节内紊乱的诊断也有一定帮助。

（五）关节镜技术

关节镜检查是半月板损伤诊断和手术治疗的理想方法。关节镜检查是半月板撕裂后膝关节疾患的最终诊断。然而,关节镜检查不应是半月板撕裂的常规检查。关节镜检查是确诊关节镜手术后半月板撕裂的唯一方法。

四、半月板撕裂的处理

（一）非手术治疗

半月板周围外周血供区(红色区域)的急性撕裂是非手术治疗的一个标志。对于急性或反复出现急性损伤的患者,以及先前半月板损伤患者,非手术治疗往往无效。在 1 个小的非移位或不完全撕裂伤的供血区,早期损伤的适当治疗可以治愈,小的稳定 MR 或关节镜下观察急性血管撕裂,3～6 周后石膏固定,在固定的时间内可治愈。慢性撕裂,即使在血管区域,外科清创缝合也无法治愈。非手术治疗是不恰当的例膝关节交锁由曲柄状半月板撕裂引起的。由于这种撕裂发生在没有血管部分的半月板中,不可能治愈,必须通过手术治疗。

但大多数临床医生对半月板是在“红区”或“白色”撕裂作出诊断,因此,即使急性撕裂,保守治疗,是否能获得愈合仍是未知数。但我们不应该放弃治愈的机会。

非手术措施包括长腿石膏固定 4～8 周,允许患者用拐杖进行石膏。在石膏固定中,股骨等长四头肌等长训练,石膏去除后继续膝关节康复训练。如果非手术治疗复发,半月板就不能愈合。

非手术治疗最重要的是治疗过程中的康复训练,避免膝关节肌群的萎缩。

鉴于半月板在膝关节中的重要作用和半月板切除对关节退变过程的重要作用,半月板损伤的治疗原则应尽量保持半月板组织的正常和稳定。根据半月板损伤的类型,个体化手术包括半月板缝合、半月板部分切除、半月板次全切除和半月板全切除术。此外,近年来半月板移植也在临床上开展,并取得了短期随访的成功。

（二）关节镜下半月板手术

关节镜是半月板损伤治疗中减少创伤的最佳选择。半月板的所有操作均可在关节镜下完成。

（三）半月板切除术

1.注意正常半月板是膝关节的重要结构　虽然半月板切除术患者仍能正常工作,但关节的退行性改变通常是晚期的。此外,半月板许多其他功能的丧失也会影响膝关节的长期功能。因此,半月板切除术的计划应慎重。

手术的成功取决于许多因素,包括适当的手术器械、熟练的操作技能,培训针对性的术后护理和康复。

半月板切除术应在止血带操作。尽可能清晰地显示半月板。避免失明可能是正常半月板和关节面损伤。为了更好的完成开放式半月板手术,特殊需要的仪器包括绿叶半月板拉钩、Kocker forceps、半月板刀、脑膜剪刀,髓核钳等。关节镜手术工具如手工具和电动刨削工具也适用于开放手术,而且更有利于半月板部分切除、次全切除手术。

制作内侧半月板切除切口时,应保护隐神经下髌支。隐神经穿过缝匠肌通过缝匠肌穿过缝匠肌及股薄肌和皮下筋膜之间在小腿内侧。切断隐神经髌下分支会产生单调或痛性神经瘤的膝关节前。

2.内侧半月板切除术　髌骨的内侧有1个内侧切口,平行于髌骨和髌腱,长约5cm,达到关节线,下部的进一步扩大,导致了隐神经髌下支损伤。但是一个小切口不值得损失,因为一个小切口可能会留下重要的关节内损伤。关节囊和滑膜被切开,两端的滑膜切口被延长以吸出关节液。当内侧关节囊和滑膜被切开时,半月板的前角应小心保护。关节结构应检查:内侧半月板、髌骨关节面、股骨内侧、胫骨关节面、十字韧带和胫骨前棘。最好用特殊光源进行清晰的观察。用探针触摸半月板,露出半月板以下的撕裂和后角。然后伸展膝盖检查髌囊。由于切口小,只能看到内侧部、轻微的屈膝关节、拉胫侧副韧带,并检查内侧半月板前2/3部分。当有撕裂,半月板切除,并与曲柄状撕裂半月板的内侧部分只能从曲柄上删除,没有完全去除。

半月板的前角的连线直接暴露,Kocher钳抓住前部保持关节中心点牵引,仔细牵拉钩辅助叶状胫侧副韧带、半月板中央开放下游。半月板刀的凹面用来推动半月板的附着。后角向后伸,膝关节屈曲,胫骨外旋,后半月板向前拉,用弧形刀将半月板附于部分后,拉入半月板的髁间切迹,余后附着于张开角度,用半月板刀,经髁间切口完全切除。

当关节间隙狭窄和胫骨髁内侧缘困难,辅助后内侧切口可以用来允许一个更完整,更容易分离的后角,同时,对关节囊的结构可以加强或恢复,特别是对后斜韧带关节囊的延伸和半膜肌。此切口可显露半月板的后部,在半月板前拔出半月板的前部和游离2/3,并用止血钳将内侧半月板切开到内侧切口。在开放视野下打开后角后角完成内侧半月板完全切除术。或在前切口大部半月板切除后,用此辅助切口切除半月板后角。

彻底清洗和检查关节,去除半月板残留,取出关节内切割片。层层缝。

3.内侧半月板部分切除术　如提篮撕裂的半月板撕裂的"提篮"进入髁间窝,然后切断中央横向部分的连接,在前面的部分,抓住"提篮"Kocher夹,拖到前面,在后面的开放手术刀切断"篮处理"附件。"篮柄"通常小于弯月面宽度的1/2。保持周围的部分并继续保持部分功能。小心检查是否有任何其他撕裂,并检查周围的半月板残留的探针。确保保持稳定和平衡的半月板边缘以保持其在关节稳定性中的作用。

4.外侧半月板切除术　患者仰卧并悬垂小腿,膝关节充分屈曲,做前外侧切口。切口线自髌骨外侧中点,向远端伸延,与髌骨和髌韧带平行,到胫骨面上方。切开股四头肌腱膜,前外侧关节囊,沿皮肤切口线切开滑膜,避免切断外侧半月板的前周围附着部,用叶状拉钩牵开髌下脂肪垫和黏膜韧带,另1把叶状拉钩保护外侧关节囊和腓侧副韧带。用尖刀片游离外侧半月板的前1/3并用Kocher钳夹住,维持牵引,用半月板刀游离外侧半月板体部,在体部和后角的交界处小心地从关节囊分离半月板,避免切断该处的肌腱,肌腱切断可能导致膝关节旋转不稳定。内旋足和小腿能清楚看到胫骨外侧平台的前面,继续轻柔地牵引,游离前部,以弧形半月板刀切开外侧半月板的后角附着部,完整切除外侧半月板。

5.半月板切除术后并发症的预防与处理　半月板切除后,术后的关节血肿和慢性滑膜炎是最常见的两个并发症。其次,由于操作的不当,半月板残留、关节面及关节内结构的损伤等也可以导致术后症状的不缓解。预防措施包括手术结束时,放松止血带,结扎膝下外动脉的出血,使关节血肿减少到最小程度,再缝合伤口。慢性滑膜炎可能是膝关节术后患者很快下地活动,下肢肌肉还未恢复足够的肌张力前过早地负重,以及关节内血肿的结果。膝关节穿刺、减少负重,加强肌肉等张性操练,半月板碎片的残留,特别是后角的残留或者血管的损伤通常是可以通过后侧的辅助切口或手术中仔细的操作而避免的。隐神经髌下支神经瘤,可能是在做前内侧切口时,忽视了局部解剖和过度牵拉神经分支所致,早期的关节不稳也可以是半月板切除术后的并发症。半月板目前被认为是膝关节重要的稳定结构,因此,术前无症状,而一旦切除半月板后,半月板膝关节内的重要结构,在术中没有发现病理改变,就不应该切除半月板。术前评价包括特殊的诊断性检查,可避免切除正常的半月板。

(四)半月板缝合术

1.半月板缝合的适应证 半月板周围约1/3的区域(红区)有血液供应,该区域内的撕裂在得到稳定的缝合后可以愈合。因此,对于红区的撕裂,在技术条件允许的情况下应争取缝合以保留半月板。由于半月板周缘的撕裂几乎可以发生在任何部位,而每一不同部位的缝合在技术上都有区别。

对新鲜的半月板撕裂的缝合(3周以内)是没有争议的。但对于陈旧的半月板撕裂是否属于缝合的适应证则存在争论。目前多数学者认为,即使是陈旧的撕裂,在对撕裂边缘进行彻底的清创之后,仍然有愈合的机会,只是愈合的概率将比新鲜撕裂小。

为半月板缝合设计的特制缝合工具,如各种不同弧度的单套管系统或双套管系统等,可以在关节镜下完成大多数的半月板边缘撕裂的缝合。相反,开放手术缝合半月板往往比关节镜下缝合更加困难。只有在缺乏关节镜设备和技术的情况下,或是对某些镜下缝合困难的区域的撕裂如前角撕裂才采用开放手术缝合。但另一方面,因为半月板内胶原的排列方向决定了垂直缝合比水平位缝合更牢固,经关节切开,多根垂直缝线缝合半月板撕裂的周围缘比用关节镜技术更容易。

2.切口选择 根据术前的半月板撕裂的定位诊断和关节镜检查结果选择与上述半月板切除相应的切口。

3.手术方法 (以内侧半月板后角边缘撕裂的缝合为例)膝关节屈曲,做后内侧切口,切口自股骨内上髁向远端沿着后斜韧带方向垂直地向半膜肌腱的方向延伸。应用叶状拉钩向后牵开后关节囊,探查撕裂的半月板,撕裂通常位于半月板周围2~3mm,完全在血管区内。缝合前用小锉刀做撕裂边缘的修整与清创,以促进半月板及滑膜组织的愈合反应。识别后关节囊和腓肠肌内侧头之间的间隔,将内侧头向后牵开。暴露半月板及撕裂区域,用3-0无创尼龙线间隔3~4mm缝合。缝合时从关节囊后侧面开始,缝线经过关节囊,垂直地从下到上经过半月板,再经关节囊返出,留置缝线不结扎,每根缝线的方向保持垂直。关节切口缝合前,聚集半月板缝线的两端,施加张力,看到半月板撕裂部准确地接近,维持缝线的张力,缓慢伸膝,注意观察撕裂部稳妥地接近而不分离开。在关节囊外逐根结扎半月板缝线。

4.术后处理 膝关节屈曲15°~20°,长腿石膏或支具固定4~6周,8周内不负重,患者在石膏固定中即开始肌肉的等长训练。当石膏或支架去除后,根据患者各自情况,进行渐进抗阻训练。

(五)半月板移植术

鉴于半月板的重要功能,对半月板缺失的病例采用半月板移植重建新的半月板是一种较新的方案。近年来,同种异体半月板移植已经从动物实验过渡到临床试验,并获得了良好的短期疗效。但长期疗效以及移植半月板的转归等还有待长期随访研究。

五、盘状软骨损伤

由于盘状软骨往往并不具备典型半月板的半月状形态,因而将其称为盘状软骨更为确切。在东方人群中盘状软骨的出现率远较西方人群高。盘状软骨以外侧多见,而内侧盘状软骨则少见报道。在解剖学统计中,西方文献报道为1.4%~5%,而在半月板手术的病例中,笔者的统计是27%,许多学者的统计数字则更高。因此,膝关节盘状软骨及其损伤是膝关节创伤中的重要课题。

（一）盘状软骨的创伤机制

由于盘状软骨在形态上与胫骨-股骨关节不相匹配,而容易导致退变和损伤。盘状软骨的撕裂多数以水平撕裂和复合型撕裂为主。而在许多"症状性盘状软骨"的病例中,关节镜检查不能发现撕裂。当用探针探测盘状软骨时,盘状软骨会有一种"分层"的感觉,即所谓的"波征"。用香蕉刀切割中央部分可以发现明显的水平撕裂。这是因为盘状软骨的水平撕裂位于半月板组织的中间,没有一个自由的边缘。在400例开放或关节镜下半月板手术数据中,我们发现儿童半月板问题多为盘状软骨,并没有出现严重的盘状软骨撕裂,有时没有明确的外伤史。主要表现为半月板软化,中央部分的横向撕裂,和盘状软骨过度。

（二）诊断和治疗方案的选择

对"症状性盘状软骨"的诊断和评价应该是仔细和慎重的。过度活动的盘状软骨在做McMarry试验时可以表现出半月板"跳出"关节间隙。重力试验可以呈现阳性。但对少年的盘状软骨,如果仅仅是有弹响,并不能作为手术的明确指征。只有患者主述反复的外侧间隙弹响并伴有疼痛、打软腿、出现股四头肌萎缩等症状和体征时,才考虑手术治疗。因为,并非所有的盘状软骨都导致关节功能的障碍。

MR可以明确诊断盘状软骨,并可以对撕裂或退变情况做出评价。关节镜检查可以对盘状软骨的形态、厚度、撕裂的分类、活动度等进行仔细的观察,并可对关节的稳定性和对应关节面的损伤情况做出综合判断。因为对盘状软骨的处理,尤其是儿童病例的处理有赖于准确的评价。任何无谓地切除都可能导致比正常形态的半月板切除更严重的关节不稳和软骨退变的后果。

对于完全型和不完全型盘状软骨,可以在条件许可的情况下施行盘状软骨的改型手术,即将盘状软骨修整成较正常的半月板形态;而Wrisberg型需要做半月板全切除术,除非先将其后角重新附着于后关节囊,而这个操作是较困难的。对青少年患者而言,盘状软骨的改型手术可允许较正常的半月板组织存留并继续生长发育,其生物力学能力将得到保留。

（三）手术方法

1.盘状软骨改型术　该术式可以在关节镜下完成。如具备必要的手术器械,开放手术也同样可以完成。

（1）切口:前外侧切口。

（2）探查外侧间室,确认盘状软骨分型及其损伤类型。

（3）在髁间盘状软骨游离缘的底部伸入刀具将中央部分切除,注意勿将其前角在髁间附着的蒂部完全切断。探查其周源有无撕裂或后角是否过度松动而能够轻易拉向髁间,如果有上述情况,则须施行切除术。

（4）借助弧形香蕉刀、髓核钳或其他特制刀具如关节镜篮钳等,将切割缘修整,使其具备正常的半月状锥形。注意勿使半月板保留过多,一般以周缘5mm即可。

（5）用电动刨削器进行刨削,使切割缘整齐,并将游离缘削薄,使其冠状面成楔形。

（6）再以探针探查保留的半月板组织是否平衡稳定和有无遗漏的撕裂,清除关节腔内组织碎片。台上重复McMany试验,如仍有屈伸时的弹响,可能说明前角或后角切除量不够,再行修整后重复试验,直至阴性。逐层缝合切口。

2.盘状软骨切除术　盘状软骨的切除手术与前述的外侧半月板切除术相同。但应该注意的是,盘状软骨往往较厚,如果连同冠状韧带切除将使外侧关节间隙的失去支撑,而导致外侧明显的松弛,因此,施行盘状软骨切除时,保持半月板刀在边缘的斜形切割,保留其极外侧缘和半月板胫骨韧带,将有助于关节的稳定和半月板的再生。

（王　斌）

第二十四节　髌骨骨折与伸膝装置损伤

膝关节伸展器由股骨头、髌腱和髌腱四块组成。当四个肌肉突然收缩力峰值超过伸膝装置薄弱部位的机械负荷时,会导致膝关节延伸装置骨折,包括髌骨骨折。伸膝装置的骨折可以是不完全骨折,即胶原纤维部分的微撕裂,从而减少伸膝装置的张力,增加伸膝装置的长度。直接切割也会导致股骨头的四头或髌腱骨折。伸膝装置的断裂多数发生在以下 4 个部位:

1.股四头肌腱在髌骨上极的附着处。

2.经髌骨(髌骨骨折)。

3.髌腱在髌骨下极的附着处。

4.髌腱在胫骨结节的附着处。

因为膝关节伸展装置的损伤通常是由于膝关节突然屈曲和四个股骨的突然收缩造成的。此时,髌骨是整个股骨髁伸膝装置的支点。因此,膝关节的损伤大于髌骨骨折,而股骨和髌腱的四肌腱断裂相对少见。

一、髌骨骨折

【创伤机制】

髌骨骨折是膝部最常见的骨折。髌骨位于膝前皮下,易受直接或间接暴力损伤。直接暴力如膝前着地的摔伤、膝部撞击伤等;间接暴力如股四头肌剧烈收缩在髌骨上的瞬时应力集中所造成的骨折并伴有内侧和外侧关节囊扩张部广泛撕裂。大多数因间接暴力而致的是横形骨折,直接暴力所致的为粉碎性骨折。髌骨骨折的最大影响是膝关节伸膝装置失去连续性和髌骨关节的动作不协调。

【分类】

髌骨骨折分为无移位骨折或移位骨折,或再进一步分类为横形骨折(包括上极、下极骨折)、斜形骨折、垂直骨折和粉碎性骨折,以横形骨折为多见。

【处理原则】

如骨折无移位,关节面无严重破坏,内、外侧支持带无撕裂可用非手术治疗,骨片分离或关节面不整齐均须做手术治疗。一般认为骨片分离小于 3mm,关节面不一致少于 2mm 可接受做非手术治疗。如果分离或关节面不一致较大就需做手术治疗。经长期随访,非手术治疗具有良好的疗效。髌骨骨折的治疗有各种不同的观点,特别是对髌骨切除术。由于髌骨切除后股骨头四肌的范围缩短,膝关节旋转中心缩短,股骨头的四块肌肉收缩力越大,就可以完成同样的伸膝。髌骨的存在增加了膝关节旋转中心的范围,增加了四髌骨股骨的机械优势,使膝关节更加有效。对髌骨切除术的异议有:

1.虽然膝部活动可能恢复相当快,但股四头肌的强度恢复较慢。

2.髌骨切除后忽视锻炼,股四头肌明显萎缩可存在达几个月。

3.膝关节的保护能力消失。

4.髌骨切除处有病理性骨化存在。

Burton、Thomas 等指出应注意后一种并发症,较小的骨化临床表现可能不明显,但较大的可以发生疼痛和活动受限,严重的病例新骨形成足以使股四头肌肌腱的弹性消失及膝关节屈曲活动受阻;因为髌骨切除术的缺点,对非粉碎性横形骨折可做解剖复位及内固定。如果髌骨的近侧或远侧被压碎,骨头的小部分被切除,大块的骨头被保留,伸肌装置被重建。如果粉碎性较大,关节面不能进行改良,必须进行髌骨全切除术。许多医生已经证明,即使髌骨复位不是很理想,但经过适当的功能训练,其关节功能仍能达到很好的水平。因此,保留髌骨骨是治疗髌骨骨折的重要原则。

关节面修复后,可采用各种方法进行内固定,如环钢丝结扎、椎间结扎、螺钉或钢针或 AO 张力带钢丝技术等。国产记忆合金 patellar Graber 技术已被证明是非常有效的在适当的适应证及操作技术的基础上,通过大量的临床病例。骨科医生对内固定方法有不同的选择,但都希望足够强壮,能够早期活动。髌骨骨折治疗后早期活动是防止关节粘连导致关节活动丧失的关键环节。

【非手术处理】

经 X 线片证实髌骨骨折线无明显移位的,可以通过伸直位的长腿石膏固定使其自然愈合。此外,中医对髌骨的正骨方法与工具对髌骨骨折的保守治疗也有较好的效果。X 线片随访以防止再移位是非常重要的。通常固定 6 周可获得较牢固的骨愈合。期间的股四头肌训练和去除固定后的 ROM 训练对功能恢复具有积极的作用。

【手术处理】

若皮肤正常,手术可以在伤后 24 小时内进行。皮肤有挫伤或撕裂伤最好住院并立即手术。如皮肤挫伤伴有表浅感染,宜延迟 5～10 天后手术,以避免手术创口的感染。

髌骨骨折的常用手术径路通常是采用髌前横向弧形切口,长约 10cm,弧形尖端向远侧骨片,使有足够的显露以整复骨折,并能有利于修复破裂的股四头肌扩张部。如果皮肤有严重挫伤,应避开伤处。向近侧和远侧掀开皮瓣,显露整个髌骨前面、股四头肌联合肌腱和髌腱,如骨片有明显分离并有股四头肌扩张部撕裂,必须小心显露内侧和外侧,去除所有分离的小骨片,检查关节内部,注意是否有骨软骨骨折存在。冲洗关节腔,去除凝血块及小骨片,用巾钳或持骨钳将骨片做解剖复位,并采用合适的方法将骨片做内固定。

1.张力带钢丝固定　AO 推荐应用髌骨骨折张力带钢丝固定的原则治疗横形髌骨骨折。其固定原理是以钢丝的适当位置,将造成骨片分离的分力或剪力转化成为经过骨折处的压缩力,可使骨折早期愈合及早期进行膝关节功能锻炼。通常用两根钢丝:1 根按惯例的方法环扎,1 根贴近髌骨上极横形穿过股四头肌的止点,然后经过髌骨前面到髌腱,再横形穿过髌腱到髌骨前面即张力面,最后修复撕裂的关节囊。这种状况下,膝关节早期屈曲活动可在骨折断面间产生压缩力,使髌骨关节面边缘压缩在一起或用钢丝"8"字形交叉于髌骨前面。粉碎性骨折可再用拉力螺丝钉或克氏针做补充固定。

2.改良张力带　改良张力带是目前治疗横形骨折较多使用的方法。暴露后的髌骨,小心地拆的断裂表面的凝结和小块的骨头,检查支撑带、股骨滑车沟的范围,冲洗关节腔。如果主骨近端和远端骨片较大,则可恢复骨碎片,恢复关节面光滑。用毛巾夹紧紧夹住 Kirschner 线和自下而上的两 2.4mm 通过钻骨两端的骨修复,两枚克氏针应连接在平行的骨片的两端,并保持 Kirschner 针尾从髌骨和股四头肌腱附着点突出。①18 号钢丝横向通过股四头肌肌腱附着,尽可能使骨片密封应突出深度 Kirschner 线,然后通过髌骨的前面,与钢板通过下横骨-髌腱附着,深度必须与 Kirschner 线突出,钢丝后髌骨的前面,两个在电线的端部必要时收紧第二 18 号"8"形钢丝结扎;②克氏针在弯曲和切割的上端。克氏针截短后,再将其已弯曲的末端嵌入钢丝环扎处后面的髌骨仁缘。间断缝合修复撕裂的支持带,术后不做外固定。2～3 天后,允许患者扶腋拐行走。如果支持带没有受到广泛撕裂,5～7 天后膝关节可做轻柔的活动。如已做广泛的支持带重建,活动须延迟 2～3 周。

　　3.钢丝(或肋骨缝线)环形结扎固定　钢丝或缝线环扎法是一种传统的髌骨骨折治疗方法。目前已被坚固的固定并使关节能早期活动的方法如张力带法等替代。钢丝穿过髌骨周围的软组织,不能取得坚固的固定,如使用该方法,须在 3～4 周后才能进行膝关节活动。但对于一些粉碎的髌骨无法以克氏针固定的情况下,钢丝环扎仍是可取的。

　　(1)手术方法:先在髌骨外上缘穿入 18 号不锈钢丝,在髌骨上极横形经过股四头肌膜。可用硬膜外针头在以上部位穿过,然后将 18 号钢丝穿入针芯内,再将针头从组织中退出,18 号钢丝就在针头径路上引出。再在 2 个骨片内侧缘的中部,相当于髌骨的前、后面之间,以同样方法将钢丝内侧端穿过。接着将钢丝的内侧端由内向外沿着髌骨远端横行穿过髌腱,并再使钢丝沿着髌骨到髌骨外上缘,这样就可使髌骨缝合。如果钢丝只通过肌腱而不经过骨片,固定就不牢固,因为在张力下钢丝可使软组织切断,造成骨片分离,尤其是缝合位于后方基底处,更易造成前方分离。将钢丝的位置处于髌骨前、后面之间的中心位可阻止骨片向前、后张开,相近的骨片可用巾钳或持骨钳将它们保持在正确位置,然后将钢丝收紧后再将两端拧紧。骨重建术后应特别注意关节面与关节囊缝合前直接观察和触诊的关系。最后将残余钢丝切断,残端埋入股骨头的四根肌腱中。钢丝收紧前,先将钢丝的前部紧固在钢丝插入点处,然后将露出和缝合钢丝的两端拧紧,使钢丝两端产生压力,通过断裂部位起固定作用。

　　(2)术后治疗:术后用石膏托固定,鼓励患者做股四头肌训练,几天后可使患者在床上做抬腿锻炼。10～14 天拆线,用石膏筒将膝关节置于伸直位。如果小腿肌肉有控制力,可允许患者用拐杖行走。横形骨折在 3 周拆除石膏,可做轻度活动锻炼;6～8 周肌肉力量恢复时即可不用腋杖。骨折愈合后在大多数情况下应拔除钢丝,否则其会逐渐断裂而致疼痛和取出困难。

　　(3)记忆合金聚髌器:记忆合金髌骨装置利用记忆合金的记忆原理设计了爪形髌骨固定器。髌骨表面置换后,将髌骨浓缩器放入冰水中软化。钩稍微打开,安装在髌骨的前部,这样钩形爪是用来固定髌骨上下杆的。恢复体温后,记忆合金变硬并回到原来的状态,从而得到牢固的固定。

　　(4)髌骨下极粉碎性骨折的处理:髌骨下切是髌骨骨折的一种常见类型。髌骨远端粉碎性骨折,近端骨相对正常。这块骨头是膝盖伸展装置的重要部分,应该保留。由于有在后期髌骨关节炎很多情况下,我们应该认真重视髌腱骨片,避免碎骨的磨损和骨的锋利的边缘,避免滑车槽的磨损。

　　横形切口显露骨折,清除关节内的小骨片和软骨碎片,如果近侧骨片较大应将其保留,修整关节囊和肌腱的边缘,切除粉碎骨片,保留一小片髌骨远极的小骨片深埋于肌腱中以便于定位。修整近侧骨片的关节缘并用骨挫挫平。在近侧骨片的关节面正好位于关节软骨前面向近端钻两个孔,用 1 个针头穿过附着于髌腱上的小骨片远侧,引入 18 号钢丝,再将钢丝两端穿过已钻孔的近侧骨片,将钢丝拉紧,这样可使髌韧带内的小骨片翘起呈直角方向连接于相对的骨折面。如果缝合钢丝位于骨折处后面,髌腱可与骨片的关节缘基本相连,因此可阻止小骨片切翘起,使其粗糙面不会接触股骨。也可以粗缝线代替钢丝结扎。

　　偶尔也有髌骨近端粉碎性骨折,留下远侧骨片大半,若这个骨片具有光滑的关节面也应保留,并按已叙述过的方法处理,但应考虑到大部分髌骨下极没有关节软骨覆盖。如果残余的髌骨小于 1/2,应把残余髌骨完全切除,尽可能保留大部分髌骨和髌腱,清除关节内的骨片并冲洗清创,用 18 号不锈钢丝穿过髌骨边缘和髌腱缝合,并将内、外侧关节囊及股四头肌扩张部重叠缝合,钢丝收紧,将肌腱末端完全外翻于关节外面。缝紧时,钢丝能形成直径约 2cm 的环形,咬断拧紧后的钢丝残端并埋入股四头肌腱内,间断缝合关节囊,并将股四头肌腱和髌腱末端重叠缝合,将伸膝装置稍缩短,术后将膝关节保持伸直位,以维持伸膝装置张力。

二、股四头肌腱断裂

【创伤机制和诊断】

股四头肌腱完全断裂并不十分常见。典型的创伤机制是在膝关节无准备的屈曲(如跪跌状态)时股四头肌突然强力的保护性收缩导致退变或薄弱的股四头肌腱断裂。因此,较多地发生于 40 岁以上的人群,断裂位置多在髌骨上缘附近。创伤后患者出现典型的伸膝障碍,髌上压痛、髌上囊积血以及股四头肌腱不连续而出现空虚。

【新鲜股四头肌腱断裂的处理】

为了获得满意的修复效果,应在伤后 48 小时内完成修复手术。一般选择两种手术方法:肌腱缝合和肌腱缝合。因为骨折几乎总是在退行性改变的区域,手术修复应与筋膜或其他方式加强。舌股骨头四肌腱瓣可用于倒三角手术修复。

1.肌腱修复术 1 例　筋纵纵切口长约 20cm 的肌腱前和暴露于断筋。要清除血肿,伸直靠近膝盖的膝盖,同时用毛巾夹靠近牵引的远端侧端。用 10 丝线或高强度尼龙线缝合肌腱断端。从肌腱的近端部分,1 个三角形的花瓣是由前,厚度为 2～3mm,每边的长度为 7.5cm,基底宽度为 5cm,与基地保持在近端。三角皮瓣的尖端通过骨折转向远端,并在适当的位置缝合。为了减少缝合部位的张力,在髌骨远端外侧缝钢丝缝合缝合肌腱和髌骨两侧。所提取的钢丝可以固定在皮肤外的按钮上。

2.腱暴露于肌腱修复术中显露肌腱修复骨的方法　清创术后,在髌骨上纵向钻入两个平行的薄骨隧道。用高强度尼龙线将四根肌腱末端缝合到髌骨上极,修复周围软组织。这种方法适用于例无腱组织中剩余的远端。

【陈旧性股四头肌腱断裂】

四头股骨头肌腱断裂很难修复好几个月或几年。如果两端可以在一起,可以用新鲜股骨头修复四个肌性结节骨折。但经常发现大的缺损端,用筋膜修复。

股四头肌严重缩短,不能对合者,也可采用"V-Y"肌腱延长术。在股四头肌断端的近侧部分做一个倒"V"字形的筋膜瓣,从冠状面将此三角瓣前后剖开,前方瓣为全层厚度的 1/3,后方瓣为 2/3。将倒"V"形瓣向下牵引使股四头肌腱两断端对合,用丝线间断缝合。然后将前方瓣向远端翻转、缝合。再缝合后方瓣及倒"V"形顶端股四头肌腱的张开部。为减少缝合处的张力,用减张钢丝缝合法减张是有益的。

陈旧性四肌腱断裂的手术治疗不如急性损伤满意。虽然膝关节稳定性恢复,活动也恢复,膝关节伸展力量很少完全恢复。因此,重视术后康复训练,包括电刺激股四头肌,具有十分重要的意义。

三、髌腱断裂

髌腱断裂通常是髌骨下缘的撕脱伤,髌下肌腱的胫骨结节撕脱也可见。由于该股四头收缩,髌骨可以缩小到 3 ～ 6 厘米的肌四肌肌腱。因此,应重视髌腱断裂的早期修复。后来,由于髌腱挛缩和瘢痕化,需要重建髌腱。

【髌腱在髌骨下极的断裂】

新鲜髌腱在髌骨上的撕裂的修补,方法与上而介绍的股四头肌腱断裂修补相同。

【胫骨结节撕脱】

髌腱在胫骨结节上的撕脱可以是不带骨块的韧带撕脱,但更多的是胫骨结节的撕脱骨折。典型的体征是髌骨下移和胫骨结节"浮起"并有压痛。髌腱在胫骨结节的撕脱的手术处理较简单,以"U"形钉或螺钉固定胫骨结节并将髌腱缝合于胫骨结节上。根据固定的牢固情况确定术后的训练活动范围。

【陈旧性髌腱断裂的手术处理】

1.对老髌腱断裂陈旧髌腱断裂修复之前,髌前牵引前筋膜修复完成　1克氏针穿过髌骨近端,不要进入关节腔。术后10周用克氏针将四头股骨头延长到足够的长度进行手术修复。如果皮肤不是感染的标志,Kirschner线可以保留到手术结束为止。

(1)手术方法:为了避免Kirschner的针,暴露髌腱,清除所有疤痕组织,释放髌腱,修复髌腱的断端,制作了一个"U"形切口。不进入关节腔的骨隧道的1/3横向钻6mm直径的髌骨。使用保留克氏针在髌骨或毛巾夹髌骨的下拉,缩小髌腱两端之间的距离。然后以厘米长的筋膜条从一侧大腿交叉的髌骨横骨隧道。阔筋膜紧贴于髌腱末端。其余筋膜条编织重建髌腱,修复缺损,并缝合其自由端到新建立的韧带。髌腱愈合前,为了减少缝线张力,钢丝绕过髌骨上缘,钢丝两端固定在胫骨横结节螺栓两侧。

(2)术后治疗:使用上述减张方法,减张钢丝保留8周。一旦可能即开始股四头肌的操练。允许膝关节30°以内活动。

2.半腱肌重建髌腱　是利用半腱肌代髌腱治疗陈旧性髌腱断裂。手术分两步进行:

(1)手术前准备:游离髌骨与股骨头四肌腱。一个小切口在前外侧膝关节,直接到关节。锋利的骨刀直接在髌骨下,沿着股骨前缘到内侧和近侧剥离和释放髌骨和四肌腱,并闭合切口。通过髌骨近端,穿过1个克氏针,鼓励病人在克氏针下做四头运动。牵引力持续到四头股骨头挛缩为止。X线检查显示髌骨已降至正常水平。

(2)手术方法:半腱肌腱被切断了这架飞机的1小横切口在半腱肌和肌腹交界处的肌腱。在第二小切口半腱肌附着点,将已切断的半腱肌在拉切口。从胫骨结节到髌骨杆的前内侧切口。横骨隧道在髌骨远端1/3面钻过半腱肌腱。第二横骨隧道穿过胫骨结节。半腱肌腱游离端通过胫骨结节骨隧道从内到外,然后通过髌骨隧道向外,然后远端缝合肌膜,或半腱肌,缝匠肌和股薄肌插入。关闭切口。然后将牵引弓放回克氏针,用牵引弓牵引,伸伸膝关节,固定长腿石膏管,将克氏针粘在石膏上,石膏干,很难移走牵引弓。6周石膏和Kirschner针除去,开始四个肌肉的大腿肌肉练习。

为了加强对髌腱重建髌腱的强度,可以通过半腱肌和股薄肌腱重建的组合。这项技术被Ecker等。该方法类似于上面简单的半腱肌髌骨重建,只有二骨隧道建在髌骨通过皮肤肌腱股骨。减少张力的方法是将钢丝通过髌骨和胫骨结节的两个骨隧道收紧,以达到减轻张力的目的。

（王　斌）

第二十五节　胫骨平台骨折

胫骨平台骨折又被称为胫骨髁骨折,是较为常见的骨折,在全身骨折中约占0.3%,男性多于女性,好发于青壮年。胫骨髁部为海绵骨构成,其外髁皮质不如内髁皮质坚硬,因受损伤时多为膝外翻位,故胫骨外髁的骨折多发生于内髁骨折。

一、解剖特点

胫骨上端宽厚,横切面呈三角形,其扩大部分为内髁和外髁,成浅凹状,与股骨下端的内、外髁相连接。其平坦的关节面称为胫骨平台。胫骨的骨性关节面从前向后有约 10° 的倾斜面。在两侧平台之间位于髁面隆起的部分为胫骨嵴,是半月板和前交叉韧带的附着点。胫骨结节位于胫前嵴,关节面下 2.5～3cm 为髌腱的附着点。胫骨平台被透明软骨所覆盖,内侧平台厚约 3mm,外侧厚约 4mm,内侧平台较大,从前缘向后缘呈凹状,外侧平台较小,从前边到后边呈凸状。南于成人胫骨扩大的近侧端松质骨罩于骨干上,支持它的骨皮质不够坚强,与股骨髁比较则股骨髁支持的骨皮质较厚,结构较坚强,胫骨髁显得相对较薄弱。虽然两者损伤机制相同,但胫骨平台骨折则较多见。

胫骨平台是膝关节内骨折好发处。内外侧副韧带、前后交叉韧带及关节囊为膝关节的稳定性提供保障。由于胫骨上端骨质较疏松,一旦发生挤压塌陷,则骨折不易整复,从而影响膝关节面的平整,导致膝关节功能失调和创性关节炎的发生。

胫骨上端有股四头肌及腘肌附着,此二肌有使近侧骨折端向前、内移位的倾向。小腿主要附着在胫骨后外侧,中下 1/3 无肌肉附着,仅有肌腱通过,中下 1/3 骨折时易向前内侧成角,常穿破皮肤形成开放性骨折。

胫骨的血液供应由滋养动脉和骨膜血管提供。滋养动脉是胫后动脉,其在比目鱼肌起始处,胫骨后侧斜行向下,经中上 1/3 交界处的滋养孔进入后外侧骨膜,此动脉发出 3 个上行支与 1 个下行支。胫前动脉沿骨间膜而向下发出很多分支供应骨膜。关于在骨折的愈合中哪一条血管起主要作用,目前观点不一致。多数学者认为通常是滋养动脉起主要作用,骨膜血液的供应只有在当胫骨骨折后滋养动脉的髓内供应受到破坏时,才起主要作用。

二、病因病机

病因包括:①直接暴力:如车祸所致直接碰撞、压轧引起的高能损伤;②间接暴力:为外翻、垂直应力、内翻应力所致。以间接暴力多见。

外翻应力所致的外髁骨折,当患者站立,因膝外侧受暴力打击或间接外力所致。如高处坠落,足着地时膝外翻位或外力沿股骨外髁撞击胫骨外髁,可合并内侧副韧带、半月板损伤。

垂直应力沿股骨向胫骨直线传导,两股骨髁向下冲压胫骨平台,引起胫骨内外髁同时骨折,可形成"Y"型或"T"型骨折并向下移位,胫骨平台多有塌陷。

内翻应力使股骨内髁下压胫骨内侧平台,造成内髁骨折,致使骨折块向下移位、塌陷,可合并外侧副韧带、半月板损伤。

胫骨平台骨折的部位与受伤时膝关节所处的状态有关。膝关节处于伸直位时,多造成整个单髁骨折。膝关节处于屈曲位时,骨折多局限于平台中部或后部。膝关节处于屈曲且小腿外旋位,外翻应力致伤时可造成胫骨外髁前部骨折。膝关节处于屈曲且小腿内旋位,内翻应力致伤时可造成胫骨内髁前部骨折。

三、分类

由于暴力的方向、大小、作用时间不同,且患者的骨质情况各异,因此胫骨平台骨折呈现出多种形态。可以是压缩、劈裂、粉碎骨折,也可以是1/4髁、单髁、双髁骨折或裂纹骨折,也可以是下陷、内翻、外翻等多种类型骨折,有时合并膝关节韧带、血管、神经损伤。近年来,胫骨平台骨折分类已有了进一步的发展,所有分类都是基于骨折的部位、移位程度等。

对骨折分类的目的是根据其特点不同,以便于记忆及指导治疗。既能说明骨折的严重程度,又能指导临床治疗,便于判断愈后。

1.Hohl 分型　　1976年 Hohl 将胫骨平台骨折分5型:Ⅰ型:无移位骨折;Ⅱ型:局部压缩;Ⅲ型:劈裂骨折;Ⅳ型:全髁骨折;Ⅴ型:双髁骨折。

2.Hohl-Moore 分型　　1983年,Hohl、Moore 又将此种骨折的分型改进为以下5型:Ⅰ型:劈裂骨折;Ⅱ型:整个平台骨折;Ⅲ型:边缘撕脱骨折;Ⅳ型:边缘压缩骨折;Ⅴ型:四部分骨折。

3.AO/ASIF 分型　　AO 内固定研究协会(AOLASIF)将胫骨平台骨折分型为劈裂、压缩、劈裂压缩、"Y"形、"T"形、粉碎性骨折。膝关节周围骨折被分为部分与完全骨折。于骺部损伤没有累及关节面的为A型骨折,部分关节面损伤的称为B型骨折,累及关节面并与骨干分离的为C型。"Y"形、"T"形骨折较为客观,临床上也常应用。除A型外,还有18个亚型,较难记忆,临床应用较麻烦。

4.Schatzker 分类　　Schatzker 提出的分类方法是目前大多数临床医师所推崇的方法。他将胫骨平台骨折分为6型:Ⅰ、Ⅱ、Ⅲ、Ⅳ、Ⅴ和Ⅵ型。

Ⅰ型:为无关节面压缩的外侧平台纵向劈裂或单纯楔形骨折,好发于年轻人。年轻人松质骨坚强,足以抵抗压缩力,当骨折移位时,外侧半月板常破裂或周边分离,有可能嵌入骨折断端。

Ⅱ型:为外侧平台的劈裂并压缩骨折。外翻力与轴向压力联合造成此种骨折,好发于40岁以上者,因为40岁以上患者的软骨下骨软弱,导致关节面外形的压缩与外髁的劈裂。

Ⅲ型:为单纯外侧平台压缩骨折。可累及关节面各个部分,常有中心压缩,取决于压缩的部位、大小、程度以及外侧半月板的覆盖,外侧、后侧压缩常较中心压缩不稳定。

Ⅳ型:内侧平台骨折(骨折和(或)膝关节脱位)。多由内翻力和轴向压联合造成,常见于高能创伤,合并韧带、腘血管、腓神经损伤。

Ⅴ型:双侧平台骨折伴不同程度的关节面压缩和髁移位。以内侧胫骨髁伴有外侧平台压缩或劈裂骨折最常见。

Ⅵ型:内侧平台骨折合并干骺端骨折。致胫骨髁部与骨干分离,常见于高能损伤,常合并有下肢、膝软组织损伤、血管、神经损伤。

5.胥少汀等分型　　国内胥少汀等根据关节内骨折应良好复位的指导原则,将胫骨平台骨折按治疗需要简化为3型。

Ⅰ型:轻度移位。单髁或双髁骨折,无移位或移位在5mm以内,塌陷在2mm以内,对关节功能影响较少。

Ⅱ型:中度移位。单髁或双髁骨折,关节面塌陷在10mm以内,骨折移位及劈裂。

Ⅲ型:重度移位。单髁或双髁骨折,关节面塌陷在10mm以上,移位、劈裂及粉碎,膝关节严重不稳定,亦可为双髁"Y"形骨折。

四、诊断要点与鉴别诊断

1.临床表现　伤后患膝剧烈疼痛、明显肿胀、纵轴叩击痛、功能障碍,局部瘀斑明显,可有膝内、外翻畸形。膝部有明显压痛、骨擦音及异常活动。侧副韧带断裂时,侧向试验阳性。若交叉韧带损伤时则抽屉试验阳性。若腓总神经损伤时可出现小腿前外侧感觉迟钝或消失、肌群张力减弱或消失。

2.辅助检查

(1)影像学检查

1)X线:怀疑有胫骨平台骨折,应摄包括股骨下 1/3 到胫骨上 1/3 的膝正侧位 X 线片或 40°内、外斜位 X 线片。

2)电子计算机体层摄影(CT)检查:医师能从躯干横断面图像观察关节较复杂的解剖部位和病变;能发现平片中很难辨认的小碎骨片。CT 还有一定的软组织分辨能力。膝关节病变对半月板破裂、前后交叉韧带损伤的诊断有一定的价值。

3)磁共振成像术(MRI,又称 MR)检查:其图像质量在许多方面已超过 X 线、CT。具有无辐射损害,成像参数多,软组织分辨能力高(明显优于 X 线、CT,且无骨性伪影,血液或其他体液的流动情况亦可观察到,可以不用对比剂),可随意取得横断面、冠状面或矢状面断层图像等独特优点。它对膝关节前后交叉韧带、侧副韧带的完全断裂可以显示,但对无显著移位的撕脱伤和不完全断裂者难以辨认,对半月板的显示也欠佳。此外,具有对骨骼系统的病灶和钙化灶的显示不如 X 线、CT,空间分辨能力仍低于 X 线、CT,扫描时间长,体内带有磁性金属者不宜做等缺点。主要用于 X 线、CT、B 超难确诊的关节内病变。怀疑合并膝关节韧带损伤时,应行 MRI 检查。

(2)超声波检查:多普勒(Doppler)又称彩超检查,能实时、动态地显示大血管中的血流和组织内的细小流,能帮助医师判断血流的方向和测定血流速度。常用于检查血管有无断裂、狭窄,准确性很高。怀疑合并血管损伤时,应行彩色多普勒检查。

(3)神经电生理检查:肌电图是通过特定电子装置测定神经肌肉的生物电活动,以帮助医师了解神经肌肉的功能状况,从而间接判断其病理形态学改变。对神经病变有重要诊断价值。怀疑有神经损伤时应及早行肌电图检查。

(4)关节镜检查:能帮助医师对胫骨平台骨折关节面塌陷的部位、程度及是否合并半月板、交叉韧带损伤的部位、程度作出准确判断并能行治疗。

3.诊断、鉴别诊断　根据外伤史、症状、体征及辅助检查可以作出诊断。有并发症时需引起高度重视。本病易与其他骨折相鉴别,怀疑有韧带与血管损伤时最好行 CT、MRI 检查。怀疑有韧带、半月板损伤时行关节镜检查。对于胫骨平台隐性骨折宜用 MRI 检查。有专家认为 MRI 不但可以诊断膝部软组织创伤,而且还能清楚地显示 X 线检查不能发现的隐性骨折,且较螺旋 CT 三维重建省时、价廉、信息更丰富。

五、治疗

胫骨平台骨折的治疗原则是恢复稳定、对线良好、功能良好及无痛的膝关节,减少膝骨性关节炎的发生。治疗目的是使塌陷及劈裂的骨折块复位,恢复膝关节面的平整,纠正膝内、外翻畸形,减少创伤性关节炎的发生。正常胫骨平台负重时,内外侧平台受力基本相同。当胫骨平台表面发生塌陷或力学轴线改变时导致局部单位面积上的压力增加,此压力超过关节软骨再生能力时,即产生创伤性关节炎。当关节面塌陷超过 1.5mm 时,关节内压力发生明显改变;当超过 3mm 时,局部压力明显增高;当塌陷、关节内外翻畸形导致膝关节不稳定时,其预后更差。对关节软骨准确复位及坚强的固定有助于软骨愈合。根据以上生物力学特点,胫骨平台骨折的关节面达到解剖复位、坚强内固定和塌陷骨折复位后的植骨被认为是胫骨平台骨折复位令人满意的 3 个要素。

治疗方法的选择应根据骨折类型和软组织损伤程度而决定。目前的治疗方法有非手术治疗与手术治疗两大类。关键是如何选择,这也是目前临床医师感到困惑的问题。各家的报道都不一致。对于关节面压缩或平台阶梯样改变到什么程度才手术治疗,目前还没有统一的标准。有学者认为骨折移位 4～10mm 时,可以考虑非手术治疗。而其他学者认为关节面压缩>3mm 或>4mm,为了恢复关节面的解剖及稳定性,内固定是可行的。虽然有学者在约 20 年的随访中认为关节面残留的骨压缩与创伤性关节炎的进展问题是不一致的,但关节的畸形、压缩造成了关节的不稳定,预后会更差是都认可的观点。生物力学证明,当关节面压缩的阶梯样改变超过 3mm 时,抬高压缩是有实际临床意义的。关节面塌陷<1.5mm 不会对关节软骨及活动造成影响,它能够代偿。

任何一种治疗方法都不是绝对的,应根据患者的具体病情而定。胫骨平台骨折内固定除了解剖复位外,使早期功能锻炼成为可能,这也是主张积极手术治疗的价值之一。刘军等认为骨折塌陷>10mm 时,需手术抬高塌陷关节面;塌陷 6～8mm 时,是否手术可根据患者年龄及对膝关节功能要求作出决定;塌陷<6mm,可非手术治疗。王亦璁等认为切开复位内固定治疗有移位的胫骨髁骨折是如今的主流,目的是恢复胫骨髁的解剖形态,使关节早日能活动,以便获得良好的膝关节功能。有学者认为劈裂骨折向外移位超过 5mm,塌陷骨折凹入超过 8mm,劈裂塌陷型骨折是胫骨平台手术治疗的指征。学者对于无移位者,关节面塌陷在 2mm 以内的胫骨平台骨折选用非手术治疗;对于有移位,关节面塌陷大于 2mm 的胫骨平台骨折选用手术治疗。

1.非手术治疗

(1)手法复位:与健侧肢体相比较可以接受的临床标准是成人内外成角小于 7°。与健侧肢体相比较,从伸直位到屈曲 90°位,这个运动小夹板固定弧上的任何一点,内翻不应大于 5°,外翻不应大于 10°。

1)手法复位:患者取仰卧位,应用腰麻或硬膜外麻醉,抽尽膝关节腔内积血,第一助手站于患者大腿外上方,抱住患侧大腿,第二助手站于患肢足远侧,握住踝上部,沿胫骨长轴对抗牵引。术者两手抱住膝关节内侧,使膝内翻,加大外侧关节间隙,同时以两手拇指用力向上内上方推按复位之外髁骨块,触摸移位,纠正后即用两手相扣胫骨近端,用力挤压,并令助手轻轻屈伸膝关节数次使骨块趋于稳定。对内髁骨折用相反方向手法复位。对双髁骨折者,两助手在中立位强力相对拔伸牵引,术者用两手掌部分置于胫骨上端内、外髁处相向挤扣复位。

2)小夹板固定:取 5 块小夹板置于膝内、外、后侧、前侧。前侧板 2 块,小夹板的长度应根据患肢情况而定,加压垫包扎,另用一大夹板加于后托包扎固定,再用 2 块瓦形纸壳相扣,扎带相缚,将患肢放平,在腘窝部垫软垫,使膝关节取微屈位。

3)石膏固定:复位后使用大腿、小腿前后石膏托固定 4～6 周,或用管形石膏固定约 4 周后去除石膏练习膝关节屈伸活动。

小夹板固定注意事项:抬高患肢,以利于受伤肢体的肿胀消退;严密观察肢端的血运与感觉;在医护人员指导下进行功能锻炼。小夹板固定后,一般 4d 内,因复位继发性损伤,局部有损伤性炎症反应,夹板固定后静脉回流受阻,组织间隙内压力有上升的趋势,故小夹板固定后伤肢会出现肿胀、颜色发紫。固定后 4d 内应严密观察肢端的血运感觉,注意肢端动脉搏动及皮肤温度、颜色、感觉、肿胀程度,脚趾的主动活动等。如发现肢端肿胀、疼痛、温度下降(发凉)、颜色紫暗、麻木、屈伸活动障碍并伴剧烈疼痛者,应及时作出处理。1周后组织间隙内压力下降,血液循环改善,肿胀逐渐消退,扎带松动时应及时放松扎带的松紧度,保持在1cm的移动度,若出现肢体麻木、血运障碍、肿胀严重,须及时放松扎带;如仍未好转,应拆开绷带,重新包扎。若在夹板两端或骨突处出现疼痛点时,应拆开夹板检查,以防发生压迫性溃疡。

常选用前后双面石膏托固定,便于观察与调整。固定注意事项大体上同小夹板固定。

(2)牵引、小夹板固定:适用于无移位骨折、有移位塌陷在2mm以内或膝关节及周围软组织肿胀严重和(或)有水泡形成、皮肤挫伤严重、开放性伤口等软组织损伤严重的骨折患者。软组织损伤病情好转后同时行小夹板固定。行胫骨下端或跟骨牵引后48h内行X线摄片检查骨折对位情况。牵引时间一般为4～6周。

2.手术治疗　胫骨平台骨折一般骨性愈合期较长,长时间的外固定对膝功能必将造成一定的影响,同时由于废用性肌肉萎缩和患肢负重等,固定期可发生再次移位。对有移位、塌陷大于2mm的骨折患者,骨折合并韧带、半月板、神经、血管等并发症的患者都应及早手术治疗。手术入路的选取应视患者的具体病情而定,常有外侧弧形切口、内侧弧形切口、正中切口及联合切口,尽量不用"之"字形放射状切口,以免交叉处发生皮肤坏死。

(1)外固定支架固定:Malgaigne在19世纪40年代应用金属带捆扎外露的针尾和爪形器治疗骨折,是将固定针穿入骨折处一端,这是最早应用的外固定支架。随后Rinand改用2枚针固定近、远折端,并用绳捆扎针尾加压固定。Parkhill与Lambotte改进了固定架的结构,做了一系列的技术改进,扩大了使用的范围,认为外固定架可加速骨折愈合,对开放性骨折更具有优点。20世纪30年代,Anderson、Hoffman设计了更复杂的外固定装置应用于临床。20世纪70年代,Llizorov发明了有多种功能的环形固定器,同时其他的医师也作了一些设计与技术上的改进。国内李起鸿设计的半环式、张启明设计的四边式及孟和设计的固定架都各有其特点。总之,外固定架基本分为穿针固定器、环形固定器、组合固定器3种类型。其主要适用于开放性骨折、不稳定的粉碎性骨折、软组织损伤严重的骨折。有专家.常用孟和外固定架、Bastian单侧单平面半针固定架治疗小腿部骨折。

对胫骨平台骨折伴有软组织严重损伤的患者,外侧显露、钢板内固定可能带来灾难性的后果,应考虑行外固定治疗。

SchatzkerⅥ型多为严重的粉碎骨折,单纯钢板固定有时不牢固,此时可结合超膝关节外固定架固定。

(2)螺钉、钢板固定:螺钉对劈裂骨折、骨折块的固定可起到良好的固定作用。钢板固定的主要缺点是骨外膜常剥离过多。近年来的钢板已逐渐被加压钢板(compression plate)、AO学派的微创稳定系统(less invaslve stability system,LISS)、高尔夫钢板、林可解剖钢板主导。因其各有优缺点,术前的选取要根据具体情况而定。

临床常根据Schatzker分型结合患者的具体情况分别作出不同的处理。

1)Ⅰ型:为外侧平台纵向劈裂或单纯楔形骨折,但无关节面压缩。应切开复位内固定,由于此型常伴有半月板损伤,应同时修复半月板,骨折块可用2～3枚空心螺纹钉或松质骨拉力螺钉加压固定,也可采用高尔夫钢板、林可解剖钢板固定等。

2)Ⅱ型:为外侧平台的劈裂并压缩骨折。此型骨折关节面有塌陷,切开复位时,应通过胫骨骨窗用撬骨棒将塌陷之关节面恢复平整,关节面塌陷区最好略高出正常关节面1～2mm,通过骨窗在塌陷的关节面下植自体骨或同种异体骨。也可在膝关节镜下监视关节面的损伤程度与修复程度。内固定可采用高尔夫钢板、林可解剖钢板等。

3)Ⅲ型:为单纯外侧平台压缩骨折。此型骨折关节面有塌陷,通过胫骨骨窗用撬骨棒将塌陷的关节面恢复平整,关节面塌陷区略高出正常关节面1~2mm,在塌陷的关节面下植骨。也可在膝关节镜下监视关节面的损伤程度与修复程度。复位后常用2~3枚空心螺纹钉或松质骨拉力螺钉固定,必要时可采用高尔夫钢板、林可解剖钢板固定,可起到更好的支撑作用。

4)Ⅳ型:为内侧平台骨折(骨折伴有或无膝关节脱位)。多为高能损伤,常伴关节脱位、半月板、韧带、血管、神经损伤。由于内侧平台受力较大,单纯使用空心螺纹钉或松质骨拉力螺钉,固定都不牢固,可选用高尔夫钢板、林可解剖钢板固定。合并半月板、韧带损伤者应在膝关节镜下行修复术或摘除术;合并有血管、神经损伤者应行修补术、吻合术等。

5)Ⅴ型:为双侧平台骨折伴不同程度的关节面压缩和髁移位。骨折线常类似倒"Y"型,对关节面塌陷应开窗撬拨复位并植骨,内固定选用"T"型钢板、高尔夫钢板、林可解剖钢板单侧或双侧固定。

6)Ⅵ型:为内侧平台骨折合并干骺端骨折,胫骨髁部与骨干分离。多为严重的粉碎骨折,对关节面塌陷应开窗撬拨复位并植骨,内固定选用高尔夫钢板、林可解剖钢板单侧或双侧固定,并可结合超膝关节外固定架固定。

Parker等认为对于稳定性胫骨平台骨折增加1枚抗旋转螺钉不能提供任何有益的生物力学机制。Keating等认为钢板内固定配合骨水泥技术能提高劈裂压缩、单纯压缩、双髁骨折的疗效。有学者认为对Schatzker Ⅳ型宜选用前正中联合后内侧切口,对Schatzker Ⅴ型、Ⅵ型宜选用前外侧联合后内侧切口,两切口间皮桥宽度应>7cm。该联合切口避开了胫前缺血区。

3.膝关节镜　膝关节镜是微创手术,胫骨平台骨折关节镜下的手术指征是伴有关节内结构损伤的各种类型胫骨平台骨折,特别是有关节面不平整者。手术时间以创伤后2~10d为最佳。关节镜下可确定骨折镜下类型以及膝关节韧带半月板损伤、关节面的情况,还可监视内固定过程,防止内固定侵及关节面,并能对合并伤进行处理。

4.开放性骨折治疗　治疗原则是尽可能将开放的胫骨平台骨折变为闭合性骨折。首先,进行基本清创;其次,固定骨折端且最大限度保留损伤部位的血运,为软组织的修复提供稳定环境;预防性抗菌治疗,降低残留细菌的存活度;4~7d内应行各种软组织覆盖术;重建防止细菌污染的软组织屏障。如果骨折需行内固定,也可在内固定后用健康肌肉软组织覆盖骨折端,令皮肤创口开放,待炎症消退后,再行延迟一期闭合创面或二期处理,最好选用外固定架治疗。

5.功能锻炼

(1)非手术治疗患者:早期可行跖趾关节、距小腿关节屈伸活动并行股四头肌舒缩活动,解除固定后在床上膝关节屈伸活动或扶拐不负重步行锻炼,10周后,经检查骨折牢固愈合后才能下地练习负重,过早负重可能使胫骨平台重新塌陷。

(2)手术治疗患者:胫骨平台骨折复位固定后,即行跖趾、距小腿关节屈伸活动及股四头肌的舒缩活动。过早负重可能使已复位的关节面重新塌陷。从理论上讲,晚负重可减少平台高度丢失发生率。但胫骨平台骨折是关节内骨折,外固定时间过长将影响关节功能,且长期不负重也可能因骨质疏松引发平台塌陷。术后早期CPM锻炼可加快血肿吸收,消除关节积液,减少关节内间质成分沉积,可减少膝关节的粘连,有利于软骨的修复及代谢。术毕关节腔内置入玻璃酸钠,可减少粘连,促进软骨修复。术后第1天行股四头肌肌力锻炼,防止出现股四头肌萎缩。1周后行CPM锻炼,要求在伸膝位至屈膝30°间缓慢活动,软组织修复后,再逐渐加大活动范围,主要行膝关节屈伸运动,避免膝关节僵直。术后10周行膝关节负重锻炼,此时膝关节屈伸功能基本恢复,骨折多已达影像学愈合,可逐步由部分负重锻炼过渡到完全负重锻炼。

（王　斌）

第二十六节 胫腓骨干骨折

单纯胫骨干骨折并不少见。成人多为直接打击造成。儿童则多因腓骨弹性较大,故造成胫骨干骨折的外力一般并不太大,若有较大的暴力则必然造成胫腓双骨折。如果处理不当,有可能出现骨折迟缓愈合或不愈合等并发症。

一、解剖特点

胫骨干为胫骨解剖分区的Ⅲ区至Ⅴ区的骨干段。Ⅰ区(胫骨头区):多为松质骨,皮质骨较薄,位于膝关节周围;Ⅱ区(胫骨结节区):皮质骨与松质骨交界,有较多的肌肉附着,骨膜较厚Ⅲ区(近侧中段骨干区):皮质骨,有滋养血管通道;Ⅳ区(中段骨干区):皮质骨,单一的髓内血管供应;Ⅴ区(远侧中段骨干区):皮质骨与松质骨交界;Ⅵ区(踝上区):松质骨、皮质薄,位于关节周围。

对Ⅲ区及Ⅳ区内的骨折,应用髓内钉固定相当安全;Ⅱ区以上及Ⅴ区以下的骨折,由于控制骨折成角及移位的能力差,用髓内钉固定比较困难。

胫骨干有向前外侧约成10°左右的生理弧度。胫骨的前侧、内侧面及前嵴仅有一层皮肤及皮下组织覆盖,常易造成开放骨折。胫骨干中上段略呈三角形,下1/3略呈四方形,中下1/3交界处为三角形向四边形移行处,为解剖薄弱点,是骨折好发部位。胫骨由前、内、外3个嵴将胫骨分成内、外骨面。胫骨的营养血管从胫骨干中上1/3后外侧穿入,在致密骨内行一段距离后进入骨髓腔。胫骨干中下1/3骨折时营养血管易受伤,常致骨折处血运不良,易发生迟缓愈合或不愈合。胫骨上端和股骨髁构成膝关节,下端内踝与由腓骨下段形成的外踝共同组成踝穴。膝关节与距小腿关节在同一平行轴上活动,在治疗时必须防止成角和旋转移位,保持其平行轴的一致性,避免造成创性关节炎的发生。

胫骨上端有股四头肌及腘绳肌附着。此二肌有使近侧骨折端向前、内移位的倾向,小腿肌肉主要附着在胫骨后外侧,中下1/3无肌肉附着,仅有肌腱通过,中下1/3骨折时易向前内侧成角,常穿破皮肤形成开放性骨折。

腓骨四周有肌肉保护,有支持胫骨和增强距小腿关节稳定性的作用。骨折后移位多不大,也容易愈合。腓骨头后有腓总神经通过,此处骨折易引起该神经损伤。

胫骨的血液供应由滋养动脉和骨膜血管提供。滋养动脉由胫后动脉,在比目鱼肌起始处,胫骨后侧斜行向下,经中上1/3交界处的滋养孔进入后外侧骨膜,此动脉发出3个上行支与1个下行支。胫前动脉沿骨间膜而向下发出很多分支供应骨膜。关于在骨折的愈合中哪一条血管起主要作用,目前有争议。大多数学者认为通常是滋养动脉起主要作用,骨膜血液的供应只有在当胫骨骨折后滋养动脉的髓内供应受到破坏时,才起主要作用。

腓骨的血液供应由胫后动脉发出的腓动脉提供,腓动脉经胫骨后肌浅面斜向下处,沿踇长屈肌与腓骨内侧之间下行至外踝后方,终于外踝支,腓动脉在其行程中沿途发出分支营养腓骨。

胫腓骨与骨间膜及小腿筋膜形成4个筋膜间隙,即胫前间隙、外侧间隙、胫后浅间隙和胫后深间隙。

胫前间隙包括胫前肌、伸趾长肌、伸踇长肌及第三腓骨肌。内侧为胫骨,外侧为腓骨,后方为骨间膜,在胫骨前方有结实的筋膜相连。胫前动脉和腓深神经走行于肌肉的深层。靠近距小腿关节部位,胫前肌肌腱、伸踇长肌肌腱、伸趾长肌肌腱的走行靠近胫骨,当开放性骨折时易受损,并且此部位骨折愈合时所成的骨痂对肌腱的功能常造成一定影响。胫前间隙综合征可继发于胫骨骨折或单纯的软组织损伤导致的出血、水肿、缺血、坏死,反复的肌肉检查可使并发症早发生。

胫外侧间隙包括腓骨长、短肌。腓浅神经走行在腓骨肌与伸趾长肌的肌间隙中,但外侧间隙综合征的发生率小于胫前间隙综合征。

胫后侧浅间隙包括腓肠肌、比目鱼肌、腘肌和跖肌。腓肠神经、大隐静脉、小隐静脉走行于此间隙中。后侧间隙综合征的发生率较低。

胫后侧深间隙包括胫后肌、趾长屈肌、踇长屈肌。此群肌肉有使足趾、足屈的作用并能使足内翻。胫后神经、胫后动脉、腓动脉走行于此间隙中。该间隙较前间隙大并且张力相对较小,因此此侧间隙综合征的发生率较前间隙综合征低。

二、病因

病因常有直接暴力、间接暴力与传达暴力。直接暴力以重物打击、车祸撞击伤、碾轧伤、压砸伤等多见,多在作用力处发生横断或短斜行骨折或粉碎骨折,并常有 1～2 个骨碎片。暴力作用处软组织常挫伤严重,甚至发生皮肤坏死、骨外露。间接暴力或传达暴力多为高处坠下、旋转暴力、扭伤、跌倒等所致骨折,骨折多呈斜形或螺旋形,骨折线多在中下 1/3 交界处。

儿童多发生青枝骨折或裂纹骨折,在裂纹骨折中,累及的胫骨仅有一斜面或螺旋裂缝,骨折处并无移位,裂缝周围的骨膜多保持完整,此即为骨膜下骨折。常由于腓骨的弹性较大所致。

近年来国内外一些学者根据受伤时能量的大小,将病因分为应力损伤、低能量损伤、高能量损伤 3 种。应力损伤是由于应力长期持续作用在某一骨骼上,长期应力积累,造成受力处的骨骼发生疲劳骨折。低能量损伤最常见于扭转暴力,受伤时足部着地,身体以此点为轴旋转造成骨折,骨折线多为螺旋形、短斜行或伴有不同程度的碎骨片,有时可造成开放性骨折,但软组织损伤多不严重。高能量损伤多见于直接暴力和挤压伤,高能量集中在某一区域内,造成严重的骨与软组织损伤。此种损伤多见于机动车车祸、高处坠伤、塌方挤压伤、碾轧伤等,常伴有严重的软组织损伤。

三、分类

Ellis、Weissman、Nicoll 等将胫骨骨折按损伤的严重程度分为轻、中、重 3 度。①轻度:骨折无移位,有轻微的粉碎骨片,无开放伤口或仅有极小的开放伤口,软组织损伤较轻。②中度:骨折不全移位或成角,粉碎程度小,开放伤口不大,污染不重,软组织损伤程度中等。③重度:骨折完全移位或成角,粉碎程度严重,有较大的开放伤口,污染严重,软组织损伤严重。

美国创伤骨科协会(OTA)认可 AO 学派提出的胫骨骨折分型,即分为 42-A、42-B、42-C 三大型,每种类型又分 3 种亚型。①42-A 型骨折:A1,简单骨折,螺旋形;A2,简单骨折,斜形(成角≥30°);A3,简单骨折,横形(成角＜30°)。②42-B 型骨折:B1,楔形骨折,楔形块旋转;B2,楔形骨折,楔形块弯曲;B3,楔形骨折,楔形块游离。③42-C 型骨折:C1,粉碎骨折,骨折块旋转;C2,粉碎骨折,骨折块分段;C3,粉碎骨折,骨折块不规则。

四、诊断要点与鉴别诊断

1.临床表现　受伤后患小腿剧烈疼痛、肿胀、压痛、纵轴叩击痛、功能障碍、有骨擦音、异常活动,有移位时出现患肢成角、短缩、足外旋畸形。软组织损伤严重者在小腿前、外、后侧间隙单独或同时出现极度肿胀,扪之硬实,肌肉紧张而无力,有冲击痛、麻痛、牵拉痛,胫后或腓总神经分布区感觉迟钝,甚至消失,可能发生筋膜间隙综合征,应对各间隙肌肉做被动牵拉试验,必要时应做间隙压力测定,以便早诊断、早治疗。

2.辅助检查

(1)影像学检查:疑有胫骨干骨折,应摄包括膝、距小腿关节的胫骨干全长的正侧位 X 线片。该法方便、简单、易行、价廉,CT 与 MRI 由于价格昂贵,常不采用。当怀疑有病理性骨折时应行 CT 检查,以便与其他疾病相鉴别。

(2)其他检查:怀疑合并血管损伤时,应行彩色多普勒检查。怀疑有神经损伤时应及早行肌电图检查。怀疑有挤压综合征时应及早行血肌酸磷酸激酶、尿肌红蛋白检查。

3.诊断、鉴别诊断　根据外伤史、症状、体征及辅助检查可以作出诊断。有并发症时需引起高度重视。本病易与其他骨折相鉴别,怀疑有病理性骨折时应行 CT 检查以便鉴别。

五、治疗

胫骨骨折的治疗目的是恢复小腿的负重、行走功能。应保持胫骨的长度与力线,使膝、距小腿关节在同一平行轴上。骨折端的成角畸形与旋转移位应该完全纠正,以免日后影响膝、距小腿关节的功能和发生关节劳损。与健侧肢体相比较可以接受的临床标准是成人向内成角<5°,向外成角在 10°以内,前后成角在 10°以内,肢体短缩在 1cm 以内,两骨折端对位至少应在 2/3。

治疗方法的选择应根据骨折类型和软组织损伤程度而决定,有非手术治疗与手术治疗两大类。

1.非手术治疗

(1)手法复位、小夹板固定:适用于无移位或整复后骨折面接触稳定,无侧向移位趋势的横断、短斜行骨折。

1)仰卧位复位法:患者取仰卧位,膝关节屈曲 20°～30°,第一助手站于患者膝外上方,用肘关节环包住患膝腘窝部;第二助手站于患肢足远侧,一手握前足,另一手握足跟部,沿胫骨长轴对抗牵引约 5min,矫正重叠与成角畸形。如果近端向前内移位,则术者两手拇指放在远端前侧,其余 4 指环抱小腿后侧,在维持牵引下,近端牵引之第一助手将近端向后按压,术者两手 4 指端提远端向前,使之复位,如果仍有左右侧方移位,可同时推近端向外,拉远端向内,多可复位。由于螺旋、斜行骨折的远端易向外侧移位,术者可用拇指置于远端前外方,挤压胫腓骨间隙,将远端向内侧推挤,4 指置于近端内侧,向外用力提拉,嘱第二助手将远端稍稍内旋,可完全复位,然后在维持牵引下,术者两手握住骨折处,嘱助手慢慢摇摆骨折远端,即可使骨折端紧密接触,最后再以拇指和示指沿胫骨嵴及胫骨内侧面来回触摸骨折端,检查骨折的对位对线情况。

2)小夹板固定:通常用 5 块小夹板固定,前侧板 2 块,后、外、内侧板各 1 块,根据骨折端复位前骨折的移位情况而放置适当的固定垫。斜形骨折在骨折远端的前外侧(相当于胫腓骨间隙之间)放置分骨垫,分骨垫的上缘与骨折相平,然后在骨折端的内侧及小腿外侧的上下端各置一纸垫。对于已解剖复位的横断骨折,可不用分骨垫。如果未能达到解剖复位,由于近端通常易向内,远端易向外移位,此时可将内侧纸垫放在远端的前外侧,然后用胶布贴好,再放置小夹板。

胫骨干骨折时,外侧小夹板的下端平外踝,上达胫骨外髁上缘,内侧板下平内踝,上达胫骨内髁上缘,后侧板下端抵于跟骨结节上缘,上达腘窝下 2cm,以不妨碍膝关节屈曲 90°为宜,两前侧板下达踝上,下平胫骨结节。将小夹板按部位放好后,用 3～4 道绷带横扎固定。

3)小夹板固定注意事项:抬高患肢,以利于受伤肢体的肿胀消退;严密观察肢端的血运与感觉;在医护人员指导下进行功能锻炼。固定后1～4d应严密观察肢端的血运与感觉,注意肢端动脉搏动及皮肤温度、颜色、感觉、肿胀程度,脚趾的主动活动等,如发现肢端肿胀、疼痛、温度下降(发凉)、颜色紫暗、麻木、屈伸活动障碍并伴剧烈疼痛痛者,应及时作出处理。1周后组织间隙内压力下降,血液循环改善,肿胀逐渐消退,扎带松弛时应及时放松扎带的松紧度,保持在1cm的移动度,若出现肢体麻木,血运障碍,肿胀严重,须及时放松扎带;如仍未好转,应拆开绷带,重新包扎。若在夹板两端或骨突处出现疼痛点时,应拆开夹板检查,以防发生压迫性溃疡。

(2)手法复位、石膏固定:胫骨骨折的手法复位可应用上法。石膏固定适用于青枝骨折、裂缝骨折、不完全骨折及患肢肿胀严重或皮肤有挫伤无移位的横断骨折或短斜行骨折,有小腿单石膏托、前后双面石膏托、管型石膏3种固定方式。复位满意后,自足趾开始,并在跟部、内外踝和腓神经经过的腓骨颈处加垫,由足趾到胫骨结节上环形缠绕石膏,缠头两层石膏后用两个手掌对胫骨内侧、内外踝后侧和足弓塑形,胫骨结节或是腓骨头不塑形,缠绕管型后,定期拍摄正侧位X线片复查。如果复查有成角不满意,可将管型石膏楔变,管型楔变可改善并恢复力线,但需仔细护理,以避免闭合石膏边缘压迫皮肤引起皮肤坏死,楔变不能大于100,常选用前后双面石膏托固定,便于观察与调整。固定注意事项大体上同小夹板固定。

(3)牵引、小夹板固定:胫骨干骨折跟骨牵引主要适用于长斜行、螺旋形、严重粉碎等不稳定性骨折,特别适用于小腿肿胀严重和(或)有水疱形成、皮肤挫伤严重、开放性伤口等软组织损伤严重的骨折患者。软组织损伤病情好转后同时行小夹板固定。跟骨牵引重量为3～5kg,牵引后48h内行X线检查骨折对位情况。牵引时间一般为4～6周。合并筋膜间隙综合征者禁行牵引治疗。

2.手术治疗 胫骨骨折长时间的外固定对膝、踝功能将会造成一定的影响。同时由于废用性肌肉萎缩和患肢负重等,外固定期可发生再次移位,对不稳定型骨折可手术治疗。

(1)外固定支架固定:19世纪40年代Malgaigne最早应用外固定支架。随后Rinand、Parkhill与Lambotte改进了固定架的结构,作了一系列的技术改进,扩大了使用的范围,对开放性骨折更具有优势。20世纪30年代Anderson、Hoffman设计了更复杂的外固定装置应用于临床。20世纪70年代Llizorov发明了有多种功能的环形固定器。国内李起鸿设计的半环式、张启明设计的四边式及孟和设计的固定架都各有其特点。总之,外固定架基本分为穿针固定器、环形固定器、组合固定器3种类型。其主要适用于开放性骨折、不稳定的粉碎性骨折、软组织损伤严重的骨折。孟和外固定架、Bastian单侧单平面半针固定架治疗小腿部骨折在临床中较常用。

外固定架有以下优点:有此种复位较牵引复位及徒手复位为优,稳定性也较石膏、小夹板为优,固定牢固;能对骨折端加压;允许骨折上下关节活动与锻炼,减少关节僵硬、强直;在不影响骨折制动的情况下,同时对伤口进行进一步处理,便于护理。外固定架有以下缺点:钢针固定夹与连杆易松动;所固定之钢针易松动;结构较复杂,装卸不便;有针孔感染的可能。

(2)钢板固定:由于胫骨前内侧皮肤及皮下组织较薄,习惯将钢板置于胫骨外侧、胫前肌深面,因其张力侧在胫骨内侧,在皮肤条件好的情况下也可将钢板置于胫骨内侧,但有时可引起伤口破溃等并发症。钢板固定主要缺点是骨外膜常剥离过多。

钢板中以加压钢板、AO学派的微创稳定系统(MISS)、高尔夫钢板、林可解剖钢板为主导。因其各有优缺点,术前的选取要根据具体情况而定。

(3)髓内针固定:胫骨干骨折中斜行、横断、粉碎、多段骨折均适合用髓内钉固定,具有操作简单、对组织损伤小,一般不需要超关节的长期固定、患者肢体负重时间早等优点。

近年来骨干骨折已由不控制轴向旋转、不能加压的髓内装置,发展到既能控制轴旋转又能加压的交锁钉髓内装置。胫骨干骨折应用髓内针已获得了一致的认可。膝下5cm和踝上5cm内的骨折是交锁钉的最佳有效范围。穿针技术有扩髓与不扩髓,闭合穿针与开放穿针。如何选择需根据具体情况而定,原则是能闭合穿针时尽量不用开放穿针,能不扩髓尽量不采用扩髓。因为扩髓虽然能加大髓内针与髓腔骨质的接触面积,但对骨内膜损伤较大,开放性穿针也会造成部分骨外膜损伤,不利于骨折的愈合。目前各种髓内针种类繁多,早些年应用的多枚弹性髓内针、中心髓内针(如 Kuntscher 针,即梅花针、Lotter 针、Ender 针、"V"形针)已基本上被淘汰,被带锁髓内针所取代。带锁髓内针解决了中心髓内针的不足,胫骨结节远端 4cm 至距小腿关节近端 5cm 之间的骨折都可应用,对多段骨折有不可比拟的优势。有人主张静力锁钉常规动力化,现在多数学者认为穿针后很少需动力化,如果动力化过早可能造成骨折旋转、短缩移位。髓内针的进针部位有 2 种:胫骨结节上入路与胫骨平台前缘后方入路(以胫骨结节为标志,在胫骨平台前缘后 0.5cm 处用三刃锥刺入,方向与髓腔平行)。李健民等推崇胫骨平台前缘后方入路,认为胫骨结节上方入路进针方向与髓腔纵轴面约 11°的夹角,而胫骨平台后前缘后方入路进针方向与髓腔纵轴夹角仅 60°左右,故该入路近似直线,髓内针可轻松进针。髓内针的长度应是胫骨平台前缘至距小腿关节胫骨前缘长度减去 1～1.5cm。王向利等推崇进针点应位于胫骨平台中点前缘下方 0.5cm 以内,该点偏离胫骨结节水平距离约 0.5cm,恰位于中轴线上。如果偏离该点进针,针体远端在远端髓腔松质骨内产生偏离,使远侧平台产生内外翻畸形。

3.开放性骨折治疗　治疗原则是尽可能将开放性骨折变为闭合性骨折。先进行清创;固定骨折端;最大限度保留损伤部位的血运;预防性抗菌治疗(在急诊室开始应用抗生素,最好也要在在手术室内应用抗生素);4～7d 应行各种软组织覆盖术,重建防止细菌污染的软组织屏障。如果骨折需内固定,也可在内固定后用健康肌肉软组织覆盖骨折端,令皮肤创口开放,待炎症消退后,再行延迟一期闭合创面或二期处理,此时最好选用外固定架治疗。Gopal 等认为开放性骨折内固定较外固定疗效要好。Keating 等认为髓内针内固定治疗 Gustilo Ⅲ 型骨折 57 例,虽然出现感染 10 例,占 17.5%,但疗效仍令人满意。

4.功能锻炼　胫骨干骨折复位固定后,即行距趾、距小腿关节屈伸活动及股四头肌的舒缩活动。行跟骨牵引者,可用健侧腿和两手支持体重抬起臀部,稳定性骨折从第 2 周起进行抬腿及膝关节活动,在第 4 周开始扶双拐不负重下地锻炼,不稳定性骨折解除牵引后仍需在床上锻炼,1 周后才可扶拐不负重下地锻炼。此时患肢虽不负重,但是足底要放平,不要足尖着地,也不要悬空,避免骨折端受力引起旋转或成角移位,锻炼后骨折部无疼痛,自觉有力,可试行用单拐逐渐负重行走。为了维持小腿的生理弧度,防止骨折端向前成角,在床上休息时可用两枕法,经过 10 周左右根据 X 线摄片、临床检查,达到临床愈合标准就可去除固定。骨性愈合后可取出内固定。Gaston 等认为胫骨干骨折后下肢肌力的恢复与年龄、骨折的类型、所受暴力、是否有伤口有密切关系,其中以年龄为最重要的决定因素,1 年后下肢的屈伸肌力可恢复到正常的 75%～85%。

(刘志国)

第二十七节　踝关节骨折和脱位

一、旋后(内翻)内收损伤

(一)内踝损伤类型

1.内翻内收损伤　距骨向内移位,内踝产生典型的垂直和向内上的斜形骨折,伴距骨向内半脱位。

2.距骨内翻旋转半脱位 内侧产生撕脱性损伤,内踝撕脱骨折或三角韧带撕裂,替代内踝斜形或垂直骨折,距骨不产生向内半脱位。

(二)诊断

旋后(内翻)内收型骨折,诊断的关键是外踝典型的横形骨折,骨折线在关节面或以下,而内踝骨折线为斜形或垂直型。如外踝孤立性骨折,则距骨无移位和半脱位,或极少移位。

(三)治疗

【闭合复位】

在麻醉下进行,膝关节屈曲90°,放松腓肠肌,胫骨远端向内推挤,另一手握住后侧足跟,把足向前拉,并外展,背屈踝关节到90°,小腿石膏固定。因有时外踝骨折可伴有胫腓下联合前韧带及后韧带断裂。石膏固定踝关节,背屈不应超过90°,以防踝穴增宽。

【手术治疗】

闭合复位不满意的,应切开复位内固定。

1.外踝撕脱骨折手术

(1)"8"字形张力带钢丝内固定:外踝横形骨折适宜张力带钢丝固定。先在骨折线近侧1cm处,由前向后钻孔,将外踝复位,平行穿入2根克氏针,1根自外踝尖端经骨折线进入近端腓骨髓腔。用另1根穿过腓骨孔,钢丝两端在骨折线之外侧面交叉,再绕经外踝尖端的克氏针,然后在腓骨后面,2根针端扭紧固定。克氏针尖端弯成"L"形。

(2)髓内钉固定:可以用三角针或Rush杆或螺丝钉做髓内固定,主要维持骨折对线,但不能克服旋转及缩短。术中注意外踝具有向外倾斜的弧度,平均15°。

(3)纵向螺丝钉固定:直视下将骨折复位,自外踝尖端向外面钻孔,经骨折线后,由腓骨近端向内穿出,螺丝钉长5～8cm。螺丝钉末端固定于腓骨的皮质骨,骨折片间有一定压力,但抗旋转作用小。

(4)钛板螺丝钉固定:多数用于骨干骨折,可使用半管状钢板或普通钢板螺丝钉固定。远端螺丝钉应避免穿透关节面,在外踝部位螺丝钉宜用粗螺纹钉。

2.内踝固定

(1)粗纹螺丝钉固定:内踝骨折片较大时,用2～3枚粗纹螺丝钉固定。若固定垂直型和斜形骨折,使用加压螺丝钉固定,防止骨片向近端移位,手术中小心从事。学者主张1枚螺丝钉垂直于骨折面,到对侧皮质,另1枚螺丝钉在内踝尖端骨片斜向外上固定。

(2)"8"字形张力带钢丝固定:适用于内踝横形撕脱骨折,不宜用于斜形或垂直型的内踝骨折。内踝横形骨折也可用螺丝钉固定。

二、旋后(内翻)外旋损伤

(一)分类

【Ⅰ度】

当足处在内翻位时,三角韧带松弛,距骨则外旋推挤外踝,迫使腓骨外旋,至胫腓下联合前韧带撕裂(Ⅰ度)。胫腓下联合前部分增宽2～3mm。若伤力停止,腓骨可自行恢复到正常位置。胫骨前结节撕脱在15%,腓骨前附着点撕脱占20%,韧带断裂占65%。

【Ⅱ度】

如伤力继续作用,因有坚强的骨间韧带和胫腓下关节后韧带的抵抗,外踝即产生螺旋形骨折或斜形骨折。骨折线非常特殊,起自胫腓下联合前韧带附着点或其上面,然后向后向上延伸至不同距离。腓骨远端借助外侧韧带仍与距骨相连,借助胫腓下联合后韧带与胫骨相连,而腓骨近端仍有完整的骨间膜和骨间韧带,因此保持解剖位置。

【Ⅲ度】

外旋伤力如仍继续,外踝不仅外旋,而且同时向外向后及近侧移位。此时胫腓下联合遭牵拉,产生胫腓下联合后韧带撕裂或胫骨后唇骨折,即Ⅲ度损伤。胫骨后唇骨折片及胫腓下联合后韧带牢固地与腓骨相连。骨折片一般很小,但也可能较大,甚至可累及胫骨远端关节面。

【Ⅳ度】

常伴有一定程度的前关节囊或前内关节囊撕裂,如伤力继续作用,则三角韧带紧张。紧张的三角韧带牵拉内踝,使其旋转和受半脱位距骨的后内部分撞击,产生内踝骨折,也可以是三角韧带损伤。由于三角韧带浅层起自内踝前丘部,深层起自内踝后丘部,两部分组织可能分别损伤,因此内翻外旋Ⅳ度损伤可以有几种类别:

1.三角韧带深层断裂,或内踝基底部骨折。

2.前丘部骨折和三角韧带深层断裂。三角韧带可在起点、止点,或韧带本身的断裂。

(二)治疗

【闭合复位】

应于伤后立即复位。复位可在麻醉下进行。膝关节屈曲90°,放松小腿三头肌,按骨折移位相反方向使用外力。首先将患足内翻外旋,解脱骨折面嵌插,患足跖屈位牵引,恢复腓骨长度。再将足牵向前方,纠正距骨向后移位及胫骨后唇的移位。同时助手将外踝推向前,然后患足内旋纠正距骨及外踝外旋,并有助手向内推挤外踝。最后患足置90°,并内旋位,石膏固定。足后部置于内翻位。

【切开复位内固定】

1.首先固定外踝   在治疗Ⅳ度内翻外旋损伤中,先修复外侧损伤,然后治疗内侧的内踝或三角韧带损伤。将外踝解剖复位并牢固地固定,往往内踝也随之被整复。当然在外踝固定前、内踝骨折端应同时暴露,清除嵌入的软组织及关节内碎骨片。

2.三角韧带治疗   内踝与距骨间隙增宽,常表示软组织被嵌顿在其间,应切开复位,如有外踝骨折并需切开复位内固定,应探查和修补三角韧带。在做内固定或修复前,应先暴露内外侧组织,不应一侧手术完成后,再暴露另一侧。如内踝近基底部骨折,注意清除软组织碎片,清除嵌入骨折端之间的软组织。如果是三角韧带损伤,为了手术方便及显露清楚,应先将缝线穿过韧带深层,暂不打结扎紧,待外踝骨折牢固地固定后,距骨已复位时,将三角韧带深层缝线扎紧。如三角韧带自内踝丘部撕裂,则在内踝钻孔后,修补韧带将缝线穿过内踝孔道。而当三角韧带在距骨附着点撕裂,缝线可穿过距骨的孔道结扎固定。

3.胫腓下联合治疗选择   在内翻外旋损伤中,如胫腓下联合韧带未完全断裂,因在近端腓骨与胫骨之间有骨间韧带及骨间膜连接,固定重建腓骨的连续性后,胫腓骨即恢复正常解剖关系。因而无必要常规地固定胫腓下关节,但偶尔在手术时,因广泛剥离腓骨近端,将导致明显的胫腓下联合不稳定。或者由于某些患者的腓骨骨折较高,伴胫腓下联合损伤。在腓骨固定后,胫腓下联合稳定性必须做一个试验,其方法是用巾钳夹住外踝向外牵拉,外踝有过度移动,表示胫腓下联合分离,且不稳定,因此必须固定胫腓下联合。

4.胫腓下联合后韧带损伤的病例   多数胫骨后唇发生撕脱骨折。胫骨后唇骨折片与距骨仅有关节囊相连,而腓骨与胫骨后唇有胫腓下联合后韧带牢固地连接。腓骨外踝良好的复位,胫骨后唇也随之自动复位。但如果后唇骨片大于关节面的1/3,经闭合复位又失败的,则必须切开整复并做内固定,手术时要在腓骨固定前先固定胫骨后唇。

5.腓骨远端长螺旋形骨折的治疗

(1)骨片间压缩固定:骨折线长度是骨直径的2倍时,可以单用螺丝钉固定,一般使用2～3枚粗纹螺丝钉,收紧螺丝钉时,骨折片之间能产生压力。若采用皮质骨螺丝钉固定时,用螺丝钉远端仍能抓住另一骨折片,在两骨折片间同样可产生压缩力。固定时螺丝钉与骨折面垂直,可以产生最大的骨折间压力,但纵向稳定性不足,骨折片可纵向移位,因此可用另1枚螺丝钉垂直于骨的长轴,以抵消骨片间纵向移位。如要用1枚螺丝钉固定,在骨片间保持压力的同时,又要防止骨片纵向移位,则螺丝钉固定的方向,应在垂直骨折面与垂直长轴的2个方向之间。

(2)骨折片间压缩和非压缩钛板:如果术后不用外固定,按骨片间压缩固定方法用螺丝钉固定后,附加5～6孔的非压缩钛板,以起到支持作用,消除骨片间扭转应力,保护骨片间的固定。这时钛板称为中和钛板,也可用1/3管型钛板固定。

(3)钛缆固定:指钛缆环扎固定。暴露到骨折端足以复位。钛缆在骨膜外穿过,于骨折线的范围将腓骨扎紧。但骨折线长度至少是该骨直径的2倍才能应用钛缆环扎。钛缆环扎可用1～3根。此方法固定强度大于螺丝钉固定,且手术时软组织解剖少,钛缆环扎同时可和髓内针固定联合应用。

6.内踝骨折固定

(1)粗螺纹螺丝钉固定:直视下复位,特别要注意在关节内侧角。用巾钳暂时固定后自内踝尖向骨折线钻孔,螺丝钉也不必穿过胫骨对侧皮质。但是若胫骨骨质疏松时,应固定到对侧皮质。为了使断端间产生压力,为了防止内踝旋转,可采用2枚平行螺丝钉固定。假使骨片较小,则可用1枚粗螺纹钉,另1枚用较细的螺丝钉或克氏钢针。螺丝钉的方向非常重要,切忌进入关节腔或螺丝钉穿出胫骨后面骨皮质损伤胫后血管神经。

(2)"8"字形张力带固定:如果内踝骨折片较小或者骨折部骨质疏松,则用2根平行克氏针维持骨片复位。在距离骨折线近侧1cm的胫骨钻孔,直径为2mm,钢丝穿过该孔,两端在骨折线外面及内踝表面交叉,然后绕过克氏针深面,将两端钢丝扭紧,使两骨片间产生压缩力。

三、旋前(外翻)外旋损伤

(一)分类
【Ⅰ度】
足在外翻(旋前)位置,三角韧带处于紧张状态,同时因距骨外旋,三角韧带遭受牵拉的力增加,导致三角韧带撕裂或内踝撕脱骨折(Ⅰ度)。

【Ⅱ度】
伤力继续作用,则同时可引起胫腓下联合的前韧带、骨间膜和骨间韧带撕裂,胫腓骨下端分离。损伤时腓骨向外移位。若伤力到此停止作用,腓骨即能回复到正常解剖位。

【Ⅲ度】
如果伤力仍继续,则距骨可进一步外旋,腓骨按其纵轴旋转,腓骨在胫腓下联合近侧产生螺旋形骨折(Ⅲ度),骨折发生在距外踝尖端8～9cm处,骨间膜也向上撕裂至该处。腓骨和距骨向后移位,因此骨折的腓骨呈向前成角畸形。

【Ⅳ度】
持续的伤力,使足继续外旋和向外移位,距骨撞击胫骨后外角,同时胫腓下关节后韧带受到牵拉,张力可增加,直到胫腓下关节后韧带撕裂或胫骨后唇骨折。

（二）诊断时注意点

【区别旋前外旋损伤及旋前外展损伤】

前者占踝关节损伤的 7％～19％。外翻（旋前）外旋损伤为胫腓下联合前韧带及骨间膜撕裂，而外翻（旋前）外展损伤则伴有胫腓下联合后韧带损伤。

【Ⅱ度损伤】

占外翻外旋损伤的 60％。在Ⅱ度损伤的患者中，当伤力停止作用后，外踝及距骨即恢复到原位，X 线片上不能显示Ⅱ度损伤。因此临床上胫腓下联合肿胀存在时，需在外翻应力下摄片，即可显示踝关节内侧间隙增宽和胫腓下联合分离。

【Ⅲ度损伤】

占外翻外旋损伤的 20％～25％。腓骨有螺旋形或斜形骨折，骨折线多在胫腓下联合的近侧，当腓骨较近侧骨折伴有内踝损伤，应怀疑Ⅲ度外翻外旋损伤。因此当发现有内踝损伤时，要检查整个小腿。

【Ⅳ度损伤】

占外翻外旋损伤的 14％，有些病例的 X 线片上移位不明显，诊断的关键是胫骨后唇骨折。如果外翻外旋型骨折伴有胫骨后唇骨折，即是Ⅳ度损伤。表示踝关节极度不稳定。临床上对踝关节损伤严重性往往估计过低，因此对单纯腓骨骨折，应仔细检查踝关节内侧及胫腓下联合，怀疑有三角韧带及胫腓下联合损伤者，需做应力摄片，如果踝穴增宽，胫腓下联合分离，即表示踝关节严重损伤，踝关节不稳定。

（三）治疗

【闭合复位】

麻醉下膝关节屈曲 90°，以便腓肠肌松弛。方法类似内翻外旋型损伤的治疗，只是旋转方向不同。首先使足外翻，分离骨折面，跖屈纵向牵引，恢复腓骨长度和胫骨后唇向近侧移位，然后患足牵向前，纠正距骨向后半脱位，纠正外踝和胫骨后唇移位。内旋患足，纠正距骨和腓骨的外旋，最后将患足内翻背屈，石膏固定。患足后部分也应在内翻位，防止距骨向外移位和倾斜。短斜形骨折比长斜形骨折复位容易，维持复位也相对容易。复位后为了防止石膏固定后小腿的旋转，石膏应微屈并超过膝关节，3 周后更换小腿石膏。

【切开复位和内固定】

1.治疗前　要区别是旋前外旋型还是旋后外旋型损伤，在对旋前外旋型损伤进行手术时，应同时显露踝关节的内、外侧，在内侧的内踝骨折部位，清除嵌入间隙内的软组织，如三角韧带断裂，应将缝线贯穿两端，但暂不能结扎拉紧，待外侧固定后，再拉紧内侧缝线并结扎。对内踝骨折，也可以先处理外侧的骨折，并固定后再选用妥当的方法做内踝固定。

2.外踝或腓骨的治疗　是治疗踝关节损伤中的关键。短斜形骨折可用髓内钉固定。外踝有向外呈 15°的弧度，故不能用逆行插钉方法，应先在外踝外侧钻 1 个 15°的通道，将固定腓骨的髓内钉远端弯成约 15°的弧度，然后插入腓骨远端，至髓内针尖端触及腓骨对侧皮质后，旋转髓内针避开对侧皮质，继续插入髓内针直至跨过骨折面。长斜形骨折可用 2～3 枚螺丝钉固定，或用钢丝环扎固定。短斜形骨折也可用钛板螺丝钉固定。

3.胫腓下联合分离的治疗

(1)腓骨远端 1/2 处骨折，经正确复位和牢固地固定后，胫腓下联合即能正确地复位。

(2)在腓骨固定及胫腓下联合复位后，应在直视下试验胫腓下联合的稳定性，如不稳定，应考虑做胫腓下关节固定术。

(3)当骨折在腓骨近 1/2 时，因胫腓下联合韧带、骨间韧带及骨间膜广泛损伤，腓骨即使固定后，胫腓下联合仍极不稳定。在Ⅳ度的外翻外旋损伤中，胫腓下联合韧带完全撕裂，腓骨固定后，有时胫腓下联合仍存在明显活动，常要考虑用螺丝钉固定胫腓下联合。且不应早期活动，以防止螺丝钉断裂。

（4）内踝骨折，切开复位后内固定方法同内翻外旋骨折，一般使用粗螺丝钉固定，骨片较小或骨质疏松用"8"字形张力带钢丝固定。

四、旋前（外翻）外展损伤

（一）分类

1.Ⅰ度　当足外翻时三角韧带紧张，继而造成三角韧带撕裂或内踝撕脱骨折，即为Ⅰ度损伤。

2.Ⅱ度　如伤力继续外展，距骨可向外推挤腓骨，胫腓下联合前韧带及后韧带撕裂即为Ⅱ度损伤。

3.Ⅲ度　如果外展伤力仍起作用，腓骨骨折，骨折线在踝关节近侧 0.5～1cm 处，骨折线呈斜形或短斜形，外侧伴有 1 块三角形骨片。由于骨间韧带及骨间膜完整，近端腓骨与胫骨保持正常解剖关系。

（二）诊断注意点

【外翻外展型损伤】

占踝关节损伤的 5%～21%。Ⅱ度损伤的外翻外展损伤与外翻外旋Ⅱ度损伤程度不尽相同。前者胫腓下联合前韧带及后韧带均损伤，而后者仅为胫腓下联合前韧带损伤，骨间韧带和部分骨间膜损伤。但是在临床上，这两种损伤类型的Ⅱ度损伤难以区别。

【Ⅲ度外翻外展损伤】

主要特征是外踝具有横形骨折线，腓骨外侧皮质粉碎，有三角形小骨片，骨折线可以恰巧在胫腓骨关节平面或在其近侧或在胫腓下联合的近侧。

【腓骨骨折部位与胫腓下联合的关系】

腓骨骨折部位与胫腓下联合的关系很重要，代表胫腓下联合损伤范围。现将腓骨按骨折平面分 3 类。

1.外踝骨折位于胫骨关节面　当腓骨骨折在胫骨关节面或在其上，可推测骨间膜完整，或大部分骨间膜完整，因此胫腓下联合未完全破裂。治疗时应使外踝完全复位，为胫腓下联合前韧带和后韧带愈合创造条件。

2.腓骨骨折　发生在胫腓下联合近侧 6cm 或更近的腓骨，骨间韧带及部分骨间膜破坏，胫腓下联合可分离。因此当腓骨骨折满意固定后，胫腓骨之间，仅有近侧骨间膜维持，胫腓下联合仍有明显活动。如腓骨复位固定后，仍不能保持胫腓下联合复位，则需要暂时用螺丝钉横形固定胫腓下联合。

3.腓骨骨折位于上述两类之间　外翻外展骨折在踝关节平面与近侧 6cm 之间，胫腓下联合因骨折平面高低而损伤程度不同，一般在手术时才能明确。腓骨固定后，如不能确定胫腓下联合的稳定性，可用巾钳向外牵拉外踝来测定。对于这类患者，不一定要固定胫腓下联合，其固定指征视腓骨骨折平面而定。

4.外旋和外展联合伤力造成的损伤　如果伤足外旋同时外展，产生下部骨折发生在胫腓下韧带近侧，联合损伤的病理类似外翻外旋损伤Ⅳ度，因此时韧带完全撕裂。

（三）治疗

复位时，与骨折移位相反方向使用压力，术者一手将胫骨远端推向外，另一手将患足推向内，同时使足跟内翻，小腿石膏固定。但复位常失败，故应考虑手术复位。根据腓骨骨折情况，选用钢板螺丝钉、半管型钢板螺丝钉、髓内钉、螺丝钉等。内踝骨折一般使用粗纹螺丝钉固定或"8"字形张力带钢丝固定。胫腓下联合是否固定，取决于腓骨固定后，胫腓下联合的稳定性。

（商　科）

第二十八节　踝关节韧带损伤

踝关节韧带主要包括外踝韧带、三角韧带和下胫腓韧带三组韧带,是维持踝关节稳定的重要结构。韧带受到牵拉或部分断裂为扭伤,对踝关节的稳定无明显影响,当韧带完全断裂(或为踝部顶端的小撕脱骨折片)时,距骨在踝穴内可以发生倾斜,亦即出现半脱位。三角韧带、下胫腓全部韧带与部分骨间膜同时损伤时,可以出现下胫腓分离,距骨向外侧脱位。临床上踝关节韧带损伤并不少见,约占所有肌肉骨骼系统损伤的 25%,其中多系单一韧带的扭伤,尤以前距腓韧带与下胫腓前韧带的损伤多见。三角韧带损伤多合并踝关节骨折脱位。而跟腓韧带损伤与单纯由于韧带损伤而引起的下胫腓分离,在临床上容易忽视而漏诊。

目前对踝关节韧带损伤的重视程度远远不够。由于大多患者没有得到及时有效的治疗,往往关节不稳或反复扭伤。

一、外踝韧带损伤

(一)前距腓韧带损伤

足正常承重时,前距腓韧带与距骨的长轴走行方向一致,而当踝跖屈时,其走行方向与胫骨之纵轴一致,且变得更紧张,在踝跖屈位受到内翻应力则首先发生前距腓韧带的损伤,肿胀与疼痛局限于外踝的前下方,可出现皮下瘀斑,将足被动跖屈并内翻时疼痛加重,外翻时则减轻,外踝前下方局限性压痛。当前距腓韧带完全断裂时,踝跖屈位距骨可以移位,如施以向前的应力拍摄踝关节侧位 X 线片,可显示距骨向前半脱位,如跟腓韧带同时损伤,则距骨向前移位更为明显。治疗可行足外翻、背屈位 8 字绷带加压包扎,或辅以石膏固定,1～2 周解除绷带固定。

(二)跟腓韧带损伤

踝关节于 90°位受到内翻应力,可单纯发生跟腓韧带损伤,以继发前距腓韧带损伤更为常见,有时表现为外踝顶端的撕脱骨折。其肿胀、皮下淤血和压痛波及外踝前下方及下方,常以外踝顶端为中心肿胀最明显,完全断裂时在外踝顶端下方可触及沟状凹陷。与健侧对比足被动内翻活动加大并引起疼痛,踝关节向前的抽屉试验可以为阳性,在内翻应力下摄踝关节正位 X 线片,显示距骨体滑车外侧降低,内侧升高的倾斜。正常人在内翻应力下拍踝关节正位 X 线片时,距骨可以倾斜 5°～15°,因此,在诊断外踝韧带断裂时,应以健侧应力下 X 线片作对比,不应单纯依赖患侧应力下 X 线片做出诊断。

跟腓韧带部分断裂,可用胶布将足外翻位固定 10～12d,去除固定后可用弹力绷带或护踝增加踝关节的稳定性 2 周;跟腓韧带完全断裂,则应将踝关节置于 90°位,足外翻位以 U 形石膏或短腿石膏托固定 4～6周,亦可行手术缝合修复断裂的韧带,术后以石膏固定 6 周,解除固定后应加强足外翻肌之功能锻炼,行走时可将鞋后跟外侧垫高 0.5cm 左右以保持踝关节处于轻度外翻位,防止再次损伤。

跟腓韧带完全断裂在早期未经适当的治疗,造成跟腓韧带松弛,在日常活动或体育运动中极易内翻位扭伤患足,反复多次的损伤系由于踝关节外侧失去稳定性,距骨在踝穴内经常发生向内侧倾斜的半脱位所致,临床上称之为复发性踝关节半脱位,检查时可以发现跟腓韧带部位凹陷,足被动内翻范围较健侧增加,足内翻位应力下 X 线片可显示距骨向内倾斜半脱位,严重者可合并踝关节创伤性关节炎。复发性踝关节半脱位可行手术治疗,常用方法为取全部或半侧腓骨短肌腱重建跟腓及前距腓韧带,如 Watson-Jones 法、

Chrisman 法、Me Laughlin 法以及 Evans 法等。术后以短腿石膏托或 U 形石膏足外翻位固定 6 周。

（三）后距腓韧带损伤

在外踝三组韧带中后距腓韧带较为坚强，极少单独损伤，仅于踝关节极度背伸而又受到内翻应力时始发生损伤。可用 U 形石膏将踝关节于中立位固定 4～6 周。

二、三角韧带损伤

由外翻或外旋应力引起的单纯三角韧带损伤多为前束断裂，于内踝前下方肿胀、压痛，足被动外翻时疼痛加重。三角韧带完全断裂多合并有外踝或腓骨下端骨折，并可同时有下胫腓韧带、骨间膜的损伤，出现下胫腓分离。

三角韧带部分断裂可用石膏将足固定于内翻位 4～6 周，完全断裂可用 U 形石膏或短腿石膏托内翻位固定 4～6 周。仅在三角韧带断端或胫后肌腱嵌入关节间隙而阻碍距骨复位时，始考虑手术治疗。

三、下胫腓韧带损伤

下胫腓联合包括下胫腓前、后韧带、下胫腓横韧带和骨间韧带。常见的损伤机制是外力使距骨在踝穴内外展或外旋，导致联合韧带断裂。

联合韧带断裂是否均需进行手术治疗目前尚有争议，临床上广泛认同固定下胫腓联合的指征是：①内踝三角韧带损伤未修复，腓骨骨折线高于踝关节水平间隙上方 3cm 以上；②不行固定的腓骨锦缎骨折合并下胫腓联合损伤；③陈旧性的下胫腓分离；④下胫腓联合复位不稳定。在术中如何判断下胫腓联合不稳定，目前尚有不同看法。AO 组织主张在固定内外踝骨折以后，用钩拉试验来判断下胫腓联合的稳定性，如不稳定则需将其固定。AO 推荐 1～2 枚直径 3.5～4.5mm 的皮质骨螺钉紧靠下胫腓联合上方，平行胫距关节面且从后向前倾斜 25°～30°，固定三层皮质（腓骨双侧，胫骨外侧皮质），目的是在踝关节活动中适应下胫腓联合的正常微动。

术后需要制动，负重过早可能引起横穿钉断裂，一般在术后 8～12 周取出内固定。取出时间过早会引起下胫腓再次分离，过晚将影响踝关节功能恢复。

四、踝关节韧带损伤的诊断

需要熟悉各韧带的功能解剖，主要根据受伤详细病史、局部压痛、空虚感、异常活动、松弛不稳以及影像学上的间隙增宽等。

对踝关节韧带的新鲜损伤以往采用充气或碘水造影方法以协助诊断。Quigley(1970)于踝关节内注入空气 20ml，如在内踝与皮肤之间出现气体影像，可诊断三角韧带断裂。Mehrez 和 Geneidy(1970)以碘水造影，如造影剂自内、外踝下方向皮下溢出并扩散，则可诊断相应的韧带断裂。Wilson(1980)指出注入造影剂前应抽净积血，然后注入造影剂 5ml。距腓前韧带断裂则外踝前方显影；跟腓韧带断裂于外踝侧后方显影。造影剂可进入腓骨肌腱鞘，三角韧带断裂于内踝部位造影剂外溢；下胫腓前韧带断裂，可于外踝前上方显影；下胫腓韧带断裂，造影剂于下胫腓联合处显影并向上方扩散。

（商 科）

第二十九节   跟骨骨折

跟骨骨折占足部骨折的60%,占全身骨折的2%。男性常见,70%为关节内骨折。15%为双侧骨折。尚无理想的分类和治疗方法。近来随CT技术、术中透视技术、内固定技术的应用,对跟骨关节内骨折有了进一步的认识,取得较大进展,可以基本上达到解剖复位、坚强内固定、早期功能锻炼的目的。骨折不波及距下关节者,仅为1/4。由于跟骨为松质而且血供丰富,故发生缺血性坏死并不多见。

一、解剖概要

跟骨是最大的跗骨,有3个距骨关节面和1个骰骨关节面。躯体垂直作用力经过跟骨一部分传导到跟骨结节,另一部分传导于骰骨和第4、5跖骨组成的外侧柱和由距骨和足舟状骨组成的内侧柱。跟骨是跟键附着处,也是足底跖腱膜的起始点。主要功能是支撑体重,延长小腿三头肌的力臂,组成足纵弓。跟骨创伤性畸形可导致距下关节和足功能障碍。跟骨的前端有一关节面,与骰骨相连接,形成足纵弓的外侧部分,在跟骨的内侧有一隆起名载距突,支持距骨颈,为跟舟足底韧带或弹性韧带附着处。这个韧带非常坚强,可支持距骨头,又传导身体部分重量。正常跟骨后缘与下缘切线交角约为62°,如跟骨后上缘隆起,此角可增大至78°。跟骨作为足部"桁架"后方的撑杆。在跟骨后关节面与距骨体跖侧关节面形成后关节,两者的交角称为临界角,正常应为0°。在距跟中、后关节之间有从前外侧向后内侧的隧道,外宽内窄,有距跟骨间韧带将两骨相连,并有血管、神经通过。此隧道的前外侧喇叭形即跗骨窦,有趾长伸肌附着。距下关节甚为复杂。足内翻外翻并非发生于距小腿关节,实际上由距下关节进行,但剧烈活动时则距小腿关节亦参与受力。因此内翻、内收、跖屈或后翻、外展、背伸常同时发生,距下关节对内、外翻甚重要。距下关节的轴线与足的中线(经过第1、2趾间隙)呈16°角。其与足底平面所呈角度为42°。距下关节前、中关节由距骨间韧带分开,后关节长轴斜行,与足中线呈40°。其外形一般向上凸出。

正常跟骨后缘与下缘切线交角约为62°。跟骨结节轴线与胫骨干轴线交角为跟骨后缘隆起,此角可增大至78°。沿跟骨后、中距关节面画一线,其与跟骰关节面画线,此线与交角即 Langre 角,正常为98°自跟骰关节面前上缘中点,向后与跟骨后距关节面的前弧面作一切线,另自跟骨结节后上缘中点,向前与跟骨后距关节面后弧面作一切线,两线相交角为结节关节角或 Bohler 角,正常为27°~33°。跟骨骨折后 Bohler 角度数变小。

在跟骨轴位X线片上,沿跟骨内、外面作切线,在后相交,正常为15°~17°(Peries角)。跟骨骨折后,如横径加宽,此角可减少,甚至为负角。跟骨载距突向前下倾斜,其角度可10°~60°,但90%在25°~45°间。

距下关节之前、中关节由跟骨间韧带分开,后关节长轴斜行,与中线呈42°,其外形一般向上凸出。

跟骨与胫腓骨间由跟腓韧带及三角韧带之跟胫韧带相连,有防止足向后脱位的作用。使距小腿关节稳定之肌腱对距下关节同样重要。跟骰关节附横关节的一部分,由跟骨前部凸形关节面与骰骨后部之凹形关节面相连接。其韧带有分歧韧带跟骰部分、跖长韧带、跖短韧带。跟骰关节只作为足内翻及外翻运动辅助部分。成人结节轴线与胫骨干轴线的交角与胎儿的不同。

二、跟骨显露途径

显露跟骨多在跖侧作切口,自跟骨结节纵行,沿跟两侧向前,全长4~5cm。切开浅筋膜,此处脂肪甚厚,在浅筋膜深处显露跖腱膜,将跖腱自其附着于跟骨结节内侧突外横行切断。在足底内侧,避免损伤足底内、外侧动脉及神经。将跖腱膜及其下面的趾短屈肌向远侧翻转,向周围剥离,跟骨即显露。如需更广泛显露,可将小趾短屈肌及展肌向外牵开,拇展肌向内牵开。胫后动脉分出许多分支供应跟骨负重区,分支与主干大致成直角,手术时应予以注意。

三、骨折分类

跟骨骨较其他跗骨骨折多见,从实用意义上可分为不影响距下关节和距下关节有损伤者两类。

1.AO/OTA 分类

(1)关节内跟骨骨折。

(2)关节外跟骨骨折。

2.其他常见分类 跟骨骨折根据骨折线是否波及距下关节分为跟骨关节内骨折和关节外骨折。

(1)按解剖部位进行关节外骨折分类:①跟骨结节骨折;②跟骨前结节骨折;③跟骨结节内、外侧突骨折;④载距突骨折;⑤跟骨体骨折。

(2)按 X 线片进行关节内骨折分类:最常见者为 Essex Lopresti 分类,将跟骨关节内骨折分为舌型和关节压缩型骨折。

(3)CT 分类:较常用 Sander 分类,其分型基于冠状面 CT 扫描。在冠状面上选择跟骨后跟距关节面最宽处,从外向内将其分为 ABC 三部分,分别代表骨折线位置。这样,这可能有四部分骨折块,三部分关节面骨折块和一部分载距突骨折块。

四、诊断

1.临床特征 疼痛,不能负重,后足部畸形肿胀。足弓内侧血肿。如疼痛剧烈,足感觉障碍,被动伸趾引起剧烈疼痛时,应注意足筋膜综合征的可能。亦应注意全身其他合并损伤,如脊柱、脊髓损伤、骨盆骨折、胫骨平台骨折等。

2.X 线检查 足前后位可见骨折是否波及跟骰关节。侧位可显示跟骨结节角(Bohler 角)和交叉角(Gissane 角)变化,跟骨高度降低。跟骨轴位可显示跟骨宽度变化及跟骨内、外翻。斜位可发现前突骨折。Broden 位是一常用之特殊斜位,可在术前、术中了解距下关节面损伤及复位后情况。投照时,伤足内旋40°,X 线球管对准外踝并向头侧分别倾斜 10°、20°、30°、40°。

五、治疗

跟骨骨折较其他跗骨损伤多见,可分不影响及影响距下关节两类,不累及距下关节的跟骨骨折仅占跟骨骨折总数的 1/4,故 X 线检查正侧位即可确定。大多数(60%～70%)跟骨骨折均波及距下关节。

1.跟骨体部、跟骨前突骨折或仅有很少移位不影响关节面的骨折可用石膏固定治疗。但跟腱附着的跟骨结节撕脱骨折,波及跟骨结节下部并有跟腱撕脱者,则需手术切开整复并用螺丝钉内固定。

2.如跟骨骨折的骨片较大,影响跟骰关节,则需手术复位内固定。若为粉碎骨折,则可切除碎骨片。

3.波及距下关节者,可用以下方法:

(1)牵引疗法。

(2)加压包扎,早期活动。

(3)石膏固定。

(4)切开复位内固定加植骨。

(5)Essex Lopresti 手术。

(6)早期距关节固定术。

早期可非手术治疗,若以后仍有症状时,可手术治疗。如距下关节固定或三关节固定术,均行之有效。

4.Essex-Lopresti 法:塌陷骨折适于此法。

1.轴位固定法　让患者取俯卧位,在跟骨结节相当跟腱附着的外侧做一小切口,用一根粗斯氏针从纵行方向打入舌状骨片内并轻度偏向外侧。透视下,屈曲膝关节,将钢针撬拨骨片,整复骨折。前足保持中立位。

同时双手挤压跟骨两侧将增宽的跟骨整复。经 X 线拍片证实复位后,将石膏和钢针包于一起,4～6 周后拆除固定,8～10 周复查。

2.手术复位(Essex-Lopresti 法)　让患者取侧卧位,在外踝下方与跟骨上缘平行做一小切口,显露距骨窦及跟骨上缘,可见到距下关节面骨片下陷,距下关节面外侧关节囊撕裂,如需作较大显露时,可切开跟腓韧带。在跟骨结节处打一枚斯氏针,如跟距角消失,将钢针穿过跟骨结节部以矫正角度。同时双手挤压跟骨两侧以恢复其宽度。骨塌陷下方空隙可植入松质骨片。可用 U 形钉作内固定。

3.手术复位　手术采用 MeReynold 法,在足跟内侧中部与足底平行切口,切口长度 5～7.5cm,最好将切口中间处位于跟骨塌陷处。对舌形骨折可作短切口,略偏后部,避免损伤垂直方向的血管神经束。分离跖方肌纤维至跟骨内侧壁,达到骨塌陷处,用骨撬插入骨折线,小心松动骨片内上部使之复位。双手挤压跟骨两侧使之宽度改变。然后用 1～2 枚 U 形钉固定。术后小腿石膏固定,6 周后复查。

4.关节融合术　早期行距下关节融合可有 75% 优良效果。术后 2 年功能不好,活动时有疼痛者,可做多关节融合术。

5.并发症

(1)伤口皮肤坏死、感染:手术应仔细操作,避免过度牵拉切口,缝合切口避免张力。

(2)神经炎、神经瘤:手术时注意保护好腓肠神经。

(3)腓骨肌腱脱位:骨折片损伤外侧壁突出,缩小了腓骨及跟骨间隙可挤压腓骨长短肌腱。如有症状可手术治疗。

(冯小兵)

第三十节　足部骨折

一、距骨骨折

(一)距骨颈骨折

距骨颈骨折是指距骨颈部受到直接或者间接暴力作用致距骨颈部骨皮质连续性中断。临床上距骨颈

部骨折比较少见,但随着交通和建筑业的发展,发病率有不断上升趋势。它占全身所有大关节骨折脱位的
1%,占足踝损伤的1.6%,约占距骨骨折的50%,它属于典型的关节内损伤。此种损伤常易导致距骨体的
缺血坏死,因而长期以来被认为是踝关节的严重损伤疾病之一。

【发病机制】

据文献报道,距骨颈发病机制主要有三种,最常见者为足部受到跖屈暴力而使距骨颈与胫骨下端前缘
相撞击导致距骨颈骨折。根据暴力的不同程度,可产生距骨颈无移位骨折或距骨体骨折块向后内侧被挤
出踝穴,此时距骨体骨折块仅靠局部的三角韧带与周围相连,故而仅由三角韧带内的血管提供血供,手术
时应特别保护该韧带。另一种发病机制为踝关节的旋后暴力致距骨与内踝相撞击导致骨折,较少见。此
外,距骨受到直接暴力亦为距骨颈骨折的一种罕见的机制。

大多数距骨颈骨折发生于交通事故中,足部由于踩刹车或蹬踏于地面而致骨折,高处坠落伤亦为常见
致伤原因。历史上,这类骨折常见于空难伤员中,故而又被称为“飞行员距骨”。

距骨颈是距骨中最脆弱、最易受损伤的部位,距骨颈内部没有坚强的支撑结构,又是解剖上最细的部
位。产生距骨颈骨折的暴力主要是足过度背伸引起。当足处于背伸位时,胫骨下端的前缘呈楔状的顶端,
就像凿子一样对距骨颈背侧施加剪切力而导致距骨颈垂直骨折。距骨颈骨折线常是冠状面方向,呈垂直
状,从距骨颈的外上方向内后方倾斜。如果暴力继续作用,可引起距下关节后方的韧带断裂,距骨体向后
脱位,距骨头、跟骨连同足向前上方移位,跟骨载距突常钩住距骨体一起向后移位,使距骨体脱出于踝穴的
后上方,距骨滑车关节面转向后内侧,紧贴内踝部皮下,可压迫皮肤产生局部皮肤坏死。

【临床表现】

患者多有足强度背伸外伤史,伤后踝部肿痛、活动受限。如为Ⅲ型损伤者则踝部畸形比较明显,因而
Keen征呈阳性(患者仰卧位,膝关节置于中立位,用弯角规测量两踝之间的横径。当距骨体脱位后,两踝横
径增大,即呈阳性)。在距骨体变位处皮下可触到骨性突出,且皮肤易出现张力性水泡,久之局部皮肤可呈
现缺血性坏死,有时胫后神经、血管有被变位的距骨体挤压伤的危险,导致足前部血液循环不佳等症状,甚
或出现坏疽,以及足底内侧神经麻痹等。个别尚有拇长屈肌腱被钳夹,而导致踇趾呈屈曲挛缩状,而胫后肌
腱亦有被嵌夹的报道。如伴有距舟关节半脱位者,则足背部有压痛与骨性高突。有学者曾经指出,外科医
生必须注意,没有变位的距骨颈骨折,是很少见的,而距下关节半脱位最易被忽视。如伴有内、外踝或后踝
及跟骨骨折者,局部均有相应的损伤症状。通常,距骨颈骨折根据Hawkins分类分为四型:

Ⅰ型:无移位的距骨颈骨折,多为纵形骨折,此型骨折骨坏死的发生率较低。

Ⅱ型:距骨颈骨折合并距下关节半脱位或全脱位,但踝关节仍保持完整。此型骨折中从距骨颈部延伸
到体部以及进入距骨窦内小孔的动脉均受累,但进入距骨体内侧面小孔的血管均未受损,骨坏死的发生率
约为42%。

Ⅲ型:距骨颈骨折合并距下关节、踝关节脱位。距骨体往往被从内后方挤出嵌顿于跟骨与胫骨间。此
类骨折发生时,为距骨提供血的三根主要血管均被累及,因此坏死率非常高,高达90%。

Ⅳ型:为Ⅲ型的基础上合并距舟关节脱位,由Canale与Kelly在Hawkins研究的基础上提出,该型除
了距骨体从踝关节或距下关节中脱出,还伴随距骨头从距舟关节中脱出。此类罕见的骨折被称为
HawkinsⅣ型,其骨坏死率几乎为100%。

【辅助检查】

拍摄患肢踝关节正侧位X线片即可了解距骨颈骨折的程度、骨折移位方向及胫距、距跟关节的脱位情
况,CT检查有助于了解距骨颈骨折粉碎程度及关节面损伤程度。

【诊断要点】

1.有明显的外伤病史,病人自高处坠落足部受到跖屈暴力而使距骨颈与胫骨下端前缘相撞击导致距骨颈骨折。

2.临床表现:伤后踝部肿痛、活动受限。如为Ⅲ型损伤者则踝部畸形比较明显,因而Keen征呈阳性,在距骨体变位处皮下可触到骨性突出,甚至压迫胫后血管神经。

3.X线片及CT片显示。

【治疗与康复】

凡涉及关节面的骨折,在治疗上都是比较困难的,特别是一些负重关节,何况距骨表面为75%的软骨所覆盖,因而进入距骨的血液供应相对有限,尤其那些严重的Ⅲ型骨折,应及早给以闭合复位与妥善的制动,这是促使其骨折愈合与恢复血运的首要环节。此外,距骨颈骨折脱位,常对踝后血管、神经及皮肤形成挤压,如果延误治疗则有发生缺血坏死的危险,且个别尚伴有肌腱嵌夹者,所以进行积极有效的治疗,更是刻不容缓的事情。

距骨有其相适应的踝穴,其上无肌肉附着,若骨折脱位一旦复位成功,常是解剖复位而且亦较稳定。所以不少学者主张:对新鲜病例,应首先采用手法闭合复位为好,对这种无损伤性疗法,尚能保存其残存的血供,故可能取得较好的疗效。Kenwright指出,手术都有破坏距骨血供的可能。Pantazopoulos在采用开放复位的10例中,有9例缺血坏死和1例发生感染的不良后果。总之,对新鲜的距骨颈骨折,如能及时地进行闭合复位,必要时配合跟骨牵引使其复位,并妥善固定,避免负重,其预后尚佳。

1.保守治疗

(1)单纯石膏固定:对于距骨颈无移位骨折,可行短腿石膏跖屈位固定,2个月后去石膏复查,必要时再将患足踝关节中立位固定1~2个月,不可过早将足放在背伸位。

(2)闭合复位石膏固定:适用于两周以内的新鲜闭合性患者,对于距骨颈骨折伴距跟关节半脱位或全脱位的病人,可试行手法复位。

手法整复方法:应在坐骨神经、股神经阻滞麻醉或硬脊膜外麻醉下进行。屈膝,助手把持小腿,术者一手握住胫骨下端向前拉,另一手握住足,先将前足轻度外翻而后强力跖屈牵引,然后将足向后推送便可复位。经X线片证实复位满意后,短腿石膏外固定踝关节于跖屈轻度外翻位。两个月后改为中立位,一般固定时间为3个月。本法适合于距骨颈骨折伴距跟关节半脱位者。另一种情况是距骨颈骨折合并距骨体后方全脱位,脱位的距骨体滑向后内方而脱出踝穴跟骨载距突则抵在距骨内侧结节前方。此种情况闭合复位成功率较低,因创伤严重距骨体坏死率较高。整复方法为:在麻醉下屈膝90°向上牵引,另一助手握足跟及前足于踝关节背伸位向下牵引,并将足跟稍外翻,使胫骨与跟骨间的间隙增宽,并解除载距突与距骨的交锁,术者用两手拇指由距骨体的背侧加压,推其进入踝穴内。然后足跖屈,向前推踝关节便可整复距骨颈骨折,若这种方法不成功,可行跟骨牵引,牵引后加宽了胫骨和跟骨间的距离,同时将足外翻,向前外侧推压距骨体则有可能复位成功。也可在X光透视下经皮插入一钢针,直接对距骨体施行撬拨。复位成功后,短腿管形石膏将踝关节固定于跖屈位,6周后改为中立位,固定时间不少于12周。

2.手术治疗

(1)适应证

1)伤后已延误而超过一个星期以上的患者。

2)距骨体的后内侧脱位而未合并内踝骨折,或外侧脱位而未合并外踝骨折者。

3)虽伴有内踝或者外踝骨折,但经闭合复位失败者。

4)合并有肌腱嵌夹或出现血管、神经有受压现象而需立即手术探查者。

(2)具体方法

1)距骨颈骨折合并距下关节半脱位手术切开复位术。

①麻醉:坐骨神经、股神经阻滞,腰麻或硬脊膜外麻醉。

②体位:仰卧、屈膝、足置外旋位,大腿中部绑充气止血带。

手术方法:取踝关节前内侧手术入路,起于内踝前上方,向前下弯曲止于足舟骨内侧面。切口长 8cm。切开皮下组织及关节囊,显露距骨头颈部,将胫后肌腱牵开。暴露距骨颈部骨折端,清理骨折端瘀血及小碎骨块,活动距跟关节将其距跟关节复位,将足跖屈,推踝部向前或推足部向后,使头颈部与距骨体复位。必要时可以用器械将距骨体抬起与颈部对合。然后从距骨头上插入两枚克氏针将头颈与距骨体临时固定在一起。术中探查及透视见骨折及距跟关节脱位均复位良好后用空心加压松质骨螺丝钉贯穿固定,也可用可吸收螺丝钉固定,临时固定用钢针拔除。骨折粉碎者也用多枚克氏针交叉固定。骨折固定后止血,生理盐水冲洗刀口,逐层缝合切口。术毕用前后石膏托固定,2 周后拆线更换短腿管形石膏,8~10 周后去石膏摄片检查。

2)距骨颈骨折合并距骨体后方全脱位手术切开复位术。

①麻醉和体位:同距骨颈骨折合并距下关节半脱位手术切开复位术。

②手术方法:对于距骨体脱向后内侧的病例,可在踝内侧做一个长约 8~10cm 的切口,近侧起自内踝后面,即内踝尖端上方 5cm,越过内踝尖,弧形向跖侧行向足底,止于足舟骨体的内侧,此时要细心解剖,因血管神经束即显现于皮肤切口之下,在打开关节前,应将其游离出来。一旦解剖已清楚,再显露胫骨下端、内踝即距舟韧带,但不剥离骨膜。在显露距骨头、距骨颈时,要避免损伤内踝后下方的胫后肌腱和血管神经,此时脱位的距骨体即清晰可见。如内踝尚未骨折者,可行内踝截骨术,即凿下内踝长约 3cm,连同关节囊韧带向下翻起,这样有利于距骨体复位,而且亦可避免在切开三角韧带时,伤及距骨体三个主要血液供应来源之一的动脉。手术时只需显露两个骨端(即距骨颈和距骨体的前内侧断面),而距骨颈及距骨头周围的软组织尽可能勿去干扰。清理骨折端碎骨片后用一枚钢针打入距骨体内,控制距骨体,用骨膜剥离器配合,将距骨体复位,必要时再将足跖屈并推足向后,以使骨折断端相互嵌合紧密。然后从距骨体的后内侧向距骨头侧钻孔,用可吸收拉力螺丝钉固定,或由距骨颈内侧非关节面处向距骨体后下方钻孔,用可吸收拉力螺丝钉或者空心加压螺丝钉固定,也可用多枚钢针固定,达到牢固固定即可。而后再将内踝骨折块(包括截下来的)进行解剖复位,并用松质骨螺丝钉固定。但在多数情况下,距骨颈Ⅲ型骨折往往伴有内踝骨折,这就为脱位的距骨体的复位创造了有利的条件。术中探查及透视见骨折及脱位均复位固定良好后逐层缝合切口。术毕用前后石膏托外固定,2 周后拆线更换管形石膏固定于踝背伸 90°中立位,一般固定时间为 12 周直至骨折愈合,距骨体无缺血坏死为止,固定期间避免患足负。

对于少数距骨颈骨折距骨体脱向踝之外后者,手术复位时可采用踝外侧的入路,如外踝无骨折,应行腓骨下段截骨,并向外后翻转以显露踝关节,并对脱位的距骨体进行复位,再由距骨体的后外侧向距骨头钻孔打钉,但钉端不能透过距骨头(即距舟关节面)。继而将外踝或腓骨下段骨折复位,并行内固定。有学者认为,采用外侧入路的术式对保护距骨损伤后尚未遭受破坏的主要供血的动脉有利。术毕用前后石膏托外固定,2 周后拆线更换管形石膏固定于踝背伸 90°中立位,一般固定时间为 12 周直至骨折愈合,距骨体无缺血坏死为止,固定期间避免患足负重。

对于开放性距骨颈骨折-脱位的治疗也必须遵循开放性骨折的处理原则。如果距骨体骨折块因创伤污染或失去血运,处理较为棘手。一种方法是清创后置于原位,如果术后发生距骨感染、骨不连或坏死,二期切除做胫跟融合或 Blair 融合。另一种方法是直接切除该骨折块,待伤口愈合后做关节融合。

3.功能锻炼　距骨颈骨折,血循较差,愈合缓慢,复位固定后,即应加强未固定关节膝和足趾的伸屈活动,以利肢体血循和消肿,复位固定2～3周后即应扶拐下床活动,虽不能负重,但有利于患者全身情况恢复和减轻精神负担。去固定后应加强踝关节各项自主活动功能锻炼和按摩活筋疗法。若骨折愈合,有缺血坏死征象者,虽不宜负重,但不负重的踝、足功能活动应该加强。

4.药物治疗

(1)内服药:初期肿胀严重者,宜用大剂利水祛瘀类药,方用活血舒肝汤或仙复汤加猪苓、车前子;肿胀消退后,可服理气活血消肿类药,方用橘术四物汤加香附、川牛膝,也可服用三七接骨丸。若为开放性骨折,宜用活血消肿清热解毒类药,方用桃红四物汤加金银花、连翘、茯苓、车前子;后期下床活动出现肿胀、疼痛者,宜用益气健脾利湿、强壮筋骨类药,方用补中益气汤加川断、骨碎补、独活、川牛膝、苡米、茯苓;若距骨体出现缺血征象时,可加重祛瘀接骨之三七接骨丸用量,即每次用量1包,每日2～3次;骨折出现延迟愈合时,可服滋肾益气壮骨丸;骨折愈合后出现缺血坏死征象者,可服用益气滋肾活血祛瘀剂,药用滋肾益气壮骨丸和三七接骨丸合并运用;后期有关节疼痛活动不利者,服用养血止痛丸。

(2)外用药:初期肿胀严重者,可外敷黄半膏或速效消肿膏,无移位骨折可外贴接骨止痛膏;骨折愈合后出现缺血坏死征象者,可外贴活血止痛膏,或外敷外用接骨丹;骨折愈合后关节疼痛活动不利者,外揉七珠展筋散或涂擦展筋酊,并外洗温经活络、疏利关节药,方用苏木煎、透骨草煎等。

【述评】

距骨颈骨折的预后不佳,即使Ⅰ型骨折也有报道不满意率达40%～50%。其他如距骨坏死,创伤性关节炎,畸形愈合,伤口感染,骨折延迟愈合或不愈合等。

1.距骨缺血性坏死　由于距骨表面约有70%为关节软骨面所覆盖,又无肌肉附着,血管进入距骨内的部位较为集中,故易于损伤。且距骨大部分为松质骨,当受伤时可因骨被压缩而伤及骨内血管,同时与骨折脱位类型,即损伤程度有关。目前对距骨坏死倾向于手术治疗,主要包括胫跟融合术与血管束骨内植入术,当距骨体发生缺血坏死后,在处理上有两种意见:一种是保守观察,有人认为缺血坏死多可以修复,很少发生塌陷,故主张保守治疗。第二种意见是手术治疗,认为距骨体发生缺血坏死后,即使不发生塌陷,也可诱发距下或踝关节创伤性关节炎。造成功能障碍,只有行关节融合术。文献报告手术方法可采用以下几种方式:①胫跟融合术:切除坏死距骨,做胫跟融合,融合时应将跟骨后移,以免形成"L"形足,术后肢体短缩较多,但疼痛消失,须穿矫形鞋,以改进步态。②改良Blair手术。③血管束骨内植入术:日本学者Hori(1978)报告用血管束植入距骨体内治疗缺血坏死获得成功。国内张发惠(1984)对60例成人尸体足标本向距骨内植入血管束提供了解剖资料,认为向距骨植入血管束;以选用跗外侧动脉静脉最好。植入血管束方法为将跗外侧动-静脉完全游离后,远端结扎切断。选钻头为血管径之2～3倍,踝内翻时在距骨头外侧可摸到跗骨窦,由此向后内方打孔;将血管由一端骨孔引入,另端骨孔引出或不引出。血管盲端牵引可缝于筋膜上。若血管长度不够也可不从对侧骨孔引出,而在盲端系一小块松质骨放在骨内。但该方法还有待研究观察。

(1)距骨坏死的临床治疗:包括以下方法:①如果坏死范围不大,估计对关节面影响小,可以观察一段时间,如果坏死不进展且无症状,可以随诊,暂不处理。②外形没有改变的,没有明显骨关节炎的,可以行坏死骨刮除,加植骨术,带血管蒂的骨移植效果较好;③外形发生改变的,没有引起骨关节炎的,如年龄较大,可行假体即人工距骨置换;④外形发生改变的,又伴有骨关节炎的要考虑行关节融合。

(2)应用跟外侧血管蒂骨膜瓣植入治疗儿童距骨坏死的优点:主要有以下三点:①清除死骨彻底减压;②重建距骨血液循环系统;③带血管的骨膜植入可为距骨带入成骨效应成分,加速骨重建。

Hawkins 1970年指出,在损伤后6～8周时摄片检查,如距骨体软骨下骨有X线透光区,则表示有血供,不会发生缺血性坏死,称为Hawkin征。距骨骨折12周如无ltawkin征,距骨骨折的75%有坏死可能,也可用核素 99 锝扫描协诊。如果早期怀疑距骨坏死,应延长固定时间。避免负重,以防距骨塌陷、有人统计约 80% 病例缺血性坏死通过此法可行恢复,发生塌陷者少见。传统的手术疗法是踝关节融合术或加植骨术。但术后固定时间延长且强直的关节患者难以接受。目前骨内血管植入术愈来愈受到重视。自从 Woodhouse 在实验室中把狗的上臂植入肱骨后,发现植入的血管和原来血管发生吻合。随后保利喜英把它用于临床后,此类研究不断。针对治疗距骨骨折缺血性坏死报道亦不少。谷卫等利用跗外血管骰骨瓣转位术治疗 12 例,随访 12 年,未发生 1 例距骨缺血性坏死;常建琪趾短伸肌跟骨瓣移植结合内固定治疗距骨颈骨折脱位 14 例,伤足无不适,踝关节及距骨周围关节活动范围接近正常,X线片正常者占 9 例;陈振光分别设计内踝前侧血管内侧楔骨瓣和跗外侧血管加骰骨瓣转位术应用于临床,效果满意;张发惠等根据内踝前动脉,足底内侧动脉前支及跗内侧动脉均有分支分布于足舟骨侧面,考虑并设计了以上属血管为蒂的足舟骨瓣转位修复距骨骨折,经标本模拟手术,术式已在临床应用并获得成功。

2.创伤性关节炎 距骨共有 6 个关节面,任何一个关节面受伤而致关节软骨破坏以及关节面不整均可日后导致创伤性关节炎。一旦发生,关节融合术是唯一的选择。可根据受累的关节而采用不同的融合术(二关节、三关节或关节融合术),一般不提倡切除距骨体行胫跟融合术,因为此术短缩了肢体并有足畸形影响功能。

3.畸形愈合 距骨畸形愈合有背伸与内翻两种畸形。Canale 与 Kelly 用切除背侧鹰嘴的方法使 4 例此患者有 3 例取得满意的疗效、内翻畸形易发生于 II 型距骨颈骨折早期采取保守治疗无效时,此外,用来固定的螺钉压迫骨质也会导致此畸形,内翻畸形会直接致距下关节活动受限。以前的治疗仅限于行关节固定,其疗效也不可预知。Daniels 与 Smith 建议缩短距骨外柱或内柱的长度来纠正内外翻的畸形,Monroe 与 Manolo 报道了 1 例通过切除距骨颈,移植髂骨嵴来纠正畸形的病例。在 56 个月的随访中,患者疼痛缓解,并能从事重体力劳动。骨畸形愈合最有效的治疗便是预防,一旦发生,若患者无法行关节融合术,则只能将不连接的骨切除。

(二)距骨体骨折

在踝关节背伸应力损伤时,如同踝关节在极度背伸位时,胫骨前缘剪切在距骨颈以后部位,就可导致类似距骨颈骨折的距骨体垂直骨折。另外,距骨体最常见的一种损伤是由垂直暴力所造成的距骨中央型骨折,其骨折线直接影响踝关节及距下关节,可呈粉碎性(放射状粉碎性骨折),碎片亦可相互分离。距骨体骨折占距骨骨折的 13%~23%,同距骨颈部骨折一样,体部骨折并发症也较多,因而治疗方法类似。通常区分距骨颈、体骨折主要看骨折线是否经过距骨上关节面,而 Inokuehi 等人认为,两者的区分应基于骨折线是否经过距骨下方关节面,而并非如前面所述的上方关节面,距骨颈部骨折时,骨折线通过跗骨窦;而距骨体部骨折时,骨折线经过距下关节后关节面。明确两者的区别对治疗和预后判断有重要的指导作用。

【发病机制】

1.垂直挤压暴力 当患者伤肢在伸直位由高坠下落于平地时,足如处于中立位,这时距骨体受到胫骨远端与跟骨之间挤压与撞击,造成距骨体粉碎性骨折,亦称压缩型;或爆裂骨折。

2.垂直兼背伸暴力 当患者伤肢在伸直位由高坠下落于不平(前高后低)地面时,足处于背伸位,此时胫骨远端略向后滑,其前缘正好撞击于距骨的颈体间部(即距骨颈后部),而造成距骨体冠状面的剪切骨折。所以本病亦称"颈体间部骨折",其折线多由前上走向后下。此时如致伤暴力仍不缓解,亦可导致与距骨颈 II 型或 III 型相似的病变,甚或伴有距舟关节的半脱位。

3.垂直兼跖屈暴力 当患者伤肢在伸直位由高坠下落于不平(前低后高)地面时,而患足处于跖屈位,此时胫骨远端则作用于距骨体的后半部,并在跟骨的挤压下,造成距骨体后半部(包括后突部)粉碎性骨折。

4.垂直兼内翻暴力　本病亦称"距骨体矢状面骨折"。即当患者伤肢在伸直位由高坠落于不平(内高外低)的地面时,而足处于内翻位,但由于内翻的程度不同,可呈以下两种病变。

(1)以距上关节内翻应力为主:其内翻力多集中在胫距关节之内侧,其暴力由胫骨远端内缘敲击于距骨体的内上角(即滑车内侧唇),并斜向外下,从而造成距骨体的斜折,形成距骨滑车外上方三角形骨折块,该骨块常与踝穴保持正常关系,而骨折远侧部分,因在内翻应力作用下,向内上方撞击于内踝根部,导致内踝劈裂骨折,结果形成距骨矢状面骨折并内踝骨折。

(2)以距下关节内翻应力为主:其内翻应力是多集中在距跟关节的内侧,其暴力由跟骨内侧的载距突撞击于距骨体的内下并向外上方(距骨外侧唇)传递,从而造成距骨体斜形骨折,而内踝完好,结果形成距骨滑车内上方三角形骨块,其骨块常与踝穴关系正常。而距骨的远侧部分则向外下移位,甚或脱向踝之外侧。

5.垂直兼外翻暴力　此种损伤常以距骨体外侧病变严重,并可累及整个距骨上下关节面,多有粉碎骨块,骨折远侧伴外踝骨折一同外移,还可伴发第五跖骨基底骨折与跗舟骨外缘骨折。

【临床表现】

伤后踝部肿胀、疼痛、活动受限,如伴有距骨体骨块外侧脱位者,则踝之外侧皮下呈骨性饱满,如此Keen征亦为阳性,最后X线检查即可明确诊断。唯在矢状面骨折中,在踝之正位片上方能显示清楚。本病最好行CT检查,方可对病变显示得更为清晰。

【辅助检查】

拍摄患肢踝关节正侧位X线片即可了解距骨体骨折的程度、骨折移位方向及胫距、距跟关节有无脱位,CT检查有助于了解距骨体骨折粉碎程度及关节面损伤程度。

【诊断要点】

1.有明显的外伤病史,病人多有高处坠落病史。

2.临床表现:伤后踝部肿胀、疼痛、活动受限,如伴有距骨体骨块外侧脱位者,则踝之外侧皮下呈骨性饱满,如此Keen征亦为阳性。

3.X线片及CT片显示距骨体骨折。

【治疗与康复】

1.保守治疗　对距骨体冠状面骨折的治疗方法,可参照距骨颈各型骨折的处理方法。Kenwright等报告2例距骨体骨折并距下关节脱位,经闭合及切开复位各1例,其中切开复位者出现缺血坏死,后经8个月的制动与不负重治疗而最终恢复正常;行闭合复位者,一般多能顺利复原,如不稳者可用螺钉固定之。对距骨体后半部骨折,由于滑车前大部分关节尚完好,且骨块多无分离,所以距骨上、下关节亦较稳定,因而在治疗上,以保守疗法为宜。即将踝关节置于中立位或略背伸位,在纵向牵引下对踝后骨块进行推挤复位,并将患足置于略跖屈位石膏外固定,以利用胫骨远端的弧形关节面对距骨后部进行塑造。一般预后尚好,对个别骨块下陷者,可试用钢针撬拨法使其复位,否则预后不佳。

对距骨体矢状面骨折并伴有内踝基部骨折者,应在向远侧牵引下,术者两手拇指由内上向外下推按内踝骨折块,并让助手在保持牵引下将患足外翻,这样内踝及距骨骨折往往均可复位,再将足置于中立或略外翻位管形石膏固定,如不稳者可应用螺钉或克氏针内固定。

对距骨体矢状面骨折并向外脱位者,其复位手法可参照距骨外侧全脱位复位手法进行处理,复位后固定方法及体位同上。

2.手术治疗　对距骨体粉碎性骨折，Morris 认为：其缺血坏死率可达90％以上，应及早切除粉碎的距骨体，并行改良 Blairs 手术或胫跟融合术。我们在临床上对不太严重的粉碎性骨折，且骨块移位轻者，可在跟骨牵引的基础上，配合手法进行复位，后以管形石膏将患足固定于踝关节中立位，以期恢复踝关节的正常结构，且取得满意的效果。对于较复杂又有明显移位的距骨体骨折，则应切开复位。对晚期病例发生缺血坏死及创伤性关节炎者，可行改良 Blairs 手术或全关节融合术。具体方法是：

（1）麻醉和体位：同距骨周围性脱位切开复位术。

（2）手术方法：切口采用踝关节前侧手术入路，起于踝关节近侧胫骨外侧缘，止于足舟骨背侧，切口长6cm。显露及固定：切开皮下组织及关节囊，显露胫距关节及骨折部位，骨折复位后用螺丝钉或克氏针从前向后做内固定，有时折块较多需同时用数根钢针内固定。分层缝合切口。

（3）术后处理：术毕用前后石膏托外固定，2周拆线后更换短腿管形石膏，将踝关节固定于中立位，8周后拍片检查。骨折愈合距骨无缺血性坏死时，才可负重行走。

3.功能锻炼　距骨骨折，血循较差，愈合缓慢，复位固定后，即应加强未固定关节膝和足趾的伸屈活动，以利肢体血循和消肿，复位固定2～3周后即应扶拐下床活动，虽不能负重，但有利于患者全身情况恢复和减轻精神负担。去固定后应加强踝关节各项自主活动功能锻炼和按摩活筋疗法。若骨折愈合，有缺血坏死征象者，虽不宜负重，但不负重的踝、足功能活动应该加强。

【述评】

对距骨体冠状面骨折的治疗方法，可参照距骨颈各型骨折的处理方法。术后并发症同距骨颈骨折，但较后者严重，距骨坏死率约25％～50％，如果骨折伴有脱位则更高，距下关节或（和）踝关节的创伤性关节炎较为多见，同样需要行关节融合减轻症状。Kenwright 等报告2例距骨体骨折并距下关节脱位，经闭合及切开复位各1例，其中切开复位者出现缺血坏死，后经8个月的制动与不负重治疗而最终恢复正常；行闭合复位者，一般多能顺利复原，如不稳者可用螺钉固定之。对距骨体后半部骨折，由于滑车前大部分关节尚完好，且骨块多无分离，所以距骨上、下关节亦较稳定，因而在治疗上，以保守疗法为宜。对距骨体粉碎性骨折，Moms 认为：其缺血坏死率可达90％以上，应及早切除粉碎的距骨体，并行改良 Blairs 手术或胫跟融合术。我们在临床上对不太严重的粉碎性骨折，且骨块移位轻者，可在跟骨牵引的基础上，配合手法进行复位，后以管形石膏将患足固定于踝关节中立位，以期恢复踝关节的正常结构，且取得满意的效果。对晚期病例发生缺血坏死及创伤性关节炎者，可行改良 Blairs 手术或全关节融合术。

（三）距骨后突骨折

距骨后突起包括两个部分：后内侧突起，后外侧突起。两者之间为一浅沟，内有屈拇长肌腱通过，两个后突可单独骨折或合并骨折，其中后外侧突骨折较为常见。由于影像学检查较难发现此类骨折，日且极易与距骨后三角骨混淆，而容易漏诊。骨扫描常有助于鉴别急性期骨折。距骨后外侧突骨折常被称为"牧羊人骨折"。

【发病机制】

距骨后突骨折可能为踝关节极度背屈和（或）内翻时，后距腓韧带牵拉致距骨后外侧突撕脱骨折，或是距骨后部与胫骨后部相撞击而发生骨折。

【临床表现】

有明显的受伤史，伤后踝关节后部疼痛、肿胀，压痛明显。拇趾趾屈伸活动可使疼痛加剧。踝关节侧位X线片可明确诊断。

【诊断要点】

1.有明显的外伤病史，病人多有踝关节极度背屈和（或）内翻时的扭伤病史。

2.临床表现：伤后踝关节后部疼痛、肿胀，压痛明显。踇趾屈伸活动可使疼痛加剧。

3.踝关节侧位 X 线片可明确诊断。

【辅助检查】

拍摄患肢踝关节侧位 X 线片可明确诊断。诊断时应与先天性距骨后三角骨相鉴别，三角骨与距骨后侧紧密相连，骨片边缘光滑、清晰，多为两侧对称，必要时摄对侧踝关节侧位 X 线片，以资对比。

【治疗与康复】

1.保守治疗　距骨后突骨折一般不需要整复，因其多为无移位骨折，用短腿管形石膏将踝关节固定于功能位 4～6 周即可获得满意疗效。个别病人骨折片向后上移位稍大，也可闭合复位，方法是：在麻醉下病人俯卧、屈膝，使足强力背伸，术者用两手拇指从跟腱两侧用力向下推压，使其复位。固定情况同前。

2.手术治疗　对于陈旧性距骨后突骨折不愈合，局部有疼痛症状，影响踝关节活动者，可将骨折片切除。

3.功能锻炼　距骨后突骨折，血循尚好，4～6 周骨折愈合，复位固定后，应加强未固定关节膝和足趾的伸屈活动，以利肢体血循和消肿，复位固定 2—3 周后即应扶拐下床活动，虽不能负重，但有利于患者全身情况恢复和减轻精神负担。去固定后应加强踝关节各项自主活动功能锻炼和按摩活筋疗法。

【述评】

距骨后突骨折诊断时应与先天性距骨后三角骨相鉴别，三角骨与距骨后侧紧密相连，骨片边缘光滑、清晰，多为两侧对称，必要时摄对侧踝关节侧位 X 线片，以资对比。治疗可用短腿石膏托非负重位固定 4 周，行走石膏固定 2 周，之后负重锻炼 6 周减轻踝关节僵直。如果关节强直超过 6 个月，应行骨折块切除。骨块切除前做骨扫描以明确诊断，或局部注射利多卡因，如果症状缓解亦可明确。距骨后内侧突骨折亦被称为 Cedell 骨折，主要因为胫距后韧带的牵拉所致。X 线片较难发现这类骨折，往往与距骨脱位相伴随，对于有距骨脱位的患者，如果距骨内侧软组织肿胀明显，应高度怀疑此类骨折。CT 能较好的描述骨折块、无移位的骨折或距下关节累及不明显的骨折可用短腿石膏托不负重固定 6～8 周，如果骨折不愈合并有局部症状，应行骨折块切除，切开复位内固定技术上要求较高，较难实施，但对于累及较多距下关节的骨折还是应该手术切开复位内固定，可采用踝关节后内侧入路。整个的距骨后突骨折仅有零星的个案报到，多由足部跖屈时，距下关节处受到内翻暴力所致，如果距下关节内翻时足部并未跖屈，则发生单纯的距下关节向内侧脱位。在少量的文献报道中，对整个的距骨后突骨折都采用了切开复位内固定，因为骨折处累及了较多关节面。

二、跟骨骨折

跟骨骨折是跗骨骨折中最常见的，约占全身骨折的 2%，占跗骨骨折的 60%，而跟骨关节内骨折占地跟骨骨折的 75%，多由高处坠落或跳下时足跟着地，跟骨受到压缩暴力和剪切暴力引起，少数为撕脱骨折，有时为双侧骨折，可合并颅底骨折，脊柱骨折或下肢其他骨折，以青壮年伤者最多，儿童少见。多波及关节面，粉碎骨折居多，易遗留足跟痛等后遗症。

跟骨是足部最大的一块跗骨，形态不规则，有四个关节面即前距、中距、后距、跟骰关节面，前三个关节面与距骨的前跟、中跟、后跟关节面相互组成距下关节，中距与前距部分连为一体。跟骨的跟骰关节面与骰骨构成关节，成为足纵弓之外侧部分。距下关节承受并传导约 64% 的人体重量，转换下肢的旋转应力，协同踝关节的运动，支配跗中关节和前足的活动，又是后足的生物力学中心。前中关节占距下关节总面积的 32%，后关节面约占 68%，后关节面约占距下传递负荷的 69%，由此可见，距下关节后关节面在承重方面起了很大作用,亦更容易发生骨折和创伤性关节炎。跟骨骨折后常可在跟骨侧位 X 线片上看到两个角改变。跟骨结节关节角(Bohler 角),正常为 25°～40°。由跟骨后关节面最高点分别向跟骨结节和前结节最高点连线所形成的夹角。跟骨交叉角(Gissane 角),由跟骨外侧沟底向前结节最高点连线与后关节面线之夹角,正常为 120°～145°,在轴位片可看到轴位角增大,沿跟骨内、外面做切线,在后相交,即 Peries 角,正常为 15°～17°。

【发病机制】

跟骨骨折多由高处跌下,足部着地,足跟遭受垂直撞击所致。伞兵着陆足跟遭受冲击或海战中水雷爆炸,舰艇受到冲击由水面上浮时,甲板上作业人员足跟受到反冲击力,亦可发生跟骨骨折,有时外力不一定很大,仅从1米左右高处跳到地面,也可能发生跟骨压缩骨折。

跟骨关节内骨折是由于垂直应力经过距骨作用于跟骨后,由于跟骨和距骨的轴线不同,先造成一个平行距骨后上缘的跟骨剪力骨折,骨折线从跟骨后内向前外,该骨折线又称为初级骨折线或称原发骨折线,经过跟骨后关节面,将跟骨分为两部分:①跟骨后外侧部分,即跟骨结节骨折块;②跟骨前内侧骨折块,即载距突,单纯后关节面(塌陷型)或后关节面与部分跟骨体的上半部(舌型)。

由于跟骨形态差异,暴力大小方向不同和足受伤时位置不同,可产生各种类型跟骨的关节面粉碎骨折。在临床中发现常会出现以下三种情况:①跟骨骨折后载距突骨折块总是保持原位,和距骨有着正常关系。骨折线常位于跟距骨间韧带外侧。②关节压缩型骨折较常见。后关节面骨折线常位于矢状面,且多将后关节面分为两部分,内侧部分位于载距突上,外侧部分常陷于关节面之下,并由于距骨外侧缘撞击而成旋转外翻,陷入跟骨体内。③由于距骨外侧缘撞击跟骨后关节面,使骨折进入跟骨体内,从而推挤跟骨处侧壁突出隆起,使跟腓间距减少,产生跟腓撞击综合征和腓骨肌腱嵌压征。

跟骨骨折后可出现:①跟骨高度丧失,尤其是内侧壁;②跟骨宽度增加;③距下关节面破坏;④外侧壁突起;⑤跟骨结节内翻;⑥纵向短缩。因此,如想恢复跟骨功能,应首先恢复距下关节面完整和跟骨外形。如果患者有足跟着地外伤史,并有足跟疼痛时,即应怀疑有跟骨骨折的可能。跟骨骨折后,足跟可极度肿胀,踝窝均变浅,足跟部压痛,X 线检查,应拍侧轴位片,如怀疑跟骰关节有损伤,还应加拍足的外斜位片,根据骨折线是否波及跟距关节面,可将跟骨骨折分为两大类:关节外骨折和关节内骨折。

1.关节外骨折(不波及跟距关节的骨折)　约占跟骨骨折的 25%,一般由较小暴力引起,常不需手术治疗,预后较好。

(1)跟骨前结节骨折:可分为两种类型:①撕脱骨折多见,常合并踝关节损伤及其他骨折而漏诊,常由足跖屈内翻应力引起,分歧韧带或伸趾短肌牵拉跟骨前结节附着部造成骨折。骨折块较小,并不波及跟骰关节,见;②跟骰关节压缩骨折较少见,由足强力外展造成,骨折块常较大并波及跟骰关节。

(2)跟骨结节纵形骨折:多为高处跌下时,足跟外翻或内翻位结节底部着地,结节的内侧或外侧隆起部受剪切外力所致,造成跟骨结节内、外侧突骨折,骨折少见。

跟骨结节骨骺分离,系骨骺未闭合前遭受上述暴力所致,骨折片可有明显的向上移位,如不整复则跟骨底不平,影响步行和站立。

(3)跟骨结节横形骨折:病因有两种,一种是小腿腓肠肌突然猛烈收缩牵拉跟腱附着部,发生跟骨后部撕脱骨折,另一种是直接暴力作用引起的跟骨上鸟嘴样骨折。

(4)跟骨载距突骨折:是由于足处于内翻位,载距突受到距骨内下方冲击而引起,一般较少见,按 Sanders CT 分型属Ⅱ型骨折,骨折后可偶见屈蹞长肌腱卡压于骨折之中,移位骨块也可挤压神经血管束,被动过伸蹞趾可引起局部疼痛加重。

(5)接近跟距关节的骨折:为跟骨体的骨折,发病机制为高处跌下跟骨着地,或足跟受到从下面向上的反冲击力量而引起,骨折线为斜形。

2.关节内骨折　跟骨关节内骨折占所有跟骨骨折的 75%,以上多伴有跟骨粉碎骨折,严重粉碎的关节内骨折易遗留后遗症。

【临床表现】

伤后足跟部疼痛、肿胀、瘀斑及压痛明显,特别是侧方挤压痛明显,患侧足跟不敢触地,着地时疼痛加剧,足跟部横径增宽,严重者足弓变平。如疼痛剧烈、足感觉障碍,被动伸趾引起剧烈疼痛时,应注意足骨筋膜室综合征可能。伴有脊柱骨折时则存在胸腰部疼痛,活动受限,应予注意。查体时可见足跟部肿、皮下瘀斑、足底扁平、足跟增宽,呈外翻畸形,跟骨压痛、叩痛,足踝部主动活动受限。当合并肌腱断裂、神经损伤及足骨筋膜室综合征时,可出现足部运动障碍、感觉缺失和肿胀张力异常增高等,合并四肢和脊柱损伤时则存在相应的体征。

【辅助检查】

1.实验室检查　应常规检查血常规、尿常规、血糖、肝肾功能等,全面评估病情。

2.影像学检查

(1)X 线片:常规拍摄双侧跟骨前后位片、侧位片和轴位片,观察跟骨骨折的类型、骨折块位置和数量、关节面的塌陷情况等,测量跟骨的高度、宽度、后跟内外翻的角度、Bohler 角和 Gissane 角等。跟骨侧位片可显示跟骨结节角(Bohler 角)和交叉角(Gissane 角)变小,跟骨高度降低,距下关节后关节面塌陷,嵌入跟骨体内表现为双重密度影像,跟骨结节可伴有骨折。跟骨轴位片可显示后关节面中部受累情况,原发骨折线,跟骨横径增宽程度及外侧壁与外踝间距,跟骨结节内外翻情况。足外斜位片可显示跟骨前结节骨折情况,以及跟骰关节对应关系。对关节内跟骨骨折,可拍摄双侧跟骨的 Broden 位 X 线片,其中,10°位片可显示后关节面的后部,40°位片可显示后关节面的前部,20°和 30°位片可显示后关节面的中间部分。对合并伤患者还应拍摄相应部位的 X 线片。

(2)CT 及三维重建:即便多平面的 X 线投照,要全面了解骨折的程度,有时还是困难的,故跟骨关节内骨折应常规行 CT 检查。CT 扫描的特殊价值在于可以清晰地显示载距突骨折块,跟骨外侧壁的骨折线,跟骨结节的内、外翻程度,观察后关节面及跟骰关节骨折的粉碎程度,同时在软组织窗,也可显示跟骨外侧碰撞综合征征象,小腿和神经嵌压综合征征象。CT 扫描的另一重要价值是可以确定原发骨折线波及后关节面的程度和后关节面内走行情况,以及骨折块移位程度及方向。明确跟骨骨折的部位、类型、移位和碎裂程度,特别是后关节面的骨折情况,并根据 CT 扫描对跟骨骨折进行分型,为制定合理的治疗方案提供依据。有条件者,可行 CT 图像三维重建,它可从空间多个角度直观地显示跟骨骨折块的数目、骨折移位情况、关节面的骨折情况以及跟骨骨折后的各种畸形如跟骨体变低、变宽、外侧壁外膨等,特别是对跟骨后关节面的破坏程度有更好的显示效果,可为手术治疗提供宝贵的参考依据。

【诊断要点】

1.有明显的外伤史,从高处跌下足跟着地或足跟遭受来自足距侧的冲击力。

2.临床表现:伤后足跟疼痛,肿胀,功能严重受限;足纵弓减小或消失,呈现扁平足畸形;足跟明显压痛。

3.X 线片及 CT 片显示。

根据受伤史,临床表现和 X 线、CT 检查可做出诊断,跟骨骨折后应注意是否合并其他部位损伤。从高处跌下,如足跟先着地,或继而臀部着地,脊柱前屈,暴力脊柱传递,还可引起脊椎压缩骨折,颅底骨折及颅脑损伤,所以诊断跟骨骨折时,应常规询问和检查脊柱和颅脑情况,以防漏诊和误诊。

跟骨前结节骨折易被误诊为踝关节扭伤,骨折后距下关节活动受限,压痛点位于前距腓韧带前 2cm,向下 1cm 处,检查者也可用拇指置于患足外踝尖部,中指置于第五跖骨基底尖部,示指微屈后指腹位正好落在前结节压痛点,X线片应加斜位片,以明确是否有前结节骨折。

跟骨结节纵形骨折分为跟骨结节内、外侧突骨折,骨折少见,且常常无明显移位,但可伴有负重区压缩,可通过跟骨轴位X线或CT检查可做出诊断,内侧突相对更易骨折。

跟骨结节横形骨折骨折移位较大时,跟骨结节明显突出,有时可压迫皮肤坏死,畸形愈合后可使穿鞋困难,借助Tompson试验,可帮助判断是否跟腱和骨块相连,有时骨块可连带部分距下关节后关节面,如撕脱骨片小,不致影响跟腱功能。

跟骨载距突骨折一般较少见,骨折后可偶见屈踇长肌腱卡压于骨折之中,移位骨块也可挤压神经血管束,被动过伸踇趾可引起局部疼痛加重。伤后足跟内侧压痛明显、肿胀,外侧多无明显肿胀。

接近跟距关节的骨折骨折线为斜形,轴位X线片看,骨折线由内后斜向前外,但不通过跟距关节面,因跟骨为松质骨,因此轴位片可见跟骨体两侧增宽,侧位片跟骨体后一半连同跟骨结节向后上移位,减弱了腓肠肌的张力,直接影响跟腱的作用,跟骨结节关节角可以变小,消失或成负角。

关节内骨折有很多分类方法,过去多根据X线平片分类,如最常见的EsseX-Lopresti(1952)分类法将骨折分为舌型骨折和关节压缩型骨折,其后又有Rowe、Soeur、Stephenson等分类法。目前国内外医生普遍采用Paley分类法,共分四型:A型:无移位骨折;B1型:舌状骨折;B2型:粉碎舌状骨折;C1型:关节压缩型;C2型:粉碎的关节压缩型又称中央塌陷型;D型:粉碎型。

CT分型亦有多种,现将常用Sanders分类法介绍如下:

其分型基于冠状CT扫描。选择跟骨后距关节面最宽处,从外向内将其分为三部分:A、B、C分别代表骨折线位置,这样就可能有四部分骨折块,三部分关节面骨折块和两部分载距突骨折块。

Ⅰ型:所有无移位骨折。

Ⅱ型:两部分骨折,根据骨折位置在A、B或C,又分别为ⅡA、ⅡB、ⅡC骨折。

Ⅲ型:三部分骨折,根据骨折位置在A、B或C,又分别为ⅢAB、ⅢBC、ⅢAC骨折,典型骨折有一中央压缩骨块。

Ⅳ型:骨折含有所有骨折线,ⅣABC。

根据患者的外伤史、症状、体征、X线片和CT检查结果不难做出诊断,但全面的诊断不仅包括骨折的分型,也包括病情的评估,这对评估骨折的具体情况、指导治疗和评价预后有重要的作用。病情评估主要包括以下三个方面的内容:①跟骨骨折本身:为全面准确地认识跟骨骨折,并为指导治疗和判断预后提供依据,对跟骨骨折应评价以下内容:关节内外骨折的类型、跟骨长、宽和高度的变化、跟骨丘部高度的变化、骨折块的数目、部位和移位程度,Cissane角和Bohler角,关节面骨折的部位、骨折块数量、塌陷深度和骨折台阶的高度,跟骨负重轴线的改变,如内翻、外翻成角畸形等,足弓的高度变化,跟骰关节的损伤程度等。②后足部和全身的情况:评价跟骨周围软组织损伤的程度和范围,确定是否为开放性损伤,是否存在发生骨筋膜室综合征的倾向,是否存在局部皮肤的坏死和感染;确定有无影响手术治疗的全身性疾病如全身性的感染、肝肾功能衰竭及糖尿病等。③合并伤:确定有无休克、脊柱骨折、骨盆骨折及四肢其他部位的骨折。以上因素对确定治疗方案、手术方法和手术时机等都有重要的影响。

【治疗与康复】

(一)关节外骨折

关节外骨折约占跟骨骨折的25%,一般由较小暴力引起,常不需手术治疗,预后较好。

1.跟骨前结节骨折 很少移位,对于无移位骨折用石膏靴固定6周,再用弹力绷带固定4周。骨折块较大时,可切开复位内固定或摘除三角形小骨折块,然后石膏靴固定6周,改弹力绷带4周。部分骨折不愈合,对于陈旧骨折或骨折不愈合有症状时,可手术切除骨折块或做跟骰关节融合,亦可做跟骰、距舟关节融合。

2.跟骨结节纵形骨折　无移位或少量移位时可用小腿石膏固定 8～10 周。对于有移位的骨折可闭合复位,经皮钢针或螺钉固定,对于跟骨负重区有压缩的骨折,可行钢针撬拨复位,钢针向结节后下进入,向下撬压,纠正压缩,然后将钢针打入跟骨中远段维持,拍轴位片以了解跟骨内外侧是否均已纠正。如果骨折畸形愈合且有跟部疼痛,可先通过矫形鞋改善症状,无效者也可手术切除骨突起部位。

跟骨结节骨骺分离可在坐骨神经阻滞麻醉下,膝关节屈曲位,用克氏针行跟骨结节牵引,助手固定足部,方向为先向后牵拉,骨片分开再向下牵拉,使骨折复位,骨片复位后,用长腿石膏固定患足于跖屈、膝略屈位 4 周,必要时可将克氏针封在石膏内,4 周后拔去钢针,改短腿石膏再固定 4 周。

3.跟骨结节横形骨折　骨折无移位或有少量移位时,可用石膏固定屈膝患足跖屈位 6 周。骨折片超过结节的 1/3,且有旋转及严重倾斜或向上牵拉严重者,可行闭合穿针或切开复位。闭合穿针在透视下进行屈膝屈踝,手法复位拍片,若不能满意复位,可辅以钢针撬拨复位,克氏针自跟结节后上进入至跟骨结节中前部,固定后屈膝屈踝石膏固定。手术复位时可行跟腱外侧切口,以避免手术瘢痕与鞋摩擦,术后长腿石膏固定于屈膝 30°跖屈位,使跟腱松弛。

4.跟骨载距突骨折　骨折一般移位不多,偶可见载距突粉碎骨折,无移位骨折可用小腿石膏固定 6 周,移位骨折可手法复位,足内翻跖屈,用手指直接推挤载距突复位,较大骨块或载距突粉碎可切开复位,螺丝钉内固定或小支持钢板固定。载距突骨折的骨不愈合较少见,不要轻易切除载距突骨块,因为有可能失去弹簧韧带附着而致扁平足。

5.接近跟距关节的骨折　在神经阻滞麻醉下行钢针撬拨复位或切开手术复位内固定。单纯手法复位往往难以良好复位,跟骨体骨折因不影响距下关节面一般预后较好。

(二)关节内骨折

对于跟骨关节内骨折是手术抑或非手术,多年来一直存在争论。单纯用 X 线平片分类骨折,难以识别关节内骨折实际的粉碎情况以及骨块的移位程度。同一型骨折,由于骨块和移位不同,会有明显不同的治疗结果。近十年来,治疗方法改进。CT 分类使我们对关节内骨折的病理变化更加清楚,使用标准入路和术中透视,可明显减少手术并发症。跟骨骨折复杂多样,功能复杂,即使达到解剖复位也不能保证一定可以获得好的功能。

跟骨关节内骨折治疗目的和原则是骨折应准确复位,恢复整体外形和长宽高等几何参数;矫正后足的负重力线,消除畸形,复位膨隆的外侧壁以避免发生跟腓撞击和肌腱卡压;恢复关节面的正常形态和平整,尽可能解剖复位;恢复跟骨三个关节面之间的正常解剖关系,恢复 Gissane 角和 Bohler 角;固定方法应可靠稳定,允许早期功能锻炼和负重;尽可能减少软组织损伤,避免术后疼痛和关节僵硬。最大程度地恢复后足关节的功能。

跟骨关节内骨折,因骨折复杂,疗效差,故国内外学者对跟骨关节内骨折的治疗方法进行了诸多的研究,取得了不少进展,主要归纳为以下几种:

1.不予复位的功能疗法　1720 年法国人 Petit 等人首先提出跟骨骨折后不做任何治疗直至愈合。不管跟骨骨折的严重程度,在治疗中仅仅抬高患肢或弹力绷带固定,早期活动踝关节,内翻、外翻足部并争取早期负重。通过功能锻炼减轻骨折部位的肿胀,以便使关节间的纤维化与粘连降至最低,从而保存后足的部分活动功能。其主要优点是损伤小且可使后足保留部分功能。缺点是过早的活动容易增加折块移位而引起不良后果,造成跟骨骨折畸形愈合,使患者需要在晚期接受截骨矫形等手术治疗,且使晚期手术变得困难。目前该方法很少使用,Lance 认为此疗法只适用于:①足跟外形正常没有腓骨肌腱压迫;②X 线显示跟距关节的结构接近正常;③年事已高或合并有慢性病的病人。Pozo 利用功能疗法治疗 76

例,并且对 21 例进行长达 14.6 年的远期随访,后遗症有踝关节背伸困难、踝下痛、跟骨横径增宽、足跟骨外翻、足扁平畸形等达 60％以上,81％的距下关节发生退行性变。我国门振武用同法治疗一组达优者仅占 23.5％。

2.手法复位　Lance 主张对极严重的跟骨骨折采用手法复位和功能锻炼,这种方法需要麻醉,病人取俯卧位,屈膝 90°,助手按压患者大腿后面,术者合掌扣压跟骨两侧并向足底牵拉,在维持牵引力及挤压力的情况下,不停地进行患足内外翻以及左右摇摆和背伸、跖屈活动,感觉不到骨擦音,并直至增宽的横径恢复正常,同时紧按足心向下跖屈前足,恢复 Bohler 角,如果附着在关节块上的韧带断裂,此法就不能实施。马元璋认为手法较容易整复外侧壁的向外错位,但不易整复后关节塌陷性移位和结节向上移位。它主要是利用韧带向导的作用,通过牵引、锤击松动和挤压牵拉等手法使骨折复位,并用石膏外固定以维持骨折的复位。其优点是软组织的医源性损伤比较小,并且可达到一定程度的骨折复位,相对减少骨折畸形愈合的机会,缺点是常不能准确地复位骨折并恢复关节面的正常形态,在部分病人还无法满意地恢复跟骨的外形、后跟轴线,此外,石膏对骨折复位的维持效果不佳,容易发生骨折再移位,固定时间较长,容易造成后足关节僵硬、足跟疼痛等。它仅适用于部分关节外跟骨骨折、无移位的关节内骨折以及有手术禁忌证患者,也可作为手术治疗前的临时处理。

3.轴位穿针撬拨　1952 年 EsseX-Lopresei 首先采用钢针行跟骨轴位穿针对舌型骨折撬拨复位术,将钢针顺跟骨纵轴穿入舌形骨折内,利用钢针杠杆作用撬起下沉的后距下骨块。复位后,钢针被管形石膏包埋而达到固定,保持复位后的折块位置直至愈合,但会因足肿胀,张力性水泡而影响疗效。轴位穿针对舌型骨折复位效果好,但对中央塌陷型、粉碎型整复效果最差,且易发生撬拨后的重新塌陷。因此复位后如何维持跟骨后距下关节不再塌陷,恢复跟结节角是需要解决的问题。

在轴位穿针的基础上创新发明了经跟距反弹固定器治疗跟骨关节内骨折,治疗范围扩大到所有类型,处理上采用手法整复跟骨轴位穿针撬拨,使跟骨移位的骨块复位恢复结节角,配合经皮钳牵引,对挤、按压等手法,矫正跟骨横径增宽,纵向短缩、结节上移,然后距骨轴位穿针,反弹器固定,钢针间呈反向弯曲弹性固定,解除距骨对跟骨的压力传递,同时降低跟腱对跟骨结节的牵拉力量,使复位的骨块保持稳定。经跟距反弹固定器具有以下优点:①半针穿入,枚数少,无伤及血管神经束的危险;②无附加装置,不因局部肿胀,水泡形成影响治疗,换药方便,住院时期短;③固定器材轻巧可靠;④微创技术,不需二次手术取出的内固定物;⑤制动仅限于跟距关节间,多关节解放,允许早期活动,体现了中医骨伤科"动静结合,筋骨并重"的治疗原则。

具体操作方法与步骤:

(1)麻醉:采用坐骨神经阻滞麻醉。

(2)体位:健侧卧于透视台上,患侧在上,健肢屈髋屈膝各 900 患肢屈膝 45°,以使小腿三头肌保持松弛。

(3)常规消毒铺巾。

(4)复位固定方法

1)舌状骨折:在跟骨结节后缘中上 1/3 交界处用尖刀切一纵行的约 0.3cm 小口,在 C 形臂电视 X 光机监视下,用一枚 ϕ4mm 斯氏针,自跟骨结节沿跟骨纵轴方向向上约 20°夹角向前下方击入至骨折线处,术者一手四指及手掌置于患足背部,踇指置足底中部,握足前部跖屈;另一手四指持斯氏针近跟结节部,踇指亦置足底,用斯氏针向足底撬拨恢复跟骨结节关节角,同时两踇指向足背方向用力推顶恢复足弓高度,用力宜缓慢均匀,切禁粗暴,避免使原骨折加重。透视见复位满意后,助手握足于中立位,术者在跟腱止点上 5～7cm 处,将第二枚斯氏针经跟腱外侧由后向前,沿距骨纵轴击人距骨颈处,先将距骨轴位针固定于反弹器上,依靠钢针弹性变化所产生的牵张力恢复 Bohler 角至正常。双针固定,有效控制了骨折的再移位,保持跟骨形态的最大恢复。

若轴位向外成角、移位严重者,则采用三根针固定。跟骨轴位针应顺其成角角度进入,一般为向外突起成角,助手两姆指挤压外踝下的跟骨隆起向内,同时两手四指分别握住前足与针尾外旋矫正成角、移位;复位后不稳定者,再增加一枚斯氏针贯穿舌型骨块至跟骨前部,交叉固定,防止再移位,第三枚斯氏针击入距骨内,包扎进针点,然后安装反弹固定器固定。

若轴位向外成角、移位严重者,则采用三根针固定。跟骨轴位针应顺其成角角度进入,一般为向外突起成角,助手两姆指挤压外踝下的跟骨隆起向内,同时两手四指分别握住前足与针尾外旋矫正成角、移位;复位后不稳定者,再增加一枚斯氏针贯穿舌型骨块至跟骨前部,交叉固定,防止再移位,第三枚斯氏针击入距骨内,包扎进针点,然后安装反弹固定器固定。

2)关节压缩型骨折:该类骨折常合并后距下关节面中心性塌陷与跟结节上移的骨折移位外,还多伴有跟骨纵轴短缩,轴位向外突起成角,以及侧方错位。整复前术者先用经皮钳横向夹持跟骨结节,然后令助手 1 握持小腿下段后侧、助手 2 握持前足、助手 3 握持经皮钳三方向行对抗牵引,经皮钳牵引方向为贝累氏角恢复后跟骨纵轴的方向,使跟结节向后下移动,恢复足弓弧度与跟骨纵轴长度。并且在握持经皮钳牵引的同时,配合将经皮钳向床平行下压的手法矫正侧方错位,若合并跟骨轴位向外成角,握持经皮钳者在牵引下抬高经皮钳尾部,变轴位成角为侧方成角,然后下压经皮钳,缩小跟骨的横径宽度达到满意复位。术者在足维持中立位下,分别将两枚斯氏针击入跟、距骨内,跟骨轴位针在未越过骨折线前须向下撬压后将针击入,最后经跟骨外侧用斯氏针撬起压陷的关节骨折块,使之恢复正常高度,并挤压外踝下回纳空出的骨块,去除经皮钳,包扎进针点,安装反弹固定器固定。对于合并跟骨结节粉碎压缩者,可撬拨复位,加针固定。

注意事项:①术前认真阅读 X 线片、CT 片,从冠状面、矢状面、横断面三维空间判定骨折移位情况,准确分型;②术前常规消毒斯氏针、经皮钳,术中严格无菌操作、跟距反弹器固定后,针眼处应密闭;③固定针松动:若跟骨粉碎严重,可将跟骨斯氏针击至骰骨固定。若固定后发现松动,骨块移位,改用其他疗法;④Bohler 角纠正不佳,可加针撬拨复位固定;⑤跟骨跟距关节面有局部塌陷的处理:加针撬拨局部塌陷骨块,跟骨外侧横行穿针固定其于载距突骨块上,防止其再塌陷;⑥术后感染:术后常规应用抗生素 3~5 天预防感染,若发生感染,继续应用抗生素,直至感染控制。若感染难以控制,拔出斯氏针,待感染控制后改用其他疗法;⑦整复后即可活动踝关节前足,一般 6 周左右骨折愈合,去除外固定,10 周开始逐步负重行走。

4.切开复位术　1902 年 Morestin 提出切开撬起塌陷的后关节面,1992 年 Lcriche 建议用"U"形钉做内固定,1932 年 Lenormant 和 Wilmoth 应用植骨,1948 年 Plamer 采用外侧入路重建后关节面及外侧结构并强调植骨。Sanders 等人完整随访了 120 例关节内移位骨折病例,平均随访时间 29 个月,所有骨折者都采用外侧入路,拉力钉固定后关节面,以"H"钢板固定跟骨体,均未植骨,按 SandersCT 分型,Ⅱ型优良率 73%,Ⅲ型优良率 70%,11 例Ⅳ型骨折只有好的结果。

(1)手术适应证和禁忌证

1)关节内跟骨骨折的手术适应证:①关节面不平整,台阶≥1mm,如 Sanders Ⅱ、Ⅲ、Ⅳ型骨折;②跟骨长度缩短明显;③跟骨宽度增加≥1cm;④跟骨高度降低≥1.5cm;⑤Bohler 角缩小≥15°;⑥Gissane 角缩小≥90°或增大≥130°;⑦跟骰关节骨折块的分离或移位≥1mm;⑧伴有跟骨周围关节的脱位或半脱位;⑨跟骨外膨明显影响外踝部腓骨长短肌腱的活动;⑩跟骨轴位片示内翻畸形成角≥5°,外翻≥10°。

2)关节外跟骨骨折的手术适应证:①跟骨体骨折有较严重的压缩、移位、短缩和增宽畸形;②跟骨体外侧壁的剪切骨折;③跟骨粗隆后上骨折块分离≥1cm;④前突骨折发生疼痛性骨不连接;⑤鸟嘴型骨折。

3)手术禁忌证:①局部软组织覆盖条件差的患者;②年迈不能行走、截瘫和其他内科疾病导致行走很少的患者;③糖尿病或其他神经系统疾病引起的肢体感觉减退或丧失者。④患严重的系统性疾病如心脏病,心、肝、肾功能衰竭等。

(2)手术时机:应根据不同的受伤时间确定术式。

1)急诊手术:即在张力性水泡出现前手术。其优点是骨折界线清楚,复位准确性较高,住院时间短。缺点是术中出血多、皮肤准备不充分,创口易感染。它主要适用于跟骨严重粉碎、就诊较早、伴有足部骨筋膜室综合征、有软组织嵌入的闭合性跟骨骨折;也适用于软组织损伤较轻、伤口干净的开放性跟骨骨折,特别是伤口在内侧时,常可在急诊彻底清创后闭合创口,复位并固定骨折。

2)急诊延迟手术:于伤后1~2周手术。其优点是手术界线清楚、出血少,感染相对少。缺点是骨折压缩严重者可发生跟部皮肤不同程度的挛缩,复位后出现皮肤相对缺损,创口缝合困难,易发生创口愈合困难、裂开。它适用于绝大多数就诊较晚而出现局部肿胀但无开放性伤口的患者,以及存在其他部位损伤、全身情况不稳定或其他原因而不宜急诊手术的患者。

3)伤后3~7天手术:具有急诊手术和急诊延迟手术的优点,缺点少于急诊手术和急诊延迟手术。主要适应证是骨折不很严重、局部软组织条件较好、肿胀不显著的患者,也较适于跟骨骨折的微创手术。术前可将足置于轻度内翻位,以使皮肤在跟骨短缩后保持一定的张力。

4)延期手术:于伤后2周以后手术。在该期手术较容易发生软组织并发症,骨折复位困难,手术效果不理想,故对局部及全身情况较好的患者一般不主张延期手术。它适用于局部软组织损伤严重或存在明显污染而不允许早期手术的严重开放性跟骨骨折,这些患者常存在软组织缺损,需要在再次清创后行皮瓣移植以覆盖创面,为避免感染和丧失手术时机,可靠的骨折固定手术多推迟到伤口干净、肿胀消退、软组织覆盖恢复稳定后立即进行,常于伤后2~3周内进行切开复位内固定手术,这样并发症较少。它也适用于局部软组织条件差或有浅表软组织感染的闭合性骨折患者,待感染控制、软组织条件好转后手术。

(3)切开复位手术入路:有三种:外侧入路、内侧入路、内外侧联合入路。各入路比较如表15-14所示。跟骨手术入路应根据骨折的具体情况而定,目前多采用外侧入路。

(4)手术操作方法与步骤:

1)麻醉:一般单侧跟骨骨折采用患侧坐骨神经和股神经阻滞麻醉,双侧跟骨骨折采用硬膜外麻醉。神经阻滞麻醉效果不佳者,采用硬膜外麻醉。

2)体位:双侧跟骨骨折采用平卧位或俯卧位;单侧跟骨骨折多采用患侧在上的侧卧位,亦可采用仰卧位,患侧臀部垫高。

表 15-14　跟骨骨折切开复位手术入路

入路	优点	缺点
外侧入路	易于进入距下关节	皮肤易坏死,有损伤腓肠神经可能
	易于做内固定	不易判断跟骨高度和力线
	易于复位外侧壁	软组织解剖范围大、不易复位载距突
	易于进入跟骰关节	如果有骨折线在关节面内不易看到内侧骨折块
	可同时看到外侧壁和跟骰关节	有残留后足内翻的可能
	跟骨后关节面显露良好	
	可同时解除神经和腓骨肌腱压迫	

入路	优点	缺点
内侧入路	易于看到并复位载距突骨折块	难以看到距下关节
	易于判断跟骨高度	不易做内固定
	骨质量好,有利于内固定	不易显露跟骨前部及跟骰关节
	软组织解剖范围小	难以看到跟骨后关节面和外侧壁
	可看到内侧骨折线	需要解剖血管神经束
	较易控制跟骨内翻	
内外联入路	内外入路优点	需要较大的软组织剥离
	增加了跟骨和距下关节复位的准确性	对跟骨血运破坏较大

3)切口显露:切口的纵向部分起始于外踝上5cm,位于跟腱前缘切口向下至足背皮肤与足底皮肤相交处,水平向前至第五跖骨基底近侧。在外踝尖与第五跖骨基底部的连线上,切口远侧与相交处往往为腓肠皮神经的走行点,需钝性分离、显露,应避免损伤。在外踝尖与第五跖骨基底近侧,用刀紧贴跟骨外侧壁,并在腓骨长短肌腱鞘深面将整块皮肤及软组织向上切剥,显露距下后关节面。

用3根φ2mm克氏针做牵开,以维持切口的显露。第一枚克氏针将腓骨肌腱随切口上缘皮瓣及软组织,一起向上掀起后,纵向穿入外踝尖端;第二枚克氏针穿入距骨外侧颈部;第三枚克氏针穿入骰骨,这样,可以较好地维持距下关节的显露。

4)复位内固定:用一把骨膜剥离器向外侧撬开外膨的跟骨外侧壁,可见压缩的后关节面骨折块。向后向下拉跟骨后粗隆骨折块,矫正跟骨短缩和内外翻畸形,撬起后关节面骨折块或舌型骨折块,并复位到内侧恒定的载距突骨折块上。骨折块复位后如果不稳定,可用克氏针做暂时固定。然后选用跟骨外侧钛钢板进行固定。从外侧向内侧钻入螺钉时要注意,在跟骨内侧,血管神经束和肌腱紧靠于内侧皮质,骨折复位后,外侧壁上安放跟骨钛板,钻孔,固定,松止血带,止血,拔除克氏针,分层缝合包扎。

(5)术中及术后处理:两周或延期拆线,伤口愈合良好时,开始活动,6～10周穿行走靴部分负重,12～16周去除行走靴负重行走,逐渐开始正常活动。

(6)注意事项:①皮缘缺血坏死:皮瓣牵拉过度致皮缘缺血坏死,故操作时牵拉皮肤要适度,最好采用克氏针牵开。因伤后足跟多严重肿胀,甚至可出现张力性水泡,故手术时应在伤后7～14天,待肿胀基本消退后再进行。②损伤胫后血管神经肌腱,跟骨内侧血管神经束和肌腱紧靠于内侧皮质、钻孔时过度用力,内侧钻孔过深,可损伤胫后血管、神经、胫后肌腱、屈趾肌腱等。钻孔时不可用力,钻至内侧皮质时应禁止用力推钻,让其逐渐穿透对侧皮质。③感染:伤后常规应用抗生素5～7天。若感染,继续应用抗生素直至感染控制。若感染并发骨髓炎,骨外露,取出钢板,感染控制后改用其他疗法。④骨外露:术后皮肤坏死感染较多,跟骨外露,经换药创面无法修复,取出内固定,行皮瓣移植覆盖。⑤局部刺激症状:主要因内固定物刺激皮肤、肌腱、神经引起不适,甚至疼痛。

5.关节融合术　包括距下关节融合和三关节融合。

严重粉碎骨折,年轻病人对功能要求较高时,切开难以达到关节面解剖复位,保守治疗又极有可能遗留跟骨畸形而影响功能,一期融合并同时恢复跟骨外形可缩短治疗时间,使病人尽快地恢复工作。在切开复位时,亦应有做关节融合术的准备,一旦不能达到较好复位,也可一期融合距下关节,若跟骨前结节粉碎严重,跟骰关节无法较好复位,可行三关节融合。

跟骨骨折主要后遗症为畸形愈合及行走痛,因此不少人主张负重时间至少在8～12周以后,Lmdsay及Dewar认为至少须在18个月以后,症状始能稳定,有的患者随防10年,其症状仍在逐步改善,因此对残留症状的手术治疗,应在自觉症状不再改善后始可考虑。

6.距下关节镜技术治疗跟骨骨折　关节镜在跟骨骨折中的应用尚少。1996年Rammelt等才把距下关节镜用于急性跟骨骨折的治疗,以监视后关节面的复位情况。随着微创治疗的开展,距下关节镜技术在跟骨骨折中的应用得到重视,它为微创治疗跟骨骨折提供了很大方便,它可对关节面的情况进行准确判断,改善骨折复位内固定质量,创伤小,并发症很少,可把微创手术的优点和关节面的解剖复位结合起来,并且还可用它去除关节腔内小的碎骨片。关节镜在跟骨骨折治疗中的应用范围逐渐扩大,已经成为一种可行的辅助治疗方法,具有潜在性应用前景。

(1)距下关节镜技术在跟骨骨折中主要用途:①在骨折切开复位内固定中用开放性关节镜直接观察距下关节面的复位情况,确定有无内固定穿透关节面等情况;②闭合关节镜辅助下进行骨折复位经皮螺钉内固定;③取钢板时用关节镜对距骨和跟骨的关节面进行系统的检查和评估,观察关节面的愈合情况,并对关节腔、关节面问题进行处理;④可用关节镜对距下关节面严重损伤而无法满意恢复的患者行距下关节融合术。下面简要介绍关节镜辅助下经皮螺钉内固定术。

(2)操作方法:患者侧卧,患肢在上,根据体表标志进行准确定位,关节镜从后外侧入口进入,用小直径关节镜探查关节腔。用经皮斯氏针或Schanz螺钉牵引复位,将其拧入结节骨折块,作为一个杠杆将跟骨结节复位,纠正跟骨的内外翻,行跟骨内外侧挤压复位以纠正外侧壁所残留的外膨,恢复其宽度。分离移位的后关节面骨折块须用经皮克氏针撬拨复位。关节镜下确认骨折复位满意后,再做经皮穿刺切口,打入3～6枚空心皮质骨螺钉固定,其中1～2枚螺钉应经过跟骨丘部,平行于后关节面,固定到载距突骨折块上。

(3)适应证:主要适用于粉碎不是很严重或仅有一条骨折线通过后关节面的Sanders Ⅱ型跟骨骨折,而对那些后关节面下陷明显而不能用经皮撬拨复位达到目的的患者,有必要进行外侧扩大切口开放复位。其初期治疗结果让人鼓舞,可最大限度降低瘢痕的形成,预防距下关节僵直,无软组织并发症,无脓肿、窦道或瘘管形成等晚期并发症,可较大改善患者的主观感觉、住院时间和功能。

(4)术后处理及康复:术后常规应用抗生素7～10天,所有患者术后均不做外固定,后跟外侧皮瓣处适当加压包扎以防皮瓣下方积血积液。患肢抬高放置3天;术后24小时开始足趾被动活动;48小时开始足趾和踝部主动和被动活动,活动以屈伸活动为主并逐渐加强,但不宜过早做足的内外翻活动。术后48～72小时拔除引流物。内外翻活动锻炼一般在术后4～6周开始,此时应进一步加强患足的屈伸锻炼,以主动配合被动为主。患者出院后的功能锻炼应予特别重视,应在患者出院前指导患者进行患足的伸屈和内外翻锻炼,有利于足部消肿和关节功能的恢复。患足完全负重一般在术后2～3个月骨愈合后开始。

(三)跟骨骨折畸形愈合及处理

1.跟骨骨折畸形愈合　是跟骨骨折保守治疗常见的结果之一,也常常发生在不及时或不正确的手术治疗之后。其病理变化主要是距下后关节面不平整、后足内外翻畸形、足弓塌陷,足负重力线改变、跟骨丘部高度降低,跟骨体外膨增宽等。

2.跟骨骨折畸形愈合常用的分类方法　Zwipp等提出的五型分类法:Ⅰ型:距下关节面不平整,伴有关节炎;Ⅱ型:Ⅰ型基础上有内外翻力线异常;Ⅲ型:另有跟骨高度的丧失;Ⅳ型:另有跟骨结节外移;Ⅴ型:严重畸形,导致距骨半脱位,距骨倾斜。

3.治疗目的和原则　主要是纠正畸形和异常对线,恢复肢体长度,重建跟骨的几何形态,恢复跟骨丘部的形态、跟骨的轴长及高度、Bohler角、Gissane角和距骨的倾斜角,纠正距舟半脱位,恢复足弓高度和外踝与跟骨的间距,保持距骨、跟骨、足舟骨及骰骨之间正常的关系,消除跟腓撞击,恢复小腿三头肌的肌力,解除疼痛,使患者能够穿正常的鞋子,最大程度地保存后足的功能。

要取得理想的疗效,手术必须同时满足这些条件,只融合距下关节而不纠正畸形和异常对线,不去除卡压肌腱的外膨骨折块,势必达不到预期的手术效果。

4.治疗方法　治疗应根据畸形的类型、程度、继发性病变和患者的临床表现确定。对已发生骨性关节炎的畸形愈合,最有效的方法是各种形式的距下关节融合术及根据不同畸形采用不同形式的跟骨截骨矫形手术。对单纯疼痛性距下关节关节炎患者,可行距下关节原位融合术。对跟骨高度丧失者,需行距下关节撑开植骨融合术或跟骨丘部重建距下关节融合术,以恢复跟骨高度,也可采用跟骨跖侧滑动截骨术。对内外翻畸形、后足负重力线和关节运动轴线改变者,可采用跟骨截骨矫形手术、距下关节撑开楔形植骨融合术或跟骨截骨加距下关节融合术。外侧壁明显膨出者行跟骨外侧减压术,恢复跟骨的正常宽度,消除跟腓的撞击和腓骨长短肌腱炎。其他可根据骨折畸形影响功能的情况采用辅助手术如腓骨肌腱松解术、跟腱延长松解术、骨刺切除术等。

临床中也可以根据畸形愈合的分型来确定治疗方案。Zwipp 等不同分型的治疗方案分别是:Ⅰ型可用距下关节原位融合,对外侧壁外膨者加用外侧壁减压术;Ⅱ型和Ⅲ型选用矫形性距下关节撑开植骨融合术,植骨块被修剪成三维形状,以纠正内外翻畸形并恢复跟骨高度;Ⅳ和Ⅴ型畸形需要沿着原来的骨折线进行截骨手术并做重新定向的距下融合手术。现今可以利用基于 CT 扫描基础上的计算机软件技术对需要进行复杂重建的跟骨在术前进行虚拟的三维截骨,这对手术方案的确定很有帮助。

（四）跟骨骨折的并发症

跟骨骨折的并发症较多,关节内跟骨骨折的并发症可分为急性和后期阶段,手术或非手术治疗后。其中急性并发症包括:肿胀、骨折水疱、筋膜室综合征;后期并发症包括:屈趾无力、肌腱、神经撞击征、跟骨骨刺、骨折畸形愈合、关节炎、跟垫疼痛问题。手术治疗的并发症还包括:伤口裂开、感染、神经血管损伤、内固定物问题。其他还有跛行、跟腱挛缩、侧方撞击综合征和腓肠神经炎等。

AL-Mudhaffar 等报告其并发症总发生率为 18.1%。跟骨骨折切开复位内固定最可怕的并发症是感染。最近的研究表明约 25% 的病例伴有伤口裂开及表面和深部感染。因此,术前充分估计感染的风险因素,预防性应用抗生素及严格掌握手术时机均可降低术后感染的发生率。Folk 等指出对有多种危险因素的病人,应考虑给予非手术治疗。

1.神经血管损伤　急性神经血管损伤除可因受伤暴力较大而导致外,多为医源性损害。手术行跟骨外侧入路即使腓肠神经处于危险的状况。Paley 等报告在 44 例患者中行内侧入路有 11 例（占 25%）发生胫后神经分支损伤,Albert 等也报告当行外侧入路时,钻孔或插入螺钉时易使足跖内、外侧神经受到损伤,尤其在前、下方钻孔时。熟悉的解剖知识和仔细的手术操作是避免医源性损伤的基础。

慢性神经受累也可能发生,多因软组织瘢痕形成或骨畸形愈合或骨刺增生所引起的撞击,在跟骨骨折的保守治疗中是很常见的。胫后神经分支、跖内外侧支、腓肠神经均可受累,引起疼痛,体格检查常可发现 Tines 征阳性。在休息和站立时神经分布区的疼痛是最突出的临床表现,用局部神经阻滞法多可明确诊断。

保守治疗包括特制鞋的穿戴、理疗、非甾体类抗炎药物注射到跗骨管等,手术包括神经松解减压,神经瘤切除,症状顽固者还可将神经移位。

2.内固定物问题　因植入物对皮肤、肌腱神经刺激导致疼痛或不适是手术治疗又一特有的并发症,多数情况下,内固定物对软组织刺激反应不大,偶感局部疼痛,并可触及到皮下内固定物,一般通过按摩、理疗等均可缓解。但亦有少数学者报道了达 13%～18% 的内固定物刺激肌腱、神经引起疼痛,需拔除内固定物以缓解症状,应引起注意。

3.肌腱撞击和跟腓撞击　跟骨骨折后,急性期可因骨块间嵌压、骨块边切割导致不同肌腱的半脱位、脱位和直接损伤,后期则可因畸形愈合导致撞击综合征,植入物刺激还可导致腓骨肌腱炎等。在 CT 影像上,不同的急性腓骨肌腱异常表现有:向外侧脱位或半脱位、骨块挤压、血肿和肌腱嵌顿。在跟外侧部位的疼痛是最典型的表现,应区别不同原因,是继发于腓骨肌腱炎,还是因跟腓台阶形成、距下关节炎或上述病因的联合对治疗有意义,当行走时有"扣带感"或"交锁感"常提示腓骨肌腱功能障碍。Myerson 等认为疼痛沿着腓骨肌腱,在足被动背屈位时加重是因跟腓台阶形成所导致的撞击征,诊断腓骨肌腱炎可采用在腓骨肌腱鞘内注入造影剂去观察是否有狭窄或行局麻药注射以减轻症状来判断。而通过 X 线观察是否有跟骨增宽、关节破坏、腓骨外移等来区别距下关节炎等。

非手术治疗选择包括有穿戴特制鞋、按摩、理疗、手法整复以减少肌腱粘连等。外科手术有肌腱减压松解、突起的骨切除、关节固定、畸形骨折的再手术等。

4.跟垫疼痛和跟骨骨刺 跟骨骨折后,跟垫疼痛是第二个最常见的部位。被认为是因跟垫的特殊结构损伤所致,表现为足跟部有显著的疼痛,局部有触压痛、叩击痛,检查可发现足跟垫变薄、变软、移动性增加。关于跟垫疼痛是否为跟垫损伤所致目前仍然不十分清楚,如 Laffenetre 等报告在跟垫厚度和压缩性上,骨折组与对照组之间未发现显著区别,Levy 等应用评价了 22 例跟骨骨折病例,发现在脂肪垫血肿、纤维化、脂肪吸收上没有明显变化,结论跟垫疼痛不一定是跟垫损伤所致。因此,进一步的病因学研究尚待开展。治疗上主要采用橡皮圈或跟帽将其保护,使跟垫位于正常负重区,以免跟垫被挤压到外侧或不正确的位置,手术治疗除有明确的原因外一般不采用。

导致足跟疼痛的另一原因是跟骨骨刺的形成,这与骨皮质直接损伤及跖筋膜起始部张力增生有关,关于骨刺是否就一定产生症状也存在争论。保守治疗与上述相同,只是对有明确骨刺者可采用手术切除,但应避免直接从足底区域入路,从而减少因术后瘢痕再次产生症状。

5.畸形愈合 骨折畸形愈合无论手术与非手术均可发生,但以非手术更为常见。畸形愈合不但可导致足跟增宽,还可导致许多问题:肌腱、神经撞击,创伤后关节炎,步态改变等。而最多见的是内翻畸形,患者可因畸形的不同出现外侧、腓骨下区域疼痛,穿鞋不对称、走路不稳等症状。体检可发现足外侧出现皮肤增厚、甚至溃疡表现,X 线可见各种骨畸形结构。Stephens 等提出了跟骨畸形愈合的 CT 分类:Ⅰ型:包括一个大的外侧骨突起(骨刺),有或无距下关节炎以及腓骨肌腱撞击。治疗包括腓骨肌腱松解和外侧骨切除;Ⅱ型:有外侧骨突起合并距下关节炎及腓骨肌腱撞击。治疗为行外侧骨切除、距下关节固定,可采用局部骨做移植;Ⅲ型:有外侧骨突起、严重的距下关节炎、并有内或外翻畸形。

治疗包括腓骨肌腱松解、外侧骨切除、距下关节固定、跟骨截骨以纠正内、外翻畸形及后足短缩。外翻畸形较少见,常导致腓骨肌腱撞击、跟腓台阶形成、足弓改变。保守治疗主要是穿鞋的保护及相对应的处理,严重者亦应行截骨矫正。其他畸形愈合包括:跟骨高度减低和相对距骨背屈,从而导致胫距前方撞击、踝关节炎;跟骨短缩还可引起内踝相对变低,引起与地面撞击或磨鞋;跟骨结节畸形短缩常使跟腱力臂变短,导致踝关节跖屈无力等。

6.关节炎 在跟骨骨折后,创伤性关节炎可发生在距下关节和跟舟关节。未整复的距下关节或植入物穿入关节内均可导致后期的关节炎发生,然而即使关节面解剖复位,关节炎仍然可能因最初创伤导致的软骨损害而发生。Levy 等在一组病例研究中,不管治疗方式为何种,基于侧位 X 线上的 Bohlers 角变化来预测关节炎发生情况,结果显示最初损伤的严重度与关节炎发生密切相关,而与关节面整复是否平整并非完全相一致。对于植入物穿入关节内者应在负重和 ROM 之前给予拔除,Schildhauer 等指出安放螺钉时应反复注意角度,以免插入到关节内。距下关节炎在负重时有明显疼痛,而内、外翻应力检查时不一定会有症状,跟骨骨折后在 X 线上约有 38% 的距下关节可表现有关节炎,然而,临床不都会显示症状。保守治疗包括:非甾体抗炎药物应用、穿戴特制鞋或石膏固定下行走 2~3 周、关节镜下清理。手术治疗包括:引起症状的固定物拔除,各种形式的距下关节固定。文献报道约有 3.3%～13% 的患者最终进行了距下关节固定。

当碎骨块涉及到前方或前外侧骨块在整复不当时,跟舟关节亦可发生创伤性关节炎,此时关节疼痛位于更前方,可用局部注射麻药来区别,必要时可行跟舟关节融合术。踝关节在跟骨畸形愈合时也可发生关节炎,此乃因跟骨短缩、胫距相对移位、应力改变所致。

跟骨骨折中,关节内骨折约占 75%,通常认为其功能恢复较差,而 Sanders Ⅰ、Ⅱ 型跟骨骨折治疗效果较好,Sanders Ⅲ、Ⅳ 型跟骨骨折治疗效果较差。尤其是 Ⅲ、Ⅳ 型骨折的治疗一直是临床医生探索的难题。在 Sanders Ⅲ、Ⅳ 型骨折手术时,由于存在三部分及以上骨块需要复位,所以出现关节面复位不良的可能较之 Ⅱ 型骨折要大。任何一部分骨块复位不充分,都有可能造成距下关节对合不良及术后关节炎的发生,尤为严重者就会出现螺钉的穿出。很多学者对于手术治疗和非手术治疗的效果存在很大分歧。Kitaoka 等发现保守治疗 27 例中,17 例效果一般或差。Grosby 和 Fitzgibbous 也认为保守治疗效果较差,且增加后关节面的粉碎程度,并出现难以接受的不良结果。Sanders 和 Gregory 在 Ⅲ 型骨折手术治疗中,约有 60% 达到解剖复位,临床效果优良;Ⅳ 型骨折很难达到解剖复位,失败率高达 73%,最终出现慢性疼痛和严重的功能障碍。Myerson 则建议,在 Ⅳ 型粉碎性跟骨骨折尽量解剖复位,并且一期融合距下关节。近年来,对于跟骨粉碎性骨折提倡手术治疗,早期行距下及跗间关节功能练习的方法已被越来越多的学者所接受。我院对 Ⅲ、Ⅳ 型跟骨骨折进行了切开复位跟骨板内固定,术后不使用任何外固定方式,早期行患足及足踝的功能锻炼。3 个月后,根据骨折的放射学检查,来决定负重练习。总体优良,减少了患者出现持续性跟骨疼痛的晚期并发症,同时减少了因术后骨质疏松严重而引起的关节塌陷,避免了因关节塌陷继发的距下关节创伤性关节炎、跟骨增宽、骨刺、腓骨下端碰撞综合征及胫神经或腓肠神经的远期不良反应。

(五)药物治疗

1.内服药　早期瘀肿严重者,可用利水祛瘀法,方用活血疏肝汤加牛膝、茯苓、木通等,肿胀较轻者,可用活血止疼接骨之三七接骨丸;中后期可用三七接骨丸与养血止痛丸配合应用;晚期关节僵硬,酸楚不适者,可坚持服用养血止痛丸和加味益气丸。

2.外用药　初期肿胀严重者,可外敷速效消肿膏;起水泡者,穿刺抽吸后,撒以二妙散;对肿胀较轻的无移位骨折,可外贴接骨止疼膏;后期去除外固定后,关节僵硬不利者,外揉七珠展筋散或涂擦展筋酊,并用温经活络舒筋利节类药外洗,方用苏木煎或透骨草煎、海桐皮汤等温洗。

(六)康复锻炼

跟骨骨折多为关节内骨折,易留后遗症及疼痛。筋骨并重的治疗原则,是预防减轻后遗症的主要措施。骨折整复固定或手术后,即应开始前足和足趾的伸屈活动,特别是跖屈的活动锻炼,对恢复和维持足的纵弓有重要的意义。去除外固定架后要加强足的内外翻和踝关节跖屈和背伸锻炼。

【述评】

跟骨骨折依据骨折部位分为关节内骨折和关节外骨折两种类型:跟骨关节外骨折经传统的手法挤压,石膏外固定或钢针撬拨,跟骨牵引,简单手术内固定等方法治疗后,保持跟骨的外形经骨折愈合后,进行功能锻炼,效果良好,无明显的骨折后遗症,这一点为国内外医学界所共识。而跟骨关节内骨折因其受外力较大,受伤原因及过程复杂,往往造成骨关节内的复杂骨折,关节面塌陷粉碎等,甚至可合并距下关节脱位等,治疗困难疗效差,后遗症较多。要想达到良好的治疗效果,则跟骨关节面良好复位和固定,以及避免关节面再次塌陷是治疗的关键,后期加强患足活动,方可尽可能减少并发症。

跟骨骨折治疗结论:①只有跟骨关节面解剖复位,才能达到优良的临床效果;②即使关节面达到解剖复位,也不能保证一定会有好的临床结果;③手术医师要想达到较熟练的手术操作需要 30～50 例手术经验或需二年时间实践;④骨折越粉碎,随时间延长结果就越差。

跟骨骨折的治疗因并发症多而复杂。其骨折类型多,情况复杂,治疗方法多种多样。尚无统一的疗效评价标准,国内外有 20 余种,最为常用的是 Maryland 足评分标准、美国骨科学会足踝协会(AOFAS)踝后足评分标准、Zwipp 工作组的 200 分评分标准,其他还有 Creighton-Nebraska 跟骨骨折评分表和 Kerr 跟骨骨折百分评分系统等。尽管它们大都基于症状、体征和放射学特征,但他们的侧重点不同,有的侧重于主观症状,有的侧重于客观体征。因评价标准不统一,临床上难以客观准确地对疗效进行对比分析。因此,有必要进一步规范和统一跟骨骨折的疗效评定标准,使不同治疗方法和不同患者的疗效评价变得更容易、更科学和更可信。

目前普遍使用的 Sanders 的 CT 分型方法对跟骨骨折治疗方法的选择及预后的判断均有较高的临床应用价值。因其处理方法多样,存在许多争议,尚无定论。Sanders Ⅲ、Ⅳ型跟骨骨折治疗效果较差,目前国内尚无大宗的后期疗效评价及相关因素分析报道。

总之,跟骨骨折的发病机制和治疗比较复杂,尽管已经取得了很大进步,但仍有不少问题亟待解决,这需要进一步加强研究和学习,不断积累经验。相信,随着对足部微创操作概念的深入,随着科学技术的飞速发展,新的诊疗工具不断出现,跟骨骨折的诊断和治疗水平将会得到进一步提高。

【难点与对策】

跟骨关节内骨折治疗困难,对于粉碎性骨折后期只能实现"无痛僵硬的足跟",距下关节活动度明显减轻,甚至无活动度,如何在良好固定跟骨的同时,促进距下关节早期康复锻炼,仍是需要解决的难题,我们认为解剖复位,坚强固定,早期在康复医师指导下即开始距下关节活动,是恢复灵活的后足的关键。

三、足舟骨骨折与脱位

足舟骨位于足内侧纵弓的中央,其近端关节面凹陷,与距骨头构成距舟关节,远端关节面与三块楔骨相关节。足舟骨的血液供应来自足背动脉和跖内侧动脉。距舟关节与跟骰关节形成跗中关节,在步态中完成旋前和旋后运动。足过度旋前和旋后,或强力背伸和跖屈可能导致足舟骨骨折。由于距舟关节在步态中的重要作用,足舟骨近端骨折应当解剖复位;舟楔关节几乎无运动,损伤后可行关节融合。足舟骨周围韧带众多,结构稳定,单独足舟骨脱位罕见,距舟关节脱位常与距下关节或跟骰关节脱位相伴出现。

【发病机制】

足舟骨骨折的发病机制是多样的,可以是外伤性骨折。亦可是应力(疲劳)骨折;导致外伤性骨折的暴力为冲击、撕脱或扭转外力。

【临床表现】

足舟骨骨折分为足舟骨结节撕脱骨折,足舟骨背侧边缘骨折,足舟骨体部骨折和足舟骨应力骨折,其中导致足舟骨体部骨折的多是较强大的暴力,经常合并其他跗骨骨折脱位。

1.足舟骨结节撕脱骨折　足舟骨结节有胫后肌腱附着,胫后肌腱强烈收缩时可造成足舟骨结节撕脱骨折。由于周围韧带和肌腱纤维的连续性,此处骨折一般很少移位。

2.足舟骨背侧边缘骨折　距舟关节的强力跖屈可使得背侧距舟韧带紧张,进而导致足舟骨背侧撕脱骨折,此时要注意有无合并的距下关节或踝关节损伤,应当拍摄足正、侧位及斜位 X 线片以确定诊断。轴向冲击外力也可引起足舟骨背侧或背内侧边缘骨折,这种外力所致的骨折有时延伸至足舟骨体部。

3.足舟骨体部骨折 体部骨折较为复杂,因骨折状况不同产生的后果亦有不同。单纯骨折、无移位者,经简单治疗即可愈合,不遗留后遗症。体部粉碎骨折或骨折脱位将造成足内侧柱短缩、内侧纵弓塌陷,治疗复位困难,复位和(或)固定不满意可导致患足长期疼痛和功能障碍。较多文献引用了Sangeorzan等提出的足舟骨体部骨折分型方法,分为三型:Ⅰ型骨折,骨折平面为横面,背侧骨折块较大,但通常小于足舟骨体的50%,容易获得满意复位;Ⅱ型骨折,为足舟骨体部骨折脱位,常由内翻暴力所致,内侧骨折块向背内侧移位,前足内收,内侧柱变短;Ⅲ型骨折,为足舟骨体部的粉碎性骨折伴有舟楔关节破坏。

4.足舟骨应力骨折 大多数病人是田径运动员,特别是长跑运动员,无明显外伤史而出现足弓或足背内侧疼痛,活动后疼痛加重,足舟骨部位有压痛,足部被动内、外翻时疼痛加剧。多为体部垂直骨折,很少有明显移位。

【辅助检查】

足舟骨结节撕脱骨折、足舟骨背侧边缘骨折、足舟骨体部骨折拍摄足正、侧位及斜位 X 线片以确定诊断。足舟骨应力骨折早期 X 线摄片不易显示骨折线,CT 扫描或磁共振检查可帮助确定诊断。

【诊断要点】

有冲击、撕脱或扭转外力外伤史,足正、侧位及斜位 X 线摄片、CT 扫描或磁共振检查可帮助确定诊断。

【鉴别诊断】

足舟骨结节撕脱骨折应当注意与先天性副舟骨相鉴别,副舟骨经常足双侧对称存在,且边缘较为光滑、整齐,与足舟骨主体分界清楚。

【治疗与康复】

足舟骨骨折是少见损伤,预后取决于骨折类型、足内侧柱结构是否被破坏以及合并的软组织损伤的程度。下述前三种骨折不破坏内侧柱和内侧纵弓,治疗和预后好,功能恢复满意。但足舟骨体部骨折、尤其是粉碎骨折或骨折脱位经常造成足内侧柱破坏及足弓塌陷,或继发创伤性关节炎而影响预后。所以体部骨折的治疗要点是尽可能达到解剖复位,恢复内侧柱结构和足纵弓,并通过可靠固定获得良好愈合并恢复正常功能。

需要手法复位或切开复位的病例应当有充分的麻醉,既要达到止痛又要肌肉放松,合适的麻醉是椎管内麻醉,即硬膜外麻醉或腰麻。

1.保守治疗

(1)无移位的足舟骨结节撕脱骨折,不影响足舟骨主体结构和内侧纵弓,很少导致功能障碍。可采用石膏外固定4～6周,应使患足处于中立位或轻度内翻位。

(2)不涉及足舟骨体的边缘骨折预后良好,治疗前应排除距下关节或踝关节损伤。骨折块较小且无移位者,可给予石膏外固定3～4周。

(3)足舟骨体部骨折治疗的关键是恢复足内侧柱长度和达到足舟骨近端关节面的解剖复位。体部骨折无移位时可采用石膏外固定6～8周,固定时注意石膏塑形,维持正常足弓。体部移位骨折可在麻醉下试行闭合手法复位,石膏外固定。

(4)对于无移位或不完全的足舟骨应力骨折治疗可采取石膏外固定6～8周。

2.手术治疗

(1)切开复位内固定术

1)适应证:骨折块较大并有移位的足舟骨结节撕脱骨折、足舟骨背侧边缘骨折,经闭合复位不成功的足舟骨体部骨折或有开放伤口者。

2)手术方法

①麻醉:坐骨神经、股神经阻滞,腰麻或硬脊膜外麻醉。

②体位:仰卧位,大腿中部绑气囊止血带。

③切口:采用以足舟骨为中心足背内侧切口。

④充分显露足舟骨骨折端,复位后用小拉力螺钉加压固定。

⑤缝合皮下组织和皮肤。

3)术后处理:骨折愈合后逐渐完全负重行走。

(2)切开复位内固定植骨术

1)适应证:足舟骨体部粉碎骨折及有移位的应力骨折。

2)手术方法

①麻醉:坐骨神经、股神经阻滞,腰麻或硬脊膜外麻醉。

②体位:仰卧位,大腿中部绑气囊止血带。

③切口:采用以足舟骨为中心足背内侧切口。

④充分显露足舟骨骨折端,恢复内侧柱长度后,对于骨缺失部分充分植骨(使用自体松质骨或人工骨),用2～3枚细钢针或螺丝钉交叉固定。

⑤缝合皮下组织和皮肤。

3)术后处理:术后石膏外固定6～8周,骨折愈合后逐渐完全负重行走。

(3)舟楔关节融合术

1)适应证:足舟骨体部粉碎骨折及陈旧骨折不愈合者。

2)手术方法:

①麻醉:坐骨神经、股神经阻滞,腰麻或硬脊膜外麻醉。

②体位:仰卧位,大腿中部绑气囊止血带。

③切口:采用以足舟骨为中心足背内侧切口。

④充分显露足舟骨骨折端及舟楔关节,去除关节面及硬化骨质达正常松质骨,恢复内侧柱长度后,对于骨缺失部分充分植骨(使用自体松质骨或人工骨),用2～3枚细钢针交叉固定。

⑤缝合皮下组织和皮肤。

3)术后处理:术后石膏外固定6～8周,骨折愈合后逐渐完全负重行走。

【评述】

足舟骨的骨折较易漏诊,根据病史、受伤机制及临床症状,结合足正、侧位及斜位 X 线摄片、CT 扫描或磁共振检查可帮助确定诊断。其关键是早期发现,早期确诊。

(商　科)

第三十一节　　儿童骨盆骨折

一、概述

儿童骨盆骨折是一种严重创伤,常常同时合并有神经血管、腹部脏器、泌尿生殖系统等致命性损伤。

对这些合并损伤的治疗应该优先于骨折本身的治疗,儿童骨盆骨折本身大多数可采取保守治疗,并有较好的结果。

儿童骨盆骨折的并发症发生率很高。这种并发症实际上是一种伴行损伤,常可危及生命。

由于儿童骨盆在解剖构型及生物力学特性方面的特殊性,发生骨盆骨折较成人需要更大的暴力。相反,经过骶生长板和软骨性骨突的骨折却较易发生。

本节重点讨论婴幼儿及青春期前儿童的骨盆骨折,而年长的青少年病例,治疗与成人类似。

【实用解剖】

在儿童与成人骨盆之间,解剖上存在着几个重要的差异:①由于骨骼本身的柔韧性、关节的较大弹性以及大量软骨结构吸收能量的能力,使儿童骨盆具有较大的顺应性。②由于骶髂关节、耻骨联合的弹性,可以缓冲较大的移位,从而使最终的骨折只局限于一处,而不是传统认识上的两处断裂和移位。③由于软骨性连接的脆弱性,儿童病例中,骨突撕脱骨折较成人多见,同样原因,髋臼三角软骨骨折也较多见。④儿童经骶的骨折最终可导致生长停滞,肢体不等长及发育畸形,如经过 Y 形软骨的骨折,继发骨桥形成,最终导致髋臼发育的欠缺。

【骨折分类】

最常采用的分类体系是 Key 和 Conwell 根据骨盆环完整性受损程度提出的分类,以便与成人病例进行比较。

Key 和 Conwell 分类

1.无骨盆环断裂的骨折

(1)撕脱骨折

1)髂前上棘;

2)髂前下棘;

3)坐骨结节。

(2)耻骨或坐骨骨折。

(3)髂骨翼骨折(Duverney 骨折)。

(4)骶骨或尾骨骨折。

2.骨盆环一处断裂的骨折

(1)同侧双支骨折;

(2)耻骨联合半脱位或邻近区骨折;

(3)骶髂关节半脱位或邻近区骨折。

3.骨盆环两处断裂的骨折

(1)双侧耻骨垂直骨折或脱位(骑跨骨折);

(2)两处垂直骨折或脱位(Malgaigne 骨折);

(3)严重多发骨折。

4.髋臼骨折

(1)小块骨折合并髋关节脱位;

(2)线性骨折合并无移位的骨盆骨折;

(3)线性骨折合并髋关节不稳定;

(4)骨折继发髋臼中心性脱位。

【诊断】

1.全身检查　儿童骨盆骨折并不常见,绝大多数为机动车撞伤所致,由于儿童体形较小,能量在一个较小的区域集中释放。同时儿童骨性支架存在一定的柔韧性和可塑性变形能力,不能对深部脏器做严格的保护,结果常常产生多系统器官的复合损伤,美国儿童创伤监控中心的统计资料表明其发生率为43.4%。

远隔损伤包括:颅脑、颈椎、颜面损伤,长骨骨折,硬膜下出血,脑挫伤和脑震荡,肺挫伤,血胸,血气胸,横膈破裂,肝、脾、肾挫裂伤。邻近损伤包括:大血管损伤,后腹膜出血,直肠撕裂,尿道和膀胱挫裂伤。

接诊儿童骨盆骨折病人时,一定要树立全局观念,详细观察和检查急危重病人的主要症状和体征,发现危及生命的主要问题,边救治,过检查,及时、客观、准确地记录病情变化。

2.骨科检查　多发创伤患者应想到骨盆骨折的可能,检查骨盆应系统有序地进行。①视:有无骨盆变形或不对称,有无双下肢不等长。记录挫伤、擦伤、撕裂伤、瘀斑或血肿的部位,尤其是会阴和骨盆区域。②触:对髂前上棘、髂骨翼、骶髂关节及耻骨联合进行触诊。在髂骨翼的前上部向后按压会在骨盆环断裂处产生疼痛,从髂骨翼外向内方向挤压骨盆环也可产生疼痛,可触及骨擦感。如果骨盆环有断裂,按压耻骨联合和骶髂关节会引起疼痛和异常活动。③动:检查肢体,特别是髋关节的活动范围。有时,骨盆骨折后,屈伸髋关节时,腹股沟区可有疼痛。

体征:Milch描述了骨盆骨折的三个常见体征。①Destot征:腹股沟韧带下方或阴囊处表浅的巨大血肿。②Roux征:侧方压缩骨折时,患侧大转子到耻骨联合的距离减小。③Earle征:直肠指诊有压痛,可触及骨性隆突或巨大血肿,说明有严重的骨盆骨折。

常规进行下肢神经、血管检查:

(1)骨盆或骶骨骨折时可出现腰骶丛、坐骨神经、股神经及闭孔神经的损伤,应详细记录每一项神经功能的缺损。

(2)观察下肢皮肤、甲床颜色,触摸股动脉、腘动脉及足背、胫后动脉的搏动,要注意触及部位,触摸肢端温度。注意肢体肿胀程度及张力,有无肌肉的被动牵伸疼痛。

下列体征应视为不稳定骨盆骨折的高危因素:①无下肢损伤者两下肢不等长或有旋转畸形;②两侧脐与髂前上棘的距离不等;③两侧耻骨结节间隙增宽、移位或变形;④双侧骶髂关节后方外形不对称;⑤肉眼可见的骨盆变形。

3.影像学检查　只有病情稳定后,方可拍摄X线片,如果需要特殊投照,医生必须在现场。颅脑、胸腹、骨盆及长骨的扫查应尽快完成,避免多次重复拍片。拍片体位包括骨盆前后位、骨盆出口位和骨盆入口位。出口位是真正的骶骨正位,可清楚地显示骶骨骨折。入口位显示骨盆的前后移位优于其他投照位置。

CT及其他检查:可提高诊断价值,对判断旋转性畸形和半骨盆平移具有重要意义,有助于判断骶髂关节、骶骨或髋臼有无骨折、分离或不对称。MRI有相同的益处,同时又可显示骨盆的软组织损伤。偶尔,对无移位骨折和少见的应力骨折,可进行放射性核素骨扫描。

【治疗】

儿童骨盆骨折病例不常见,很少需要切开复位内固定。一般情况下,由于儿童骨盆的塑形潜力,保守治疗的远期结果是满意的。然而,儿童骨盆骨折的合并损伤却是严重的,并常常是致命的,死亡率9%～18%。因此治疗原则应该是:首先处理影响生命的合并损伤,防止转变为致命伤,然后及时地进行骨折处理。系统的治疗计划应在复苏抢救的同时有序地进行。气道、出血和中枢神经系统的问题应优先得到处理。同时应注意保温和止痛,在全身情况许可的情况下进行决定性治疗,以达到挽救病人生命,降低并发症的发生率和伤残率。然后及时进行骨折的处理。严重创作及休克患者早期使用广谱抗生素作非特异性预防感染。

二、无骨盆环断裂的骨折（Ⅰ型）

（一）撕脱骨折

【概述】

统计文献报告的 4 组骨盆撕脱骨折病例,撕脱部位的分配比例如下:坐骨结节 41.8％,髂前上棘 35.1％,髂前下棘 19.8％,髂骨翼 3.3％。

【损伤机制】

运动损伤,多见于踢足球或赛跑起跑时用力过猛。伸髋屈膝位更容易导致髂前上棘的撕脱骨折(缝匠肌的过度牵拉)。髋过伸膝屈曲时,股直肌的强力牵拉可引起髂前下棘的撕脱,髂前下棘由于融合较早,其撕脱骨折较髂前上棘少见。

坐骨结节骨骺最晚融合,15 岁开始骨化,最晚到 25 岁融合,腘绳肌对其起点处的强力牵拉可以引起坐骨结节撕脱骨折。这种损伤最多见于屈髋伸膝时,如跨栏等运动。

【诊断】

撕脱部位的局部肿胀,压痛,运动受限,有时可触及骨折块异常活动和骨擦感。髂前上棘撕脱骨折后,主动屈髋疼痛,活动受限,被动伸髋外旋可使疼痛加剧,严重者不能站立;髂前下棘撕脱骨折后病人自觉屈髋疼痛,典型病人有"逆行性"运动,即因疼痛不能向前移动行走,但能倒退行走;坐骨结节撕脱后,伸膝屈髋受限,抗阻力屈膝时,坐骨结节处疼痛加重。

X 线检查:可见撕脱小骨片,并有远侧移位。股直肌起点处为一联合腱,返折头未受损,可以防止进一步移位。撕脱骨折常发生在二次骨化中心与骨盆融合之前(融合时间在 14～25 岁)。拍片时宜进行双侧对比,以便与二次骨化中心或正常解剖变异进行鉴别。

【治疗和预后】

通常将髋关节置于减轻肌肉牵拉的体位,短期休息,扶拐免负重 2～4 周或更长时间。愈合后大量骨痂形成,特别是坐骨结节撕脱骨折,会产生疼痛,并妨碍体育运动,但很少需要手术切除。

（二）耻骨或坐骨骨折

【概述】

一侧或两侧单一耻骨支或坐骨支骨折,因为仅累及骨盆环的部分结构,因而是一种稳定骨折。相反,两个同侧支的骨折则会引起骨盆环连续性的中断,将在后面讨论。

【损伤机制】

成人骨盆支骨折通常发生在年老、骨质疏松的患者,轻微创伤即可引起;而儿童病例则是高能量创伤所致,伴有相当多的合并损伤。

【临床表现】

骨折局部疼痛,活动受限,局部压痛,骨盆分离及挤压试验阳性。骨盆前后位平片即可显示骨折征象。而骨盆入口位、出口位拍片有助于明确骨盆其他部位有无骨折存在。如果耻骨支骨折移位明显,应警惕骨盆环是否存在第二处骨折。即使耻骨支的轻微骨折,也不能掉以轻心。

【治疗】

无合并症的耻骨骨折治疗方法:卧床休息,膝下垫一软垫,保持髋关节轻度屈曲,以减轻疼痛,直到症状缓解,然后逐渐开始负重,通常需 4 周时间。坐骨体骨折很少见,骨折一般移位很小,治疗采用卧床休息,逐渐负重,直到症状消失。应力骨折的治疗为停止运动,避免反复应力刺激,扶拐保护下负重 4～6 周。

（三）髂骨翼骨折（Duverney 骨折）

【损伤机制】

为直接暴力引起。可与其他骨盆骨折同时出现。多为车祸所致,经常发生其他远隔损伤,临床上应予重视。

【临床表现】

骨折局部肿胀,疼痛,伤侧下肢活动因疼痛受限,被动活动肢体时可使疼痛加重,局部压痛明显,骨盆分离及挤压试验阳性,有时可触及骨折异常活动及骨擦音。

骨折可为线性或粉碎性,因髂骨翼内外均有丰富的肌肉及骨膜覆盖,这种骨折多无明显的移位。

很轻微的髂骨翼骨折,由于出血刺激可引起髋外展肌痉挛,可出现痛性 Trendelenburg 步态。严重的髂骨翼骨折,由于腹膜外血肿的刺激,骨折后 24 小时可能出现麻痹性肠梗阻,将加重病人的不适。

【治疗】

儿童髂骨骨折的治疗重点在合并损伤的治疗。舒适体位卧床休息,下肢外展。疼痛缓解后,扶拐部分负重,直到症状完全消失,无论骨折有无移位或是否粉碎性的,一般均能愈合。

（四）骶、尾骨骨折

【损伤机制】

后仰坐倒,或坐位坠落、一侧臀部着地所致。

【临床表现】

骶尾部疼痛,肿胀,局部压痛,不能触碰,病人不敢坐。骶骨骨折需要重视的是因为可以合并骶神经损伤,出现鞍区感觉障碍及大小便失禁。直肠检查骶尾前部压痛,有时可触及异常活动。

骶尾骨骨折常经过骶骨体最薄弱的部位——骶孔。表现为骶骨裂孔或体部外缘的轻微裂隙。Rang 认为向尾侧 35°投照可显示骶骨体骨折。CT 可确定其移位程度。

【治疗】

休息 3～6 周,疼痛耐受后可下地行走。一般急性症状 1～2 周后减轻,而坐位症状持续 4 周左右。可辅助以充气坐垫减少疼痛。由于很少能够维持稳定,所以应避免经直肠指检的手法复位。由于手术治疗的适应证和结果尚有争议,在儿童病例中应避免施术。

三、骨盆环一处断裂的骨折（Ⅱ型）

骨折只在一处破坏了骨盆环的连续性,很少发生移位或不移位。相反,如果移位明显,则必然存在骨盆环的第二处损伤。

（一）同侧耻骨双支骨折

【损伤机制】

车祸撞击骨盆前侧或遭受侧方挤压所致。多无明显移位,因未累及承重弓,对骨盆环的稳定性影响不大。儿童发生骨盆环断裂需要相当大的暴力,常合并腹部脏器损伤和其他骨折。接诊病人时首先应进行全身检查,然后进行骨盆和下肢检查。

【临床表现】

骨盆前侧疼痛,病人多不能站立和行走,伤侧髋关节活动受限,骨折局部明显压痛,骨盆分离及挤压试验阳性,应特别注意有无软组织损伤表现。Rang 发现前侧撞击伤,正位片上表现为骨折块分离,而侧方挤压伤,正位片上则表现为重叠或塌陷。骨盆入口位和出口位拍片,有助于明确分离和移位的程度。

【治疗】

卧床休息,膝下垫一软垫,保持髋关节适当屈曲,放松腹部及大腿诸肌,以减轻疼痛。一旦疼痛消失,即可扶拐逐渐负重,平均需要 8 周时间。无后遗症。

(二)耻骨联合半脱位或邻近区骨折

【概述】

单纯耻骨联合区域损伤少见,由于儿童耻骨联合的弹性和顺应性较大,该部位损伤需要很大的暴力。临床工作中,应该特别注意有无其他部位骨折,是否合并骶髂关节损伤。

【临床表现】

耻骨联合前方剧痛,活动时加重,仰卧位比侧卧位疼痛重,髋关节活动痛性受限,骨盆分离试验阳性。

影像学检查:耻骨联合间隙增宽或半脱位,由于儿童不同年龄段耻骨联合缝隙宽度不同,所以很难估计创伤性分离的程度。Watts 建议拍照骨盆侧位片及侧方挤压应力片,若耻骨联合宽度差异>1cm,提示耻骨联合分离。

【治疗】

卧床休息 4～6 周,尤其是存在其他损伤时,侧卧位较为舒适。此外,还可采用骨盆悬吊,侧位髋人字石膏制动的方法,依靠侧方挤压作用可以减少移位程度:

一旦疼痛消失即可负重活动,即使不能完全复位,也不会遗留永久性功能障碍。

(三)骶髂关节半脱位或邻近区骨折

【临床表现】

发病率很低。而单纯骶髂关节邻近区骨折或半脱位则更少,多数合并有骨盆前部骨折或脱位,导致骨盆不稳定的损伤。但是由于损伤发生在骨盆承重部位,如处理不当,可造成持久性疼痛与无力,临床上应给予足够的重视。

高能量创伤引起,伤侧骶髂关节局部疼痛,微肿,活动受限,不能坐、立及翻身,髂骨略向后及中线偏移,髂后上棘比对侧隆起,骶髂关节局部压痛,骨盆挤压及分离试验阳性,"4"字试验阳性。

X 线检查显示伤侧髂骨向上向背侧移位,与对侧比较,伤侧髂骨更接近中线,与骶骨影像有重叠。X 线片上任何骶髂远侧关节面的双边征或错位均是骶髂关节分离的指征。斜位双侧对比拍片非常有益。常需要多方位检查,包括骨盆入口位、出口位、轴向 CT,以明确是否合并骨盆前部骨折。

【治疗】

无明显移位者,卧床休息数周,然后扶拐保护下负重。早期负重行走,有再移的危险,应避免。移位较大者,可采用双侧平衡骨牵引,3 周后采用双侧膝上髋人字石膏裤固定 3 个月。

四、骨盆环两处断裂的骨折(Ⅲ型)

为高能量创伤所致,如被高速行驶的汽车撞伤或从相当高度坠落致伤,骨盆环失去稳定性,常有较大的移位和变形,并发症的发生率及死亡率高,是骨盆骨折中最严重的一型。

(一)双侧耻骨垂直骨折或脱位(骑跨骨折)

【损伤机制】

高处坠落骑于硬物上或骨盆侧方挤压所致。骨折均发生在耻骨段上,表现为双侧耻骨上下支骨折,使骨盆环前弓漂浮,无内在稳定性,该型常合并膀胱尿道损伤。

【临床表现】

伤后骨盆前侧疼痛,明显的会阴及局部肿胀,皮下淤血,活动受限,髋关节伸展活动可使疼痛加重,患者不能站立及行走,耻骨段明显压痛,骨盆分离及挤压试验阳性。伴有尿道损伤者,可有血尿、排尿困难及尿潴留等症状。

影像学检查:耻骨上下支骨折,双侧或一侧加耻骨联合脱位,使骨盆前弓漂浮,漂浮骨折块常常向上移位,为腹直肌牵拉所致。骨盆入口位拍片可准确地显示移位程度。

【治疗】

儿童病例不论移位程度如何,骨折均可愈合。并可望塑形,由于没有累及骨盆的承重弓,不会引起下肢不等长,无需骨牵引。禁忌骨盆悬吊,因为这样有引起髂骨内移的可能。卧床休息4~6周,膝下垫一软垫,保持髋关节适当屈曲位,放松腹肌,以减轻疼痛。禁忌侧卧位,以免髂骨内移。6周后逐渐扶拐负重。

如合并膀胱尿道损伤,需及时予以处理。会阴部严重的软组织及骨损伤极易引起严重的继发感染,也是致死的重要原因之一。

(二)两处垂直骨折或脱位(Malgaigne 骨折)

1859年,Malgaigne首次描述了如下病例:耻骨上下支骨折,合并同侧髂骨骨折或骶髂关节脱位,他发现骨盆环前后两处垂直断裂的重要性在于继发半骨盆和髋臼的不稳定。为了简化分类,并鉴于治疗方法相同,Burgess 和 Jones 将所有后弓骨折和脱位合并前弓同侧或对侧骨折或脱位均归属于 Malgaigne 骨折。

【损伤机制】

有以下三种情况:①分离型(或开书型):为骨盆前后方向挤压所致;②压缩型:为骨盆侧方挤压暴力所致;③垂直型:高处坠落单足着地,地面反作用力从下肢向上传递到达骨盆和由上而下之重力汇合于骨盆部,产生巨大剪力,使骨盆前侧耻骨上下支骨折或耻骨联合分离与同侧或对侧骶髂关节脱位或骶、髂骨骨折,伤侧半个骨盆连同下肢向上移位。

【临床表现】

全身病状严重,常合并不同程度的休克。骨盆畸形明显,双侧明显不对称,或测量脐与髂前上棘的距离不等长,分离型大于健侧,压缩型小于健侧。无下肢损伤时,由于骨盆骨折后的纵向移位而出现双下肢不等长。疼痛严重,骨盆压痛明显,挤压与分离试验阳性,甚至可触及异常活动及骨擦音。

确立诊断时首先要发现危及病人生命的主要问题,边救治,边检查,正确记录病人的每一处创伤,根据病人的全身情况,及时有序地诊治每一部分损伤,包括对骨盆骨折处理。

影像学检查:需拍摄前后位全骨盆 X 线片和骨盆入口位、骨盆出口位 X 线片,必要时可行 CT 检查以准确评估骨折移位程度。阅片时应判明骨折部位、移位方向及双侧影像是否对称。

分离型损伤,骨盆张开,伤侧髂骨翼影像变宽,闭孔变小,耻骨联合或耻骨骨折端互相分离,坐骨棘突出变大,坐骨结节异常隆突,髂骨与骶骨影像重叠;压缩型损伤,骨盆环向中线压缩,髂骨内旋,影像较对侧变窄,闭孔变大,耻骨骨折端发生重叠移位,耻骨联合向对侧移位;垂直型损伤,伤侧半骨盆向上后方移位,但无髂骨翼扭转变形。

【治疗】

根据骨折类型和移位程度的不同,综合文献报告可有如下的不同方法:侧卧位卧床休息,骨牵引或皮牵引,单纯骨盆悬吊或合并骨牵引,Tumbuckle 石膏,闭合复位、髋人字石膏制动,闭合复位外固定,切开复位内固定。

儿童骨盆环断裂病例通常不推荐手术治疗,理由如下:①失血导致的贫血在儿童病例中不常见,很少需要骨盆稳定手术来控制出血;②儿童病例能够很好地愈合,极少形成假关节,不需要固定来促进愈合;③儿童骨膜较厚有稳定骨折的作用,常常不需要单纯恢复稳定的手术;④骨折愈合快,通常不需要长期的制动来等待骨折愈合;⑤骨发育成熟前具有明显的塑形能力;⑥骨盆环断裂长期随访,并发症很少。因此,儿童病例应优先治疗合并损伤,骨盆骨折采用卧床牵引对症治疗,然后逐渐恢复负重。

以下几点可作为手术固定的参考指征:①开放骨折方便创面的处理;②在复苏阶段,控制出血;③便于搬动病人,方便护理;④骨折移位严重,可能不愈合或塑形不充分,手术可预防畸形;⑤有利于多发创伤儿童的整体护理;⑥降低生长紊乱的危险;⑦恢复关节的适应性。

(三)严重多发骨折

包括多发挤压伤,骨盆环两处以上的断裂,严重粉碎骨折。极少情况下,爆炸引起的严重挤压伤可导致该类骨折。临床特点为骨盆变形严重,除骨盆环多发断裂外,骶骨可有明显或潜在骨折,合并或不合并神经损伤,常见大出血,病人发生低血容量性休克,需行急救处理。

虽然 X 线片上骨盆的整体性破坏严重,但通常一侧半骨盆部分完好,这种复杂骨折的治疗是试验性的,并可能是错误的,需要系列拍片和 CT 检查来不断调整。

该型损伤,骨折块移位常常穿透膀胱或腹部脏器,撕裂腹部血管主干,或引起神经损伤,必须优先处理这些急性的合并损伤,待病人病情稳定,无血容量降低的征象时再行骨盆骨折的固定。急诊开腹探查时,如果可能的话,应迅速完成骨盆固定。在全麻下行内、外固定。应用外固定装置可通过稳定异常活动及出血的骨折块而减少出血。

五、髋臼骨折(Ⅳ型)

儿童及青少年髋臼骨折是一种不常见的损伤,占儿童骨盆骨折总数的 1%~15%,绝大多数发生在 10 岁以上的儿童。与成人病例相比,儿童髋臼骨折有以下特点:①儿童骨盆较大的关节弹性,较厚的软骨及坚强的韧带,在骨折发生前可以吸收更多的能量,所以骨折需要巨大的暴力,为高能量创伤所致,在儿童病例中,即使骨盆的骨骼损伤轻微,同样可以发生致命性的内脏损伤。②儿童病例可能引起 Y 型软骨损伤,继发髋臼生长扰乱。

A 型:小块骨折合并髋关节脱位,骨折块一般累及髋臼后缘。后脱位是前脱位的 7~10 倍。骨折块大小与股骨头在撞击时所处的位置有关,脱位时髋关节越屈曲,髋臼骨折块就越小。

B 型:线性骨折合并无移位的骨盆骨折,一般均稳定,骨盆环一处断裂,骨折线延伸进入髋臼,常累及 Y 型软骨。

C 型:线性骨折,髋关节不稳定。通常是沿股骨干和股骨颈的传导暴力引起,传导暴力造成髋臼上缘的大块骨折,使股骨头半脱位或脱位,这种类型与成人相似,但在儿童中会累及 Y 型软骨。

D 型:骨折继发髋臼中心性脱位,通常是沿股骨颈向髋臼的传导暴力引起,在幼儿,Y 型软骨被完全破坏。本型的一种变异是:骨折通过坐骨和髋臼,发生内移,被称为 Walther 骨折。

【临床表现】

B 型骨折是暴力作用于骨盆引起骨盆环在髋臼处断裂,其余三型骨折均为暴力沿股骨向近端传导引起。因此,B 型通常与骨盆创伤有关,表现为骨盆骨折的临床症状和体征。相反,A,C,D 型骨折则表现为髋关节骨折或脱位。髋关节局部疼痛及活动受限。合并股骨头后脱位者,髋关节呈屈曲、内收、内旋畸形及患肢缩短。合并前脱位者,髋关节呈伸直、外展、外旋畸形,患肢变长。

影像学检查:需要拍摄以下体位的 X 线片:前后位、侧位、骨盆入口位、骨盆出口位以及 45°斜位。

CT 检查也有助于确定髋臼骨折的移位程度,并可明确臼内有无残留骨折块妨碍准确的中心复位。

复位后,仔细比较双髋 X 线片,以确证复位是否充分。由于臼内残留骨块或软骨块、盂唇缘垫入或软组织嵌入造成复位不充分的可疑指征是:关节间隙轻度增宽(未牵引状态下)、Shenton 线双侧不对称。

【治疗】

儿童髋臼骨折的治疗目的与成人相同：即恢复关节的适应性和稳定性。儿童病例，应将 Y 型软骨解剖复位。预后与患儿受伤年龄有关。年龄越小，特别是年龄<10 岁，髋臼发育异常更多见。Y 型软骨不均衡生长加剧了髋关节的不适应，发生进行性半脱位或脱位，常需行髋臼重建术，以矫正股骨头的进行性半脱位。

A 型：卧床休息 2~7 周。然后保护下行走直到症状消失。由于可能合并急性髋关节脱位，应优先治疗和预防再脱位。仔细观察原始复位后的 X 线片，辨认有无下列原因引起的关节不适应：关节内残留骨块或软骨块，盂唇内翻，或软组织嵌入臼内。这对预防晚期退行性变很重要。如果复位后，关节不适应，推荐切开复位，移出关节内的占位组织，手术切口应遵从创伤性脱位的方向（如后脱位采用后方切口）。

B 型：按骨盆骨折治疗。骨折的稳定性取决于骨盆环的损伤。如果骨盆骨折不稳定，应行骨牵引。如果骨盆环无断裂，或仅有一处断裂，卧床休息，对髋臼骨折的任何移位，采用纵向皮牵引或骨牵引。治疗目的是防止髋臼骨折块的移位。卧床休息 4 周（与儿童年龄和体重有关），接下来的 4~8 周逐渐恢复负重。

C 型：治疗目的是髋臼骨折块的解剖复位和恢复髋关节的稳定性。行同侧肢体骨牵引，牵引重量及时间与患儿体重和年龄有关。骨牵引应持续 8 周左右，避免过早负重引起骨折再移位。如果没有获得满意的稳定及关节适应性（移位>2mm），有切开复位的指征。有移位的骨折，可以更需要切开复位而不是采用骨牵引。

D 型：Hall 报告儿童有移位的中心性骨折脱位，无论治疗方法如何，结果均差，切开复位内固定可引起大量的异位骨化。治疗目的是通过远侧及外侧骨牵引减少股骨头对髋臼的压力。儿童病例可牵引 4~8 周。长期不负重比早期负重者结果要好。3~4 个月后方可开始负重。对于年长的青少年，如果采用骨牵引后，复位情况不能接受，可考虑行切开复位和内固定。不论保守治疗还是手术治疗，均可出现下列并发症：缺血坏死、创伤性关节炎、下肢不等长、髋臼发育不良及坐骨神经麻痹。

（孙占辉）

骨肿瘤篇

第十六章　骨与软组织肿瘤和瘤样病变

第一节　骨软骨瘤

一、概述

骨软骨瘤,又称外生骨疣,是一种多发于长骨干骺端的骨性隆起,起源于软骨生长板的外围,是一种骨与软骨形成的发育畸形,还可见于具有软骨生长的任何骨上。这是一种最常见的骨原发肿瘤,约占骨原发肿瘤总数的20%;在所有骨肿瘤中仅次于转移性肿瘤排在第二位。骨软骨瘤患者有单发和多发之分,单发患者占绝大多数,单发与多发的比例约为8~10:1。多发患者常有家族史,为常染色体显性遗传,遗传性的多发骨软骨瘤又被称为骨干骺续连症或家族性骨软骨瘤综合征。

骨软骨瘤形成于骨成熟前的任何年龄,最初发现年龄一般在5~15岁,男性多于女性。凡软骨化骨的部位均可发生骨软骨瘤,多见于四肢长骨的干骺端,和躯干的上下肢带骨。膝关节上下最为常见,其次是腕关节、踝关节、肱骨上端和股骨上端。手足的小骨少见,骨膜化骨的部位不发生骨软骨瘤。

二、临床表现

通常表现为关节周围生长缓慢的、无痛性的、质硬的包块。部分患者在剧烈活动时或疲劳活动后有患部的疼痛和酸胀不适。症状的产生多与肿块对周围软组织的机械压迫有关,长时间的这种摩擦和压迫可使患部发生滑囊炎也可引起疼痛。偶然情况下,外伤造成的窄基型骨软骨瘤的蒂骨折,也是引起突发疼痛的原因之一。较大或较浅部位的包块对外观的影响也是患者前来就诊或要求治疗的一个重要原因。在成人,无外伤突然出现的疼痛和包块增大常预示着有恶变的可能。

家族性骨软骨瘤综合征常表现为各长骨端和关节周围的包块。患者多矮小,经常伴有 Madelung 畸形、桡骨头脱位、膝外翻等多种畸形。

三、影像学检查

典型 X 线表现是长骨干骺端的骨性隆起,隆起方向多与关节方向相反,肿物表面光滑或有菜花状的软骨钙化。肿物包绕的皮质骨完整并与宿主骨的皮质相连,肿物包壳内的松质骨与宿主骨髓腔松质骨相通。骨软骨瘤外形多样,一般可依其蒂部的情况分为窄基型和阔基型。CT 可以帮助我们更进一步地看清肿瘤与宿主骨的皮质和髓腔的关系,看清皮质的完整性,看清软骨帽的厚薄及钙化情况,看清与周围结构和血管神经的关系。

在成人,骨软骨瘤表面部分的迅速增大,表面皮质的破坏和不连续,CT 示软骨帽的增厚和软组织肿块的形成,同位素骨扫描时软骨帽同位素摄取量的增加,都是考虑骨软骨瘤恶变的有力佐证。

四、病理表现

骨软骨瘤的大体标本为骨性包块表面被覆着一层半透明的软骨组织,表层可能覆盖与相邻组织之间间隔的纤维膜。骨软骨瘤在生长阶段时软骨帽较厚,可达 5~10mm,而在成熟的骨软骨瘤,软骨帽厚度平均为 3~5mm。关于软骨帽的厚度与肿瘤活跃程度的关系,一般认为骨软骨瘤的软骨帽厚度不应超过10mm,而若超过 25mm,则高度怀疑恶变。

镜下,生长期的骨软骨瘤的软骨帽由柱状排列的软骨细胞构成。其下是肥大细胞层、退变的基质钙化层和骨小梁。软骨帽和骺板的生长机制很相似。

五、治疗及预后

肿瘤的去除当以手术方法切除,但不是所有的骨软骨瘤都必须切除,我们将手术的适应证掌握为:①肿瘤的原因造成局部的疼痛不适和功能障碍。②为纠正畸形和预防将要发生的畸形。③肿块较严重地影响了患者的外观。④怀疑有恶变的倾向。⑤发生在扁平骨,特别是骨盆和肩胛骨上的骨软骨瘤,恶变的几率较高,可能的情况下应予切除。

骨软骨瘤切除后复发的几率非常低,软骨帽的残留是复发的关键,所以其能否完整切除就显得至关重要。而过去曾认为的必须将软骨帽外覆盖的纤维膜一同切掉的要求现在看来似可不必。

骨软骨瘤的预后主要与其所造成的畸形严重程度有关。

骨软骨瘤可以恶变,主要恶变为软骨肉瘤。单发骨软骨瘤的恶变率小于 1%,而多发家族遗传性骨软骨瘤的恶变率要高得多,其单个瘤体的恶变率达 5%~10%。恶变为软骨肉瘤的病变须行广泛的大块切除,而当是否恶变不能确定时,活检就显得尤为重要。

(辛晓林)

第二节　骨巨细胞瘤

一、概述

骨巨细胞瘤(GCT)是最常见的骨原发肿瘤之一,这是一种侵袭性强,组织学上富于血管,大量梭形、卵圆形的单核基质细胞间均匀分布着大量多核巨细胞的肿瘤。前人对该病的研究经历了百余年的历史,之前应用最多的名称是破骨细胞瘤。1940 年,Jaffe 分类中确立了骨巨细胞瘤的名称,并对该病进行了详细地描述,将其作为一种良性侵袭性肿瘤从众多相似组织学特征肿瘤中分离出来。WHO 将其定位为侵袭性潜在恶性肿瘤。它是单独的一类肿瘤,尚不能确定其组织来源。骨巨细胞瘤生物学行为表现为多样性,组织学表现与预后的关联性较差:局部易复发,也可以发生转移,肺转移为主且并不少见,转移同肿瘤的组织学分级并不明显相关。但同其他高恶性肿瘤相比,骨巨细胞瘤的肺转移发生的少而晚,转移灶亦生长缓慢。其他骨或软组织的转移偶尔也可看到。

骨巨细胞瘤自身无论在组织学上还是在临床表现上都呈现了较大的良恶性跨度,因此也出现了许多的骨巨细胞瘤的分级系统,其中最有代表性的是 Jaffe(1940)的组织学分级和 Campanacci(1975)的结合临床、影像及病理学的分级。Jaffe 分级在经过半个世纪以后,其对临床指导的不可靠性和病理医生认知的不确定性逐渐表现出来,此分级的意义已逐渐被人们轻视和放弃。而 Campanacci 分级现仍然在临床工作中具有重要意义。

世界范围内,骨巨细胞瘤都是发病率较高的原发肿瘤,在亚洲,尤其在中国,其发病率比西方国家高出数倍,美国 Dahlin 的统计,骨巨细胞瘤(包括良、恶)占所有原发骨肿瘤的 4.5%,日本骨科学会的统计占 10.7%,而在中国,据统计,多达 14.9%,是美国的 3 倍多。

骨巨细胞瘤的男女发病率基本相等,各家的报道均无明显差别,国外的报道女性稍多于男性。发病年龄是本病协助诊断的特征之一,它通常发生在骨骺闭合以后的青壮年时期,高峰年龄为 20～40 岁,占发病总数的 70%,20 岁以前的患者约为 10% 左右,而骨骺闭合前的患者,仅占 2%。

骨巨细胞瘤几乎全身各骨均可发病,最主要发生在四肢长管状骨的骨端,约占 70%～80%。依部位排列顺序一般为:股骨下端,胫骨上端,桡骨远端,肱骨近端,股骨上端,胫骨下端和腓骨上端。其中膝关节周围发病即可占总数的 50%。扁平骨中的脊柱和骨盆也是比较好发的部位,其中骶骨多于脊柱其他部位,脊柱略多于骨盆。

骨巨细胞瘤绝大部分是单发,多发(多中心起源)的骨巨细胞瘤比较少见。

二、临床表现

缓慢开始,进行性加重的疼痛是本病的最初,也是最主要的症状。疼痛病史一般可持续数月到半年甚至一年。疼痛由间断性逐渐持续时间加长。伴随着疼痛的加重,肢体邻近关节处可出现肿胀和肿块,压痛明显。肿块较大时,可有皮温升高,触之偶有乒乓球感,甚至出现静脉曲张。因肿瘤发生在骨端,靠近关节,肿瘤较大时势必影响关节的活动,严重时因疼痛原因关节处于被动屈曲位。尽管如此,除非发生病理骨折,引起关节本身的肿胀和积液并不多见。病理骨折并不少见,约占就诊病人的 10% 左右。

脊柱的患者随着早期疼痛的加重,数月后开始出现神经症状。躯干的束带感和下肢的无力、麻木,过渡到下肢的运动感觉障碍,大小便的障碍,甚至截瘫。骶骨的骨巨细胞瘤早期所引起的疼痛,鞍区的麻木及坐骨神经区域的症状,经常使患者被诊为腰椎间盘突出症等腰椎疾病而延误治疗。

骨巨细胞瘤一般并不引起发热等全身的症状,除肿瘤巨大后可引起贫血外,实验室检查并无明显异常,碱性磷酸酶不高,血沉不快。

三、影像学检查

长管状骨的骨巨细胞瘤发生在骨端(骨骺闭合前的骨巨细胞瘤一般发生在干骺端,而非骺端),一般就诊患者的病灶极少小于 2～3cm,最常见为 5～7cm,治疗较晚者可达 10～20cm。肿瘤为松质骨内的溶骨性破坏区,大部分呈地图样改变,偏心生长,向所偏一侧膨胀,肿瘤的横径一般不小于纵径(即无沿骨干长轴生长的趋势)。溶骨区边缘一般较清楚,部分病例可有明显的硬化缘,硬化较好者可见"皂泡征",无硬化缘者松质骨边缘往往可见筛孔样的改变。膨胀后的包壳可以很完整,也可呈断续状,部分侵袭性较强者无明显包壳,形成软组织肿块,但一般没有骨膜反应。

脊柱病变主要发生在椎体,胸腰椎较多,颈椎稍少,典型表现是椎体负重区域受压塌陷,肿瘤包壳向椎体两侧膨胀。附件可以受累但单独发病较少。骶骨病变一般从上部骶骨开始并有偏心膨胀。

骨盆以Ⅱ区和由Ⅱ区扩展到Ⅰ区或Ⅲ区的病变较多,单纯Ⅰ区或Ⅲ区的病变相对较少。

CT在肢体骨巨细胞瘤主要目的,一为看清肿瘤内部情况:实性成分与液性成分相混杂,CT值接近肌肉,增强后强化明显。肿瘤区无残存骨,平片上看到的皂泡是包壳上骨嵴的投影。二为看清骨包壳的厚薄,完整性,关节软骨下骨的情况,软组织包块和与血管神经关系的情况。在脊柱病变,CT的优势更加明显,肿瘤的侵及范围,椎管内脊髓及神经根的受压情况,骶骨肿瘤的软组织包块及与盆腔脏器的关系均可很好显示。CT的另一个重要作用就是在其引导下行肿瘤穿刺活检,主要应用在脊柱、深在且病灶较小的骶骨、骨盆肿瘤。

在MRI的影像中,T_1呈低或中度加强信号,T_2呈高信号。MRI除能三维地显示肿瘤及相邻结构的关系外,在显示髓腔病变范围,脊髓受压情况上有独到之处。

对于肢体的、使血管神经严重受压的巨大肿瘤;骨盆Ⅱ区的较大肿瘤;骶前包块较大的骶骨肿瘤;范围较广的脊柱,特别是上颈椎肿瘤;术前的血管造影及必要时的血管栓塞,无论对术前增加认识,还是对术中减少出血,都有重要意义。

骨扫描对局部的骨巨细胞瘤来说没有明显的特异性,其意义在于除外多发病灶的可能。

四、分级

1.Campanacci 分级系统

Ⅰ级(静止性):病情平稳,症状轻微,肿瘤包壳完整,有硬化缘,肿瘤血运不丰富,组织学1级,约占10%。

Ⅲ级(侵袭性):肿瘤发展迅速,易发生病理骨折,破坏区边缘不清,没有包壳或仅剩少部分,肿瘤突破皮质形成软组织肿块,血运丰富,增强明显,组织学2~3级,约占10%~20%。

Ⅱ级(活动性):介于前两者之间,组织学2级。此级最多。

2.Jaffe 的组织学分级　主要是依据单核基质细胞所占的多少和其异型性情况,核分裂情况。此分级就肿瘤局部的生物学行为还是有较好的指导意义的,但它与转移的情况和预后差异的相关性较差,使得人们逐渐放弃了对它的使用:

无论骨巨细胞瘤怎样分期或分级,也不论是 Dahlin 分为良恶性,还是 Mirra 认为的只有低恶和高恶之分,确实有一少部分骨巨细胞瘤的表现和生物学行为从一开始就是恶性肿瘤,这可以占到10%左右。另外还有一部分是继发于骨巨细胞瘤恶变的恶性肿瘤,包括富含巨细胞的骨肉瘤和纤维肉瘤,恶性纤维组织细胞瘤,这其中的一个主要原因是由于放疗所致。

另外,骨巨细胞瘤的确存在着良性转移的情况,活跃性甚至于静止性的肿瘤,组织学上完全没有恶性表现,也可出现肺转移,并且转移灶的组织学也是良性。这种肺转移完全不同于恶性肿瘤的肺转移,静止或发展缓慢而患者可长期存活。

五、病理表现

1.肿瘤大体标本　肿瘤组织呈淡紫红色或黄褐色,质软松脆,其间可见出血,黄色的团块状坏死和大小不等的、内为棕黄色或紫红色液体的囊腔。当合并动脉瘤样骨囊肿时,可见较大的纤维囊壁及间隔完整的血腔。病变位于骨端,偏心、膨胀严重时,骨包壳可变得非常薄且骨性结构已不连续,此种包壳临床上可触及乒乓球感。更进一步肿瘤可突破包壳,形成软组织肿块,仅以假包膜与正常软组织间隔。肿瘤一般不侵犯关节软骨,但少见情况下,肿瘤可通过密切附着于骨表面的韧带和肌腱起止点向外播散。当大片的关节软骨下的骨质被肿瘤侵蚀时,关节软骨失去支撑,发生塌陷和扭曲变形,此时肿瘤的包壳还可能是连续的,并非通常的病理骨折所造成的肿瘤随出血蔓延到周围软组织中。

2.肿瘤镜下所见　骨巨细胞瘤主要由两种细胞构成——单核的基质细胞和多核的巨细胞。基质细胞的分化和多少决定肿瘤的性质,所以骨巨细胞瘤的分级也是以镜下基质细胞的生物学表现为依据的。多核巨细胞所占比例并不一定,但大都分布均匀,其外形与包膜边界不规则,胞浆丰富,有时含空泡,每个细胞的体积与含核数目均有不同,可见含有数十或数百个核的巨细胞。单核基质细胞有圆形、卵圆形或梭形,核大,染色质少,可见核仁,核分裂少见。肿瘤组织富于血管,常见出血,血管内有时可见肿瘤细胞浸润,这可能是巨细胞瘤发生转移的原因。还可见纤维细胞,胶原纤维,泡沫细胞,新生骨和软骨组织,淋巴细胞浸润。

多核巨细胞是骨巨细胞瘤镜下的标志,但实际上组织学上含有巨细胞的肿瘤还有很多,诊断时需特别注意。它们包括:非骨化性纤维瘤,软骨母细胞瘤,骨化性纤维瘤,软骨粘液样纤维瘤,骨母细胞瘤,动脉瘤样骨囊肿,甲旁亢棕色瘤,骨囊肿,纤维异常增殖症,骨肉瘤等。

五、鉴别诊断

骨巨细胞瘤高发,影像学表现上有其自己的特点,所以典型病例诊断并不困难,但实际工作中仍有大量不典型病例需与很多种肿瘤相鉴别。常见的情况有:

动脉瘤样骨囊肿常见于干骺端,但当其发生于或侵犯到骨端时,偏心和膨胀的情况易与骨巨细胞瘤相混。CT显示出的液平面会对鉴别有所帮助。

非骨化性纤维瘤虽然是皮质性疾病,但当其向骨内膨胀较大,达到对侧皮质时,就与骨端静止或部分活动性的骨巨细胞瘤易混淆。但相对症状较轻,年龄较小。

软骨母细胞瘤和骨巨细胞瘤虽都发生在骨端(骺端),但因发病年龄的差别,肿瘤大小和关节症状的差别,区分不清的情况很少见。

当甲旁亢全身症状和骨质疏松还不明显时,骨端单发的棕色瘤易与骨巨细胞瘤,转移瘤,骨囊肿等相混,血钙和碱性磷酸酶的升高有助于诊断。

发生于股骨颈和粗隆部的骨囊肿或有囊性变的纤维异常增殖症,在临床上与骨巨细胞瘤相混淆最为常见,还经常是以病理骨折为首发症状前来就诊。

高度侵袭性的或恶性的骨巨细胞瘤,同侵犯到骨端的毛细血管扩张性骨肉瘤,恶性纤维组织细胞瘤很易相混,即便病理界也认为,过去诊断的恶性骨巨细胞瘤,可能大部分是恶性纤维组织细胞瘤。

骨端的转移瘤和与其有相同影像表现的骨髓瘤、骨淋巴瘤,与骨壳和硬化不明显的侵袭性骨巨细胞瘤相混,这种情况并不少见,全身骨扫描有时会有帮助,因为多发骨巨细胞瘤终究是少数。

以上为几种比较常见的混淆情况,任何一种肿瘤当其表现为不典型时,都有很大的可能性会出现误诊,经验并不能完全避免这种误诊发生,而骨肿瘤又是客观指标相对很少的肿瘤,所以,活检就变得至关重要,不光是骨巨细胞瘤,几乎所有的骨肿瘤均如此。

六、治疗及预后

骨巨细胞瘤放化疗均不敏感,外科手术是其最主要的治疗手段。骨巨细胞瘤生物学行为跨度大,外科手术的方式是依照 Enneking 的外科治疗原则来进行的。Campanacci 分级 Ⅰ 级和 Ⅱ 级的患者,囊内切除和扩大至接近边缘的囊内切除是最常采用的方式,Ⅲ 级肿瘤主要采用直接的边缘切除和广泛切除以降低其术后复发率。

长骨的骨巨细胞瘤早期的单纯病灶刮除后复发率一般在 40%～60%,上世纪 80 年代后,应用各种物理化学的方法来处理刮除后的肿瘤骨壳内壁,以期变相的扩大肿瘤的刮除边界,其中包括:酒精灭活、液氮冷冻、石炭酸涂抹、骨水泥填充等方法,这些方法能在刮除后的骨壳基础上进一步灭活深度达 1～2mm,有效地降低了刮除后的肿瘤复发率,使其降低到 10%～30%。

原则上虽然如此,但在实际临床工作中,由于肿瘤临床分级的不确定因素较大,刮除和扩大刮除的掌握尺度不尽相同,所以刮除手术的适应证掌握和刮除术后的复发率报道差异较大。什么样的病人适合做刮除,什么样的病人需要作瘤段的切除,这是一个非常重要但的确很难回答的问题。刮除手术保留原骨壳,关节的功能基本未受到破坏,术后保留了较好的功能。而瘤段切除手术,虽达到了边缘至广泛的切除范围,但无论是应用人工假体置换,还是异体半关节置换,还是灭活再植进行重建,其术后功能和近期远期并发症都较前者相差很多。

某医院肿瘤科也同样经历了这样的徘徊过程,早期大部分的 Ⅱ 级患者均行刮除植骨或骨水泥填充,但较高的复发率使得医生和患者均难以接受,所以瘤段切除的适应证逐渐被放宽,许多 Ⅱ 级的骨包壳仅有少部分破损的病例也进行了瘤段的切除。现在,经过对过去工作的重新分析和认识,新的尺度基本这样掌握:只要关节软骨没有严重受侵和破损;骨壳虽有较大的缺损或肿瘤突入软组织中,但手术过程中可完整将其切除;没有影响骨结构的病理骨折;我们均行扩大刮除术。我们统计的复发率为 12.7%。

手术直接切除破出骨壳的软组织肿块后开足够大的骨窗,要达到能够直视到壳内各面,以不留刮除死角。刮除后高速磨钻的使用非常重要,不光要磨去硬化边缘,还要尽可能磨去不少于 1cm 松质骨。再以大量水高压冲洗,以 95% 酒精浸泡或以石炭酸涂抹骨壳,最大限度去除和杀灭肿瘤残余。

重建时,软骨下骨缺失的关节面下要植入不少于 1cm 的自体或异体松质骨,之后填充骨水泥,骨壳缺损的骨水泥表面尽可能植骨以期将来有骨性覆盖。必要时加用适当的内固定。

手术时应注意:①开窗和使用磨钻过程中不要过于顾虑造成较大的骨缺损,降低肿瘤复发率是第一位的,肿瘤不复发才是功能发挥的最基本保证,一般情况下,缺损再大的刮除手术的术后功能也要强于瘤段切除后的功能。②降低复发率的主要手段是视野清楚的刮和磨,而不是各种物理化学的灭活方法。③刮除术中软组织被肿瘤污染是不可避免的,但术后软组织复发的却很少见。

瘤段切除术可达到边缘或广泛的外科边界,主要应用于 Ⅲ 级病灶及部分复发病灶,这些病灶骨破坏范围广,软骨下骨破坏严重,软组织浸润范围广,行刮除术难以达到要求的外科边界。

除腓骨上端、肋骨、桡骨近端等切除后不需重建外,长骨端的骨巨细胞瘤瘤段切除后常用的重建方法有:人工假体置换,异体半关节或 1/4 关节置换,关节融合,人工关节和异体骨复合置换,灭活再植等;

脊柱肿瘤主要以椎体及附件的肿瘤切刮术和减压为主,属囊内切除,绝大部分需要植骨和牢固的固定,但因解剖部位所限,复发率非常之高。

骶骨巨细胞瘤能否做到边缘或广泛切除主要取决于骶神经的取舍,大部分情况下如舍弃神经做到边缘切除并不困难,但大小便的永久性失禁使得患者无法接受。所以除骶3以下尚可做到外,其余均是为游离神经根而不得已行的囊内切除,复发率达到40%～60%也就不足为怪了。

除零星报告外,骨巨细胞瘤尚无明显的化疗效果,即便是无法手术的患者进行的姑息性化疗,效果也是令人失望。

虽然骨巨细胞瘤恶变的一个主要原因是放疗,但对于外科手术无法达到切除范围要求的患者,比如前述的脊柱和骶骨的患者,反复复发的患者,放疗仍有很大的意义,而且可能是控制他们疾病的唯一方法。这样的患者最终因放疗得到较好的控制也有很多实例。

(辛晓林)

第三节　骨样骨瘤

骨样骨瘤是一种以疼痛为主,来源于成骨性结缔组织的良性肿瘤,瘤体小于2cm。瘤巢界限清楚,周围为硬化的反应骨。

骨样骨瘤占原发骨肿瘤的1.13%,占良性肿瘤的2.04%,男女发病之比为3:1,发病年龄为10～20岁,71%在长骨,多见于胫骨、股骨干,其次为脊柱的附件。

一、临床表现

疼痛为常见症状,可能是瘤内神经纤维的作用。典型表现是持续性钝痛,夜间加重,服用水杨酸制剂可缓解,这点可提示诊断。病变在下肢,受累骨周围肌肉萎缩,有的出现跛行;病变位于脊柱附件者,腰、背肌可有痉挛,造成脊柱侧弯。

二、X线表现

病变位于骨皮质,为透亮的圆形溶骨性破坏,皮质骨增生变硬变厚,纵向波及数厘米;病灶位于松质骨内,邻近的松质骨明显硬化;发生在脊柱附件者,其硬化的反应骨可波及上下几个椎体与附件。因此不论发生在何部位,病灶周围均有硬化。瘤巢本身为均匀的X线透光区,常与周围硬化骨重叠,不易看清楚。

三、病理表现

肉眼:肿瘤组织棕红色颗粒状沙砾感杂以黄白斑点,瘤巢2cm以下,与周围增生反应骨之间有明显界限。瘤巢位于皮质或松质骨内。镜下:肿瘤组织由骨样组织和骨性结缔组织组成,骨样组织呈条索状或片状,不同程度钙化、骨化,无正常骨小梁形成,成骨性结缔组织包括增殖的成骨细胞,薄壁血管和纤维。偶见多核巨细胞。

四、鉴别诊断

应排除感染,如皮质内骨脓肿、硬化性骨髓炎、骨结核等。还应排除疲劳性骨折等。

五、治疗

骨样骨瘤属 $G_0T_0M_0$,无论静止性或活跃性,其手术方法均应采用连同邻近反应骨在内的整块切除。预后较好。

(辛晓林)

第四节　骨母细胞瘤

骨母细胞瘤为骨母细胞发生的具有成骨功能的肿瘤,临床经过良好,部分肿瘤有较强的侵袭性,甚至恶变,肿瘤大于 2cm。

骨母细胞瘤占原发骨肿瘤总数的 0.85%,占良性肿瘤的 1.48%,男女之比为 1.6:1,发生年龄多为 10～30 岁(70%)。常见于椎体附件、长骨干和手足骨。

一、临床表现

主要症状为限局的隐性钝痛,水杨酸药物不能缓解。发生在脊椎者,可能出现脊髓受压和神经根刺激的症状:肌肉痉挛、侧凸畸形和放射性疼痛。发生在四肢长管状骨者,可触及肿块和压痛。

二、X 线表现

为溶骨性破坏,皮质膨胀变薄,边缘清晰,溶骨区内可有不规则点状骨化和钙化,无骨膜反应。侵袭性强者,可有明显的骨质破坏和软组织阴影。

三、病理表现

肉眼:肿瘤组织破碎不整红棕色颗粒状,沙砾感,大小为 2～12cm,体积大者可发生液化及囊性变。镜下:骨母细胞大量增殖,肿瘤血管丰富,骨样组织及骨组织的结构,呈条索,小片状,不同程度钙沉着及骨化。骨小梁排列比较规则,骨母细胞单层或数层排列在新生骨质周围,这些骨母细胞一般没有异形性、多形性,很少有病理核分裂象,血管旁及新生骨质边缘可见小型多核巨细胞。

四、鉴别诊断

应与骨肉瘤、骨样骨瘤、骨巨细胞瘤、动脉瘤样骨囊肿和骨折的骨痂作鉴别。

五、治疗

根据外科分期 $G_0T_{1\sim2}M_{0\sim1}$ 和肿瘤的侵袭性,骨母细胞瘤的外科治疗应采用广泛完整切除病灶,同时重建功能,预后较好。囊内切除复发率高达 20%。少数病例有恶变。

(辛晓林)

第五节　骨肉瘤

骨肉瘤为骨组织原发恶性肿瘤,这组肿瘤有不同的恶性程度,其基本诊断特征是恶性肿瘤细胞产生肿瘤性骨及骨样组织,所以又叫成骨肉瘤。

骨肉瘤是最常见的恶性程度很高的骨肿瘤,占原发骨肿瘤总数的 12.3%,占恶性肿瘤的 44.58%。男比女为 1.6∶1,好发年龄为 11～20 岁(50.7%)。多见于股骨下端、胫骨上端,次之为肱骨上端、颌骨和腓骨上端。

一、临床表现

好发部位为膝部。主诉疼痛,从隐痛发展成为持续性疼痛,夜间明显。有时外伤后拍片才发现,肿胀、肿块随时间而增大,偏在关节的一侧,患处皮肤发亮,表面静脉充盈,大的肿瘤可影响邻近关节的活动,疾病早期可出现跛行,晚期则被迫卧床。

二、实验室检查

大部分病人可有血清碱性磷酸酶(ALP)增高,肿瘤切除后可降至正常,肿瘤复发 ALP 再度升高。在儿童,ALP 升高的意义较难确定,因为儿童期生长发育旺盛,正常 ALP 较成人高1～2倍。

三、X 线表现

典型的骨肉瘤 X 线表现:在股骨下端或胫骨上端干骺端或骨端的皮质骨和髓腔有成骨性、溶骨性或混合性骨质破坏,并有明显的骨膜反应,弥漫性或片状阴影呈侵袭性发展,破出骨皮质,可有 Codman 三角、日光照射状骨膜反应,毛细血管扩张型骨肉瘤骨膜反应可以很轻微,骨膜骨肉瘤可以表现为皮质外的局部硬化,皮质旁骨肉瘤可见体积较大、边缘清晰、致密的肿块位于皮质旁的一侧。CT 检查可清楚地扫描肿瘤破坏范围、软组织阴影以及肿瘤与周围组织的关系。DSA 可显示肿瘤血运丰富,化疗后新生的肿瘤性血管明显减少。

四、病理表现

肉眼:肿瘤位于长骨干骺端,偏干,常累及骨膜、骨皮质及髓腔,形成梭形瘤体,切面棕红、灰白,有条索状或斑点状,多处为鱼肉状,瘤性骨质硬,软骨区为浅蓝色半透明状。镜下:根据肿瘤发生的部位、组织学形态和生物学行为将骨肉瘤分为许多亚型。瘤细胞多形性及异形性明显,细胞大小不等,呈卵圆形、梭形、多角形,细胞核大,染色质深,可见瘤巨细胞,这些异形性的肿瘤细胞产生肿瘤性骨质及骨样组织。瘤骨形态及大小不一,排列紊乱。

1.中心型

(1)传统型:①骨母细胞型骨肉瘤主要由异形骨母细胞和肿瘤性骨样组织及骨组织构成;②软骨母细胞型骨肉瘤为软组织构成,软骨组织有间变,同时可见肿瘤性骨及肿瘤细胞直接产生肿瘤性骨样组织;③成纤维细胞型骨肉瘤以异型的梭形细胞为主,但可见肿瘤细胞直接成骨。

(2)毛细血管扩张型骨肉瘤:较少见,仅占骨肉瘤的5%,病变发展迅速。组织学上,在充满血液的腔隙里可见恶性肿瘤细胞及肿瘤性骨样组织。

(3)小圆细胞型骨肉瘤:组织相似于 Ewing 肉瘤,肿瘤细胞由大量小圆形细胞组成,由结缔组织分隔,肿瘤细胞圆形并有梭形倾向,这些肿瘤细胞产生肿瘤性骨及骨样组织。这种类型成骨肉瘤的预后比传统成骨肉瘤更差。

(4)纤维组织细胞型骨肉瘤:发病年龄比传统型成骨肉瘤晚,通常在第 3 个年龄组之后,累及长骨端,其 X 线为小的棉花团及云雾状阴影。组织学上肿瘤细胞呈梭形及多形性,含一定量多核巨细胞,并可见异形性的组织细胞,排列成车辐状,背景可见炎症细胞,肿瘤细胞产生肿瘤性骨及骨样组织。

(5)低度恶性中心型骨肉瘤:非常少见。通常年龄较大,好发于膝关节,X 线片可见致密的硬化。组织学上肿瘤由梭形细胞及所产生的骨及骨样组织组成,病变相似骨旁肉瘤的组织象。恶性度低。

(6)多中心型:多发肿瘤同时出现或先为单发病灶而后逐渐多发。常为年轻人,好发于长骨,X 线呈成骨性破坏,血清碱性磷酸酶很高,预后很差。

2.皮质旁型

(1)骨旁骨肉瘤:一般分化好的成骨肉瘤,由增生活跃的纤维血管组织及肿瘤样骨样组织组成,肿瘤位于骨表面。

(2)骨膜骨肉瘤:发生在骨表面,特点为肿瘤内有恶性软骨组织,同时有肿瘤样骨样组织。X 线可与软骨肉瘤相混淆。病变基底有骨样组织存在。常发生在青年。预后稍好于成骨肉瘤。

(3)高度恶性表面骨肉瘤:其组织象同传统型骨肉瘤,瘤细胞分化较差,形成肿瘤性骨样组织。X 线同骨旁或骨膜骨肉瘤,位于骨干中部。预后同传统型骨肉瘤。

(4)去分化骨膜骨肉瘤:从低度恶性的骨旁肉瘤发展成高度恶性肿瘤,有高分化及低分化骨肉瘤表现。X 线与传统型骨肉瘤相似。占骨膜骨肉瘤的 20%。

3.继发型　继发型骨肉瘤是由骨的良性病变转化而来的成骨肉瘤。年龄较大。如畸形性骨炎、放射治疗后和其他良性病变,其组织学类似于成骨肉瘤,是多形性的。

五、鉴别诊断

在诊断骨肉瘤的同时,应排除其他肿瘤。发生在膝部的骨母细胞瘤、软骨肉瘤、纤维肉瘤、动脉瘤样骨囊肿等原发性骨肿瘤,以及转移性骨肿瘤有时易与骨肉瘤相混淆,必要时应作鉴别。某些慢性骨髓炎、疲劳骨折很难与成骨肉瘤鉴别,有时穿刺活检才能鉴别开。X 线片和穿刺活检是必要的鉴别手段。

六、治疗

1970 年以前成骨肉瘤的外科治疗多采用广泛性截肢术,不足 20% 的病人存活 5 年或更长。20 世纪 80 年代以后,新辅助化疗形成,肢体抢救手术广泛开展。

穿刺活检明确诊断后应及时进行新辅助化疗,术前最后一次化疗后应作全身检查,评估化疗效果,根据 Enneking 分期制定手术方案。

保肢术包括肿瘤切除、功能重建和软组织修复。肱骨近端早期病变可行广泛切除后重建功能;病变较邻近关节近时,可采用肱骨上端与肩胛盂一并切除后进行功能重建、关节融合或连枷肩;肩胛骨与肱骨上端同时受累,可采用 Tikhoff-Linberg 式保肢手术或改良手术,保存手和肘的功能。股骨近端肿瘤切除较困难,可采用人工植入物或异体骨移植或人工假体与异体骨的复合物进行重建。最多见的膝部肿瘤截除后有多种方法进行重建,如人工关节置换术、异体半关节移植术或灭活再植术。有皮肤缺损者,使用肌皮瓣或游离皮瓣覆盖伤口。

不能进行保肢的 $G_2T_2M_{0\sim1}$ 肿瘤,应行广泛或根治性截肢。

有肺转移者应作转移灶切除,不能切除者可作放疗。

(辛晓林)

第六节　滑膜瘤

一、良性滑膜瘤

【概述】

这是一种增生性良性病损,发生于关节滑膜、滑囊或腱鞘。多见于青年或中年人。它往往是孤立性病损。由于病损内有含铁血黄素和脂肪沉积而呈棕黄色,故称"色素性"或"着色性";又由于增生的病损呈结节状,故称为"结节性"。常用名称还有绒毛结节性滑膜炎、腱鞘巨细胞瘤等。

发病率:本病并不少见,约占软组织类型肿瘤的 3.8%,男多于女,大约半数发生于 20～40 岁。

【临床表现】

常缺乏症状。主要表现为关节周围局部肿块,逐渐增大,有轻微疼痛。日久发生关节活动障碍。肿块质硬,表面呈结节状,压痛不明显。关节内有黄色渗液,其中含大量胆固醇,有时为血液。无恶变。

X 线片表现:多见于膝、髋、踝和腕关节,也可见于小关节以及手、足的腱鞘和滑囊。结节状肿块可因含有含铁血黄素而呈致密阴影。关节周围溃损主要是由于邻近骨遭受压迫所致。边缘溃损可表现为狭窄和致密的反应性硬化。软组织内很少有钙化。若出现钙化,应考虑为恶性滑膜瘤。MRI 有极高的诊断价值。在 X 线平片上所显示的关节内肿块,MRI 在 T_2 加权上表现为高信号混杂中低信号。高信号区是液体和充血滑膜,中低信号为滑膜内沉着的含铁血黄素。

病理表现:滑膜上有弥漫性和局限性两种表现。前者是指在大部分滑膜内有棕黄色的色素沉着,并覆以绒毛和结节状突出物。后者是指在滑膜上有一个或数个棕黄色结节状突出物。镜下可见绒毛为含血管的纤维结缔组织突起,其表面覆盖着滑膜细胞。绒毛内有含铁血黄素沉积。多核巨细胞很常见。有的单核巨噬细胞吞噬脂肪而成为泡沫细胞。有的结节内有多少不等的胶原纤维,纤维母细胞多少不一。一般认为这是局部侵袭性滑膜肿瘤,但仍属良性;但也有人认为不是真性肿瘤,而是一种反应性增生引起的结节性病损。

【诊断与鉴别诊断】

本病应与腱鞘囊肿、神经鞘瘤等发生于手足的软组织肿块鉴别。

【治疗】

关节镜下做滑膜切除是常用的手术,但由于切除不可能彻底,故复发率较高。对严重关节破坏病例,可做关节成形术。

二、恶性滑膜瘤

【概述】

恶性滑膜瘤又称滑膜肉瘤,是恶性程度很高的肿瘤。它很少从关节滑膜发生,而是从关节附近的软组织内发生,有时甚至远离关节。好发于四肢,约 70% 发生于下肢,特别在膝关节附近,其次为足及踝部,上肢以肘部为多。发病年龄多在 15～40 岁,平均 31.5 岁。

【临床表现】

发展缓慢,有轻度疼痛和压痛,有时无明显症状。肿胀较弥漫,局部皮肤发红,皮温升高及静脉怒张,运动受限。有的一开始就生长迅速,表现显著,较早发生转移。

X 线片表现:开始仅表现为软组织肿块,以后肿块内可出现钙化。

病理表现:主要特征是瘤细胞的双相分化:一种是有异型性和多形性的梭形细胞;另一种是立方形或柱状的上皮样细胞,它们排列成腺体样或裂隙。裂隙内有时可见无定形的 PAS 阳性的黏液样物质。裂隙提示肿瘤细胞向滑膜分化。如果一个肿瘤显示双相变化,诊断并不困难;但有时只见梭形细胞而看不到上皮成分,即所谓"单相性滑膜肉瘤",可用免疫组织化学方法如角质素标记来证实。

【诊断与鉴别诊断】

对滑膜肉瘤的误诊主要是认识不足。多与骨纤维肉瘤、恶性骨巨细胞瘤、溶骨性骨肉瘤,关节结核等相混淆。

【治疗】

单纯切除的复发率很高。即使做截肢术也很难减少淋巴结转移。术前做化疗,然后做截肢,可取得一定疗效。

(辛晓林)

第七节　非骨化性纤维瘤

一、概述

非骨化性纤维瘤是一种由纤维组织细胞所构成的良性肿瘤,具有良性纤维组织细胞瘤的组织学特征,其中还含有不同数目的多核巨细胞、泡沫细胞和含铁血黄素。这是一种骨的发育性疾病,病变区域未能骨化而被纤维组织所取代。这是在青少年非常常见的骨科疾病。病灶较小,无明显症状,仅局限于皮质内的,与非骨化性纤维瘤有同样组织学结构的病变,过去称为干骺端纤维性缺损。

这是一种好发于青少年的骨的良性纤维性疾病,好发年龄主要在第 2 个十年组,第 3 个十年组次之。这两组加起来可占到总数的 60%～70%。大部分报道无明显性别差异或男性稍多与女性。

此病多好发于长骨的干骺端,多见于股骨、胫骨和腓骨,其中股骨下端和胫骨上端最多。其次是上肢骨,肋骨和骨盆偶见。报道此病在下肢三骨的发病数占总数的 60%～90%。此病除大部分单发外,还可有少量多发,在 10% 以下。

二、临床表现

绝大部分此病患者无症状或仅在过度劳累后有轻度酸痛,大部分患者是在其他原因拍片后发现病灶而来就诊的。当病变较大时,可引起局部的隆起和疼痛,疼痛还可见于表面的皮质发生局部的骨折,而真正因非骨化性纤维瘤造成完全的病理骨折来就诊的,并不多见。

三、影像学检查

典型的 X 线表现是长骨的干骺端一侧皮质发生的长椭圆形病变,病变侧皮质骨变薄且可有轻度膨胀,呈扇贝状,且常见到膨胀区皮质骨壳的局部骨折。病变的松质骨侧有反应性硬化骨。病变为较均匀的低密度区,但可有不规则骨嵴而使之成为多房性。病变大小不一,小者仅局限在皮质内。大者可膨胀至对侧皮质并与对侧皮质和为一体,占据整个髓腔,使你很难看出它是一个皮质病变,而误将其认为是骨囊肿或其他良性囊性疾病。CT 扫描能够更清晰地显示病变占据髓腔的大小范围,皮质的厚薄,硬化缘的厚薄,骨嵴的情况,从而帮助我们更好地估计病变对骨干强度的影响。

四、病理表现

肉眼所见一般为刮除标本,质软呈灰白色或棕黄色,不含骨质结构。镜下所见为以纤维组织为主的结构,梭形的成纤维细胞之间为胶原纤维,其间还有成堆的多核巨细胞和泡沫细胞。肿瘤组织中见不到骨组织,只有肿瘤的边缘才可以见到反应性的新生骨。

五、治疗及预后

该肿瘤为一良性骨病变,生长缓慢,且患者成年之后肿瘤可停止生长并逐渐自行骨化愈合。病变较小者一般没有症状,较大的病变有可能容易引起病理骨折,这也是这一部分非骨化性纤维瘤需要手术治疗的一个主要目的。一般的判断依据在 X 线片上,无论正侧位,肿瘤横径超过骨干横径的一半时,即认为对骨强度影响较大,发生病理骨折的几率较高,须行手术治疗。手术行局部肿瘤的刮除和植骨,骨缺损较大时酌情加用内固定。即便是在骨生长活跃期的少年儿童,术后复发的也非常罕见,而非骨化性纤维瘤的恶变亦未见报道。

(辛晓林)

第八节　纤维异样增殖症

一、概述

纤维异样增殖症(以下 FD)是一种错构瘤,病变区内的骨无法正常成熟,保持于不成熟且矿化不良的编织骨状态。

FD 可发生于任何骨,根据受累骨的数量,分为单骨型和多骨型两种。在单骨型中,男女发病无明显差别,在多骨型中女性明显多于男性,约为男性的 2 倍。单骨型好发于颅骨、上颌骨、股骨近端和胫骨干。多骨型病灶可随机分布或局限于身体的一侧。

有人认为 FD 是由于原始骨在发育过程中不能正常地成熟且不能沿应力方向重新排列所产生的病变。由于正常的成熟过程受阻,原始的骨小梁与发育不良的纤维组织交织在一起,成熟过程非常缓慢或永远也无法成熟,不成熟的基质成分无法正常矿化。由于骨小梁不按应力方向排列且矿化不足,故机械强度明显不足,从而导致畸形和病理骨折的发生。

多骨型 FD、皮肤色素沉着以及性早熟同时出现称为 Albright 综合征,多见于女性。与仅有骨骼系统受累的患者相比,Albright 综合征患者骨病变的范围更大,并发症更多更严重。

大多数单骨型 FD 没有症状,可因其他原因行 X 线检查时偶然发现。发生于负重区的范围较大的病变,特别是多骨型病变,由于机械强度的下降,可逐渐形成弓状畸形。单骨型 FD 的病灶在骨骼生长发育期可随着骨骼的发育而增大,有时病灶的生长速度会超过正常骨的生长速度,使病变区膨大。骨骼发育成熟后,病灶的膨胀停止,病灶内发育不良的骨小梁历经数年可以逐渐成熟和重新塑形。多骨型 FD 的病灶在骨骼发育成熟后多仍继续增大,畸形逐步进展,病理骨折的风险加大。

大的局限性的单骨病变,特别当位于高应力区时,常出现慢性疲劳骨折或急性病理骨折。病变区的骨折愈合迅速,但愈合组织仍是发育不良的骨,因此愈合过程结束之后,病变部位实际上恢复到了骨折前的状态。

当病变组织刮除后植入松质骨时,起初植入的松质骨发生血管化并迅速愈合。但是,当内部的修复和重塑过程开始后,植入的正常骨则逐渐被发育不良的骨所替代,并且在许多情况下,病变区的空腔又回复到术前状态,这不难理解,因为自体松质骨的自然转归过程即是被宿主骨所替代。若使用自体皮质骨植骨,无论是用于填充刮除后的空腔还是插入病变组织内以增加骨的强度,则植入的自体皮质骨维持于体内的时间要远远地长于自体松质骨,这是因为只有皮质骨的骨单元部分(约占皮质骨的 50%)可以被宿主骨移除和替代,而骨间板(约占皮质骨的 50%)不能被移除而存留下来。若使用异体皮质骨植骨,由于宿主骨所产生的替代过程最小也最慢,因而植入的骨可以长时间存在。从植骨材料的转归来看,治疗 FD 用异体植骨优于自体骨。

二、临床表现

单骨型病变常无症状,偶然由于其他原因进行 X 线检查时发现。偶尔病变骨明显膨胀引起患者注意,这种情况主要发生于颅骨和上颌骨。FD 的典型畸形是股骨近端的所谓"牧羊拐"畸形。X 线检查可以清楚地显示这种畸形,在临床上患者表现为大腿近端向外侧弯曲、髋部增宽和下肢变短。局限性的疼痛可由病变区的疲劳骨折造成。常见于承受高应力部位,如股骨颈。罹患多骨型 FD 的患者在青春期早期即可出现明显的畸形。下肢畸形明显,一方面由于病变肢体力学强度的下降,另一方面是由于病理骨折的畸形愈合。Albright 综合征患者的躯干和四肢近端有明显的棕褐色色素沉着,称为"牛奶咖啡"斑。

三、影像学检查

FD 的 X 线表现有多种特征。病变区内,正常的骨被相对透亮的呈"磨砂玻璃"状的病变组织所替代,其密度类似于松质骨,但质地均匀,没有小梁结构,因而髓腔内正常骨纹理消失。病变的周围有明显的反应缘(即薄层皮质骨),反应缘紧贴病变的一侧清晰锐利,而背向病变的一侧逐渐融入正常的松质骨。病变虽发生于髓腔内,但同时替代松质骨和皮质骨,因此松质骨和皮质骨之间通常很明显的界限变得模糊不清。病变逐渐长大可使骨的直径变粗,但病变始终被一层皮质骨壳所包裹。

在生长发育期,病变很少穿过骺生长板蔓延至骨骺区,但是当生长板闭合后,病变可以蔓延至此区。随着骨骼生长停止,单骨型病变趋于成熟。X 线上病变成熟表现为反应缘变厚、病变本身的密度增加。

骨的轮廓呈现增粗、变形、折弯,病变在股骨近端者可导致髋内翻,严重者可形成牧羊人手杖状。一般来讲,由于多骨型的病灶相对较大,因此畸形更明显;在骨骼发育成熟后,病灶也不易成熟,病灶内的密度很少增加。

病变内的应力集中区常可发生无移位的应力性骨折(即疲劳骨折)。最常见的部位是股骨颈的内侧。这种骨折常因连续负重引起并可造成症状引起功能障碍。伴随着骨折的愈合和重塑,骨痂逐渐被发育异常的骨所替代,病变区回复到骨折前的 X 线特点。

CT 可以很好地显示病变组织质地均匀一致的特点,使用造影剂后,病变组织明显得到强化,提示血供丰富。

由于病变组织主要由纤维组织和骨样基质构成,含水量较低,因此 MRI 上 T_1 加权像显示为低信号,T_2 加权像显示为高信号,但信号强度低于恶性肿瘤组织、脂肪和液体。

骨扫描发生于青少年患者的活跃期病变,在骨扫描上表现为核素摄取明显增高,"热"区的范围与 X 线显示的范围相当。病灶即使逐渐成熟,病变区内仍将终生表现为核素摄取增加。

四、病理表现

病变大体观呈灰白色,骨皮质膨胀变薄。由于病变组织内有纤细的骨针,因此切面有沙砾感。显微镜下可见正常骨结构消失,代之以增生的成纤维细胞和短而不规则的编织骨小梁,呈鱼钩状或逗点状。骨小梁边缘无骨母细胞附着。西方病理书籍常将这种不规则的骨小梁形象地描述为"中国字"状。在病变组织内无板层骨。FD 恶变率不足 1%,可以恶变为纤维肉瘤、骨肉瘤或恶性纤维组织细胞瘤,恶变多见于多骨型。

五、治疗及预后

许多病变偶因 X 线检查而发现并且没有症状,这类病变没有发生病理骨折或畸形的风险,不引起功能障碍,因此仅行观察即可。有的病变由于部位和 X 线表现不典型,有必要行活检以明确诊断,明确为 FD 后一般不需进一步的治疗。

放射治疗和化疗无效,因此手术是主要的治疗方法,但应严格掌握手术指征。手术指征主要为矫正引起功能障碍的畸形和预防病理骨折。预防病理骨折、促进有症状的慢性应力骨折愈合是最主要的手术指征。在这种情况下,使用皮质骨要优于松质骨和内固定。即使不去除病变组织,当植骨愈合后,病变内骨化程度也可明显增加。胫骨前弓和股骨近端"牧羊人拐杖"是常见需要矫正的畸形。如果可能,畸形矫正术最好等到骨发育成熟后再施行,否则随着骨骼的生长畸形可能复发。另外,由于病变组织物理特性差,使得内固定效果明显降低。

少数情况下需要去除病变。单纯刮除和刮除后植自体松质骨有很高的复发风险,最好使用皮质骨特别是异体皮质骨植骨。儿童患者术后复发的风险高于成人患者。

(辛晓林)

第九节　骨转移瘤

一、骨转移癌

【概述】

骨转移癌是骨骼系统病种中最常见的肿瘤。随着近 20 年医疗水平的提高,外科治疗配合化疗、放疗及姑息性治疗等多种途径的综合诊疗,使原发肿瘤的治疗疗效不断提高,有效地延长了患者的生存时间,从而使肿瘤的骨转移治疗越来越显得重要。对提高患者的生活质量,骨转移癌外科治疗有其他治疗不可替代的优势,尤其随着影像学诊断水平的进展,对骨转移癌的认识不断深入,骨转移癌外科治疗从诊断、治疗方案的选择到长期随访都有很大的进展。

骨转移病灶的形成是原发癌经血行转移,肿瘤细胞与宿主相互作用的结果,较公认的转移方式为:①原发肿瘤细胞浸润周围组织进入脉管系统(血液和淋巴);②肿瘤细胞脱落释放于血循环内;③肿瘤细胞在骨髓内的血管壁停留;④肿瘤细胞再透过内皮细胞逸出血管,继而增殖于血管外;⑤转移癌病灶内血运建立,形成骨转移病灶。

据文献报告,在美国每年诊断新的癌症患者超过百万,其中约 50% 的患者最终发生骨转移,发生于骨转移的部位以中轴骨及下肢为多,尤其是髋关节区域,原发癌易发生骨转移的肿瘤依次为:乳癌(73.11%)、肺癌(32.15%)、肾癌(24%)、直肠癌(13%)、胰腺癌(13%)、胃癌(10.19%)、结肠癌(9.13%)、卵巢癌(9%),其他常见的骨转移原发癌还有前列腺癌。

【影像学检查】

目前,最常见的骨转移病灶的检测和长期追踪方法是常规的 X 线片、CT、MRI、全身骨扫描及 PET-CT。

1.X 线平片　依据肿瘤患者的年龄、病史、骨病灶在长骨的部位及破坏形式,X 线平片对鉴别骨转移癌、原发骨肿瘤可做出最基本的判断,疼痛的肢体部位需包括骨骼和软组织,涵盖范围应尽量广泛。骨转移癌最常见的部位为椎体,其次为髋关节区域(髋臼周围、股骨上端),股骨干和肱骨上段及肱骨干、膝、肘关节以远较少见。转移灶的典型 X 线表现是主要位于长骨骨端,长骨纵向髓内破坏范围大于横径范围,位于皮质骨时,多发生于滋养动脉处,造皮质骨破坏呈"浅碟征",多数软组织肿块不大,就诊较晚的患者可以有巨大软组织肿块。骨破坏形式主要为地图样破坏、虫蚀样破坏和穿凿样破坏。地图样破坏为边界清楚、较大的溶骨病灶,多大于 1cm,周边有硬化缘;虫蚀样破坏约为 2.5mm 大小的溶骨病灶,边界不清;穿凿样破坏表现在皮质骨多发的,小于 1mm 的溶骨病灶。骨破坏的形式反映了肿瘤生物学特性,地图样破坏的肿瘤生长较慢;虫蚀样破坏表现肿瘤为中度侵袭,生长较快;穿凿样破坏则是高度侵袭性肿瘤,生长最快,在 X 线片可以表现为溶骨为主或混合性破坏。成骨性成分不一定是肿瘤性的,而是正常骨组织对癌肿的一种反应。表现成骨性反应的原发肿瘤有前列腺癌和消化道肿瘤;溶骨性病灶常见于肾癌、骨髓瘤、乳癌和肺癌;混合性病灶则见于乳癌、消化道肿瘤和生殖系统肿瘤。

2.CT 扫描   在判断骨质破坏方面,CT 优于 X 线平片,通过骨窗,增强扫描能明确评估骨质破坏程度、范围、软组织肿块的范围,与相邻血管的解剖关系。增强扫描的"环形增强征"可以鉴别骨感染造成的骨破坏。

3.MRI   优于 CT、X 线平片提供病灶周围软组织情况,并且能提供三维解剖情况,对骨内髓腔病灶浸润范围的认定提供帮助。但是,MRI 可因为其敏感性高而出现假阳性,故发现的病灶仍需结合 CT 检查确认。

4.骨扫描   骨扫描是早期发现晚期骨转移的最好检查方法之一,尤其在 X 线平片检出困难时,有报告认为骨扫描发现骨转移病灶较常规平片早 2~18 个月。全身骨扫描的放射性示踪剂吸附在骨骼表面,其摄取量取决于局部血流量和成骨细胞活性。虽然全身骨扫描技术能很敏感地发现晚期骨转移病灶,但可能会漏掉早期的转移灶,因为这项技术是基于对受累骨骼的成骨细胞活性的识别,而不是对实际肿物的识别。因为诊断的敏感性有限,骨扫描对于多数肿瘤的良恶性识别的特异性也不是最佳的,除肿瘤以外,创伤、感染和骨关节炎硬化及类风湿关节病也可能使骨骼结构内放射性核素浓聚;而多发骨髓瘤、白血病和淋巴瘤表现异常核素淡染,据报道,全身骨扫描的敏感率为 62%~89%,骨扫描发现的病灶均需结合相应部位 X 线平片、CT、MRI 综合评估,甚至患者定期随诊,反复摄片观察,或 CT 引导下行病灶活检明确诊断。

5.氟脱氧葡萄糖   正电子发射断层照相术(FDGPET)FDGPET 对骨转移癌的评估,比目前应用的全身骨扫描优越。恶性肿瘤显示出较高的糖代谢水平,所以能被 FDGPET 很好地识别。其敏感性较高,特异性尚需临床实践的观察,有报告敏感性 90%,特异性 35%。也有文献报道了 40 例乳癌患者 127 处骨破坏进行 PET 和全身骨扫描对比评估的资料,FDGPET 诊断的敏感性和精确性分别是 95.12% 和 94.15%,而骨扫描分别是 93.13% 和 78.17%。初步研究表明 PET 能够更早更精确地发现骨转移破坏灶。

对就诊的临床患者,多种检查不可偏倚其中之一,更不能依此结论而行放疗、化疗乃至手术,造成治疗后明确诊断困难。建议有癌症病史的患者定期行全身骨扫描,甚至 PET 检查,筛查出异常部位,再行相应部位 X 线平片、CT、MRI 检查,依检查结果,选取易行病灶活检部位,穿刺活检明确诊断。以局部症状就诊而无肿瘤病史的患者,应行 X 线平片、CT 检查,不能除外骨转移癌诊断时,行全身骨扫描检查,相应部位再行检查,仍需病灶活检明确诊断。同时,需查甲状腺、肺、乳腺、腹腔各脏器和前列腺,明确其他转移灶情况或查找原发病灶。病理不能诊断时,需追踪检查,不要盲目给予各种治疗,干扰日后的诊断。

二、骨转移癌的诊断

骨转移患者就诊时,约 1/3 有癌症病史,约 2/3 以局部不适就诊。在检查过程中,可有约 1/3 患者查出原发病灶,最终有约 1/3 患者为不明来源的骨转移癌患者,随着诊断技术的提高,不明来源的骨转移癌患者逐渐减少。疼痛为主要症状,尤其夜间疼痛加重,可以多个部位同时存在症状,膝关节周围不适时,要注意检查髋关节。疼痛的性质是非常重要的:负重时和休息时均存在的持续性疼痛是肿瘤生长活跃的标志,而不代表骨的连续性破坏;负重时加重而休息时缓解的疼痛是病变威胁到骨的完整性的标志。

实验室检查,国外文献报道多有高钙血症,但国人很少发生,其血沉、血象多为正常,多种肿瘤标志物水平,如 AKP、CEA、CA199、CA125、AFP 等可辅助诊断。对于多发溶骨破坏患者,需查免疫球蛋白、蛋白电泳,以除外多发骨髓瘤。

术前应明确:①患者转移病灶的数量、部位、对生活质量影响的程度;②原发癌的诊治情况,对化疗、放疗及生物治疗的疗效是否敏感,了解原发癌的预后,评估生存期;③生命体征,有无手术禁忌证。

骨转移病灶的活检应遵循肌肉骨骼系统肿瘤的活检原则,一般采用穿刺针抽取肿瘤组织,偶有切开活检,活检切口需与将来手术切口一致,以利于切除活检污染的伤口或穿刺针道,骨骼开窗活检时,尽可能取圆形窗,减轻因开窗造成的骨骼强度减弱,活检后填充骨水泥,减少出血,术后压迫止血,忌放引流管,以免造成肿瘤局部播散。

三、骨转移癌的外科治疗原则

近 20 年来,骨科内固定、人工假体技术的发展,在原发肌肉骨骼系统肿瘤的保肢治疗中,取得了飞跃发展,将其成功经验应用于长骨转移癌的治疗,对取得预期疗效有了保障,而原发肿瘤治疗水平的提高和后继的放化疗,使骨转移癌的外科治疗具有提高生活质量的现实意义,经临床实践观察,实施恰当的外科治疗是骨转移癌患者减轻疼痛、恢复肢体功能最有效的方法。

肢体骨转移癌的外科治疗目的是:①缓解疼痛;②重建肢体功能,使患者短时间内恢复负重功能;③方便日后放化疗及日常生活的护理,甚至恢复生活自理。其中缓解疼痛有多种途径,包括放疗、化疗及姑息镇痛治疗,均能很好控制,外科治疗不是唯一的方法。对于功能重建,一种情况为预防性内固定,避免长骨病理骨折的发生,另一种情况为病理骨折的处理,恢复长骨的连续性和负重功能。

Mirels 长骨病理骨折发生风险的评分系统指出,对于生存期有限的骨转移癌患者,成功的外科治疗非常关键,持续改善生活质量,恢复独立的日常生活是选择外科手术治疗的最重要目标。骨转移癌常表现为病理性骨折,是否固定骨折、选择何种术式是骨科医师需要考虑的问题。在患者能耐受麻醉和手术的情况下,长骨的病理性骨折最好行内固定术。长骨的病理性骨折经常伴发失血、大块骨缺损、内固定失败、肺栓塞及功能恢复缓慢,因此在骨折前,应尽可能进行牢固稳定的内固定,以减少并发症的发生。长骨的预防内固定比病理骨折后再行内固定治疗,不论术中出血量、平均住院日,还是术后功能的恢复,都具有显著的优越性,尤其放疗治疗骨转移病灶时,保护即将病理骨折的肢体要比骨折后使之愈合更容易。然而,如何预见骨折的发生是很困难的。

1986 年,Hamngtong 建议当骨破坏大于骨干直径的 1/2,或超过 2.5cm 时,需要手术处理,然而临床判断存在可重复性的问题。1989 年 Mirels 提出基于疼痛程度、病灶大小、骨破坏性质(溶骨性、成骨性、混合性)和解剖部位 4 个因素(每项 1~3 分)评估长骨的病理骨折风险,根据评分判断潜在骨折可能,提出相应处理建议。他发现 7 分以下的患者发生骨折的几率很小,而 8 分以上的患者骨折几率很大,建议行预防性固定。Timothy 请 53 位骨科医师、放射学医师、内科医师或放疗科医师根据该系统为 12 例患者评分,经分析,认为该系统在临床实践中可操作性强,具有可重复性。该系统目前被广泛接受。

肢体长骨骨转移癌外科治疗原则:①预计病人可存活 3 个月以上;②全身状况好,能够耐受手术创伤及麻醉;③患者术后有更好的生活质量,能够活动,要有助于接受放、化疗和护理;④位于骨端的病灶,可截除瘤骨,置入人工关节假体,术后可早期负重,恢复行走功能;⑤病灶骨周围有足够骨组织用于固定,能承

受金属内固定物或骨缺损填充骨水泥,可行髓内针固定,选择尽可能长的髓内针固定,可加强整个骨干的强度;⑥对于病灶内刮除术,

应注意的是,对于下肢病变需要拄拐行走的转移癌患者来说,他们的上肢经常负重,为了维持行走功能,对一位患者有必要同时进行肱骨和股骨的预防性髓内固定。预防性内固定时,外科医师往往低估患者的生存期,这样,患者的生存时间超过了骨固定的耐久度,内固定周围的骨质遭受转移癌的进一步破坏,使内固定失败,从而需要第二次手术。为了避免发生内固定失败,固定应足够耐久,以利于能早期、长时间、全负荷负重。

预防性内固定常采用闭合穿髓内针固定,病灶不行刮除术,术后放疗,可以早期活动患肢,有助于护理,方便化疗或放疗的搬动,甚至患肢负重,恢复行走,达到改善患者生活质量的目的。也有文献报告,骨转移癌病灶需边缘或广泛切除,避免癌肿医源性种植于病灶骨固定的远端,避免患者生存期内局部复发,内固定失败。术式的选择需考虑患者预期生存期、原发癌的预后及病灶部位,临床疗效尚需长期观察。

骨转移癌患者的预后是选择治疗方法应考虑的重要因素,对于预期寿命短的患者,应避免较复杂的外科手术。对于下列因素可考虑非手术治疗:①高度恶性侵袭性原发肿瘤;②预计原发肿瘤治疗后无瘤期很短;③经全身治疗后,骨转移灶的溶骨破坏未见好转;④全身多发骨破坏;⑤涉及多器官转移(尤其是肝脏);⑥全身一般条件差,有手术禁忌证。

下列因素则是手术治疗的相对适应证:①中度恶性原发肿瘤(特别是前列腺癌);②预计原发肿瘤治疗后有较长的无瘤期(肾癌、乳腺癌、甲状腺癌);③经全身治疗后,溶骨病灶趋于局限、骨密度增高;④孤立的骨转移病灶;⑤全身一般条件好,无手术禁忌证。

有文献认为,骨转移癌患者的预后与已明确的原发肿瘤有关。肺的原发肿瘤,预后甚差,诊断后存活时间很少超过 12 个月,同样,原发灶不明的患者平均生存期是 11 个月。然而,原发恶性肿瘤是肾癌或甲状腺癌的患者生存期可以很长,尤其是表现为孤立骨转移灶的患者,应按原发恶性肿瘤的处理原则,行广泛切除,对于这些患者的骨骼重建功能,应考虑使用时间可能比较持久。

对于骨转移癌患者,规范化的外科手术治疗是提高患者生活质量的有力措施,但肿瘤骨科医师仅是骨转移癌患者多种治疗团队中的一员,肿瘤治疗水平的不断提高使患者生存期不断延长,骨科技术的进步使骨转移癌患者最大限度提高生活质量,减轻疼痛,恢复肢体功能。同时,肿瘤曲科医师和放疗医师对经治患者密切随访观察,早期发现骨转移灶,对具有潜在病理骨折的长骨作出恰当的判断,也是提高患者生活质量的重要保证。

四、良性骨肿瘤恶变

一些良性骨肿瘤有很低的几率恶变为肉瘤。常见的有骨软骨瘤、内生软骨瘤、骨巨细胞瘤等。还有一些瘤样病变如骨纤维异样增殖症、畸形性骨炎也有一定恶变率。另外,一些良性病变放疗后有可能发生恶变。

(一)骨软骨瘤恶变

【概述】

单发骨软骨瘤约有低于 1% 的病人发生恶变,多发家族性骨软骨瘤,恶变率高,约 10%。发生恶变可转化为软骨肉瘤、恶性纤维组织细胞瘤或者骨肉瘤。一般发生在中年(30~50 岁),男性多于女性。骨盆及肩胛带为好发部位。越靠近肢体远端,则发生率越低。恶变常发生于骨软骨瘤的软骨帽部分。

【临床表现】

骨软骨瘤发生恶变多表现为在原骨软骨瘤的部位出现疼痛、肿胀、软组织包块等症状。在成人,瘤体

表面的滑囊因机械摩擦,反复炎症而增生形成的软组织包块要与恶变鉴别。

【影像学检查】

1.X线平片可见原来稳定的骨软骨瘤再度生长,骨质破坏,钙化不规则等表现。骨软骨瘤恶变的 X 线特点是:软骨帽厚,在软骨帽内有不规则钙化影;在肿瘤的软骨部分有散在的钙化灶;在骨软骨瘤内有局灶性透明区;有明显的软组织包块;周围的骨质有破坏或侵蚀。成年患者软骨帽厚度超过 1cm、儿童患者的软骨帽厚度超过 3cm 时即可认为有恶变。

2.CT 可以较好地揭示不显影的软骨帽的改变。软骨帽下的骨通常不受侵。早期,轴位像常可见到骨软骨瘤的蒂被较厚的、低密度软骨壳覆盖。长期的病灶则表现为重度的钙化及巨大的肿块。有时良性骨软骨瘤的骨赘上可出现滑囊,由滑囊产生的肿块易与软骨肉瘤相混淆。

3.同位素扫描示核素浓集,但良性骨软骨瘤也会出现核素浓集。因此单凭这一表现不能确定已发生了恶变。但如果发生突然的核素高度浓集,则提示恶变可能性较大。

4.此肿瘤血运不丰富,但血管造影常可见神经血管束移位征象,这对于制定手术方案是有益的。

【病理表现】

肉眼可见肿瘤的表面是由分叶状、质硬软骨组成,上被以疏松结缔组织。周围组织受压移位,但未受侵,肿瘤与周围组织很易分离。早期肿瘤的剖面可见骨软骨瘤的小梁部分被较厚的(至少 1cm)、成熟的、灰蓝色的软骨覆盖。肿瘤的边缘有时发生钙化,其深部则通常钙化较重,呈白垩色。

镜下除了常见于良性骨软骨瘤的钙化软骨,还有钙化的、无细胞软骨及黄骨髓。在不成熟的基质中,肉瘤样软骨含有细胞丰富的软骨,伴轻度-中度的细胞异型性,常较厚且环绕软骨帽。最可靠的确定软骨肿瘤良恶性的标准是双核软骨细胞的数目。即使是经验丰富的病理科医生,也很难区分良性活跃期肿瘤和低度恶性肉瘤。

【治疗及预后】

手术治疗为主,应行广泛性切除。为了保留功能,偶尔行边缘切除,但其复发率非常高。放疗仅能获得短暂的缓解,化疗无效。

多为ⅠB期肿瘤,很少发生远隔转移,肿瘤可去分化为高度恶性,但发生率很低。

(二)内生软骨瘤恶变

【概述】

单发内生软骨瘤恶变率极低,发生率<1%,多发生于骨盆和肩胛骨,位于手足短管状骨恶变者罕见。Ollier 病恶变率为 10%,Maffucci 综合征更高一些。可恶变为软骨肉瘤或骨肉瘤。骨发育停止至发生恶变有一段很长的潜伏期,恶变年龄为 30~50 岁,男性多于女性。

【临床表现】

在长管状骨、骨盆及肩胛带原无痛的内生软骨瘤部位出现疼痛症状,应注意有无恶变。当发生恶变时,其临床特点为缓慢的外压生长。

【影像学检查】

X 线表现为在已矿化的病变周围出现穿透样透亮区,同时出现骨膜下反应骨并伴有临床症状,则为恶变的征象。随着其继续生长,恶变的肉瘤沿髓腔扩散,边缘被破坏,由于内骨膜的轻度反应,形成向髓腔突出的"拱架"征。

CT 示从骨化的骨软骨瘤的外周部分长出的、分叶的钙化肿块;或从内生软骨瘤而来的不规则透亮区,穿透皮质。良性内生软骨瘤的钙化呈"烟圈"状,而在软骨肉瘤中则呈"爆米花"状或"绒毛"状。

MRI 示,在骨软骨瘤或内生软骨瘤上的低信号区为恶性软骨。而高信号区则意味着滑囊或反应性炎症,而不是恶变。

同位素扫描示在原有良性肿瘤的"热"结节处可见中度增强的核素浓聚。"热"结节并不意味着恶性。对于这类患者,由于核素摄取的程度一定会有所改变,因此应行系列的同位素扫描检查。

血管造影显示该类肿瘤血运丰富。

【病理表现】

当恶变时,大体标本可见在中心钙化的内生软骨瘤周围,有蓝灰色、肿瘤性、不成熟的软骨。在病灶周围形成许多黄色粘液样物质,无明确边界,向骨皮质及两端髓腔渗透。

镜下所见呈结节样和簇样分布的外围软骨细胞突然变成片状排列的较幼稚细胞,细胞质较少,可见双核细胞,偶见有丝分裂,良性与恶变区之间有粘液样软骨,恶变区周围无软骨内化骨。除晚期发生转变外,一般为Ⅰ级,很难从组织学上将其从活跃的良性内生软骨瘤中区分出来。

【治疗及预后】

当临床和X线表现为恶变时,切开活检有可能造成污染,形成种植,所以,广泛的切除活检或穿刺活检为首选。恶变明确,则应采取手术治疗为主,应行广泛性切除。通常为ⅠB期肿瘤。发生高度恶变及肺转移的时间晚。在发生转变前给予适当的治疗,则生存率很高。

(三)骨巨细胞瘤的恶变

【概述】

原发的良性骨巨细胞瘤经过多次复发或照射后,可发生恶性变,多数变为纤维肉瘤或恶性纤维组织细胞瘤。未行放疗的骨巨细胞瘤恶变率低于3%。有报道,进行放射治疗的骨巨细胞瘤,约有20%发生恶变。

【临床表现】

肿瘤在发展过程中自发性或外伤后生长迅速,由隐痛转变为持续性锐痛,出现软组织肿块。

【影像学检查】

X线可见明显的软组织肿块,肿瘤在短期内生长迅速,瘤体巨大,骨壳大部或全部吸收消失,与瘤体相连的骨干呈虫蚀状破坏。

【治疗】

手术应行广泛性切除或根治性切除。

(四)骨纤维异样增殖症恶变

【概述】

恶变率2%～3%,恶变为纤维肉瘤或骨肉瘤。

【影像学检查】

骨纤维异常增殖症的病灶内,出现界限不清的溶骨区,邻近的皮质骨缺损,并出现软组织肿块。如恶变为骨肉瘤,可见"放射性骨针"形成。

【治疗】

手术应行广泛或根治性切除,术后辅助化疗。

(五)Paget病恶变

【概述】

单发Paget病恶变率不足1%,多发Paget病恶变率约10%。恶变为骨肉瘤者约50%,其次为纤维肉瘤。恶变多发生于病程长、病变广泛的病例,可影响一处骨骼,亦可累及多骨,但多见于长骨和扁平骨。多见于60～80岁,男多于女。恶变后病情进展快,早期可出现转移,死亡率高。

【临床表现】

常表现为在无症状的Paget病的部位出现突然增大的包块或伴有突然发作的剧烈疼痛。通常会有病理骨折,疼痛是 Paget 病恶变最常见的症状。

【影像学检查】

X 线平片上表现为明确的 Paget 病区域内出现透亮的破坏区。早期可与 Paget 病引起的破坏相混淆。多个较小的透亮区往往不如单个较大的破坏区那样支持该诊断,只有透亮区有明确的破坏和侵袭性表现时才能支持恶变。

当其发生恶变时,CT 扫描可以见到软组织肿块。增强扫描时,软组织肿块强化。

MRI 上很难与 Paget 病的异常信号相鉴别。

同位素骨扫描很难区分核素浓集是由 Paget 病本身还是由其恶变所致。除非核素浓集出现非常大的改变,否则同位素骨扫描一般对诊断帮助不大。

Paget 病本身血运丰富,所以血管造影对诊断帮助不大。

【病理表现】

大体标本可见 Paget 病区域内质软的鱼肉样区,侵及周围的软组织。

镜下,在同一病灶内其显微特点的变化也非常大。通常可见高度恶性典型骨肉瘤改变,但常被未分化梭形细胞、纤维肉瘤、恶性纤维组织细胞瘤、软骨肉瘤、甚至于骨巨细胞瘤成分掩盖。由于这个原因,有文献称之为"Paget 肉瘤"而不是骨肉瘤。病变细胞浸润相邻的 Paget 病区域,且常可见 Paget 病特有的血管腔内见到瘤栓。

【治疗及预后】

应行根治性切除,通常为截肢,以达到局部控制的目的。即使得到了局部控制,预后也很差。大剂量放疗可得到短期缓解。与典型骨肉瘤相比,继发于 Paget 病的骨肉瘤的化疗效果很差。对于那些迅速恶化的病例,很少有意义。且对于这一年龄组患者,就其仅存的生活方式而言,不建议化疗。有时介入性血管栓塞可使之得到短期缓解。

(辛晓林)

第十节　血管瘤

一、概述

血管瘤是由血管组织错构增生形成的肿瘤。血管瘤不是真正的肿瘤,而是内皮组织的错构增生。通常儿童时期发病,在整个病程中既可持续增长,也可间断生长。血管瘤不会发生恶变。血管瘤可侵及皮肤和皮下组织,常好发于骨骼肌。可分为如下几种类型:①孤立的皮肤和皮下血管瘤;②单发局限的深部血管瘤;③单发扩张的深部血管瘤;④同一肢体的多发血管瘤;⑤弥散到单一或多个肢体的血管瘤。

二、临床表现

皮肤血管瘤呈明显的膨胀样蓝色皮肤变性,在儿童时期就可存在,有时有压痛。

深部局限的血管瘤,病变常位于肌腹中,并仅在手部和足部的腱膜、肌肉和肌腱之间扩展。表现为肿胀和疼痛,触摸时可感觉到硬的肿块,有压痛。血管瘤可引起肌肉的变性和挛缩,从而引起关节的功能障碍和畸形。例如小腿三头肌的血管瘤可引起马蹄内翻足畸形。在某些情况下,病变刺激邻近的骨骺生长板,肢体可出现过度生长现象,并且较对侧肢体明显变长。如直接侵犯生长板,造成肢体短缩。

三、影像学检查

在 X 线片上,当软组织肿块足够大时,呈现与肌肉等密度的影像,在肿块内可有数目不等的钙化结节,为高密度的钙化结节影。

在 CT 平扫图像上,肿物与周围软组织的密度相同。其间可有散在的低密度区,呈质地不均的表现。当注入造影剂后,病灶明显增强。

在 MRI 图像上,由于病灶含水量高,而呈现为高信号影。

在血管造影影像上,一些病例表现为病灶内血运增加;而在另一些病例,因病灶内血管与体循环无交通,病变呈现无血管现象。因此,缺乏血运丰富的影像特点,不能除外血管瘤的可能。

四、病理表现

在大体病理方面,术中可见肿物呈包膜不完整的、无搏动的血管样组织。肌肉内的肿物呈蓝紫色,代表了肿物的多腔区域。

肿物周边无反应区,简单地移行到正常组织中,血管瘤可以轻易地渗入皮质骨、筋膜而不破坏这些组织。由于这个特点,使正确分期及手术治疗变得困难,导致术后经常复发。

在镜下,大多数血管瘤由大量单个内皮细胞组成的腔窦及充血的小毛细血管混合而成。有时以多腔为特征,有时则相反。病灶内的静脉石表现为浅蓝色的结节钙化区。血管瘤周边常见有炎细胞聚集,这是造成触痛的原因所在。

五、治疗与预后

手术是血管瘤治疗的重要方法之一。由于血管瘤包膜不完整,浸润生长,且缺乏反应区,对血管瘤的准确分期及切除很困难。有时血管瘤穿过生物屏障进行蔓延,有必要切除大块组织和重要的神经和血管,才能达到足够的外科边界。但是必需考虑到血管瘤是一种非肿瘤疾病,较少引起功能障碍,也不会造成生命危险,因此随诊观察可能也是较好的治疗方法。当出现功能障碍的症状时,采用切除造成症状的肿瘤组织,而不做"根治"性手术,可避免出现术后功能障碍,但复发率很高。

放疗仅用于无法用手术切除的、弥漫的血管瘤患者,

栓塞及/或注射硬化剂的效果,根据肿瘤血管组织与体循环之间交通支的范围不同差异很大。大量的滋养血管可能使栓塞无效,并且过少的交通支可能使大部分的肿瘤组织不受硬化剂的影响。

(辛晓林)

第十一节　周围神经肿瘤

从肿瘤的良恶性分类,周围神经肿瘤可分为两大类:①周围神经良性肿瘤,又分为神经鞘瘤和神经纤

维瘤;②周围神经恶性肿瘤,即神经肉瘤。

一、神经鞘瘤

【概述】

神经鞘瘤是发生在神经组织并由向 Schwann 细胞分化的细胞所构成的肿瘤。大多数肿瘤为单发。可发生于脊神经根也可发生于末梢神经处。发病年龄为 20～50 岁,男女发病率相等。

【临床表现】

发生于脊神经根的神经鞘瘤可出现疼痛症状和神经根被压迫所造成的感觉异常和肌力下降。发生于神经干的神经鞘瘤表现为可触及的质韧的软组织肿物。Tinel 征阳性。

【影像学检查】

小的病灶,X 线片上看不出来。大的病变,表现为光滑的,无骨化或钙化的肿块,不侵犯邻近骨。长期的病灶,可能含有退化钙化区。

CT 图像显示:在大肌肉内伴有较大的血管神经束通过的断面,肿物呈现低信号。较大的病灶,在使用造影剂时有增强现象。发生于椎间孔处的肿物,可压迫骨质,引起椎间孔扩大,在 X 线片和 CT 片上能显示。

纵向 MRI 图像,可准确地描绘出肿物与其起源神经之间的关系,强烈地提示其神经来源。

在同位素扫描中,肿物及邻近骨均无摄取增强的表现。大的病变,在早期血管化区,可有摄取增加的现象,但所有这些表现均无明确的诊断意义。

由于有 CT 及 MRI,通常无需做血管造影。小的病变,无新生血管表现。大的肿瘤,在早期血管期,表现与同位素扫描一样,有血管增生的表现。

【病理表现】

在大体病理方面,起源于小神经的肿瘤,瘤体相对于神经太大,常严重扭曲神经或使神经结构消失。起源于较大神经的肿瘤,常偏心地位于神经膜下,神经纤维分布于肿瘤表面。较小肿瘤的剖面,呈光滑、均匀的蜡黄色编织状表现。较大肿瘤的剖面,常有继发退行性变:有出血及/或充满液体的囊肿,位于肿物中心。

在显微镜下,肿瘤组织由染色质丰富的梭形细胞区,及细胞含量少的嗜酸性基质区组成。分化较好的病灶,梭形细胞像栅栏样排列在无细胞的基质周围,且细胞的长轴垂直于基质的中央,这种排列形式称为 Verocay 体——神经鞘瘤的典型特征。

分化较好的病变诊断容易,不需做免疫组化。分化较差的、细胞成分多的肿瘤诊断困难,特别是需与神经纤维瘤或低度恶性神经肉瘤相鉴别。神经鞘瘤对 S-100 抗原呈免疫过氧化物酶强阳性,而神经纤维瘤则不是。肿瘤细胞的染色比基质要深得多。

电镜对于区分神经鞘瘤与神经纤维瘤也很有帮助,神经纤维瘤由多种细胞混合构成,而神经鞘瘤由单一的 Schwann 细胞构成,并有鲜明的超微结构特点——Schwann 细胞表面覆盖厚的基底层。

【治疗与预后】

边缘切除,复发率很低。肿瘤纤维包膜与神经纤维之间有疏松的纤维结缔组织,因此在切除肿物时,其表面的神经纤维束可以纵向分开,钝性分离,保留神经纤维,摘除肿瘤,而不损伤神经功能。

二、神经纤维瘤

【概述】

神经纤维瘤是与外周神经有关的良性肿瘤,它由多种细胞构成,部分细胞起源于神经鞘。虽然单发神经纤维瘤在很多方面类似于神经鞘瘤,但是它们之间存在着明显的不同,治疗结果有很大差异,因此区分它们很重要。

90%的神经纤维瘤病人为单发。10%的病人表现为多发,被称为神经纤维瘤病。神经纤维瘤病又分为两种类型。其一为神经纤维瘤病 I 型,侵及各种外周神经;另一位神经纤维瘤 II 型(以前所指的中枢型),只侵犯听神经。

单发病人无基因或染色体畸变。神经纤维瘤病则存在基因畸变。神经纤维瘤病 I 型的基因畸变位于第 17 对染色体。神经纤维瘤病 I 型和 II 型的基因畸变部位是不同的。单发病人的发病年龄约为 20~30 岁,而多发者常发生于小于 5 岁的患者。无论单发还是多发,男女发病比率一致。大多数单发病例与较小的外周皮神经有关,深部的肿瘤则与较大神经干有关。神经纤维瘤病 I 型患者皮肤可出现牛奶咖啡斑,病变可累及任何或全部外周神经,40%有相关的骨骼异常。

单发的皮肤肿块,生长缓慢并且很少超过 5cm。深部的、与大神经有关的肿瘤,生长缓慢,并且可达到 15cm。突然生长加快可能预示出现了很少见的恶变。神经纤维瘤病 I 型可以在儿童期就出现牛奶咖啡斑,青春期早期出现多发结节,突然生长加快意味着恶变的发生,大约 5%的病人出现这种情况。

【临床表现】

单发病变表现为固定的、无压痛的、边界清晰的肿块或结节,皮肤结节与较小的神经有关,很少有症状,或神经障碍的体征。与较大神经干有关的、较大的病变,触诊时,可在相应的区域出现感觉异常。

神经纤维瘤病 I 型表现为边缘光滑的咖啡牛奶斑,多发的皮肤结节,与较大的神经有关的、较大的深部结节或肿块。当出现肿物快速生长、疼痛及触痛。

【影像学检查】

如果神经纤维瘤的肿块不是非常大,则在 X 线片上很难看到。较大的病灶表现为模糊的软组织肿块影,无钙化及其他特征。

CT 影像与神经鞘瘤非常相似——位于含大血管神经束与大肌肉束的层面,可见低密度的肿块。这种肿块在使用造影剂时有明显的增强现象。

MRI 与 CT 图像一样,不能区分神经纤维瘤与神经鞘瘤。但 MRI 能描述肿物与神经的关系,能提示其神经来源。

【病理表现】

大体标本上,当肿瘤起自较大神经时,它使神经呈梭形膨胀,肿块位于神经内,外覆清晰的蒲膜。神经从近端进入肿瘤,并且从远端出来。肿物剖面可见均一的、白色质密的组织,其中央变性较神经鞘瘤要少得多。

镜下,神经纤维瘤不是细胞丰富的肿瘤,神经纤维瘤最显著的特点是,梭形核的细胞与胶原组织交织呈波状排列。这种独特的、有 2 或 3 个波形的特点,标志着肿瘤来自神经组织。在很多区域,可见透亮或染色很轻的基质,位于细胞与胶原带之间,显出肿瘤细胞少的特点。由于细胞随机排列,故在做切片时,纵行切时呈梭形,当横切时呈小或圆形。肿瘤细胞无异形性及核分裂象。

单发病灶及神经纤维瘤病Ⅰ型的多发结节,组织学无差异。长期的、成熟期的静止病灶,常能看到充满泡沫细胞的区域,显示其成熟。

神经纤维瘤的另一个特点是,可以看到小的神经穿过肿瘤组织,而神经鞘瘤无这种特点。正是由于这一混杂的生长特点,导致术中不能很轻易地将神经纤维瘤从其所在的神经中分出,而神经鞘瘤则不存在这种情况。

【治疗与预后】

手术切除是治疗神经纤维瘤的方法。起自大神经的肿物,手术切除可造成神经功能障碍。边缘切除后局部复发率低。

(辛晓林)

中医骨科篇

第十七章　骨科疾病的中医治疗

第一节　化脓性骨髓炎

化脓性骨髓炎是指骨组织受到细菌感染而引起的炎症,中医称为"骨痈疽"。本病的感染途经可由细菌从身体其他部位的化脓性病灶经血流传播至骨骼,引发血源性骨髓炎;或由开放性骨折细菌直接感染而引起;或由软组织感染直接浸润邻近的骨骼。急性化脓性骨髓炎若治疗不及时或治疗不当,往往可转变为慢性骨髓炎。

一、急性化脓性骨髓炎

急性化脓性骨髓炎是由金黄色葡萄球菌或溶血性链球菌引起的骨组织的化脓性炎症,属中医学"附骨痈"范畴。《诸病源候论·附骨痈肿候》曰:"附骨痈,亦由体盛热而当风取凉,风冷入于肌肉,与热气相搏,附结近骨成痈,其状无头,但肿痛而阔,其皮薄泽,谓之附骨痈也。"本病多见于10岁以下儿童,好发于四肢长骨,尤以胫骨多见,股骨、肱骨和桡骨次之。

【病因病机】

1.热毒注骨　患疗毒疮疖或乳蛾等化脓性疾病,余毒未尽,热毒深蕴于内,伏结入骨成痈,繁衍聚毒为病。

2.损伤感染　跌打、金刃所伤,皮破骨露,邪毒从创口侵入,蕴热化脓,附骨成痈;或因跌打闪挫,气滞血瘀,经络阻塞,积瘀成痈,循经脉流注入骨。

3.正虚邪侵　中医学认为"正气存内,邪不可干","邪之所凑,其气必虚",正气内虚,毒邪侵袭,正不胜邪,毒邪深窜入骨,致病成骨疽。

总之,热毒是骨髓炎的致病因素,正虚是其发病的基础,损伤是其常见的诱因。

血源性骨髓炎大多数发生在长骨的干骺端。细菌经血液循环,引起菌血症并传播至骨内,在于骺端生长繁殖,形成感染病灶,发病与否取决于机体抵抗力、局部抵抗力以及细菌毒力之间的平衡转归。随着病情的继续发展,可出现3种转归。①炎症吸收:由于身体抵抗力强,细菌毒力低,治疗及时,感染灶迅速被控制,炎症得以吸收痊愈;②形成局限性脓肿:身体抵抗力与细菌毒力抗争相当,炎症局限,形成局限性脓肿;③形成弥漫性骨髓炎:身体抵抗力弱,细菌毒力强,治疗不及时,则病灶迅速扩大而形成弥漫性骨髓炎。此时病灶内的脓液首先在骨髓腔内蔓延,再经哈佛管和福尔克曼管达骨膜下,形成骨膜下脓肿。此后急性炎症的症状逐渐消退,转入慢性骨髓炎阶段。脓肿还可穿入关节,形成化脓性关节炎。血源性骨髓炎的病理特点是早期以骨质破坏、坏死为主,后期以新骨形成为主。

骨膜下脓肿形成时被剥离的骨膜形成一层新骨,逐渐增厚形成包壳,骨干因失去来自骨膜的血液供给,骨内的供血滋养血管因炎症形成血栓,骨内供血被阻塞,形成死骨,小块死骨可被吸收或经窦道排出,大块死骨则无法排出,使窦口不能闭合,成为慢性骨髓炎的病理基础。

【临床表现】

1.初期　起病急,感染中毒症状明显,高热,寒战,烦躁,体温高达 39～40℃,患肢剧痛,1～2 日内即不敢活动,动则痛剧,压痛明显,食欲减退,脉洪数,舌质红,苔黄腻。重者可出现感染性休克和昏迷。

2.成脓期　约在起病 3～4 日后,患部持续性剧烈疼痛,不敢活动,继而肢体有弥漫性肿胀形成,皮肤掀红热灼,当脓肿穿破骨膜时,剧痛可骤然减轻,穿刺可抽出脓液。

3.窦道形成期　由骨膜下脓肿溃破至软组织,形成皮下脓肿;约为 3～4 周后,脓肿破溃,穿出皮肤,形成窦道。

身热及肢痛逐渐缓解,出现神疲乏力,面色苍白,舌淡苔少,脉象细数等。

【诊断要点】

1.病史　近期有感染病灶或上呼吸道感染等病史。

2.临床症状　发病突然,出现周身无力、寒战、高热、食欲减退、脉搏急速等全身中毒症状,患部红、肿、热、痛。

3.体征　患肢肿胀明显,功能障碍,局部压痛明显,皮肤破溃时伴有脓液渗出,并有窦道形成。

4.辅助检查　血液检查可见白细胞总数增高,红细胞沉降率增快,血及局部穿刺液细菌培养呈阳性。X 线检查早期仅见病灶周围软组织肿胀;2 周后可见骨质广泛脱钙,骨质疏松,骨质呈虫蚀样破坏和明显的骨膜反应;数周后可见大小不等的死骨和骨壳形成,有时并发病理性骨折。

【鉴别诊断】

1.急性化脓性关节炎　全身症状与急性化脓性骨髓炎相似,但化脓性关节炎病变在关节,局部肿胀,压痛多在关节而不在干骺端,关节活动明显受限,关节穿刺可明确诊断。

2.骨结核　多数发病隐匿,初起全身症状和局部症状均不明显,X 线表现以骨破坏为主,全身呈慢性消耗性病容,脓液有干酪样物质,关节穿刺有助于鉴别,而骨髓炎往往破坏和增生并存。

3.尤文(Ewing)肉瘤　多见于儿童及少年,好发于四肢长骨和骨盆,主要症状是局部进行性疼痛,X 线示骨干或干骺端骨质破坏较广泛,呈虫蚀样,可有葱皮样骨膜反应。

4.软组织急性化脓性感染　与化脓性骨髓炎一样都有化脓性感染的全身症状和局部红肿热痛及功能障碍的表现,除深部脓肿外,大多数软组织化脓性感染红肿热痛较表浅,且局限在肢体一侧的一个范围,而化脓性骨髓炎的患肢呈弥漫性红肿热痛。软组织急性化脓性感染的全身症状大多数较轻。虽然有少数患者 X 线检查也可见骨膜反应,但骨小梁不紊乱,骨质及髓腔无变化。

【治疗】

急性化脓性骨髓炎早期有严重的感染中毒症状,如不及时正确治疗,可以危及生命,或者演变成慢性骨髓炎。治疗的关键在于早期控制感染和切开减压引流,防止骨质广泛破坏和死骨形成。同时强调局部与整体并重、内外兼顾的治疗原则。

1.一般治疗　注意休息,加强营养,提高机体抵抗力。如中毒症状严重,可少量多次输鲜血。患肢应制动,以防止感染扩散,有利于炎症的吸收和预防病理性骨折。

2.药物治疗

(1)中医治疗

1)内治法:初期脓未形成热毒炽盛者,以消法为主,治清热解毒,活血通络,方用五味消毒饮或黄连解毒汤合仙方活命饮加减;脓成未溃者,治宜托里透脓,方用托里消毒饮;脓已溃且体质虚弱者,治宜补益气血,方用十全大补汤加减。

2)外治法:初期、成脓期局部外敷如意黄金膏、双柏散等;溃脓期,疮口可用冰黄液冲洗,并根据有无腐脓情况,选用九一丹、八二丹、七三丹、五五丹或生肌散药捻,外敷玉露膏或生肌玉红膏。疮口腐肉已脱,脓水将尽时,选用八宝丹、生肌散换药,促进其生肌收口。

(2)西医治疗:正确运用抗生素是控制病情发展的重要环节,一旦诊断明确,应采用及时、足量、联合用药的原则。初期细菌属性不明时,可先选用广谱抗生素,再根据细菌培养和药物敏感试验结果,选用敏感抗生素。

3.手术治疗　切开引流是常用而有效的治疗方法,手术目的是减压引流,排除脓液,减少毒素吸收,可减少发生败血症的机会,同时可减少骨质破坏。急性化脓性骨髓炎早期,病变尚局限于髓腔内时,行局部骨质钻孔减压手术;对已形成骨膜下脓肿或穿破骨膜致软组织脓肿者应及时作切开排脓引流手术。有死骨形成时,需凿开骨皮质摘除死骨。

【预后与调护】

早期诊断和及时治疗是影响预后的关键,如诊断治疗不及时,易形成慢性骨髓炎。行闭式灌注引流术时,术后要注意保持引流管通畅,防止引流管堵塞。对体温高于39℃者,配合使用物理降温。限制患肢活动,必要时用石膏托固定患肢,防止发生病理性骨折。溃脓期,窦道及窦道周围皮肤需保持清洁,应及时更换敷料。

二、慢性骨髓炎

慢性骨髓炎属于中医学"附骨疽"范畴,多由急性骨髓炎治疗不及时或者不彻底发展而来;亦有低毒性骨感染,在发病时即表现为慢性骨髓炎。本病病程长,由数月至数十年不等,多伴有窦道经久不愈、反复发作。

【病因病机】

附骨疽的发病多由病后正气虚弱、余毒未尽所致。正气虚弱多表现为血虚寒凝,气血两虚和肝肾亏虚。

慢性化脓性骨髓炎的致病因素与急性化脓性骨髓炎相同:①绝大多数由急性骨髓炎治疗不及时或不彻底转变而成;②少数为开放性骨折合并感染所致;③邻近组织感染直接蔓延到骨组织而成。慢性骨髓炎病理及影响伤口愈合的因素有以下几种。

1.死骨　游离的死骨留在体内引起异物反应,使伤口不愈合。

2.骨内空腔形成　骨质破坏,死骨自行排除或溶解吸收,或大块死骨经摘除后残留的空腔,腔内积脓引流不畅时,伤口不易愈合。

3.瘢痕组织　慢性感染,脓液及其他炎性分泌物长期刺激伤口,使骨空腔内或周围软组织产生坚硬的瘢痕组织,瘢痕组织缺乏血液供应,影响伤口愈合;瘢痕组织有细菌潜伏,也是引起反复发作的一个原因。

【临床表现】

身体消瘦,面色㿠白,神疲乏力,自汗或盗汗,舌质淡,苔薄白,脉细弱等全身症状。患肢隐痛、酸胀,时轻时重。局部可有压痛;有窦道,时有死骨和脓肿排出;患肢皮肤上留有凹陷的窦道瘢痕,紧贴于骨面,可触及病骨表面凹凸不平整,轮廓不规则,皮下组织变硬。可出现关节强直、肢体畸形、病理性骨折或脱位等并发症。

【诊断要点】

1.病史　有急性化脓性骨髓炎或开放性骨折合并感染的病史。

2.临床症状　身体消瘦,面色㿠白,神疲乏力,自汗或盗汗;患肢隐痛、酸胀,时轻时重。

3.体征　皮肤上留有凹陷的窦道瘢痕,局部肌肉萎缩,伴有关节功能受限。局部有压痛、叩击痛,局部有窦道,时有死骨及脓液经窦道排出。

4.辅助检查　血液检查多属正常范围。急性发作时,白细胞数增高、红细胞沉降率加快。X线检查可见骨干增粗,轮廓不规则,密度不均匀,以增生改变为主,周围有新生的包壳,其内有死骨及空腔。

【治疗】

1.中医治疗　由于慢性骨髓炎病变经年累月不愈,消耗大,导致正气虚弱,其总体病机是虚中夹实,故治疗上应局部与整体结合,法以扶正祛邪,内外兼治。

(1)内治法

1)急性发作期:治宜清热解毒,托里排脓,方选透脓散合五味消毒饮加减。

2)非急性发作期:治宜扶正祛邪,托毒生肌。方选托里消毒散加减。正气虚弱、气血两亏者,宜用十全大补汤、人参养荣汤加减。

(2)外治法

1)急性发作期的局部处理:初起局部微红微肿,外敷金黄膏、玉露膏、拔毒消疽散;成脓后,即行切开排脓引流;已溃破或切开的疮口,用冰黄液或三黄液冲洗,黄连液纱条填入疮口内,外用玉露膏或生肌玉红膏敷盖。卧床休息,患肢采用制动固定。

2)非急性发作期的局部处理:局部皮肤无疮口或窦道,虽有骨坏死但无大块游离死骨者,外敷拔毒消疽散;皮肤窦道经久不愈者,用七三丹或八二丹药线插入窦道内,外贴生肌玉红膏;外有窦道内有死骨难出者,宜腐蚀窦道使疮口扩大,便于死骨和脓腐排出,宜用千金散或五五丹药线插入窦道内,脓尽后改用生肌散;死骨、死腔、窦道并存,脓腐甚多时,可用中药制剂持续冲洗疮口,用冰黄液灌洗引流。

2.西医治疗　慢性骨髓炎急性发作,有全身症状,局部红肿时应考虑使用抗生素。全身用药与局部用药结合可明显提高疗效。

3.手术治疗　凡有死骨形成并已分离清晰,有死腔伴流脓,包壳已充分形成,能代替原有的骨干者,应手术治疗,常施行病灶清除术。

【预后与调护】

慢性化脓性骨髓炎的病史,可长达十多年,甚至数十年,缠绵不愈,反复不止,最后可能出现肢体功能丧失,极少数患者窦道口周围软组织可出现癌变。

患者注意饮食营养,增强体质。伤口流脓,需及时更换敷料,保持引流畅通。必要时用石膏托固定患肢,防止发生病理性骨折。灌注治疗者,要密切观察引流管是否通畅。

(张禄山)

第二节　化脓性关节炎

化脓性关节炎是关节的化脓性感染,属中医学"关节流注"和"骨痈疽"范畴,可发生于任何年龄,多见于儿童。最常发生于髋、膝关节,其次为肩、肘、踝关节。一般为单发,若在儿童可累及多个关节。

一、病因病机

明·汪机《外科理例》指出:"或腠理不密,寒邪客于经络,或闪扑,或产后,瘀血流注关节,或伤寒余毒未尽为患,皆因真气不足,邪得乘之"。

1.正虚邪乘 真气不足,腠理不密,暑湿邪毒客于营卫之间,阻于经脉肌肉之内,与气血搏结,流注于关节。

2.余毒流注 患疔疮疖痈或患麻疹、伤寒之后毒邪走散,流于关节;或外感风寒,表邪未尽,余毒流注四肢关节所致。

3.瘀滞化热 因积劳过度,肢体经脉受损,或因跌仆闪挫,瘀血停滞,郁而化热,热毒流注关节而发病。

化脓性关节炎致病菌多为金黄色葡萄球菌,其次为溶血性链球菌、肺炎双球菌和大肠埃希菌等。

发病途径包括以下3个方面。①血行感染:常为细菌通过血运从全身其他感染部位传播至关节腔;②直接蔓延:为开放性损伤、关节手术或穿刺继发感染以及周围软组织感染蔓延而来;③有时为化脓性骨髓炎骨质破坏,脓液进入关节腔所致。病变发展大致可分为3个阶段,但在发展过程中有时并无明确的界限。

(1)浆液渗出期:关节滑膜充血、水肿,有白细胞浸润。关节腔内有浆液性渗出液,关节软骨尚未被破坏,这一阶段若治疗正确,渗出液可被吸收,关节功能不受影响。

(2)浆液纤维蛋白渗出期:渗出液增多且黏稠混浊,关节内纤维蛋白沉积而造成关节粘连。由于中性多核细胞释放大量溶酶体类物质,关节软骨遭破坏,导致关节功能障碍。

(3)脓性渗出期:滑膜和关节软骨被破坏,关节活动有严重障碍,甚至完全强直。

二、临床表现

1.初期 全身不适,食欲减退,恶寒发热,舌苔薄白,脉紧数。关节疼痛、肿胀、灼热、压痛、不能完全伸直、活动受限。

2.成脓期 全身呈中毒性反应,寒战、高热、出汗,体温可达40~41℃,彻夜难眠,口干、舌红、苔黄腻、脉数。关节红、肿、热,剧痛、胀痛或跳痛,拒按,病变关节不能活动。

3.脓溃期 全身热毒壅盛,症状如上,局部红肿热痛更加显著,关节穿刺为脓液。脓肿突破皮肤而外溃,形成窦道,经久不愈,全身症状急剧减退,而出现神情疲惫、面白无华、舌淡苔少、脉细而数等虚弱体征。

三、诊断要点

1.病史 常有外伤史、局部病灶感染或全身感染病史。

2.临床症状 高热寒战,全身不适,受累关节红、肿、热,剧痛,关节功能受限。

3.体征 受累关节压痛明显;患肢处于关节囊较松弛的位置以减轻胀痛,如髋关节呈屈曲、外展、外旋位等;关节内有积液,在膝关节则浮髌试验阳性;随着关节内积液积脓增多,关节周围肌肉痉挛,可并发病理性脱位或半脱位;关节内积脓向外溃破,可形成窦道;未得及时正确的治疗者,最终可出现关节强直。

4.辅助检查 白细胞总数增高明显,红细胞沉降率增快。关节液检查可见大量白细胞、脓细胞和革兰阳性球菌等。X线检查早期可见关节囊肿胀,关节间隙增宽;后期则关节间隙变窄甚至消失,关节边缘骨赘增生,关节呈纤维性或骨性融合。

四、鉴别诊断

1.急性化脓性骨髓炎　　两者在病变部位可见红肿热痛,但化脓性骨髓炎主要表现在骨干周围的软组织;化脓性关节炎的红肿热痛部位在关节周围,为减轻关节胀痛,患肢放在特殊的体位,化脓性骨髓炎无此特殊表现。

X线片变化,化脓性骨髓炎在于骺端及骨干,化脓性关节炎在发病关节。

2.关节结核　　早期全身症状不明显,发展缓慢,病程长,继而出现午后潮热、自汗。关节肿胀,但不红,溃破后脓液清稀且夹有干酪样絮状物,肢体萎缩,关节活动度小和(或)消失。

3.类风湿性关节炎　　常为多关节发病,手足小关节受累,关节肿胀不红;患病久者可有关节畸形和功能障碍;类风湿因子试验常为阳性。

五、治疗

急性化脓性关节炎一般起病急骤,早期诊断,及时正确处理,是治疗的关键。

1.一般治疗　　加强全身支持疗法,输血输液,纠正电解质代谢紊乱,给予高能量、高蛋白饮食,提高全身抵抗力。对儿童和重症患者应注意降温。

2.药物治疗

(1)中医治疗

1)初期:治宜清热解毒,利湿化瘀,方选黄连解毒汤合五神汤;热毒余邪重者加生地、丹皮,蓄瘀化热者加桃仁、红花、丹参、三七等。

2)成脓期:治宜清热解毒,凉血利湿,方用五味消毒饮合黄连解毒汤;热毒内盛症见高热神昏,甚或谵妄属危候,上方加水牛角、生地、丹皮,配服安宫牛黄丸或紫雪丹等;若炽热伤阴致气阴两伤,舌光红无苔者加生脉散。

3)溃脓期:脓将溃未溃或初溃不畅,治宜托里透脓,方选托里消毒饮或透脓散;热毒盛者加连翘、蒲公英、败酱草等。溃后正虚者治宜补益气血,方用八珍汤或十全大补汤。

未成脓时,局部选用金黄膏、玉露膏等外敷,有助于缓解关节红肿热痛等;收口期可外用生肌散等。

(2)西医治疗:早期正确合理地选择有效的抗生素,不仅可以保全患者的生命,而且还可以保留患肢关节的功能。选用对致病菌敏感的抗生素,用药期限为体温恢复正常后继续使用2周。全身中毒反应重,出现休克表现者,按中毒性休克处理。

3.外治法　　初期应用石膏、夹板或牵引于关节功能位制动,有助于减轻肌肉痉挛和疼痛,防止感染扩散,预防畸形和病理性脱位。

病变关节积液肿胀,有波动时行关节腔穿刺引流术。可予抽出脓液后注入抗生素,每日或隔日一次,亦可用生理盐水加入抗生素,进行关节灌注,边灌注边引流。

4.手术治疗

(1)关节切开排脓术:急性化脓性关节炎发病1周左右,关节腔穿刺液已成脓性,应及时行切开排脓,彻底清除关节腔的坏死组织及其他病理组织。术后可行闭式持续灌注引流术。

（2）矫形术：对于非功能位关节强直畸形，可选用关节成形术、关节融合术甚至关节置换术以矫正畸形，改善关节功能。

六、预后与调护

本病一般起病急骤，早期及时诊断治疗，可无后遗症。若诊断治疗不及时，病变到了中晚期，会出现关节强直、病理性脱位和周围软组织瘢痕挛缩等后遗症。治疗期间加强饮食营养，注意观察病情的发展，避免发生菌血症等。治疗期间注意保持良好的生理姿势，防止出现肢体的非功能位强直。

（张禄山）

第三节　骨与关节结核

骨与关节结核是由结核杆菌侵入骨或关节而引起的慢性感染性疾病，属于中医学"骨痨"的范畴，因其病发于骨，消耗气血津液，导致形体虚羸，缠绵难愈而得名。成脓之后，其脓腐状若败絮黏痰，且可流窜他处形成寒性脓肿，故又名流痰。其发于环跳部的曰"附骨痰"，发于背脊的曰"龟背痰"，发于腰椎两旁的曰"肾俞虚痰"，发于膝部的曰"鹤膝痰"，发于踝部的曰"穿拐痰"等。

本病好发于儿童和青少年，以 10 岁以下儿童最多。发病部位以脊柱最多见，其次为四肢大关节，长管状骨及脊柱附件少见。

【病因病机】

祖国医学认为，骨痨是由于正气虚弱，筋骨损伤，气血失和，蓄结化瘀为痰浊，流注骨骼关节而发。

1.阳虚痰凝　阳虚致脾不化湿，肺不施津，水湿津液凝聚而生痰，痰浊滞留筋骨，易生本病。湿痰阻塞致清阳不升，则头晕乏力；胃气不畅，故食少纳呆；湿痰阻胸，则胸闷气促。

2.阴虚内热　阴虚不能制阳，虚阳偏盛而化热，虚火耗津，血凝气滞，气机不畅，病邪乘虚而入。

热炽脉络则口唇色赤，两颧发红；阴虚生内热则潮热骨蒸；热追津外泄而盗汗；热扰心神，则心胸烦躁不宁，少寐多梦。

3.肝肾亏虚　肝之阴精亏虚，血不养筋，筋失所荣；肾虚不能主骨，骨失所养；或儿童先天不足，肾气未充，骨骼稚嫩，易感本病。肝肾亏虚是发生本病之本。

本病绝大多数是继发于全身性结核感染之后，其中 95% 继发于肺结核，其次是消化道结核、淋巴结结核，或由临近的结核病灶直接侵袭骨关节。当结核杆菌侵入骨关节后，引起的病理变化可分为渗出期、增殖期、干酪样变性期，三期不能截然分开。病理演变有 2 种结果：一是病灶可逐渐修复，由纤维化、钙化或骨化，渐趋静止或愈合；二是病灶发展而干酪样物液化，形成脓肿，破坏加重。

（1）单纯骨结核

1）松质骨结核：多为坏死型，破坏范围广泛，可形成死骨。根据病灶部位不同可分中心型和边缘型。病灶在松质骨中心部的中心型松质骨结核，可有炎症浸润、肉芽、干酪样物、脓液和小块死骨。死骨吸收后形成空洞，其周围可见骨质硬化；若死骨较大不被吸收，可形成脓肿，致使病灶反复发作。病灶在松质骨边缘部的边缘型松质骨结核，易形成骨质缺损和脓肿，若脓肿穿破可进入关节内或空腔脏器中。

2）皮质骨结核：多为增生型。常见于四肢短管状骨，形成溶骨性破坏和脓液，进而形成骨膜下脓肿，出现骨膜增生的新骨。

3)干骺端结核:管状骨的干骺端介于骨端松质骨和骨干皮质骨之间,此处的结核病变的特征具有松质骨结核和皮质骨结核的特点,局部既可能有死骨形成,又有骨膜新骨增生。

(2)滑膜结核:滑膜受累后充血、水肿、增厚,关节内有浆液性渗出液。继而表面增生,深层有干酪样坏死和小的化脓灶。

(3)全关节结核:全关节结核多由单纯骨结核或单纯滑膜结核发展而来。这种演变过程短则数月,长则数年或十几年。单纯滑膜结核进一步发展,结核性肉芽组织由滑膜附着的关节软骨面边缘开始,向软骨下方扩展,并在软骨面下呈潜行性破坏,最后使关节软骨面完全坏死脱落,失去透明及光泽,变为浅黄色、菲薄而混浊,外形不整齐的碎块;单纯骨结核的骨端病灶逐渐发展,关节软骨面被破坏,大量脓液和结核杆菌倾入关节腔,局部和全身反应都比较强烈,症状也有急骤加重的现象。虽然两种单纯结核的发展过程有别,但其结果是相似的,病变累及骨端,软骨和滑膜,形成全关节结核。

【临床表现】

患者有结核病接触史,病程漫长,发病隐匿,进行性加重。全身表现为低热、乏力、盗汗、消瘦、纳呆和贫血;儿童患者可以高热及毒血症而急骤起病。初起关节隐痛,叩击痛,活动时加剧,小儿患者常因熟睡后肢体不自主活动引发疼痛,产生"夜啼"或"惊叫",髋关节结核可出现膝关节内侧疼痛;早期局部肿胀,当关节周围肌肉萎缩时,关节肿胀呈梭形;受累关节部位肌肉挛缩,关节拘紧,活动不利,脊柱发病表现为腰背肌僵直呈板状,下肢屈曲,腰部活动受限。

【诊断要点】

1.病史　既往有肺结核病史或结核接触史。

2.临床症状　全身乏力,午后低热,夜间盗汗,消瘦、纳呆和贫血,小儿伴有"夜啼"或"惊叫"。局部疼痛、肿胀,活动受限等。

3.体征　关节僵直或关节脱位,脊柱感染后会出现角状驼背;儿童可因结核影响骨与关节的生长而致肢体长度不等;寒性脓疡及窦道瘘管形成。

4.辅助检查　患者常有轻度贫血,窦道混合感染时白细胞计数增高;活动期红细胞沉降率增快,恢复期和稳定期可正常;结核菌素试验,适用于 5 岁以内没有接种过卡介苗的儿童,如为阳性,表明感染过结核病;脓液结核杆菌培养,阳性率 70% 左右,一般用于诊断不明确的患者。

X 线检查对骨与关节结核的诊断和疗效判断非常必要。中心型松质骨结核 X 线片提示,早期显示骨小梁模糊,进而病灶密度稍高,边缘有不整齐的小死骨,死骨吸收后形成空洞,边缘型松质骨结核显示骨质缺损,软组织脓肿阴影;骨干结核显示骨干周围有密度增高的层状骨膜增生,呈梭形膨大,髓腔内有不规则密度减低区;滑膜结核显示关节周围骨质疏松,关节间隙增宽;全关节结核显示软骨下骨质破坏,关节面模糊,关节间隙变窄,有些患者可出现病理性关节脱位、半脱位或骨折。

CT 检查对骨与关节结核的明确诊断和定位亦很有意义。

【鉴别诊断】

1.类风湿性关节炎　常为多关节发病,而且累及手足小关节,逐渐出现关节僵硬、肿胀、畸形,但没有冷脓肿或窦道,血清类风湿因子阳性。

2.化脓性关节炎　一般情况下二者较易区别。化脓性关节炎发病急,体温高,病变部位红、肿、热、痛,患肢处于关节囊松弛位置,脓液涂片和细菌培养可找到化脓菌。但当结核脓液穿入关节出现急性、亚急性或慢性症状,则二者易误诊,需详细询问病史,通过细菌培养,病理检查以明确诊断。

3.风湿性关节炎　多数患者有上呼吸道感染史,有轻度或中度发热,大汗,脉数;呈游走性多关节红、肿、热、痛,但不化脓;有皮下结节及环形红斑,可出现心肌炎症状;抗链球菌溶血素"O"、抗链球菌激酶、抗透明质酸酶高于正常数值。

【治疗】

骨与关节结核是全身性感染和局部损害并存的慢性消耗性疾病,正气的强弱对病邪的消长和病灶的好转、恶化有直接影响,因此其治疗必须整体与局部并重,祛邪与扶正兼顾,内治与外治相结合。

1.中医治疗

(1)阳虚痰凝:治宜补肾温经、散寒化痰,方选阳和汤加减;外用回阳玉龙膏、阳和解凝膏,配合隔姜灸。

(2)阴虚内热:治宜养阴清热脱毒,方选六味地黄丸和清骨散、透脓散加减。

(3)肝肾亏虚:治宜补养肝肾,方选左归丸。若窦道管口凹陷,周围皮色紫暗,不易收口,可外用贴敷生肌玉红膏。

2.西医治疗　正确使用抗结核药,严格按照"早期、规律、联合、足量、全程"原则用药。选用异烟肼、利福平、吡嗪酰胺、乙胺丁醇,以上3种或4种药同时应用,配合保肝药,定期复查肝、肾功能。

3.手术治疗　当药物治疗无效时,应及时采用手术治疗。

病灶清除术的适应证为:

(1)病灶内有明显死骨。

(2)病灶内或周围有较大脓肿。

(3)窦道或瘘管经久不愈者。

(4)早期全关节结核为了抢救关节功能。

(5)脊柱结核有神经刺激症状及对脊髓产生压迫者。有脊髓压迫症状,应及时清除病灶。

禁忌证:

(1)全身中毒症状严重,不能承受手术。

(2)其他脏器有活动性结核或严重疾病。

(3)年老体弱或年龄过小不能耐受手术者。

4.休息与制动　适当休息,降低机体代谢,减少消耗,有利于机体的恢复。局部制动,使病变处活动减少,负重减轻,既可减少疼痛,又能防止病变的扩散。休息以卧板床为主,患肢可用牵引、夹板、石膏托或支架制动。

【预后与调护】

滑膜结核非手术治疗后80％可治愈,单纯骨结核在抗结核药物治疗基础上配合手术治疗,效果较好。但当发生关节破坏严重,发生病理性关节脱位,窦道形成等情况时,往往导致关节功能的严重丧失。

注意饮食营养,提高抗病能力,避免接触结核病环境。对窦口经常排脓的患者,要及时换药、更换敷料、更换床单;用石膏保护肢体者,观察肢体血循环,有无压疮;并发截瘫的患者要按截瘫常规护理。

一、脊柱结核

脊柱结核占全身骨关节结核的50％左右,以椎体结核为主,附件结核少见。10岁以下儿童最常见,其次为青年人。好发部位依次为腰椎、胸椎、胸腰段脊椎、腰骶段脊椎、颈椎。

【病因病机】

病因同骨与关节结核。脊柱结核好发于负重大、活动多、血液供应差的椎体。以单个椎体破坏蔓延至附近相邻的椎体为多见,根据侵犯部位主要可分为以下2型。

1.中央型　多见于10岁以下儿童,好发于胸椎。病灶位于椎体中心,以骨质破坏为主,死骨吸收后形成空洞，椎体很快被压缩成楔形，一般只侵犯一个椎体。

2.边缘型　多见于成人，以腰椎居多。病变位于椎体的上、下缘，易侵犯椎间盘致椎间隙狭窄。

脊柱结核易形成冷脓肿，继而形成椎旁脓肿，并沿组织间隙流向远处。颈椎椎体结核可形成咽后壁脓肿，胸椎多形成椎旁梭形脓肿，腰椎的椎旁脓肿可流至腰三角处，或沿腰大肌鞘向下经股骨小粗隆流注至大腿腹股沟部，甚至沿阔筋膜流注到膝部。冷脓肿破溃后可形成窦道。

脊柱结核可因脓液及坏死组织对脊髓、马尾、神经根的刺激、压迫产生相应的神经功能损失，严重的可发生截瘫。导致截瘫的脊柱结核主要位于颈椎和胸椎的脊髓膨大处。

【临床表现】

本病早期仅有轻微腰背疼痛，随着病变发展，有低热、盗汗、疲乏、消瘦、食欲减退等全身症状。局部疼痛及放射痛，姿态异常，拾物试验阳性。脊柱畸形伴寒性脓肿，晚期病变脊髓受压迫可并发瘫痪。

【诊断要点】

1.病史　既往有肺结核病史或结核接触史。

2.临床症状　乏力、低热、盗汗、食欲减退等全身症状，腰背疼痛，姿态异常。

3.体征　儿童患者拾物试验阳性，脊柱畸形伴寒性脓肿，脊髓受压迫可并发瘫痪。

4.辅助检查　X线检查可见颈、腰椎生理前凸消失，胸椎呈后凸畸形；椎体破坏，有空洞或死骨，椎间隙狭窄，伴脓肿阴影；椎弓有结核时，椎弓模糊或消失。

【鉴别诊断】

1.化脓性脊椎炎　全身及局部症状表现明显，全身中毒症状重，局部疼痛剧烈；白细胞计数明显增高；X线片显示有椎体破坏及椎旁阴影。

2.脊椎肿瘤　症状呈进行性加重，多受累一个椎体，X线片显示椎体有破坏和均匀压缩，椎间隙正常，常侵犯一侧或两侧椎弓。

【治疗】

应予以全身支持疗法和抗结核，局部制动。必要时应进行手术治疗，结核病灶清除术可清除脓肿、肉芽、死骨和坏死的椎间盘，改善局部血运，以利修复；同时可解除和防止脊髓受压；植骨融合术有利于脊柱保持稳定。

【预后与调护】

原则上同骨与关节结核。晚期脊椎结核并发瘫痪的患者，要密切注意由卧床引起的并发症，如压疮、泌尿系统感染、坠积性肺炎等。

二、髋关节结核

髋关节结核占全身骨关节结核的第3位，发生率仅次于脊柱与膝关节结核，多见于10岁以下儿童，男性多于女性，单侧多于双侧。

【病因病机】

病因同骨与关节结核。初发，病灶可在滑膜（单纯性滑膜结核），渐及骨质；也可始于髋臼、股骨颈或股骨头（单纯骨结核），逐渐侵入髋臼内，终致骨质、软骨、滑膜及其周围软组织均遭破坏，形成全关节结核。

髋关节结核以滑膜结核多见，在未发展成为全关节结核之前，主要病理变化是滑膜充血增厚、肉芽组织增生，很少形成脓肿、窦道；单纯骨结核常形成脓肿，破溃后形成窦道；病变发展导致全关节结核，可出现病理性脱位或半脱位；关节软骨破坏后导致关节纤维性或骨性强直。儿童患者骨骺常被破坏。

【临床表现】

1.早期 低热、盗汗、食欲减退、消瘦,儿童患者有烦躁、夜啼。患肢轻度跛行,髋部疼痛。

2.中期 疼痛、跛行加重,患肢肌肉萎缩。

3.晚期 体质衰弱、疼痛加重、活动受限、关节畸形,在髋部前、外、后侧可出现脓肿或窦道,髋关节屈曲挛缩试验(Thomas 征)阳性,患肢因股骨头破坏而出现短缩畸形。

【诊断要点】

1.病史 既往有肺结核病史或结核接触史。

2.临床症状 低热、盗汗、疲乏、消瘦、食欲减退、夜啼,髋部疼痛,跛行,功能受限。

3.体征 髋部可出现脓肿或窦道,腹股沟中点压痛,Thomas 征阳性,"4"字试验阳性,肌肉萎缩,患肢可见短缩畸形。

4.辅助检查 滑膜结核 X 线检查示关节间隙增宽,关节囊呈肿胀阴影,髋周围骨质疏松;单纯骨结核有骨质破坏、空洞或小的死骨;全关节结核表现为关节面破坏,关节间隙狭窄。

【辨证论治】

全身治疗同骨与关节结核。局部治疗,在抗结核治疗的基础上进行髋关节结核病灶清除术。

【预后与调护】

原则上同骨与关节结核。滑膜结核非手术治疗后 80% 可治愈,全关节结核及时行手术治疗,可以保留或部分保留关节功能;但当发生关节破坏严重,往往导致关节功能的严重丧失。若行髋关节结核病灶清除术,术后观察伤口有无渗出物,患肢血运。术后继续抗结核治疗 6~12 个月,可行下肢牵引制动,减轻疼痛,促进修复。

三、膝关节结核

膝关节结核发病率占全身骨关节结核的第 2 位,仅次于脊柱结核。单侧多见,多见于儿童和青壮年。

【病因病机】

病因同骨与关节结核。膝关节滑膜结核表现为滑膜炎症水肿充血,结核性肉芽组织;单纯骨结核可形成空洞,死骨和脓肿;晚期全关节结核在软骨和软骨下骨质破坏,半月板、交叉韧带也遭破坏,可并发病理性膝关节半脱位或脱位。

【临床表现】

本病起病缓慢,全身症状较轻。

1.早期 ①滑膜结核:膝关节肿胀,不红不热,微痛不适,屈伸不利,活动后加重,休息后减轻。②骨结核:因病灶位于骨质深部,症状很不明显,或仅有局限性微肿和压痛。

2.中期 ①滑膜结核:膝关节肿胀,股四头肌萎缩,局部疼痛,浮髌试验阳性,关节上下肌肉逐渐萎缩,患膝呈梭形,状若"鹤膝"。②骨结核:局部肿胀、压痛逐渐明显,屈伸功能受限不显著。当上述症状体征进一步加剧,关节功能明显障碍,呈屈曲位不能伸直,穿刺液为浆液或脓液时,表明已演变为全关节结核,可伴有全身症状。

3.晚期 患侧膝关节屈曲挛缩,或有半脱位畸形,屈伸功能丧失,患膝周围冷脓肿穿溃,窦道形成,并容易发生混合感染。

【诊断要点】

1.病史 有结核病接触史。

2.临床症状　低热、盗汗、疲乏、消瘦、食欲减退、夜啼,膝部疼痛,跛行,膝部功能受限。

3.体征　患侧股四头肌萎缩,状若"鹤膝",膝部压痛,浮髌试验阳性,晚期患侧膝关节屈曲挛缩,或有半脱位畸形,窦道形成。

4.辅助检查　早期关节囊肿胀,关节间隙增宽,关节附近骨质疏松,随之病变发展可出现小死骨和骨空洞,晚期关节面破坏,关节间隙狭窄。

【鉴别诊断】

应注意与类风湿关节炎、化脓性关节炎相鉴别。

【治疗】

局部治疗,根据病情和年龄不同,选择作滑膜次全切除术或结核病灶清除术。

【预后与调护】

术后继续抗结核治疗,观察伤口有无渗出物及患肢血运情况,术后早期开始股四头肌锻炼,并逐渐抬腿。若行滑膜切除或单纯骨结核病灶清除术,应尽早练习膝关节活动,以防关节粘连。

（张禄山）

第四节　类风湿关节炎

类风湿关节炎是一种以关节滑膜为主要靶组织的慢性全身性自身免疫性疾病,初期主要表现为关节滑膜炎,后累及关节软骨及软骨下骨,其次为浆膜、心、肺、眼等结缔组织广泛性炎症。其特点是反复发作的对称性的多发性小关节炎,以手、腕、足等关节最常受累;早期呈现红、肿、热、痛和功能障碍,晚期关节可出现不同程度的强硬和畸形,并有骨和骨骼肌萎缩,是一种致残率较高的疾病。

本病属于中医"痹症"范畴,亦称"历节风"、"顽痹"、"骨痹"等。《素问·痹论》云:"风寒湿三气杂至,合而为痹。"该病起病隐袭,发病年龄多在25～55岁,女性发病率比男性高2～3倍。

一、病因病机

中医学认为,本病多由于人体气血亏虚,腠理疏松,致使风寒湿邪乘虚而入,壅塞经络,凝而为痹。

1.风寒湿痹　素体阳气偏虚,卫阳不固,风寒湿邪入侵,阻滞经络,结聚于关节,多形成风寒湿痹。

2.风湿热痹　素体阴血不足,内有郁热,与外邪相搏结,耗损肝肾之阴,使筋骨失去濡养;或风寒湿邪郁久化热,熏蒸津液;或饮酒积聚为痰浊、痰火而壅滞于经络关节,形成风湿热痹。

3.瘀血痹　痹久则血停为瘀,湿聚为痰,痰瘀互结,深入筋骨,形成瘀血痹。

4.正虚　痹病久之,则内舍于肝肾,致肾虚,肝血不足,筋骨失养,加之久邪不去,痹阻经络,流注关节,气血不行,关节闭涩,故渐见筋挛骨松,关节变形,不得屈伸等。

本病属本虚而标实,本虚为气血、阴阳、脏腑亏损失调,标实为外邪、瘀血、痰浊痹阻。病机特点为经络痹阻、气血运行不畅;病变在关节、筋骨、肌肉。初期以邪实为主,后期多属虚实夹杂。

现代医学认为,除感染和自身免疫学说外,本病还受内分泌、遗传和气候等因素的影响。本病属结缔组织疾病的一种,以关节病变为主,除关节外还可累及皮肤、心、肺、眼、脾、淋巴结等脏器。

关节病变一般均由滑膜炎开始。急性期滑膜表现为渗出性和浸润性,滑膜下层有小血管扩张和内皮细胞肿胀等。慢性期滑膜变得肥厚,形成许多绒毛样突起,突向关节腔内或侵入到软骨和软骨下的骨质,是造成关节破坏、畸形、功能障碍的病理基础;病变软骨面常被血管翳覆盖,软骨变薄变黄,血管翳机化后关节先形成纤维性粘连,进一步加重为骨性强直。

二、临床表现

患者起病隐匿,发病缓慢而渐进,病变发作与缓解交替出现,病程可长达数年至数十年。先有疲乏无力,食欲减退,肌肉酸痛,手足麻木,低热等先驱症状;随后出现关节疼痛、发僵、肿胀,局部温度升高和周围肌肉萎缩;同时伴有不规则发热,体重减轻,脉搏增快,贫血,皮下类风湿结节等全身症状。

1.关节表现

(1)晨僵:患者晨起或经过一段时间停止活动后,受累关节出现僵硬,活动受限,晨僵持续时间和关节炎症的程度呈正比,常被作为观察本病活动指标之一。

(2)关节疼痛与压痛:关节痛常常是最早出现的症状。手足小关节,尤其是近侧指间关节,掌指及跖趾关节疼痛;其次为腕、肘、膝、踝、髋关节等依次受累,呈多发性、游走性、对称性发作;疼痛的关节多伴有压痛,受累关节的皮肤会出现褐色色素沉着。

(3)关节肿胀、畸形:肿胀多因关节腔内积液或关节周围软组织炎症引起。晚期可见畸形,进一步加重为骨性强直。又因关节周围肌腱、韧带受损使关节不能保持在正常位置,从而出现指间关节梭形肿胀,腕关节尺偏畸形,手指的鹅颈畸形与扣眼畸形,握力减弱;足部呈外翻畸形,行走速度减慢等。

2.关节外表现

(1)类风湿结节:是本病特殊的皮肤表现。多位于关节隆突部及受压部位的皮下,其大小不一,无痛,对称性分布尺骨鹰嘴突处、腕及指部伸侧等处。

(2)类风湿血管炎:可观察到指甲下或指端出现的小血管炎,眼部巩膜炎,严重者因巩膜软化而影响视力。

(3)其他方面:部分患者出现肺间质病变、肺内结节样改变、胸膜炎或心包炎等。

三、诊断要点

1.病史　起病大多隐匿,发病缓慢而渐进,病变发作与缓解交替出现。

2.临床症状　关节疼痛,晨僵,乏力不适。

3.体征　对称性关节肿胀,尤以近端指间关节、掌指关节及掌腕关节多见,压痛,关节畸形,皮下结节。

4.辅助检查　血液检查可见血红蛋白减少,淋巴细胞计数增加;活动期红细胞沉降率增加,C-反应蛋白增高;类风湿因子试验阳性约占 70%～80%;关节液混浊,黏稠度降低,久病者黏蛋白可正常,凝固力差,滑液糖含量降低。

X 线检查早期可见周围软组织肿胀阴影,骨质疏松,骨皮质密度减低,正常骨小梁排列消失。以后关节软骨下有囊腔形成,附近骨组织呈磨砂玻璃样改变,关节间隙狭窄。晚期关节严重破坏,骨质吸收,关节间隙消失,呈纤维性或骨性强直,或因病理性脱位而出现各种畸形。

5.诊断标准　美国风湿病学会(ARA)1987 年推荐的分类标准,如具备下述 7 项指标中的 4 项者,可诊断为类风湿性关节炎:①晨僵至少 1 小时(≥6 周);②3 个或 3 个以上关节肿(≥6 周);③腕、掌指、近节指间关节肿(≥6 周);④对称性关节肿(≥6 周);⑤皮下结节;⑥手 X 线表现改变(至少有骨质疏松和关节隙狭窄);⑦类风湿因子阳性(所用方法正常人群不超过 5% 阳性)。

四、鉴别诊断

1.风湿性关节炎　风湿性关节炎是风湿病的一个症状,临床表现以关节炎和心肌炎为主。关节炎的典型表现是游走性关节痛,对称性地发作于膝、踝、肩、腕、肘、髋等大关节,局部红、肿、热、痛。急性期消退后,关节功能完全恢复,不遗留关节强直或其他畸形,常有反复发作的特点;慢性期可见到各种风湿性心瓣膜病的改变。

2.痛风性关节炎　病变以血尿酸含量增高为特点,多发于男性,与饮食有关,好发于跖趾关节。病变发作时剧烈疼痛,难以忍受,缓解后如常人,活动自如。X线检查为穿凿性骨缺损。

3.关节结核　一般为单发病变,局部可有轻微疼痛和压痛,肌肉痉挛,关节僵硬感和畸形;随后出现功能障碍,各方向活动均受限。局部皮肤没有红、热等急性炎症表现,可形成寒性脓肿,寒性脓肿破溃后形成窦道,经久不愈。全身可见低热、乏困无力、盗汗、消瘦、贫血等。

五、治疗

治疗目的是解除关节疼痛,防止关节破坏,保留和改善关节功能。

1.一般治疗　给予富含蛋白及维生素的食物;贫血和骨质疏松者可补充铁剂、钙剂和维生素;鼓励患者多晒太阳,改善潮湿、阴冷的工作环境。急性期卧床休息,避免过劳;慢性期可适当活动,结合功能锻炼、理疗,适当疗养,最大限度保护关节功能,防止非功能位强直。

2.药物治疗

(1)中医治疗。①风寒湿痹:治宜祛风通络,散寒除湿,方选通痹汤加减。②风湿热痹:治宜清热解毒,疏风除湿,方选清痹汤加减。③瘀血痹:治宜活血化瘀,行气通络,方选化瘀通痹汤加减。④虚证:肝肾虚者,治宜补肝肾,强筋骨,通经络,方选独活寄生汤加减;气血虚者,治宜补益气血,通络祛邪,方选黄芪桂枝五物汤加减。

(2)外用药:可采用麝香虎骨膏、伤湿止痛膏敷贴,或狗皮膏等膏药烊化后温贴。此外,可应用骨科熥洗药、风伤洗剂等熏洗。

(3)中药提取制剂:中药雷公藤制剂,应用较多的是雷公藤多甙片和雷公藤醋酸乙酯提取物,药理观察证明其有肯定的抗炎及免疫抑制等作用;正清风痛宁,系由传统抗风湿中药青风藤提取有效成分盐酸青藤碱研制而成,药理证实其有镇痛、抗炎及免疫抑制作用。

(4)西医治疗:提倡早期、联合用药。①一线药物:主要指非甾体类抗炎药,用于初发或轻症患者,可以达到消炎止痛的效果,包括水杨酸制剂、灭酸类、吲哚醋酸衍生物和昔康类等药物,如水杨酸钠、吲哚美辛和塞来昔布等。②二线药物:一线药物未能控制病情者,可应用二线药物。如柳氮磺吡啶(SSZ);金制剂:硫代苹果酸金钠、硫代葡萄糖金钠、硫代硫酸金钠;抗疟药:氯喹、羟氯喹、D-青霉胺。③三线药物:免疫抑制剂,如甲氨蝶呤和硫唑嘌呤等;肾上腺皮质激素和促肾上腺皮质激素,如泼尼松、地塞米松、ACTH等。这类药物的消炎止痛作用非常突出,但停药后症状迅速复发又加剧,故不列为常规用药。

(5)中西医结合治疗:中西医具有各自的特点,两者联合用药治疗可以收到较好的效果。而且中西医结合疗法在缩短疗程,减少药物不良反应,巩固疗效,降低复发率,提高生活质量等方面均比单纯西医疗法优越。

3.手术治疗　通过手术改善功能,矫正畸形。常用的有滑膜切除术、关节清理术、关节成形术、关节融合术和关节置换术等。

六、预后与调护

本病的病程多变,一些患者自然缓解,多数患者病情波动,活动期与静止期反复交替,迁延多年。少数患者持续向严重方向发展,最终导致严重残疾。通过改善居住环境,加强防寒保暖,发挥患者的主观能动性,配合合理的营养保健、适当的休息与功能锻炼、加强心理护理,有助于缓解症状和控制疾病的发展。

(张禄山)

第五节 痛风性关节炎

痛风性关节炎是以嘌呤代谢紊乱,血尿酸增高,关节急性剧痛和红肿反复发作,痛风石形成为主要特征的一种病症,多见于 40 岁以上男性。祖国医学对于"痛风"病因病理的阐述、临床症状的描述,包括了现代医学所说的痛风性关节炎,认为本病系因湿浊瘀阻,留滞关节经络,气血不畅所致。

一、病因病机

1.湿浊瘀阻 湿热诸邪,乘虚内窜,阻闭经络,凝聚关节;外伤恶血留内不去,蕴久化热,瘀热流注关节;或形体肥胖,嗜食肥甘,气化失调,痰浊内生,阻滞经脉肢节而发病。

2.脏气虚衰 人至中年,诸脏渐衰,尤其是脾气虚弱,肾精亏耗。脾虚运化失常,升清降浊无权;肾亏气化乏力,分别清浊失司,清浊代谢失调而发病。

现代医学认为,痛风系因嘌呤代谢紊乱,引起尿酸盐沉积在组织内所引发的病变,可分为原发性和继发性两类:原发者与家族遗传有关,有阳性家族史者约占所有患者的 50%～80%;继发者可由肾脏功能障碍时,多种疾病导致尿酸生成增多而排出受阻引起。

痛风的病理变化大体有两种,一种是关节组织及关节外组织的尿酸盐沉淀;另一种是尿酸盐所引起的组织反应变化。尿酸盐沉淀于关节软骨和骨质内,可使软骨和骨质被吸收,刺激关节滑膜而发生急性炎症,使滑膜、关节囊充血、肿胀。随着时愈时发的病程进展,滑膜可因慢性炎症而发生肥厚和肉芽化,骨质和软骨面进一步被破坏,受累关节逐渐形成类似增生性炎症的病理变化,使关节功能进一步受累。

二、临床表现

本病发病急骤,其中 60%～70% 始发于拇指的跖趾关节,其次为踝、手指、腕关节,其他关节、肌腱、腱鞘和滑囊亦可受累,约有 1/3 的患者可见肾脏损害的表现。

原发性痛风在临床上可分为以下 4 期。

1.无症状期 此期可历时很长,患者除血尿酸增高外无其他症状,据估计这些患者中只有 1/3 的人以后会出现关节症状。

2.急性关节炎期 常在夜间突然发作,受累关节剧痛。首次发作一般只累及一个关节,最常被累及的是拇指的跖趾关节,其次为足背、足跟、踝、膝等关节。受累关节在数小时之内明显肿胀,局部皮温升高,肤色暗红,压痛明显。在发作期内患者体温常升高,并可出现头痛、心悸、疲乏、厌食等全身反应。引起发作的诱因常为酗酒、暴饮暴食、着凉、过劳、精神紧张、手术刺激等。

3.间歇期　可为数月或数年，在此期间多无明显症状，以后发作次数逐渐增加，间歇期逐渐缩短，受累关节数目增多，最后发展为慢性关节炎期。

4.慢性关节炎期　约半数患者从急性转为慢性，多数受累关节僵硬、畸形，关节炎发作已不明显。部分患者在耳郭、尺骨鹰嘴和受累关节附近可见痛风石，局部皮肤破溃后可见白色牙膏样物质。约 1/3 的患者可发生肾脏合并症。

三、诊断要点

1.常见于中年男性，可有家族史，可有劳累、暴食、吃高嘌呤食物、饮酒、受凉等诱因。

2.临床症状体征：足拇趾等处疼痛反复发作，昼轻夜重；关节、耳郭可有皮下痛风石结节。

3.实验室检查：血尿酸增高，超过 $416\mu mol/L$ 对本病诊断有意义；急性发作期，白细胞计数可增高，红细胞沉降率增快；关节液、痛风结节镜检有针状结晶，尿酸盐试验阳性具有确诊意义。

4.X线检查：早期多无异常。关节被尿酸盐破坏后，可见关节附近软组织肿胀影；关节边缘稍致密，附近骨质有边缘清晰的穿凿状破坏缺损区，缺损区附近骨质结构正常。晚期关节间隙狭窄，关节面不规则，关节边缘有骨赘形成等退行性关节炎样改变。有时可见钙化的痛风石钙化影。

四、鉴别诊断

1.拇囊炎　亦有第1跖骨头红、肿、热、痛，但位置靠内侧，多为中老年女性，常有拇外翻和第2～3跖骨头胼胝体。X线片显示无穿凿样改变，实验室检查血尿酸正常。

2.骨关节炎　多见于老年人，无红肿、发热，X线片显示常有增生性改变，实验室检查血尿酸正常。

3.类风湿关节炎　病变关节常为对称性，发作与缓解交替出现。病变活动期类风湿因子阳性，X线显示有骨质破坏，同时出现明显的骨质疏松征象。

五、治疗

痛风的治疗以内治为主，中药治疗不良反应小，宜分清标本缓急，分型论治。

1.一般处理　无症状期和间歇期，应节制饮食，禁食富含嘌呤和核酸的食物，如肝、肾、脑、鱼子、蟹黄、豆类等，避免酗酒、精神刺激、受凉或过劳等；对血尿酸偏高者的可适当给予排尿酸药物，多食碱性食物。急性发作期应卧床休息，局部冷敷。

2.中医治疗

(1)湿热蕴结：宜清热利湿，祛风通络，用宣痹汤去栀子、半夏，加萆薢、白花蛇舌草、牛膝、地龙等。

(2)瘀热阻滞：宜活血化瘀，祛热通痹，用化痰通痹汤加萆薢、败酱草、薏苡仁、生地、黄柏、牛膝等。

(3)痰浊阻滞：宜祛痰通络，化痰泄浊，用桃红饮加穿山甲、地龙、白芥子、胆南星、全蝎、乌梢蛇等。

(4)肝肾阴虚：宜滋补肝肾，通经活络，用补肾壮阳汤、虎潜丸或独活寄生汤加减。

此外，尚可选用如意金黄散、四黄散、金黄散、双柏膏等外敷，或用舒筋活络、止痛消炎药水外擦。

3.西药治疗　西药治疗可有效地控制高尿酸血症，预防和中止急性发作。即使在慢性阶段，也可应用排尿酸药物和抑制尿酸合成药物使痛风石缩小或消失，还可预防肾脏损害。急性发作期首选秋水仙碱，也可选用非甾体类抗炎药,如吲哚美辛、双氯芬酸、西乐葆等药物以控制急性发作;间歇期可间断服用秋水仙碱,血尿酸较高者可给予排尿酸药(如丙磺舒等)和抑制尿酸合成药(如别嘌呤醇等)。

4.手术治疗　局部痛风石巨大,影响关节功能或破溃经久不愈,可手术摘除;若关节面已有严重破坏,可行关节融合术。但手术必须在间歇期内进行。

六、预后与调护

痛风患者的预后并无一定规律。多数患者并不因痛风而缩短寿命,而少数患者则因合并症而早夭。一般地说,年龄较轻患者预后欠佳。做好宣教,指导患者控制饮食,禁食富含嘌呤和核酸的食物,忌饮酒和咖啡。

(张禄山)

第六节　股骨头坏死

股骨头性坏死是由于不同的病因导致股骨头的血液循环障碍,最终造成股骨头缺血坏死。本病以儿童和青壮年多见,男多于女,其发病率现在呈明显上升趋势,已成为骨伤科常见病之一。

一、病因病机

祖国医学典籍中虽无股骨头坏死这一病名的直接记载,但根据其症状、体征与发病机制,将归属于"骨蚀"、"骨痹"、"骨痿"范畴。在本病发病过程中气滞血瘀起着关键性的作用并贯穿始终,其他证型多为兼证。

1.肝肾亏损　肾虚而不能主骨,髓失所养,肝虚而不能藏血,营卫失调,气血不能温煦、濡养筋骨,致生本病。

2.正虚邪侵　体质素虚,外伤或感受风、寒、湿邪,脉络闭塞,或嗜欲不节,饮酒过度,脉络张弛失调,血行受阻;或因素体虚弱,复感外伤;或体虚患病,用药不当等致骨骼受累。

3.气滞血瘀　气滞则血行不畅,血瘀也可致气行受阻,营卫失调,闭而不通,骨失所养。

根据病因不同,股骨头坏死可分为创伤性股骨头坏死与非创伤性股骨头坏死两大类。创伤性股骨头坏死多见于股骨颈骨折后;非创伤性股骨头坏死多数与大量使用糖皮质激素、长期过量饮酒或放射线等原因有关;也有少部分患者找不到发病原因,称为特发性股骨头坏死。不论是创伤性还是非创伤性股骨头坏死,其发病机制都与血液循环障碍有关,包括动脉供血不足和静脉回流障碍两方面;而骨内压力的增高加快骨的坏死,应力作用导致股骨头塌陷。

各种原因引起的股骨头缺血性坏死,其病理组织学表现基本是一致的:包括早期的缺血性坏死和后期的修复。坏死和修复不是截然分开的,当缺血性坏死发生至一定阶段时,修复即自行开始,随后坏死和修复交织进行。

二、临床表现

长期饮酒、服用激素或股骨颈骨折术后患者出现髋部疼痛,应考虑本病的可能。患者早期无明显症状,中后期出现髋部疼痛,功能受限,有时会牵涉膝部,伴有跛行,静息痛。腹股沟中点附近可有压痛,髋关节周围肌肉及股四头肌萎缩。

三、诊断要点

询问病史,了解发病原因,以助于分析,确定诊断。

1.病史　常有股骨颈、股骨头部骨折史,长期饮酒或使用激素病史。

2.临床症状　早期髋部无疼痛,中晚期出现髋部疼痛,严重者可出现髋部静息痛,有时疼痛可发生在患膝内侧,跛行。

3.体征　腹股沟中点有明显压痛,患肢有纵轴叩击痛,患髋"4"字试验阳性;晚期髋关节屈曲、外展、外旋明显受限,患肢短缩畸形,并出现半脱位,髋关节承重机能试验阳性(即 Trendelenburg 征)。

4.辅助检查　X 线检查能显示坏死范围和塌陷部位情况,Ficat 分期(改良)根据 X 线表现和骨的功能性检查将股骨头坏死分为 4 期,以便于诊断、选择治疗方法和评价治疗效果。

0 期:患者无症状,X 线片正常。

Ⅰ期:X 线片表现正常,或有轻度弥漫性骨质疏松,患者有疼痛和髋关节活动受限症状,骨的功能性检查可能检测出阳性结果。

Ⅱ期:X 线片示广泛的骨质疏松,有骨硬化或囊性变,股骨头的轮廓正常,髓芯活检有组织病理学的改变,临床症状明显。

Ⅲ期:X 线片示股骨头内硬化、囊变,股骨头塌陷,有新月征,关节间隙正常,临床症状明显加重。

Ⅳ期:骨关节炎期,X 线片示股骨头塌陷,关节间隙变窄,临床症状疼痛明显,髋关节各向活动明显受限。

MRI 检查有助于早期股骨头坏死的诊断,股骨头缺血性坏死可有以下几种 MRI 表现:①于关节面下方呈均匀一致的低信号区.边界清楚,位置浅表;②呈较大、不规则且不均匀的低信号区,可自关节面下方延伸至股骨颈;③呈带状低信号区,横越股骨颈之上部或下部;④环状低强度区环绕正常强度区。

五、鉴别诊断

1.髋关节结核　早期出现低热、盗汗等阴虚内热症状,髋部可见脓肿,X 线可显示骨与关节面破坏。

2.类风湿关节炎　关节出现晨僵;至少一个关节活动时疼痛或压痛;关节往往呈对称性肿胀。在骨隆起部位或关节伸侧常有皮下结节。实验室检查红细胞沉降率加快,多数患者类风湿因子阳性。X 线片显示,早期关节间隙变宽,以后变狭窄。

3.风湿性关节炎　关节出现红、肿、热、痛,疼痛呈游走性。实验室检查血清抗链球菌溶血素"O"可为阳性。X 线片显示骨结构改变不明显。

五、治疗

针对本病的发病机制,其治疗大多从以下 3 方面着手:①解决血液循环障碍,促进骨坏死修复,这也是治疗本病的基本方法。②防止塌陷,是保留髋关节功能,防止晚期发生骨关节炎的关键。③纠正塌陷和增生变形,这是针对晚期患者的治疗方法。

1.一般治疗　包括停止服用激素、戒酒等针对发病原因的治疗以及牵引、减少或禁止负重、理疗等对症治疗,有助于减轻症状,促进修复。

2.中药治疗　由于本病发病的直接原因是动脉阻塞和静脉瘀滞引起的缺血(血瘀导致组织缺血),血瘀是本病最主要、最基本的病理机制;同时久病体虚易致肝肾亏虚,因此,治疗本病时大多以活血化瘀与补肝肾、强筋骨药物作为组成方的基础。

(1)肝肾亏损者,治宜滋补肝肾,方用左归丸。

(2)正虚邪侵者,治宜双补气血,方选八珍汤、十全大补汤;若酒湿痰饮,可选用苓桂术甘汤、宣痹汤。

(3)气滞血瘀者,治宜行气止痛、活血祛瘀,方用桃红四物汤加枳壳、香附、延胡索。

3.手术疗法

(1)钻孔减压术:适用于Ⅰ、Ⅱ期患者,目的以减低骨内压,改善股骨头血供,以期股骨头恢复血运。

(2)带肌蒂或血管蒂植骨术:适用于Ⅱ、Ⅲ期患者,根据病情,可选择缝匠肌蒂骨块植骨术或旋髂深血管蒂骨块植骨术,既减低股骨头骨内压,又通过植骨块对股骨头血管渗透以改善血供。

(3)血管移植术:适用于Ⅱ、Ⅲ期患者,先将股骨颈到股骨头钻一条或二条骨性隧道,再把游离出来的旋股外侧动、静脉血管支植入。

(4)人工关节置换术:适用于Ⅳ期患者,年龄最好选择在50岁以上,对年轻患者必须慎用。在股骨头置换和全髋置换术的选择上,最好选择全髋置换术,以避免或减轻术后疼痛,避免术后因髋臼被磨损而发生人工股骨头中心性脱位。

4.介入治疗　适用于Ⅰ～Ⅱ期患者,通过导管从旋股动脉及臀下动脉或闭孔动脉经微量泵灌注溶栓及扩血管药物。其原理是局部应用高浓度溶栓、扩血管药物,解除血管痉挛,融通微血管栓子,增加动脉灌注,改善静脉回流,降低骨内压,从而改善股骨头区域血运,进而防止股骨头塌陷及延缓关节退变进展。

5.功能锻炼　根据不同的分期分型、功能受限程度及体质,选择适宜的站立、坐、卧位方式进行功能锻炼,以主动为主,被动为辅,着重改善功能与增加肌肉力量,促进关节功能康复。

六、预后与调护

股骨头坏死预后与骨坏死范围、部位和塌陷等多种因素有关,早期发现,早期治疗,能取得较好疗效,晚期患者治疗效果欠佳。

髋关节部因创伤骨折后,要及时正确的治疗,避免发生创伤性股骨头无菌性坏死;生活中避免饮酒;因病使用激素治疗,要在医嘱下进行;接触放射线要注意防护。患病后减轻负重,少站、少走,以减轻股骨头受压。手术治疗患者需作好手术后护理。

(张禄山)

第七节　骨性关节炎

骨性关节炎是中老年较常见的慢性进行性骨关节疾病,又称增生性关节炎、肥大性关节炎、老年性节炎、骨关节病及退行性骨关节病等。它的主要病变是关节软骨的退行性变和继发性骨质增生。它可继发于创伤性关节炎、畸形性关节炎。

本病多在中年以后发生,好发于负重大,活动多的关节,如脊柱、膝、髋等处。

一、病因病机

1.肝肾亏损　《内经》有云:"肾主骨"、"肝主筋",诸筋者,皆属于节,筋能约束骨节。中老年以后,肝血肾精渐亏,肝虚则血不养筋,筋不能维持骨节之张弛,关节失滑利,肾虚而髓减,致使筋骨均失所养,导致骨关节过早过快产生退变而发本病。目前认为,此类骨关节病,属于原发性骨关节病,它的发生往往与遗传和体质因素有明显关系。

2.慢性劳损　过度劳累,日积月累,筋骨受损,营卫失调,气血受阻,经脉凝滞,筋骨失养,致生本病。

骨性关节炎分原发性和继发性两种。原发性骨性关节炎为病因不明者,一般认为与增龄、外伤、内分泌、软骨代谢、免疫异常和遗传因素等多种危险因素有关;继发性骨性关节炎为继发于某种明确疾病,如创伤、感染、代谢病和内分泌病等。由于年龄增长、创伤、畸形等,使关节软骨磨损,软骨下骨显露,在关节缘形成厚的软骨圈,通过软骨内化骨,形成骨赘;关节囊产生纤维变性和增厚,限制关节的活动,关节周围的肌肉因疼痛而产生保护性痉挛,使关节活动进一步受到限制,增加了退行性变进程,关节发生纤维性强直。

二、临床表现

原发性骨性关节炎的发病年龄多在 50 岁以上,女性稍多于男性;受累关节常为多个关节,多见于颈、腰椎和髋、膝、踝、第 1 跖趾关节,以及肘、第 1 腕掌关节和远侧指间关节。一般无明显全身症状。表现为关节疼痛,早期为间歇性钝痛,以后逐渐加重,可出现典型的"休息痛"与"晨僵",即关节处于一定的位置过久,或在清晨起床时,感到关节疼痛与僵硬;稍活动后疼痛减轻;如活动过多,因关节摩擦又产生疼痛。

体检时可见患病关节肿胀,肌肉萎缩,关节主动或被动活动时可有软骨摩擦音,有不同程度的关节活动受限和其周围的肌肉痉挛。

后期患者常见关节畸形,如第 1 腕掌骨受累引起手方形样外观,膝关节可发生膝内翻和外翻,跖趾囊突出,跖关节外展,足趾锤状或上翘等。关节固定、挛缩、姿势异常和身长缩短,乃至失用性肌萎缩也可见到。关节功能紊乱呈渐进性加重,活动范围明显减小甚至固定于某一姿势。

1.中医证候分型

(1)肝肾亏损:肾阳虚者,面色无华,精神疲倦,气短少力,腰膝酸软,手足不温,小便频多,舌淡苔薄,脉沉细而弱;肝肾阴虚者,心烦失眠,口燥咽干,面色泛红,五心烦热,耳鸣耳聋,小便短赤,舌红苔少,脉细弱而数。

(2)慢性劳损:出现气血虚弱之症,精神萎靡,神情倦怠,面色苍白,少气懒言。

2.不同部位的骨性关节炎的临床特征

(1)膝关节:原发性骨性关节炎在膝关节最常见。主要症状为疼痛,关节绞锁、胶着和运动受限;常可触到摩擦感,有关节积液时,浮髌试验可阳性。

(2)髋关节:继发性多见,常继发于髋臼发育不良、股骨头坏死、髋部炎症和骨折、脱位之后,多累及单侧关节。主要症状为疼痛、跛行和功能受限,疼痛常放射到膝关节内侧,患髋常有轻度屈曲内收畸形;X 线片上在髋臼上缘,或在股骨头内常见较大的囊样透亮区,关节间隙狭窄、半脱位。

(3)指间关节:多属原发性,常见于远侧指间关节,偶见于近侧指间关节;常见多个关节受累。患者多为 45 岁以上女性,常有家族遗传史。Heberden 结节可能是受性别影响的常染色体单基因遗传表现,急性发展的结节局部红肿、压痛,触之较软且有波动感。受累关节常有轻度屈曲畸形。

(4)肘关节:继发性多见。常与慢性劳损有关,木工、矿工、体操运动员、杂技演员及关节内骨折、脱位患者发病率高。主要症状为疼痛和功能受限,常为双侧性。

(5)脊柱:好发于活动度较大、负重较多的颈椎下段和腰椎下段。严重者可伴有脊髓或神经根受压症状。X线检查可见椎体上下缘骨质增生,甚者可见骨桥;椎间隙及关节突间隙变窄,椎管狭窄。

三、诊断要点

1.病史   原发性患者常无明显病史。

2.临床症状   多见于中老年人,起病缓慢。初起隐痛,逐渐加重,伴关节僵硬、活动不利。症状时轻时重,其加重与气候有关,逐年加重,反复缠绵难愈。

3.体征   关节轻度肿胀,周围压痛,活动时有摩擦音。严重者肌肉萎缩、关节畸形。

4.X线检查   关节边缘有骨赘形成,关节间隙变窄,软骨下骨有硬化和囊腔形成。到晚期关节面凹凸不平,骨端变形,边缘有骨质增生,关节内可有游离体。脊椎发生骨性关节炎时,椎间隙变窄,椎体边缘变尖,可见唇形骨质增生。

四、鉴别诊断

1.骨关节结核   早期出现低热、盗汗等阴虚内热症状,患部可见脓肿,X线可显示骨关节破坏。

2.风湿性关节炎   典型表现为游走性的多关节炎,常呈对称性,关节局部可出现红、肿、热、痛,但不化脓,炎症消退,关节功能恢复,不遗留关节强直畸形,皮肤可有环形红斑和皮下结节。

3.类风湿关节炎   常为多关节发病,而且累及手足小关节,逐渐出现关节僵硬、肿胀和畸形,血清类风湿因子阳性。

五、治疗

治疗目标:①解除疼痛症状;②维持或改善关节功能;③保护关节结构。

1.中医治疗

(1)内治法:①肝肾亏损:治宜滋补肝肾,方用左归丸;②慢性劳损:早期气血虚弱,治以补气补血,方选八珍汤,十全大补汤;晚期出现肝肾不足者,可用左归丸以滋补肝肾;若肾阳虚者,方用肾气丸以温补肾阳;若肾阴虚者,方用六味地黄丸以滋补肾阴。

(2)外治法:①中药熏洗:可用海桐皮汤或五加皮汤局部热敷、熏洗;②针灸治疗:能缓解疼痛,改善症状;③理筋手法:根据病情,可选用点穴、弹筋、拨筋、活节展筋手法;④物理疗法:理疗可促进炎症吸收、消除肿胀,有镇痛、缓解症状的作用。通常可选用直流电醋离子导入或20%乌头离子导入法、超短波电疗法、超声波疗法或磁疗、激光等。

2.西医治疗

(1)非药物治疗:主要包括病人教育,辅助器械,物理疗法,体育锻炼,增加耐力锻炼,减肥等。

(2)药物治疗:镇痛剂、非甾体类抗炎药物和激素属于快作用缓解症状药物;硫酸软骨素、透明质酸钠等属于慢作用缓解症状药物;某些软骨保护剂,如维骨力等,被认为可对因治疗,缓解软骨的退变。选用药物治疗骨性关节炎强调用药个体化,应根据病情、部位、患者的反应进行选择。

（3）其他疗法：包括膝关节腔穿刺生理盐水冲洗、关节镜下清理术、透明质酸钠关节内注射等。

3.手术治疗　骨性关节炎后期需行手术治疗才能缓解疼痛和恢复关节功能。适应于：①严重关节疼痛经各种治疗无效者；②严重关节功能障碍影响日常生活者。可根据病情、职业、年龄等手术指征的不同，选择截骨术、关节成形术、人工关节置换术等。

六、预防与调护

大部分骨性关节炎患者通过保守治疗，可以取得较好疗效。在日常生活中，要注意防止过度劳累，避免超强度劳动和运动造成损伤。适当体育锻炼，增强体能，改善关节的稳定性。对患病的关节应妥善保护，防止再度损伤，严重时应注意休息，或遵医嘱，用石膏固定，防止畸形。

（张禄山）

第八节　骨质疏松症

骨质疏松症是以骨量减少、骨的脆性增加以及易于发生骨折为特征的全身性骨骼疾病。该病属中医"痿证"范畴，病变在骨，其本在肾。《素问·痿论》云："肾主身之骨髓……肾气热，则腰脊不举，骨枯而髓减，发为骨痿"。

一、病因病机

1.中医病因病机　骨质疏松症的病因病机，《内经》首责于肾虚，认为其发病根源皆在于肾，肾主身之骨髓。由于各种原因导致肾（气、阴、阳）的不足，影响骨髓和血之化源，精不生髓，骨失髓血充养，发生骨骼脆弱无力之证。其病位在肾，但与肝、脾相关；其病性属本虚标实，本虚以肾虚为主，涉及肝阴、脾气及气血不足；标实多为瘀血、气郁等。

（1）肾精亏虚：禀赋不足，加之后天失养，或房事太过、生育过多，或男子八八、女子七七后未注意养护等均可致肾精虚亏。肾精不足或肾精虚衰，骨髓生化乏源，骨骼失养，骨矿含量下降，骨密度降低，导致骨质疏松症（骨痿）的发生。

（2）脾胃虚弱："肾之合骨也，其荣在发，其主脾也"，"脾主身之肌肉"。若脾气虚弱，运化无力，脾精不足，则肾精乏源，而致骨痿；脾气虚弱，中阳不振，气血不足，津液不布，肌肉消瘦、倦怠乏力，肢体痿弱不用，而致骨痿。

（3）肝肾亏虚：肾主骨，肝主筋。肝虚时，阴血不足，筋失所养，肢体屈伸不利；肾精亏损，髓枯筋燥，痿废不起，而发骨痿。临床上，肝阴虚与肾阴虚常同时发生。

（4）肾虚瘀滞："女子七七，经脉虚"、"男子八八，天癸绝"，肾不足；加之老年人体虚气弱，易受外邪侵袭，导致气机不利，气虚无力推动血行脉中，使经络不通、气血不畅，故老年人脾肾俱虚的同时，往往伴随血瘀的存在。瘀阻经络，经络不通则出现疼痛、功能障碍。血瘀又可致气血运行障碍，营养物质不能濡养脏腑，引起脾肾俱虚而加重骨质疏松症的症状。

2.西医病因病理　骨质疏松症分为原发性、继发性和特发性骨质疏松症3类。原发性骨质疏松症又可分为两型：Ⅰ型为绝经后骨质疏松症，为高转换型骨质疏松症；Ⅱ型为老年骨质疏松症，属低转换型，一般发生在 65 岁以上的老年人。

骨质疏松症是由多种原因引起的骨骼的系统性、代谢性骨病之一,其病因和发病机制比较复杂,可概括为激素调控、营养因素、物理因素、遗传因素的异常,以及与某些药物因素的影响有关。这些因素导致骨质疏松症的机制包括:

1.肠对钙的吸收减少,肾脏对钙的排泄增多,回吸收减少。

2.破骨细胞数量增多且其活性增强,溶骨过程占优势,或是引起成骨细胞的活性减弱,骨基质形成减少。这样,骨代谢处于负平衡,骨基质和骨钙含量均减少。

骨质疏松症的主要病理变化是骨基质和骨矿物质含量减少,骨微细结构破坏。由于骨量减少,使骨变脆而易发生骨折。

二、临床表现

1.疼痛   腰背部疼痛是骨质疏松症最常见、最主要的症状,早期间断性隐痛逐渐发展为持续性疼痛,晚期可引起全身骨痛。

2.身长缩短、驼背   此症状也是骨质疏松症的重要临床体征之一。除驼背外,有的患者还出现脊柱后侧凸、鸡胸等胸廓畸形。

3.骨折   骨质疏松症患者受轻微的外力就易发生骨折。如在扭转身体、持重物、跌坐等日常活动中,即使没有较大的外力作用便发生骨折,好发部位为胸腰段椎体、桡骨远端、股骨上段等。

4.中医证候分型

(1)肾精不足型:腰背部酸楚隐痛,筋骨痿弱无力,耳鸣,眩晕,早衰,发脱齿摇,健忘恍惚,舌质红,脉细弱。

(2)肾虚脾弱型:腰膝酸软疼痛,动则痛甚,畏寒肢冷。双膝行走无力,精神萎靡,面色㿠白,少气懒言,纳少便溏,舌淡苔白,脉缓弱无力。

(3)肝肾阴虚型:腰背酸痛,腿膝无力,不能久立,伴目眩,发落,咽干,耳鸣,甚至腿部肌肉萎缩,舌红少苔,脉细数。

(4)肾虚瘀滞型:多见于骨质疏松症伴骨折患者。症见患部肿痛,筋肉挛缩,伴四肢麻木,唇甲晦暗,肌肤甲错,舌质紫暗,脉细涩。

三、诊断要点

1.发病人群   多见于老年或绝经后的妇女。

2.临床症状   腰背部疼痛,早期间断性隐痛逐渐发展为持续性疼痛,晚期可引起全身骨痛;发生骨折时,患部有明显的疼痛和功能障碍。

3.体征   腰背部压痛,驼背畸形,部分患者还出现脊柱后侧凸、鸡胸等胸廓畸形。发生骨折时,伴有畸形,局部压痛,异常活动和骨擦音。

4.辅助检查

(1)骨密度的测定:骨密度的常用测量方法有光子吸收测量、X线定量测量、X线断层定量测量等。目前对骨质疏松症的诊断以骨密度减少为基本依据。世界卫生组织(WHO)对骨质疏松症的诊断标准为(将同性别峰值骨密度平均值减所测骨密度值):①减少≤1SD 为正常;②减少 1～2.5SD 为骨量减少;③减少

＞2.5SD 为骨质疏松症;④减少＞2.5SD 且伴有脆性骨折为严重骨质疏松症。

(2)X 线检查:当骨量减少达 25%～30%以上时,X 线可见透光度增高,骨小梁吸收,承重骨小梁相对增粗,椎体内的骨小梁稀疏排列呈栅状,骨皮质变薄,髓腔扩大,椎体呈楔形或双凹形。

(3)实验室检查:骨质疏松症伴有骨折的患者,血清钙低于无骨折者,而血清磷高于无骨折者。尿磷、尿钙检查一般无异常发现。尿羟脯氨酸增高,其排出量与骨吸收率呈正相关。

四、鉴别诊断

1.骨软化症　表现为钙化过程发生障碍,有机基质过剩,矿物质与有机基质比例显著增大,临床表现为腰背部疼痛和下肢疼痛,骨盆、肋骨、棘突、胫骨等部位压痛明显;而骨质疏松残存的骨组织仍有正常的钙化,骨基质也不增多,故矿物质与有机基质仍保持正常比例。二者的 X 线表现相似,较难鉴别,最后确诊往往须依靠活组织检查。

2.多发性骨髓瘤　主要表现为全身疼痛,以腰背部及胸廓、骨盆等部位疼痛多见。活动或负重时加剧,卧床时减轻,X 线检查常见骨质疏松、弥漫性骨质破坏等。诊断主要依靠免疫学检查及骨髓穿刺。

3.原发性甲状旁腺功能亢进症　该病是由于甲状旁腺腺瘤、增生肥大或腺癌所引起的甲状旁腺激素分泌过多,发病年龄以 20～50 岁者较多见,女性多于男性。临床症状主要表现为骨关节疼痛,一般以腰腿痛开始,逐渐发展至全身,活动受限,严重者可出现各种畸形如鸡胸、驼背、脊柱侧凸、四肢骨变细、头颅变形等,往往轻微外力即可造成多发病理骨折。X 线表现可见骨膜下吸收、弥漫性骨质疏松、骨囊性变及巨细胞瘤等。

五、治疗

1.中医治疗　本病辨治多以补肾为主,以标本兼治为治疗大法,着重“补肾壮骨、健脾益气、活血通络”。
(1)肾精不足者,治宜补肾填精,强筋壮骨,方用大补阴丸合二至丸。
(2)肾虚脾弱者,治宜温脾补肾,散寒止痛,方用理中汤合金匮肾气汤加味。
(3)肝肾阴虚者,治宜滋肾养肝,壮骨止痛,方用六味地黄汤加味。
(4)肾虚瘀滞者,治宜补肾壮骨,活血止痛,方用补肾活血汤加味。
2.西药治疗　主张在对症治疗的同时,积极查找致病原因,纠正原发疾病。目前治疗骨质疏松症的药物大致可分为四大类:骨吸收抑制剂、骨形成促进剂、骨矿化促进剂及其他类药物。

(1)钙制剂:一般认为补足适量的钙,可缓解疼痛,促进正钙平衡。除从牛乳、乳制品、豆制品等饮食摄入钙外,可口服钙制剂,如乳酸钙、氨基酸螯合钙等。

(2)维生素 D:维生素 D 可促进小肠对钙、磷等矿物质的吸收;促进钙加速向骨骼沉着,有利于骨骼的形成和钙化;促进肾对钙、磷的重吸收,减少钙和磷丢失,维持血钙的正常浓度。常用的维生素 D 制剂有阿法骨化醇、钙三醇、维生素 D_3 等。

(3)降钙素:降钙素是由甲状腺滤泡旁细胞分泌的,是调节骨骼钙、磷代谢的激素之一。它主要是通过抑制破骨细胞活性和抑制大单核细胞转变为破骨细胞,从而减少骨吸收,并具有提高肌肉收缩功能、抗炎及中枢镇痛作用。该药适用于绝经期妇女(高转换型)的骨质疏松症,对骨质疏松症引起的腰背疼痛效果好。常用的降钙素制剂有降钙素、鲑鱼降钙素、依降钙素等。

(4)双膦酸盐类:双膦酸盐类是焦磷酸盐的类似物,与骨矿化基质结合能力强,抑制骨吸收,主要用于骨质疏松症和骨质疏松性骨折。常用药物有依替膦酸二钠、阿伦膦酸钠、英卡膦酸钠等。

(5)雌激素:雌激素能通过影响钙调节激素而间接发挥对骨组织的作用,还可能通过与雌激素受体结合而直接发挥作用,从而抑制骨吸收,促进骨形成,治疗绝经后骨质疏松。常用的药物有结合雌激素、戊酸雌二醇等。

(6)氟制剂:氟是人体骨生长和维持骨代谢所必需的微量元素之一,可增加成骨细胞活性,促进骨形成。多数学者认为氟化物是目前唯一促进骨形成的药物。常用药物有特乐定、缓释氟化钠等。

(7)雌激素替代疗法:雌激素替代疗法的原则是进行生理补充、接近卵巢自分泌的水平,使用发挥最大临床效应的最低有效剂量,保持妇女健康的生理状况。临床应用时可根据不同指征单用雌激素、雌孕激素联合应用、雌雄激素联合应用或尼尔雌醇、钙、维生素 D_3 联合用药。

3.运动疗法　能改进骨质量,为骨量保持和增加提供符合生理所必需的骨应变。运动疗法应根据患者骨质疏松的性质和程度不同,设计不同的训练方法,通过患者自身或外力的运动,达到防治的目的。

4.物理疗法　物理治疗是应用自然界和人工的各种物理因子作用于机体,以达到治疗疾病、提高机体功能的目的,可作为骨质疏松症的一项辅助治疗。常用的物理疗法有光疗(日光浴)、脉冲电磁场疗法等。

六、预防与调护

由于骨质疏松症发病缓慢,大约需要 5 年以上才在 X 线片上出现阳性发现,故治疗后,尽管骨组织有一定的合成代谢,但 X 线显示明显好转也需相当长的疗程,因此以疼痛缓解,症状好转,以及出现钙正平衡,尿羟脯氨酸排泄减少来评估疗效。

重视绝经后和随年龄增大而发生的骨量丢失。对已患骨质疏松症的老年人应加强防护,预防发生骨折。对绝经后妇女和老年人注意饮食调养以保证足量的钙、蛋白质和维生素的摄入。体育锻炼对于骨量的积累及减少极其有益,并有利于提高机体质素。

(张禄山)

第九节　骨肿瘤

骨肿瘤是指发生于骨及骨的附属组织的肿瘤。临床可分为原发性肿瘤、继发性肿瘤和瘤样病变。原发性骨肿瘤包括:骨基本组织肿瘤,是骨内膜、外膜、骨、软骨组织发生的肿瘤;骨附属组织肿瘤,是骨附属组织如血管、脂肪、神经、骨髓网状组织等发生的肿瘤。继发性肿瘤是指体内其他部位的肿瘤转移至骨的肿瘤。瘤样病变系指临床、X 线、病理表现与骨肿瘤相似,且具有复发、恶变性质,但病变并非真性肿瘤。根据肿瘤的生物特征,骨肿瘤有良性或恶性之分,但并非截然分开,甚至同一肿瘤中可同时存在组织学上良性和恶性的特征。

骨肿瘤属于中医"骨瘤"、"石痈"、"石疽"的范畴。《诸病源候论》石痈候中记载:"石痈者,亦是寒气客于肌肉,折于气血,结聚而成。"

一、病因病机

1.中医病因病机　祖国医学认为,肿瘤是一种全身性疾病的局部表现,是外邪、七情、饮食不节、脏腑功能失调等多种病因综合作用的结果,外邪主要是由于人体先有内虚而起作用。

(1)正虚邪侵:正虚体弱,脏腑脆弱,腠理不密,邪气乘虚而入,留滞机体,造成阴阳失调,气血不和,导致气血壅塞,结聚成瘤。

(2)气滞血瘀:气血瘀滞,经络阻隔,蕴结日久,骨与气并,日以增大,凝结成块。

(3)肾虚精亏:先天禀赋不足,髓不养骨,或秉承遗传,易生骨肿瘤;女子七七,任脉虚,男子八八,天癸竭,肾虚精亏,气血不和,肾气精血俱衰,无以荣骨,骨瘤乃发。

由于肿瘤病因复杂,临床症情变化多端,所以上述几种病理机制不是孤立存在,而是相互联系,互为因果。

2.西医病因病理　骨肿瘤与其他肿瘤一样,其发病因素很复杂.目前尚未得到公认,主要包括素质学说、基因(遗传)学说、慢性刺激学说(包括化学因素和物理因素的刺激)、病毒学说、恶变等。肿瘤从患者出现癌变到死亡,中间要经历多个阶段并持续多年时间,这个发展过程如不经治疗加以控制,称为肿瘤的自然病程,分为启动、促进和演进3个阶段。启动阶段因接触致癌物质而发生,短促而且不可逆;促进阶段则长得多,具有可逆性,发生于反复或持续接触某一非致癌或不引起启动过程的物质之后;演进阶段的不可逆性表现在肿瘤细胞的核型发生了明显的改变,这种改变是细胞发生恶性转化的基础,这些核型变化对于肿瘤的侵袭特性有重要意义。

二、临床表现

1.发病情况　原发性骨肿瘤发病率2～3人/10万人口,大约占全部肿瘤的2%,男性较女性稍多,其中良性肿瘤占50%,恶性占40%,瘤样病变约占10%。继发性骨肿瘤的发病率是原发性骨肿瘤的35～40倍。

良性骨肿瘤以骨软骨瘤、软骨瘤多见,恶性骨肿瘤则以骨肉瘤和软骨肉瘤多见。

2.年龄　骨肿瘤发病与年龄有关。原发性骨肿瘤多发生于中青年,男性居多。骨肉瘤、骨软骨瘤及骨囊肿多发生于10～20岁;骨巨细胞瘤多发生于20～40岁;脊索瘤、多发性骨髓瘤及转移瘤多发于40岁以上。

3.部位　解剖位置对肿瘤的发生很有意义。四肢长骨瘤,如骨肉瘤、骨巨细胞瘤,好发于干骺端或近骨端,而且在生长软骨停止生长时发生;软骨源性肿瘤位于干骺端,或位于连接及跨越生长软骨的骨端,在颅骨中见不到软骨源性肿瘤;成釉细胞瘤仅在胫骨或尺骨上发生。发生于躯干的原发性骨肿瘤较少,常见转移瘤、多发性骨髓瘤。

4.病程　良性骨肿瘤及瘤样病变病程较长,可达数年至数十年;恶性骨肿瘤病程短,进展速度快。

5.症状与体征

(1)疼痛:良性骨肿瘤或瘤样病变一般不痛或仅有轻微疼痛,唯骨样骨瘤隐痛难忍,突发性剧痛应考虑恶变可能。恶性肿瘤或转移瘤一般疼痛明显,尤以夜间为甚。骨肉瘤疼痛剧烈,一般止痛剂难以奏效。

(2)肿块:肿块是骨肿瘤的主要症状,常与疼痛同时发生。良性肿瘤肿块生长缓慢,症状轻微,体积不大,皮肤正常;恶性肿瘤肿块生长迅速,体积较大,肿块推之不移,皮肤发红、热感,皮下静脉充盈,不同肿瘤肿块形态、硬度各异。

(3)功能障碍:多因疼痛或肿块本身影响所致。恶性肿瘤功能障碍明显,良性肿瘤一般无功能障碍;良性肿瘤恶变或病理骨折时,功能障碍显著;接近关节部位的骨肿瘤,常致关节功能障碍。

(4)畸形:肿瘤本身生长,可使患部骨质膨胀变形;肿瘤组织破坏了骨质的坚固性,患肢负重,可引起弯曲变形;肿瘤影响骨的正常发育,可出现肢体畸形;病期较长,可致肌肉萎缩,关节屈曲挛缩,出现各种畸形。

(5)压迫症状:因肿瘤所在位置的解剖关系而产生不同的压迫症状。如颅面骨骨瘤向颅腔、鼻窦内生长引起压迫梗阻症状;脊柱的肿瘤产生不同的脊髓压迫症状。

(6)病理性骨折:是骨内肿瘤生长的结果。外伤仅仅是引起骨折的诱因;有时引起微细骨折,仅有部分骨小梁断裂,局部疼痛、压痛、肿胀,X线不易发现,以后可见骨膜增厚现象;有时为完全骨折,但骨折断端移位不多。

(7)全身表现:良性肿瘤一般无全身表现;恶性肿瘤可出现体温升高,营养不良,贫血,恶病质等全身表现。

6.实验室检查　良性骨肿瘤患者的血、尿、骨髓检查一般都正常。骨肉瘤、成骨性转移瘤因成骨现象活跃,故常有碱性磷酸酶的升高;多发性骨髓瘤患者约40%～60%,骨髓检查可发现浆细胞增多。

7.影像学检查

(1)X线片:X线片对骨肿瘤的诊断必不可少,可了解病灶的位置、大小、形态、结构、性质以及周围软组织的变化等。

骨肿瘤的X线表现具有以下特征。

1)骨质反应:因肿瘤生长方式不同,引起周围骨质反应也不一样。多数良性肿瘤呈膨胀性生长,骨破坏区与正常骨界限清晰,有时可见硬化边缘;恶性肿瘤则呈浸润性生长,发展迅速,与正常骨无明显界限,可产生各种各样的骨膜反应。

2)骨膜反应:肿瘤自骨内侵犯到皮质骨外,产生各种不同形状的骨膜反应,对骨肿瘤诊断有重要意义。骨肿瘤出现骨膜反应,应视为恶性肿瘤。常见的骨膜反应有:葱皮样变、日光样变、放射状、毛发样变、花边样、波浪状以及柯得曼氏三角(袖口征)等。

3)软组织影像:良性肿瘤很少产生软组织肿块。骨巨细胞瘤可有大小不等的软组织肿块。恶性肿瘤常见巨大软组织肿块,尤以纤维肉瘤、未分化网织细胞肉瘤为著。常见阴影有:棉花样、棉絮团样、斑点状、斑片状、象牙样等。

4)畸形、病理骨折:肿瘤生长破坏了正常骨的结构和坚固性,轻微外力常可造成病理性骨折,产生各种畸形,X线片除骨折外还可见骨质破坏。

(2)同位素骨扫描:放射性核素^{99m}Tc骨扫描较为常用,对多数转移性骨肿瘤其敏感度比X线片检查平均早3～6个月。它可提示肿瘤处于静止或活动期,显示肿瘤的位置、范围、转移,骨对软组织肿瘤的反应,手术切除的范围等。

(3)CT扫描:CT检查有助于分辨肿瘤的范围,鉴别肿瘤是中心性、骨膜性及皮质旁性,侵入软组织的范围,与周围肌肉、血管、神经、内脏器官及关节的关系,确定其手术切除范围,有利于治疗方案的确定。

(4)MRI检查:MRI对脊柱占位性病变的诊断及定位,有其特殊价值,而且不需造影剂,无创伤,对患者无害,分辨率高。

8.病理检查　病理检查是诊断肿瘤最可靠、最准确的一种方法,它是通过显微镜下观察其组织细胞的形态、结构,确定肿瘤的性质、种类。骨肿瘤病理检查是在临床及X线检查的基础上进一步的检查方法,对诊断和鉴别诊断起重要作用。

常用的方法有以下几种。①穿刺活检:较为简便,对组织损伤小,并可以取得深部的组织。可分针吸活检和取芯活检两种。但针吸取材有限,如技术不熟练,可能吸不到肿瘤组织。②切开活检:可取得较大的组织块,获得较高的确诊率。可分为切取式活检和切除式活检两种。前者是常规方法切开活检做冰冻切片;后者只用于肿瘤范围小、术前诊断良性,且所在解剖部位适合整块切除者。

三、诊断要点

骨肿瘤的诊断需详细询问病史,了解局部和全身症状,进行体格检查,掌握有关体征,同时通过 X 线检查、实验室检查、病理组织检查,全面分析病情资料,作出诊断。

1.年龄和部位　年龄和部位在骨肿瘤的诊断中有重要意义。

2.临床症状　疼痛是骨肿瘤的重要症状,开始为间歇性,后发展为持续性,夜间明显。

3.体征　逐渐长大的包块、功能障碍、畸形、压迫症状等。

4.X 线片、CT、MR 检查　可明确骨肿瘤的部位、范围,肿瘤与周围正常组织的关系,有利于术前判断骨肿瘤的良、恶性和制订手术方案。

5.病理检查　在骨肿瘤诊断中有决定性作用。

四、鉴别诊断

在骨肿瘤诊断过程中,应首先与非肿瘤疾病鉴别,再判断真性骨肿瘤或是瘤样病变,进一步判断良、恶性原发骨肿瘤或骨转移瘤,最后判断肿瘤属性。

1.与非肿瘤疾病的鉴别

(1)骨髓炎:急性化脓性骨髓炎起源于长骨的干骺端,多有急性发作史,局部红、肿、热、痛及关节功能障碍。早期 X 线不典型,半个月后 X 线示骨质疏松,于骺端及骨干有较广泛的新生骨质,骨干血运大部分破坏后则形成死骨。慢性骨髓炎多位于长骨的干骺端而形成脓肿,X 线示脓肿周围形成大片的骨质硬化区,其邻近骨皮质有骨膜反应,均匀规则,骨质疏松。化验室检查血象增高,经过抗生素治疗后症状缓解。

(2)骨关节结核:有结核病史和其他部位病灶,结核发病慢,常伴全身症状,表现为瘦弱、营养不良、低热、盗汗、局部肿胀、疼痛及功能障碍,症状反复发作。体检时应注意肺部的查体是否有原发结核病灶,经抗结核治疗后症状可显著好转。

(3)甲状旁腺功能亢进症:表现为多发骨囊性变,有时需同骨囊肿、骨巨细胞瘤等鉴别,血钙高磷低,碱性磷酸酶增高为此病的特征。

2.良性与恶性骨肿瘤的鉴别　(表 17-1)。

表 17-1　良性和恶性骨肿瘤鉴别

分类	良性骨肿瘤	恶性骨肿瘤
年龄	成年多见	青少年多见
生长方式	多膨胀性生长,生长缓慢	多浸润性生长,生长迅速
症状	多无症状	疼痛固定、持续,逐渐加重,夜间痛
体征	肿块无压痛,皮肤正常,无转移	压痛,皮肤发热,静脉曲张,晚期转移
X 线	边缘清楚,无骨膜反应	边界不清,有骨膜反应
实验室检查	正常	某些特殊检查异常
病理	细胞分化好,近于正常	细胞分化差,异形,大小不等,有病理核分裂

五、治疗

骨肿瘤尤其是恶性骨肿瘤，应该早发现、早诊断、早治疗。保存生命，切除肿瘤，保留肢体，重建功能，争取部分或完全恢复劳动和工作能力是骨肿瘤的治疗原则。良性骨肿瘤治疗方法以手术治疗为主，恶性骨肿瘤应采取包括手术、化疗、放疗、免疫、中医治疗在内的综合治疗。

1.中医治疗　根据"治病必求其本"的原则进行辨证施治，做到标本兼顾。在肿瘤的早期，因正气充实，多以攻为主，攻中兼补；在肿瘤中期，因正盛邪实，应攻补兼施，或以补为主；在肿瘤晚期，多属正虚邪实，故应先补后攻。正虚邪侵，治宜补正祛邪，可方选八珍汤或十全大补汤；气滞血瘀者治宜行气活血化瘀，方用桃红四物汤加枳壳、木香、香附等药；肾虚精亏者，治宜补肾填精，可方用左归丸。临床实践中应用半枝莲、白花蛇舌草、山慈菇、三棱、莪术等对骨肿瘤有一定疗效，还可根据证候加以辨证运用。

2.手术治疗　手术治疗是目前治疗骨肿瘤的主要手段。良性骨肿瘤可选用刮除术、切除术，根据情况加植骨术；恶性肿瘤未波及周围软组织时，可选用瘤段切除灭活再植术，瘤段切除人工假体植入术等，不能保肢治疗的情况下可选用截肢术。

3.化学药物疗法　化学药物疗法是利用化学药物抑制或杀死肿瘤细胞，以达到治疗的目的。能有效杀伤实体瘤，同时也能控制亚临床病灶。根据作用机制，化疗药可分为干扰核酸合成的药物、干扰蛋白质合成的药物、直接与 DNA 结合影响其结构和功能的药物、通过改变机体激素状况而起作用的药物等四大类。

近年来"术前化疗、术后化疗"的"新辅助化疗"方案的提出，极大提高了恶性骨肿瘤患者保肢状态下的长期生存率。但化疗可使免疫功能下降，容易继发感染，这在制订手术方案时要特别注意，因此必须强调化疗方案的规范、严格，可同时配合运用中药。

4.放射治疗　利用放射线或放射性核素对肿瘤组织的直接杀伤作用。对放射敏感的骨肿瘤，常见有血管瘤、动脉瘤样骨囊肿、尤文肉瘤、恶性淋巴瘤和骨髓瘤。应用放射治疗应选择对其作用敏感的肿瘤，而对中度敏感的应作为辅助治疗，至于不敏感的，只能用大剂量作为辅助治疗。放疗也用于某些骨肿瘤的手术前、后，提高治愈率和减少复发率。

5.免疫治疗　免疫疗法是用免疫学的方法使机体产生免疫反应，用来遏制肿瘤细胞的生长，分为被动免疫、主动免疫和寄养性免疫 3 种。常用免疫治疗的生物制剂有干扰素、白细胞介素 2、重组肿瘤坏死因子等。

六、预后与调护

良性骨肿瘤大多数能痊愈。恶性骨肿瘤预后差，如果得到规范合理治疗可显著提高生存率。骨肿瘤致骨强度下降，应预防病理性骨折，可予支具保护或内固定支撑；骨肿瘤患者心理负担重，应注意心理护理，耐心讲解，增强患者战胜疾病的信心；放、化疗治疗期间注意监测患者体重、血液分析、肝肾功能；鼓励患者多饮水，进食清淡、高营养、易消化食物。病久卧床者，注意防止压疮、坠积性肺炎等并发症。

（张禄山）

第十节　胸骨骨折

胸骨的完整性或连续性遭到破坏,称为胸骨骨折。胸骨古代又称"髑骬骨"、"膺骨""龟子骨",居于胸前中央皮下,在体表可以清楚摸及,是一块扁平的松质骨,上端较厚,向下逐渐变薄。其由胸骨柄、胸骨体(歧骨)及剑突(蔽心骨,鸠尾骨)三部分组成,相互间形成胸柄关节及胸剑关节。胸骨柄与胸骨体相交接处肌质薄弱,是骨折多发的部位。胸骨与12个胸椎、椎间盘及12对肋骨构成骨性胸廓,有保护胸腔脏器的作用。严重移位的骨折,往往压迫或刺伤胸内的重要器官,这比骨折本身更严重。临床胸骨骨折是较少见的胸部损伤,其发病率约占胸部损伤的1.64%,成年人和年龄较大的儿童多发。

一、病因病机

直接暴力和间接暴力都可能造成胸骨骨折,但多为直接暴力撞击或挤压造成,如车祸、拳击、房屋倒塌、塌方、胸外心脏按压等;间接暴力多为从高处坠下,脊柱过度前屈或后伸,胸骨受到强大的挤压力而造成骨折。

胸骨骨折多发生在胸骨体部,或者胸骨体和胸骨柄的交界处,有时亦可造成体柄分离。骨折以横断骨折为多见,斜形骨折则较少见,偶尔也见有纵行骨折。因胸骨后面的骨膜有胸内韧带的附着而加强,其不易发生断裂,因此骨折后发生移位的少见,但如果外力较大,或者因为肋间肌的强烈收缩亦可发生移位,多为骨折远段重叠于骨折近段的前面。胸骨骨折可合并肋骨骨折及胸部血管等组织器官损伤,而引起气胸、血胸、肺不张等。直接撞击引起胸骨骨折者半数以上伴有纵隔内血肿甚或引起急性心脏压塞、心包裂伤、胸主动脉破裂等损伤。

二、诊断

1.外伤史　患者有明显的胸部外伤史。

2.临床表现　胸骨处剧烈疼痛、肿胀,深呼吸、咳嗽和抬头时疼痛加强,站立时不能挺胸,头、颈、肩多倾向前。

3.专科检查　骨折处有明显压痛,有重叠移位者可见高突畸形,并可触到骨折处裂隙或骨折块随呼吸而移动,严重者可并发多肋骨骨折。如出现胸腔脏器受压或损伤,则患者可出现呼吸急促,皮下气肿等。若乳房内动脉被撕破,可并发血胸,出现血胸的症状;若压迫严重,则会出现创伤性窒息综合征。

4.X线检查　胸部的正侧位或斜位X线照片,可明确诊断,并可了解骨折的部位和移位方向,以及并发症的发生情况。

三、辨证治疗

应根据骨折的不同情况进行辨证治疗。骨折无移位者,不需要整复,仅外敷祛瘀消肿药物,使患者仰卧在木板床上,在背后垫一薄枕即可。骨折有移位者,则应整复治疗,以尽快解除骨折对胸腔内脏器的压迫。

（一）手法复位

1.仰卧复位法　患者仰卧，最好是木板床，双手向上举过头，以使两肩向后伸，背部肩胛间垫一薄枕，使胸部尽量向前凸。嘱患者屏住呼吸，术者用手按压向前移位的骨折端，使其复位。按压时，不可用力过猛，以防止加重胸腔脏器的损伤(图17-1)。

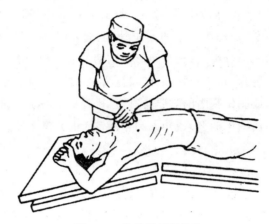

图17-1　胸骨骨折复位法

2.坐位复位法　患者倒骑于椅子上，上臂略外展，术者立其身后，一足踏于椅上，以其膝部顶住患者的后背，双手自患者腋下向前勾住其两肩，助手于患者前方用两拇指抵住向前移位的下段骨折端。嘱患者屏息，术者将患者两肩用力向上、向后扳拉，同时，膝部用力向前顶，以充分拉开重叠的骨折端。随后，助手用两拇指向后、向下按压骨折远端，即可复位。

手法复位时间越早越好，复位时可在局麻下进行。

（二）固定方法

复位后，患者应仰卧于木板床上，背部加一棉垫，保持挺胸姿势，在骨折处压一小砂袋，并用宽胶布将其固定于胸壁。固定2～3周后，骨折处可外贴伸筋膏，改用毡垫加压，并用胶布进行交叉固定，于肩部做"8"字绷带，以保持双肩的尽量后伸。于6周后可解除固定。无移位骨折者卧床休息一周，也可用上述方法加以固定，但胸前的小砂袋可以去掉。

（三）功能锻炼

在早期卧床时，可进行四肢各关节的活动，但两肩关节应尽量不向前活动，以免骨折重新发生移位。可逐渐进行深呼吸运动的锻炼。3周后可在继续固定下起床活动。6周后可解除外固定。

（四）药物治疗

1.内服药　早期应以活血祛瘀，宣肺止咳、消肿止痛为主，内服方药可选复元活血汤、和营止血汤，加北杏仁、枇杷叶、花粉等；中期应予以和营生新、续筋接骨，可内服接骨丹；后期则宜以补肝肾、养气血为主，可内服续骨活血汤、八珍汤。

2.外用药　早期宜用祛瘀消肿膏、消肿止痛膏；中期可贴接骨膏；后期可选狗皮膏。

（五）其他疗法

若胸骨体、柄发生分离，而手法复位不成功者；或胸骨出现严重下陷，压迫了胸腔脏器估计手法复位难以整复者，可在局部麻醉下，以骨折端为中心做一纵行切口，将骨折复位，并用钢丝固定。

四、注意事项

1.诊断时,应注意辨清并发症的情况,并及时处理。
2.手法复位时,用力不宜太猛,以防伤及胸腔脏器。
3.固定时一定要保持两肩后伸位,挺胸姿势。

(张禄山)

第十一节　肋骨骨折

　　肋骨的完整性或连续性遭到破坏,称为肋骨骨折。肋骨古称"胸肋""胁肋",其中最下两肋又称"凫骨"。肋骨共12对24根,左右对称排列,为细长弓形,前后分别与胸骨和胸椎相连形成胸廓(图17-2),起支持和保护胸腔和部分腹腔内脏的重要作用。上7对肋骨借软骨直接附着于胸骨,称真肋。第8～10肋骨依次附着于上位肋软骨,形成肋弓,并借第7肋软骨间接附着于胸骨上,此下5对肋骨称为假肋。第11、12对肋骨前缘游离于腹壁肌肉层中,称为浮肋。肋骨体大部分呈扁平状,是由两层薄弱的坚质骨包裹一层松质骨组成,故肋骨较为脆弱。

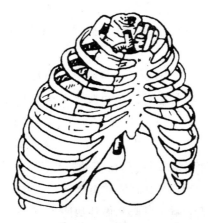

图 17-2　骨性胸廓

　　肋骨前端连软骨,后端有关节,肋骨本身富有弹性,且有缓冲外力的作用。第1～3对肋骨较短小,又被肩胛骨、锁骨保护,一般不易遭破坏。浮肋的弹性更大,也不易发生骨折。骨折多发生于较长的第4～9肋的前外侧部位。

　　肋骨骨折是临床较常见的骨折之一,其发病率约占全身骨折的1.4%,约占胸部损伤的56%～96%,多发于成人和老年人,青少年、儿童则少见。一肋一处骨折者多见;一肋或多肋多处骨折者少见。损伤严重时可伤及胸膜、内脏,并发内脏损伤,而引起血胸、气胸,严重损伤者可危及生命。因肋骨与肋骨之间均有交叉的肋间肌,即肋间内肌和肋间外肌固定,连成一体。故肋骨骨折一般较少发生移位。

一、病因病机

　　1.直接暴力　外力直接作用于肋骨某处,如拳击、碰撞等,该处肋骨被迫内陷而致断裂,骨折面常为横断型或粉碎型,骨折片向内塌陷,此类骨折容易伤及胸膜和肺脏,进而造成气胸、血胸的机会也较多。

2.间接暴力 外力自胸廓前后方向向内挤压传递,如塌方、车轮辗轧、重物前后夹挤等,胸廓受到前后方暴力的对挤,肋骨被迫向外弯曲凸出而发生骨折,骨折多发生在腋中线处。亦有前胸遭暴力打击,而传致后肋发生骨折,或后胸遭受打击而传致前肋骨折。骨折面多为斜形,断端向外突出,故刺破胸膜的机会较少,而易刺伤胸壁软组织,产生胸壁血肿;偶尔会刺破皮肤,造成开放性骨折(图17-3)。但第2~7肋骨后侧骨折的断端则往往会向内移位,而刺破胸膜甚或肺脏,也可造成气胸、血胸。

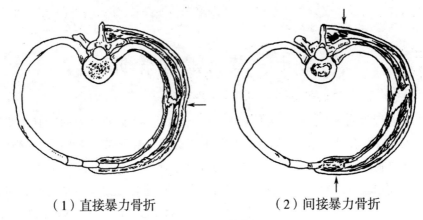

（1）直接暴力骨折　　　　　　（2）间接暴力骨折

图17-3　肋骨骨折

3.混合暴力 即强大的直接暴力和间接暴力合并作用而致,多造成一肋多处骨折。直接暴力使局部骨折,而其残余力量则成为传递暴力,造成该肋另一处骨折,甚至多根多处骨折。此骨折合并肺挫伤等内脏损伤的机会较多。

4.肌肉收缩 多因肋间肌突然急骤强力收缩,造成其下方肋骨骨折或疲劳性骨折。临床可见于老年人严重咳嗽、打喷嚏、产妇等患者。第一肋骨亦可因斜角肌不平衡的收缩作用而发生骨折,多见于长期患病而脱钙的患者及原发性肿瘤或转移瘤等,因此也可视为病理性骨折。

肋骨骨折多为闭合性骨折,可见于一根或数根。一肋一处骨折者,称为单骨折;一肋两处骨折者,称为双处骨折。多肋双处骨折时可造成肋骨断端游离,使该处胸廓失去周围组织的支持,形成浮动的胸壁,出现反常呼吸运动,即吸气时因胸腔内负压增加而活动胸壁向内凹陷;呼气时因胸腔内负压减低而向外凸出,这样阻碍了肺的通气功能,而严重影响了呼吸和循环功能。

若骨折的断端刺破胸膜,空气由外界进入胸膜腔内,或通过肺的破损处进入胸腔,可并发气胸。流入胸腔的空气压迫患侧肺而收缩,影响其正常呼吸功能和血液循环(图17-4)。如果胸膜的穿破口已闭合,不再有空气进入胸膜腔,称为闭合性气胸;如果胸膜的穿破口未闭合,空气仍自由进出,称为开放性气胸(图17-5);如果胸膜的穿破口形成阀门,吸气时空气进入胸膜腔,呼气时空气却不能被排出,使得胸腔内的压力不断增加,对患侧肺的压迫和对纵隔的推移也愈来愈大,称为张力性气胸(图17-6)。严重者可很快因窒息、休克而死亡。

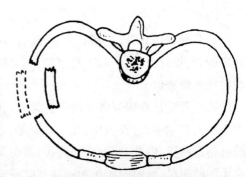

图17-4　肋骨多段骨折形成浮动胸壁

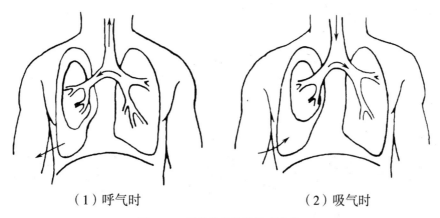

（1）呼气时　　　　　　　　（2）吸气时

图 17-5　开放性气胸的病理变化

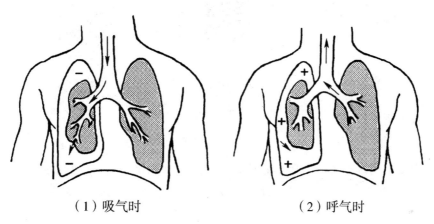

（1）吸气时　　　　　　　　（2）呼气时

图 17-6　张力性气胸的病量变化

如果骨折断端刺破胸壁的血管或肺的血管，血液流入胸膜腔内，则造成血胸。血量多者会影响呼吸，必须及时进行处理。如血液残留未尽，日久则会导致胸腔粘连或纤维组织填塞等。

二、诊断

1.外伤史　患者胸部有明显的外伤史。

2.临床表现　伤后局部肿胀、疼痛，皮下可有血肿或瘀斑。咳嗽、打喷嚏、深呼吸或躯干转动时疼痛加重。患者常以手捂住骨折处，且多能指出骨折部位，自己偶尔可听到骨擦音。

3.专科检查　骨折处有压痛，或有畸形。移位重者，医者两手分别置于胸骨和胸椎，前后或左右挤压胸廓，均可引起骨折处疼痛加剧，即胸廓挤压征阳性，其是诊断肋骨骨折的主要体征之一。

4.合并损伤

（1）多肋双处骨折时，伤部胸廓失去骨性支持而凹陷，且见反常呼吸，出现呼吸困难、发绀，甚至休克等严重症状。

（2）如果并发闭合性气胸，可有胸闷、气促等症状，伤侧呼吸运动减弱，胸部叩诊呈鼓音，呼吸音及语颤减低或消失。

（3）若为开放性气胸，可见呼吸困难、发绀，血压下降，脉细数，伤侧呼吸音低微甚或消失，同时也可听到空气经胸壁伤口进出的声音，胸部叩诊呈鼓音。

　　（4）若合并张力性气胸,可出现严重的呼吸困难、发绀和休克。有时气体从胸膜腔挤入纵隔和皮下组织,则在头、颈、胸、上肢部位触到皮下气肿,气管偏向健侧。当胸腔穿刺,抽出部分气体后,压力可暂时减低,不久又会增高,症状复又加重。

　　（5）并发血胸时,小量积血(＜300ml),多无自觉症状;但大量积血(＞2000ml),可出现面色苍白、气促、发绀、脉细数。并可见肋间饱满,胸部叩诊呈浊音,呼吸音及语颤减弱,行胸腔穿刺可明确诊断。血胸形成以后,出血停止者,称非进行性血胸。若出血不止,症状会逐渐加重,此称为进行性血胸(图 17-7)。

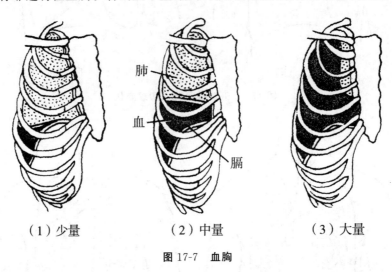

（1）少量　　　　　　　（2）中量　　　　　　　（3）大量

图 17-7　血胸

　　（6）下胸部肋骨骨折可能合并腹内脏器损伤,特别是肝、脾和肾破裂,还可出现合并脊柱和骨盆骨折。当第 7 肋以下的肋骨骨折时,由于骨折处肋间神经受刺激,产生传导性腹痛,应注意与腹腔脏器损伤所引起的异位性腹痛相鉴别。

　　5.X 线检查　　X 线检查非常重要,凡是有胸部外伤史的患者,若疑有骨折,必须摄胸部正、侧位 X 线照片,以明确骨折的部位、根数及移位情况。更重要的是检查气胸、血胸等的发生情况及其程度如何。

　　6.其他检查　　必要时可进行超声波或 CT 检查,以明确胸膜腔有无积血,及判断血量。

三、辨证治疗

　　单纯单一肋骨骨折,因有肋间内外肌固定和其余肋骨的支持,多无明显移位,并且较稳定,一般不需要整复。肋骨畸形愈合,不会妨碍呼吸运动。无并发症的肋骨骨折,应以整复、固定、辨证用药并配合功能锻炼治疗。

（一）整复手法
骨折有移位者,尽量争取复位。

　　1.卧位整复法　　患者取仰卧位,一助手双手平按于患者上腹部,让患者用力吸气,至最大限度时再用力咳嗽,此时助手用力按压上腹部,术者用拇指下压突起之肋骨断端,即可复位(图 17-8)。若为凹陷性骨折,在咳嗽的同时,术者双手对挤患部的两侧,借气力使下陷者复起。

　　2.坐位整复法　　患者正坐,挺胸,双手叉腰。术者两手分别捏住骨折的近端、远端,用提按手法,将骨折复位。

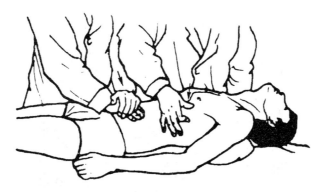

图 17-8　气鼓整复法

（二）固定方法

1.宽绷带固定法　适用于对胶布过敏者。骨折复位后,在患者两肩上各放纱布绷带一条,两端垂于胸廓前后,嘱患者深呼吸,然后在骨折处覆硬纸壳,内衬棉垫,外用宽绷带或多头带环胸包扎固定。再将肩部两绷带的四个头反折向上,左右前后交叉打结,以防前固定带脱落。敷药者应 3～5 天换药一次,后期贴伸筋膏,再继续固定 3～4 周。

2.胶布固定法　适用于第 5～9 肋骨骨折。每条胶布宽约 7cm,比患者胸廓半周长 10cm。患者正坐,两臂外展或者上举,在呼气末即胸围最小时屏气,先在后侧超过中线 5cm 处贴紧胶布,由后绕向前,在前正中线 5cm 处贴紧。第 1 条贴在骨折部下 2 肋处,然后以叠瓦状(后一条盖住前一条的 1/2～2/3)向上贴,依次增加 4～5 条,以跨越骨折部上、下各两肋骨为宜(图 17-9)。此法多妨碍呼吸,不利于咳嗽排痰,多根双处肋骨骨折、老年、肥胖者不宜采用。

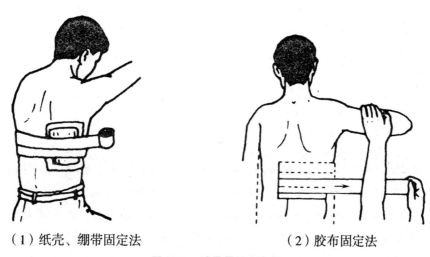

（1）纸壳、绷带固定法　　　　（2）胶布固定法

图 17-9　肋骨骨折固定法

3.肋骨牵引固定法　多肋双处骨折,必须迅速固定胸廓,以减少反常呼吸引起的生理障碍。范围较小者,可用厚敷料垫于伤处,用胶布加压包扎固定;范围大者,必要时可行肋骨牵引。方法是:伤处常规消毒,行局麻,在骨折中部作一小切口,进行骨膜剥离,在骨折段穿过一根不锈钢丝,并同牵引装置相连接。如为多根肋骨骨折,则需一一进行牵引,牵引重量为 0.5～1kg。牵引时间一般为 1～2 周。亦可用巾钳进行牵引,在浮动胸壁中央,选择 1～2 根下陷严重的肋骨,在局麻下用巾钳夹住下陷之肋骨,通过滑动牵引来消除胸壁浮动(图 17-10)。

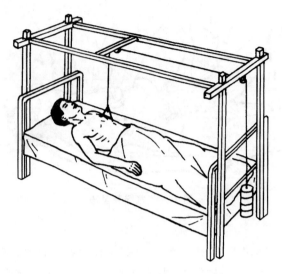

图 17-10 肋骨牵引术

（三）功能锻炼

早期整复固定后,轻者一般均应下地活动,重症需卧床者,应抬高床头取半卧位,并注意锻炼腹式呼吸运动。有痰的患者,护理人员双手需扶住伤处,以固定胸壁,鼓励患者咳嗽吐痰,待症状减轻后即可下地活动。

（四）药物治疗

初期局部肿胀不甚者,可外贴伸筋膏,肿甚者外敷祛瘀消肿膏,内服复元活血汤以活血祛瘀、理气止痛;肺气伤者宜理气止痛,可服用理气止痛汤;气逆喘咳者可加瓜蒌皮、杏仁、枳壳等。伤血者宜活血祛瘀,佐以理气止痛,可服用和营止痛汤;疼痛明显者加云南白药或三七;咯血者加仙鹤草、血余炭、藕节等。气血两伤者,宜活血祛瘀、理气止痛并重,内服顺气活血汤加减。中期宜接骨续筋为主,可服接骨紫金丹或接骨丹。后期若胸胁隐隐作痛,筋络不舒者,可服用三棱和伤汤或伸筋片。气血两虚者可选用八珍汤。外贴镇江膏或狗皮膏。

（五）并发症的处理

1.气胸

(1)闭合性气胸而胸腔积气较少者,对肺功能影响又不大,不需特殊处理,积气往往能自行吸收。若积气较多时,有胸闷、气急、呼吸困难,可在第二肋间隙锁骨中线处行胸腔穿刺,抽出积气。

(2)开放性气胸,应尽快将其改变为闭合性气胸。急救时,可用消毒过的纱布或凡士林油纱布填塞伤口包扎,阻止胸腔与外界空气相通,待病情好转后,再行清创术。如合并内脏损伤者,应先处理脏器损伤。污染严重者,宜行胸壁引流,并积极控制感染。张力性气胸,需紧急在前胸第二肋间隙插入一针头排气,暂时降低胸腔内压力,以后插入胸腔引流管进行水封瓶引流。

2.血胸 非进行性血胸如积血量大,可在伤后 12～14 小时,在腋后线第 6～7 肋间隙进行胸腔穿刺,抽出胸腔积血,如积血多者,可分次抽出,每次抽吸后注入抗生素,以预防感染。进行性血胸,在积极抢救休克后,行开胸探查术,术后插入引流管,用水封瓶引流。

（六）其他疗法

新鲜开放性肋骨骨折,在开胸处理内脏之后,可用钢丝把肋骨固定在一起。横断骨折,采用钢丝穿孔固定法。斜形骨折可用钢丝捆缚法,在捆缚处做一小骨槽,以防钢丝滑脱。如系严重多根多处肋骨骨折或两侧肋骨骨折,胸壁塌陷,患者无法进行呼吸时,可采用"内固定术",进行气管切开,插入带有气囊的气管导管,连接正压麻醉机,进行人工呼吸,用正压空气(或氧)通过气管,使肺脏膨胀,胸壁膨起,通过胸内压力把下陷的肋骨"固定"在吸气的位置。"内固定术"要进行 3～5 天,直至患者能自如呼吸为止。

四、注意事项

1.肋骨骨折可以由比较轻微的损伤,到危及生命的严重情况,所以检查要仔细,诊断要准确,以免误诊、漏诊。尤其对胸外伤,注意并发症的诊断和治疗。

2.胶布或肋骨牵引固定方法的应用要得当。

3.卧床治疗期间应抬高床头,注意腹式呼吸和鼓励患者咳嗽、吐痰,防止坠积性肺炎发生。

(陈小龙)

第十二节　颈椎骨折与脱位

颈椎骨的完整性或连续性遭到了外力破坏,并使上下颈椎间的骨端关节面脱离了正常位置,引起颈部功能障碍者,称为颈椎骨折与脱位。其患者大多见于青壮年,约 40% 是由于从高处跌下所致,而在体育运动员和各种技术表演者中的发病率极高,约占 30%～68%。颈椎骨折与脱位,大多属于非稳定性骨折,是脊柱损伤中后果较为严重的一种,常合并有脊髓损伤而引起四肢瘫痪甚至危及生命,应积极救治。

颈椎骨古称"玉柱骨",共由 7 节椎骨构成的,其中第 1、2 颈椎的形态与其他各椎体形态有较大区别。第 1 颈椎又称寰椎,呈不规则的环状,是由一对侧块、一对横突和前后弓组成的,无椎体、关节突及棘突。上与枕骨相连,下与第 2 颈椎构成关节。寰椎前后部较细小,尤其与侧块相连处较为脆弱。第 2 颈椎又称枢椎,椎体较小而棘突粗大,椎体上方有一柱状突起,称"齿突",其向寰椎的环内前部突起,与寰椎形成寰枢关节。正常人寰枢关节间隙的宽度应少于 2.5mm,儿童约为 2～3mm。成人颈部屈伸活动时,此间隙应保持不变,儿童变动不大于 1mm。齿状突靠寰椎横韧带稳定,防止其向后移而压迫脊髓。其余颈椎与大多数椎骨形态相似。颈椎关节的活动较为复杂,包括冠状轴、矢状轴及纵轴的屈伸、侧屈和旋转等。

由于颈椎的解剖特点,损伤后的并发症往往比一般的骨折或脱位要严重得多。

一、病因病机

引起颈椎骨折脱位的暴力常见的有 5 种,即屈曲暴力、后伸暴力、旋转暴力、纵向压缩暴力和直接暴力。因寰、枢椎的结构不同,故单独讲述。

(一)寰、枢椎骨折脱位

临床上骨折较少见,而脱位较常见,且多并见较为严重的脊髓压迫症状。常见有以下几种损伤。

1.单纯寰椎骨折　患者头部在中立位,头顶受到垂直外力作用。如自高处落下时头顶冲击地面,或者重物自高处下落打击头顶,外力通过枕骨直接作用于寰椎的两侧块上,而使其脆弱部发生骨折,骨折块为左右两块或多块。一般不伤及脊髓,因此不会出现神经症状(图 17-11)。

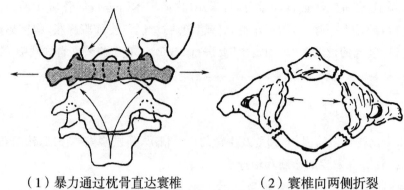

（1）暴力通过枕骨直达寰椎　　　　（2）寰椎向两侧折裂

图 17-11　寰椎骨折

2.齿状突骨折合并寰椎脱位　患者头顶或枕部遭暴力冲击,导致颈部急骤过度屈曲,造成枢椎齿状突基底部骨折,寰椎向前移位,压迫或牵拉脊髓。而移位的齿状突亦可压迫脊髓。枢椎向后脱位少见,但一旦发生则较危险。

3.单纯横韧带断裂　若在外力作用下寰椎横韧带断裂,导致寰椎后弓向前移位和齿状突向后移位,脊髓遭到更为严重的压迫,甚至断裂,则患者出现全身性瘫痪或死亡。此损伤导致出现寰椎向后脱位者少见(图 17-12)。

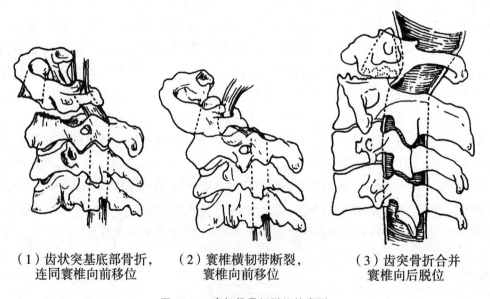

（1）齿状突基底部骨折,　　（2）寰椎横韧带断裂,　　（3）齿突骨折合并
　　连同寰椎向前移位　　　　寰椎向前移位　　　　　寰椎向后脱位

图 17-12　寰枢椎骨折脱位的类型

(二)第3～7颈椎骨折脱位

第3～7颈椎骨折脱位,多因低头工作,由从高处坠落之物体砸于头的枕后部,或进行体操运动、杂技表演等时从高处落下,颈部屈曲触地;或乘坐汽车紧急刹车时或快速起动时,颈部的"挥鞭"样损伤;亦可因由前向后的暴力造成伸直型损伤。一般可分为三种类型。

1.颈椎单纯性骨折　此骨折较少见,下部颈椎多发。患者头顶受到垂直冲击力作用,椎体被压扁成楔形,或有骨块分离,多无脱位。若损伤的颈椎后部结构保持完整,则不易出现脊髓压迫症状。也有因背部肌肉强烈收缩或直接暴力冲击,导致颈7胸1棘突骨折的。

2.颈椎单纯脱位　颈椎的关节突关节短小,关节面排列近乎水平位。当外来的暴力使颈部极度屈曲时,由于重心位置的变化,必然使上位颈椎的下关节突掀起;加上暴力的分力作用,使后关节囊及棘间韧带撕裂,从而导致脱位。根据脱位的程度和外力的性质,可分为全脱位、半脱位、旋转性单侧脱位。

(1)全脱位:颈椎受外力作用产生损伤后,若颈部肌肉不足以维持其稳定性,上一椎体整个前移,称为全脱位。以颈椎4、5、6、7之间较多发生。也有部分患者可伴下一椎体的轻度压缩性骨折或前缘的小片骨折。多伴有不同程度的脊髓损伤。颈椎侧位 X 线照片显示,上一椎体的下关节突移位于下一椎体的上关节突之前,出现关节突交锁,此称"关节突跳跃征"(图 17-13)。

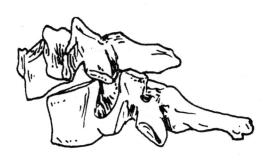

图 17-13　关节突跳跃征

(2)半脱位:当外来暴力较小,后关节面还有一部分接触时,称为半脱位。多发生于第 4 颈椎、第 5 颈椎或第 5 颈椎、第 6 颈椎之间。很少有神经损伤症状,有也较轻。在外力的作用下,上位椎体下关节突向前轻度移位,关节突关节面的排列失去正常的平行关系(图 17-14)。由于该部颈椎活动度较大,外力停止后,当颈部屈曲时,颈后肌、黄韧带等的回弹作用,常可使半脱位自行复位。颈椎侧位 X 线照片时,较难发现有脱位,故易误诊或漏诊。

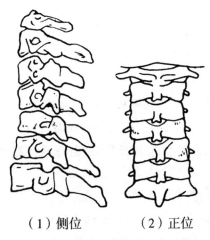

（1）侧位　　　（2）正位

图 17-14　颈椎半脱位的移位方向

(3)旋转性单侧脱位:多为间接暴力引起,此类损伤较少见。当侧屈暴力和旋转暴力同时作用于颈椎时,颈椎一侧的关节突可发生脱位,对侧可不累及。

另外,根据椎体脱位的方向,可分为屈曲型和伸直型两类。上位椎体脱向下位椎体的前方,属于屈曲型,较多见。上位椎体脱向下位椎体的后方,属于伸直型。

3.颈椎骨折脱位　这种骨折脱位,多为较严重的暴力所致。因暴力的大小和方向不同,所造成的损伤类型与程度也不同。但大多合并脊髓和神经损伤。

(1)屈曲型损伤:这种损伤是临床较多见的一种损伤。多发生于第 5~7 颈椎之间,受损的椎体可为

1～2个,甚至3个椎体同时发生。颈部在外来暴力的作用下而过度屈曲,如低头工作时,重物从高处落下砸于头后部;或人自高处坠落时,以头后部着地;或物体由后向前砸于枕部或颈部。即可造成椎体压缩性骨折。此时,椎体的前部被压成楔形,而后部的结构大多保持完整,或出现粉碎性骨折。若椎间盘组织同时被向后挤出,可压迫脊髓而出现神经症状。当暴力过大,使颈椎高度屈曲时,可并发上下椎体前移及两侧关节突脱位,即上一椎体的下关节突位于下一椎体的上关节突之前;同时还可发生黄韧带、棘间韧带及棘上韧带断裂。这种损伤多伴有严重的脊髓和神经根损伤(图17-15)。

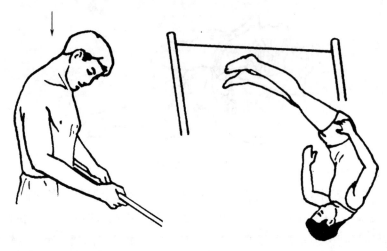

（1）低头时重物落于头部　　　（2）高处跌下时头颈屈曲着地

图 17-15　屈曲性颈椎损伤的受伤姿势

(2)侧屈型损伤:当头的侧方遭受较强外力作用时,颈部过度侧屈,使颈椎椎体的一侧受压变扁。当暴力过大时,可合并横突骨折或横突间韧带断裂,严重时可合并脊髓或臂丛神经损伤。

(3)伸直型损伤:此损伤多因头前部受暴力作用,颈部极度过伸引起。如摔倒时头面部先着地,紧急刹车时致颈部惯性屈曲后反弹,跳水运动员颈部过伸位撞击池底,或体操运动员、杂技演员动作失误致面部触地等。此时,椎体后缘受压而变扁,常可合并椎板及关节突骨折,或椎体前下缘撕脱骨折。当暴力足够大时,则出现椎体分离,合并椎间盘破裂及前纵韧带断裂,此时脊柱的稳定性遭到严重破坏。伸直型损伤易造成脊髓损伤。由于软组织的弹性,移位可自行复位,但脊髓已遭到严重的挤压。中老年人多易发此病,尤其伴有颈椎病变者易发生。

(4)纵向挤压损伤:此为较严重的损伤。头中立位,暴力垂直作用于头顶,整个椎体被纵向挤压而变扁变宽,甚至把髓核挤进椎体内,或向椎管内脱出,出现椎间盘压迫症状。若暴力过大,可造成椎体前后径缩小而压迫脊髓;骨折块可向左右移位,造成椎间孔缩小,产生神经根受压症状。

后两种损伤所引起的颈椎骨折脱位少见。

二、诊断

(一)外伤史

患者均有明显的颈部或头部外伤史。

(二)临床表现

均有颈部疼痛,肿胀常不明显,压痛明显。颈部活动障碍,头颈部可出现偏歪畸形。此外各种骨折脱位,还有其各自不同的症状。

1.寰枢椎骨折脱位

(1)单纯寰椎骨折:头的旋转和屈曲活动障碍,患者转动身体时,必须双手托住下颏及头部,以保持头与躯干一致,以免加重疼痛。

若为寰椎侧块骨折,可出现剧烈头痛,颈上部压痛。伤及第 2 颈神经时,枕部可有放射性疼痛。多无脊髓损伤症状,如果脊髓受累,则有不同程度的运动和感觉丧失。

若合并出现寰椎前脱位,则颈部的各方向活动受限,颈后寰、枢椎部位压痛明显。头前倾,张口困难。因鼻咽部受压,说话有鼻音。张口检查时,可见到或摸到寰椎前结节。若一侧脱位,头多转向健侧,而向患侧倾斜。寰椎前脱位,脊髓容易受齿状突的压迫,出现不同程度的截瘫。

(2)枢椎齿状突骨折合并寰椎前脱位:单纯无移位齿状突骨折,症状多不明显,易被误诊。患者多用双手托住头部使其不能转动,以免加重疼痛。有移位者,颈部呈倾斜、扭转位,及向枕部的放射疼痛。

枢椎齿状突骨折移位合并寰椎前脱位者,多并发不同程度脊髓损伤。早期四肢软弱无力或运动功能障碍,有时会出现暂时性瘫痪或痛觉降低,有的可表现为上肢麻木或疼痛或枕部疼痛,亦有的出现吞咽困难或味觉不灵。

(3)寰椎横韧带断裂:头颈部症状与上同,因出现寰椎与齿状突分离,故其脊髓损伤症状则比较明显,可出现全身性瘫痪或死亡。

2.第 3~7 颈椎骨折脱位

(1)单纯颈椎压缩骨折及颈椎棘突骨折:仅有局部疼痛、压痛,神经症状多不明显。

(2)颈椎脱位

1)半脱位:症状较轻微,伤后颈部疼痛,颈部旋转活动不便,活动时疼痛加剧。局部有不同程度的压痛。颈部肌肉有轻度痉挛,头略倾向前。如为一侧半脱位,则下颌歪向健侧,头旋转向健侧,伤椎棘突偏向伤侧,并凹陷。若神经根受压,则出现神经损伤症状,如第 3、4 颈神经损伤,可有颈部肌肉痉挛、一侧或两侧颈三角处疼痛。若第 6 颈神经损伤,前臂及手的桡侧可有疼痛麻木或针刺样感。若第 7 颈神经损伤,则疼痛沿手的桡侧向食指放射,有时也可沿中指放射。

2)全脱位:症状较重,与寰椎脱位相似,头向前倾。脊髓受压时,出现不同程度的高位截瘫症状。

(3)颈椎骨折脱位

1)屈曲性损伤:局部肿胀、疼痛,压痛明显,受伤椎体棘突凸出,头呈前屈位而不能伸,患者常用两手托腮以防止因活动引起的颈部肌肉痉挛、疼痛。

2)侧屈性损伤:局部肿胀、疼痛,颈部活动受限,头颈向伤侧倾斜。

3)伸直型损伤:头向后仰,颈椎前凸加大。

4)纵向挤压骨折:头颈多处于中立位,活动受限。可合并有脊髓和神经根损伤症状。轻者出现神经根刺激症状,重者出现不完全截瘫甚至完全截瘫,但一般上肢较下肢明显。

(三)X 线检查

凡是有颈部损伤病史的患者,均应摄颈部正、侧位片进行检查,以明确诊断。

1.寰枢椎骨折脱位　寰枢椎骨折与脱位的患者,应摄张口正、侧位 X 线片。

(1)单纯性寰椎骨折:X 线片显示寰椎出现骨折。

(2)寰椎骨折脱位:X 线侧位片显示除骨折外,还见寰齿关节间隙增宽。若宽度达到 3~5mm,则除寰椎韧带外,还有翼状韧带及其他韧带断裂。如张口位 X 线片显示寰枢椎关节间隙(又称八字)不对称,或间隙大于 2mm（正常人显示应少于 2mm），则表示寰枢关节有脱位。若张口位 X 线片显示疑有寰椎前脱位，而侧位片又不明显时，可谨慎摄颈椎微屈位 X 线侧位片以确定之。寰椎两侧脱位时，颈椎侧位片较易识别，寰枢关节之前的距离大为增加，寰椎倾向前下方。如一侧脱位时，在正位片显示两侧寰枢关节位置不对称，其间隙亦不对称，寰椎下关节面与枢椎上关节面不平行。

2.第 3～7 颈椎骨折脱位

（1）颈椎骨折：X 线片显示椎体被压成楔状，可有骨块分离。棘突受损者，其 X 线片显示棘突有骨折线或骨块分离。

（2）颈椎半脱位：颈椎侧位 X 线片显示上位椎体的下关节突移至下位椎体的上关节突尖部，颈椎正常的生理前屈消失。

（3）颈椎全脱位：颈椎正位 X 线片显示受累椎骨的棘突及椎板间的间隙加大；侧位 X 线片显示上位椎体前移，其下关节突位于下位椎体的上关节突之前，使两棘突间的距离加宽。

（4）颈椎骨折脱位：必要时可加摄斜位 X 线片，以明确诊断及分清骨折部位、移位方向，并可了解是否合并神经根及脊髓损伤。要详细分析受累椎体后缘、椎板前缘与脊髓之间的关系，及椎弓根、关节突与椎间孔的关系。伸直型损伤颈椎移位可自行复位，可能在 X 线片上显示不出来，应加注意。

（四）其他检查

若 X 线片提示有椎管和后部椎弓根损害时，或者患者的神经症状提示有椎管损伤时，可考虑进行 CT 检查或磁共振（MRI）检查。

三、辨证治疗

颈椎骨折脱位属于严重的损伤，必须认真地进行检查，全面了解病情，明确诊断，稳妥处理。治疗上首先要注意脊髓的损伤，防止在搬运或治疗中造成截瘫，或使已有的瘫痪症状加重。在处理神经损伤的同时，也须将脱位整复，解除任何压迫，并牢固地固定骨折。同时要配合药物治疗，根据损伤三期辨证用药、结合有效固定、适当功能锻炼，以利于骨折脱位早期修复。

（一）复位手法

整复方法有手法复位、牵引复位、自身功能复位和手术复位。单纯寰椎前脱位、齿状突骨折合并寰椎前脱位及第 3～7 颈椎半脱位，可试行手法复位；严重的寰椎前脱位、齿状突骨折合并寰椎前脱位及第 3～7 颈椎全脱位及骨折合并脱位，应用牵引复位，以防加重损伤及造成不必要的损伤。

1.手法复位

（1）寰椎前脱位及枢椎齿状突骨折合并寰椎前脱位：患者取俯卧位，头伸出床头，助手用两手扳住患者双肩以固定，术者一手托枕部，另一手托下颏部，两手扣紧缓慢进行牵引，同时调正力线，并逐步使患者头后伸，使骨折脱位复位（图 17-16）。复位成功以后，将患者调整置仰卧位，颈后垫合适的软枕，以保持颈部呈后伸位。

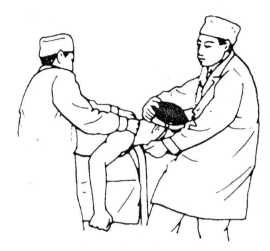

图 17-16　寰枢椎骨折脱位复位法

（2）第 3～7 颈椎半脱位：不需特殊麻醉，可适当肌注哌替啶加以止痛。患者取俯卧位，肩与床头平齐，如果伤重翻身不便可取仰卧位。一助手扳住患者两肩向下肢方向牵引，另一助手两手分别扣住枕部与下颏部，两者缓缓用力拔伸牵引，持续 1～2 分钟，以使颈部的肌肉放松。术者立于一侧，如为双侧半脱位，术者用拇指按于伤椎的下一棘突上，令近头方助手在牵引的基础上将头颈后伸，术者两拇指同时用力下压棘突，即可复位（图 17-17）。复位成功后，患者症状立即减轻或消失，棘突复平，畸形消失。如为一侧半脱位，牵引同上，术者用一手拇指向健侧推按伤椎偏歪之棘突，同时，近头方助手将患者头颈略背伸并向伤侧旋转，即可复位。复位成功后可用枕颌带牵引，牵引重量为 2.5～3kg，颈后垫软枕，以保持颈椎生理弯曲，2～3 周后可去除牵引。

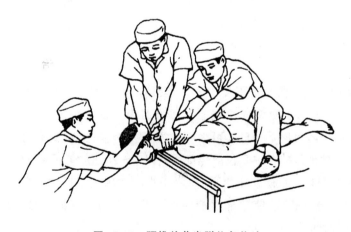

图 17-17　颈椎关节半脱位复位法

（3）颈椎骨折合并脱位：无合并脊髓损伤者，可行手法复位。屈曲型骨折，可用颈部过伸复位法，其复位机制和手法与寰枢椎骨折脱位相似。侧屈型骨折也可用手法矫正侧屈畸形。伸直型骨折，整复手法与屈曲型骨折相反，是在牵引过程中逐步使颈部屈曲（图 17-18）。

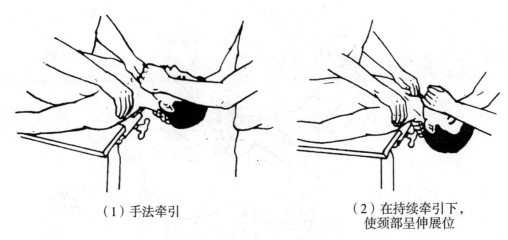

（1）手法牵引 　　　　　（2）在持续牵引下，
　　　　　　　　　　　　　　　使颈部呈伸展位

图 17-18　颈椎压缩性骨折复位法

2.**牵引复位**　适用于大部分颈椎损伤，尤其是怀疑有脊髓或神经根损伤者，或者估计手法复位后不能维持颈椎的稳定状态者，均可采用牵引复位。在牵引状态下，可获得部分或完全复位而解除症状；且可以避免在手法复位过程中加重脊髓或神经根的损伤。此方法较为安全，引起的并发症少，也便于护理。根据病情可选用颌枕带或颅骨牵引。屈曲型骨折，在伸直位牵引；伸直型骨折，可先于中立位牵引，再逐渐改为稍屈曲位牵引；纵向挤压伤造成颈椎裂开时，其前后纵韧带多未损伤，在较大重量的牵引下可使韧带拉紧，骨折即随之复位，宜采用中立位牵引。

（1）枕颌带牵引：适用于无移位的齿状突骨折、第 3～7 颈椎半脱位或全脱位但不伴有脊髓损伤及颈椎骨折脱位严重而脊髓及神经根损伤不严重的患者，因其所需牵引时间短、牵引力较小、仅需稍加固定即可。此带是用两个布带按适当角度缝制而成的，一带托住下颌，另一带托住枕部，利用两带的合力作用进行牵引。重量一般不超过 4kg，否则会影响张口。牵引期间若下颌牵引带滑脱至颈部，压迫颈部血管及气管，可引起脑缺血或窒息。颈部要保持过伸位。牵引时间为 3～4 周。去掉牵引后用颈托或石膏领固定。

（2）颅骨牵引法：适用于有明显压缩骨折、脱位或合并关节突交锁及骨折脱位和脊髓损伤严重不能用手法复位，需要在短时间内大重量快速牵引复位者。牵引时，应适当抬高床头以对抗牵引，并根据复位情况及时调整牵引方向及重量。牵引重量应根据患者颈部肌肉的发达情况、关节交锁的程度及部位而定。一般第 1 颈椎牵引重量为 4kg，每向下一椎体可加 1kg，颈部肌肉发达者，最高可达 15kg，复位后维持重量为 4kg。在刚开始牵引时，颈椎保持在中立位或轻度屈曲（15°～20°）为宜，严防过伸位。否则不但不能达到复位目的，反而会加重脊髓损伤的危险。牵引后，每隔 1 小时在床边拍摄颈椎侧位 X 线片 1 次，待嵌顿的关节突被拉开后，可在肩下垫一软枕，使颈部逐渐伸直。无骨折和脊髓损伤者，可在 3～4 周后再解除牵引。如有骨折应延长牵引时间（图 17-19）。

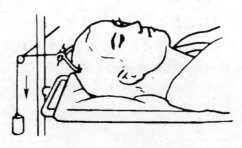

图 17-19　颅骨牵引法

（二）固定方法

无合并神经损伤的颈椎骨折，复位后可用颈托或石膏领加以固定；如果合并有脊髓和神经根损伤，复位后可继续用牵引维持固定。

1.**枕头固定法** 适用于病情较轻，骨折无移位且较稳定及无神经压迫症状者。患者仅需卧床休息即可，于颈后放置特制的高约 12cm、宽约 8cm、长约 20cm 的枕头，使颈部保持在过伸位（图 17-20）。2～3 周后可改用颈托固定。

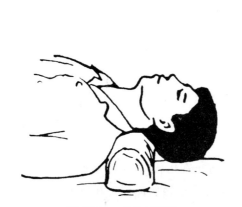 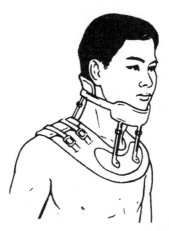

图 17-20　枕头固定法　　　　图 17-21　金属支架固定器

2.**金属支架固定法** 颈椎骨折脱位整复后，在牵引下卧床 3～4 周以后，软组织损伤已愈合，骨折相对稳定，可改用金属支架固定。此固定器主要起支持颈部并使其"拉长"的作用（图 17-21）。

3.**石膏领固定** 适用于颈椎骨折、骨折合并脱位经手法或牵引复位后，尤其是复位后仍不稳定者，如枢椎齿状突骨折合并寰枢脱位。复位后或在牵引 3～4 周后改为石膏领固定，直到骨折愈合（图 17-22）。

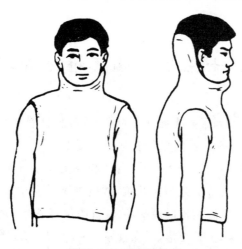

图 17-22　石膏领固定

固定方法，应根据实际情况选择。固定时间，应至骨折愈合或脱位后韧带修补生长能防止再移位时。

（三）功能锻炼

在牵引和固定期间，应加强四肢肌肉、关节的锻炼。解除牵引及固定后，逐步进行颈部的屈伸、侧屈及旋转活动。但早期应避免做与暴力方向相同的动作，以防骨折愈合未坚而发生再骨折。

（四）药物治疗

早期因局部肿胀、疼痛，身热，纳呆，腹胀，故宜活血化瘀，消肿止痛，行气导滞，可内服复元活血汤或大成汤、七厘散等。中期肿痛消减,全身症状好转,则应以接骨续筋为主,可内服接骨丹或补筋丸,外贴伸筋膏。后期骨折愈合,但颈部筋肉强硬,筋络不舒并仍有疼痛者,宜舒筋活血、通利关节,可内服舒筋活血汤、舒筋汤等,外贴狗皮膏等。

(五)其他疗法

成年人发生齿状突骨折且严重移位,合并寰椎脱位者,经保守治疗 3 个月以上,骨折仍不愈合或出现再移位,而导致脊髓压迫症状,应行枕骨颈椎固定术;若有神经压迫症状,则应同时先进行减压再行融合术。第 3~7 颈椎骨折牵引或手法不能复位或陈旧性脱位不能复位者,可先将下位椎骨体的上关节突部分切除,再行复位;若骨折块突入脊髓腔,应清除骨碎片,做颈椎板融合术。

四、注意事项

1.检查时,动作不应粗暴,忌用力转动头部,以免加重损伤,而造成不必要的痛苦和不可挽回的后果。

2.在搬运患者的过程中,若怀疑有颈椎骨折、脱位,应由一人双手托住患者下颏和枕部略加牵引,且保持头颈与躯干平衡,禁忌颈椎屈曲、过伸或旋转;另一人一手扶肩部,一手扶臀部将患者平托或滚送到担架上。然后使头颈保持中立位,在头颈两侧用垫挤紧,以防止在运输过程中头颈不稳。屈曲型损伤者,应在颈后垫一软枕使颈部呈后伸位。伸直型损伤者,则将颈部置于略屈曲位。在急诊室内也应遵循上述原则。X 线片检查时,最好使用移动式 X 线机,可避免因搬运而加重损伤。

3.对疑有"挥鞭"样损伤,虽无半脱位表现,但应仔细观察,切勿轻易诊断为颈部扭挫伤。

4.颈椎骨折脱位手法整复有一定的风险,必须严格掌握其适应证,谨慎操作。

5.在固定期间,应进行四肢关节、肌肉的锻炼,尤其是不完全截瘫患者,以维持或增强肌力。解除固定后,早期不宜做与暴力方向同向的活动,以免骨折脱位复发。

(陈小龙)

第十三节　胸腰椎体骨折

胸腰椎骨的完整性或连续性遭到了外力破坏者,称为胸腰椎体骨折。胸腰椎骨折是临床较为常见的骨折之一,约占全身骨折的 4.8%~6.6%,多好发于胸 12~腰 1。

胸椎椎体呈圆柱形,其左右径与前后径大致相等,体积自上而下逐渐加大。胸椎棘突斜向后下方,自上而下呈叠瓦状排列。胸椎上、下关节突近似额状位,故胸椎不易发生脱位。胸椎借肋骨与胸骨相连,活动受限,也增加了胸椎的稳定性。椎管胸椎段最窄,故骨折脱位容易造成截瘫;腰椎椎体最为粗大,横径大于前后径。腰椎棘突近似水平方向,呈长方形,后缘较厚。从胸 11、12 到腰椎上、下关节突为半额状、半矢状位,故很少单纯发生脱位。腰椎活动性较大,可作前屈、后伸、侧弯及环转运动。与所有脊椎一样,胸腰椎间借椎间盘和韧带相连。

根据患者受伤时体位不同,胸腰椎骨折可简单分为屈曲型和伸直型两种,前者多见。根据所受暴力的轻重、方向等不同,屈曲型骨折又可分为单纯压缩性骨折、粉碎性骨折。此外,老人椎体压缩骨折也常见。

一、病因病机

1.单纯椎体压缩性骨折　青壮年多发。多由间接暴力所致,如患者自高处坠落,臀部或双足先着地,或弯腰时,重物从高处落下砸于患者的肩、背部位,使脊柱过度前屈,传递暴力损伤胸腰段,此时由于整个脊柱向前弯曲,相邻椎体存在向前成角的夹挤力,迫使受累椎体的前部压扁而成楔形,产生压缩性骨折(图17-23)。若患者站立时,重物突然落于头顶,或垂直地落在肩部,向下传递的垂直压力,也可造成胸腰椎压缩性骨折。此种骨折多无韧带损伤,比较稳定。

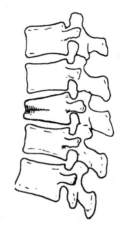

图 17-23　椎体压缩性骨折

2.椎体粉碎性骨折　多因纵向暴力过大,使椎体终板破裂,椎间盘挤入椎体内,而引起椎体粉碎骨折。受伤的椎体可为一个或多个。椎体粉碎骨折多发生在胸腰段脊椎。轻者椎体除有楔形改变外,在前上缘可有一大块骨折块游离。严重者椎体则碎裂为很多小块。如果粉碎不严重,椎体后部尚完整,棘上及棘间韧带没有断裂,骨折也较稳定(图 17-24)。

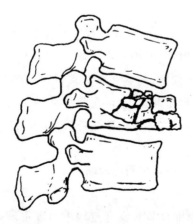

图 17-24　椎体粉碎性骨折

老人椎体压缩骨折多由于内分泌机能减退而致骨质疏松,尤其是妇女停经后,骨质疏松明显,这种椎体,承受力差,轻微外力挤压时,如蹲下提重物、滑倒或乘车颠簸,即可造成压缩性骨折,受伤椎体多呈现鱼椎骨样的双凹状变形(图 17-25)。

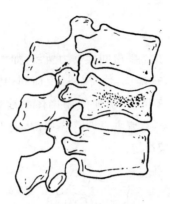

图 17-25   椎体双凹骨折

二、诊断

（一）外伤史

除老人椎体压缩骨折以外，一般均有明显的外伤史。

（二）临床表现

胸腰局部有自发性疼痛，肿胀明显，且可有皮下瘀斑。有时可出现纳呆、胸闷、腹胀腹痛、恶心呕吐、二便不通、心烦失眠、全身不适等腑实证或蓄血症状。

（三）专科检查

患者不能坐起或行走，较轻者可双手扶腰部挺直行走。椎旁肌肉痉挛。按压或叩击伤椎的棘突时，疼痛加重；棘突间距离增宽，棘突可有后凸畸形。腰椎因存在生理前凸，则轻微的后凸不易觉察。如果椎体出现侧方压缩，脊柱可有轻度的侧弯畸形。

（四）X线检查

X线检查对诊断非常重要，对分型及指导治疗等有重要意义。应拍摄受伤胸腰椎的正侧位X线片，必要时加摄斜位片，或断层摄影。多发损伤者，应集中一次X线片检查，防止搬运患者而加重损伤。屈曲型骨折，椎体前部出现压缩，常累及多个椎体，棘突多不分离，椎板完整。屈曲旋转暴力损伤时，椎体的前部和侧方均有压缩骨折，严重者有棘上韧带断裂，也可合并棘突、关节突骨折。纵向挤压造成的骨折，则椎体变短，向四周膨大，也可发生粉碎骨折。老人椎体压缩骨折，椎体出现鱼椎骨样的双凹状改变。

（五）其他检查

必要时，可做CT或磁共振检查以进一步明确诊断。

（六）鉴别诊断

1.青年性椎体骨骺炎   该病是因椎体骨骺发育过程中出现生理紊乱所致，没有外伤史，多发于第7～11胸椎之间。X线照片显示椎体相对面的形态不规则，髓核变性，椎间面凹陷，在邻近骨上有保护性骨沉积和椎间隙变窄，多见多个椎体发生楔形改变（图17-26）。

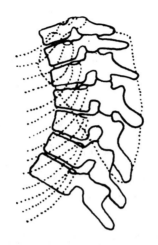

图 17-26　青年性椎体骨骺炎

　　2.椎体代偿性变形　经常负重劳动的搬运工人,下部胸椎和上部腰椎常有轻度的楔形改变。这是因经常负重,椎体代偿性变形所导致。临床应仔细检查,不可误诊为椎体压缩骨折(图 17-27)。

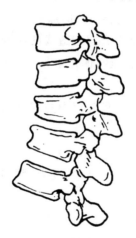

图 17-27　搬运工人胸腰椎体轻度楔状变形

三、辨证治疗

　　胸腰椎压缩骨折多较稳定,轻微的骨折多不用复位,尤其老年体弱、骨质疏松的患者,一般不主张手法复位,卧床休息 3 个月左右或适当进行练功活动即可。若椎骨压缩超过 1/2 以上,脊柱后突严重,有不稳定趋向者;对年轻患者,脊柱功能要求高,恢复后要从事体力劳动,应及时复位,采取良好的固定和积极的功能锻炼。

(一)手法复位

　　目前整复方法较多,但其主要的原理是一致的,即使已压缩成角的椎体与皱折的前纵韧带重新过伸及张开,便可以复位。复位过程中,为了减少痛苦和松弛痉挛的肌肉,可以适当给以止痛药。

　　1.牵引过伸按压法　患者俯卧于硬板床上,双手抓住床头。助手立于患者头侧,两手把持住腋窝处,另一助手立于足侧,双手握住双踝,两助手同时用力,逐渐进行牵引。牵引到一定程度后,下位助手在持续牵引的基础上,逐渐将两腿提起,悬离床面,使脊柱得到充分牵引和后伸,以使肌肉松弛、椎间隙及前纵韧带被拉开。此时,术者双手重叠,在骨折后突部位用力下压,借前纵韧带的伸张力,将压缩的椎体拉开,同时后突畸形也得以复平。

2.二桌复位法　用高低不等的二张桌子,高低相差约为 25～30cm,并排靠在一起,患者俯卧于二桌上,头部朝高桌,然后将两桌向头足两端徐徐移至上臂中段近腋下处及大腿中段处。两助手分别扶患者双肩及双下肢,以防止其坠落。此时,借助患者体重,使胸腰部悬空。术者也可用手掌托住患者的腹部,慢慢下沉,以减轻疼痛,达到脊柱过伸的目的。约 2～5 分钟后,脊柱的胸腰部明显过伸,前纵韧带被拉紧,使压缩之椎体得以复位。随即上一石膏背心或金属胸腰过伸支架加以固定。石膏背心上至胸骨上缘,下至耻骨联合。在骨突处放一衬垫以防压伤,并注意胸骨部、耻骨部、下腰部的固定和塑形。

3.两踝悬吊复位法　患者俯卧,将两踝悬空吊起,徐徐上升,使胸腰段脊柱过伸,其原理与二桌复位法相同。复位后用支架固定脊柱于过伸位。

4.肾托法　患者仰卧于手术台上,胸腰段置于肾托上,逐渐摇起肾托,将患者的胸腰段挺起而呈拱桥形,使脊柱后伸。复位后,应在腰部置软枕,仰卧位休息。

5.自身复位功能疗法　本法既简便又安全,效果好,患者恢复较快,且并发症少。同时还能发挥患者在复位和治疗中的主动作用。其以背伸肌为动力,以增加前纵韧带及椎间盘前部纤维环的张力,使压缩的椎体逐渐张开。骨折畸形也会逐渐得以矫正。背伸肌力的加强,可形成一个有力的肌肉夹板,其对脊柱的稳定起重要作用。此种方法可以免除由于长期石膏固定造成的痛苦,并可避免骨质疏松。坚持背伸肌的锻炼,骨折后遗症也明显减少,同时也可以改善全身的血液循环。早期可消除全身症状,增加食欲,增强体力,有助于患者的康复。具体的方法如下:

患者仰卧于硬板床上,在骨折处垫一软枕,可先服中药或止痛剂,待疼痛缓解以后即可进行腰背部肌肉的锻炼。

(1)仰卧位锻炼法

1)五点支撑法:患者以头部、双肘及双足为支重点,使背、腰、臀及下肢呈弓形撑起。一般伤后一周内要达到此种练功要求。

2)三点支撑法:患者用头顶及双足支重,全身向后呈弓形撑起,腰背部尽力后伸。一般伤后 2～3 周内达到此种要求。

3)四点支撑法:患者用双手及双足支重,全身后伸腾空呈拱桥式。此方法难度较大,对于青壮年患者经过努力后,在伤后 5～6 周可达到此练功要求。

(2)俯卧位锻炼法

第 1 步:患者俯卧位,双上肢置于体侧,抬头挺胸,两臂后伸,以使头、胸及两上肢离开床面。

第 2 步:双膝关节伸直的同时,下肢后伸,并尽量向上翘起,两下肢也可以先交替后伸翘起,再一同后伸。

第 3 步:头、颈、胸双两下肢同时抬高,两臂后伸,仅以腹部着床,整个身体向背后呈弓形。

功能锻炼是复位的重要部分,必须坚持早期进行练功,循序渐进,持之以恒,只要全身的情况允许,一般在伤后 1～2 天,即要指导患者进行练功,并向其讲明练功的要领及必要性。一般经过 2 周以后,骨折可大部分复位,4 周后则基本恢复,8～12 周后骨折愈合。此法对合并有附件骨折或不完全脱位的不稳定性骨折亦能达到复位的目的,效果较好。通过功能锻炼椎体压缩 1/3 或不到 1/2 者,可基本恢复到正常高度,后期脊柱功能的恢复也满意。

（二）固定方法

轻度胸腰椎压缩骨折,一般不需特别固定,患者仰卧于硬板床上,在骨折处垫一薄枕即可。较严重的骨折,复位后,脊柱在过伸位固定,常用的有石膏背心、胸腰过伸支架或腰背"工"形板。

(三)功能锻炼

骨折在整复固定以后,鼓励患者早期进行四肢及腰肌锻炼,这是治疗中的一个关键。石膏及支架固定者,早期可进行脊柱背伸和伸髋活动。严重的患者也不可绝对卧床。病情稳定后,即可开始练功活动,轻者8～12周可下地活动,应避免弯腰动作,12周后可进行脊柱的全面锻炼,半年后可进行弯腰负重活动。

(四)药物治疗

1.早期　主要在于调理内伤,如肠胃气滞,腹胀,嗳气,呕吐者,证属气滞血瘀,治宜行气活血导滞,可内服顺气活血汤加减或复元活血汤。若有气化失调,治宜活血祛瘀、行气利水,用膈下逐瘀汤合五苓散。若局部持续疼痛,腹满胀痛,大便秘结,舌苔黄厚腻,脉弦有力,证属血瘀气滞、腑气不通,治宜攻下逐瘀,方用桃核承气汤或大成汤。若大便干结难下,可润肠通便,可用芒硝9g、蜂蜜30g冲服,或用番泻叶10g当茶饮。

2.中期　全身症状消除,肠胃功能恢复,肿痛虽消而未尽,治宜活血和营、续筋接骨,内服复元通气散加当归或接骨丹。

3.后期　腰背局部板硬疼痛,筋脉不舒。治宜舒筋活络,内服伸筋片。症属肝肾亏损、气血不足者,应补肝肾,养气血,可服补肾活血汤、十全大补汤。外贴伸筋膏等。

四、注意事项

1.搬运胸腰椎骨折患者时,宜三人分别于肩部、腰背部、下肢一齐平托至担架、门板或床板上,三人动作要一致,保持躯干在伸直姿势,勿使其发生扭屈或旋转。切忌一人背送或一人抱腿一人抱头,致使脊柱屈曲,而加重损伤。

2.对老年人椎体压缩骨折,由于外伤史不明显,对其叙述的突然腰痛症状,应仔细询问,以免漏诊。

3.卧床时,注意防止出现压疮,应在2～3小时内帮助患者翻身,同时进行按摩。

4.应鼓励患者进行早期的功能锻炼。早期的锻炼,可防止腰背部肌肉的功能减退及损伤处软组织的纤维化和粘连。

(陈小龙)

第十四节　胸腰椎骨折与脱位

胸腰椎骨折与脱位,是指胸腰椎骨的完整性或连续性遭到外力破坏,使构成胸腰椎关节的骨端关节面脱离了正常位置,而致功能障碍者。脊柱骨折中,屈曲性骨折约占95%;发生于第1胸椎至第2腰椎的约占90%,发生于第4～5腰椎的约占3%,发生于尾骶椎的约占7%;稳定性骨折约占70%,非稳定性骨折并发轻重程度不同脊髓损伤的约占30%。

胸腰椎结构大致相同,只是关节突的关节面方向有所差异,胸椎上关节突关节面主要向后略向上,下关节突关节面主要向前略向下,所以胸椎关节突关节面与水平面几乎垂直,故不易发生脱位。腰椎上关节突关节面主要向中线略向后,下关节突关节面主要向外略向前,腰椎关节突关节面和颈胸椎关节突关节面完全不同,关节突的排列不是一前一后,而是一内一外,即一左一右,上关节突在外,下关节突在内,因此,腰椎关节突不易发生单纯脱位和交锁,脱位时往往合并一侧关节突骨折。从结构特点看,第1～10胸椎两侧有肋骨支撑,活动度较小,受伤机会也较少。第1胸椎至第2腰椎,因活动范围大,负重量大,故易受伤。胸腰段脊椎结构有三个特点:一是上有较固定的胸椎,胸腰段成为活动的腰椎与固定的胸椎之间的转接点,是躯干应力易集中的位置;二是胸椎生理后突,腰椎生理前突,胸腰段为两曲度的衔接点,肩背负重应力易集中于此;三是关节突关节面的朝向在胸腰段移行(由冠状面转变为矢状面),易遭受旋转外力的破坏。胸腰段脊柱结构的三个特点是该部位脊柱损伤发病率高的内在因素,其发病部位,常见第1胸椎至第2腰椎脊椎。

胸腰椎骨折与脱位包括:椎体压缩在1/2以上,椎体粉碎性骨折;伴有棘上韧带及棘间韧带断裂,关节突骨折脱位;关节突跳跃征;第4～5腰椎椎弓根骨折(特别两侧椎弓根骨折容易造成损伤性脊柱滑脱)。此类骨折属不稳定性骨折,是因为维持脊柱稳定结构的因素,遭到了严重破坏。如前、后纵韧带,椎间盘环状韧带,椎板间的黄韧带及小关节囊韧带,棘间和棘上韧带等遭到不同程度的损伤,如这其中三个以上的稳定因素被破坏时,骨折则易发生移位,同时易压迫脊髓和马尾神经。此类骨折损伤的程度严重,不仅治疗困难,而且易留有神经损伤症状或慢性腰痛的后遗症。

一、病因病机

胸腰椎骨折与脱位,根据暴力的性质、受伤时的体位,大都是因脊柱过度屈曲或伸展性暴力引起,发病机制与胸腰椎骨折相同,但暴力较大。根据力学原理,外来的暴力作用于脊柱可分为两个分力:一个分力自上而下或由下而上,称垂直分力,其作用能使脊柱屈曲,对脊柱有积压作用,又称挤压分力;另一个分力是由前向后或由后向前,称水平分力,它的作用能使脊柱前后脱位,又称脱位分力。当暴力与脊柱所构成角度越小,则挤压分力(垂直分力)越大,越容易引起椎体的压缩骨折;反之,外力与脊柱所形成角度越大,则脱位分力(水平分力)越大,容易使骨折脱位。椎体骨折比较严重,椎体多被压缩在1/2以上或呈粉碎骨折。若椎体压缩较多,则上一椎体向前下方倾斜,由于外力的作用,其后方的关节突必突向后上方,关节囊及韧带会被撕裂,严重的易发生关节突关节脱位。如脱位分力较大,除椎体可有压缩骨折外。当同时伴有关节突或椎弓骨折时会有明显的椎体脱位。因腰椎关节突较长,且系左右排列,故一般不易脱位,而多有骨折,同时并发韧带损伤。具体可分为:

1.屈曲旋转型　胸腰椎骨折与脱位是由屈曲合并旋转外力造成,屈曲应力使椎体楔形变,旋转应力伤及椎弓和韧带,使应力的椎体向侧方和前方脱位。脊椎前后部都受破坏,骨折很不稳定,易造成脊髓或马尾神经损伤。

2.椎体粉碎性骨折　多发生在胸腰段,其粉碎程度不一,轻者除有楔形改变外,前上缘有一大块骨折片游离,有时会另有小骨片突向前方。损伤严重椎体会破裂成很多小块,亦可引起椎间盘的破裂和环状韧带损伤,属不稳定骨折。

3.关节突跳跃征　正常时,上一椎骨的下关节突位于下一椎骨上关节突的后方(胸椎)或内侧(腰椎),当外来暴力致脊椎高度屈曲时,会致关节囊撕裂,后纵韧带断裂,使下关节突向上移位或移位的上下两关节突尖相对,如脱位分力较大时,则使下关节突向前移位至下一椎骨上关节突的前方。同时会引起背伸肌痉挛,可使下关节突交锁在下一椎骨上关节突的前方,而见关节跳跃征。

4.胸腰椎伸展型损伤　临床较少见,其发病是过伸暴力所致,可因间接外力,如戏剧和杂技演员特技表演,举重运动员举重时,腰部急剧过度后伸;也有因直接外力所致。如外力直接撞击胸腰段,均可引起胸腰段伸直型骨折与脱位。该型常伴有前纵韧带撕裂,椎板或关节突骨折,甚至导致椎体中部或椎间盘处横形裂开。如椎板骨折时,骨块会向前挤至椎管内,出现严重的脊髓压迫症状。

二、诊断

(一)外伤史
本病有较严重的外伤史。

(二)临床表现
损伤部位疼痛剧烈,甚至出现休克。局部肿胀,可见瘀斑,坐起或站立时疼痛加重。伴腹胀、纳呆、恶心、呕吐、二便不通等。

(三)专科检查
脊柱可见有明显的后突畸形(腰椎因生理前凸,所以后突畸形不明显),损伤的棘突压痛,叩击痛明显。

(四)并发症
损伤严重者,可合并脊髓、神经损伤,会有不同程度和不同平面的神经损伤症状、体征。应检查受伤脊髓节段以下感觉、肌张力、运动、生理和病理反射,以及大小便情况来判断。

(五)X线检查
胸腰椎正侧位片,可基本确定骨折的部位、程度,对诊断和治疗有重要意义。

(六)其他检查
1.CT扫描　能清楚地显示椎体、附件和椎管等结构的解剖关系和骨折移位情况,其优点是不受自身阴影重叠及周围组织掩盖影响,且对软组织具有很高的分辨率。

2.MRI检查　具有平面成像及很高的软组织分辨力,能非常明确地显示脊髓和椎旁软组织是否损伤及损伤的具体情况,是脊髓损伤最有效的影像检查手段。

胸腰椎骨折与脱位,根据外伤史、症状、体征及影像检查可诊断。

三、辨证治疗

要根据胸腰椎骨折与脱位的特点,注重骨折与脱位的急救,辨清不同类型,采用不同手法复位、恰当固定和辨证分期用药.以及其他疗法进行治疗,同时配合功能锻炼,以利损伤早期修复。

(一)胸腰椎骨折与脱位的急救
胸腰椎骨折与脱位的现场急救十分重要,处理不当会造成严重后果。对于任何可疑胸腰椎骨折,不得随意搬动,在现场应简单地检查及处理,有休克的,应给予及时处理,如给止痛剂和输液等。若胸腰椎棘突有明显压痛和畸形,应按骨折脱位进行搬运,合并脊髓损伤者更应慎重。对有颅脑、胸腹脏器及四肢合并损伤时,均应适当处理后搬运。搬运时应避免屈曲、扭转,应使脊柱保持伸直位置。

搬运的工具,用硬担架或木板,不应用软担架或毯子。禁止一人背送或二三人抬送,以免加重损伤。搬运时使伤者双下肢理直靠拢,两上肢贴于体侧,担架或木板、门板靠近患者一侧,由三人平移担架上。或用滚动法,即一人扶肩腰部,一人扶臀及下肢部,两人同时齐用力将患者滚到担架上,取仰卧位腰下垫一软枕,保持脊柱呈过伸位(屈曲型)。若在没条件的情况下,使用软担架时,应使伤员俯卧位,头转向一侧,以便在离地运送时,使伤员保持脊柱的过伸位。总之,屈曲型脊柱骨折与脱位的,切忌屈曲体位搬运。伸展型者,应在轻度屈曲位。若伤员对损伤姿势记不清的,宜用木板或硬担架,取仰卧位,使脊柱保持中立位为妥。昏迷患者应平位搬运。

(二)整复方法

根据胸腰椎骨折与脱位的不同类型和损伤程度,选用适当的复位方法。总的原则是逆损伤的病因病机并充分利用脊柱稳定结构进行复位。屈曲型损伤应伸展复位,伸展型损伤应屈曲位复位。复位时要注意牵引力的作用方向和大小,防止骨折脱位加重或损伤脊髓。胸腰椎损伤,可选用的复位法包括手法复位、牵引复位、自身复位功能疗法等。

1.手法复位　对胸腰椎骨折与脱位不合并脊髓神经损伤者,可采用手法复位,但对脊髓或马尾神经受压者应慎用,若脊髓完全断裂者禁用。其方法与单纯胸腰椎压缩骨折相同,只是在整复时,应先在水平位大力牵引,并将脊椎后突畸形按压平正,按压时切忌使用暴力,然后使脊柱过伸。复位后腰部骨折处垫一软枕,以保持骨折稳定,避免伤及脊髓神经。翻身时应特别注意防止脊柱扭曲。

2.牵引复位　一般多采用骨盆牵引法,牵引重量每侧 10～15kg,将床尾垫高以行反牵引,每日可进行X线检查,观察复位情况。如已复位则减轻重量,以维持量继续牵引 4～6 周。本法用于骨折脱位较严重,手法整复有困难者。

3.自身复位功能疗法　可参考胸腰椎骨折复位中的自身复位功能疗法。

(三)固定方法

对胸腰椎骨折与脱位,不合并脊髓神经损伤的,或合并不完全截瘫的患者,整复后卧床 5～6 周,在骨折脱位趋向稳定,软组织基本修复的条件下,可采用腰背"工"形板固定或"夹板腰围"固定。逐渐离床下地活动直至骨折愈合。对伸展型损伤者,应头下垫枕头抬高,膝下用枕头垫起,使髋膝关节屈曲,脊柱轻度屈曲位,以利于骨折靠拢和愈合,2～3 周急性期过后,软组织修复,用石膏背心固定躯干于中立或微屈位 2～3 个月。

(四)其他疗法

胸腰椎骨折与脱位相当一部分脊柱极不稳定,一是损伤严重同时合并附件骨折的,二是胸腰椎关节跳跃征,三是经整复失败者。为使早期得到复位增加脊柱稳定性,避免进行性畸形加重,或脊髓的进一步损伤,可采用后路或前路切开复位内固定术,或脊柱融合术等治疗。

(五)药物治疗

胸腰椎骨折与脱位药物治疗,一般按照损伤早、中、后期三期辨证用药治疗。

1.早期　局部肿胀、疼痛剧烈、胃纳不佳、大便秘结、舌苔白薄、脉弦紧等为主证。属血瘀气滞的,治宜活血行气,消肿止痛。内服复元活血汤加减、腰伤一方、膈下逐瘀汤等。外治用祛淤消肿膏、消瘀膏等外敷。若腹部胀满疼痛,大便秘结,舌苔黄燥,脉弦有力,证属血瘀气滞,腑气不通,治宜攻下逐瘀、通腑泄热,方用桃仁承气汤或大成汤。

2.中期　肿痛虽消而未尽,仍活动受限,舌黯红,苔白薄脉缓,证属筋骨未复,瘀血未尽,治宜舒筋接骨、活血和营。方用接骨紫金丹、接骨丹、或腰伤二方等内服。外治用接骨膏外敷。

3.后期　腰膝酸软,四肢无力,活动后局部隐痛,或活动受限,舌淡苔薄,脉沉细无力。属肝肾不足,气血虚弱为主要表现者,治宜补肝肾,益气血。方用六味地黄丸、八珍汤、壮腰健肾汤等方加减内服。外治用镇江膏、狗皮膏等外敷。

(六)功能锻炼

功能锻炼初期应遵循早期开始,中后期应循序渐进,根据功能需要,力量与耐力并重的原则进行锻炼。

1.早期开始　复位后在床上主动做四肢关节活动,进行肢体、肌肉关节功能锻炼,时间一般1~2周。

2.循序渐进　应在主动活动基础上逐渐到被动活动,2周后,从易到难循序渐进的开始进行腰背部肌肉锻炼。8~12周后,在夹板或支架保护下锻炼背伸活动(屈曲型骨折)。

3.根据功能需要锻炼　要有针对性的,有计划,有目标的进行锻炼。屈曲型的伤后4个月内应避免弯腰活动,伸直型应避免伸腰活动。

4.力量与耐力并重　当锻炼到具有一定肌力时,必须坚持具备力量的持续性,才会适应日常生活需要。

四、注意事项

1.对不同类型的胸腰椎骨折与脱位,整复固定后应鼓励患者早期进行适当的功能锻炼。

2.严重患者应注意绝对卧床休息,为防止压疮发生,应每隔1~2小时帮助患者翻身1次。

3.搬运工具、搬运方法要得当,严防并发症的发生。

4.对合并附件骨折的患者,或胸腰椎关节跳跃征者,应早期手术治疗,切开复位。

(陈小龙)

第十五节　脊柱附件骨折

脊柱附件骨折是指关节突、椎弓峡部、椎弓根、椎板、横突、棘突等骨的完整性或连续性受到外力破坏。其发病可为单发,也可是联合损伤。多伴有椎体程度不同的损伤,严重者可并发脊髓或神经根损伤。

一、病因病机

1.椎弓峡部、椎弓根、椎板、关节突骨折　几种骨折虽然部位不同,但损伤的原因和机制大致相同。多由突然旋转暴力、强力的过伸或屈曲性损伤所引起。如自高处仰面坠落,胸腰段恰好落在一横梁或高凸硬物上,使脊柱过伸,可造成椎板、椎弓峡部、椎弓根及关节突和棘突骨折。当脊柱受到旋转暴力损伤时,会发生一侧关节突骨折。屈曲性损伤,也会发生单侧或双侧关节突骨折。此类骨折多合并椎体撕脱性或粉碎性骨折。以下位胸椎及腰椎为好发部位。

2.横突骨折　胸椎横突短而坚,与肋骨有关节相连不易骨折,腰椎横突较长而扁薄,易发生骨折。多由肌肉牵拉力或直接暴力引起,如滑倒时腰方肌、腰大肌的急剧收缩,引起腰椎横突撕脱骨折,其发病特点多为单侧,并伴有腰部软组织撕裂;或重物直接打击腰部导致横突骨折,可单发或多发,严重的可伴有椎体骨折脱位。

3.棘突骨折　可因屈曲暴力、过伸暴力或直接暴力引起,以脊柱屈曲型为多见,由棘上韧带撕脱引起或肌肉不平衡的骤然收缩导致。发病部位以颈椎与上胸椎多见,好发于第7颈椎和第1胸椎棘突。本类骨折多发于铲土工人,故俗称"铲土骨折"。是由于铲土时,将盛满泥土的铁锹猛然用力向上扔时,由于肌肉强烈收缩、而发生棘突撕脱骨折。

二、诊断

（一）外伤史

患者有明显外伤史。

（二）临床表现

有局限性自发性脊柱疼痛,脊柱活动明显受限,有表浅或深在压痛。根据发病部位不同,有不同的症状和体征。

1. 棘突骨折　多在受伤时突然感肩背发生响声和疼痛(直接暴力则无),局部肿胀、隆起、棘突骨折处压痛明显,可触及骨擦音。X线检查可见"狗身"处骨折。

2. 横突骨折　若一侧横突骨折,则局限一侧横突压痛,两侧骨折,则横突相应部位压痛,多发者压痛广泛。患者在卧床翻身时,可在疼痛处有骨擦音,走路时要以手托扶受伤部位,不能主动抬起下肢,上楼梯时(腰方肌、腰大肌收缩),可引起剧痛。若横突骨折严重者,肌肉、筋膜广泛撕裂出血,亦可形成腹后壁血肿。若刺激腹膜及交感神经时,可引起神经性肠麻痹、腹胀、疼痛、肠鸣音消失等。有的会引起泌尿系统症状。当腹膜后血肿向腹膜前间隙扩散时,腹腔穿刺可能抽出小量积血,要注意与腹腔脏器损伤鉴别。斜位X线片可见"狗头"处骨折。

3. 关节突骨折　发病部位以第4～5腰椎受累最多,腰2、腰3也常有发生。骨折后,患者往往感到腰部发生响声,呈尖锐性疼痛。局部肌肉痉挛,活动受限,尤其旋转活动严重受限。X线检查斜位片上"狗耳"断裂,即是关节突骨折。诊断不明者可做CT扫描检查。

4. 椎弓峡部骨折　峡部是指椎弓上、下关节突之间部分,局部受力较大,腰椎尤易发生骨折。脊柱猛力屈曲旋转或急骤过伸,可致单侧或双侧峡部骨折。双侧骨折时,则影响脊柱的稳定性。由于负重的椎体间产生剪式伤力,可引起椎体逐渐向前滑移,又称脊柱滑脱症,需与先天性椎弓根未闭合所引起的脊柱滑脱相鉴别。先天性椎弓根未闭合所致者,无明显外伤史,患者多有慢性腰痛史。X线检查,表现为狗颈部断裂。

5. 椎板骨折　指棘突两旁至关节突之间,椎弓的后板部分,椎板之间有黄韧带相连。直接暴力作用于棘突和椎板上可造成粉碎性、塌陷性骨折;间接暴力多由脊柱强力过伸而致椎板横断骨折;当同时伴旋转暴力时,会造成纵行或斜行骨折。必要时行CT扫描检查,可清晰显示骨折线。

6. 椎弓根骨折　单纯性椎弓根骨折少见。除火器直接损伤外,多见于屈曲分离牵拉、过伸及旋转暴力,故常并发脊柱骨折脱位,最常见是横行骨折。在人体急速屈曲时,上身的前倾惯力与下身的堕力形成一种分离牵拉暴力,使棘突和整个椎弓包括椎板横行劈裂,椎弓根也横断骨折。

X线检查,摄脊椎左右斜位片,脊柱附件阴影外形似狗的外形。如以腰椎为例,上关节突为"狗耳",横突为"狗头",椎弓根下部为"狗颈",椎板与棘突为"狗身",两下关节突为"狗的前后腿"。如"狗颈"部见异常裂隙阴影,则诊断为椎弓根峡部骨折。如在X线片上见到"狗"的其他部位出现裂隙,则提示腰椎附件相应部位骨折。

三、辨证治疗

应辨清脊柱附件不同部位的骨折,采用不同的治疗方法和固定,进行辨证用药、功能锻炼等治疗。

（一）复位手法或对症治疗

脊椎附件骨折一般均较稳定，如不伴脊髓或神经损伤者，均可采用非手术疗法治疗，根据发病情况，采用手法复位或对症治疗。

1.棘突骨折　单纯棘突骨折，一般无需特殊治疗，血肿明显者，可抽净加压包扎，休息3～4周。陈旧性骨折不愈合，无症状者可不处理，有局部疼痛、骨块分离或形成滑囊炎者应切除滑囊及骨块。

2.横突骨折　单纯横突骨折一般不需特殊处理，卧床休息3～4周，即可痊愈，即使分离较大呈纤维愈合也不影响腰的功能。

3.关节突骨折　关节突骨折，因局部剪力大，不易愈合，治疗不当，可引起慢性腰痛，甚至椎体滑脱，压迫马尾神经。治疗期间除一般治疗卧床4～5周，长期佩戴腰围，对症治疗外，对青壮年患者可早期考虑植骨融合术。

4.椎弓峡部骨折　若单纯峡部骨折，椎体无移位，早期可卧床休息4～5周，腰围固定，部分病例可以愈合。不愈合的，亦有部分患者，能胜任一般日常工作。若骨折后期不愈合，引起慢性腰痛，影响日常工作，可考虑脊柱融合术。目前亦有主张一经诊断，即早期做脊柱融合术，以避免脊柱滑脱出现。

5.椎板骨折　无神经症状的椎板骨折，可卧床休息4～5周，若骨折碎片突入椎管可手术摘除，以解除神经压迫。

6.椎弓根骨折　处理可参照该类骨折，进行一般处理。

（二）固定方法

对稳定性的脊椎附件骨折，不需特殊固定，伤后卧硬木板床休息3～4周即可。椎弓根峡部骨折，椎板及关节突骨折，卧床4～5周后，可在腰围或金属支架保护下，逐渐下床活动。

（三）药物治疗

脊柱附件骨折的药物治疗，按损伤三期治疗。早期局部肿痛，活动受限，伴腹胀、便秘者，治宜活血化瘀、消肿止痛、行气导滞，方用复元活血汤加减或大成汤内服；中期肿痛已消，治以接骨舒筋为主，内服接骨丹、腰伤二号等；后期骨折基本愈合、关节稳定、腰酸乏力，属肝肾不足，气血虚弱，治当补肝肾益气血，可用六味地黄汤、八珍汤、壮腰健肾汤。外治，早期外敷祛瘀消肿膏或双柏散；中期外敷接骨膏；后期贴镇江膏、狗皮膏。

（四）功能锻炼

早期除限制脊柱活动外，应加强四肢锻炼。3～4周后骨折已有纤维愈合，逐渐开始腰背肌的锻炼，对严重骨折，如多发性横突骨折、双侧椎弓根峡部和关节突骨折，应在腰围和腰背支架保护下逐渐进行腰背肌锻炼，以防止组织粘连。

四、注意事项

1.对疑有附件骨折但X线检查不能确诊者，应做CT扫描检查，以避免漏诊。

2.脊柱附件骨折功能锻炼不宜过早，以免活动过早影响骨折愈合。

3.卧床休息治疗期间，应每隔1小时～2小时帮助患者翻身1次，防止压疮发生。

（陈小龙）

第十六节　骨盆骨折

在外力作用下,髋骨(髂骨、耻骨和坐骨)和骶尾骨的完整性或连续性遭到破坏,即称为骨盆骨折。骨盆骨折多由强大暴力作用而成,因其骨盆内有膀胱、直肠、输尿管等脏器和众多的血管、神经,故一旦损伤,除可导致其功能的严重障碍外,且常损伤盆腔内的脏器和血管、神经,产生严重后果,甚至危及生命。

骨盆系一完整的闭合骨环,由两侧髋骨(髂骨、耻骨和坐骨)及骶尾骨接连而成,在前正中线两侧耻骨借纤维软骨构成耻骨联合,在后面借助骶骨关节面与左右两侧髂骨关节面形成骶髂关节。骨盆上连脊柱,支持上身的体重,同时又是连接躯干与下肢的桥梁。躯干的重力通过骨盆传达到下肢,下肢的运动必须通过骨盆才能传达到躯干。

骨盆环有两个承重主弓。在直立位,重力线经骶髂关节至两侧髋关节,为骶股弓;坐位时,重力线经骶髂关节至两侧坐骨结节,为骶坐弓。另外有两个联结副弓起增强主弓的作用。一个经耻骨体及耻骨水平支的副弓连接骶股弓两端,另一个副弓经耻骨及坐骨连接骶坐弓。骨盆遭到暴力时,副弓往往首先折断,耻骨支、耻骨联合及靠近骶髂关节部位的髂骨最易骨折。主弓折断时,副弓大多同时有骨折。

骨盆外围是上身与下肢诸多肌群的起止处。其外后方有臀部肌肉(臀大、中、小肌)附着,坐骨结节处有股二头肌、半腱肌、半膜肌附着;缝匠肌起于髂前上棘,股直肌抵止于髂前下棘;耻骨支、坐骨支及坐骨结节处有内收肌群附着;骨盆上方,在前侧有腹直肌、腹内斜肌、腹横肌分别止于耻骨联合及耻骨结节和髂嵴上;后侧有腰方肌抵止于髂嵴。这些肌肉的急骤收缩可引起附着点的撕脱骨折,同时也是骨盆骨折发生移位的因素之一。

骨盆对盆腔内的脏器和组织(膀胱、直肠、输尿管、性器官、血管和神经)有保护作用,骨盆骨折后不仅影响其负重功能,而且常可伤及盆腔内脏器或血管神经,尤其大量出血会造成休克,脏器破裂可造成腹膜炎,可危及生命。

一、病因病机

骨盆骨折多由强大的直接暴力所致,如车轮碾轧、机械挤压、房屋倒塌、矿井塌方、碰撞等外伤所造成。如骨盆侧面受挤压时,可造成耻骨单侧上下支骨折、耻骨联合分离、骶髂关节分离、骶骨纵形骨折、髂骨翼骨折。如暴力来自前、后方,可造成耻骨上、下支双侧骨折、耻骨联合分离、并发骶髂关节脱位、骶骨骨折和髂骨骨折等,并易引起膀胱和尿道损伤。如骨盆超过两处以上骨折,且骨盆环断裂,则骨折块会有上下较大的移位,引起盆腔内大出血。骶骨和尾骨受到直接暴力打击或撞击,可致骶骨横断骨折、尾骨骨折或脱位。

间接暴力所致者,如急剧的跑跳,肌肉强力收缩,则可引起肌肉附着点撕脱性骨折,常发生在髂前上棘和坐骨结节处。

骨盆骨折根据骨盆环破坏程度及是否伴有盆腔内脏、血管、神经损伤分为以下三大类:

1.骨盆边缘骨折　如髂前上棘骨折、髂前下棘骨折、坐骨结节骨折以及尾骨骨折。由于这类骨折发生在骨盆的边缘部位,不影响骨盆的完整性,所以病情较轻。

2.骨盆环单弓断裂无移位骨折　如一侧耻骨上支或下支或坐骨上支或下支单独骨折、髂骨翼骨折、骶骨骨折等。这类骨折只在一处破坏了骨盆环的连续与完整,但骨盆未完全失去连接,不致导致骨盆环变形,骨盆环基本保持完整。骨折仅表现为裂纹骨折,或有轻度移位,但较稳定,骨折预后多良好。

3.骨盆环双弓断裂移位骨折　如一侧耻骨上下支或坐骨上下支骨折伴耻骨联合分离;双侧耻骨上下支或坐骨上下支骨折;髂骨骨折伴耻骨联合分离;耻骨或坐骨上下支骨折伴骶髂关节错位;耻骨联合分离并骶髂关节错位及骨盆多处骨折。这类骨折共同特点是折断的骨块为骨盆环的一段,处于游离状态,由于引起骨折的暴力强大,折块移位较大且不稳定,骨盆环的完整性遭到破坏,骨盆变形,甚至伤及盆腔内脏器或血管、神经,产生严重后果。其中尿道和膀胱是最易损伤的器官。若患者不能排尿或尿中有血,应疑及尿道或膀胱损伤。

二、诊　断

1.外伤史　骨盆骨折均有明显的外伤史,如交通事故、高处坠落、重物撞压等。

2.临床表现　伤后局部疼痛、肿胀、瘀斑。除边缘骨折外,其他较重的骨折,均有严重的功能障碍,患者不能翻身、坐起和站立,下肢活动困难。

3.专科检查　按顺序仔细触按髂嵴、髂前上棘和下棘、耻骨联合、耻骨支、坐骨支、坐骨结节、骶尾部、骶髂关节,寻找确切的压痛点,骨折及错位部压痛敏锐。髂前上、下棘及坐骨结节骨折,常可触到骨擦音及活动的骨块。骨盆环移位骨折可触及骨折线及凹凸不平的骨折端。耻骨联合分离其间隙增宽并有压痛。尾骨骨折局部多有畸形和纵向挤压痛。

骨盆分离和挤压试验阳性。直腿抬高试验阳性。下肢不能平抬,局部疼痛,常提示有骨盆两处断裂或关节错位;若仅局部疼痛而下肢尚能抬起,则说明骨盆环尚完整,或仅有一处裂纹骨折,而未影响骨盆的稳定性。交叉量诊,即肩峰至对侧髂前上棘之两侧对比,变短一侧可以是骶髂关节错位或耻骨联合分离,或骨折向上移位;患侧变长,说明髂前上棘骨折而向下移位。

4.X线检查　全骨盆正位片,可显示骨折部位、类型、骨折移位情况。尾骨骨折应加摄侧位片。

5.并发症　有移位的复杂骨折,由于精神恐惧、剧烈的疼痛和大量出血,常发生晕厥和虚脱,早期可能出现休克。骨折伴血管损伤而造成大量出血是休克的主要原因。此外,尿液外渗、肠内容物外溢是加重休克的重要因素。在诊断时应测量血压的变化,查血红蛋白以观察失血情况,检查肢体远端动脉搏动情况,以了解休克情况。检查会阴部有无血肿、瘀斑,尿道外口有无渗血,小腹部有无压痛或反跳痛,腹肌是否紧张,有无移动性浊音,肛门是否带血,询问伤后二便情况,以了解盆腔脏器是否破裂。检查下肢运动、感觉、反射,确定是否合并神经损伤。

三、辨证治疗

骨盆骨折可以引起严重的并发症,死亡率较高,治疗应把抢救创伤性出血性休克放在首位。对失血过多造成休克者,应迅速补充血容量,若估计出血量已接近或超过总量的1/2,在积极的抗休克治疗下,未能纠正休克,甚或进行性加重者,可行手术探查,及时结扎髂内动、静脉。若合并盆腔内脏损伤者,应立即手术。

对骨盆环结构基本保持完整的盆弓无断裂或单弓断裂无明显移位的骨折,一般不必整复,卧床休息即可。有移位的骨盆骨折,尤其是骨盆环双弓断裂者,若病情许可,应手法复位和用多头带包扎或骨盆兜悬吊固定。骨盆折端向上移位者,应采用骨牵引逐渐复位。对于不稳定的骨盆环骨折经手法治疗及牵引复位失败者,陈旧性骨折畸形愈合者,合并血管、神经、膀胱、尿道等脏器损伤者,宜行手术治疗。

(一)手法复位

1. **骨盆边缘骨折** 髂前上、下棘骨折有移位者,患者仰卧,使髋膝关节呈半屈曲位,术者以捏挤按压手法将骨折块推回原位。坐骨结节骨折,患者侧卧位,使髋伸直膝屈曲,术者以两手拇指按压迫使骨折块复位。尾骨骨折脱位,患者侧卧屈髋屈膝,术者以戴手套的食指伸入肛门内,扣住向前移位的尾骨下端,同时拇指按压骶骨下端,两指同时用力提按,将骨折远端向后推即可复位。

2. **骨盆环单弓断裂无移位骨折** 骨盆环虽有骨折但无移位,如髂骨翼骨折,骶骨裂纹骨折,一侧耻骨上、下支骨折,或坐骨上、下支单独骨折,由于骨盆环保持完整而稳定,一般无需整复。

3. **骨盆环双弓断裂移位骨折** 双侧耻骨上、下支与坐骨上、下支骨折,致骨盆环的前方中间段游离,且向上移位。患者仰卧屈髋,助手把住腋窝向上牵拉,术者双手扣住耻骨联合处向前下方扳压,使骨折端平正,再以两手对挤髂骨,使断端嵌插稳定。髂骨骨折合并耻骨联合分离,断端多连同伤侧下肢向外上方移位,并有轻度外旋。患者仰卧,上方助手把住腋窝向上牵引,下方助手握患肢踝部向下牵引,同时逐渐内旋,术者一手扳住健侧髂骨翼部,一手向前下方推按骨折块复位。

耻骨或坐骨上、下支骨折伴同侧骶髂关节错位,伤侧骨块连同下肢向上移位并外旋,因骶髂关节错位而不稳定。整复时患者仰卧,在两助手纵向牵引下,术者向下推按髂骨翼,测量两侧髂嵴最高点在同一水平时,再以对挤手法挤压两髋,使断端互相嵌插。

(二)固定方法

髂前上下棘骨折,复位后采取屈髋屈膝位休息,伤处垫平垫,用多头带或绷带包扎固定,3~4周去除固定。骶尾部骨折,不需固定,仰卧位可用气圈保护,4~5周即可愈合。

骨盆环单弓无移位骨折,可用多头带或绷带包扎固定,4周解除固定。

骨盆环双弓断裂有移位骨折,尾须给予有效的固定。对于双侧耻骨上下支和坐骨上下支、一侧耻骨上下支或坐骨上下支骨折伴耻骨联合分离者,复位后可用多头带包扎固定或用骨盆兜将骨盆兜住,吊于牵引床上,4~6周即可。对于髂骨骨折合并耻骨联合分离、耻骨上下支或坐骨上下支骨折伴同侧骶髂关节错位、耻骨联合分离并一侧骶髂关节错位者,复位后多不稳定,除用多头带固定外,患肢需用皮肤牵引或骨骼牵引,牵引时间6~8周。如错位严重行骨牵引时,还可配以健侧长石膏裤对抗牵引。

也可应用闭合穿针外固定,以达到整复、固定和早期活动的目的。

(三)功能锻炼

未损伤骨盆后部负重弓者,伤后第1周练习下肢肌肉收缩及踝关节伸屈活动,伤后2周练习髋关节、膝关节屈伸活动,3周后可扶拐下地行站立锻炼。骨盆后弓损伤者,牵引期间应加强下肢肌肉收缩锻炼及踝关节活动,解除固定后即可下床开始扶拐站立与行走锻炼。

(四)药物治疗

骨折早期如因出血过多而引起休克时,可内服独参汤加附子、炮姜,同时冲服三七粉或云南白药。骨折初期局部肿胀、疼痛严重者,宜活血化瘀,消肿止痛,选用复元活血汤或活血止痛汤,外用消瘀膏。若伤后肠胃气滞,腹胀纳呆,二便不通者,治宜活血理气,通经止痛,可选大成汤或顺气活血汤。若伤后小便不利,黄赤刺痛,小腹胀满者,则当利尿通淋,清热解毒,可用导赤散合八正散加减。

骨折中期,以接骨续筋为主,内服接骨丹,外用接骨续筋膏。

骨折后期,应补肝肾、养气血、舒筋活络为主,内服可选用补肾壮筋汤、健步壮骨丸、舒筋活血汤,外用二号洗药或海桐皮汤,煎水外洗。

四、注意事项

1.骨盆骨折由于伤力强大,常伴有盆腔内脏器、血管、神经损伤,容易并发休克,故应进行详细的检查和严密观察,发现情况,及时处理。

2.由于骨盆骨折多需卧硬板床治疗,故应积极预防因卧床所致的各种并发症,如尿路感染、压疮等。

(陈小龙)

骨科技术篇

第十八章   人工关节置换术

第一节   人工髋关节置换术

一、手术入路

1.前侧入路   经缝匠肌与阔筋膜张肌间隙显露髋关节,以 Smith-Peterson 入路为代表。优点为切口通过肌间隙、不切断肌肉或其支配神经、出血少且显露范围广,可根据需要充分显露髂骨翼、髋关节和股骨上段,并能通过起止点剥离松解髋关节屈曲挛缩。缺点为可能损伤股外侧皮神经、术后较易形成异位骨化、完成暴露时间较长。本入路特别适用于伴有髋关节屈曲挛缩的病人。病人仰卧位,术侧臀部以沙垫垫高20°,铺巾后应能允许术侧下肢做各个方向活动。切口起自髂棘中点,经髂前上棘向下沿股骨干延伸切口10cm,外旋下肢以牵张缝匠肌,暴露缝匠肌与阔筋膜张肌间隙,找出股外侧皮神经并向内牵开,自肌间隙劈开阔筋膜,结扎间隙内血管,用骨膜剥离子自髂嵴掀开阔筋膜张肌的髂骨止点,暴露股直肌及其间隙,结扎并切断股外侧动脉的升支,有时需切断缝匠肌的髂前上棘止点以改善暴露,自髂前下棘、髋臼上部及髋关节囊游离股直肌,分离股直肌和臀中肌,注意保护股动脉。暴露关节囊,用 Hohmann 拉钩牵开股直肌及髂腰肌,内收内旋髋关节,以髋臼缘为基底,T 形切开关节囊,继续外旋髋关节,切断圆韧带,下肢内收、外旋、伸直使髋关节向前脱位。如须扩大暴露,可自髂骨游离臀中小肌的起点,同时向远端劈开阔筋膜,分离股外侧肌和股直肌间隙,也可行大转子截骨或切断臀中小肌前部。

2.前外侧入路   经阔筋膜张肌与臀中肌间隙,通常需将臀中肌前部止点剥离或行大转子截骨。体位采用仰卧位或健侧卧位。优点为显露较快、操作简捷。缺点为髋臼显露不充分。较适合于人工股骨头置换术。

Watson-Jones 入路:取仰卧位,臀下垫枕,做一弧形切口,自髂前上棘外下 2.5cm 处开始,向下后切开,经过股骨大转子之外侧面,直至股骨大转子基底部下 5cm 处止。分离臀中肌与阔筋膜张肌间的间隙,将臀中肌向后牵开,阔筋膜张肌向前牵开,外旋髋关节,在切口的下段将股外侧肌起端向下翻转,或将股外侧肌纵行分开,以显露股骨大转子基底及股骨干的上端,切断臀中肌大转子止点的前部或行大转子截骨,于髋臼上缘及前缘各放置 Hohmann 拉钩,顺股骨颈的前上面将关节囊作纵行分开,外展外旋髋关节使之前脱位。

3.外侧入路   通过对外展肌不同移位处理暴露关节,优点为手术显露较广泛,可用于各种较复杂的人工髋关节置换术,缺点为大转子截骨或臀中肌剥离后需修复,增加了手术时间和相应的并发症,术后可能并发外展无力或跛行。一般用于髋关节显露困难病例或翻修手术。双杯置换术由于不切除股骨头,髋臼显露与操作较困难,也常采用大转子截骨暴露。

Hardinge 入路:仰卧位,患侧大转子靠手术台边缘。切口通过大转子中点,近端向后上方延长,远段沿股骨干前缘延长。沿皮肤切口切开髂胫束后,纵向切开臀中肌肌腱,使其在大转子近端向前翻转,向下延伸切开股外侧肌,将股外侧肌和臀中肌前部一并向前牵开。剥离臀小肌止点,暴露并切开关节囊,外旋内收患肢使髋关节前脱位。术毕须重建臀中小肌。

其他包括 McLauchlan 入路,Harris 入路,Hey、Osborne 等改良入路,目的均为尽可能保持臀中肌的连续性。

4.后侧入路　在不同水平顺臀大肌肌纤维方向分离进入关节,主要优点为不涉及臀中肌,不影响外展功能,且对髋关节后方暴露良好,髋臼显露满意,并可探查、保护坐骨神经。缺点是髋臼前缘暴露困难,对前方软组织做松解较为困难,有报道认为术后假体后脱位发生率较高。

改良 Gibson 入路:取侧卧位,在骶骨与耻骨处安放透 X 线的固定托以严格保持骨盆垂直于手术台,以利于术中定位,手术台与侧胸壁之间垫以软枕,使腋窝不受压迫。于髂后上棘前方 6~7cm 髂嵴处切开,向远侧经大转子前缘,沿股骨轴线向下 15~18cm。自深筋膜浅面向两侧钝性游离皮瓣,沿髂胫束纤维走向自远向近切开髂胫束到大转子,外展大腿,将手指伸入髂胫束下,触及臀大肌前缘,顺前缘向近侧延伸切开。内收内旋髋关节,牵开前后肌群,显露大转子及附着的肌肉,切断大转子下方的股方肌,结扎旋股内侧动脉,紧贴大转子切断梨状肌、闭孔内肌及上下孖肌,连同后侧的坐骨神经一起向后内牵开,暴露关节囊,沿股骨颈方向,自髋臼向转子间线切开关节囊,沿关节线向前,转子间线向外,尽可能充分切开关节囊,屈髋屈膝、外展外旋下肢即可使髋关节后脱位。

Moore 入路:也称为后方入路,取侧卧位。从髂后上棘远侧 10cm 处,沿臀大肌纤维方向,经大转子后方,再沿股骨干纵轴向远端 10cm 切开,切开深筋膜,下段切开髂胫束,上段切开臀大肌筋膜,钝性分离臀大肌,牵开后暴露大转子及附着的肌肉,切断短外旋肌群,暴露关节囊,剥离切开关节囊,屈髋屈膝 90°、内旋下肢,向后脱出股骨头。Moore 入路的近端切口较偏内下,显露坐骨神经更为方便。

5.大转子截骨术　最初的 Charnley 人工全髋关节置换术均采用大转子截骨术,其优点在于:术中比较容易脱出股骨头;髋臼显露较好;股骨髓腔扩髓时较少出现外侧骨皮质穿通;股骨髓腔骨水泥充填方便;股骨假体植入容易,且位置较易控制;术毕时如将大转子向远端及外侧移位固定在股骨干上,可增加外展肌力臂。但其缺点也多:术中出血较多;手术时间延长;大转子固定困难;易形成血肿;可遗留大转子移位或骨不连;大转子滑囊炎;外展肌无力等。因此近年来,在一般的初次髋置换病例中已基本不用。但由于以上优点,在一些特殊情况下仍可考虑应用:髋关节强直;髋臼内陷;股骨近端畸形;严重髋关节发育不良或做表面置换时大转子截骨有利于股骨头脱位及显露髋臼;假体植入后外展肌松弛时也可采用。截骨方法可分为:标准截骨、滑动截骨、斜行截骨、水平截骨、垂直截骨以及扩展截骨等。

(1)标准截骨术:用于需扩大暴露的置换术,如髋臼严重发育不良时的髋臼重建,外展肌或关节松弛无法通过其他方法纠正,或需加做股骨短缩术时。髋关节暴露后,从前向后于臀小肌和关节囊之间插入一把骨膜剥离器,位于股骨颈与大转子基部,骨刀横过臀中小肌止点与骨外侧肌起点交界的沟,必须剥离股外侧肌腱在大转子上的附着点,然后在股外侧肌结节以远 1cm 处截断大转子,向近端牵引或翻转,清除短外旋肌的附着。复位时以巾钳钳夹,四道 16~18 号钢丝做横向与纵向相互垂直环扎固定,也可用 DallMiles 大转子抓持器固定。

(2)滑动截骨术:由 Glassman 等首先报道,目前已替代标准截骨。其优点在于可保持臀中肌-大转子-

股外侧肌联合体的完整性,从而保证大转子原位复位,而且即使发生大转子骨不连时,仍能保证外展肌具有一定功能,大转子的血运也得到较好保护,术后大转子上移、外展肌无力、跛行等并发症减少。截骨操作前,将股外侧肌从股骨干前外侧骨膜下剥离,近端保持在大转子的腱性附着,在此附着点远侧凿断大转子,将臀中肌-大转子-股外侧肌一起向前移,切断短外旋肌及臀小肌的附着,这种方法大转子骨块较小,固定通常采用2道钢丝,先在股骨内侧小转子近侧钻两骨孔,再在股骨近端及大转子骨块上钻四个孔,钢丝穿好后,将臀小肌缝合于臀中肌深面,钢丝抽紧打结于大转子外侧。

(3)扩展截骨术:适用于翻修术,取出固着的骨水泥型或非骨水泥型假体以及水泥鞘。在骨水泥翻修时需先复位固定才能将假体植入,股外侧肌和股中间肌必须向前剥离到肌间隔,术前必须根据X线及模板测量设计好截骨平面,截下的块以前外侧骨膜及软组织为合页,形成包括臀中肌、大转子、前外侧股骨干和股外侧肌的完整骨-肌肉袖,远侧截骨时,必须预先绑一道钢丝以防骨折,远侧截骨方向与骨干纵轴垂直,从近端截向远端,截下的骨块不超过骨干周径的1/4～1/3,纵向截骨位于股外侧棘的前方,另一条与之平行,截骨角度必须斜行以保证复位时接触紧密。可采用多股钢丝或扎带环扎固定。证实骨块复位与固定满意后,再植入新假体。如发现截骨块有塌陷趋势,可在骨髓腔内先插入合适的假体柄试件,再做捆扎固定,然后取出试件,置入正式假体。

二、初次全髋置换术

1.股骨头脱位及股骨颈截骨　经后方入路显露髋关节后,切开或切除后关节囊,将患肢置于屈髋、内收内旋使股骨头后脱位。使用骨钩有利于减少股骨干扭转应力,防止股骨骨折和膝关节损伤。将患肢进一步内旋至胫骨垂直于手术台面,分别于大转子、小转子及股骨头下安放Hoffman拉钩,充分暴露股骨头颈。以试模确定股骨颈截骨平面,截骨线一般应位于转子间线的近侧,从内向外截骨,股骨颈内侧保留1～1.5cm,股骨颈的外侧部分不应有任何残留。大转子的内面亦应截除一层,以免妨碍髓腔钻与锉的插入。

2.髋臼显露与准备　股骨颈截骨后,进一步切除髋关节前方、后方关节囊,用一钝头Hohmann拉钩从残留股骨颈下方插入,拉钩顶端越过髋臼前缘,将拉钩柄撬向前方,股骨近端即被推向前方而显露髋臼前缘。拉钩应紧贴髋臼缘骨皮质,以免损伤股神经、血管。在髋臼横韧带深面放置一拉钩,暴露髋臼下缘。另一拉钩牵开髋臼后方软组织,牵开并保护坐骨神经,轻度旋转股骨以获得髋臼最佳暴露。如向前牵开股骨困难,首先应彻底松解关节囊,如仍不满意可切断臀大肌的股骨止点。清理髋臼盂唇、臼窝内的软组织及骨赘等,充分暴露髋臼的骨性边缘和窝底骨板,后者是估计髋臼内壁厚度的重要标志。髋臼锉扩大髋臼内侧时应深达臼窝底,但不超过窝底骨板。磨锉时应从最小号髋臼锉开始,先磨出臼底的中心及深度,再逐步扩大髋臼直径。如横韧带肥厚影响髋臼锉的进入,需予以切除,切除时应避免损伤闭孔血管分支,此处止血困难。磨锉时,股骨颈断端应向前充分牵开,保证髋臼锉的方向可自如地调整,避免锉柄被股骨颈断端推阻而过多磨锉髋臼后上方的软骨下骨。磨锉过程应反复检查,保持固定的磨锉方向,保证所有软骨均被去除,显露有细小点状出血的软骨下骨板。磨锉后的臼窝最高点应高于髋臼外缘水平。

3.非骨水泥髋臼假体植入法　按照最终髋臼锉大小选择假体型号。一般假体的直径较所用的对应髋臼锉大1～2mm,以保证假体的初始稳定。髋臼假体的正确定位为外展$40°\pm10°$、前倾$15°\pm10°$。植入过程中,假体接触髋臼底骨面时可出现明显的音调变化,可经假体底部小孔确定假体与臼底骨面是否贴合。如有必要可加用螺钉固定。应尽量避免在前上象限和前下象限安放螺钉,以免伤及髂外动静脉和闭孔血管神经。后上象限最安全,后下象限在钻孔及拧入螺钉时,术者以示指插入坐骨大切迹附近,以防伤及坐骨神经。一般采用直径6.5mm的自攻螺钉,长度20mm左右,应使用测深器确定,一般安放2～3枚螺钉。

螺钉头部应完全埋入假体上的螺钉孔,否则将导致聚乙烯内衬安放困难。冲洗后安装聚乙烯内衬。

　　4.骨水泥型髋臼植入法　骨水泥固定的髋臼假体分两大类,带金属臼和全聚乙烯假体,目前多数学者认为带金属臼假体没有必要,也无任何优越性。植入骨水泥前,在髋臼的髂骨、坐骨、耻骨上钻数个直径6mm的骨孔,以利于骨水泥的填充。擦干骨面,将湿砂期骨水泥注入骨孔,再将面团期骨水泥充填髋臼骨面,用定位器将髋臼假体植入,臼假体的外表面应具有2～3mm的珠状隆起,使臼假体击入髋臼后,能保持界面间有一层2～3mm厚的均匀骨水泥。清除周围溢出的骨水泥,维持压力至水泥完全干固。

　　5.非骨水泥型股骨假体植入法　髋关节置于屈髋90°、极度内收位,助手维持小腿与床面垂直,在近段股骨下面放置宽头Hoffman拉钩,小转子处另安放Hoffman拉钩,牵开臀中小肌,用矩形骨刀凿除残端松质骨,矩形骨刀放置时应偏向大转子侧,使假体进口与髓腔保持直线。如股骨近端皮质很薄,可在小转子近侧预先绑扎一道钢丝,以防扩髓和假体植入时造成骨折。非骨水泥股骨柄假体有直柄与解剖柄等不同种类,前者用直的髓腔钻扩大髓腔,后者用软钻或软锉以适应股骨干的生理弧度。按术前X线模板测量结果,再用髓腔锉进行髓腔扩大,必须按从小到大逐级进行到接近术前测量结果。从小号到大号逐级替换,髓腔锉击入时应遵循“锉进再击,锉停停击”的原则,不可使用暴力。锉的方向应使拟安装的假体颈与股骨后髁切面呈前倾15°～20°,避免颈后倾、柄内翻或外翻。最后打入的髓腔锉的上缘标记线应与股骨颈截骨线平齐。

　　检查稳定性后透视验证髓腔锉的位置及大小、深度等。安放股骨头试模,调整颈长以恢复正常下肢长度和股骨头中心位置。如股骨近段无明显解剖变异,假体头的球心应在大转子顶端的水平上。轻度屈髋牵引下复位,牵引时应保持膝关节于屈曲位以减少坐骨神经张力。检查关节稳定性、活动度、下肢长度及极限活动时是否出现撞击。屈曲内旋脱出关节,置入小号髓腔锉,以股骨颈锉磨锉股骨颈截骨面,植入股骨假体及股骨头。检查假体稳定性,反复冲洗伤口,牵引复位,再次检查关节稳定性及活动度,在关节深处及皮下放置负压引流管,逐层缝合短外旋肌、深筋膜、皮下组织及皮肤。

　　6.骨水泥型股骨假体的植入法　扩髓步骤同前,但其配套髓腔锉应较假体略大以利于在假体柄周围留出2mm的骨水泥充填空间。髓腔准备好后,首先冲刷髓腔,清除骨屑、血凝块及脂肪组织,用聚乙烯、骨水泥栓或骨块填塞髓腔远端,以利于骨水泥的加压充填,髓腔栓的位置应在假体末端远侧1～2cm处,直径应略大于此处髓腔宽度。用纱条填塞止血并吸干髓腔。用骨水泥枪注入骨水泥,应从髓腔远端向近侧边注边退,让推出的骨水泥将枪头自然顶出,插入假体柄至预定位置,并保持15°前倾角,一般可以小转子为参照,假体颈位于小转子前方1～2横指。清理溢出的骨水泥,在股骨头上持续加压至骨水泥干固。使用带领假体时领部应完全坐于股骨颈内侧残端上。

三、人工股骨头置换术

　　人工股骨头置换术的适应证目前已较窄,主要用于髋臼状况尚好的高龄老年股骨颈Garden Ⅲ、Ⅳ型骨折。可使用单极人工股骨头,如Moore型人工股骨头和Thompson型人工股骨头,但有人认为这类假体对髋臼软骨面的压迫磨损作用较大,较早即可出现髋臼内陷、穿透,因此,主张采用Bateman型双极股骨头。双极股骨头包括金属臼杯和一个带有挤压配合臼窝的聚乙烯内衬。该内衬与直径为22mm的金属股骨头假体相组合。其原理是关节的活动可发生在人工股骨头与塑料内衬之间(内活动)和金属臼杯与髋臼之间两个界面,因此,可以减少其对髋臼的磨损和穿透。但对于术后人工股骨头与塑料内衬之间的活动量一直存在争议。而且,由于空间的限制,聚乙烯内衬的厚度明显受到影响,较易磨损。但对于预期生存期较短的高龄老人,与全髋关节相比,采用双极人工股骨置换术具有创伤较小、恢复快等优势。

常规显露髋关节后,切开关节囊,将关节脱位,行股骨颈截骨,由于显露较小,有时关节脱位困难,可先行股骨颈截骨,用取头器取出股骨头。股骨颈残端常规截骨。取出股骨头后,测量股骨头直径大小,再次确认假体尺寸,切除髋臼窝内的圆韧带和盂唇。股骨髓腔准备、假体的定位和安装,与全髋关节置换术相同。人工股骨头安装完毕后,牵引复位,于关节深部放置负压引流管,关节囊未切除者修复关节囊,重建短外旋肌群,关闭切口。

四、髋关节表面置换术

髋关节表面置换术是用植入物替代关节表面,保留髋臼与股骨头的大部分软骨下骨,不侵及股骨颈和股骨髓腔,在完成疾患治疗的同时尽可能保留正常的生理解剖结构与关系。表面置换的优点首先在于保留了大部分股骨头及股骨颈,为手术失败后的补救提供了多种选择包括关节融合术、假关节成形术、再次表面置换术、与原髋臼假体匹配的传统股骨假体置换术以及传统全髋置换术等。今后如需应用带柄的传统股骨假体行翻修术时,股骨髓腔的处理和假体安装难度接近初次手术。其次,表面置换手术基本保持了关节原有的解剖形态与关系,使应力分布和传导更符合正常生物力学模式,有效降低了传统全髋置换术后出现的股骨近段应力遮挡等不良后果。第三,由于不打开骨髓腔,理论上降低了感染的可能性,也不存在带柄股骨假体所引发的其他髓腔内并发症。基于上述优势,表面置换逐渐在众多治疗手段中占据了一席之地。

(一)历史回顾

髋关节表面置换出现于 1923 年,Smith-Petersen 将玻璃制成杯状物置于髋臼与股骨头之间治疗髋关节炎,玻璃的易碎性使他于 1938 年将玻璃改成钴铬合金,并在 10 年内运用该术式治疗了近 500 例各种髋关节疾患。

1951 年,Charnley 实施了第一例非骨水泥双杯假体置换术,FuruyaP 于 1970 年做了第一例骨水泥固定的髋关节表面置换术。在随后几年里又相继出现了 Paltrinieri-Terntani(1970)、Furuya(1971)、Iclh(1972)、Indiana(1973)及 Tharies(1980)等各种假体。但在随访中发现,假体松动、股骨颈骨折等并发症的发生率都相当高,其远期效果远没有预期的那样好。因此,Charnley.Muller 及 Freeman 等人相继放弃使用髋关节表面置换,使该技术跌入低谷。

20 世纪 80 年代末,随着人们对人工关节认识水平的提高以及制作工艺的改良,新一代金属-金属表面置换假体诞生,使表面置换术开始复苏。虽然金属-金属全髋表面置换最早开始于 20 世纪 60 年代,但由于当时假体设计、制作工艺、材料特性和植入技术等方面的不足,假体磨损、松动、脱位率很高。经过不断改进,新一代金属承载面逐渐满足了高 1/100 低磨损的要求。实验研究表明,新一代金属-金属磨损率是金属-聚乙烯磨损率的 1/100～1/40。对使用了 10 年的 Mckee-Farrar 金属-金属表面假体的随访研究显示,年平均磨损厚度不到 $2\mu m$。低磨损率允许使用更薄的髋臼假体,容纳更大的股骨头,从而增加了关节稳定性和活动范围,减少了颈部碰撞的危险和划痕的出现,这些问题的解决使髋关节表面成形术再次受到重视和应用。

(二)分型和设计

髋关节表面置换术主要分为三种类型:部分股骨头表面置换术、股骨头表面置换术及全髋表面置换术。

1.部分股骨头表面置换术 部分股骨头表面置换术就是在影像学检查的辅助下,仅切除受累严重的股骨头表面及部分软骨下骨质,缺损部分安装表面为球弧状的金属假体,以此恢复股骨头原有的解剖形态和生理功能。假体使用骨水泥固定，以便调整假体位置及有效填补空隙。临床试验显示，置换初期效果很好，但随着时间的推移，假体松动、脱位及残余股骨头坏死等并发症发生率均明显上升。Siguier 等对 37 例处于 Ficat Ⅲ 期及 Ⅳ 期的股骨头坏死患者行部分表面置换术，平均随访 4 年，9 例失败，目前该方法仅在部分医院使用。

2.股骨头表面置换术　股骨头表面置换术又称半髋表面置换术。有单、双极之分。最早的单极假体是将假体用骨水泥固定在修整为半球形的股骨头上，但这种假体口大底小，易于出现松动及内翻脱位。因此，Luck 将股骨头杯加深，同时将杯的内面设计成圆柱形，以减少杯内翻的发生。Townley 在杯的凹侧增加了一个短柄，用以插入股骨颈，辅助对线和(或)增加固定效果。我国由戴尅戎等研制出以镍钛形状记忆合金为材料的杯假体，该假体大于半球，有 6 个可收拢的锚固脚可将股骨头"抱"住，避免了一般金属假体口大底小造成的假体松动、脱位，并且股骨头可在不修整或稍做修整的情况下套上假体，避免了修整过多造成的头颈连接处骨皮质损伤，从而有效预防股骨颈迟发骨折的发生。与单极不同，双极表面假体存在臼软骨面与臼杯、臼杯与头杯两个活动面，理论上增加了关节的活动范围及稳定性。各家报道的股骨头表面置换术的临床效果略有差异。Hungerford 等报道对 33 例 Ⅲ 期及 Ⅳ 期的股骨头坏死患者行股骨头表面置换术，假体 5 年留存率为 91%，10.5 年为 62%。Amstutz 等报道了 37 例该类患者，平均年龄 37 岁，5 年留存率 79%，10 年 59%，14 年 45%。而早期 Vanraay 等对 154 例 183 髋进行 11 年随访，留存率为 48%。总的来说，股骨头表面置换术在缓解疼痛、恢复髋关节生理功能方面确有显著疗效。早中期假体留存率多能达到 80% 左右，但长期留存率还有待提高。虽然术后会发生髋臼侧软骨磨损等并发症，但处理相对容易。

3.全髋表面置换术　全髋表面置换术同时置换髋臼及股骨头的表面。早期采用金属-聚乙烯假体，但效果不佳，Head 报道了 67 例全髋表面成形术，平均随访 2.5 年，失败率达 34.3%。Ritter 等对 50 例患者做了传统全髋置换和表面置换的对比研究，即一期双侧分别行传统全髋置换术和全髋表面置换术。平均随访 52 个月，传统全髋置换侧有 2 例需要翻修，而表面置换侧有 13 例需要翻修。Howie 等随访了 100 例 Wagner 全髋表面成形术患者，5 年假体留存率为 70%，8 年为 40%。

新一代金属-金属全髋表面置换出现于 1988 年。Weber 研发了 Metasul 承载面，一种由精确加工的高含碳锻造 Co-Cr 合金组成的承载面，这使得制作大直径、低磨损关节假体成为可能。Wagner 于 1991 年应用此技术开发了非骨水泥金属表面置换假体。髋臼由钛合金外罩加 Metasul 内衬构成，股骨假体也由两层构成，内层由螺钉固定在磨削的股骨头上，然后再安放外层承载面，这种假体结构较繁琐，安装复杂，目前仅有少数病例报告，尚无长期随访结果。

同年，英国的 McMinn 设计了基于 Co-Cr 铸造合金的髋表面系统。最初设计为双侧压配型，髋臼假体是经修饰的 Freeman 带翼假体。但该假体因无菌性松动导致的早期失败率较高，后又在假体表面喷涂羟基磷灰石(HA)，但使用率仍不高。于是 McMinn 开发了骨水泥固定的金属-金属表面假体，去除了髋臼假体上的固定翼和中心栓，但对股骨假体未做改良，结果发现髋臼侧假体松动率仍很高。但这些设计促成了杂交型假体的诞生，即髋臼侧采用生物学固定，股骨侧采用骨水泥固定，这是目前髋表面假体普遍采用的固定模式。

截至 2004 年，大多数全髋表面假体都开始应用金属-金属组合。其共同特点包括：载面均由高碳钴-铬合金制成；髋臼假体采用生物学固定；股骨假体采用骨水泥固定。但相互之间也存在差异，主要表现在：

(1)承载面：各种设计中最具争议的可能在于承载面材料的冶炼方法上。尽管均采用高碳钴-铬合金，但却有锻造和铸造之别。如为铸造，假体可能要在铸造后再做热处理，如热均压或固溶热处理。反对铸造后热处理的学者认为热处理的退火过程将耗竭假体表面的碳化物，但模拟研究显示，热处理并未改变金属的抗磨特性。最终评价尚需长期临床随访结果。

（2）髋臼假体：髋臼假体的差异在于对骨长入面的处理上，现在主要有钛合金真空等离子喷涂和钴-铬珠面处理两种。两种表面处理方式在传统带柄全髋假体中都令人满意，但在表面置换中，有学者认为钴-铬珠面烧结过程中的高温可能会对承载面产生不利影响，但尚无明确证据支持这一说法。

（3）股骨假体：股骨假体的差异在于有无短柄及短柄的作用。股骨假体短柄的作用主要是维持对线，但有人认为还有利于应力传导。对于短柄传导应力的作用还存在争议，应力传导作用可以保护残留的股骨头，但同时可能引起应力遮挡，反而导致近端骨的丢失。

（三）手术适应证和禁忌证

理想的受术者一般是年轻或活动量较大的老年人，可能需要翻修或二次手术，股骨近端骨量基本正常者，适应证包括：

1.原发和继发性骨关节炎。

2.股骨头缺血性坏死，范围不超过股骨头体积的50%。

3.股骨近端畸形无法插入带柄假体。

4.股骨髓腔硬化性疾病，如石骨症等。

Amustutz对所做的355位患者进行分析，骨性关节炎患者占65.%，其次是髋关节发育不良（10.8%）和股骨头缺血坏死（9%）。

除全髋关节的禁忌证外，表面置换的绝对禁忌证包括股骨侧严重骨质疏松的老年患者以及骨骺未闭、金属离子超敏、肾功能损害者。相对禁忌证包括严重的髋臼发育不良、股骨头缺血坏死超过50%、大面积骨吸收等。

（四）手术操作

1.模板测量　摄标准髋关节正侧位片，将模板置于正位片上，确定股骨假体大小。置于侧位片上，检查股骨假体前倾、假体大小及股骨前侧骨赘情况。在侧位片上测量时主要参照相对平坦的股骨颈前方皮质，在保证股骨假体大小合适的情况下使假体柄位于股骨颈中轴线略前方。后方皮质一般难以作为参照面，因后方皮质为一弧形，不利于确定假体安装方向。

2.体位及入路　目前，髋关节表面置换多采用后外侧入路。患者取侧卧位，用固定架固定耻骨及骶骨，保持骨盆中立位，这有助于髋臼打磨及假体安装角度的精确确定。在牢固固定的同时还应使髋关节能够屈曲90°及充分内收，以保证股骨头脱位及显露。后侧入路，切口以大转子顶点为中心向下延伸6～8cm，向上转向后方延伸4～5cm。常规切开皮肤、皮下及筋膜，钝性分离臀大肌纤维，切断外旋肌，Hohman拉钩牵开外展肌，显露后方关节囊。切开关节囊，为获得满意显露，可尽可能切除关节囊。屈曲、内收、内旋髋关节，使之脱位。如果髋关节屈曲不能超过90°，推荐采用较直的切口，并使用Charnley自动拉钩。

3.安放定位导针　用卡尺测量股骨颈宽度，安装中心定位针导向器，在量角器辅助下确定中心定位针植入方向，保证柄干角在140°。固定中心定位针导向器，通过导向器钻入3.2mm克氏针，钻入深度40～50mm。正确植入中心定位针的关键是必须要有良好的术野显露，由于股骨颈后方皮质为一弧形，因此，中心定位针的方向应相对于股骨颈中央轴线前移，以避免打磨股骨头时在股骨颈前面形成切迹。

表面置换术中，股骨假体安放在冠状面和矢状面上所允许的误差范围更小，假体位置受疾病性质、畸形状态的影响更大，对手术技术的要求也更高。冠状位上应尽量避免内翻位安放，而应保持5°～10°的外翻位安放，以尽量减小股骨颈上方假体-颈交界处的张应力。研究显示，130°外翻放置时，假体-颈交界处的张应力较140°外翻放置增加31%。因此，严格按照手术规范实施手术是保证良好疗效的手段之一。

使用筒锉测量器检测中心定位针的位置及方向。围绕股骨颈旋转筒锉测量器，如果测量器的尖端碰到一侧皮质，而在对侧存在较大间隙，说明中心定位针不在中心，应重新植入。

4.磨削股骨头　沿中心定位针安装筒锉,从大号筒锉开始逐号打磨股骨头,直至较术前确定的尺寸大一号时停止打磨。改而处理髋臼侧,以便在安装完髋臼假体后,为再次调整股骨侧留下余地。打磨过程中,如筒锉十分接近股骨颈,应停止打磨,剩余骨质用骨刀去除。打磨完成后,用股骨颈拉钩将处理后的股骨拉向前上方。插入髋臼拉钩,显露整个髋臼。

5.安装髋臼假体　髋臼侧假体的安装类似于传统全髋置换术。

6.进一步修饰股骨头　重新植入定位针,打磨股骨头至最终尺寸。安装股骨头截骨导向器,使其完全覆盖打磨过的股骨头。用固定钉将其固定在股骨头上,用摆锯截除股骨头顶端。在股骨头截骨导向器表面安装假体柄导向器,沿股骨颈钻孔。植入锥形锉导向器,用锥形锉完成斜面骨床的准备。

7.安装股骨假体　安装股骨假体试模,旋转试模,假体试模与骨床之间应有均匀一致的骨水泥间隙。用 3.5mm 骨床上打孔,以利于骨水泥进入骨孔固定。脉冲冲洗骨床,调合、放置骨水泥,安放股骨假体。如果股骨头骨质较差或股骨头较小时,假体柄也应使用骨水泥固定。短柄进行骨水泥固定时,钻孔的深度至少要比柄长 2mm,为骨水泥提供空间。

复位,缝合切口。

(五)手术并发症

并发症分两大类,一类是普通并发症,任何关节置换术均可发生。例如松动、脱位、深静脉栓塞、异位骨化、神经麻痹、血管损伤等。另一类为表面置换术特有的并发症,包括:股骨颈骨折、残余股骨头缺血坏死、金属离子水平上升等。目前尚无新一代髋关节表面置换假体的长期随访结果,对 Conserve Plus、McMinn 和 Birmingham 假体随访 3 年的成功率均＞97％,这一结果优于前一代表面置换假体,如 Wanger、ICLH、THARIES、Furaya 等。效果改善的同时,并发症的发生明显减少,各种并发症发生的比率也发生变化,股骨颈骨折虽然仍是主要并发症之一,但比率已有所降低,金属离子水平上升则由于金属对金属假体的应用而逐渐为人们所重视。

1.股骨颈骨折　表面置换术保留了股骨颈,也因此保留了近期和远期股骨颈骨折的可能性。对 3429 名接受 Birmingham 髋表面置换患者的 4 年随访显示,股骨颈骨折率为 1.46％(50 例),发生时间平均为术后 15.4 周(0～56 周)。出现股骨颈骨折的原因包括:

(1)患者因素:包括性别和股骨近端骨量。统计显示表面置换术后女性(1.91％)发生股骨颈骨折是男性(0.98％)的两倍,差异有显著性。绝经后妇女股骨近端骨量减少可能是造成上述差异的一个原因。

(2)手术技术:术中股骨罩杯内翻位放置以及在罩杯一股骨颈交界处形成切迹是发生股骨颈骨折的重要原因。特别是术者为防止假体内翻放置而外翻磨削股骨头,容易在股骨颈上外方形成刻痕。经 X 线证实,上述 50 例股骨颈骨折患者中,42 例为罩杯内翻位放置,26 例出现切迹。因此,在行表面置换术时最好配备传统全髋假体,以便发生明显的内翻位放置或切迹时可及时更换术式。

罩杯-股骨颈交界处骨皮质环形损伤也容易引起股骨颈骨折。在做股骨头修整时由于切除较多的骨质,造成罩杯-股骨颈交界处皮质骨损伤,形成受力薄弱点,负重状态下可引起股骨颈骨折。早期经关节囊附着缘的大转子截骨也被认为与股骨颈骨折有关。Freeman 等报道了 33 例 ICLH 表面置换患者,8 例在颈基底区出现骨折,放弃截骨后 75 例仅 1 例发生骨折。Capello 也报道了放弃大转子截骨后,骨折的发生由原来 34 例中的 6 例降到了 32 例中的 2 例。

2.金属离子水平上升　许多研究显示,金属-金属承载面较金属-聚乙烯承载面产生更多的金属离子,因为各研究的测试标本(血清、血液、红细胞、尿液)和所用技术均不相同,尚无法对这些结果进行有效的比较分析,也无法确定各成分中离子水平升高的意义。

表面置换要求髋臼金属假体的厚度在 3～5mm,因此限制了金属材料的选择。目前采用的金属主要为钴铬合金。对 Birmingham 表面假体的前瞻性研究显示,血清中钴离子水平在术后 6 个月达高峰,随后下降,至术后 3 年仍呈下降趋势。铬离子水平在术后 9 个月达高峰,随后下降,但并未发现与血清离子水平升高有关的临床异常。极少数发生超敏反应,但尚不能确定是真正的超敏反应还是局部金属离子引起的关节囊毒性反应。目前对金属过敏研究的现状为:①关节置换患者皮肤过敏的发生率高于普通人群;②尚无证据证明金属过敏与植入物失败率有关;③尚未发现金属离子有任何不良的长期影响(如致瘤性等);④术前尚无可靠方法预测金属超敏反应。

3.残余股骨头缺血坏死 血供破坏仍被认为是表面置换手术造成残余股骨头坏死的重要原因,尽管 Freeman 等认为随着髋关节炎病程的改变,股骨头血供由髓外血供为主转变为髓内血供为主,但也有研究显示关节炎的股骨头血供与正常股骨头血供方式并无明显差异,均以髓外血供为主。在尚未明确引起股骨头坏死具体原因之前,还是应尽量保护血供。目前有学者对普遍使用的后侧入路提出质疑,认为该入路破坏了旋股内动脉的升支,因此,提倡采用前或外侧入路。

4.假体松动 早期表面置换由于采用金属-聚乙烯配伍,因此,假体松动的原因主要是磨损颗粒引起的骨溶解。较之传统全髋置换,表面置换所用的股骨头假体大,因此容积性磨损也大,而且较大的股骨头在骨-骨水泥界面产生的摩擦扭矩也较大,因此,更容易出现微动,导致纤维膜发生。另外,由于需要容纳较大的股骨头,特别是对于用骨水泥固定的臼假体,聚乙烯臼的厚度往往较薄,承重及活动时内应力增加,也加剧了磨损。头臼的不匹配也是导致早期失败的原因之一,Hungerford 报道,有些假体的大小型号梯度为 3mm,显然难以满意匹配。落后的骨水泥技术也是一个不容忽视的原因,Head 等在骨水泥固定假体的翻修术中发现骨水泥分布明显不均。

新一代金属-金属表面假体的出现避免了上述诸多问题,短期随访结果令人鼓舞。对 446 例 McMinn 和 Birmingham 假体平均 3.3 年(1.1～8.2 年)的随访中未发现髋臼假体松动。但新一代假体也存在不利因素:①所有表面假体均采用 3～5mm 厚钴铬合金,其弹性模量与骨组织差异较大,组织相容性也不及钛合金,理论上将影响骨的长入;②无法辅助安放螺钉以增加初始稳定性。Amstutz 报道的对 400 例 Conserve Plus 假体 3.5 年(2.2～6.2 年)的随访中虽然仅 1 例因为髋臼假体失败施行翻修,但影像学显示 32% 的假体出现透亮线(26% 为单区,6% 为两区),因此,还需等待长期的随访结果。

5.其他并发症 由于更大的头臼配伍,因此,脱位发生率明显低于传统全髋置换术,3 年内平均脱位率为 0.75%。静脉栓塞、异位骨化、神经麻痹、血管损伤等发生率与传统全髋置换术相仿。另外,对于半髋表面成形术而言,头臼不匹配会导致静力压增加,引起髋关节疼痛等不良后果,这在 Kwok 和 Cruess 所做的大宗病例分析中得到证实。

五、微创全髋置换术

微创概念在创伤和脊柱领域已普遍为人们所接受,近来有人提倡微创化人工关节置换术。所谓微创化人工关节置换,简言之是指通过较小的手术径路,在尽可能减少手术创伤的基础上完成人工关节置换的技术。手术入路可以是原入路的缩小及合理化或另行设计的小切口入路。这些切口的特点不仅在于切口短小,而且均不横断任何重要肌肉、肌腱或韧带,并借助专门设计的器械和灵巧、娴熟的技术完成手术。提出人工关节置换微创化的目的是通过手术入路的改进减少软组织创伤,由此减少术中出血,缓解术后疼痛,加速术后康复以缩短住院时间,并改善手术部位外观。

微创全髋置换术需要外科医生有较多的常规关节置换手术经验和专门的手术器械,而且并非所有病人均适用。肥胖或肌肉健壮的患者不宜采用,此外,复杂的初次或翻修置换术也不宜采用。有两种手术方法:单切口技术和双切口技术。后者需借助手术中反复透视完成。

1.双切口技术 患者取仰卧位,手术床必须是透X线的,术侧臀部于坐骨结节处垫高以利于髋关节后方的消毒和术中髋臼处理。首先透视定位股骨颈,体表标记股骨颈中轴线与股骨头交界点,于交点以远顺股骨颈轴线行4～5cm皮肤切口,沿缝匠肌和阔筋膜张肌间隙进入,注意保护股外侧皮神经。向内牵开股直肌,切开股骨颈前方脂肪垫,置入带灯光的弧形Hohmann拉钩,暴露关节囊,沿股骨颈偏外侧切开并牵开关节囊,充分暴露股骨头颈,沿股骨头最大径处与股骨颈垂直切骨,再于远端1cm处行2次切骨,利用钻入的斯氏针取出两次切骨间的骨片,取头器取出股骨头,如果有困难可将头分块取出。再次切骨至目标切骨水平,透视确认切骨平面和角度。

利用抬高的臀部让股骨后移,分别于髋臼上缘、前缘和后缘置入Hohmann拉钩暴露髋臼,由于切口限制,术中在一个方向只能见到髋臼的一半,因此需不断调整拉钩以获得充足暴露。清理盂唇及滑膜组织,使用特制的薄髋臼锉进行髋臼磨锉,磨锉时可进行透视以确保方向,透视确认髋臼处理结果,选用比髋臼锉大2mm的假体,去除臀部的活动垫,患者完全平卧,透视确认髋臼假体的位置。采用特制的髋臼把持器置入髋臼假体。

将术侧下肢置于4字位,标记股骨距的内侧顶点以作为股骨假体前倾参照。再将下肢置于完全内收、旋转中立位,以股骨梨状窝为参照在臀后作第二切口,作为股骨髓腔入口的通道。按股骨髓内钉开口方式,于梨状窝置入开口锥到股骨髓腔,透视下观察位置,自动拉钩牵开软组织,以特制髓腔锉扩大股骨入口,扩髓器应尽量靠向大转子,逐步扩髓至合适大小。术中需反复透视确认扩髓器位于髓腔中央,再以近端锉修整近端髓腔,置入试件,注意前倾角,牵引下将股骨试件完全回纳关节内,通过前方切口安装、调整颈长,可在外旋下用骨钩牵引股骨颈以安装头假体,如果需要进一步修整股骨颈,可通过前方切口在下肢外旋下操作。牵引内旋试行复位。活动关节以评估稳定性和活动度,应能达到髋完全伸直时外旋90°、屈曲90°、20°内收和至少50°内旋时仍稳定。透视确认假体选择和下肢长度均满意后,脱出试件,自后方第一切口击入股骨柄至剩余1cm左右时,改为旋转中立位,外展下轻轻牵引下肢,使股骨柄进入第一切口中,清理假体周围缠绕的软组织,打击股骨柄到位。自前方第一切口植入股骨头,牵引内旋复位。复位前,先将前方关节囊悬吊两针以免随复位卷入关节后方。再次活动关节并透视确认位置良好。

Berger最早采用此手术,认为要掌握技巧需具有一定的学习曲线,起初手术时间比常规手术长,主要是反复透视耗费时间。但结果良好,其最初100例中仅有1%发生并发症,为1例术中骨折。而术后的康复时间大大缩短,麻醉恢复后即可下地,当天即可出院。平均1年以上的影像学随访,假体位置良好,未发生相关并发症。

2.单切口技术 与双切口技术相比,单切口技术利用的仍是传统的Moore切口,术中分离组织较少,而且不需术中透视。但也需要一些特殊器械,主要是特殊的拉钩以利于暴露。患者取侧卧位,切口一般长6～10cm,上1/3在大转子上方,下2/3在大转子尖远端,皮下与阔筋膜间需要稍做分离增加暴露和利于术中操作。其他操作与常规相似。目前已有超过1000例的临床应用,Sculco对比常规和微创全髋置换术,经过5年随访,二者在手术时间、出血和并发症上无明显差异,假体的位置也一致,二者康复时间也相似,表明单切口、微创手术并未影响手术结果。

但由于缺乏大宗病例的长期随访以及有效的对照研究,微创手术的优越性仍被质疑,尤其是单切口技术。有研究表明,缩小切口并未减少术后输血量,在缓解疼痛及改善功能方面与传统术式也无明显差异。另外,有学者认为缩小的手术切口影响了手术视野的显露,增加了保护神经血管以及正确判断假体固定位置的难度,延长了手术时间。正如Wright所说:"目前的研究表明,缩小的手术切口除了外观的改善,尚未体现较传统术式更明显的优势。"

微创手术是优是劣尚无定论,但对于微创术式的研究将有助于传统术式的改良。切口位置的选择可以帮助缩小其长度;牵开器、截骨及假体安装器械的改进有助于减少术中软组织损伤;对于微创手术后改进的康复治疗也能同样加速传统术式的术后康复。我们无需将微创技术与传统术式完全分开甚至对立起来,而应使二者的发展相辅相成,相互促进。

六、人工髋关节翻修术

人工关节置换术在解决关节晚期病变中获得巨大成功,但也带来新的问题,即人工关节置换术失败率虽有所下降,但由于手术例数逐年上升,失败的总病例数也日见增加。导致人工关节失败的原因众多,但其终极治疗往往都是人工关节翻修术。翻修术通过骨结构的重建和假体更换,达到恢复关节负重与运动功能、缓解疼痛、矫正畸形的目的。翻修手术难度较大、术中术后并发症较多。翻修术在假体选择、手术技术上均有特殊之处,且需因人制宜。本部分重点介绍翻修术的术前计划和特殊手术技巧。

(一)适应证

1.人工关节无菌性松动　无菌性松动是最常见的翻修原因,约占所有翻修术的80%。只有当松动伴有明显疼痛时,才具有翻修手术指征。初次置换术后10～15年,约3%的股骨假体和10%的髋臼假体因松动需行翻修术。

2.聚乙烯部件磨损　超高分子质量聚乙烯生物相容性好、所制作的部件能与金属或陶瓷部件构成低摩擦付,至今仍是最常用的假体材料。但长期使用后可因蠕变、老化和降解等原因导致抵抗磨损能力下降,聚乙烯磨损已成为目前限制人工关节使用寿命的关键因素。研究表明,Charnley髋臼杯的磨损率大约为0.07～0.15mm/y。聚乙烯臼杯或内衬的磨损速度与假体表面处理、股骨头直径、聚乙烯部件的厚度等密切相关,还与手术因素如假体的稳定性、软组织平衡、患者活动度和聚乙烯材料本身的性能有关。

3.假体周围骨溶解　骨溶解是指原先存在的骨的丢失。从放射学角度,假体周围骨溶解可分为三种:线性骨溶解、扩张性骨溶解和应力遮挡性骨溶解。线性骨溶解的特点是缓慢、一致的骨吸收,通常小于5mm。

常见例子如骨水泥髋臼周围的线性透亮区,从外周向臼顶延伸。扩张性或侵袭性骨溶解的特征是局灶性囊样或气球样骨吸收,骨吸收发展迅速,常伴有不规则边界或较大的骨破坏区。上述二者的发生,均与单核细胞吞噬或包绕磨损颗粒后大量分泌各种细胞因子,从而导致骨吸收相关。而应力遮挡性骨溶解则是骨结构因假体的应力遮挡效应而产生骨转换失衡,骨吸收大于骨形成所致的骨丧失。应力遮挡最常见于大范围涂层的非骨水泥型股骨假体。

骨溶解的发生率报道极不一致。总的来说,非骨水泥假体更早出现骨溶解表现,骨水泥型假体常见线性骨溶解,而非骨水泥假体常见侵袭型骨溶解。骨溶解一旦出现,将不断发展,导致假体松动,而松动又增加磨损而加重骨溶解和假体松动。只有当松动引起明显的疼痛和功能障碍时,或骨溶解有迅速加剧趋势时,才需要施行翻修术。

4.人工关节脱位　初次置换术的脱位发生率为2%～5%,而翻修术后的脱位发生率更高。术后早期发生的脱位常由于搬动或翻身姿势不当引起,特别是术后麻醉作用未完全消失、关节周围肌肉仍然松弛时易于发生。多数术后脱位可通过闭合复位整复,保持有利于关节稳定的体位3～6周后恢复常规康复训练。约1%的全髋置换术患者因脱位或关节不稳与假体安放位置明显错误或假体松动有关,而需施行翻修手术。

5.假体周围骨折且伴有假体松动者。

6.感染。

7.假体断裂或组合件分离。

(二)术前计划与准备

1.手术时机的选择　无菌性松动和关节不稳定占翻修病例的绝大多数,但假体周围出现间断的透亮线或灶性透亮区并不等于松动,也无需立即手术。此时密切的随访记录具有重要意义,每次随访均应摄取高质量的 X 线片(包括骨盆平片、髋关节正侧位片或特殊投照位),必要时摄髋内收、外展时的正位片,以评估假体位置有无改变。对于髋臼内凸或骨水泥进入盆腔的病例,有时需行尿路造影或血管造影,以判断盆腔内脏或血管与假体、骨水泥的关系。术前的正确诊断也有助于明确手术范围,如单纯髋臼或股骨翻修,或需全关节翻修。在骨溶解病例,确定手术时机比较困难,尤其是在无明显假体松动情况下。如骨溶解发展迅速或已诱发明显的疼痛等临床症状时,应行翻修手术。此外,感染患者的翻修时机也存在争议,多数人采用二期翻修,也有进行一期翻修的。

一般认为,翻修术如在伴有疼痛的 Engelbrecht-Heinert 1、2 期进行,手术难度较小,效果也较好。

严重的术后深部感染,伴明显的全身症状或有局部骨性破坏时,应即行清创和假体取出。反之,若全身和局部炎性症状较轻,也可在有效抗生素保护下彻底清创,术后必要时可做 5～7 天灌洗。但手术成功率不高,多数病人仍需手术取出假体,然后行一期或二期更换假体。

2.一般情况的评估　作为一种风险很大的选择性手术,术前对于病人全身状况的充分评估和处理,可明显减少术中、术后并发症。同时需了解初次手术情况、假体类型以利于假体与器械准备。

3.股骨侧骨缺损的评估　导致骨缺损的原因包括:磨损颗粒引起的骨溶解、感染引起的骨吸收、取出假体或骨水泥时造成的骨缺损或骨折、应力遮挡效应或骨质疏松症。股骨缺损的分类方法很多。AAOS 分类是目前较完善的一种。

(1)AAOS 分类:1989 年由美国骨科医师学会(AAOS)提出,共 6 种类型。并进行缺损水平的划分和缺损程度的分级。

节段型缺损系指起支撑作用的股骨骨皮质有缺损,根据部位分为近端、股骨中段或大转子。近端缺损可为部分性,只在前、后或内侧,也可以是整个股骨近端缺失。如果缺损区上下两端股骨皮质完好,则称为间插型骨缺损,包括皮质穿孔、皮质开窗和大块骨溶解。骨缺损发展至大转子则为另一种亚型,处理十分困难。

空腔型骨缺损系指松质骨或皮质骨内层的缺损,股骨的外层皮质变薄而未穿破,见于绝大多数的翻修患者。轻型的只有松质骨缺失,重型的则皮质菲薄,甚至呈膨胀状。混合型骨缺失则两者兼而有之,临床最为常见,原因可以是骨溶解、假体柄骨折、晚期松动以及取出假体时造成的破坏。对线不良有两种表现:成角见于 Paget 病或股骨干前弓角过大,旋转见于先天性髋发育不良、骨折畸形愈合或截骨术后。股骨狭窄是指股骨髓腔某处狭窄而小于股骨峡部,常见于假体周围骨折内固定后。骨折端增厚、畸形愈合,或非骨水泥假体柄松动后在柄尖端形成台阶。股骨干不连续系指股骨干有骨折不连接,可以是原先有骨折而需行初次全髋置换,也有因假体周围骨折而需再次手术者。

骨缺损水平:AAOS 将骨缺损水平分成三个区,Ⅰ区在股骨小转子下缘以上;Ⅱ区为小转子下缘至下缘以远 10cm 处;Ⅲ区则在更远端。

骨缺损程度的 AAOS 分级:Ⅰ级,少量骨缺失,假体与宿主骨面尚有接触,不需植骨;Ⅱ级,假体与宿主骨面只有部分接触,但还可以支撑假体,需要植骨;Ⅲ级,假体与宿主骨面已没有接触,无支撑假体功能,需行结构性植骨。

(2)Engh 和 Glassman 分类：Engh 和 Glassman 于 1988 年提出一种简单的分类系统，将股骨缺损分成 3 类，用于比较不同骨量缺损的翻修效果。该法简洁、易于记忆，但无法全面反映各部位的缺损，对于治疗选择无指导意义。

(4)Paprosky 分类：1990 年由 Paprosky 提出，分类基于骨缺损程度和股骨干的支持能力，可供挑选翻修假体时参考。

(5)Endo-Klinik 分类：这种 4 级分类法源于欧洲，1987 年由 Engelbrecht 和 Heinert 提出，适用于骨水泥型假体失败后翻修时的评估。常用于准备采用异体骨填充嵌压股骨近端的病例。此法较易使用，但当放射线表现不典型时，此法就难以应用。而且对骨缺损部位定位不明。目前仅用于采用 Ling 技术，即压缩植骨的翻修术。

4.髋臼侧骨缺损的评估　形成原因包括：磨损颗粒引起的假体周围骨溶解、感染引起的骨吸收、术中取假体或骨水泥造成破坏、原发疾病等。对骨缺损的准确评估可指导术中重建方法的选择、确定植骨量、假体选择等。髋臼骨缺损的分类方法较多，主要通过 X 线所见进行分类，对于复杂的缺损可通过 CT 三维图形重建来分析骨缺损的形态与部位。

(1)AAOS 分类：1993 年由 Antonio 提出改良，并为 AAOS 所推荐采用，分为 5 类。

节段性骨缺损是指支撑假体的髋臼边缘性或内侧壁骨缺损。腔隙性骨缺损指的是髋臼窝膨胀性扩大使髋臼变深，但髋臼边缘支撑假体部分的骨组织仍存在。腔隙性骨缺损可以是上、前、内、后或整个髋臼变深。混合性骨缺损系节段型和空腔型两者兼有。骨盆不连续通常是指骨折伴有分离，或是髋臼前后方向骨缺损。髋关节融合并无骨缺损，只是整个臼腔充满了骨骼，很难确定真正的髋臼位置。

(2)Paprosky 分类：髋关节中心上移程度：①轻微：距离闭孔横线上方 3cm 以内；②明显：距离该线 3cm 以上。坐骨支骨溶解程度：①轻微：距离闭孔横线下方 0～7mm 内有骨溶解；②中度：在该线下 8～14mm 内有骨溶解；③重度：在该线下 15mm 或更远部位有骨溶解。

髋关节中心内移程度：①Ⅰ级：在 kohler 线外侧；②Ⅱ级：移至 kohler 线处；③Ⅱ$^+$级：在 Kohler 线内侧，扩展至盆腔内；④Ⅲ级：移至盆腔内；⑤Ⅲ$^+$级：明显移至盆腔内。

泪滴骨溶解程度：①轻度：外侧缘少量骨缺失；②中度：外侧缘完全缺失；③重度：外侧缘与内侧缘都有骨缺失。

(3)Gustilo 分类：其他如 Gross 分类、Engh-Glassman 分类等，较少应用。

5.术前模板测量与手术方案制定　模板测量从髋臼侧开始，应在质量良好的 X 线片上进行。将模板置于骨床上，使假体获得最大的骨覆盖，并使假体下内缘贴近泪滴状体。如有少量骨缺损，可适当加大假体尺寸即充填该缺损，并恢复正常的旋转中心。但过度扩大髋臼假体可导致骨包容不足，需采用非结构性植骨以填骨缺损。假体位置确定后，需评估假体外上侧的骨包容情况。一般认为小于 20% 的无覆盖可忽略，或通过适当加深骨性髋臼解决。20%～40% 的无覆盖必须考虑植骨，50%～60% 的无覆盖必须在植骨的基础上加用髋臼增强罩。骨盆环中断的病例必须采用髋臼增强杯，甚至采用后路重建钢板。髋臼侧测量好后定出旋转中心，股骨侧模板即以此为中心进行测量。与初次置换术一样，股骨侧的模板测量的目的是为了恢复肢体长度、关节旋转中心和偏心距。翻修病例的髋臼中心通常偏离正常范围，因此必须有一些特殊的股骨假体模板进行测量，如带股骨距、加大偏心距等。股骨侧模板测量必须在下肢内旋 15° 的正位 X 线片上进行，以抵消股骨颈的前倾角，有利于准确测定偏心距和股骨转子间区。如果患肢无法内旋则可测量健侧。测量短缩畸形时旋转中心只允许垂直上下移动，一般手术只能纠正短缩畸形的 2/3，以免软组织受到过分张力。股骨假体模板首先置于髋臼旋转中心，以标准头测量，以便为术中调整留下余地。如有股骨破孔或开窗，假体柄长度必须超过骨缺损区段股骨直径的 2～3 倍。如使用全长涂层假体，涂层区必须有6cm以上长度与皮质直接接触。如果有较大的容积性骨缺损,打压植骨是较好的选择。股骨侧位片的模板测量也很重要,柄长超过前弓段时常会出现置入困难和前方皮质撞击,因此,假体柄必须有弧度。骨水泥股骨柄的测量必须注意留出足够空间,以保证假体周围2mm的骨水泥厚度,超过160mm的股骨骨水泥柄在植入时由于曲度与股骨不可能完全一致,较难获得均匀的骨水泥层。

6.术前器械准备　很多假体都配有专门的翻修器械,但对早期生产的假体进行翻修时需在术前准备特殊的器械。首先必须有C臂机和透X线的手术床。翻修的第一步在于假体的取出,因此,要准备的器械应包括各种规格的弧形、可屈性骨凿、加长的骨水泥取出钳和吸引器、直的或带角度的刮匙、冲击压缩装置、标准和高速钻头、骨锉、与内固定匹配的螺丝刀,螺丝刀最好是多用途的,以匹配各种不同的螺丝开口。特殊或通用的假体取出装置、手动或电动的骨水泥取出装置、光电纤维光源。用于重建的各种钢丝、钛合金带、钛网、螺钉和接骨板,自体或异体植骨块等。

7.假体选择　翻修术必须备有多种型号的假体,尤其是长柄假体、带股骨距假体和长颈假体等,以及不同规格的髋臼假体。对于骨缺损严重的复杂病例,定制型假体具有很大的优越性,可在重建过程中获得最佳的假体-骨匹配和结构重建。目前国内已有计算机辅助定制型翻修假体供应。Saleh等根据X线表现进行分类,指导手术方案的制定。

(三)手术要领

1.麻醉选择与输血　麻醉选择必须综合考虑患者的全身情况,并结合手术需求。有条件的可行术前自体血储存、术前血液稀释、术中血液回收、低压麻醉等,以减少异体输血需要。

采用硬膜外低压麻醉以达到减少术中失血的方法目前受到广泛的接受。研究表明,平均动脉压(MAP)每升高10mmHg,可增加50%的术中出血量。将MAP保持在50mmHg,术中失血量只有正常血压(MAP80~100mmHg)时的1/5~1/3。如结合血液稀释法可进一步有效保存自体血。但也有报道低压麻醉术后失血量明显增多,甚至抵消术中失血减少的效果。而且这种麻醉必须选择好适应证,年轻病人可耐受的血细胞比容(HCT)为0.20,而老年人则至少要大于0.25~0.26,还受心血管状况的影响。因此,老年患者多选用全身麻醉,安全性较高。全身麻醉时亦可使用控制性低压。

2.手术入路选择　手术入路必须提供充分显露。原则上尽可能采用原手术入路,后方入路仍是目前最常选用的。翻修手术面对的困难步骤是假体和骨水泥的取出,螺钉、钢丝或接骨板的去除,新假体植入,补充固定和植骨。术时需保护好软组织特别是外展肌的连续性,以及骨骼血供。手术的关键在于通过瘢痕切除和部分肌肉附着点剥离达到软组织松解,有时采用大转子截骨以便于取出假体、扩大髋臼显露。大转子滑动截骨术有利于暴露髋臼的上外侧,且股骨干暴露佳,易于显露假体-骨或假体-骨水泥-骨界面,大转子不愈合时还能防止移位。也适合于髋臼严重骨缺损需行结构性植骨或髋臼后壁需行接骨板重建的髋臼翻修,并有助于安全地取出未松动的股骨假体。扩展截骨入路对于固定良好的股骨假体和骨水泥的取出具有重要价值,可有效减少术中骨折风险。

3.假体和骨水泥取出　松动的假体徒手即可拔除。但在许多病例中,假体和骨水泥取出是翻修手术中最耗时间的步骤,并发症发生几率也最大,尤其是在取股骨柄及股骨髓腔内骨水泥时。大部分假体厂家均配有专用打拔器械,在术前必须熟悉工具的使用。

在股骨侧,拔除假体前必须彻底清理股骨颈部和大转子内侧的瘢痕组织和骨痂、骨水泥,以免强力拔出时导致股骨近端或大转子骨折。对于非骨水泥固定的股骨假体,如为近段涂层,用薄骨刀或薄摆锯贴假体柄周围切割,分离骨长入区后才可拔出假体。如为相对稳定的全涂层假体,采用扩展截骨取出假体比较省时、安全。对骨水泥型股骨假

4.骨缺损处理　假体和骨水泥取出后,彻底清理界面纤维软组织膜,反复冲洗。重新评估骨床情况,尤

其是骨缺损范围、类型。植骨是目前最常用的方法。具体方法包括:结构性植骨和非结构性植骨。二者各有优缺点:结构性植骨初始稳定性较好,但植骨愈合差,后期可发生植骨塌陷,失败率高。非结构性植骨如颗粒骨压缩植骨,操作复杂费时,初始稳定性不如结构性植骨,但植骨愈合较快较好,骨量可得到恢复,是目前主要的植骨手段。常需加用其他内植物以增强稳定性。

(1)结构性植骨:在髋臼侧常用异体股骨头进行结构性植骨,将股骨头植入缺损处(一般均在髋臼外上方),用2~3枚拉力螺钉加压固定,螺钉应朝向骶髂关节方向。然后用髋臼锉磨出新的髋臼,再植入臼假体。在股骨侧,股骨近段较大范围的皮质骨缺损特别是环形缺损时,可考虑结构性植骨。局限性的缺损,多采用异体皮质骨,用钢丝或扎带固定于缺损处,植骨块必须大于缺损区。

(2)非结构性植骨:常用的为颗粒骨压缩植骨技术(IBG)。IBG也称为Ling技术,于1984年由荷兰Nijmegen大学医学中心的Ling和Slooff等创先使用。早期用于髋臼内陷,其后应用到髋臼和股骨的空腔型或容积性骨缺损,可与金属网或结构性植骨联合应用于混合型骨缺损。主要优点为术后即可获得一定的初始稳定性,颗粒植骨在骨愈合、替代过程中骨吸收与骨形成同步发展,因而不易塌陷。从荷兰Nijmegen大学医学中心的20年应用结果看,效果优良,尤其是髋臼侧效果较佳。而股骨侧效果有较多争议。缺点主要是技术要求高、术中术后股骨骨折发生率较高、术后假体下沉较多等。

在髋臼侧,可先用不锈钢或钛网塑形固定在髋臼底部,将骨缺损转变为容积型骨缺损,将直径10mm左右的骨粒充填于髋臼,用打击器逐层紧密压缩,逐层植骨,最后一个打击器应比拟植入的臼杯直径大4mm,以保证骨水泥层的厚度。髋臼内植骨的厚度约7~10mm,至少5mm厚。然后填入抗生素骨水泥,植入假体。骨水泥需在面团期置入并加压,在植入假体前及等待水泥固化过程中需持续保持对植骨床的压力。如果没有专用器械,可植入骨泥或骨粒,采用髋臼锉加压反锉的方法获得对植骨的压缩。

股骨侧压缩植骨需要有整套的特殊器械。手术要点为彻底清理股骨髓腔,对有可能发生术中骨折者先以金属网或钢丝绑扎。放置髓腔栓及导针,逐层植入颗粒骨,以打击器对髓腔内的植骨粒逐层进行压缩。插入试模,将植入的颗粒骨挤向四周。取出导针和试模,采用现代骨水泥技术注入抗生素骨水泥,插入假体,维持位置直到骨水泥固化。

5.假体再植入 按前文选择合适假体。对于原为骨水泥固定的,由于骨床质量差,不利于骨水泥的微交锁固定,应尽可能选用非骨水泥固定。对于股骨开窗、截骨或术中骨折的,选用的假体必须超过截骨或骨折水平至少5cm。对于因骨质严重疏松或骨溶解导致皮质菲薄时,股骨假体植入前常需预先行钢丝或扎带绊扎,以防骨折。

(沈尚模)

第二节 人工膝关节置换术

膝关节是全身最大、结构最复杂的关节,运动功能要求较高。人工膝关节置换后,要求达到负重、伸屈、外展及旋转活动,稳定性好。人工膝关节的设计种类多样,大致可分为三型。

一、概述

【类型】

1.髁型人工膝关节 由20世纪70年代初开始应用到临床。1968年MacIntosh开始应用半髁关节置换。4 年随访 74% 获得较好结果。但消除疼痛及功能方面尚不满意。1971 年 Gunston 应用多轴心膝假体，1972 年 Freeman 应用 ICLH 假体，以后出现多种髁型人工关节。目前，对髁型人工膝关节 10 年随访的结果，其成功率已近 90%。

髁型关节设计基础是膝关节的韧带基本正常，而股骨髁和胫骨平台假体之间无任何连接之处。

髁型人工膝关节可分为多中心假体和单中心假体，两种类型。

多中心假体是模拟人体股骨髁的曲率半径的变化。假体关节面曲度的轴心位置是变更的，如 Gunston 型、Sledge 型、Marmor 型等。

正常人的股骨内外髁的曲度是不相同的，但这些假体内外髁曲度则是一致的。这些假体的设计差别在于关节面曲度，内外髁假体周围软组织的松解和适当切除骨质来恢复侧副韧带的紧张度。术后作用于骨与人工关节间的主要是压力，剪力和张力都很小，不容易松动，且因保存骨质多，失败后还可采用其他挽救性手术。

早期全髁人工膝关节有其缺点，如果屈曲截骨间隙与伸直间隙未做到很好的平衡，则在屈曲时可产生向后的半脱位，因为其股骨髁不能在胫骨平台向后转动。为克服这一问题，Insall 和 Burstein 于 1978 年设计了后交叉韧带替代型关节，或后稳定型关节，该假体形状设计上增加了凸轮构造，此结构与胫骨平台上的柱状突起相作用，使股骨关节面在屈曲 70° 时产生向后的滚动。

Insall 等还在后替代型假体的基础上，研制了限制型髁假体（CCK），该假体加宽了胫骨聚乙烯假体的中间柱，也加深了股骨假体中间部分的凹陷，使胫骨假体中间柱插入并被限制在股骨假体凹陷的内外侧壁之间。通过这种结构允许少量的内外翻活动，从而加强了内外翻的稳定性。这种假体广泛应用于翻修手术中，或用于严重外翻的患者。

1976 年 Goodfellow 与 O'Conner 仿照人体的半月板结构研制了带活动承重垫的 Oxford 膝关节假体，此假体在股骨髁部分与金属的胫骨平台之间插入能活动的聚乙烯垫，此垫的上面与股骨髁弧度的矢状径一致，半月板同时与股骨髁及胫骨金属底板形成关节。依靠完整的十字韧带与侧副韧带达到稳定。该假体聚乙烯接触应力低，但需要所有 4 根韧带（即 2 根十字韧带与 2 根侧副韧带）功能正常，并且相互平衡良好。类似的假体还有 LCS 型假体（低接触应力假体）和 TACK 假体等。

髁式人工关节在骨质疏松、骨和韧带严重破坏以及明显畸形时均不适用。

2.铰链式人工膝关节　结构简单，操作容易，易于矫正各种畸形，在严重骨和韧带破坏以及骨肿瘤切除的情况下，可以获得稳定、无痛、迅速恢复步行功能。缺点是负载完全由轴承担。当膝关节屈曲 45° 时，轴的负载力为 523～703kg，膝关节屈曲 90° 时，轴的负载力达到 847～1043kg。人体膝关节在运动过程中，轴心是不断变动的，但绞缠式人工膝关节的轴则不能移动。轴心在矢状面的位置将影响肌肉的杠杆臂、关节周围软组织的拉伸和骨骼切除的需要量。轴心自正常位置前移将增加股四头肌的负担。轴心过高将使股骨在屈曲时产生一种将人工膝关节柄拉出髓腔的张力。轴心过低，股骨髁后方将与胫骨上部相撞，需要做骨切除。轴心前移或后移均有使股骨柄部拉出髓腔的作用。无论是否使用骨水泥，由于张力和剪力的反复作用，常可引致骨与人工关节间的松动或疲劳折断。

3.其他类型　这些设计包括半限制型关节等，企图结合髁型及铰链型的优点。如球白式人工膝关节，Atten-Borough 型假体，GSB 假体等。或除假体伸屈动作，增加旋转动作如 Trillat 型假体。

对于局限于一个间室的病变采用单髁置换术治疗越来越普遍，Mckeever 自 20 世纪 50 年代开始进行金属单间室胫骨金属假体的表面置换术，70 年代早期开始单间室的完全置换。随着假体设计和手术技术的提高，单髁置换的效果逐渐改善。国外最新的研究显示，10 年随访假体使用率高达 98%。单髁置换的优点包括：骨和软骨组织损伤小；保留结构多，活动范围大，复合生理要求，痛苦小，康复快；失败后易于翻修。

【并发症】

1.深静脉血栓　深静脉血栓（DVT）形成是全膝人工关节置换术后最严重的并发症之一，并可继发危及生命的肺栓塞（PE）。年龄超过40岁的女性患者，肥胖、静脉曲张、有吸烟史及糖尿病、冠心病的患者更易于发生。如果TKA术后未进行任何形式的机械性或药物预防的话，DVT的总发病率高达40%～88%。发生无症状性PE的风险可高达到10%～20%，而有症状的PE据报道为0.5%～3%，病死率高达2%。腘静脉以上部位的血栓诱发肺栓塞的比例高。深静脉血栓的检查要依靠彩超或静脉造影。

预防DVT的方法包括机械性压力腿套或足泵，药品有小剂量的华法林、低分子量的肝素和阿司匹林。CPM对深静脉血栓形成的预防作用不明显。

2.感染　全膝置换术的感染率为1%～2%。感染一般发生在骨水泥与骨组织交界面处。感染的来源可来自血源性或手术感染。金黄色葡萄球菌感染占50%左右，链球菌感染占25%，革兰阴性杆菌占25%左右。血源性感染占20%～40%。

膝关节感染的临床表现很不一致，有些表现为急性感染症状，如高热、关节肿胀、充血等，也可表现为长时间的关节疼痛，窦道形成而局部肿胀不明显，关节疼痛是膝深部感染的重要指征。提示膝部有急性炎症或慢性炎症引起假体松动。

感染分类可分为急性、亚急性及晚期感染。急性感染指手术后12周内发生感染（占40%），手术后1年内发生感染为亚急性感染（占45%），主要表现为关节疼痛。晚期感染（15%），多发生在术后1年以后。

必须与非感染性关节松动相鉴别。关节持续疼痛为感染的指征，而非感染性松动多在负重时疼痛。膝关节感染后在X线平片可出现：①在骨水泥-骨交面出现透明带（2mm以上宽度）；②假体有移位；③骨水泥折断；④有周围骨膜反应；⑤负重时关节移动。关节造影可见造影剂进入交界面。这些现象多发生在感染后3～6个月，常为股骨假体与胫骨假体同时受侵，而单纯松动则为一部分假体有上述表现。术后6个月内进行核素Tc扫描，有浓集现象，只能说明局部血循环增加，不能确定为关节感染。术后6个月以后仍为浓集现象则可能有感染存在。关节穿刺抽出关节液进行培养及革兰染色检测细菌有重要意义，必要时应进行第二次穿刺，以确定诊断。

处理：Fitzgerald用关节切开引流的方法治疗关节感染，20%获得成功。Buchholz等人用一期或二期去除假体，关节清理后再植假体的方法治疗，术后采用抗生素液灌注吸引70%～80%病例治愈，而再植时应用含庆大霉素的骨水泥固定假体则90%取得成功。抗生素应用很重要，再次手术后应用先锋霉素、庆大霉素及克林霉素联合应用3～4周，对控制感染有较好疗效。

3.伤口愈合不良　包括伤口愈合不良、皮肤边缘坏死，血肿、窦道形成等。伤口愈合并发症相当高，在10%～15%。

伤口愈合不良常常与皮肤血循环受破坏及张力过大有关，可导致皮肤全层坏死、假体外露。手术中应小心操作，尽量采用直线切口，不用弯曲切口，以防止皮肤愈合不良，如原有切口瘢痕，则采用原切口而不行平行切口。不行皮下游离。翻开髌骨时最好将皮肤与周围固定缝合。器械牵拉力不可过大，屈膝35°缝合伤口，避免术后皮肤张力过大。如皮肤边缘坏死或愈合不佳，则可行膝关节制动、更换清洁敷料等非手术治疗；如坏死面积较大，则手术清创后缝合皮肤，必要时早期进行局部皮瓣移植。对较大的血肿形成，在无菌条件下穿刺或手术清除；小血肿则以非手术治疗为佳。关节制动直至伤口愈合。

4.假体松动　在全膝关节置换术后2年，胫骨假体的松动率约占10%，而股骨假体很少松动。而铰链式人工膝关节，股骨及胫骨假体的松动则各占一半，松动率很高，有些学者报道100%发生松动。术后膝关节平面中常可见在骨水泥-骨交界面出现透明带。如透明带宽度不断增加，病人出现关节负重时疼痛逐步明显,才可考虑有松动发生。在体重大、活动较多的男性骨关节炎的患者,膝关节假体松动率明显增加。在全髁型关节的胫骨假体松动的发生与肢体对线不佳、假体对应不良、假体关节不稳及胫骨平面截骨平面过低有明显关系。

5.股骨或胫骨骨折　铰链式关节置换术后可发生股骨或胫骨干的骨折。股骨干骨折多发生在股骨或胫骨假体柄端部,经非手术治疗多可愈合。在髁型膝人工关节可发生股骨或胫骨髁骨折,常需行再置换手术。

6.腓总神经损伤　发生率约 5%,多由于在纠正膝关节畸形牵拉所致,多数可经非手术疗法逐步恢复。

二、全髁型人工膝关节置换术

【结构】

分为三部:金属股骨假体、超高分子聚乙烯胫骨假体及髌骨假体。

金属股骨假体的关节表面由两部分弧度组成,前部负重面弧度直径较大,后部股骨髁的弧度直径较小。前侧面有髌骨关节面,中央有髁间凹。

髌骨假体关节面是圆形隆起,背面有栓型凸起,可固定于髌骨骨面。

胫骨假体呈 T 形,超高分子聚乙烯的平台部分的两侧有浅槽关节面,与股骨假体关节面相接触。中央有髁间隆起,起到稳定关节的作用。平台厚度为 8、12、16mm。底面中央有胫骨栓样凸起,可插入胫骨上端骨松质内。带活动衬垫的关节带右单块或两块超高分子聚乙烯垫,插入股骨髁与金属胫骨平台之间,其边缘有槽卡在胫骨平台的边缘。

【适应证及禁忌证】

全髁型人工关节置换的目的是减轻疼痛、矫正畸形及保持膝关节运动和稳定性。一般来说,对于 55 岁以下类风湿关节炎或骨关节炎的病例可采用抗炎药物,滑膜切除,或关节镜下关节清理、灌注冲洗、胫骨高位截骨等治疗方法,而不行置换术。若病人年龄在 50 岁以上,经其他治疗方法无效或复发而病人迫切要求手术者,则可考虑进行全髁型人工膝关节置换。对由于神经肌肉疾患引起膝关节疾患,如夏科关节、脊髓前灰质炎等则不适合此手术。急性及慢性化脓性膝关节感染为手术禁忌证。

【术前准备】

1.估计纠正膝关节骨性畸形时股骨及胫骨应切除骨质的比例,以恢复膝关节 5°~8° 外翻的对线。

2.估计应选的膝关节假体的大小。

3.术前应照膝关节负重位的正侧位像。将膝关节正位像置于灯箱上。在胫骨中央画一纵轴线,由胫骨内侧平台软骨下骨面画一纵轴垂直线,此线应通过胫骨外侧平台下方骨质。测量胫骨内、外侧平台软骨下骨面到垂直线的距离。由胫骨内、外侧平台软骨下骨到垂直线的距离之比,即为切除胫骨平台时的比例。

4.膝关节严重内翻时,胫骨内侧平台明显塌陷。则由胫骨外侧平台软骨下 0.5~1cm 处做一胫骨纵轴垂直线,此即为胫骨平台截骨线。而胫骨内侧平台轴塌陷处所遗留的缺损则需植骨以填充之。这样则可保留较多胫骨平台处的坚强的骨松质,也可减少一部分胫骨内侧平台的缺损。经股骨切迹做一股骨纵轴轴线,再由切迹处画第 2 根线与纵轴轴线呈 5° 角,垂直于第 2 根线做股骨外髁的切线,此线由股骨内髁通过。由股骨内髁关节软骨下骨到此线的距离即为应切除的骨质。

5.根据膝关节侧位像上所测得的股骨髁之前后径来选用相应的股骨髁假体。股骨髁与假体二者的前后径应基本一致。

【手术方法】

1.全髁型人工膝关节置换的手术原则　需行全髁型人工膝关节置换术的病例常并有膝内翻或外翻畸形和屈曲畸形,在手术时应掌握下列原则:

(1)首先对膝内侧或外侧挛缩的软组织进行松解,以纠正膝关节的对线。同时,在伸屈膝关节时,要保持膝关节内、外、后侧软组织的张力平衡,必须先松解软组织后再进行骨组织切除。

(2)不容许用骨切除的方法纠正关节的畸形。

(3)尽量少切除骨组织。缺损处可行植骨术。

(4)保证骨组织切除后伸位或屈位股骨与胫骨之间的空隙宽度相同。

(5)保证股四头肌伸膝器的对线,使髌骨假体在股骨假体前方,髌骨关节面上滑动。

(6)掌握正确的骨水泥固定技术。

2.切口　手术在气囊止血带下进行,行膝关节中线直切口。如原有膝前内侧切口瘢痕则可利用原切口,以免引起皮肤坏死而致感染。

一律不进行皮下组织游离。切开股直肌肌腱部分及髌骨内侧缘组织。在髌韧带内侧,将髌韧带在胫骨结节上的附着点内侧切开1/3,将髌骨向外侧翻开,切除内外侧半月板。

3.膝关节内侧松解术　切断十字韧带,切开关节囊在内侧半月板及关节上的附着。再行骨膜下剥离,将内侧关节囊由胫骨干骺端骨面上向内侧及后侧推开至膝关节后内侧角,切除所有增生的骨赘,此时,用Hohmann牵开器,由股骨切迹处插到胫骨平台后方,向前撬开即可使胫骨平台向前移位。若胫骨平台仍不能向前移位,则应继续向膝后方进行松解,直到膝后方中线。伸直膝关节,检测膝关节内翻畸形是否已纠正。一般10°～15°的内翻畸形可获纠正,不需要松解膝内侧副韧带。

若有20°以上的内翻畸形,当内翻畸形不能完全矫正时,可行骨膜下继续剥离,连同膝内侧副韧带附着点及鹅足腱一起推开,以进一步矫正膝关节内翻。

4.膝外侧软组织松解术　若存在膝外翻畸形需行膝外侧松解术。伸直膝关节,髌骨向外翻开,由关节内面在距髌骨外侧1cm处纵行切开膝外侧髌韧带扩张部分,以进行松解,但应注意不可切穿皮肤。

在股骨髁平面将髂胫束提起,将其横断。将膝关节屈曲90°,将腘肌腱及外侧副韧带由股骨髁上附着处切断。如有屈曲畸形,则可通过股骨内外髁,用弯头骨膜剥离器将后关节囊与股骨后髁间的粘连剥离开,必要时,可切断后"十"字韧带。

若膝关节无内、外翻或屈曲固定畸形,则不需进行广泛软组织松解,仅将胫骨上端内侧骨膜下剥离,连同关节囊及浅层内侧副韧带推开,而不干扰内侧副韧带的上下止点,显露膝关节前、内后方即可。此时胫骨平台可比较容易移位到股骨髁的前方。测量股骨髁的前后径,选择合适的膝关节假体。

选择不同类型的膝关节假体,有专用器械进行不完全相同的截骨操作基本上相似,大同小异,本文所介绍的是基本的器械截骨及假体安装。

5.胫骨平台截骨　胫骨平台截骨线根据不同畸形进行处理。如无内翻畸形,例如对类风湿关节炎,可沿胫骨平台的软骨下骨进行截骨即可。因截骨线越高,则保留的骨组织的质量越好。若有内翻畸形,则截骨线按胫骨外侧平台软骨下截骨。若胫骨内侧平台有骨缺损,则依据缺损的多少,在胫骨外侧平台下5～10mm处进行截骨。将胫骨截骨器沿胫骨嵴纵轴放置。

按照所需截骨的平面将截骨器的定位钉捶入骨质内,沿截骨器平台进行截骨。截骨后,沿胫骨髓腔纵轴插入定位器,以检测平台截骨面是否与胫骨纵轴垂直。截骨后,如胫骨平台内侧或外侧有骨缺损时,则可采取切除的股骨下端骨组织填充,并用螺丝钉固定。

6.股骨髁前后方截骨　屈膝90°,触知股骨干的前后骨皮质,在其直径的中点,股骨髁间窝处前十字韧带附着点上方偏内侧钻一中心孔,将股骨模板的柄部插入股骨髓腔内。柄部必须位于髓腔中心线,避免前屈或后翻。

将模板柄部插入髓腔,调整模板下缘,使股骨内外侧后髁截骨的厚度相同,一般不超过 1cm,将模板固定,用电锯将股骨两后髁切除。按照所选用的股骨假体的前后径的尺寸,将股骨前方骨质切除。理想的前方截骨平面应位于股骨前方骨皮质。避免切开股骨髓腔。

屈膝 90°,在股骨后方,截骨面与股骨截骨面之间,置入合适的间隙测量板。股骨截骨面需与测量板上面密切相贴,内外侧副韧带保持适当张力,测量板的厚度即表示选用的胫骨平台假体的最大厚度。

7.股骨远端截骨　股骨远端截骨面需与股骨纵轴呈 5°～8°外翻角。伸直位牵引膝关节,避免屈曲及过伸膝关节。用屈膝时测量的测量板置于胫骨平台上,沿测量板上缘用亚甲蓝画一标志,表示截除骨组织的厚度。然后,屈曲膝关节,将定位器插入股骨中心孔内,连接上定位棒,定位棒的上端通过股骨头中心。这样定位棒即与股骨的力学轴相一致,而定位器的平台则与力学轴线呈垂直角度。将定位棒去除,然后,在股骨远端亚甲蓝标志处、平行于定位器平台平面进行截骨。

切除股骨远端骨组织;伸直膝关节,在股骨与胫骨间隙内置入间隙测量板,检测股骨远端切除是否合适,两侧副韧带张力是否适当。

按照股骨假体内面的形状,切除股骨远端的前后边缘及髁间窝的骨组织。目前由于技术的进步,股骨远端截骨的定位器械多样化,且操作顺序也各不相同。

8.切除胫骨髁间棘　将胫骨平台向前移位,显露平台面,将间隙测量板置于平台骨面上,测量板的柄部位置及方向与胫骨结节相一致,测量板两侧盖于胫骨平台的骨皮质上(不包括胫骨后内侧骨面),髁间骨组织要按照测量板中央孔大小切除骨质。

9.切除髌骨关节　用电锯将髌骨关节面切除。在截骨平面中央挖孔,将髌骨假体安置好,并将股骨假体及胫骨假体安装到位。检查假体安装是否稳定。

10.骨水泥固定　先安装胫骨假体:将胫骨平面表面的血液、碎屑,用脉冲冲洗器冲洗干净,用纱布拭干。将骨水泥调制 2～3min 后,在较低黏度时,取一部分骨水泥涂于平台上。将骨水泥压抹入骨松质缝隙 2～5mm 深度。再将一部分成团期的骨水泥涂于胫骨假体表面,将假体置于胫骨平面上。胫骨假体的髁间隆起栓位于胫骨结节的内 1/3 处。压迫假体,去除多余骨水泥,直至骨水泥硬化为止。

取成团期骨水泥填入髌骨骨面,将髌骨假体置入,压迫,至骨水泥硬化。

最后安装股骨假体。屈曲膝关节,同样方法先取一部分骨水泥,填塞股骨截骨面上孔及骨断面。另将一部分骨水泥涂于假体内面。将假体置于股骨远端,用压迫器压迫,或将膝关节伸直,起到压迫作用。去除多余骨水泥,冲洗伤口,放松止血带,结扎或灼烧出血点,放置负压引流管,缝合伤口。

术后 1 周内不活动膝关节。待负压引流管拔除,引流口愈合后,开始应用连续被动活动练习机进行 20°～30°屈伸活动。夜间停止练习。逐步增加活动度,至可屈曲 90°后,开始主动练习膝关节屈伸。

三、旋转式铰链人工膝关节置换术

【结构】

本型关节为结合髁型及铰链式人工膝关节的优点所设计的假体,其股骨及胫骨部分均有长柄插入股骨及胫骨髓腔内。在二者之间有三处连接:股骨假体两侧髁部与胫骨假体平台相接触;胫骨假体中心柱与股骨假体后方的铰链轴心相套接。二者之间呈活塞活动,也可有少量旋转活动。当站立时,胫骨中心轴上移,股骨假体髁部在不同的屈曲角度时,胫骨可有 30°～40°旋转,与胫骨假体平台相接触。起到负重及控制膝关节内外翻的作用,屈膝时,则以股骨铰链轴心为中心进行屈膝。胫骨与股骨假体之间有少量旋转,起到减少胫骨假体松动的作用。

假体胫骨部中心柱与胫骨假体呈套筒式连接。股骨假体和胫骨假体之间有 30°～40°旋转

本型关节分左、右侧,股骨柄呈 7°外翻角。

【适应证】

适用于膝关节强直或严重损坏,同时并有或不并有膝关节侧韧带损坏的老年患者,或有多发关节损伤、不能进行剧烈活动的较年轻患者。股骨下端或胫骨上端良性肿瘤或低度恶性骨肿瘤,曾行病骨切除者也可应用特制的人工膝关节进行置换。一般情况差,有严重骨质疏松、关节感染及神经源性关节病者禁用。

【手术方法】

仰卧位,在气囊止血带下控制出血,行膝关节髌韧带内侧切口,不进行皮下游离,切开股直肌与股内侧肌间的股四头肌韧带,髌外侧扩张部分及髌韧带内侧,将髌骨向外侧扩张部分及髌韧带内侧,将髌骨向外侧脱位,显露膝关节,切除半月板及前后十字韧带,由股骨髁内外侧切断内外侧副韧带,屈膝将胫骨平台后移,暴露股骨下端关节部分,股骨前方定位器置于股外髁外侧面,以股骨外髁为基准,在股骨髁关节面上做一横行标记,在放置股骨假体时,假体前端应与此标记相一致,避免股骨假体旋转,在股骨髁间中心钻孔通道入股骨髓腔中央。

按照股骨假体髁间块的宽度切除矩形股骨髁骨质,使其可容纳股骨髁间块,将股骨髁间关节面切除并适当修整,而保留髌骨关节面软骨,将股骨假体试插入股骨髓腔内,检查假体两侧髁部是否与股骨髁相适应。假体髁间块的前下缘应埋于股骨髁中,不应留有台阶,以免与髌骨摩擦。

将股骨平台前移,在胫骨平台中央向胫骨髓腔打孔道,将胫骨定位器插入髓腔内,使胫骨定位器插入方向与胫骨纵轴相一致,按照与定位器的平台相平行的方向切除胫骨关节面,用三角形胫骨髓腔锉,锉开胫骨平台骨松质及髓腔,三角形髓腔锉的顶角应与胫骨结节方向相一致,将胫骨假体试插入胫骨髓腔内,与股骨假体相连接,伸屈膝关节,观察其相对位置是否合适。将假体取出,调和骨水泥,将骨水泥填入股骨髓腔内及髁部部分,将股骨假体插入髓腔内,用压迫器固定到骨水泥固化。同样方法将骨水泥调和后填入胫骨髓腔内,切除多余骨水泥,在骨水泥未完成固化之前,将股骨假体与胫骨假体套接好,伸屈膝关节。再次检查二者位置是否相适应,确定位置合适后,伸直膝关节,使股骨假体压迫胫骨假体至胫骨假体骨水泥完全固化为止,冲洗伤口充分止血,放置负压引流,使髌骨复位,膝屈曲 30°～40°,缝合伤口。

【术后处理】

患肢抬高,膝屈曲 30°固定,连续负压吸引膝内积血,2～3d 后去除负压引流管,引流管伤口愈合后,在 CPM 练习器上进行练习,由 0°～30°开始,每日 3 次,每次半小时,逐步增加活动角度至 0°～90°。

四、膝关节单髁置换术

【适应证与禁忌证】

单髁置换适用于单间室病变的年轻患者,其效果可能优于胫骨高位截骨;对于年龄较大,身体一般状况不良,不愿意行全膝置换时也可行单髁置换手术。此手术的适应证尽管还有争议,但禁忌证则较为明确,包括:感染性关节炎、膝关节屈曲挛缩超过 5°、术前运动范围＜90°、成角畸形＞15°、对侧关节间室负重区有软骨严重破坏、伴有前十字韧带损伤及严重髌骨关节软骨损伤。

【手术方法】

患者采用全麻或硬膜外麻醉,麻醉起效后取仰卧位,捆扎止血带控制出血。在髌骨中线内侧行纵切口。沿股内侧肌的后方,于髌骨内侧切开关节囊,屈膝,外翻髌骨。在内侧半月板前角切开冠状韧带,掀起胫骨前内侧面的组织骨膜袖。向外侧分离至髌下囊,同时小心保护冠状韧带,并避免损伤外侧半月板的前角。同样,在行外侧髁置换时,保留冠状韧带的内侧部分,并自胫骨平台的外侧撬起前外侧骨膜袖,分离至胫骨外侧结节。充分显露后,彻底检查髌骨股骨、内侧及外侧间室以确定能否行单髁置换。切除关节边缘的骨赘,必要时行内侧松解。

选择合适大小的假体,股骨假体应重建正常股骨髁的前后径。对于可以选择大号也可以选择小号假体的患者,应使用略大的假体,使其更好地覆盖髁软骨下骨质,防止松动与下沉。后髁的切除至少要达到股骨植入假体的厚度。股骨假体不能向前过分突出,以防影响髌骨轨迹,但其前方的覆盖区在膝关节完全伸直时要与胫骨假体的负重表面相接触。胫骨假体的厚度要求能恢复胫骨平台的原有高度。置换后关节在应力下能张开 $1\sim2mm$ 时,则张力与厚度合适。

【术后处理】

术后患肢加压包扎并使用冰袋冷敷。下肢用枕垫高,协助膝关节被动伸直。疼痛减轻后可开始轻度被动活动及静力性收缩练习。拔除引流后开始使用 CPM 机辅助练习,无 CPM 机时,才在床边练习屈曲活动。疼痛能够忍受的前提下尽可能早地下地活动,在 $2\sim3$ 周内由部分负重进展至完全负重。

(沈尚模)

第三节　人工肩关节置换术

一、概述

大多数肩关节疼痛为软组织损伤所致,通过肩峰成形术、肩袖修复术和喙肩韧带切除术、肱二头肌腱转移术以及钙沉积物清除术治疗能获得良好的结果。盂肱关节病变需要行肩关节置换术的患者较少,因而同髋、膝关节置换术相比肩关节置换术无论是在手术数量还是在手术方法上都要落后一些。但近 20 年来随着生活方式的改变和医学技术的发展,患者对医疗的要求也日益增高,在治愈疾病的同时,对肩关节术后的功能提出了更高的期望。肩关节置换术能在缓解疼痛的情况下稳定关节,重建肩关节的功能,相对于肩关节融合术有更大的优势,在这种背景下肩关节置换术得以迅速发展。

二、历史与现状

关于肩关节置换术的历史可以追溯到 19 世纪末,1893 年法国医生 Pean 用铂和橡胶制成了第一个铰链式人工全肩关节假体来替代因结核病毁损的盂肱关节,这是肩关节置换史上的里程碑。其后经过不断的努力,1951 年 Neer 设计了弧度半径为 44mm 的人工肱骨头假体用于治疗肱骨头的粉碎骨折,并取得了很好的疗效。经不断改进之后,Neer 于 1973 年设计出有聚乙烯关节盂的假体,使之成为真正意义上的人工全肩关节,即 Neer 型人工肩关节假体,并一直使用至今。20 世纪 70 年代早期还出现了 Stanmore 等限制性肩关节假体和以 MacNab-English 型为代表的半限制性肩关节假体,主要适用于肩袖有损伤的患者,但是结果往往并不令人满意。近年来,组配型肩关节假体进入临床,肩胛盂、肱骨头、假体柄为独立的三部分,有多个尺寸,在术中可根据实际情况进行组合,对于调整肩关节周围软组织的张力和更好地治疗骨折有很大的帮助。

三、假体类型

根据假体设计的限制性程度不同通常将肩关节假体分为下列三种类型。

1.非限制性设计　以 Neer 型人工肩关节假体为代表,假体没有内在的机械连接装置,肱骨头和关节盂关节面设计上基本为解剖形,肩关节重建后将会有正常的解剖结构和生物力学结构,目前使用的肩关节假体多由这款假体发展而来。这款假体设计合理,表现为:①假体为解剖形设计,肱骨头和肩胛盂关节面之间无机械性连接和限制,两者的弧度相对一致,有着很好的活动度,避免了应力集中现象,降低了松动的概率;②术中切除的肱骨头和肩胛盂关节面很少,有助于恢复肩关节正常的解剖结构,同时保留了骨量,方便翻修和肩关节融合;③尽可能地保证了软组织的完整性。Neer 型假体有良好的临床随访结果,已成为评判其他肩关节假体的金标准。

2.限制性设计　为早期的肩关节假体设计,基本结构特征是肱骨头和肩胛盂假体之间有一连接轴,假体通常采用球臼式设计。其优点是假体本身具有良好的内在稳定性,适用于肩袖等肩周软组织稳定装置严重损伤、无法在术中进行修补的患者。缺点是关节活动范围有限,假体外展很少能超过 90°,应力集中在假体上会导致假体的早期失败,关节盂假体有着难以接受的高松动率,现在已基本上被舍弃。

3.半限制性设计　与非限制性设计不同的是这型假体的关节盂上设计有一防肱骨头向上方半脱位的聚乙烯罩,通常适用于旋转肩袖和三角肌力弱或功能障碍的患者,目前尚无这种设计长期结果的报道,但是值得关注的是小的限制性设计也会导致关节盂假体的应力集中,加快关节盂假体的松动。主要代表是 MacNab-English 假体和 MRTS 假体。

四、适应证与禁忌证

肩关节置换术的主要适应证是严重疼痛而且非手术治疗不成功的患者。造成盂肱关节骨面不对称和关节软骨缺失的原因通常是骨关节炎、类风湿关节炎、创伤性关节炎以及脱位。软组织的功能状态是十分重要的,它通过凹形-压缩机制提供稳定关节的力量,手术时只有在肩袖完整或者可以修复时才能进行肩盂置换。虽然对此存有争议,但大多数医生同意肩袖的病变和骨坏死的患者进行半肩关节置换术。

肩关节置换术的禁忌证是急性感染、神经源性关节病和三角肌功能缺如。

五、临床结果

新型设计的肩关节假体具有各种偏距和倾斜度,肱骨头为解剖形,肩盂具有各种不同的曲率,并配有精密的器械,因此肩关节置换术的结果也得到了明显的提高。90%～95%的患者在肩关节置换后解除了疼痛,对于 50 岁以下的患者而言半肩置换术和全肩置换术缓解疼痛的效果是一样的。

但是,根据病因的不同,肩关节置换术后功能结果也不一样,手术前患者的健康状况与手术后的功能结果密切相关。骨关节炎和骨坏死的患者可望获得正常 3/4～4/5 的活动范围,而对于肩袖损伤的患者而言仅能获得正常活动范围的 1/3～1/2。

根据 Mayo 医院的随访资料,Neer 型假体的 10 年生存率是 93％,15 年的生存率是 87％。

六、并发症

肩关节置换术的并发症主要包括肩盂假体的松动以及肩关节不稳定和晚期肩袖的撕裂。其他的合并症有肱骨假体的松动、感染、神经损伤和肱骨骨折等,但较少见。肩关节置换术的感染率小于 0.5％,这与肩关节周围丰富的血运有关。

(沈尚模)

第四节　人工肘关节置换术

一、适应证以及假体的选择

1.类风湿关节炎　类风湿关节炎是最常见的手术指征,主要目的是减轻肘关节疼痛及改善关节活动,其次是解决肘关节不稳定。依据病变进展,肘部类风湿关节炎可分为 5 期:Ⅰ期,仅有滑膜炎表现,X 线接近正常,常行滑膜切除治疗;Ⅱ期,关节间隙变窄,关节结构完整,若患者小于 40 岁多主张行滑膜切除,若年龄大于 40 岁可选择关节置换术;Ⅲ期,关节结构轻至中度改变;Ⅳ期,关节结构严重改变;Ⅴ期,关节强直。Ⅲ～Ⅴ期应行关节置换术。

2.骨关节炎　只有在其他手术或非手术治疗无效后才考虑关节置换手术。以往和现在的观念都认为骨关节炎的治疗是一个逐步的过程,治疗方法取决于疾病所处的阶段、症状、关节应力状况及患者的年龄。骨关节炎早期治疗采用非手术方法,如减少活动和抗炎药物治疗。疾病进一步发展,可选择关节镜清理术、游离体去除术、滑膜切除术、肱尺关节成形术、关节切开清理术及关节成形术。只有当患者年龄大于 65 岁,经过上述治疗症状有所改善,但肘关节活动时仍然有严重的疼痛时,才考虑关节置换手术。

骨关节炎病人多出现关节僵硬而不是关节不稳,所以,肘关节周围软组织条件及关节的静态稳定性较好,这就为假体选择留下较大余地。

3.急性肘关节创伤　对于老年人肱骨远端粉碎骨折,切开复位内固定治疗的结果并不令人满意,可考虑行肘关节置换术。Helfet 和 Schmeling 回顾分析老年人肱骨远端骨折切开复位内固定的效果,发现术后疗效较满意的仅 25％,异位骨化 3％～30％,感染 3％～7％,尺神经瘫痪 7％～15％,内固定失败 5％～15％。Cobb 和 Morrey 对 20 例肱骨远端骨折患者行半限制型肘关节置换术,非骨水泥固定,2 年多的随访表明术后功能恢复满意率达 100％,说明尽管老年患者存在比较严重的骨质疏松,半限制型假体置换仍能取得较满意的效果。

由于骨折的同时常伴软组织损伤,若选择非限制型假体则易出现术后关节不稳,所以,此类患者只能选择半限制型假体。

4.创伤后关节炎或功能恢复不良　对于创伤后出现肘关节结构破坏、关节间隙狭窄或消失、年龄在 60 岁以上老年患者可行关节置换手术。对于年轻患者,如果骨及韧带条件允许的话,主张首先行关节间隔成形术或牵引成形术,这样可以延缓行关节置换的时间,若以上治疗结果不满意,可行全肘关节置换术。Schneeberger 等对 41 例平均年龄在 57 岁(32～82 岁)的肘关节创伤后患者行 Coonrad-Morrey 半限制型肘关节置换术,手术指征有关节疼痛、强直、连枷肘、骨缺损、畸形、脱位或半脱位,平均手术时间为骨折后第16年。结果表明,术后6年时总体满意率为83%,患者满意率为95%,76%的患者疼痛减轻,肘关节总体活动度为屈131°、伸27°、旋前66°、旋后66°。

由于创伤后肘关节存在不同程度的骨缺损、畸形、半脱位或脱位,所以,半限制型假体最为常用。如果软组织条件较好、骨缺损和畸形程度较轻,也可以考虑使用表面置换假体。术前还应充分考虑以往骨折手术对关节置换术的影响,如皮肤瘢痕、内固定物、易感染、韧带缺损及神经损伤等。

当上、下肢均有病变时,应首先考虑恢复下肢功能,以避免因使用助行器而加重肘关节假体的负担,导致假体松动或断裂。当肩、肘同时病变时,一般应先重建肘部功能。但若肩关节僵直不能旋转,肘部必将承担较大的内、外翻及旋转负荷,易导致肘关节置换早期失败,所以,应先进行肩部手术。若肘、手同时受损,应先重建手部功能。

二、禁忌证

肘关节活动性化脓性炎症是绝对禁忌证。对已行假体置换的化脓性感染,应进行分期翻修术,包括取出已发生感染的假体和骨水泥,关节冲洗,局部或全身抗生素的应用等。肘关节神经性病变或瘫痪也不适宜关节置换术。

由于人工假体毕竟不同于正常的关节,若患者有较高功能要求及体力活动,或有精神疾病不能遵循医师的指导,关节置换属相对禁忌。对已有异位骨化者行关节置换术可因手术刺激加重异位骨化,最终妨碍关节运动,影响关节功能。肱二头肌或三头肌麻痹者,应在进行肌肉重建术后再考虑关节置换术。

三、手术步骤

Coonrad-Morrey半限制型假体是美国目前最常用的假体之一,下面以CoonradMorrey假体置换术为例,介绍全肘关节置换的手术步骤。

1.手术入路及肘关节的暴露　患者仰卧位,患侧肩胛下垫置沙袋,或手术床向健侧倾斜约10°,患肢置于胸前。采用后内侧直切口,切口位于肱骨内上髁与尺骨鹰嘴之间,长约15cm。

仔细辨认、游离尺神经及其第一运动支并加以保护,术毕时将尺神经前置。于尺骨近端内侧面切开骨膜及筋膜,从尺骨剥离。切断肘关节囊后方的Sharpey纤维,使肱三头肌与尺骨近端完全分离。肱三头肌在尺骨鹰嘴的附着部分十分薄弱,提拉肱三头肌和尺骨筋膜时要非常小心,防止肱三头肌的连续性被破坏。沿肘肌向上将伸肌装置在肱骨外上髁后方的附着点松解,向下将肘肌在尺骨的附着点行骨膜下剥离。经以上步骤,就可将包括肘肌在内的伸肌装置向外侧反折,充分显露肱骨远端、尺骨近端及桡骨头。截掉鹰嘴尖部,将内、外侧副韧带在肱骨的附着处松解。屈曲肘关节,旋转前臂,使肘关节脱位、分离。

2.肱骨侧的准备　用咬骨嵌或摆锯截去肱骨滑车的中间部分,以利于肱骨髓腔入口的显露。用磨钻或咬骨嵌去除鹰嘴窝顶部的小部分皮质,显露髓腔入口。用锥形髓腔锉探出髓腔。在肱骨侧假体的安装过程中,应始终以肱骨髁上柱的内、外侧部分为参照,以保证假体植入的方向正确。将T形手柄与肱骨定位导针连接,插入髓腔。选择、组装合适的肱骨截骨定位器,安装时应注意侧臂安装的左、右位置。卸掉定位导针的T形手柄,沿导针滑入肱骨截骨定位器。截骨定位器的侧臂应紧靠肱骨小头,以保证正确的截骨深度。肱骨内、外上髁的后侧皮质形成一个平面,肱骨截骨时参照此平面判断肱骨的旋转方向,截骨定位器的平面应与此平面平行。

肱骨截骨定位器的宽度与相应假体的宽度一致,所以,通过截骨定位器可以准确地截去肱骨远端多余的关节面。首先沿截骨定位器的内侧面及外侧面,然后沿近侧面使用摆锯截骨。截骨时注意不要损伤肱骨髁上骨柱,否则易导致此部位术中或术后骨折。截骨完成后,拆除导针及截骨定位器,清理碎骨片。插入适当的假体模件,检验截骨是否准确。选择适当的髓腔锉扩充髓腔。扩髓完成后,鹰嘴窝顶部髓腔入口的直径应小于肱骨髓腔的直径。将前方关节囊及肱二头肌与肱骨分离,此间隙供肱骨侧假体下植骨。

3.尺骨侧的准备　用高速电钻在尺骨冠状突基底部钻孔,去除软骨下骨质,显露髓腔入口。选择合适大小的髓腔锉(注意区分左、右),沿尺骨骨髓腔轴线方向插入并扩髓。使用较大的髓腔锉时可能遇到尺骨鹰嘴的阻挡,此时可用咬骨钳咬去部分鹰嘴骨质形成一个切迹,以便髓腔锉插入。将髓腔锉的 T 形手柄摆放置在垂直于鹰嘴平面的方向,以确定假体最终安装的方向。于肱骨及尺骨侧分别安装适当的试模,插入临时锁钉,复位并屈伸肘关节判断假体是否合适。

4.骨水泥固定　可同时植入或分别植入两侧假体。分别植入时首先植入尺骨侧假体。用脉冲冲洗装置彻底冲洗骨髓腔,擦干髓腔。用剪刀修整骨水泥枪枪管,使之与假体柄的长度一致,注入骨水泥。

安装时将尺骨假体尽量远离尺骨冠状突,使假体中心与尺骨滑车切迹的中心在一条直线上,并使假体平面与鹰嘴平面平行。去除假体周围溢出的骨水泥,等待骨水泥变硬。

用同样的方法向肱骨髓腔内注入骨水泥。可用特殊的塞子或骨块填塞髓腔近端,阻止骨水泥向近侧流动。应事先准备一植骨块。植骨块可来自术中截下的肱骨滑车,也可使用自体髂骨或异体骨。植骨块厚 2～3mm、长 1.5cm、宽 1cm。摆放时,植骨块的一半贴于肱骨前侧皮质,另一半暴露在已截掉的肱骨滑车的部位。插入肱侧假体,此时植骨块会被假体的凸缘装置卡紧。

将两侧假体匹配,先插入中空的外环锁钉,再插入内环锁钉,两锁钉正常咬合时会感觉并听到"咔嗒"声。如果两锁钉不能锁紧,可能有软组织嵌入,或假体摆放不当。

当双侧假体完全合拢匹配后,用肱骨冲击器将肱骨假体完全击入髓腔。正常时,假体的旋转中心应和解剖旋转中心一致。屈伸肘关节,用骨刀去除任何引起撞击的骨质。

5.闭合伤口　在尺骨近端钻横行及斜形交叉骨道,将肱三头肌装置回复到原解剖部位,先用 5 号不可吸收缝线行"十字"缝合,再横行缝合,于肘关节屈曲 90°时打结。副韧带可以不修复。用可吸收缝线修复肱三头肌其他部分。放松止血带,止血,放置引流管,逐层关闭伤口,于肘关节完全伸直位加压包扎。

6.术后处理　抬高患肢至肩水平以上 2～4 天,24～36 小时后拔除引流管。术后第 2 天更换敷料,变加压包扎为普通包扎,使患者在能忍受的范围内有一定的屈伸肘活动。使用颈腕吊带,指导患者日常活动,避免提拿较重的物品。

四、人工全肘关节翻修术

初次肘关节置换术选择假体时便应考虑到以后行翻修手术的可能。Kudo 等发现非限制型假体失败后,用结构类似的具有长柄的假体实施翻修可取得良好的效果,术中对干骺端骨缺损进行植骨可获得可靠的稳定性,不须为增加稳定性而改用铰链型假体。初次置换使用长柄假体会使翻修手术的难度增加,因为翻修术中需要更长的假体柄以越过骨缺损区。如果同侧肩关节已行关节置换术或将来有可能行肩关节置换术,会给手术增加很大的难度。

翻修手术时应注意以下要点。

1.与初次手术一样,仍需注意尺神经的保护和伸肌装置完整性的维护。

2.应充分显露肱骨或尺骨有骨缺损的部位并做处理。显露肱骨时需先显露和保护桡神经。

3.新假体置入前应先使用试件,以测试软组织的松解和关节活动是否完全。

4.如术中做较广泛显露或剥离,在植入骨水泥之前应松除止血带细致止血。然后重扎止血带并填放骨水泥。

5.如术中曾发生骨折或大面积骨重建,术后至少要进行有效的外固定3周,然后在活动支架保护下锻炼。

6.术前、术中认真选择合适假体。

（沈尚模）

第五节　人工腕关节置换术

一、适应证与禁忌证

很难明确界定全腕关节置换术的适应证,因为置换术后虽然可以在一定程度上增加关节活动度,但长期并发症的发生率明显高于腕关节融合术。

1.腕关节置换术的适应证

(1)双侧腕关节同时受累的类风湿患者,一侧行关节融合术。

(2)上肢多关节同时受累,临床研究发现此类患者大多对手术效果满意。

(3)对腕关节活动功能有较高要求。

(4)老年患者,全身多处类风湿或骨性关节炎,老年患者活动量较少,对腕关节施加的应力也小,失败率也较低。

2.腕关节置换术的禁忌证

(1)类风湿关节炎处于明显活动期,有骨侵蚀或关节过度松弛。

(2)对腕关节受力要求高,如从事搬运工作等。

(3)腕关节骨量缺失明显或骨质量差,这对 Universal 假体的影响更大。

(4)全身或关节周围有活动性感染。

(5)畸形严重或关节周围软组织功能条件差,无法重建。

3.腕关节置换术相对禁忌证

(1)掌指或指间关节置换术后假体失败。

(2)系统性红斑狼疮(易导致关节松弛)。

(3)年纪轻。虽不属于禁忌证,但不鼓励年轻人接受这类手术。

二、手术程序

以 Universal 假体为例简要介绍手术过程。

1.腕背侧沿第三掌骨纵轴延长线纵形切开皮肤、皮下组织,至伸肌支持带。

2.切开腕背侧支持带,向桡侧翻开,显露腕背侧伸肌腱,牵开拇长伸肌腱和指总伸肌腱暴露腕背侧关节囊。

3.将关节囊 U 形切开,向远端翻开,暴露关节。尽量屈腕以显露关节面。如果远端尺桡关节罹患关节炎,可将尺骨头切除。

4.从 Lister 结节桡侧缘距桡骨背侧缘 5mm 出插入导向杆。

5.切除 IJister 结节,安装切模,截除桡骨远端关节面。

6.安装扩髓器扩髓,放置桡骨侧假体试模。

7.如果舟骨、三角骨和月骨因活动而妨碍腕骨截骨,可用克氏针将舟骨、三角骨固定,月骨可锐性切除。在头状骨中央打孔。

8.安装切模,行腕骨侧截骨。

9.安装腕骨侧试模,桡侧钻孔,钻孔深度 30~35mm。尺侧钻孔,钻孔深度 15~20mm。检查关节稳定性和活动度,如果关节过紧,可增加截骨厚度,如果过松可增加聚乙烯垫的厚度。

10.拆除试模,安装假体。

11.修复伸肌支持带,关闭切口。

三、手术技术要点

术前选择合适的假体、术中旋转轴定位、恢复腕关节丢失的高度以及建立软组织平衡,为腕关节置换术的几项重要技术关键。

1.选择合适的假体　腕关节假体有非限制型、半限制型和限制型三种类型。在髋、膝关节置换术中,不同假体类型有较明确的适用范围,但在腕关节置换术中,由于关节融合术仍为较实用的手术方式,因此,缩小了限制型假体的适用范围。一般来说,对假体活动的限制越多,骨-假体界面所承受的各种应力越大,越容易发生骨吸收和假体松动、下沉。因此,原则上讲如果关节周围软组织平衡较好,假体限制越低越好。

2.旋转轴定位　假体的旋转轴定位是手术最困难的部分,特别对于球-臼关节更是如此。假体旋转轴位置不当就会改变周围肌腱的力臂,进而导致关节周围畸形和不稳定。首先要明确生理腕关节的旋转轴,Youm 等人形容该轴沿第三掌骨纵轴延伸至头状骨近极。但此轴在腕关节屈伸过程中会发生移动。在行关节置换时,假体远侧应与第三掌骨纵轴对线,近侧应与桡骨尺侧缘对线。有些假体进行偏心设计以利于更好地定位,但尚无一种假体其旋转轴能像腕关节生理性旋转轴一样,在屈伸过程中发生变化。

3.恢复腕关节丢失的高度　腕关节高度丢失通常会导致手握力和掌指关节背伸能力降低,术中不恢复丢失的高度,可能导致术后关节不稳定。判断腕关节高度是否丢失通常是与对侧(正常侧)比较,即测定并比较第三掌骨长度与腕关节高度(第三掌骨基底到桡骨远端关节面之间的距离)的比例。若对侧也非正常关节,则不适用。

4.建立软组织平衡　需要置换的腕关节本身常存在高度丢失、肌腱不平衡、关节囊挛缩等情况,如果术中没能很好地建立软组织的平衡,术后则容易发生关节假体脱位、不稳,最终发展为畸形。但是对于严重畸形者,即使术中松解关节囊、延长肌腱也很难建立软组织平衡,因此,最好还是施行关节融合术。

术前很难判断肌腱是否平衡,肌电图对于判断关节周围肌肉功能活动可能有所帮助。前臂旋前和旋后位时观察腕关节休息位位置有助于在术中判断软组织是否平衡。另外,由于伸、屈肌力本身即有不同,因此,术中更难确定使屈伸肌腱获得最佳力臂的假体位置。

四、并发症及对策

全腕关节置换术后最常见的并发症是关节周围软组织不平衡、关节不稳定和假体松动。

　　关节周围软组织不平衡在限制型和非限制型关节置换中都很普遍,主要表现为腕关节屈曲、尺偏畸形。近来临床使用的假体增加了桡骨侧假体的关节面面积,明显减少了软组织不平衡的发生。

　　关节不稳更容易发生于非限制型假体,特别是术后早期。因此术后应适当制动,然后开始有计划的康复训练。尽量避免对有活动性滑膜炎或周围软组织松弛的患者行非限制型假体置换。如果术中发现关节明显不稳,可考虑行阔筋膜同种异体移植关节囊增强术。如果在术后头两个月即发生假体脱位,可使用外固定架固定 4~6 周,同时根据情况决定是否需要切开修补或增强关节囊。晚期脱位多由外伤所致,通常需要切开复位。

　　假体松动是假体置换术后中晚期的主要并发症,最容易发生在腕骨侧假体。Universal 假体结合了腕骨间融合术,增加了骨床对假体的支撑,一定程度上减少了松动的发生。假体松动后如果残余骨量足够多或能够接受植骨,可考虑行翻修手术,否则可改行腕关节融合术。

　　除了上述并发症,还包括一般假体置换术后并发症,如感染、术后疼痛、假体位置不良及骨折(主要为桡骨骨折)等。感染并不常见,大约 1% 左右,围手术期正确使用抗生素是预防感染的重要手段。上肢较下肢更容易罹患局部疼痛综合征,应预防关节过度肿胀,必要时可使用局麻药镇痛。而假体位置不良和扩髓时导致的桡骨骨折则需要通过规范手术操作、提高手术技巧加以预防。

五、挽救手术

　　一旦假体置换因软组织不平衡、关节不稳定和假体松动等原因造成失败,通常有三种挽救方式:

　　1. 翻修术　实施这类手术通常对骨量和周围软组织条件要求较高,如果残余骨量足够或通过植骨能够有效重建骨床,同时术中能够平衡周围软组织,则可考虑植入新的假体。翻修时关节囊通常明显增厚,需要广泛松解才能屈腕,取出假体。如果假体下沉明显,可能需要重建屈肌的长度和伸肌的动力。如果桡骨侧假体固定牢固,特别对于骨水泥固定的假体,可在桡骨背侧皮质上开槽。在对 13 例接受翻修术患者的 5.6 年随访发现,8 例术后腕关节功能良好,2 例因松动需再次手术,1 例发生融合,2 例发生松动但仍能使用。另一组 10 例患者 3.8 年随访显示,8 例术后腕关节功能良好,1 例远端假体松动,1 例假体周围骨折,后 2 例接受了腕关节融合术。

　　2. 关节融合术　关节融合术是较常选用的挽救方式,在缓解疼痛、恢复手部功能方面作用明显,而且手术成功率高,术后并发症相对较少,缺点是造成腕部活动功能的丧失。Lorei 等报道的 9 例失败患者,5 例接受关节融合术,术后 4.8 个月均达到无痛的牢固愈合。Beer 等报道的 12 例患者中 7 例牢固愈合,4 例在掌骨-植骨处形成假关节,1 例在桡骨-植骨处形成假关节。

　　3. 切除成形术　对部分松动患者或化脓性感染患者可选择切除成形术,但会造成明显的肢体短缩,尽管会形成无痛的假关节,但功能很差,容易再次形成掌屈、尺偏畸形,一般不推荐使用。

(沈尚模)

第六节　手部人工关节置换术

一、远侧指间关节置换术

　　远侧指间关节(DIP)常在退行性骨关节病时受累,有轻、中度关节疼痛和畸形。DIP 关节活动受限对手指功能影响有限,所以,若为解决疼痛而行手术治疗,关节融合术常属首选。

(一)适应证

1.要求在缓解疼痛的同时恢复关节活动的患者。

2.非体力劳动、用手较多的患者。

3.优先考虑示指和拇指。

(二)假体的设计与应用

一般使用硅胶假体。硅胶又称多聚硅氧烷,是一种有机物和无机物的结合体,具有热稳定性、良好的弯曲性和力阻抗顺应性。用硅胶制作的假体既有足够的弯曲性能,又能保持关节的稳定性,而且价格便宜、操作简单、需要的特殊器械少、可以高压消毒。缺点是表面一旦有破口,很容易延伸而撕裂。而且可能引起颗粒性滑膜炎,导致畸形复发、关节半脱位等。

单杆式硅胶假体:单杆式假体即半关节置换术,维持关节力线的作用较差,已少用。

双杆式硅胶假体:Swanson 的双杆式假体常用在示指和拇指的 DIP 关节。这种假体的优点为在缓解疼痛的同时,可提供 DIP 关节 25°～30°的活动度,而且具有一定关节稳定性。缺点为 DIP 关节背伸欠佳,过度活动会导致关节不稳。Wilgis 对应用 Swanson 双杆式硅胶假体的 DIP 关节随访 10 年发现,术后手指外观有较好的改善,稳定性也基本令人满意,DIP 关节活动度达 30°左右,基本满足日常活动的需要,但大部分患者 DIP 关节背伸有不同程度的困难。

二、近节指间关节置换术

骨关节炎、创伤后关节炎和类风湿关节炎常累及近侧指间关节(PIP 关节)。随着病程进展,常出现 PIP 关节周围软组织不平衡,如鹅颈畸形时会出现伸肌腱过度拉长,纽扣畸形时会出现伸肌腱短缩。如果 DIP 关节活动良好,PIP 关节融合术是可行的。但 PIP 关节失去活动后,握拳能力将受一定影响。

(一)适应证

1.PIP 关节毁损或半脱位,单纯软组织重建不能修复。

2.希望或需要获得 PIP 关节的活动功能。

3.骨量无缺损,关节周围软组织条件,即肌肉/肌腱的平衡条件和屈肌腱状态良好。

4.对于类风湿关节炎引起的多关节畸形,重点是放在掌指(MP)关节的活动度上,不主张将人工假体置换术同时用在相邻关节上,如 MP 和 PIP 关节同时行置换术。

5.PIP 关节假体成形术适用于孤立性的 PIP 关节功能不全,对于一只手同时存在示指和中指 PIP 关节功能不全,可将示指的 PIP 关节融合于 20°～40°的屈曲位,同时行中指 PIP 关节假体置换术。

6.患者合作。

(二)Swanson 双杆式硅胶假体

Swanson 假体提供了合适的关节间隙,术后允许完全伸直和 70°屈曲。

1.手术步骤　跨关节背侧纵向弧形切口。纵形切开指伸肌腱中央束,保留其在指骨中部的附着部,尽量保留侧副韧带的附着点。切除近节指骨头,必要时可扩大髓腔。扩大中节指骨髓腔。安装假体。修复侧副韧带、中央腱及侧束,关闭切口。

2.手术要点

(1)与假体相对的应该是光滑的骨端。

(2)伸直时,关节中部无碰撞挤压,若不能达到此要求,则需要进一步截骨或软组织松解。

(3)尽量选择足够大的假体。

(4)术中保护伸肌腱系统的完整性非常重要,同时要注意修复侧副韧带,缝合中央腱的侧束,以获得良好的侧方稳定和对线。

(5)桡侧副韧带的稳定对于防止术后尺偏很重要,若侧副韧带松弛,可紧缩近端和(或)远端的骨部韧带附着处。指深屈肌和指浅屈肌的粘连须松解,屈肌装置应保持良好的状态。

3.术后处理

(1)示指的 PIP 关节重建后,小夹板应固定于示指桡侧。

(2)邻指未行手术的,可行邻指固定。

(3)锻炼时,应固定 MP 关节于伸直位,使活动局限在 PIP 关节。

(4)行等长收缩练习,以增加屈肌的力量。希望能达到背伸 0°～10°,屈曲 30°～70°。

(5)防止背侧皮肤过分压迫。

(6)若同时作 DIP 关节融合而行克氏针固定,必须保持清洁,防止松动和钉道感染,术后 6～8 周拔除克氏针。

4.效果　Swanson 发现 PIP 硅胶假体置换术治疗创伤后关节紊乱的长期效果良好。

Ashworth 等对 99 例应用 Swanson 硅胶假体的 PIP 关节随访 5.8 年,发现假体断裂占 7%,术后无疼痛或只有轻度疼痛的占 95%,100%患者术后能用手术手进餐,93%的患者术后能用手术手写字。

Swanson 1985 年对置换手术前后 PIP 关节的活动度进行了较详细比较,发现手术前后 PIP 关节的平均活动度有 10°～15°的改善。当然这与病人选择、手术技术、术后康复锻炼和患者术后日常手指活动情况、患者本身的生物学条件和假体的相容性,以及假体质量等因素都有关。

Swanson 对 424 例 PIP 关节的硅胶假体置换的术后调查发现,98.3%的患者原有的疼痛于术后完全缓解。而且 94.6%的假体周围有良好骨重建。并发症中假体断裂还是最常见,达 5.2%。基础疾病类风湿关节炎和原先累及 PIP 关节的鹅颈畸形显然与假体断裂有关。术后感染和假体移位不多,只有 0.36%。

(三)骨水泥型 PIP 人工关节

由于硅胶假体术后 2～3 年有较高的松动率和断裂率,所以,人们开始研究更坚固的假体。早期是骨水泥型带柄假体,但随后发现术后常因假体松动、骨膜成骨和聚乙烯成分的变形而致畸形复发。于是开始研究骨水泥固定的表面假体。

1978 年,Heiple 开发了由弯曲性能良好的橡胶材料紧密连接起来的钛柄铰链和钛杆骨水泥型假体(Biomerlc 假体)。这种假体截骨较多,短期随访活动度良好,平均 66.4°。但长期随访结果不良,有关节疼痛、成角畸形、活动度减退和假体断裂等并发症。

(四)表面替代型关节假体

表面置换假体(SRA)的特点是在设计上除稳定和承受压力外,还要求达到精确活动的目的。

Linscheid 等基于 PIP 关节的正常几何学形态,开发了 SRA 系统。它的结构与某些膝关节假体类似,采用双髁设计以期达到侧方稳定。近端和远端关节表面曲率半径结构接近正常关节。

近侧假体以铬钴合金制成,远侧以超高分子质量聚乙烯制成。假体有骨水泥型的和非骨水泥型两种。假体柄的曲率符合实际解剖,截面为长方形,以达到防旋转作用。

PIP 关节 SRA 系统的适应证、手术要求与硅胶关节置换术相同。其优点在于增强了侧方稳定,对于示指 PIP 关节置换更有价值,而且对于 PIP 关节完全僵硬的患者有较好的疗效。

Linscheid 等对 66 例 PIP 关节 SRA 置换术随访最长 14 年,进行疼痛缓解、活动度改善以及畸形矫正的综合评估。有 32 例(49%)优良,19 例(29%)中等,15 例(23%)较差,最差的一例发生在手指严重受损及畸形的患者。同时还发现掌侧和侧方手术径路较指背侧径路手术效果差。

三、掌指关节置换术

掌指关节易被类风湿关节炎累及,造成 MP 关节及其软组织的严重畸形,但较少被骨关节炎和创伤性关节炎累及。关节融合术常用在 DIP、PIP 关节,但一般不用于 MP 关节,因为这将导致手指无法伸展。但示指 MP 关节融合可以增加手指拧、捏的稳定性,防止其余手指尺偏。PIP、DIP 关节的状况对 MP 关节的治疗很重要。PIP 鹅颈畸形常导致 MP 关节不能伸直,故若 PIP 和 MP 关节畸形同时存在,常行 PIP 关节融合及 MP 关节置换术,这样可增强跨 MP 关节的内在和外在屈伸机制的力量,达到良好的效果。

(一)适应证

1.常规指征:①患者一般情况良好;②神经血管功能良好;③足够的皮肤覆盖;④能够重建有功能的肌肉肌腱系统;⑤术后可获得良好的康复治疗;⑥患者的配合。

2.X 线提示关节毁损和半脱位。

3.尺偏,不能通过一般手术矫正。

4.内在和外在肌挛缩。

5.指间关节僵硬。

(二)硅胶型假体

1.Swanson 硅胶假体　20 世纪 60 年代起,硅胶假体的 MP 关节置换术已开始被广泛应用,其中有代表性的是 Swanson 硅胶掌指关节假体。当时还提出了理想手部关节假体的 8 点要求:①能维持关节间隙;②可使关节稳定地活动;③简单而有效的设计;④可简单和持久地固定;⑤能抗应力和磨损;⑥在生物学和力学上能被宿主接受;⑦便于操作、消毒和使用;⑧有利于康复锻炼。

(1)手术步骤:手背横行切口,从第二掌指关节桡侧,向尺侧到第五掌指关节,显露掌骨头。纵行切开关节囊,切除部分关节囊及术野内所有滑膜组织。用咬骨钳去除部分掌骨头,以便关节复位,扩大掌骨髓腔以容纳假体柄。通过近节指骨关节面插入扩髓器扩大髓腔,以容纳假体远侧柄。植入假体试件,确定尺寸,然后安装正式假体。重新排列指伸肌腱,恢复其对线关系,关闭切口。

(2)手术要点

1)截骨位置通常要靠近侧,直至侧副韧带起始点处,截骨面须与掌骨干成 90°角。

2)术中应选择能顺利植入的最大号假体。

3)为防止示指发生内旋,Swanson 建议在掌腱板近端桡侧切一小条组织,将其附着于掌骨桡侧,以便为近节指骨提供一附着点。

4)腕关节的功能对于 MP 关节置换术的成败也至关重要,Shapiro 提出若桡侧腕骨塌陷,外在的屈肌和伸肌的牵拉可以促使手指尺偏。因此,术前须对腕部的平衡加以纠正,以防 MP 关节置换术后尺偏复发。有学者建议在 MP 关节置换术前先行腕部矫形术。

5)合理处理类风湿关节炎(RA)导致的 MP 关节软组织失平衡和骨质破坏。如松解 MP 关节尺侧副韧带及关节囊、修复跨关节肌腱的张力、松解挛缩的掌板、纠正屈肌腱鞘的尺侧和掌侧半脱位,以及紧缩桡侧和伸侧松弛的肌腱组织等。

(3)效果与并发症:Hansraj 等对 348 例行 Swanson 型硅胶假体置换术的 MP 关节进行了最长 10 年的随访,发现假体 10 年留存率为 90%,93% 完全无痛或偶尔出现轻度疼痛,94% 能自己穿衣扣纽扣,93% 能用手写字。X 线检查显示,84% 的假体周围出现骨硬化,只有 8% 的假体周围可见骨吸收。主要的并发症为假体断裂和术后滑膜炎。假体断裂约 7%，平均发生时间是术后 3 年，但术后早期（1 年内）为好发期，是术后翻修的主要原因。假体的断裂与许多因素有关，如硅胶材料、患者选择、手术技巧、术后患者是否存在过度用手的情况以及随访的时间等。累及多个关节的中度滑膜炎和遍及所有手部关节的重度滑膜炎占 32%，这可能与患者的 RA 基础疾病有关。

Gellman 对 901 例 MP 关节硅胶假体置换的临床资料进行分析发现，RA 患者在 MP 关节的硅胶假体置换术后，关节尺偏畸形得到明显的矫正，从术前的尺偏 45°减小到 15°。MP 关节的主动屈曲和背伸都有所改善，由术前平均 40°的运动弧（50°～90°）变为术后的 50°运动弧（10°～60°）。Hume 等认为，MP 关节的功能弧约 61°，其中屈曲 33°～73°是最适合日常生活需要的活动范围。73%（657/901）的 MP 关节术后活动范围在此要求内。大量比较分析发现，术后的 MP 关节活动度可比术前还小，但由于术后矫正了 RA 患者的 MP 关节尺偏和掌屈畸形，并将手指放置于功能位，所以术后手指功能有明显恢复。

硅胶假体的断裂率为 14%，是 Hansraj 报道的两倍。Gellman 认为这与手指的活动及用力以及硅胶的质量有密切关系。较大部分的假体断裂发生在示指和中指，原因可能是示指和中指在精确抓握和拧捏物品时，关节的侧向应力较高所致。1973 年后由于使用了改进的硅胶假体，更能抵挡剪切力，术后假体的断裂率降至 9%。但即使假体断裂，并非都需要翻修，Gellman 报道在所有假体断裂的病例中，仅 43%需要翻修，占总样本的 6%，很多关节活动良好且无痛的病例，无须翻修。

其他并发症还包括伤口延迟愈合和感染，Gellman 报道的伤口延迟愈合率为 2%、感染率为 3.5%，但 Hansraj 报道的感染率为 0。Golz 和 Gellman 认为硅胶假体植入后，远期的深部感染是由于受术者过度、不适当地用手导致的皮肤破损，造成内植物的周围感染。对于有深部感染的人工 MP 关节，Gellman 的报道中只有 33%须行假体取出，并在抗生素的保护下一期行假体再植入手术，大部分感染的 MP 关节通过非手术治疗可以治愈。

术后滑膜炎的发生率在 10%～35%。对于 RA 患者，滑膜炎的发生可能与术后 RA 的控制欠佳、术中滑膜切除不彻底有关，还可能与硅胶的磨损颗粒刺激、炎症细胞反应有关，而且由此可以导致假体周围的骨吸收、假体松动和断裂。其中最易诱发强烈炎症反应和破坏性滑膜增生的硅胶磨损颗粒直径一般小于 15μm。

Peimer 认为，人体关节组织对大块的硅胶内植物有很好的耐受性，但细颗粒却很容易刺激组织，引起强烈的炎性反应，并且此种病理反应改变与细颗粒的量相关，继发性地引起侵蚀性的滑膜增生。这种观点也为很多学者所证实，许多患者虽然存在术后的假体断裂或半脱位，但主观感受良好，假体的断裂并非都需要翻修，应将临床的客观表现、结论与患者的主观感受相分离。而对于滑膜炎的治疗除了休息、制动和口服或局部应用一些消炎镇痛药外，可能最终还要依靠手术清除滑膜和炎症组织，取出硅胶假体，才能缓解症状、抑制骨吸收。

2.Swanson 带衬垫硅胶假体　针对硅胶假体常在假体与骨移行处发生断裂，Swanson 于 1976 年研发了带衬垫硅胶假体。1987 年开始在掌指关节上应用。

全环式 Ti 垫硅胶假体，能保护硅胶弹性弯曲铰链不被锐利的骨端和剪切力所切割磨损，有效地保护骨与假体的界面，有助于防止假体断裂和硅酮颗粒的产生，能延长硅胶假体 MP 关节置换术后硅胶假体的寿命。当然，MP 关节置换术的良好临床效果，除了要依靠假体的质量、稳定性，还取决于细致的手术操作、术后的康复锻炼、疾病本身的严重程度和进展情况。

Swanson 对比了使用 Ti 垫和无 Ti 垫的硅胶假体进行 MP 关节置换术的两组患者（139：31 关节），平均随访 5.8 年（3.8～7.9 年），发现有 Ti 垫硅胶假体与无 Ti 垫硅胶假体相比，具有很大的优越性：

（1）Ti 垫硅胶假体能使 MP 关节缓解疼痛、矫正畸形、稳定关节、重建功能性的良好活动度，而且有 Ti

垫组的关节活动弧更接近生理需要的功能弧。

（2）长期随访，无颗粒性滑膜炎和（或）感染性并发症。

（3）截骨残端骨刺形成明显减少，有助于预防假体断裂。有 Ti 垫组假体断裂率仅 0.7%（仅 1 例，原因是假体旋转），而无 Ti 垫组的假体断裂率为 12.9%。

（4）比无 Ti 垫组有更良好的假体周围骨重建和干骺端的骨形成。

应用 Ti 垫硅胶假体时要注意掌指关节处有无足够的骨储备来接受和支撑假体。

3. Sutter 型 MP 关节假体　Niebauer 型硅胶涤纶 MP 关节假体在硅胶与骨髓腔接触处包有一层涤纶，目的是有利于骨的长入，有利于假体稳定，但该优点也是其致命的弱点，因为这取消了假体在关节伸屈活动中的轻度"活塞样"作用，显著增加了假体关节铰链处的应力集中，假体更易断裂。目前 Niebauer 型硅胶涤纶指关节假体已几乎淘汰，原因还包括增加了复杂程度、假体周围骨吸收增加和很高的假体断裂率。

20 世纪 80 年代中期，Sutter 公司根据 Niebauer 型假体的一些特点，设计出了 Sutter 型硅胶假体。Sutter 型硅胶假体优点为：

（1）假体中部由铰链相连，假体表面光滑、宽阔，可允许"活塞样"样运动，且柄截面成长方形，可防旋转，关节稳定性较好。

（2）Sutter 型硅胶假体中部铰链偏掌侧，自然位为内在伸直位，允许关节有近 90° 的屈曲，从理论上讲，关节稳定和功能要比 Swanson 型硅胶假体有所改进，但临床上无明显差异。

Sutter 型硅胶假体缺点为：临床长期随访发现此种假体有较高的假体断裂率，Bass 报道 Sutter 型假体超过 3 年的断裂率为 45%，但是假体的折断与患者的满意度无明显相关性。

应用 Sutter 型硅胶假体时应注意尽量选用大号的假体，远端骨髓腔即近节指骨骨髓腔是决定假体的关键。

4. NeuFlex 型 MP 关节假体　由于休息位和最大功能位的 MP 关节有自然 30° 的掌屈角，为了进一步减少关节铰链周围的应力，Weiss 提出了一种新型的 MP 关节假体，在硅胶假体铰链的设计上有解剖形的 30° 掌屈角。

NeuFlex 型硅胶 MP 关节假体的特点：

（1）符合手指休息位的 MP 关节有预制的 30° 掌屈角，从客观上减少了关节活动时假体所需的活动度。MP 关节伸直，只要假体轻微地伸直 30° 即可，而 MP 关节完全屈曲，只要假体弯曲 60° 即可，这样就明显减少了屈曲活动时对铰链的作用力。

（2）手指休息时，由于 MP 关节的自然休息位为掌屈 30°，所以，具有 30° 掌屈角的 NeuFlex 假体受到的应力，比伸直型硅胶假体的铰链所受到的更小。

（3）由于 NeuFlex 假体的铰链有 30° 掌屈角，所以在关节活动时，减少了假体杆在髓腔内的"活塞样"运动，从而减少了硅酮与骨界面的磨损而导致的磨损颗粒的产生，降低了颗粒性滑膜炎的发生率。

早期临床研究显示，该假体对改善术后 MP 关节的背伸缺陷与其他假体相比无明显不同，但对 MP 关节的屈曲功能有明显改善效果，可达到屈曲 75°～90°。而且示指和中指的屈曲度比环指和小指好。但是，目前还缺乏对 NeuFlex 假体的长期随访结果。

（三）摩擦付型假体

1. 骨水泥型　为了避免硅胶 MP 关节假体的各种缺点，如颗粒性滑膜炎、假体旋转断裂、过多软组织松解造成的关节不稳等，出现了 MP 关节的骨水泥型假体，具有代表性的是 Steffee 骨水泥假体。

Steffee 骨水泥型 MP 关节假体是由近端的聚乙烯和远端的金属合金以松弛的方式嵌合在一起组成的

半限制型假体。其优点是聚乙烯头内的狭槽可在关节屈曲时提供侧方和旋转稳定性,而且避免了一些与硅胶有关的术后并发症,如颗粒性滑膜炎、假体旋转断裂、屈曲活动时关节不稳等,可用于软组织平衡重建有困难、不适宜硅胶假体的病例。

Steffee 假体具有骨水泥假体的共同缺点,如骨水泥松动、应力遮挡、塑性变形和假体断裂等情况。同种类型的 Schultz 骨水泥型 MP 关节假体,也是半限制型的球臼关节假体,但为长柄。经平均随访 10.9 年(5～12 年)发现:关节活动度和手指力量随时间减小,术后平均活动度 31°,5 年后降至 23°,10 年后降至 10°;术后关节畸形(掌指关节尺偏)常复发;近节指骨侧的假体颈部断裂率为 39%,假体周围异位骨化发生率达 100%;80% 的病例骨与骨水泥界面有明显 X 线透亮区。

2.非骨水泥型　为了解决骨水泥型假体的应力集中、假体断裂、松动、假体周围骨吸收和高分子聚乙烯材料变形等问题,一种新型非骨水泥型、非铰链式的 MP 假体被开发出来。假体利用热分解碳作为材料,其强度高、抗疲劳、耐磨损性能强,组织相容性好,弹性模量与皮质骨接近,是一种较好的内植物材料。

(1)手术指征及技术要点:假体除了球窝关节提供的前后限制外,无其他内在稳定系统。所以在手术时,对关节囊、侧副韧带和肌腱等软组织的修复要求较高,否则术后易引起畸形复发,甚至半脱位。手术指征为掌指关节轻度畸形;掌指关节移位或半脱位的患者。

关节畸形严重,估计术中软组织修复有困难的,不宜用此假体。Cook 认为关节脱位伴有 1cm 以上短缩,或有过多的皮质骨缺损者不宜选用此种假体。

(2)治疗效果:从 1979 年起,此种热分解碳材料的非限制型 MP 关节假体开始应用于临床,短期随访结果显示它的优点有:①可改善关节活动度。②缓解疼痛。③良好的生物学固定。④并发症少。Cook 对 151 例的 10 年随访显示:①无一例因为内植物引起疼痛,所有患者对术后的手指外形和关节功能表示满意。②关节活动度术后明显改善,而且长期随访关节活动度更加趋于功能活动范围 52°±25°,其中示指活动度平均改善 13°,而中指活动度平均改善 19°。③掌指关节尺偏畸形,术后虽有好转,但无显著性差异。长期随访,有 43% 的患者尺偏＞43°,可见,由于此种假体是非限制性假体,术后软组织平衡关系到关节畸形是否复发,对于系统性疾病的患者,如若疾病未被良好控制,也很易复发关节畸形,甚至关节脱位。本研究中,长期随访掌指关节无任何脱位 X 线表现的占 82%,出现再脱位或半脱位的很多与系统性疾病复发有关。④没有不良的骨重建或骨吸收,骨与热分解碳的相容性良好,94% 的假体周围有骨硬化,并且近节指骨侧假体柄周围的硬化骨反应要轻于掌侧假体周围。⑤8% 假体周围有骨透亮区,但无 1 例发生松动。⑥15% 的病例出现假体下沉＞4mm 的情况,但未出现疼痛、关节不稳或需要翻修的情况。

Cook 报道的碳假体翻修率为 12%,其主要原因是关节僵硬,MP 关节脱位、半脱位,近节指骨侧假体松动等。只有 4 例假体周围有慢性组织炎症伴有局部组织滑膜增生,3 例局部色素沉着。无 1 例出现颗粒性滑膜炎或反应性滑膜炎,也没有发现假体周围磨损颗粒或细胞内吞噬颗粒。

3.表面替代型假体(SRA)　SRA 假体的特点:

(1)MPSRA 假体与 PIPSRA 的概念有些类似。MP 假体近端由钴铬合金制成,和远端的聚乙烯部件构成球杯关节,属解剖型非限制性假体。

(2)术中要注意软组织的平衡,防止掌侧半脱位。

(3)早期经验认为:术中要将伸指肌腱以不可吸收线缝合于近节指骨基部。

对于这类假体目前还缺乏足够的临床资料。

(沈尚模)

第七节 人工踝关节置换术

一、适应证与禁忌证

对人工踝关节置换手术的临床治疗价值至今尚有不同意见,也有文献认为远期效果不佳,不宜常规使用。因此,在现阶段全踝置换术的指征仍以从严掌握为妥。

一般认为所有需行踝关节融合的非感染性病例,如类风湿关节炎、创伤性关节炎和原发性骨关节炎等,均可选择踝关节置换术。对于已有距下关节关节炎的病例更是优先考虑关节置换而非融合术。年龄以中、老年为好,但年龄不是绝对因素,依关节本身病变不同和病人要求不同而异。理由是需做踝关节功能重建的病人多数比较年轻,难以长期等待至年老以后再做手术。根据上海交通大学附属第九人民医院的随访,全踝置换术后均能使用5~15年以上而无1例需要再手术。且即使发生后期失败,仍可改行融合术,使病人能在接受融合术之前保留较长时间的踝关节活动功能。反之,如症状较轻,生活、工作尚能坚持者,即使年龄较大,也无必要做关节置换手术。

除感染外,踝关节置换的绝对禁忌证还包括:Charcot关节病、足部感觉障碍、下肢和足部肌肉瘫痪、融合术时曾切除内外踝者、内或外侧韧带严重损伤致踝关节严重失稳者、严重的胫距关节对位不良(内外翻>20°)。相对禁忌证包括原有关节感染、长期激素应用史、下肢血管性疾病、重体力劳动和高速运动者。

距骨缺血性坏死范围超过距骨体25%的不能单行踝关节置换术,可考虑全踝+全距骨置换术。

二、手术操作

(一)手术入路

绝大多数假体均选择标准的踝前方入路,Agility踝须加外侧入路行下胫腓固定,ESKA踝则为外侧经腓骨关节截骨入路。以前方入路为例:

1.体位 仰卧。足跟上方即跟腱部以折叠的消毒巾稍垫高,使足跟略脱离床面,以便术中活动和调整踝关节位置。于大腿中上段置止血带。

2.切口 踝前方纵向切口,起于踝上约8cm,止于距舟关节处,注意腓浅神经的保护。沿胫前肌腱和拇长伸肌腱间隙进入,暴露胫骨。将拇长伸肌腱及神经血管向外侧牵开,胫前肌腱向内侧牵开,纵行切开关节囊,连同骨膜一并向两侧推开,直至充分显露距骨与内、外踝之间的关节面为止。

(二)骨水泥型人工踝关节置换

以某医院设计的全踝假体为例,置换手术的主要步骤如下:

1.截骨 以骨刀凿除胫骨与距骨间、胫骨与内踝、外踝间关节面,使截面间留下1.1cm空隙,如踝关节原有内外翻畸形,应综合应用截骨和软组织松解加以矫正,使矫正后的关节间隙保持内外一致、前后一致。在胫骨正中和距骨正中另以骨刀做矢状方向开槽以容纳假体柄。

2.试件和假体植入 选择合适宽度的假体,将胫侧假体与距侧假体合拢,试插入间隙中,并适当修整截骨面,使假体位置无偏斜或扭转、与截骨面密贴、胫侧假体能与胫骨截面的前后骨皮质接触、被动活动幅度可达35°且旋转中心正好位于胫骨的中轴线上。取出假体,于截骨面上用小刮匙挖成若干小孔穴,并使孔穴口小底大,以容纳骨水泥和增强骨水泥的锚固力。冲洗伤口,冲尽血块和骨屑,拭干骨面,于截骨面和假体的锚固面涂以骨水泥,骨水泥应充分进入骨面和假体上的孔、槽中,但勿过多以免挤入关节后方面难以取出。置入假体,做踝关节被动伸屈活动数次,证实假体位置满意后,即将踝关节保持与中立位并适当加压。刮去溢出的骨水泥,用骨片或骨水泥封闭供假体柄插入的纵向骨槽。待骨水泥固化后缝合切口,留置橡皮片引流。

(三)非骨水泥型假体置换

具体步骤与假体选择有关,但基本步骤一致:

1.关节清理 暴露关节后,清理骨赘和滑膜。评估软组织平衡,初步松解韧带,恢复关节力线和韧带张力。

2.截骨导块安放 采用髓外定位装置,平行胫骨干安放定位系统,选择尺寸合适的模块在 C 臂机下确认放置在踝关节中央,以确保胫骨远端、距骨顶、内、外踝截骨量相互平衡,调节力线和软组织平衡。胫骨截骨面与胫骨纵轴呈 0°～10° 外翻角,后倾角根据假体设计设定。胫骨截骨厚度一般为骨面下 1～2mm,如软骨下骨明显硬化或关节僵硬,则增加 2～3mm 切骨量。内、外踝截骨一般不超过 1/3。在行距骨侧截骨时,模块应平行距骨体而不是距骨颈,模块的手柄应平行第二趾,这样大约有 20° 外旋。

3.截骨 通过模块用摆锯截骨,截骨前于内外踝安放拉钩保护,避免造成内、外踝骨折。距骨截骨时可通过跖屈增加暴露,斜面截骨必须有特殊器械。截骨后进一步清理后方骨赘和关节囊。

4.试模和假体安放 放入胫骨假体试件,这时胫骨假体大约有 20° 外旋。在轻度牵引或跖屈下放入距骨假体,然后判断软组织平衡。如果背伸不到 10°,做跟腱延长。试模工作完成后,放入正式假体,同样须检测软组织平衡,必要时进行松解调整。安放引流,缝合切口。

(四)注意事项

1.注意切口皮缘的保护。切开时手术刀应与皮肤垂直,并注意维持皮肤、皮下组织和筋膜的连续性,勿使分层。术中如使用骨撬,应注意勿重压皮缘。缝合应逐层进行并使切缘对和良好。全踝假体位置表浅,任何切口上的小缺陷都可能造成深部感染而导致失败。

2.截骨后关节间隙应与假体的厚度相同,如使用某医院,应在 1.1cm(用专制的隔板测量)。如间隙较窄,假体置入后可造成侧副韧带张力过大、引起疼痛和活动限制。如间隙太大,则将导致侧副韧带松弛、踝关节失稳。骨水泥应充分填入骨面和假体锚固面的孔、槽中,但又不宜过多,否则可溢入假体后方而无法取出,可能影响活动功能。

3.凿除距骨与内、外踝间关节面时,应注意防止内、外踝骨折。

4.假体的旋转中心,在矢状面与冠状面上均应位于胫骨的中轴线上,并使胫侧假体的锚固面与胫骨截端的前、后骨皮质接触。

(五)术后处理

术后 24～48 小时去除引流。术后即用短腿石膏托或弹性绷带固定踝关节于功能位 2～3 周。外固定去除后立即加强主被动锻炼,并在双拐帮助下行走。术后 6 周去拐。非骨水泥固定以管形石膏固定 4～6 周,去除石膏后行踝关节功能锻炼并逐步负重。一般术后 3 个月恢复正常活动。

三、并发症及处理

踝关节置换术的主要并发症是假体松动,这在早期假体设计中非常常见。第二代踝关节假体明显减少了假体近中期松动发生率,远期松动有待观察。

1.伤口愈合不良　多由于局部血液供应欠佳,切口下方伸肌腱支持带撕裂及过早运动引起。预防方法是术中注意皮缘血供的保护和在术中防止过度牵拉和压迫。类风湿关节炎患者由于软组织常同时受到侵犯而丧失弹性,尤其须注意避免创缘的牵拉损伤。有文献报道采用前方正中部纵行切口非常容易导致切口皮肤出现坏死,建议切口稍向内移,在伸拇长肌和胫前肌之间进入。愈合不良发生后可采用植皮、带血管皮肤移植、高压氧舱等治疗方法。

2.感染　分为切口表浅感染和深部感染。感染发生后,首先应做细菌培养和药物敏感实验。浅表感染应及时引流和使用抗生素。深部感染应做假体周围组织清创,冲洗伤口,对假体固定良好者,置引流管,静脉注射抗生素4～6周,然后继续改用口服抗生素。如果假体松动,需取出假体、骨水泥等所有异物,彻底清除坏死组织,施行一期关节融合或延期假体再置换术。

3.假体松动　分为放射学松动和临床松动。有些骨水泥型假体,在2年内胫骨假体周围可见较明显的放射透光线。但只要胫骨假体在踝穴内无明显移位,仍可能保持良好的临床结果。临床松动可引起疼痛,是手术失败的主要原因。可能同后足存在未矫正的外翻畸形或骨组织质量欠佳有关。如松动与关节失稳有关且无法通过改变假体厚度加以克服,应该改做踝关节融合术。如踝关节稳定性好且无内外翻畸形,可做翻修手术,取出原假体或骨水泥,置入新假体。骨水泥取出后有骨缺损者,加做植骨。

4.疼痛　常与松动或感染有关。假体和腓骨间撞击也是引起疼痛的原因之一。这与胫骨远端切除过多、距骨上移有关。机械性疼痛常因距骨与内外踝之间的关节面未同时置换而引起,应选择合适假体做全关节置换。

5.内、外踝骨折　与术中使用锯片或骨凿不当有关,并应避免过多骨量切除,保证假体位置正确。内踝较薄,如果假体位置偏移而强行置入,容易造成内踝骨折。对无移位的骨折可用石膏托固定8周左右。如骨折移位,无法保持对位者,可加用内固定。

6.术后关节僵硬　术后踝关节活动受限或活动度丢失多为术中截骨量不足、假体过厚和软组织松解不足有关,尤其应注意后关节囊松解不足。对于背伸受限,必要时可考虑行跟腱延长术。关节活动度丢失也可因异位骨化、关节周围组织瘢痕挛缩引起,常见于创伤性关节炎或多次手术的患者。

7.关节内外翻松弛　与截骨过多,假体偏薄有关,可试用外固定4～6周,待软组织适当挛缩后可有改善。因指征选择不当而用于内外踝韧带完全损伤的病人,术后的关节失稳常难以克服,可试做修复,穿用高帮鞋或改做融合术。

四、全踝及全距骨置换术

距骨肿瘤、缺血性坏死或粉碎性骨折脱位患者,可能需做全距骨切除、全踝＋全距骨假体置换,此时距骨侧假体大而厚,并有两个短柄分别插入跟骨与舟骨中。手术麻醉、体位、切口与全踝置换相同,切除距骨后,凿除胫骨、内外踝、跟骨和舟骨的软骨面,在相应部位凿成骨槽。试做假体插入证实位置良好后取出试件,冲洗创口,取尽骨碎片,填入骨水泥后置入假体。

(沈尚模)

第十九章　关节镜在骨科中的应用

第一节　关节镜治疗肩胛颈骨折

一、概述

　　肩胛颈骨折临床上并不常见,文献报道肩胛盂骨折约占全身骨折的 0.1%,占肩胛骨骨折的 10%。多为高能量暴力所致,近年来肩胛盂骨折发生率逐渐增加。骨折类型复杂,常合并严重的复合伤。肩胛盂是构成盂肱关节的重要结构,肩胛盂骨折属于关节内骨折。肩胛颈是关节盂与肩胛体的移行部,具有维持关节盂正常位置和传导应力的重要作用。肩胛颈骨折常伴有不同程度的软骨、盂唇损伤,也是引起肩关节疼痛和功能障碍的主要原因。如果不解剖复位和修复肩周解剖结构,将导致创伤性肩关节炎和肩关节不稳,影响肩关节功能。肩胛颈骨折移位可导致肩胛盂倾斜角度的改变,肩胛颈骨折移位得不到解剖复位,骨折畸形愈合后,容易造成肩胛颈前倾或后倾,常发生肩关节脱位或半脱位,影响肩关节的稳定性。

　　因此,对肩胛颈骨折尽早行关节镜检查和撬拨复位固定治疗十分必要。肩胛颈骨折往往伴有严重的合并伤,临床容易漏诊,延误治疗。传统观点认为肩胛骨骨折不需特殊处理,可通过功能康复的手段达到治疗目的,故在相当长的时间内,肩胛颈骨折并未被引起广泛的关注。实际上肩胛颈骨折若处理不及时或处理不当,很可能导致肩关节严重的后遗症,近年来,人们愈来愈多地关注肩胛颈骨折的治疗,并对诊断治疗进行了深入的研究。

二、肩胛骨的解剖学

　　肩关节主要由肱骨头与肩胛骨关节盂构成。肩关节囊薄而松弛,其肩胛骨端附着于关节盂的周缘,肱骨端附着于肱骨解剖颈,在内侧可达肱骨外科颈。关节囊的滑膜层可膨出形成滑液鞘或滑膜囊,以利于肌腱的活动。肱二头肌长头腱就在结节间滑液鞘内穿过关节囊。肩关节的关节囊比较松弛,肩胛下肌、冈上肌、冈下肌、小圆肌腱分别于肩关节的前方、上方、后方加强关节囊,是为"肩袖"。

　　肩关节为全身最灵活的关节,可做三轴性运动,即冠状轴上的屈和伸,矢状轴上的收和展,垂直轴上的旋内、旋外及环转运动。臂外展超过 40°～60°时,常伴随胸锁关节与肩锁关节的运动及肩胛骨的旋转运动,继续抬高可达 180°。

　　肩胛骨属于扁平骨,呈不规则三角形,分两面三缘,即腹侧面、背侧面和上缘、内侧缘、外侧缘。前面微凸,与胸后上壁相适应,儿童的肩胛骨在平面上没有弯曲,这个弯曲是随上肢功能的增强而逐渐出现的。

朝向胸廓的肩胛骨前面有两三条粗糙的肌附着线,是强大的肩胛下肌的起始处。肩胛骨的外侧角有一卵圆形的关节盂,向前、外、下,与肱骨头形成盂肱关节。关节盂的上、下方,有盂上、下结节,分别为肱二头肌长头腱和肱三头肌腱附着处。关节盂的外侧为肩胛颈,与肩胛冈根部相移行。关节盂的边缘与肩胛颈形成冈盂切迹。关节盂可有边缘缺损或发育不良,后者可为前倾及后倾。在腋位 X 线片上,自关节盂横径中点肩胛冈前面作肩胛骨轴线,此轴线的垂直线与关节盂横径线的夹角即关节盂倾斜角。正常人约 3/4 后倾,平均 7.4°,1/4 前倾 2°～10°。

肩胛骨内、外侧缘相对较厚,上缘骨质薄而短,但有喙突加强,这 3 条骨脊称为"三柱",肩胛骨上缘上有一小而深的半圆形切迹,称为肩胛切迹,肩胛切迹之上横过一条短而坚韧的肩胛上横韧带,架于喙突基底部和肩胛切迹内侧端之间,合为一孔,其间通过肩胛上神经,有时该韧带可骨化形成骨桥。肩胛骨的内侧缘(脊柱缘)最长,且稍弯向脊柱。腋缘上有强大的肌肉附着。

肩胛骨背面有肩胛冈,稍向外上,其外端为肩峰,较坚固,且甚大,其朝上的扁平面向外后下倾斜,位于内侧缘的长卵圆形肩峰关节面与锁骨构成关节。侧位 X 线片示肩锁关节下部突出。

肩胛冈外侧缘呈弧形,上端与肩峰下面相续,根部向外移行于肩胛颈,与关节盂的边缘形成一沟,名冈盂切迹。由肩胛切迹底的中点经冈盂切迹至冈下窝上方有一转折角,此角亦代表肩胛上神经转折角。

喙突由肩胛颈伸出,位于关节盂的内侧,向前外下。喙突之上恰为锁骨的外 1/3,借坚强的喙锁韧带相连。喙突由前面遮盖肱骨头,强大而宽阔的喙肩韧带的内侧端附于喙突上面的外侧,该韧带紧张于盂肱关节上方,能限制盂肱关节向上运动。喙突上有喙肱肌、胸小肌及肱二头肌短头附着,肌肉猛烈收缩可引起撕脱性骨折。

肩胛骨除借锁骨与胸骨相连外,与其他躯干骨无任何直接连系,它在胸后壁遮盖第 2～7 肋骨,肋骨的一半为其覆盖。上肢下垂时,其上角对第 2 肋骨的上缘,肩胛冈的内侧对第 3 肋骨,下角对第 7 肋间隙或第 8 肋骨。

肩胛骨的结构在不同部位有所不同,在肩胛颈、肩峰和肩胛冈基底,骨松质发育良好,但在肩胛骨的内、外侧缘全长则较差。冈上、下窝是肩胛骨最薄的地方,仅由骨密质构成,老年人该处有时具有或大或小的裂孔,系因骨质萎缩所致。一般来说,在骨松质发达部位容易发生骨髓炎,在骨松质不发达部位如肩胛骨,火器伤造成的骨折,往往为粉碎性。

肩胛骨骨膜非常明显,特别在靠近肩胛颈处更显著增厚,但除肩胛骨边缘及肩胛骨前面粗糙处外,骨膜较易剥离,这点对施行骨膜下部分肩胛骨切除术有很大便利。

肩胛骨的位置与身体正中线的关系因人而异,两侧肩胛骨的内侧缘只有 1/3 相平行,大多数与棘突连线形成角度,肩胛骨的位置随上肢移动而有所变动,上肢外展时,其下角移向外上方,内侧缘与棘突连线形成开口向下的角度,当两侧上肢在胸前极度交叉时,肩胛骨之间的空隙几乎增大 1 倍。

肩胛骨可分为窄长型及短宽型。肩胛骨的外形及表面所显现的凹凸不平随性别、个体特征及上肢带肌肉发育程度而异。习惯于用右手的人,右侧肩胛骨的面积通常较左侧为大。女性的肩胛骨一般较男性为薄。肌肉发育良好的运动员,其肩胛骨显著增厚,面积亦增大,相反,在上肢瘫痪以及做过肩关节离断术的患者,其肩胛骨因失用而显萎缩。

肩胛骨的血供甚为丰富,由肩胛上动脉、旋肩胛动脉、肩胛下动脉,颈横动脉和胸肩峰动脉供给,这些血管彼此吻合成网。肩胛骨骨松质比较发达的部位如喙突、肩峰及关节盂最厚处,动脉网比较发达,但在缺少骨松质的部位如冈上、下窝,仅由骨膜血管来供应。供应肩胛骨的动脉主要有 3 条,即:①骨滋养动脉,起自肩胛上动脉,在冈上窝由喙突基底和肩峰之间进入骨内;②第 2 条动脉,起自旋肩胛动脉,相当于冈下窝并在肩胛冈基底处进入骨中;③第 3 条动脉,起自肩胛下动脉或旋肩胛动脉,在肩胛下窝近肩胛颈处进入骨中。肩胛骨的静脉由同名静脉回流。

三、肩胛骨的功能

肩胛骨有甚多肌肉附着,借肩胛提肌、菱形肌及斜方肌附于颈椎及胸椎,前锯肌附着于第1～8肋骨,维持肩胛骨的稳定并便于活动,它在胸壁上的滑动可增大盂肱关节的活动。肩峰作为肩穹窿的一个主要组成部分,从后上保护肱骨头。在肩部运动时,肩部肌腱帽以及肩峰下滑液囊均起重要作用,当上臂抬起时,肱骨头及大结节经过肩峰之下,除非当上臂后伸外力袭击肩的前部及顶部,不可能直接损伤肱骨头。肩胛骨在上肢带的功能中虽然起重要作用,但是它的局部切除并不影响上肢运动的范围,甚至将肩胛冈和肩峰连同肩胛骨体做广泛切除,也不会引起很大的功能障碍。

四、肩胛颈骨折移位的因素

肩胛颈骨折块失去了肩胛骨体部骨性结构的直接支持,主要依靠其周围韧带和肌肉等软组织结构维持稳定。当韧带等静态结构直接或者间接受到损伤,不能发挥静力稳定作用时,肩胛颈骨折块就会在轻微外力、重力或者肌肉收缩所形成的牵张力作用发生向前、下、内侧旋转移位或成角畸形,这种三维空间移位可使肩峰及盂肱关节周围肌群的起止关系和结构长度发生改变,从而导致肩关节的动力平衡失调。如果作为连接肩胛带与躯干唯一方式的锁骨也发生损伤,肩胛带失去锁骨的支撑悬吊作用,可使肩胛骨骨折移位,甚至造成肩关节稳定性完全丧失。

Williams 等通过力学研究分析,认为肩胛颈骨折合并锁骨骨折、喙肩韧带或喙锁韧带断裂时,骨折断端的力学稳定性将分别下降30%、44%和66%;当肩胛颈及锁骨骨折合并喙肩韧带断裂或肩锁韧带断裂时,其力学稳定性将下降31%和55%;当肩胛颈骨折合并喙肩韧带和喙锁韧带断裂,或肩胛颈骨折合并锁骨骨折、喙肩韧带及肩锁韧带断裂时,其力学稳定性将完全丧失。

五、肩胛颈骨折分型

肩胛颈骨折多为高能量暴力所致,往往有严重的合并伤,肩胛颈骨折的分型方法有如下几种。

1.Hardegger 分型　解剖颈骨折、外科颈骨折。

2.Ada-Miller 分型

(1)ⅡA:骨折线垂直,局限于颈部(位于肩峰基底和肩胛冈外缘)。

(2)ⅡB:骨折线斜行,穿过肩峰基底部或肩胛冈。

(3)ⅡC:骨折线水平走向。

3.Goos 分型

(1)Ⅰ型:肩胛盂无移位、无成角畸形或移位<1cm。

(2)ⅡA型:肩胛盂短缩或分离移位>1cm。

(3)ⅡB型:肩胛盂成角畸形>40°。

六、肩胛颈骨折临床诊断

接诊患者后,应详细询问病史,一般有较明显的高能量外伤史,如交通事故、重物压砸伤、坠落伤等。

轻度的肩胛盂或肩胛颈骨折,外观多无明显畸形,容易漏诊。检查肩部及腋窝部有肿胀、压痛,肩关节活动时疼痛加重,骨折严重移位者可有肩部塌陷,肩峰隆起犹如肩关节脱位的外形,但伤肢无外展、内收、弹性固定情况,且肩关节尚可活动。如果合并有锁骨骨折或喙肩韧带和肩锁韧带的损伤,也可表现为"浮肩损伤"。

影像学检查是一项十分重要的检查之一,X线片应摄肩胛骨正位、斜位,可显示骨折大体的部位;CT扫描有助于了解骨折的移位情况;CT三维结构重建对肩胛颈骨折具有十分重要的价值,不仅可清晰地显示骨折部位,而且可以显示骨折块移位和缺损的情况。

七、肩胛颈骨折的非手术与开放手术治疗

一般无明显移位或移位不明显的肩胛颈骨折,不需手法处理,用三角巾悬吊伤肢,用外展架固定4周后复查X线片无移位,则可以早期进行功能锻炼。肩胛颈骨折移位者需要手术复位和内固定治疗。较严重的肩胛颈骨折如果不积极治疗,则会出现明显的功能障碍。

手术适应证为:肩胛颈骨折不稳定,骨折移位明显,同时合并肩胛盂窝、盂缘骨折或粉碎性肩胛体部骨折移位明显者;伴有喙肩韧带或喙锁韧带损伤者;合并喙突骨折或肩峰骨折移位者;合并臂丛神经损伤或"浮肩"损伤。

开放手术治疗的方法有以下两种。

1.Judet倒"L"入路　为经典的肩胛颈骨折术式,该术式可以较好地暴露肩胛冈、体部及肩胛颈部,用于肩胛颈骨折合并肩胛冈、体部骨折的固定。患者取健侧卧位,于肩峰后,沿肩胛冈和肩胛骨内缘,呈弧形切开至肩胛骨下角,自肩胛冈分离三角肌后部牵开,于冈下肌和小圆肌间隙进入,显露盂窝后下部、下部及肩胛骨外缘,必要时可从肩胛骨内缘和体部剥离冈下肌,然后用拉力螺钉或重建钢板固定骨折部位。

2.肩峰后直切口手术　患者取健侧卧位,切口位于肩峰至肩胛骨下角的连线上,自肩峰后缘2.5cm处向下切开至腋窝后襞长约8cm,分离三角肌后缘,于冈下肌与小圆肌间隙进入,显露肩胛颈、关节盂骨折,复位后用拉力螺钉或重建钢板固定。

八、关节镜下撬拨复位内固定术

(一)关节镜下手术方法

患者全身麻醉后取侧卧位,患肢外展45°牵引,牵引重量3~5kg,采用肩关节后方入路,即肩峰后外缘向下1.5cm再向内1.5cm处的"软点"作为关节镜后方入路。关节腔内注入含有肾上腺素的生理盐水40~60ml,将肩关节充盈后用12号尖刀切开皮肤,将关节镜穿刺锥穿入关节腔,然后置入关节镜进行系统检查,清理关节内陈旧性凝血及碎骨屑,探查肩胛颈骨折及关节内软骨损伤程度。通过前方入路,用刨削和射频清除瘢痕组织。采用穿刺锥或探钩进行骨折撬拨复位。

由于肩胛颈骨折块向下方移位,故采用后下方入路,插入穿刺锥,向上顶压、撬拨骨折块,关节镜下观察关节面达到解剖复位后,垂直于肩胛颈的骨折线,平行打入2~3根直径为2mm的克氏针,关节镜下结合X线透视观察骨折复位情况,然后沿克氏针用直径2.5mm的专用钻头钻入骨质内,选择合适的空心螺钉,沿导针将空心螺钉拧入,将骨折线进行加压固定。肩盂撕脱的骨块,采用缝合锚钉拧入肩胛颈部,将缝合线进行捆扎固定探查骨折块固定是否牢固。刨削修整和吸出关节内的软骨碎屑,反复冲洗关节腔,无菌敷料包扎。术后复查X线片骨折位置及固定情况。

术后用吊带或三角巾悬吊保护伤肢,术后按照康复程序进行锻炼。一般术后1周开始做摆臂锻炼,术后2周逐渐增加辅助锻炼,并开始主动外展肩关节训练。康复训练直接影响术后肩关节的功能恢复,应予以重视。

(二)关节镜手术治疗肩胛颈骨折的价值

肩胛骨内、外侧缘相对较厚,上缘骨质薄而短,但有喙突加强,这3条骨脊称为"三柱",前方有臂丛、肩部血管、头静脉;外侧缘三边孔、四边孔内有旋肩胛血管、腋神经、旋肱后动脉通过;肩峰下有肩胛上动脉、神经。这些结构增加了开放手术的难度及风险。关节镜下手术避免了广泛的剥离,可有效地避免血管、神经损伤。

关节镜手术与开放手术相比有以下优点:关节镜下手术有放大效应,能提供良好的关节内视野,清楚地观察关节内结构的损伤情况,有利于骨折复位,进行有针对性的治疗,可以确保关节面的平整。还可对关节进行动态检查,选择最适合的处理方法。可以清理血凝块、骨及软骨碎片,同时处理肌腱、软骨、肩袖、盂唇等损伤,最大程度地减少手术并发症的发生。术中出血少,创伤小,安全性高。通过镜下操作,避开血管神经,不破坏肩关节囊的完整性,最大限度地减少术后关节粘连并发症的发生,患者功能恢复快。然而,关节镜下肩胛盂骨折复位固定受到设备条件、技术水平和患者损伤程度多种因素的限制,必须由受过良好训练、具有肩关节镜下手术经验的医师进行手术。术后可早期进行功能锻炼,防止关节长期固定引起的关节粘连、僵硬等并发症。

(沈尚模)

第二节　肘关节骨折的关节镜治疗

随着关节镜技术的飞速发展,应用关节镜治疗肘关节骨折的指征迅速的扩大。关节镜手术微创,对伤口局部软组织损伤小,减少了局部的并发症。借助关节镜,可有效地清除纤维与骨碎屑,对骨折块和软骨的损伤的观察优于切开手术,并可观察到在术前影像学检查中未能发现的关节内病变,提供更为准确的诊断与治疗方案。利用关节镜显示设备的放大作用,可以直视下最大程度地恢复关节面的解剖关系,并进行复位与固定。尽管切开复位内固定仍然是治疗肘关节骨折的"金标准",但关节镜的发展使得桡骨头骨折、冠状突骨折、肱骨小头以及肱骨髁骨折、尺骨鹰嘴骨折等可以通过关节镜技术加之一些特殊器械通过直接或间接的方法进行清理甚至复位与内固定。从目前的文献报道看,其临床结果令人满意。需要强调的是,多数肘关节骨折仍然需要采取切开复位内固定的术式。在关节镜技术进一步发展之前,切开手术仍然是治疗骨折的金标准。

一、肘关节镜操作简介

(一)麻醉

全身麻醉或臂丛麻醉均可,有学者更倾向于全身麻醉。理由包括:①创造良好的肌松效果,便于手术操作;②术后即刻可以判断神经状况,决定康复计划;③扎止血带时间延长时患者可更好地耐受;④在侧卧位或俯卧位时更好地对全身状况进行监控与调节。

(二)体位

依据术者喜好可选择仰卧位、俯卧位及侧卧位。仰卧位便于实施麻醉,手术可随时转为开放手术。缺点是观察肘关节后室不够方便,而且需要助手及特殊装置维持体位。俯卧位利于观察后室,也不必助手维持体位。但如果不采用全身麻醉,手术时间较长时患者难以耐受。侧卧位的特点类似于俯卧位,术中可以充分屈伸肘关节,需要上臂支架维持。唯一的不便之处是操作过程中患者的躯体可能阻碍术者操作,因此必须保证患者上肢外展90°,肘关节位置高于肩关节水平。

(三)器械

常规选用直径4.0mm的30°镜头,对于儿童可应用直径2.7mm的镜头。根据患者体型选用直径3.5~5.5mm的软组织刨刀及打磨钻头。使用止血带以获得良好视野,但并非必需。多数学者不主张应用压力泵,由于肘关节间隙狭窄,可避免软组织过度肿胀,影响操作。

(四)操作

术前要在皮肤上标记解剖结构。软点处注入20~30ml生理盐水以使关节充分膨胀后方可建立关节镜入路。

入路的顺序应首先用尖刀做皮肤切口,而后用止血钳钝性分离,最后用钝穿刺锥穿刺进入关节内。在手术过程中可应用特制的牵开器协助操作。

(五)关节镜入路

建立良好的入路是确保关节镜手术成功的前提条件。肘关节镜的入路通常包括前方入路和后方入路两组。

1.前方入路

(1)前外侧入路:位于肱桡关节前方,外上髁前方1~1.5cm,远端1cm。

(2)近端前外侧入路:位于外上髁前方1cm,近端2cm。该入路为外侧最为常用入路,经此入路可对冠状突、滑车、肱骨小头以及桡骨头前外侧进行很好地观察。

(3)前内侧入路:位于肱尺关节前方,内上髁前方1~2cm。此入路可观察到整个前室,但是距离前臂内侧皮神经以及正中神经过近。

(4)近端前内侧入路:位于内上髁近端2cm,内侧肌肉间隔前方。此入路可很好地观察肘关节前室的大部分结构,而且距离神经较远,相对更为安全。

2.后方入路

(1)近端后外侧入路:位于尺骨鹰嘴尖端近侧3cm,紧邻肱三头肌外侧缘。

(2)后外侧入路:较近端后外侧入路更偏远端、外侧几毫米,较常使用。

(3)后正中入路:尺骨鹰嘴近端3cm,经肱三头肌肌腹进入鹰嘴窝,是最常用的后方工作通路。

(4)近端后方入路:后正中入路近端2~3cm,主要用于牵开神经和后关节囊。

(5)软点入路:位于由肱骨外上髁、桡骨头、尺骨鹰嘴构成的三角形的中点,可观察肱桡关节后方情况。

(6)软点辅助入路:位于软点入路周围1~2cm,但不能低于上尺桡关节,以避免伤及骨间后神经。

(六)禁忌证

关节镜治疗骨折的绝对禁忌证包括感染和广泛的伤口污染、神经损伤以及胸壁外伤导致采取关节镜体位时影响通气。相对的禁忌证包括严重软组织肿胀、解剖标志变异导致无法建立安全的入路等情况。既往患者接受尺神经前移是切开神经探查的指征。关节镜治疗开放骨折目前尚有争论,但对于特定的患者,关节镜可便于在减少软组织损伤的基础上进行灌注清创。

二、桡骨头骨折

(一)概述

桡骨头是肘关节的重要结构之一,参与屈伸和旋转运动功能。桡骨小头与尺骨近端的"C"形切迹构成近尺桡关节,在前臂的旋转活动中始终与尺骨保持接触。内侧副韧带完整时,桡骨小头对抗外翻应力的作用最小;内侧副韧带损伤后,保持肱桡关节的完整性,可有效对抗肘关节的外翻应力。内侧副韧带在对抗肘关节的外翻应力中发挥着重要的作用,桡骨小头是防止外翻不稳定的主要结构。Morrey等发现肘关节完全伸直位时,桡骨小头传导的应力最大,前臂旋前可增加肱桡关节的接触和应力传导。有研究表明单纯行桡骨小头切除后,桡骨干受到250N以内的轴向负荷时,其向近端移位为0.22mm肘内侧间隙无明显增宽,肘外翻平均增加1°。桡骨小头切除并同时切断肘关节内侧副韧带后,可加重桡骨干上移,引起肘外翻角度增大和肘关节不稳。

桡骨头骨折最早由Hahn和Steinthal描述。桡骨小头骨折成年人多见,青少年少见,桡骨颈骨折多见于少儿。桡骨头颈骨折多为间接暴力所致,当跌倒时手掌撑地,肘关节呈伸直和前臂旋前位,暴力纵向传导,引起肘关节过度外翻,桡骨头受肱骨头纵向撞击,致桡骨头、颈骨折,骨折块向下或后下旋转移位,很少出现向近端或内侧移位。桡骨头颈骨折可合并肘关节内侧损伤,如内侧副韧带损伤、内侧关节囊撕裂和肱骨内上髁骨折、尺骨鹰嘴骨折等。对桡骨头骨折手法复位困难、外固定难以维持其解剖关系的病例,多选择切开复位或桡骨头切除。对劈裂骨折是否需要做桡骨头切除尚存在争议,有学者认为桡骨头关节面损伤超过1/4就可以切除,有学者认为损伤超过2/3者为桡骨头切除术的绝对适应证。近年来,桡骨小头切除后的并发症问题逐渐受到重视。随着对桡骨小头生物力学的认识,多数学者主张保留桡骨头的完整性,不再主张桡骨头切除。桡骨头骨折属于关节内骨折,必须达到解剖复位,否则将会遗留肘关节创伤性关节炎,发生疼痛、屈曲和旋转功能受限等严重并发症。

以往肘关节镜主要应用于游离体取出、滑膜切除等手术,而随着关节镜技术的不断提高,关节镜的适应证不断扩大,关节镜下桡骨头骨折复位固定已经成为一种有效的治疗方法。关节镜下复位技术比传统的开放手术更具有明显的优势,关节镜下微创技术创伤小,术后恢复快。通过关节镜可以在直视下评估关节面的损伤情况,比传统的X线检查更加精确。关节镜下清理骨折块和软骨碎屑,有利于骨折的愈合,减少术后骨关节炎的发生。复位更为准确,避免了术中X线透视,减少医患射线暴露的风险。

然而,关节镜辅助下桡骨小头骨折复位内固定术的手术适应证目前还有争议,该手术对术者要求较高,学习曲线较长;在部分病例复位困难的情况下,需要采取开放手术复位。

(二)临床诊断

患者有明确的外伤史,无移位的桡骨头骨折,临床症状比较轻,容易漏诊。患者表现为肘外侧肿胀,局部压痛。由于是关节囊内骨折,一般早期皮下瘀斑比较少见。桡骨头骨折移位者,肘关节外侧疼痛明显,屈伸活动或前臂旋转活动受限。肘关节呈半屈曲位,前臂外旋和旋后明显受限。查体应当注意是否合并肘关节内侧副韧带的损伤,若伴有内侧副韧带轻度损伤,肘关节内侧可出现轻度压痛和肿胀;严重损伤者肘关节不稳,内侧疼痛明显,皮下出现瘀斑。伸肘位抗阻力试验和肘外翻试验出现异常活动。检查前臂和腕关节是否有疼痛和功能障碍,判定尺桡关节、前臂骨间韧带和三角软骨复合体是否有损伤。

X线片有助于评估骨折的范围、骨块的大小、移位和粉碎程度,X线片显示桡骨头骨折呈歪戴帽、劈裂骨折、向外下方部分移位或完全移位,三维CT重建对制订术前计划和指导手术有一定的帮助。

(三)骨折分型

1954年,Mason根据骨折的严重程度以及骨折块的移位情况,将桡骨头骨折分为4种类型。Ⅰ型:骨折块较小或边缘骨折,无移位或轻度移位,骨折线通过桡骨头边缘或劈裂,也可能斜行通过关节面;Ⅱ型:边缘骨折,有移位,骨折范围超过30％,骨折间隙可能嵌夹有小的骨片或软骨碎屑;Ⅲ型:桡骨小头粉碎性骨折,桡骨头常爆裂状向四周移位,也可发生塌陷性骨折;Ⅳ型:桡骨小头粉碎性骨折并发肘关节脱位。Mason建议桡骨头Ⅰ型骨折采用非手术治疗,Ⅲ型骨折主张桡骨小头切除术,因为它很容易对前臂旋转形成机械性阻挡。

Mason Ⅰ型骨折的治疗方法争议较少,Ⅱ型和Ⅲ型骨折的治疗方法包括切开复位内固定、桡骨小头切除或桡骨小头置换等,但是桡骨小头切除术可能会遗留肘关节功能障碍,因此针对Ⅱ型骨折及粉碎程度不严重的Ⅲ型骨折多主张切开复位内固定术,重建桡骨小头的解剖结构、恢复肘关节功能。然而,开放手术创伤大,术后容易出现关节僵硬及异位骨化等并发症。

(四)手术适应证和禁忌证选择

近年来,关节镜下微创技术经皮撬拨复位、内固定,可以直观骨折的复位和固定情况,临床治疗效果较好,受到大家的青睐。

相对适应证为Mason Ⅱ型和Ⅲ型骨折,无明显的骨代谢性疾病和严重的骨质疏松;最佳治疗时间是伤后1周,局部出血及组织水肿消退,如果损伤时间太长,血肿机化、骨折已开始愈合,可能妨碍关节镜下观察和撬拨复位。

相对禁忌证是严重的Mason Ⅲ型骨折复位困难,需要进行桡骨头切除或桡骨头置换患者。开放伤局部皮肤及软组织感染。合并肱骨头、肱骨远端、尺骨鹰嘴骨折等多发损伤,合并多韧带损伤,需要开放手术重建者。合并神经、血管损伤,需要开放手术探查者。严重的软组织损伤,关节镜下手术灌注液容易造成组织水肿张力升高,有诱发前臂筋膜间隙综合征的可能,可加重血管、神经损伤,造成肢体血供障碍。

(五)关节镜下桡骨头撬拨复位固定

尽管尚无随机对照试验(RCT)研究报道,但多篇文献报道了关节镜下撬拨复位的安全性和有效性。

2006年,Rolla等报道了6例桡骨小头骨折(Mason Ⅱ型3例,Ⅲ型2例,Ⅳ型1例)关节镜下复位和内固定手术,通过临床检查和放射学检查随访6~18个月,Mayo评分显示优3例,良3例,优良率达到100％,所有患者在平均术后3.5个月即恢复至伤前的工作和运动水平。

Michels等于2007年采用关节镜下撬拨复位内固定治疗桡骨小头Mason Ⅱ型骨折16例,所有患者均采用螺钉固定,在随访的14例患者中,12例患者在参加重体力活动时无或偶有轻微疼痛,平均肘关节屈曲为142.2°(122°~150°),平均屈曲畸形2.8°(0°~10°),旋前及旋后与对侧相比并无差别,所有患者均恢复正常的屈肘、伸肘、旋前以及旋后肌力。Broberg和Morrey功能评分平均为97.6分,优11例,良3例,所有患者均恢复伤前的运动水平。放射学检查显示骨折均得到准确复位和骨折愈合,仅3例患者出现轻度至中度创伤性退变,没有患者出现严重的关节退变。

1.术前准备　采用臂丛神经阻滞麻醉。患者取仰卧位,标记肘关节的骨性标记、重要血管和神经走行以及关节镜手术入路,上臂上备气压止血带,患侧肩关节外展90°,肘关节屈曲90°,前臂用无菌牵引架悬吊。

用19号针头于桡骨小头、尺骨鹰嘴和肱骨外上髁组成的三角形中心(外侧软点)进行穿刺,注入30ml含肾上腺素的无菌生理盐水(每10毫升生理盐水加入0.05ml肾上腺素)充盈关节腔。

2.手术方法　建立肘关节前内侧入路作为观察入路,利用Inside-out技术建立近端前外侧入路作为工作通路,以软组织刨削器进行关节清理,轮流应用内、外侧入路镜下检查桡骨头骨折情况,同时观察包括肱骨小头、滑车、冠状突、内外侧关节囊和软组织是否存在损伤。

从我们的初步临床经验看,通过建立后外侧通路可将关节镜从肘后方沿尺骨鹰嘴外侧沟向远端进入肱桡关节后方,旋转前臂即可很好地观察到整个桡骨头内 1/2、后方与外侧,并对复位与固定的全过程清晰地予以监视。由于软点入路邻近肱桡关节,手术中可以很自如地利用复位器械对塌陷或移位的桡骨头进行撬拨与复位,并且复位器械在进行固定的全过程对操作没有干扰而可以不必撤出,这大大有利于复位的维持与有效的固定。此时通过近端前外侧通路即可在最佳的位置对骨折进行固定而不会形成任何阻挡。

在去除血肿与增生组织、显露桡骨头并明确合并损伤之后撤出关节镜。重新建立后外侧入路作为观察通路,镜头自后方观察肱桡关节。此时充分旋转前臂可获得对骨折的完整印象。建立软点入路,极度旋后前臂,以复位钩经软点入路对桡骨头骨折进行复位直至复位达到正常解剖位置,台阶或塌陷纠正。维持复位,通过之前建立的近端前外侧入路将钻头套筒置入,确保其紧密贴附于桡骨头关节面下方,沿垂直主要骨折线方向钻孔,根据不同个体选择长度 18～22mm、直径 2.0mm 的可吸收螺钉进行固定,镜下观察确保钉尾深埋于关节软骨内。如骨折块较大或同时存在 2 个主要骨折块,可同法打入另一枚可吸收钉,固定过程中注意避免内固定物之间互相干扰。术中也可以选择采用 2 枚直径 1.0mm 克氏针交叉固定骨折块。

使用可吸收螺钉进行固定的优势是其可以提供足够的固定强度维持骨折的复位而不必二次手术予以取出,减少了患者的生理、心理与经济负担。

操作中较为困难的一点是桡骨头骨折通常发生在前方,关节镜镜头需要从前内侧入路放入,而骨折需要自后向前固定。可借助剥离器向远端分离开环状韧带以充分显露骨折,克氏针从软点入路进入临时固定骨折,通过后方的入路旋转前臂观察固定的效果,这样可避免从前方放置内固定物,降低了技术操作的复杂性,并且降低了桡神经的损伤风险。

3.术后康复　所有患者术后即刻摄肘关节正、侧位 X 线片,以屈肘 90°中立位支具保护 10～14d。术后第 1 天开始在康复师指导下被动活动肘关节,中立位屈伸肘关节以及屈肘 90°旋转前臂。术后 2 周伤口拆线并去除支具改以颈腕吊带保护。其间在无痛原则下逐步加大肘关节活动范围并开始辅助主动活动,同时注意同侧肢体肩、腕、手指的功能运动。术后 4 周开始主动活动,定期随访并摄 X 线片,如出现骨折愈合迹象可去除保护并开始肌肉力量的恢复。对合并内侧结构损伤的患者适当延长支具保护时间。

三、尺骨冠状突骨折

(一)概述

尺骨冠状突骨折通常发生在轴向应力通过肱骨滑车作用于冠状突时,其发生率相对较低。冠状突骨折很少单独发生,常伴随其他骨折、肘关节后脱位及韧带损伤。尺骨冠状突是肘关节重要的稳定结构之一,其稳定作用已经被许多研究证实,包括前方的骨性支撑作用、防止肘关节向后外侧旋转脱位的作用、内翻稳定作用等。

Regan 和 Morrey 根据侧位 X 线片上冠状突骨折块的大小将冠状突骨折分为 3 型:Ⅰ型为冠状突尖端的撕脱性骨折;Ⅱ型为骨折块<50%冠状突大小;Ⅲ型为骨折块超过冠状突的 50%者。

Ⅲ型骨折由于骨折块较大,易造成肘关节后向不稳定,非手术治疗效果不佳,因此需行切开复位内固定。但是对于Ⅰ型和Ⅱ型骨折存在争议,目前一般认为尽可能行复位固定术;开放手术通常需较大切口,且如果骨块较小,有滑入关节无法取出的危险。采用肘关节镜技术,不仅能获得优良的视野,而且可得到满意的临床效果。Garofalo 等于 2005 年报道了应用克氏针辅以肘关节前方小切口治疗 Regan-MorreyⅢ型冠状突骨折,证实该方法具有一定的安全性及有效性,并可以减少异位骨化及关节粘连的发生率。Adams 等在 2007 年报道了 7 例肘关节镜辅助治疗 Regan-MorreyⅡ型、Ⅲ型冠状突骨折,术中应用前交叉韧带导向器定位导针方向,以导针临时固定骨折块,穿入 2 枚空心钉固定骨折。其结果显示在平均 30.8 个月的随访期后,所有患者肘关节无疼痛、功能良好,完全恢复了伤前的活动能力。

（二）手术方法

手术均采取侧卧位,全身麻醉,常规应用上肢止血带,压力约为 26.7kPa(200mmHg)。软点注射 20～30ml 生理盐水以扩张关节囊。先行建立肘关节软点入路作为观察入路,先后建立软点辅助入路、前外侧入路及前内侧入路作为工作通路,以软组织刨削器进行关节清理,轮流应用内、外侧入路检查冠状突骨折的大小、形状、是否粉碎以及骨折类型,同时观察包括桡骨头、肱骨小头、滑车、内外侧关节囊和软组织是否存在损伤。如冠状突骨折需要行内固定治疗,可选用以下两种方法进行固定。

1.克氏针内固定　选用软点入路作为观察通路,将前交叉韧带导向器定位针由前内侧入路置入关节内并定位骨折端内侧,于尺骨后方切小切口,经尺骨打入直径 1.5mm 或 2.0mm 的克氏针至骨折断端;以同样的方法打入克氏针至骨折端外侧。此时以抓持钳由外侧入路抓持骨折块复位至解剖位置,继续打入 2 枚克氏针直至穿出冠状突尖端。屈伸肘关节验证骨折块稳定性后,将后方克氏针折弯剪短埋于尺骨后方。如骨折块较大,可应用 2 枚长度适中的空心钉沿克氏针方向固定骨折块。

2.缝线基底缝合固定　选用软点入路作为观察通路,将前交叉韧带导向器定位针由前内侧入路置入关节内并定位骨折端内侧,于尺骨后方切小切口,经尺骨打入直径 2.0mm 的克氏针至骨折断端;以同样的方法打入克氏针至骨折端外侧。撤出克氏针并插入 2 枚硬膜外针头带套管备用。以另一个硬膜外针头带套管由前内侧入路穿入关节并贯穿骨折块基底,由骨折块外侧穿出前方关节囊。去除硬膜外针头,以 PDS-Ⅱ缝线穿过套管并由前外侧入路用抓线器取出缝线外侧端;去除套管,取出缝线内侧端。以此 PDS-Ⅱ缝线引入一根高强度缝合线备用。将两根 PDS-Ⅱ缝线分别引入预置套管中,由前外侧入路引出并将高强度缝合线的两端分别带出至尺骨骨道内。收紧高强度缝线,镜下辅助骨折块复位后将缝线于尺骨后方骨皮质上打结固定。

需要强调的是,在应用缝线经过骨折基底缝合固定冠状突骨折时,应采用软点入路作为观察入路,硬膜外针头带套管应从前内侧入路周围进针,确保针头完全穿过骨折基底。在穿刺针位置满意,拔出针头用 PDS-Ⅱ缝线穿过套管并由前外侧入路取出缝线后,不要着急退针,否则很难在关节内找到缝线的内侧头。此时可将套管退至内侧关节囊外,将套管转向,向后外方再次穿出关节囊,干前外侧入路将套管带出的缝线引出。另外,在应用前交叉导向器定位冠状突骨折位置时,由于前交叉导向器角度限制,应尽量将导向器定位针由前内侧入路置入关节内,如遇特殊原因需由前外侧入路置入导向器时,可选用角度设置范围较大的后交叉导向器。虽然从前外侧入路观察冠状突骨折最为便利,但是由于导针穿过骨折块时往往需要辅助复位,因此笔者较多采取软点入路作为观察通道,而以前外侧入路作为操作通道辅助骨折复位。

（三）术后康复

所有患者术后均以屈肘 45°中立位支具保护 2 周。术后 2 周拆线后开始在康复师指导下被动屈伸肘关节练习,以颈腕吊带保护。逐步加大肘关节活动范围并开始辅助主动活动,同时注意同侧肢体肩、腕、手指的功能运动。术后 8 周开始主动活动,术后 12 周摄 X 线片,如出现骨折愈合迹象可去除保护并开始肌肉力量的恢复。

四、肘关节三联征

（一）概述

肘关节三联征是指肘关节脱位、合并桡骨头与冠状突骨折,属于一类较为严重的肘关节急性创伤。多为摔倒时腕关节背伸位着地,轴向应力经前臂传导至肘关节,而此时前臂相对躯体旋后,肘关节屈曲角度不超过 80°，外翻应力作用于肘关节，导致在局部产生瞬时强大的旋转暴力，依次损伤前方骨性结构及关节囊、外侧肱桡关节及外侧副韧带复合体、后方关节囊、内侧副韧带，甚至冠状突内侧面。

1996 年美国的 Hotchkiss 医师将这一创伤命名为"terribletriad"，意指独特的创伤机制使得此种创伤虽然在临床上发生率较低，但如治疗不当，肘关节稳定结构难以恢复，往往会得到较为"糟糕"或"可怕"的结果。O'Driscall 曾在 2000 年报道 13 例肘关节三联征患者的治疗结果，仅 4 例满意；Ring 等对 8 例肘关节三联征患者随访超过 7 年，结果显示 7 例效果不佳，均出现明显的肱尺关节退行性变。由于肘关节脱位，内、外侧副韧带均遭到不同程度的损伤，冠状突骨折和桡骨头骨折分别造成肘关节前方和外侧骨性结构破坏，因此肘关节的初级稳定结构和次级稳定结构均受到损伤，会导致肘关节急慢性不稳定、异位骨化、肘关节僵硬等。

对该种创伤的治疗直到近年才得以突破。2004 年 Pugh 报道 36 例肘关节三联征长达 34 个月的临床治疗随访结果，肘关节 Mayo 功能评分平均为 88 分，伸屈活动范围 110°，旋转活动范围 136°。36 例患者中 34 例稳定性得以完全恢复，再次手术的患者仅有 8 例。Pugh 等根据自身治疗的成功经验提出对肘关节三联征的治疗原则，到目前已广为临床医师所认可。其原则包括：①桡骨头骨折需采用切、复、内固定或人工桡骨头置换加以重建；②对冠状突骨折进行固定；③修复外侧副韧带复合体；④采取上述措施后，若肘关节仍存在不稳定则需修复内侧副韧带和（或）使用铰链式外固定架。

由于冠状突骨折、桡骨头骨折如前述可以通过关节镜进行治疗，因此该种损伤目前也开始尝试接受关节镜治疗，其早期结果令人鼓舞。

（二）手术方法

1.尺骨冠状突骨折的处理。

2.桡骨头骨折的处理。

3.侧副韧带缝合修复　对于侧副韧带急性损伤的关节镜下修复方法，最早由 Smith 在 2001 年报道。内侧与外侧副韧带的修复方法相同，以外侧副韧带为例，当关节镜下施加后外侧旋转应力时肱桡关节发生脱位，可证实不稳定的存在。此时以 15 号套管针自外侧皮肤向关节内刺入，关节镜镜头自内侧进入以监视过线情况。确保套管针自外侧副韧带的肱骨侧起点刺入关节内（此类损伤通常韧带在肱骨侧会保留部分残端），引入 PDS-Ⅱ缝合线作为导引线，抓钳自软点入路进入并将缝合线取出。引入不可吸收高强缝合线。再自外侧副韧带尺骨附着点或环状韧带部位刺入套管针，同法引入另一根导引线，自软点入路取出后将高强缝合线反向引出，使得高强缝合线穿经肱骨侧起点后穿出尺骨侧止点或环状韧带后引出皮肤。同法重复 3～5 次后经皮下将远端缝合线尾自近端取出，依次打结固定，将外侧韧带结构逐步紧缩。

对于韧带肱骨侧起点缺失的病例，可以自近端经皮打入缝合锚钉，尾线以同样方法穿经尺骨侧或环状韧带后引出并打结固定。

Gurley 曾随访 17 例以该种方法治疗的后外侧旋转不稳定的患者，Andrews Carson 评分从术前的 145 上升到 180，肘关节主观评分从 57 上升到 85，客观评分从 88 上升到 95，术前、术后相比均有显著差异。因此该方法被证明有效。

但须注意的是，关节镜下"打褶紧缩"的方法，只适用于侧副韧带新鲜损伤的病例，对于与陈旧韧带损伤的患者，该方法并不适用。

（三）术后康复

所有患者术后均以外固定架中立位保护 7～10d。之后开始佩戴外固定架保护下屈伸肘关节功能活动。术后 6～8 周拆除外固定架，但仍应注意避免遭受内、外翻应力。逐步加大肘关节活动范围并开始辅助主动活动，同时注意同侧肢体肩、腕、手指的功能运动。术后 3 个月开始抗阻肌力练习，定期摄 X 线片，如骨折愈合可逐步恢复正常生活活动。

五、其他类型骨折

（一）肱骨小头和冠状突的剪切骨折

肱骨小头骨折不足肘关节骨折的 1%，分为 1 型的 Hahn-Steinthal 骨折，骨折块涉及整个肱骨小头；2型的 Kocher-Lorenz 骨折，骨折仅为肱骨小头表面一小薄片；3 型的复杂骨折。肱骨小头的骨软骨缺损经常合并桡骨头骨折。其中 1 型和 2 型肱骨小头骨折以及冠状突的骨折可通过关节镜辅助进行顺行固定，或者也可以克氏针逆行临时固定后以空心钉固定。对于 2 型肱骨小头骨折或者骨软骨骨折块易碎无法用螺钉固定时，可选择可吸收针固定。如果骨软骨缺损无法固定，则需要借助关节镜进行清理。在复位剪切骨折时部分松解外侧副韧带有利于获得更清晰的视像，后可以用缝合锚钉进行修补。

（二）肱骨髁骨折

稳定简单的单髁骨折（Milchl 型）常可通过关节镜进行评估，在关节镜辅助下经皮固定，其优势在于不必对关节做过多的暴露，避免术后长时间的制动以及非常规手术切口造成骨折的移位。Milch2 型骨折不适宜关节镜治疗，由于涉及肘关节的稳定性，需要以中和钢板通过切开复位进行固定。

（三）肱骨髁间骨折和髁上骨折

肱骨髁间骨折与髁上骨折通常需要切开复位钢板固定，在 AO 分型 C 型的 3 种亚型中，只有 Cl 型可以通过关节镜辅助经皮固定。克氏针自内向外进行复位与临时固定，将髁固定为一体，再从近端以克氏针将髁与肱骨固定在一起。在使用螺钉进行最终的固定之前，务必通过关节镜仔细观察关节是否达到解剖复位。应用螺钉进行单髁固定时，应确保患者有足够的骨质，以便可以术后早期有保护地进行活动。必要时关节镜下可分离肱三头肌以利显露，分离时应小心地将肱三头肌自肱骨后方完全松解下来，用剥离器经上方的入路将肱三头肌撑起，这样可完整地显露整个关节面，并可以清晰观察到骨折块。

（四）肱骨内、外上髁骨折

肱骨内上髁撕脱骨折常见于年轻的投掷运动员，容易导致关节不稳定。关节镜下可以检查外翻松弛度，在关节镜下辅助进行经皮固定后，需要再次通过关节镜检查外翻松弛度以确定韧带的完整性。

六、并发症与预防

肘关节镜技术要求较高，手术存在一些较为严重的并发症。肘关节镜手术并发症主要集中在神经损伤方面，其中大部分损伤为一过性。总体发生率为 5%。

在建立前外侧入路和近端前外侧入路过程中容易损伤前臂外侧皮神经的外侧支和后支，在建立前外侧入路过程中容易损伤桡神经深支，因此在建立入路时应尽可能远离关节。

需要注意的是在建立入路过程中，不要在肱桡关节远端操作，这样会大大减少桡神经深支的损伤风险。正中神经、尺神经、桡神经紧邻关节囊，它们与关节囊的距离和关节的膨胀程度相关。特别应予以重视的是关节膨胀时，神经与入路的相对位置不会变。但关节膨胀后，可以使神经远离关节囊，使得关节内操作更安全。通常情况下，桡神经最易受损。它距前外侧入路仅 5～10mm，有时变异很大，与关节囊最近距离仅为 2～3mm。正中神经的情况类似，关节膨胀基本不能增加与前内侧入路的距离（5mm）。尺神经与关节囊的距离也仅为数毫米。神经受损的危险性为：桡神经＞尺神经＞正中神经。

一般情况下，准确的入路定位加上关节灌注膨胀有助于防止神经受损。有些步骤有利于准确建立入路:尖刀仅切开皮肤;导向针首先定位入点;缺乏经验的术者应用套管扩张入路。记住所有的后方入路均位于中线外侧,外侧的入路不应建立在肱桡关节远端。

在实际工作中,手术者应掌握 5 条原则。

1.简化操作　操作一般从正常部位开始,过渡到损伤位置,这有利于判断骨折移位情况,以利复位。必要时应增加入路以利操作而不要拘泥于入路数量的多少。

2.熟练解剖　由于骨折造成软组织肿胀,会影响入路的建立,大大增加神经、血管损伤的风险,因此只有对肘关节解剖结构了然于胸,才可能将并发症降到最低。

3.视野清晰　时时刻刻保证操作器械顶端在视野之中;通常需要采用特制的牵开器或剥离器撑开软组织以利显露。

4.保证水流　由于创伤常会损伤关节囊,应通过各种管路确保不出现过多的水流外渗,否则会加重组织肿胀,影响操作。

5.正视不足　一个优秀的关节镜医师应具备良好的切开手术基础,并且明确不是所有骨折类型都适宜于镜下手术。如果经过尝试镜下操作不能成功,则应毫不犹豫地改为切开手术。毕竟,骨折的处理是治疗的首位,方式是次要的。

(沈尚模)

第三节　关节镜下肩锁关节损伤的治疗

一、概述

肩锁关节由肩胛骨的肩峰关节面和锁骨外侧端的关节面构成。肩锁关节依靠肩锁韧带即关节囊韧带和关节囊外韧带保持连接,本身就存在不稳定因素。关节囊韧带由肩锁韧带组成,其散在的加厚部分从前、后、上、下方向加强薄弱的肩锁关节囊。上肩锁韧带最强,由三角肌和斜方肌附着点的纤维所加强,这些肌肉协助肩锁关节提供动力性支持。关节囊外韧带包括喙锁韧带(锥状韧带和斜方韧带)和喙肩韧带。锥状韧带走行于锁骨后方的锥状结节和喙突基底之间,斜方韧带起于锥状韧带的前外侧,止于喙突。喙肩韧带也和肩锁关节囊融合,可能为下肩锁韧带提供额外的支持。

直接或间接暴力均可发生肩锁关节脱位,其发生率占全身骨折脱位的 4.4%～5.98%。典型的受伤机制是肱骨内收位时肩峰受到自上而下暴力的直接冲击力量,如肩部摔伤或坠落物直接砸在肩顶处。打击力越大损伤越严重。间接暴力如肘或上臂伸展时摔倒的暴力传导,引起肩锁韧带和肩锁关节囊损伤,但此时喙锁韧带则保持松弛而不会同时损伤。此外,其他结构损伤包括:三角肌和斜方肌锁骨附着点的撕裂,肩峰、锁骨和喙突的骨折,肩锁关节纤维软骨的损伤和肩锁关节软骨骨折。

Tossy 和 Allman 依据体检和放射学检查,将肩锁关节损伤分成三度。Ⅰ度:轻微暴力产生的扭伤,仅撕裂肩锁韧带和关节囊的部分纤维,无关节的不稳定。Ⅱ度:中等暴力产生的扭伤,肩锁韧带和关节囊断裂,这种损伤常导致半脱位,喙锁韧带无断裂。Ⅲ度:严重暴力产生的扭伤,肩锁韧带和喙锁韧带均断裂,产生肩锁关节全脱位。

Rockwood 进一步将肩锁关节损伤分为 6 型,其中Ⅰ型和Ⅱ型损伤分别等同于 Tossy 和 Allman 分型的Ⅰ度、Ⅱ度损伤,将 Tossy 和 Allman 分型的Ⅲ度损伤又进一步分为Ⅲ、Ⅳ、Ⅴ、Ⅵ型。每一型的特点如下。

Ⅰ型：肩锁韧带扭伤或部分撕裂，喙锁韧带完整，功能存在。放射学上肩锁关节的宽度和喙锁间距正常。

Ⅱ型：肩锁韧带完全撕裂，喙锁韧带损伤。放射学上肩锁关节破裂、增宽，垂直方向上轻度分离，喙锁间距稍增大。更大的外力引起肩锁韧带和关节囊损伤，但喙锁韧带没有损伤，发生肩锁关节不稳和畸形，特别是前、后平面上的不稳定尤其如此。在 X 线片上可看到锁骨外侧端高于肩峰，但高出的程度通常仍小于锁骨的厚度。肩锁关节疼痛和压痛，摄应力下的 X 线片可确定关节不稳的程度。

Ⅲ型：肩锁韧带和喙锁韧带均断裂，三角肌和斜方肌附着点从锁骨外端撕裂。放射学上锁骨远端相对于肩峰向上完全移位，锁骨远端高于肩峰至少一个锁骨厚度的高度，喙锁间距较对侧增宽 25%～100%。传统地认为锁骨的抬高是由于斜方肌的牵拉所致，但是 Rockwood 认为是由于盂肱关节在内的肩胛骨被压低，才使锁骨与肩峰之间产生裂缝，而不是锁骨抬高的结果。

Ⅳ型：肩锁韧带和喙锁韧带均断裂，和Ⅲ型一样，三角肌和斜方肌附着点从锁骨外端撕裂。此外，锁骨外端向后移位进入或穿过斜方肌。放射学前后位上喙锁间距增宽，腋位片锁骨远端向后移位。

Ⅴ型：肩锁韧带和喙锁韧带均断裂，三角肌与斜方肌在锁骨远端上的附着部均从锁骨外端完全分离，锁骨外端向上严重移位于皮下。放射学上喙锁间距明显增加是其特征。

Ⅵ型：极度外展和外旋时导致的罕见损伤，锁骨远端移位到肩峰下方或喙突下方。肩锁韧带断裂在肩峰下时，喙锁韧带完整；而肩锁韧带断裂在喙突下时，喙锁韧带也断裂。三角肌与斜方肌附着部的损伤程度不一。放射学上锁骨远端位于肩峰下或喙突下，喙锁间距小于正常。

对于Ⅰ、Ⅱ型损伤，一般采用非手术疗法。Ⅲ～Ⅵ型的肩锁关节脱位是手术治疗的适应证。Ⅲ型以上损伤因关节结构及周围软组织损伤较重，关节稳定装置均遭破坏，即使手法成功复位也难以维持复位后的位置。Rockwood Ⅲ型以上的肩锁关节损伤外科手术的目的就是要进行解剖和功能重建。肩锁关节脱位手术修复的方法有：肩锁间或喙锁间内固定及喙锁韧带缝合术、韧带移植修复法、锁骨外侧切除术和动力性肩锁稳定结构重建法等。肩锁关节内固定常规采用克氏针、螺钉、斯氏针、螺纹针、锁骨远端钩状钢板等，其中锁骨远端钩状钢板使用较多。这些手术方法均可使肩锁关节达到解剖学复位，但都是切开手术，创伤较大，使锁骨旋转和上臂上举活动受限，发生继发性肩关节僵硬和骨关节炎，若过早拔除内固定物，又容易使脱位复发等缺点。近几年因为医疗器械及微创关节镜技术的发展，传统的切开内固定手术方式已逐渐发展为微创关节镜手术。使用 Endobutton、Tight Rope 缝线技术行喙锁韧带重建治疗新鲜肩锁关节脱位，使肩锁关节脱位的患者得到满意的康复。

二、临床表现

患者一般都有肩部撞地的受伤史，肩部创伤的患者均应注意有无肩锁关节损伤，由于广泛的韧带撕裂在早期肢体未受应力时，可能没有明显的脱位，因此首先对患者进行全面检查和详细询问病史十分重要。患者会指肩锁关节疼痛的部位、严重程度与受伤程度相关。伤后即刻，一般疼痛不重，以后逐渐加重，上肢不能下垂，外展或上举时疼痛，提物时疼痛加重。半脱位肩的外形无改变，有时虽有轻度改变也易被局部肿胀所遮盖，如为全脱位则畸形明显。Ⅲ～Ⅵ型损伤由于存在肌肉的断裂，疼痛常很严重。上臂内收并贴近同侧躯体来松弛对肩锁关节的牵引应力。体格检查可见肩锁关节上方肿胀或畸形，局部压痛明显。锁骨外端浮动试验阳性。上臂外展 90°完全是盂肱运动同时肩胛骨固定，不会发生疼痛。超过 90°后，肩胛骨倾斜，病人开始感到疼痛，上臂外展通常不超过 140°。在急性期很难评价水平或垂直方向的不稳定。X 线片可有助于评估损伤的程度,标准的肩关节片由于曝光度大,对评估肩锁关节损伤不太理想,1/3～1/2 的曝光的高质量肩锁关节 X 线片更有利于评估。必要时加摄应力位 X 线片,双手提取同样重量的重锤,摄双侧肩锁关节,与对侧比较显示肩锁关节间隙明显增宽。CT 扫描及 MRI 检查能更好地显示锁骨前后方移位的程度以及韧带断裂情况,有助于分型和诊断。

三、肩锁关节脱位 TightRope 手术方法

患者取沙滩椅位,全身麻醉,常规肩关节镜检查清理,充分显露喙突的内、外侧缘,以保证术野清楚,注意操作时勿伤及喙突内侧的肌皮神经。在锁骨上方距离肩锁关节 35mm 左右对应的皮肤上做 1cm 切口。常规采用锁骨旁皮肤切口,放置导针套管于锁骨上,将钻保护装置置于喙突下方,也可以采用膝关节交叉韧带定位器替代,准备好 TightRope 牵引线备用。

使用 2.4mm 钻头经锁骨达喙突,钻头末端抵于钻头保护器后移除导针和钻套,必要时采用 X 线透视观察位置是否正确。使用 4.5mm 空心钻通过 2.4mm 钻头导针钻取锁骨和喙突骨道,随后移除所有器械,只保留隧道钻。将导丝通过锁骨、喙突隧道穿出,用抓线钳将牵引导丝拉出前下方套管,牵引导丝线环保留在锁骨侧的隧道钻外面,将牵引线穿入环内。

将 TightRope 方形纽扣侧的牵引线置于牵引导丝线环中准备过线,牵拉前下方套管外的牵引导丝,使 TightRope 通过锁骨、喙突。牵拉过程中用抓线钳协助方形纽扣通过喙突。移除锁骨侧牵引线,锁骨侧纽扣打结固定。

术后摄 X 片复查,使用三角巾悬吊 4～6 周,术后鼓励早期肘关节及腕关节活动,鼓励肩关节锻炼,术后 4 周开始肩关节外展及前屈锻炼,术后 10 周恢复正常活动。

（沈尚模）

参考文献

1.(美)威塞尔.Wiesel骨科手术学.上海:上海科学技术出版社,2013

2.(美)星野,(美)提贝瑞,(美)哈里斯.骨科门诊急诊技术操作手册.北京:人民军医出版社,2015

3.(美)伏特加,(德)哈德.创伤骨科软组织治疗手.济南:山东科学技术出版社,2013

4.(美)卡内尔,(美)贝帝.坎贝尔骨科手术学.北京:人民军医出版社,2013

5.洪毅,蒋协远.临床骨科康复学.北京:人民军医出版社,2015

6.胥少汀.实用骨科学.北京:人民军医出版社,2012

7.公茂琪,蒋协远.创伤骨科.北京:中国医药科技出版社,2013

8.侯树勋.骨科学.北京:人民卫生出版社,2015

9.荆兆峰等.骨科诊疗与中医康复.济南:山东大学出版社,2011

10.王庆普.中医骨伤科学.北京:中国医药科技出版社,2012

11.王炳强.实用骨科查房医嘱手册.北京:北京大学医学出版社,2012

12.侯海斌.骨科常见病诊疗手册.北京:人民军医出版社,2014

13.胡永成.骨科疾病的分类与分型标准.北京:人民卫生出版社,2014

14.宁志杰,孙磊,李长勤.骨科临床检查诊断学.北京:人民军医出版社,2013

15.田伟.实用骨科学.北京:人民卫生出版社,2011

16.李波等.中医骨伤科学.北京:科学出版社,2013

17.钟俊.骨科康复技巧.北京:人民军医出版社,2013

18.燕铁斌.骨科康复评定与治疗技术.北京:人民军医出版社,2015

19.赵玉沛,陈孝平.外科学.北京:人民卫生出版社,2015

20.陈灏珠.实用内科学.北京:人民卫生出版社,2013

21.刘柏龄等.中医骨伤科学.北京:人民卫生出版社,2011

22.蒋国强,李放.老年脊柱外科学.北京:人民军医出版社,2014

23.翟东滨.脊柱内固定学.北京:科学出版社,2012

24.钟俊,彭昊,李皓桓.骨科康复技巧.北京:人民军医出版社,2013

25.王茂斌.康复医学科诊疗常规.北京:中国医药科技出版社,2012

26.刘文华,王海霞,余碧,邓少杰,段清萍.损伤控制骨科治疗严重多发伤的临床分析.中国医药指南,2012,26:529-530

27.王慎东.骨科生物医学材料的临床应用.中国组织工程研究,2012,38:7193-7202

28.张鑫,李慧娟,周亮,王明媚,王心慧,卫晋菲,刘皈阳.骨科术后感染临床治疗分析.实用药物与临床,2016,01:58-61

29.张德刚,张锴,王志刚,王兆林,刘栋.骨科损伤控制在严重多发伤合并股骨骨折治疗中的应用.中国矫形外科杂志,2017,25(02):119-122

30.秦素兰,张春梅,伍川.骨科老年患者术后疼痛管理及模式探讨.临床合理用药杂志,2017,10(06):

136-137＋139

31.邢丹,王斌,侯云飞,陈耀龙,林剑浩.中国骨科临床实践指南的质量评价.中国循证医学杂志,2017,17(03):347-356

32.王会含,王永堂,张志强,王建法,李凤新.骨科无菌手术切口感染病原菌与耐药性及危险因素研究.中华医院感染学杂志,2017,27(07):1543-1545＋1549

33.张爱民,方艳伟,张英泽.增强现实技术在创伤骨科疾病的应用现状.中华老年骨科与康复电子杂志,2017,3(02):120-123

34.赵权,李治国,李宝忠,王立坤,才华,张灵力,刘英民,李志锋.中西医结合疗法防治骨科术后深静脉血栓形成的效果观察.河北医药,2017,39(07):1034-1037

35.韩惊,杨轶,张弛,姚振均.骨科植入物表面抗感染修饰及其骨整合性的研究进展.中国临床医学,2017,24(01):134-140

36.王璐,倪婷婷,陈石玉,陆琪娟,周莹.不同麻醉方式对骨科术后老年患者感染的影响研究.中华医院感染学杂志,2017,(20):4736-4738＋4750